GRUNDRISS

DER

HYGIENE

FÜR

STUDIRENDE UND PRAKTISCHE ÄRZTE, MEDICINAL- UND VERWALTUNGSBEAMTE

VON

Dr. CARL FLÜGGE,

O. Ö. PROFESSOR DER HYGIENE UND DIRECTOR DES HYGIENISCHEN INSTITUTS AN DER UNIVERSITÄT BRESLAU.

VIERTE, VERMEHRTE UND VERBESSERTE AUFLAGE.

MIT 96 FIGUREN IM TEXT.

LEIPZIG,
VERLAG VON VEIT & COMP.
1897.

Druck von Metzger & Wittig in Leipzig.

Vorwort zur vierten Auflage.

Seit dem Erscheinen der ersten Auflage des vorliegenden Buches, das damals den ersten Versuch einer gedrängten Darstellung der modernen Hygiene repräsentirte, sind mehrere Compendien der Hygiene erschienen, die vor dem „Grundriss" das voraushaben, dass sie um einiges oder gar um vieles kürzer sind; ich sage voraushaben; denn in der That ist es unleugbar ein Vorzug, wenn der gleiche Inhalt in knapperer Form geboten wird. Vor der Bearbeitung der neuen Auflage habe ich mich gefragt, ob ich den „Grundriss" nicht auch entsprechend kürzen müsse. Aber ich habe mich nicht dazu entschliessen können. Noch jetzt gilt nach meiner Meinung, was ich in der Vorrede zur ersten Auflage ausgeführt habe: knapp gefasste Lehrsätze sind in der gegenwärtigen Entwickelungsphase der Hygiene nicht geeignet, den Lernenden zu einem eigenen Urtheil in hygienischen Fragen zu erziehen; vielmehr ist dazu vielfach eine ausführlichere Begründung der Lehrsätze und eine Kritik der gegentheiligen Anschauungen unerlässlich. Bei zu knapper Fassung wird daher ein Lehrbuch der Hygiene leicht zu einem, vorzugsweise zum Einlernen für das Examen geeigneten Repetitorium. Soll dagegen das Lehrbuch Interesse und wirkliches Verständniss für die Hygiene wecken, und nicht nur Studirende, sondern auch Aerzte und Medicinalbeamte mit dem heutigen Stande dieser Wissenschaft vertraut machen, so eignet sich nicht die compendiöse Fassung, die in anderen mehr abgeschlossenen Disciplinen zulässig ist.

Der „Grundriss" erscheint daher in der vierten Auflage im Wesentlichen unverändert. Nur sind diejenigen Kapitel, mit deren Inhalt die hygienischen Forschungen der letzten Jahre sich vorzugsweise beschäftigt haben, gründlich umgearbeitet (z. B. Mikroorganismen, Milch, Immunität etc.), und in den übrigen Abschnitten ist der frühere Text durch Einfügung der neueren Ergebnisse dem heutigen Standpunkt nach Möglichkeit angepasst. — Der „Anhang" ist so vermehrt, dass derselbe nunmehr alle wichtigeren für den Medicinalbeamten bei der hygienischen Begutachtung erforderlichen Methoden in einer die praktische Ausführung derselben ermöglichenden Weise enthält.

Für manche hygienische Maassnahmen sind dem Arzt und Medicinalbeamten technische Winke und die Angabe von Bezugsquellen werthvoll; in dieser Beziehung giebt der „Grundriss“ nicht überall genügende Auskunft, wird aber durch v. ESMARCH's „hygienisches Taschenbuch“ in vortrefflicher Weise ergänzt.

Breslau, im April 1897.

C. Flügge.

Aus dem Vorwort zur ersten Auflage.

Zur Herausgabe des vorliegenden Buches haben mich die wiederholten und dringenden Bitten mehrerer Collegen veranlasst, denen gleich mir der Unterricht und die Prüfung in der Hygiene dadurch erschwert wurde, dass bisher kein für Studirende brauchbares kurzes Lehrbuch der Hygiene existirte.

Da somit der „Grundriss“ vorzugsweise ein Lehrbuch sein soll, gebe ich in demselben keineswegs eine vollständige Sammlung aller Beobachtungs- und Forschungsresultate aus dem ganzen Bereich der Hygiene. Dagegen habe ich in den einzelnen Kapiteln wichtigere Fragen um so ausführlicher erörtert. Knapp gefasste Lehrsätze sind meines Erachtens in der gegenwärtigen Entwickelungsphase der hygienischen Wissenschaft für den Unterricht nicht geeignet. Wir leben noch in einer Periode so raschen Wechsels der hygienischen Anschauungen, dass wir selten in des Lage sind, dem angehenden Arzt festgegründete Maximen mit auf seinen Weg zu geben; sondern wir müssen versuchen, die Studirenden zu einem eigenen Urtheil in hygienischen Fragen zu erziehen, das sie befähigt, demnächst auch die Fortschritte der Wissenschaft bei ihrem praktischen Handeln richtig zu verwerthen. Dieses Ziel ist aber nur dadurch erreichbar, dass beim Unterricht die aufgestellten Lehrsätze ausführlicher begründet, frühere irrthümliche Anschauungen kritisirt, die angreifbaren Punkte mancher Hypothesen bezeichnet und die Lücken unserer Erkenntniss offen dargelegt werden.

Mit einer solchen Erörterung der hygienischen Lehren darf freilich der Unterricht des angehenden Arztes noch nicht als abgeschlossen gelten. Ein volles Verständniss kann vielmehr erst dadurch erzielt werden, dass der Studirende die zur hygienischen Untersuchung erforderlichen Apparate und Methoden sieht oder selbst übt, und dass er die praktischen Einrichtungen, welche auf den hygienischen Lehren fussen, durch Abbildungen, Modelle, Experimente und so viel als möglich durch Besichtigung der ausgeführten Anlagen kennen lernt.

Breslau, Anfang October 1889.

Inhalt.

Drittes Kapitel.

Viertes Kapitel.

Fünftes Kapitel.

Sechstes Kapitel.

Neuntes Kapitel.

Zehntes Kapitel.

Elftes Kapitel.

Anhang.

Einleitung.

Zahlreiche statistische Erhebungen über die Sterblichkeitsverhältnisse der jetzt lebenden Menschen liefern uns den Nachweis, dass wir von dem biblischen Ideal „Unser Leben währet 70 Jahr“ weit entfernt sind. Wenn dies Alter die normale Grenze darstellt, an welcher der menschliche Körper im Kampf um's Dasein erschöpft wird, so muss eine ausschliesslich aus solchen normalen Individuen bestehende Bevölkerung eine jährliche Sterblichkeit von 14·3 p. m. zeigen, d. h. auf 1000 Lebende müssen im Jahre 14·3 Gestorbene entfallen. Es befinden sich alsdann unter jenen 1000 Lebenden 14·3 im ersten Lebensjahre, 14·3 im zweiten, und so fort bis schliesslich 14·3 im 70. Lebensjahre. Nur die letzte Altersklasse stirbt im laufenden Jahre fort, und die Zahl der Bevölkerung wird dafür durch 14·3 Lebendgeborene regenerirt, welche wiederum je eine Lebenserwartung von 70 Jahren haben.

Selbstverständlich müssen in Wirklichkeit gewisse Abweichungen von diesem Schema auftreten. Selbst bei einer unter den günstigsten Verhältnissen lebenden Bevölkerung wird die Mortalität grösser, die durchschnittliche Lebenserwartung geringer und insbesondere die Vertheilung der einzelnen Altersklassen weit weniger gleichmässig sein.

Betrachten wir aber die Bewegung der Bevölkerung in den modernen civilisirten Ländern, so werden wir überrascht durch ihr völlig abnormes und zugleich nach Ländern und Bevölkerungsgruppen wechselndes Verhalten.

Die folgende, für Preussen abgeleitete Sterblichkeitstafel zeigt zwar, dass die absolute Zahl der Todesfälle unter den erwachsenen Lebensaltern bei etwa 70 Jahren am grössten ist (ein gesetzmässiges Verhalten, das auch für andere europäische Länder statistisch festgestellt wurde); dass aber im Gesammtdurchschnitt die Lebenserwartung viel geringer ist, und dass namentlich den niederen Altersklassen bis zum dritten Jahre eine enorm hohe Sterblichkeit zukommt. (Tab. 1.)

In Tabelle 2 ist ferner die Zahl der Todesfälle und der Geburten pro 1000 Menschen in Deutschland, Oesterreich, Italien, England und Schweden angegeben (im Mittel aus den Jahren 1872—77). Die Sterblichkeit zeigt demnach in verschiedenen Ländern sehr bedeutende Variationen.

Tabelle 1.

Altersgruppen der Bevölkerung	Zahl der zu Anfang der nebenbezeichneten Altersstufen Ueberlebenden **Absterbeordnung**		Zahl der innerhalb des nächsten Jahres aus der nebenbezeichneten Altersklasse Gestorbenen		Vom Tausend der Lebenden starben jährlich **Mortalitätstafel**		Wahrscheinliche Lebensdauer in Jahren. **Lebenserwartung** (Vom Eintritt in d. nebenbezeichnete Alterklasse an gerechnet.)	
	M.	W.	M.	W.	M.	W.	M.	W.
Vor u. ind. Geburt	100 000	100 000	4 372	3 611	43·72	36·11	30·28	34·79
Ueber 0 Jahr	95 628	96 389	22 238	19 898	232·55	206·43	34·47	37·61
„ 1 „	73 390	76 491	6 013	5 879	81·93	76·86	49·15	50·93
„ 2 „	67 377	70 612	2 821	2 933	41·87	41·54	51·61	53·24
„ 3 „	64 556	67 679	1 736	1 829	26·89	27·02	52·86	53·78
„ 4 „	62 820	65 850	1 195	1 271	19·02	19·30	51·94	53·72
„ 5 „	61 625	64 579	895	946	14·52	14·65	51·54	53·34
„ 6 „	60 730	63 633	729	767	12·00	12·05	50·99	52·79
„ 7 „	60 001	62 866	600	632	10·00	10·05	50·36	52·14
„ 8 „	59 401	62 234	477	509	8·03	8·18	49·66	51·42
„ 9 „	58 924	61 725	400	424	6·79	6·87	48·91	50·65
„ 10—15 „	58 524	61 301	283	321	4·84	5·24	48·10	49·84
„ 15—20 „	57 109	59 695	352	357	6·16	5·98	44·03	45·53
„ 20—25 „	55 347	57 909	531	451	9·59	7·79	39·88	41·27
„ 25—30 „	52 693	55 656	497	546	9·43	9·81	36·10	37·77
„ 30—35 „	50 207	52 924	538	611	10·72	11·54	32·21	33·23
„ 35—40 „	47 518	49 870	615	650	12·94	13·03	28·37	29·48
„ 40—45 „	44 443	46 621	736	670	16·06	14·37	24·66	25·58
„ 45—50 „	40 764	43 272	804	696	19·72	16·09	21·17	21·80
„ 50—55 „	36 742	39 793	862	853	23·46	21·44	17·77	18·03
„ 55—60 „	32 433	35 527	978	1 011	30·15	28·46	14·45	14·50
„ 60—65 „	27 542	30 473	1 145	1 275	41·58	41·84	11·41	11·24
„ 65—70 „	21 819	24 100	1 261	1 412	57·79	58·59	8·74	8·49
„ 70—75 „	15 513	17 040	1 208	1 404	77·87	82·40	6·59	6·22
„ 75—80 „	9 471	10 022	986	1 069	104·11	106·67	4·77	4·62
„ 80—85 „	4 539	4 677	608	602	133·95	128·72	3·36	3·53
„ 85—90 „	1 501	1 667	233	242	155·23	145·17	2·52	2·77
„ 90—95 „	337	456	55	66	163·21	144·74	2·08	2·67
„ 95—100 „	63	125	10	18	158·73	144·00	2·22	2·76
„ 100 „	13	36	4	10	307·60	277·78	2·00	2·30

Tabelle 2.

	Auf 1000 der Bevölkerung kommen: Geborene (einschl. Todtgeb.)	Gestorbene (einschl. Todtgeb.)
Deutschland	41·7	29·0
Italien	38·1	30·8
Oesterreich	40·1	33·2
England	35·9	21·5
Schweden	31·6	19·6

Aehnlichen Schwankungen der Sterblichkeit begegnen wir, wenn wir z. B. die Stadt- und die Landgemeinden des preussischen Staats vergleichen (Tab. 3). Noch stärkere Contraste ergeben sich bei einer Parallele aus den Jahren 1849—57 zwischen 17 ländlichen, relativ gesunden Distrikten Englands und den Distrikten von Liverpool (borough) und Manchester (Tab. 4). Am bedeutendsten fallen endlich die Schwankungen aus, wenn die Wohlhabenheit der Bevölkerung oder auch, als ungefährer Ausdruck derselben, die Dichtigkeit der Bewohnung in Rechnung gezogen wird (Tab. 5, Leipzig).

Tabelle 3.

	Auf je 1000 Lebende starben jährlich: In den 5 Grossstädten	In allen Städten	Auf dem Lande	wurden jährlich geboren: In den Städten	Auf dem Lande	betrug die natürliche Volkszunahme jährlich: In den Städten	Auf dem Lande
Preussen, 1849—1874	33·02	30·76	28·37	38·66	40·67	7·91	12·30

Tabelle 4.

	Von 1000 starben jährlich: In den 51 Healthy Districts	In den Manchester Districts	In den Liverpool Districts
Männer	17·56	35·38	40·97
Weiber	16·23	30·46	36·36

Tabelle 5.

Strassen mit einer durchschnittlichen Bevölkerungsdichte von:	Von 1000 starben jährlich: Unter 1 Jahre	Ueber 5 Jahre	Alle Alter
0—1 Bewohner in jedem Zimmer	110	10	11
1—1·5 „ „ „ „	250	11	18
1·5—2 „ „ „ „	260	11	20
2—2·5 „ „ „ „	340	14	26
2·5—3 „ „ „ „	330	13	27
über 3 „ „ „ „	420	18	34

Diese verschiedene Mortalität der einzelnen Altersklassen; die kolossale Steigerung der Todesfälle in den ersten Lebensjahren; und die starken Contraste der Sterblichkeit zwischen verschiedenen Ländern und Bevölkerungsklassen lassen die jetzige Absterbeordnung nicht etwa als einfache Folge gewisser unabänderlicher, theils vererbter, theils erworbener krankhafter Abweichungen des menschlichen Körpers erscheinen.

Wir sehen vielmehr, dass in den healthy-districts Englands und bei den Wohlhabenden Verhältnisse vorliegen, welche dem erreichbaren Ideal sehr nahe kommen. Die Gesammtmortalität hält sich dort zwischen 16 und 17 pro Mille, die vorwiegende Betheiligung des Säuglingsalters tritt ganz zurück, und es ist damit gleichsam eine Norm geliefert, welche den unvermeidlichen Störungen der idealen Absterbeordnung Rechnung trägt und für die Praxis Gültigkeit beanspruchen darf.

Wenn nun die Bewegung der Bevölkerung in den weitaus grössten Theilen der civilisirten Länder auch von dieser Norm so ausserordentlich abweicht, dann berechtigt uns das zu der Annahme, dass allerlei unnatürliche und abnorme äussere Verhältnisse, unter denen der heutige Culturmensch zu leben gezwungen ist, seine Existenz erschweren und sein vorzeitiges Erliegen bewirken. Es ist von vornherein wahrscheinlich, dass manche jener schädigenden Momente vermeidbar und viele der jetzt vorherrschenden Todesursachen durch menschliches Zuthun einer Einschränkung zugänglich sind.

In Tabelle 6 ist angegeben, mit welchem Procentsatz sich die einzelnen Krankheiten an der Gesammtmenge der Todesfälle betheiligen. Trotzdem diese Statistik noch vielfache Mängel aufweist, welche namentlich in der grossen Zahl der unbekannten resp. der unbrauchbar benannten Todesursachen liegen (namentlich „Krämpfe"; vgl. unten Kap. X „Cholera infantum"), lässt sich aus derselben doch so viel

Tabelle 6.

Todesursachen.	In Preussen betrafen von den nebenbezeichneten Todesursachen unter 100 Todesfällen 1878—1884:	1892:
1. Angeborene Lebensschwäche	4·94	5,62
2. Atrophie der Kinder	3·15	2,50
3. Einheimischer Brechdurchfall	1·72	3,10
4. Diarrhoe der Kinder	1·49	2,35
5. Krämpfe der Kinder	15·91	14,33
6. Pocken	0·08	0,01
7. Scharlach	2·24	0,88
8. Masern und Rötheln	1·37	1,49
9. Diphtherie und Croup	6·26	5,62
10. Keuchhusten	1·96	1,96
11. Typhus	2·02	0,87
12. Flecktyphus	0·05	0,00
13. Ruhr (Dysenterie)	0·59	0,14
14. Tuberkulose	12·72	10,64
15. Skropheln und englische Krankheit	0·37	0,4
16. Luftröhrenentzündung und Lungenkatarrh	1·24	4,06
17. Lungen- und Brustfellenentzündung	5·04	7,31
18. Andere Lungenkrankheiten	1·26	1,81
19. Akuter Gelenkrheumatismus	0·20	0,22
20. Herzkrankheiten	0·78	1,35
21. Gehirnkrankheiten	2·00	2,13
22. Nierenkrankheiten	0·61	0,98
23. Wassersucht	2·90	2,06
24. Krebs	1·23	2,13
25. Apoplexie	4·23	4,22
26. Altersschwäche (über 60 Jahre)	10·03	10,44
27. Selbstmord	0·73	0,85
28. Mord und Todtschlag	0·06	0,07
29. Unglücksfälle	1·69	1,56
30. Andere nicht angegebene u. unbek. Todesursachen	12·24	9,66

entnehmen, dass allein 28 Procent aller Todesfälle auf Infektionskrankheiten und Ernährungsstörungen der Kinder zu rechnen sind; 10—12 Procent entfallen auf Tuberkulose, 12 Procent auf andere Infectionskrankheiten, 8—13 Procent auf Erkältungskrankheiten. Die grosse Mehrzahl aller Todesfälle ist also auf Infectionen, Anomalieen der Nahrung und Störung der Wärmeregulirung zurückzuführen; d. h. die tödtlichen Erkrankungen kommen zum grösseren Theile durch unmittelbare Einwirkung von schädlichen Einflüssen unserer äusseren Umgebung auf den bis dahin gesunden Körper zu Stande.

Diese Bedeutsamkeit der äusseren Umgebung für den Gesundheitszustand einer Bevölkerung kann im Grunde für uns nichts Ueberraschendes haben. Physiologie und Pathologie haben uns längst gelehrt, dass der Mensch nur lebensfähig ist durch einen steten regen Wechselverkehr mit seiner Umgebung, aus welcher er Nahrung, Wasser, Luft etc. aufnimmt, an welche er Wärme, Wasser, Kohlensäure und eine Reihe von anderen Excreten abgiebt; dass aber nur eine Umgebung von bestimmter, in gewissen engen Grenzen schwankender Beschaffenheit einen normalen Ablauf des Lebens ermöglicht. Auf jede zu intensive oder zu anhaltende Abweichung im Verhalten der äusseren Umgebung reagirt der Körper mit krankhafter Störung.

So spielt z. B. die uns umgebende Luft eine wichtige Rolle bei der Entwärmung des Körpers. Je nach der Temperatur, der Feuchtigkeit und der Bewegung der Luft schwankt die Menge der von derselben aufgenommenen Wärme, und der Körper muss fortwährend feine Regulirvorrichtungen in Thätigkeit setzen, um unter der wechselnden Beschaffenheit der Aussenluft seine Eigentemperatur zu bewahren. Erhebt sich aber die Temperatur und Feuchtigkeit der Luft über einen gewissen Grad hinaus, so stösst die erforderliche Entwärmung des Körpers auf unüberwindliche Schwierigkeiten, und es resultiren schwere Störungen in den Funktionen des Organismus. Ebenso wenn zu plötzliche und intensive Schwankungen der Luftwärme eintreten, versagt die sonst schützende Regulirung, und es kommt zu leichteren oder schwereren krankhaften Affektionen.

Die Aussenluft ist dann noch in anderer Beziehung wichtig. Im Austausch mit dem Körper verliert sie allmählich Sauerstoff und nimmt dafür Kohlensäure und andere Excrete auf; schliesslich wird sie derart verändert, dass Störungen des Wohlbefindens und Krankheitssymptome eintreten, wenn der Mensch dauernd in derselben Luft zu athmen gezwungen ist. Nur dann bleiben die Störungen aus, wenn eine stete Zufuhr reiner Aussenluft in solchem Maasse stattfindet, dass die Veränderung der Luftbeschaffenheit sich innerhalb sehr enger Grenzen hält. — Ferner bringen wir bei der Athmung sehr grosse Mengen Luft in innige Berührung mit Theilen der Lungenoberfläche, welche für die Ansiedelung gewisser Parasiten besonders empfänglich sind. Sorgen wir nicht dafür, dass die Aussenluft frei von solchen parasitären Keimen gehalten wird, so werden nicht selten schwere Erkrankungen die Folge sein.

Weiter gehören zu der Aussenwelt, mit welcher wir täglich in engste Beziehung treten, Boden und Wasser; beide dienen eventuell als Ansiedelungsstätte für Infektionserreger, und dann sind sofort eine Menge von Gelegenheiten zur Uebertragung der pathogenen Keime auf den Menschen und unter Umständen zur plötzlichen Ausbreitung von Epidemieen gegeben. — Aus der äusseren Umgebung entnehmen wir ferner die Nahrungsmittel, die in bestimmter Quantität erforderlich sind, um den Bestand des Körpers zu erhalten. Auch hier aber bedrohen uns verschiedene Gefahren; eine falsche Zusammensetzung der Kost, ein Ueberwiegen oder ein Fehlen des einen oder anderen Nährstoffs, ein Durchsetzen der Nahrung mit Fäulnissorganismen und deren Produkten, oder gar ein Anhaften von Parasiten kann leicht zur Krankheitsursache werden.

Noch mannigfaltiger gestalten sich die Einflüsse der Aussenwelt in Folge der künstlichen Einrichtungen, durch welche der Culturmensch seine natürliche Umgebung modificirt, zum Theil in der bewussten Absicht, sich gegen die Gefahren der letzteren zu schützen. Er wählt sich zweckentsprechende Kleidung, baut sich Wohnungen, gründet Städte; durch Industrie und Verkehrsmittel macht er sich unabhängig von jeder örtlichen und zeitlichen Beschränkung seiner Bedarfsmittel; er schafft sich von fernher reines Wasser, wo die Oertlichkeit kein solches gewährt; er importirt fehlende Nahrungsmittel und conservirt die überschüssig vorhandenen. Durch die ganze so geschaffene künstliche Umgebung können aber wieder neue schädliche Momente eingeführt werden. Die Wohnung mag gegen Witterungseinflüsse Schutz gewähren; aber leicht hemmt sie auch den normalen Gasaustausch des Körpers, führt zur Anhäufung von Abfallstoffen und zur Aufnahme von Infektionskeimen. Das hergeleitete Wasser mag frisch und rein sein; aber möglicherweise nimmt es giftige Stoffe aus dem Material der Leitung auf. Die Nahrung mag selbst für die grössten Ansammlungen von Menschen in genügender Menge beschafft werden; aber vielfach ist dann die Qualität abnorm, die Conservirung ungenügend, und alljährlich sehen wir in den grossen Städten Tausende von Kindern gerade durch Mängel der dorthin importirten Nahrung zu Grunde gehen. Mag Beruf und Beschäftigung in unserer an Erfolgen reichen Zeit dem Menschen höchste Befriedigung gewähren; es fragt sich, ob nicht auch diese Erfolge oft mit schwerer Schädigung der Gesundheit erkauft werden müssen.

So birgt denn die ganze natürliche wie künstlich modificirte Umgebung des Menschen vielfache Krankheitsursachen, die eben um so gefährlicher erscheinen, weil der Mensch mit allen seinen Funktionen auf einen steten regen Verkehr mit der Aussenwelt angewiesen ist. Tritt daher abnorme Sterblichkeit innerhalb einer Bevölkerung auf, oder kommt es zu auffällig starker Erkrankung einzelner Lebensalter, oder greifen epidemische Krankheiten um sich, — fast ausnahmslos werden wir in den jeweiligen Verhältnissen der äusseren Umgebung die Ursache zu suchen haben.

Hieraus ergiebt sich ohne weiteres, dass wir das grösste Interesse an einer gründlichen Durchforschung und genauen Erkenntniss der äusseren Lebenssubstrate und der dort gelegenen Krankheitsursachen haben.

Auffallender Weise hat die medicinische Wissenschaft früherer Jahre der äusseren Umgebung des Menschen nur wenig Aufmerksamkeit geschenkt. Sie beschäftigte sich vorzugsweise mit den Vorgängen im menschlichen Körper, und wenn sie einmal die Beziehungen der äusseren Lebenssubstrate zum Menschen berücksichtigte, so begnügte sie sich mit einer relativ rohen Empirie und mit ergänzenden Speculationen, exactere Forschung auf diesem Gebiet anderen Disciplinen, der Meteorologie, Chemie, Botanik, Zoologie überlassend. Da aber erfahrungsgemäss in naturwissenschaftlichen Disciplinen lediglich induktive und experimentelle Methode zu sicheren Erfolgen führt; und da wiederum die Vertreter jener anderen Fächer ihre Arbeiten nicht nach medicinischen Gesichtspunkten wählten und ausführten, war der Fortschritt in der Erkenntniss der uns interessirenden Verhältnisse der Aussenwelt bisher nur ein äusserst langsamer.

Erst vor wenigen Jahrzehnten hat sich — theils in Folge des schnellen Anwachsens der grossen Städte und der dort sich häufenden Gefahren für die Gesundheit, theils unter dem mächtigen Eindruck der verheerenden Cholerainvasionen — in den weitesten Kreisen die Ueberzeugung Bahn gebrochen, dass die Erkenntniss der äusseren Umgebung des Menschen und der in dieser gelegenen Krankheitsursachen eines der wichtigsten Ziele der medicinischen Forschung ist, und dass die hier gewonnenen Untersuchungsergebnisse einen bedeutsamen Theil der medicinischen Lehre ausmachen.

Diese Forschung und diese Lehre bilden die specielle Aufgabe der Hygiene. Kurz definirt ist demnach die Hygiene derjenige Theil der medicinischen Wissenschaft, welcher sich mit den äusseren Lebenssubstraten und der gewohnheitsmässigen Umgebung des Menschen beschäftigt und in derselben diejenigen Momente zu entdecken sucht, welche häufiger und in erheblicherem Grade Störungen im Organismus zu veranlassen oder die Leistungsfähigkeit herabzusetzen im Stande sind.

Begrenzt man das Forschungs- und Lehrgebiet der Hygiene in der angegebenen Weise, so collidirt dasselbe nicht etwa zu einem grösseren Theile mit einer der übrigen medicinischen Disciplinen, sondern bildet für diese eine nothwendige Ergänzung. Die meisten Berührungspunkte zeigt die Hygiene mit der allgemeinen Pathologie; aber auch dieser gegenüber ergiebt sich eine einfache und natürliche Scheidung. Die allgemeine Pathologie beschäftigt sich zwar ebenfalls mit den Ursachen der Krankheiten; sie verfolgt dieselben indess im Allgemeinen nur innerhalb des menschlichen Körpers und betritt nur selten das Gebiet der äusseren Lebenssubstrate. Ihr Studium beginnt erst von dem Moment an, wo die äussere Ursache mit dem Körper in Berührung getreten ist; sie erforscht den Weg, auf welchem sich die Schädlichkeit im Körper verbreitet hat, dann die Art und Weise und den Grad der Störung, welche zunächst durch dieselbe bewirkt wurde; sie studirt ferner den weiteren Verlauf der Störung, endlich deren Einfluss auf den Gesammtorganismus und den schliesslichen Ausgang.

Das Verhalten solcher krankheitserregenden Ursachen ausserhalb des menschlichen Körpers; die Entstehung derselben in den den Menschen umgebenden Medien; ihre Entwickelung, Verbreitung und die Wege, auf denen sie zum Menschen Zugang finden, — ist nicht eigentlich mehr Gegenstand des Interesses für die allgemeine Pathologie, sondern bildet eben die Aufgabe der Hygiene.

Beispielsweise erkennt die Pathologie in den Tuberkelbacillen, in den Typhusbacillen etc. die Erreger der betreffenden Krankheiten; sie versucht aus der Verbreitung und den Wirkungen dieser Mikroorganismen im menschlichen Körper die pathologisch-anatomischen Veränderungen und die einzelnen Krankheitssymptome zu erklären. Damit ist dann aber noch nicht ermittelt, warum die Krankheitserreger gerade die betreffenden Individuen befallen haben, warum das eine Mal nur wenige ergriffen werden, das andere Mal eine Masse von Menschen gleichzeitig erkranken. Hier muss eine Kenntniss des Verhaltens jener Krankheitserreger innerhalb der äusseren Medien Aufklärung bringen; die Bedingungen der Entwickelung und Fortpflanzung der Erreger in den verschiedenen Substraten, die Art ihrer Verbreitung in Boden, Luft, Wasser, Nahrung, die Mittel zu ihrer Schwächung und Vernichtung müssen erforscht werden; und das fällt in das specielle Arbeitsgebiet der Hygiene.

So nimmt also die hygienische Forschung gewöhnlich ihren Ausgangspunkt von den äusseren Lebenssubstraten und sucht in ihnen nach den Ursachen krankhafter Störungen. Die Pathologie dagegen beginnt ihre Arbeit mit den Krankheitssymptomen und den anatomischen Veränderungen am Menschen.

Praktisch wird natürlich eine scharfe Abgrenzung zwischen allgemeiner Pathologie und Hygiene so wenig durchführbar sein, wie zwischen Anatomie und Physiologie, zwischen innerer Medicin und Chirurgie. Die Hygiene wird nicht selten bei dem Studium einer in unserer Umgebung gefundenen Schädlichkeit zum pathologischen Experiment greifen, um die Wirkungsweise derselben genauer kennen zu lernen; und ebenso wird die Pathologie oft über das Verhalten einer Krankheitsursache ausserhalb des Menschen eine Orientirung gewinnen wollen. Im Allgemeinen wird aber von beiden Disciplinen eine Theilung der Arbeit als das Zweckentsprechendere empfunden werden.

Seit wenigen Jahrzehnten hat nunmehr die Hygiene, geleitet von dem praktischen Ziele, die Gesundheit und Leistungsfähigkeit der Menschen fördern zu helfen, eine intensive Bearbeitung ihres Forschungsgebietes mit exakten Methoden begonnen. Pettenkofer war der Erste, welcher eine grössere Reihe von Experimentaluntersuchungen über Fragen der Heizung und Ventilation, über Kleidung, über das Verhalten von Neubauten, über das Grundwasser und die Bodenluft anstellte, und welcher dadurch der Experimental-Hygiene eine erste feste Basis gab. Im Verein mit Voit legte Pettenkofer ausserdem den Grund zu unseren heutigen Anschauungen über Nahrungsmittel und Ernährung. In späterer Zeit waren es besonders die Entdeckungen Koch's, welche neue Arbeitsgebiete erschlossen und für die so überaus wichtigen Fragen der Entstehung und Verbreitung der Infektionskrankheiten die Anwendung exakter Forschungsmethoden ermöglichten. — Seitdem hat die Hygiene in kurzer Zeit vielfache Aufklärung über interessante Beziehungen der Aussenwelt zum Menschen gegeben und Erfolge errungen, welche der gesammten medicinischen Wissenschaft im höchsten Grade förderlich gewesen sind.

Die bis jetzt bewährten Methoden der hygienischen Forschung; die damit gewonnenen Resultate; die Folgerungen aus diesen für unsere ätiologischen Anschauungen und für die praktischen hygienischen Maassnahmen; endlich die Erörterung der noch zu bearbeitenden Fragen und ein Hinweis auf die Punkte, an denen die weitere Arbeit einzusetzen hat, — das alles bildet den Inhalt der heutigen hygienischen Lehre und des hygienischen Unterrichts.

Genauere Kenntniss dieser Lehre ist für den Arzt nicht mehr zu entbehren. In seiner Berufsthätigkeit und im Verkehr mit dem Publikum, das die grosse Bedeutung einer rationellen Prophylaxis längst richtig erkannt hat, kommt der Arzt jetzt täglich in die Lage, über hygienische Fragen sein Urtheil abzugeben. Um in jedem Einzelfall richtige Rathschläge, z. B. bezüglich der Vermeidung infektiöser Krankheiten, bezüglich der Säuglingspflege oder der Ernährung von Reconvalescenten, bezüglich der Heizung und Lüftung etc. etc. ertheilen und zweckentsprechende Anordnungen treffen zu können, muss der Arzt den gegenwärtigen Stand der hygienischen Lehren genau kennen und dieselben so weit beherrschen, dass ihre richtige praktische Anwendung ihm keine Schwierigkeiten bereitet. Nur mit einer solchen Ausrüstung von hygienischem Wissen und Urtheil wird ihm gegenwärtig und in Zukunft seine Berufsthätigkeit volle Befriedigung gewähren.

Daneben ist noch ein Umstand nicht ausser Acht zu lassen: dass nämlich in keinem medicinischen Fach zur Zeit so rasche und geradezu umgestaltend auf unsere gesammten Anschauungen wirkende Fortschritte zu verzeichnen sind, wie in der Hygiene. Aerzte, welche sich nicht näher mit dieser neuen Disciplin beschäftigt haben, werden daher mit der jetzigen und künftigen hygienisch geschulten Generation bald alle Fühlung verlieren und auf ein Fortleben mit der vorwärts strebenden medicinischen Wissenschaft verzichten müssen.

Angesichts der wachsenden Bedeutung der Hygiene erscheint es nicht rathsam, dieselbe etwa in eines oder mehrere der bereits bestehenden medicinischen Fächer einzuordnen, sondern es ist zweifellos erforderlich, die Hygiene als besondere Disciplin abzuzweigen. Eine solche Selbstständigkeit ist einmal durch den überaus grossen Umfang ihres Forschungsgebietes und die Fülle der dort liegenden theoretisch wie praktisch gleich wichtigen Probleme indicirt. Ferner ist auch das Untersuchungsfeld der Hygiene wesentlich anders beschaffen, als das der übrigen, nur mit dem Menschen sich befassenden medicinischen Disciplinen; die in den äusseren Medien ablaufenden Processe sind oft von solchem Umfang, dass man sich erst allmählich an den neuen hier anzuwendenden Maassstab gewöhnen muss; und die Untersuchungsmethoden sind dementsprechend vielfach eigenartig und von den bei medicinischen Studien gebräuchlichen abweichend. Ausserdem aber kann der Unterricht in der Hygiene nur dann Aussicht auf Erfolg gewähren, wenn die Einführung der Studirenden in das für sie so völlig neue Gebiet von zahlreichen Demonstrationen, Experimenten und Excursionen unterstützt wird, und wenn der Lehrende seine volle Zeit und Kraft diesem schwierigen und wichtigen Unterricht widmen kann.

Seit dem Beginn ihrer selbständigen Entwickelung ist die Hygiene mannigfachen Angriffen ausgesetzt gewesen. Grösstentheils richteten sich diese gegen die praktischen Erfolge der Hygiene; von Malthus, Spencer u. A. wurde namentlich hervorgehoben, dass weder eine anhaltende Verringerung der Sterblichkeit, noch eine Besserung der Qualität der Bevölkerung durch hygienische Maassnahmen erzielt werden könne.

Nach Malthus vermehrt sich jede Bevölkerung, so lange keinerlei Hemmung existirt, in geometrischer Progression, verdoppelt sich also immer in einer bestimmten Reihe von Jahren (z. B. bei 1·3 Prozent jährlichem Zuwachs alle 55 Jahre; bei 1·8 Prozent Zuwachs alle 39 Jahre); die Unterhaltsmittel dagegen können nur in arithmetischer Progression vermehrt werden. Hierdurch ist das Anwachsen einer Bevölkerung stark beschränkt, denn dasselbe kann naturgemäss nicht weiter gehen, wenn das niedrigste Maass von Unterhaltsmitteln erreicht ist, dessen die Bevölkerung zu ihrem Leben bedarf. Jeder intensiveren Vermehrung wirken vielmehr kräftige Hemmnisse entgegen; und diese sind zum Theil vorbeugende (Beschränkung der Nachkommenschaft durch sittliche Enthaltsamkeit, Ehelosigkeit, Vorsicht nach der Heirath), im wesentlichen aber zerstörende, auf gesundheitsschädliche Einflüsse aller Art basirte (schlechte Ernährung der Kinder, Epidemieen, Kriege, Hunger etc.). Auch hygienische

Bestrebungen können auf die Dauer an diesem gesetzmäßigen Verhalten nichts ändern.

Spencer's Einwände gipfeln vorzugsweise in dem Hinweis, dass durch die hygienischen Maassregeln gerade den Schwächlichen der Kampf um's Dasein erleichtert werde und dass damit also die eine Bevölkerung qualitativ verbessernde Auslese der widerstandsfähigen Individuen in Wegfall komme.

Beide Einwände sind indess nicht geeignet, gegen die hygienischen Bestrebungen der Neuzeit Misstrauen zu erwecken. Eine derartige Beschränkung in der Vermehrung des Lebensunterhaltes, wie sie Malthus lehrt, ist durch die modernen Verkehrsmittel und die Industrie zweifellos zum Theil aufgehoben; ausserdem ist eine zu stark gesteigerte Zunahme der Bevölkerung vermuthlich in hinreichender Weise allein durch jene vorbeugenden Hemmnisse zu vermeiden. Abgesehen aber hiervon haben wir uns gewiss nicht um kommende Generationen in der Weise zu sorgen, dass wir, im Hinblick auf mögliche Nachtheile für diese, Maassnahmen unterlassen, die der jetzigen Generation ersichtlich bedeutsamen Vortheil bringen.

Was ferner die Spencer'schen Einwände betrifft, so ist die Verringerung der allgemeinen Mortalitätsziffer gewiss nicht das einzigste und wesentlichste Ziel der Hygiene. Sie sucht vielmehr ebensowohl die Zahl der Krankheitstage zu vermindern und die Leistungsfähigkeit jedes Einzelnen zu erhöhen. Davon ziehen die Stärkeren denselben Nutzen, wie die Schwächeren. — Dann aber giebt es gewisse Krankheiten, gegen welche die Hygiene ganz vorzugsweise Schutz zu gewähren strebt; es sind dies die sogenannten Volkskrankheiten, die infektiösen, contagiösen, epidemischen und endemischen Krankheiten, die gerade auch die kräftigsten Individuen ebenso gut und oft in grösserer Zahl fortraffen, als die schwächlichen; die ausserdem mit Recht besonders gefürchtet sind wegen ihres brutalen Auftretens, das alle Bande der Verwandtschaft und Freundschaft lockert und die Humanität durch die Furcht vor Ansteckung verscheucht.

Um den segensreichen Einfluss praktischer hygienischer Maassregeln zu erkennen, ist kein Beispiel geeigneter, als das der Pockenimpfung. Man muss in den Berichten der Zeitgenossen lesen, wie furchtbar die Pockenseuche in früheren Jahrhunderten wüthete, wie demoralisirend sie wirkte und wie sie auch die Leistungsfähigkeit der Gesunden lähmte. Im Durchschnitt starben in Europa bis zum Anfang dieses Jahrhunderts etwa 3 p. m. der Bevölkerung an den Pocken, in manchen Ländern und zeitweise noch erheblich mehr. Eine Menge Genesener blieben entstellt, erblindet oder mit chronischen Leiden behaftet. Jetzt haben wir in Preussen eine Pockenmortalität von durchschnittlich nur 0·03 p. m. und in den meisten Provinzen gehören Pockenfälle geradezu zu den Curiositäten.

Ein zweites lehrreiches Beispiel für den Einfluss hygienischer Maassnahmen haben wir in den grossartigen sanitären Verbesserungen — Wasserversorgung, Canalisation resp. geordnete Abfuhr, Beseitigung ungenügender Wohnungen, Einrichtung von Volksküchen etc. — mit welchen eine Reihe englischer Städte in den Jahren 1850—60 versehen wurde. Nicht nur sank die allgemeine Mortalität in diesen Städten zum Theil in ausgesprochenem Grade, sondern es verringerten sich speciell die Todesfälle an Typhus meist um mehr als 50 Procent, an Phthise um 11—49 Procent; und in ähnlichem Maasse wurden andere infektiöse Krankheiten seltener.

Auch deutsche Städte, wie Danzig, haben die günstige Wirkung solcher praktisch-hygienischer Maassnahmen empfunden; dort ging z. B. die Typhusmortalität, welche vor Einführung der Quellwasserleitung und Canalisation (1869 bis 1871) durchschnittlich 1 p. m. betrug, nach derselben auf 0·1—0·2 p. m. herab.

Selbst aus derartigen zweifellosen Erfolgen sind indessen der Hygiene neue Angriffe erwachsen; und zwar richten sich diese gegen die Nothwendigkeit einer intensiveren wissenschaftlichen hygienischen Forschung. Diese soll überflüssig sein, weil die vorerwähnten segensreichen und grossartigen hygienischen Maassnahmen bereits zu einer Zeit durchgeführt sind, wo noch keine Experimentalhygiene und kein hygienisches Institut bestand.

Gewiss können ja auch Instinkt und empirisch gewonnene Erfahrung uns manche Gesundheitsschädlichkeit vermeiden lehren, und sorgfältig beobachtende Aerzte sind sicher bereits in früherer Zeit zu im Wesentlichen richtigen hygienischen Anschauungen gelangt, oder waren, wie Jenner, sogar in der Lage, hochwichtige hygienische Besserungen anzuregen.

Aber auf empirischem Wege gelangen wir doch nur selten zu gesicherten, der Wahrheit sich nähernden Anschauungen; zum grossen Theil müssen letztere durch Speculationen ergänzt werden; und die praktischen Maassnahmen, die sich auf so gewonnene Principien stützen, werden fast immer von Anfang an Ungenügendes leisten, oder sich nicht dauernd bewähren, oder wenigstens bald durch einfachere und billigere Verfahren überholt werden.

Auch die Vaccination hätte nicht so bald den Charakter einer praktisch ausführbaren, hygienischen Maassregel bekommen, wenn nicht Jenner durch die in jener Zeit übliche Sitte der Variolation geradezu die Gelegenheit zu einer ausgedehnten experimentellen Prüfung seines Verfahrens am Menschen gegeben wäre.

Und doch ist es wahrscheinlich, dass der Segen der Vaccination in neuerer Zeit durch eine siegreiche Opposition gegen den Impfzwang grossentheils wieder verloren gegangen sein würde, wenn nicht die neuerworbenen Kenntnisse über Aetiologie und Prophylaxis der accidentellen Wundkrankheiten uud der überimpfbaren Krankheiten uns in den Stand gesetzt hätten, die Impfung nunmehr in völlig gefahrloser Weise vorzunehmen.

Jene in früheren Jahrzehnten ausgeführten Maassnahmen der Städte- und Bodenreinigung aber waren — soweit der hygienische Standpunkt in Frage kommt — nichts als Experimente im Grossen, die sehr leicht misslingen konnten und in der That auch zum Theil misslangen, wie zahlreiche in einzelnen assanirten Städten später aufgetretene Epidemieen zeigen. Die hygienischen Motive zu diesen Maassregeln basirten damals auf der Anschauung, dass in Schmutz und Abfallstoffen, in verunreinigtem Boden und übelriechender Luft wahrscheinlich die Ursache der meisten Infektionskrankheiten zu suchen sei und dass eine „Reinigung“ auch Schutz gegen Infektionskrankheiten gewähren müsse. In der That werden nun — wie wir heute wissen — mit manchen dieser Reinigungsmethoden auch die Infektionserreger wirksam beseitigt. Aber das ist keinesfalls bei allen damals angewendeten Systemen und bei jeder Art der Ausführung der Fall, sondern oft sind in früheren Jahren gerade die hygienisch wichtigsten Theile des Schmutzes vernachlässigt, und ausserordentlich häufig ist die Entfernung der Infektionserreger auf Umwegen mit unverhältnissmässigem Aufwand von Mitteln erreicht. Die hygienischen Forschungen der letzten Jahre und die Erkenntniss der einzelnen Infektionserreger haben uns erst einigermaassen bestimmte leitende Gesichtspunkte und sichere Kriterien gebracht, nach welchen auch derartige praktische Maassnahmen einzurichten sind. Hätte die intensive hygienische Forschung der letzten Jahre gefehlt, so wären wir wohl noch lange

Zeit auf jenem „Schmutz"-Standpunkt stehen geblieben und in der theoretischen wie praktischen Hygiene würde die gleiche Unsicherheit nach wie vor zu Tage treten.

Eine übersichtliche und ungezwungene Eintheilung des Inhalts der Hygiene ist durch die Fülle und die Ungleichartigkeit des Materials einigermaassen erschwert. Zweckmässig werden zwei grössere Abtheilungen dadurch hergestellt, dass zunächst die allgemeinen, überall in Betracht kommenden Einflüsse der natürlichen Umgebung besprochen werden; diesen gegenüber sind zweitens die speciellen Einflüsse der künstlich durch Eingreifen des Menschen modificirten Umgebung zu erörtern. Es würde jedoch das Verständniss nur erschweren, wollte man diese Gruppirung in rigoroser Weise durchführen. In einzelnen Kapiteln, wie z. B. beim Wasser, ist die Beschreibung der künstlichen Einrichtungen zur Wasserversorgung nicht wohl von der Schilderung der natürlich gegebenen Bezugsquellen des Wassers zu trennen. Demnach wird die angegebene Eintheilung nur im Allgemeinen für die Reihenfolge der einzelnen, im Inhaltsverzeichniss näher aufgeführten Kapitel maassgebend sein.

Erstes Kapitel.

Die Mikroorganismen.

Unter „Mikroorganismen“ begreifen wir zahlreiche kleinste Lebewesen, welche zu den niedersten Pflanzen gehören oder auf der Grenze zwischen Thier und Pflanze stehen. Die Mehrzahl derselben zeigt nur 1 μ Durchmesser oder weniger. Sie sind ausgezeichnet durch eine enorme Vermehrungsfähigkeit und durch eine besondere Breite der Existenzbedingungen. Es giebt Arten von Mikroorganismen, welche bei 0° wachsen, andere, welche bei 30°, wieder andere, welche bei 50° am besten gedeihen; einige Arten wuchern am üppigsten bei alkalischer Reaction des Nährbodens, andere bei sauerer Reaction. Auch die Art der Nährstoffe ist im Allgemeinen weniger beschränkt als bei Thieren und höheren Pflanzen. Während die Thiere complicirte organische Stoffe aufnehmen müssen und diese in ihrem Körper zerstören, und während die chlorophyllführende Pflanze auf relativ einfache organische Verbindungen (Ammoniak, Kohlensäure, Wasser) angewiesen ist, können die Mikroorganismen sowohl von einfachen Verbindungen als auch von complicirten Nährsubstanzen leben. Im Ganzen ziehen sie die letzteren vor und einige Arten vermögen sogar nur von den hochconstituirten Nährstoffen der Thiere zu leben.

Die Mikroorganismen spielen eine wichtige Rolle im Haushalt der Natur, indem sie die enormen Massen absterbender vegetabilischer und animalischer Substanz zerstören und die darin enthaltenen Stoffe in jene einfachen Verbindungen überführen, mit welchen die Chlorophyll führenden Pflanzen ihren Aufbau leisten können.

Für die Hygiene haben die Mikroorganismen besonderes Interesse **erstens** dadurch, dass sie Gährung und Fäulniss erregen, d. h. dass sie unter Gasentwickelung in kürzester Zeit sehr bedeutende Mengen organischen Materials zu zerlegen vermögen. Diese Gährungen sind uns theils nützlich, indem sie uns z. B. bei der Präparation mancher Nahrungsmittel unterstützen (Brot, Käse, Kefyr, Bier, Wein). Theils treten sie uns schädigend gegenüber, indem sie viele Nahrungsmittel rasch in einen ungeniessbaren Zustand überführen; indem ferner in faulenden Gemengen giftige Stoffe und stinkende Gase entstehen, welche die Gesundheit beeinträchtigen können.

Zweitens kommt vielen Mikroorganismen die Fähigkeit zu, den Kreis der für ihre Existenz geeigneten Bedingungen noch mehr auszudehnen; sie können nämlich in lebenden höheren Organismen, hauptsächlich Thieren, seltener Pflanzen, eine parasitäre Existenz führen. Sehr häufig bringen sie dabei ihren Wirthen Krankheit und Tod. Solche Mikroparasiten sind auch die Ursachen vieler beim Menschen auftretender Krankheiten; so sind bei Milzbrand, Rotz, Abdominal-Typhus, Cholera, Tuberkulose, den verschiedenen Wund-Infektions-Krankheiten u. a. m. Mikroorganismen als die ursächlichen Erreger ermittelt.

Dass in der That die Mikroorganismen die Ursache einerseits von Gährung und Fäulniss und andererseits von parasitären Krankheiten sind, ist neuerdings mit aller Schärfe bewiesen.

Es giebt allerdings Forscher, welche auch heute noch diese Rolle der Mikroorganismen anzweifeln. Dieselben glauben entweder, dass stets eine chemische Veränderung der todten oder lebenden Substanz der Ansiedelung und Thätigkeitsentfaltung der Mikroorganismen vorausgehen müsse; jene Veränderung soll das Wesentliche, die Rolle der Mikroorganismen etwas Nebensächliches sein. Oder sie nehmen in Anlehnung an die Hypothese der Generatio aequivoca an, dass aus absterbenden oder krankhaft veränderten und zerfallenden pflanzlichen oder thierischen Zellen Mikroorganismen entstehen können, so dass es also gar keines Zutritts der letzteren von aussen bedarf, um in einer todten Substanz Fäulnissorganismen oder im lebenden Körper parasitäre Organismen zu reichlichster Entwickelung kommen zu lassen (Béchamp's Mikrozymatheorie; Fokker's Heterogenese; Wigand's Anamorphose).

Diese Ansichten sind nach dem heutigen Stande unserer Kenntnisse in keiner Weise mehr haltbar und durch eine Reihe sorgfältiger Beobachtungen und einwandfreier Experimente widerlegt.

Beweise für die ursächliche Rolle der Mikroorganismen bei der Gährung und Fäulniss:

1) In jeder faulenden Substanz finden sich Mikroorganismen. Wo sie vermisst werden, hat man entweder ungenügende Methoden angewandt oder man hat zu spät, nachdem bereits die Mikroorganismen wieder abgestorben waren, die gefaulte Substanz untersucht.

2) In organischen Substanzen, welche keine Erscheinungen von Gährung, Fäulniss oder Zersetzung darbieten, finden sich keine Mikroorganismen, oder

doch nur solche, welche nachweislich eine schnelle, leicht wahrnehmbare Aenderung der Substanz nicht zu bewirken vermögen. — Ehe man die einzelnen Arten von Mikroorganismen und ihren äusserst ungleichen Effect gegenüber der gleichen organischen Substanz kennen gelernt hatte, wurde jeder Befund von irgendwelchen Mikroorganismen in nicht gährenden Substraten gegen ihre Rolle bei der Gährung verwerthet. Jetzt weiss man, dass nur die Abwesenheit von gährungerregenden Mikroorganismen in gährfreien Substraten erwartet werden darf.

3) Das verbreitete Vorkommen von Gährung und Fäulniss deckt sich mit der Verbreitung der Mikroorganismen. Dieselben finden sich überall, im Luftstaub, im Wasser, an allen Gegenständen haftend; so dass sie an jedem Ort vorhanden sind und in Aktion treten können, wo immer gährfähige Substanz in Gährung geräth.

4) Hemmt man die Entwickelung von Mikroorganismen durch Zusatz gewisser für sie giftiger Substanzen zum gährfähigen Subtrat, so tritt keine Zersetzung ein. Gifte für Mikroorganismen sind z. B. Phenol, Salicylsäure, Essigsäure, grosse Mengen Salz etc. Bekanntlich werden manche von diesen Giften angewendet, um Nahrungsmittel zu conserviren, d. h. vor Gährung und Fäulniss zu schützen. Sobald man aber das Gift aus der conservirten Substanz entfernt, z. B. das Salz mit Wasser auslaugt, oder die Säure neutralisirt, so tritt alsbald Zersetzung ein.

5) Tödtet man die einer gährfähigen Substanz anhaftenden Organismen und hindert den Zutritt neuer Mikroorganismen, so tritt keine Gährung ein. Dieses Experiment kann z. B. so ausgeführt werden, dass man die gährfähige Substanz in einem Glas- oder Blechgefäss stark erhitzt und gleichzeitig das Gefäss zuschmilzt. Durch die Hitze werden alle lebenden Wesen und so auch die anhaftenden Mikroorganismen sicher getödtet; durch das Zuschmelzen ist der Zutritt neuer Mikroorganismen gehindert. So behandelte gährfähige Substanzen halten sich in der That völlig unverändert.

Man hat wohl eingewendet, dass durch das Zuschmelzen der Sauerstoffzutritt zur gährfähigen Substanz gehindert und dadurch die Gährung unmöglich gemacht werde. Das Experiment ist aber leicht so einzurichten, dass man den Luftsauerstoff ungehindert zutreten lässt. Da die Luft an sich keine Gährung bewirkt, sondern nur die etwa in ihr enthaltenen Mikroorganismen, so müssen nur diese entfernt werden; dann aber darf der Luftzutritt ohne Bedenken gestattet werden. Um die Luft von Mikroorganismen zu befreien, kann man dieselbe durch ein glühendes Glasrohr leiten, oder man filtrirt sie durch ein Filter von lockerer Watte, welches erfahrungsgemäss völlig ausreicht, um alle körperlichen Elemente der Luft und auch die Mikroorganismen zurückzuhalten. Oder man kann das Gefäss mit gährfähiger Substanz in ein offenes Rohr übergehen lassen, dem man nur ein oder zwei Krümmungen nach abwärts giebt; da die Mikroorganismen, wenn sie auch noch so klein sind, doch immer ein gewisses Gewicht besitzen, sind die gewöhnlichen, im Zimmer vorkommenden Luftströmungen nicht im Stande, sie nach aufwärts und über die Krümmungen hinweg in das Innere des Gefässes zu führen. In allen diesen Versuchen bleibt trotz des völligen ungehinderten Zutritts der gasförmigen Bestandtheile der Aussenluft die gährfähige Substanz unzersetzt.

Das Experiment ist dann noch in der Weise zu ergänzen, dass man die conservirte Substanz nachträglich absichtlich mit Mikroorganismen in Berührung bringt (z. B. durch Entfernung des Wattepropfens oder durch Abbrechen des gekrümmten Rohres). Es tritt dann ausnahmslos binnen kürzester Zeit Gährung ein, und es wird hierdurch bewiesen, dass die gährfähige Substanz durch das vorausgehende Erhitzen nicht etwa ihre Gährfähigkeit verloren hatte.

6) Ein Einwand könnte trotzdem noch gegen die Beweiskraft der geschilderten Experimente erhoben werden. Wenn nämlich, wie es die Anhänger der Generatio aequivoca oder der Anamorphose behaupten, aus den thierischen und pflanzlichen Zellen Mikroorganismen entstehen können, so ist selbstverständlich durch das Erhitzen der Substanz resp. durch Zusatz von Giften eine derartige „spontane" Entstehung von Mikroorganismen unmöglich gemacht. Dass dieselben Substanzen auf Zusatz von Mikroorganismen sich noch gährfähig zeigen, beweist nur, dass die von aussen hereingelangenden Mikroorganismen auch im Stande sind, Gährung zu erregen; es fehlt aber der Beweis dafür, dass nicht vielleicht ebensowohl ohne Zutritt von Mikroorganismen aus der völlig unveränderten, nicht geschädigten Zellsubstanz Mikroorganismen entstehen können, welche Gährung bewirken.

Um diesen letzten Einwand zu widerlegen, ist es offenbar nöthig, gährfähige Substanzen zu conserviren, ohne dass man sie vorher mit Hitze, Giften oder anderen die Zellen schädigenden Einflüssen behandelt. Auch solche Versuche lassen sich nun leicht ausführen und ergeben stets dasselbe Resultat, sobald der Experimentator die nöthige Uebung sich erworben hat. Will man ein Stück einer Pflanze oder eines Thieres in dieser Weise conserviren, so muss man allerdings von der äusseren Oberfläche der Pflanzen oder Thiere absehen, da an dieser stets Mikroorganismen haften. Im Innern finden sich aber erfahrungsgemäss keine Mikroorganismen und man braucht dann nur in einem Zimmer, dessen Luft und Gegenstände vorher sorgfältig sterilisirt, d. h. von Mikroorganismen befreit sind, mit sterilisirten Händen und mit erhitzten und dann wieder abgekühlten Instrumenten in das Innere des Pflanzen- oder Thierkörpers vorzudringen, dort ein Stück abzuschneiden und in einem vorher sterilisirten Gefäss unter Watteverschluss aufzubewahren. So lässt sich z. B. ein Stück Leber eines Kaninchens, oder ein Stück Muskel, oder ein Stück aus dem Innern einer Kartoffel u. dgl. ohne jede Anwendung von Conservirungsmitteln jahrelang in unverändertem Zustande conserviren. Diese Versuche sind in neuerer Zeit in so grosser Zahl und mit so übereinstimmendem Resultat ausgeführt, dass die hier und da erhaltenen entgegengesetzten Ergebnisse unbedingt auf mangelhaftes Beherrschen der technischen Methoden zurückzuführen sind.

7) Ueberträgt man eine minimale Menge von einem Subtrat, welches sich in einer bestimmten specifischen Gährung befindet, und in welchem durch diese Gährung specifische Produkte gebildet werden, oder aber von einer Reincultur der betreffenden specifischen Gährungserreger auf eine neue gährfähige Substanz, so wird die gleiche specifische Gährung (Milchsäure-, Buttersäure-, Alkoholgährung etc.) hervorgerufen und es finden sich auf der Höhe der Gährung nur die übertragenen Organismen in solcher Zahl, dass durch ihre Aktion der ganze Gährungsprocess seine zureichende Erklärung findet.

Analoge Beweise für das Zustandekommen zahlreicher Infektionskrankheiten durch Mikroorganismen:

1) Bei vielen Infektionskrankheiten der Menschen und Thiere beobachten wir im Blut und in den Organen Mikroorganismen und zwar in jedem Einzelfall

einer bestimmten Krankheit immer die gleiche wohlcharakterisirte Art von Mikroorganismen. Je vollkommener unsere Untersuchungsmethoden werden, um so sicherer und bei um so zahlreicheren Krankheiten gelingt dieser Nachweis.

2) Bei gesunden, von Infektionskrankheiten freien Menschen und Thieren finden wir im Blut und im Innern der Organe keine Mikroorganismen. Es geht dies mit Sicherheit aus den oben beschriebenen Conservirungsversuchen mit thierischen Organen hervor. Ausnahmsweise können sich unschädliche Mikroorganismen, welche zufällig oder durch das Experiment in die Blutbahn gelangt waren, in inneren Organen gesunder Thiere eine Zeit lang lebendig erhalten.

3) Die Verbreitung der Infektionskrankheiten entspricht durchaus der Verbreitung der verschiedenen specifischen Mikroorganismen in unserer Umgebung, so dass stets die Möglichkeit gegeben ist, dass durch die von aussen mittelst Luft, Wasser, Nahrung, oder Berührung oder von der Haut- bezw. Schleimhautoberfläche (z. B. Nasen- und Mundhöhle) in den Körper gelangten Mikroorganismen die Krankheit hervorgerufen wurde.

4) Wird eine Haut oder Schleimhautwunde, an welcher schädliche Mikroorganismen haften, fortgesetzt mit Substanzen, welche die Vermehrung der Mikroorganismen hemmen (Carbolsäure), behandelt, so bleiben die Symptome einer Wundinfektion, Eiterung und Fieber, aus (Antisepsis).

Unterbricht man die antiseptische Behandlung und erfolgt darauf Vermehrung der Organismen, so tritt alsbald Eiterung oder Fieber ein.

5) Tödtet man die in einer Wunde etablirten schädlichen Mikroorganismen durch Hitze, starke Carbolsäure, Sublimat oder dergleichen, und hindert dann den Zutritt neuer Mikroorganismen durch abschliessende keimfreie Verbände, so tritt keine Eiterung und kein Fieber ein (Asepsis).

Ist der Abschluss unvollkommen und gelangen in irgendwelcher Weise infektiöse Mikroorganismen in die Wunde, so zeigen sich in Kürze die Symptome der Wundinfektion — ein Zeichen, dass nicht etwa die Substanz der Wunde durch jene Eingriffe unfähig geworden war zur Auslösung einer Infektion, sondern dass die letztere nur so lange ausblieb, als es an geeigneten Mikroorganismen fehlte.

6) Auch ohne Anwendung von irgendwelchen die Mikroorganismen oder die Körperzellen schädigenden Substanzen kann eine Wunde vor Infektion geschützt werden, wenn die Wunde in keimfreier Haut mit keimfreien Instrumenten angelegt und durch entsprechende Verbände gegen späteres Eindringen schädlicher Mikroorganismen geschützt wird (Aseptische Operation).

Während früher, ehe man die ursächliche Rolle der Mikroorganismen bei den Infektionskrankheiten richtig erkannt hatte, zahlreiche Operationswunden mit Eiterung, Erysipel, Septicämie oder Pyämie (sog. Blutvergiftung) complicirt waren, vermag jetzt jeder Operateur nur durch sorgfältiges Fernhalten der diese Krankheiten erregenden Mikroorganismen einen reaktionslosen Verlauf der Wunden zu bewirken. Niemals sehen wir eine Wundinfektionskrankheit durch einen „Zersetzungsprocess“ im Körper oder durch Einverleibung chemischer „Gifte“ entstehen; wo Wundinfektion eintritt, ist dieselbe vielmehr mit Bestimmtheit auf das Eindringen specifischer Mikroorganismen zurückzuführen.

7) Viele Infektionskrankheiten lassen sich von Thier zu Thier fortgesetzt übertragen dadurch, dass man minimale Dosen Blut oder Organsubstanz des erkrankten Thieres auf gesunde Thiere überträgt. Solche Uebertragungen hat man durch Reihen von 100 Thieren und mehr fortgeführt. Jedes derselben

erkrankt dann an der specifischen Infektionskrankheit und zeigt stets die specifische Art von Mikroorganismen in solcher Zahl und Vertheilung in den Organen, dass alle wesentlichen Krankheitserscheinungen dadurch ihre Erklärung finden.

Man hat früher wohl eingewendet, dass das eigentlich Ursächliche bei diesen Uebertragungen vielleicht eine gewisse Körpersubstanz aus dem kranken Organismus sein könne, welche den Mikroorganismen anhaftet und zusammen mit diesen übertragen wird. Dieser Einwand wird indessen dadurch ausgeschlossen, dass man die Mikroorganismen von Allem befreit, was ihnen etwa noch vom kranken Körper her anhaften kann. Zunächst strebte man dies zu erreichen durch starke Verdünnung des Blutes des erkrankten Thieres; selbst durch weniger als den tausendsten Theil eines Tropfens gelang es dann oft noch, die specifische Krankheit bei einem gesunden Thiere ebenso energisch wie durch enorm viel grössere Dosen auszulösen. Das in solcher Weise wirksame Agens konnte offenbar nur in einem vermehrungsfähigen Etwas, d. h. in lebenden Organismen, bestehen. — Da dies Experiment aber nicht bei allen Infektionserregern gelingt, hat man weiter auch wohl versucht, durch Filtration die Mikroorganismen zu isoliren. Auch diese Experimente stossen auf manche Schwierigkeiten und erst nach vielen vergeblichen Versuchen sind Filter construirt, welche in der That alle Mikroorganismen aus Flüssigkeiten zurückhalten. Dabei hat sich dann gezeigt, dass das keimfreie Filtrat niemals im Stande ist, Infektion auszulösen, sondern nur die auf dem Filter zurückbleibende Masse von Mikroorganismen.

In neuerer Zeit gelingt die Isolirung vieler infektiöser Mikroorganismen in einfachster und sicherster Weise durch die künstliche Cultur. Bringt man etwas Blut aus dem an einer Infektionskrankheit gestorbenen Thier auf ein Substrat, welches den Mikroorganismen als Nährboden dienen kann, z. B. auf durchschnittene Kartoffeln oder in einen grösseren Kolben mit Bouillon, so vermehren sich die betreffenden Mikroorganismen schnell in's Ungemessene. Nach 2 Tagen findet man das ganze Nährsubstrat von der kleinen Impfstelle aus vollständig durchwachsen. Man überträgt nun von dieser ersten Cultur eine minimalste Menge auf einen neuen Nährboden, lässt dort wieder die Mikroorganismen sich massenhaft vermehren und bringt wiederum eine minimale Menge auf ein drittes Substrat; und so fort durch eine Reihe von 100 und mehr „Generationen“. Von der letzten Cultur impft man den Bruchtheil eines Tropfens in eine kleine Wunde eines gesunden Thieres und ruft dadurch mit vollster Sicherheit dieselbe specifische Infektionskrankheit hervor, welche den Ausgangspunkt der Versuchsreihe gebildet hatte. Es ist nicht wohl denkbar, dass etwas Anderes als lebende vermehrungsfähige Mikroorganismen nach dem Durchgang durch die lange Reihe der künstlichen Culturen im Stande gewesen sein sollte, die krankheitserregende Wirkung unverändert zu erhalten. Vielmehr müssen wir in diesen Experimenten einen Beweis dafür sehen, dass specifische von aussen in den Körper gelangte Mikroorganismen die ursächlichen Erreger der Infektionskrankheiten sind.

Viele Infektionserreger sind allerdings dem gesunden Körper gegenüber machtlos, und es bedarf zur Auslösung der Infektionskrankheit noch einer besonderen Disposition des Körpers (s. im 10. Kapitel). Niemals aber ist die Disposition an und für sich ausreichend für das Zustandekommen der Krankheit, sondern letztere tritt erst ein unter dem specifischen Einfluss der von der äusseren Körperoberfläche oder von der Umgebung oder von anderen Menschen aus in den Körper eingedrungenen und in die disponirten Organe gelangten Mikroorganismen.

Die Mikroorganismen gehören grösstentheils zu den niederen Pflanzen, theilweise zu den niedersten Thieren. Für unsere Zwecke erscheint es praktisch, fünf grössere Gruppen zu unterscheiden, nämlich: 1) Fungi, Schimmelpilze; 2) Blastomycetes, Sprosspilze; 3) Schizomycetes, Spaltpilze; 4) Streptothricheen; 5) Protozoën.

I. Fungi, Schimmelpilze.

Zellen relativ gross, meist 2—10 μ im Durchmesser; bestehen aus celluloseähnlicher Hülle und anscheinend kernlosem Protoplasma. Sie wachsen durch Verlängerung an der Spitze zu Fäden oder Hyphen aus. Letztere sind fast stets verzweigt durch Theilung der Endzelle. Die auf dem Nährsubstrat wuchernden Fäden, welche von dort die Nahrung aufnehmen, bezeichnet man als Mycelium. Vor diesem erheben sich aufwärts die Fruchthyphen, welche an ihrer Spitze die Sporen tragen, d. h. rundliche oder längliche, meist mit derber Membran versehene Zellen, ausgezeichnet dadurch, dass sie nach ihrer Abtrennung von den Fruchthyphen auf jedem guten Nährsubstrat zu einem Keimschlauch und demnächst wieder zu einem neuen Mycel auswachsen können. Die Sporen dienen daher zur Fortpflanzung und zur Erhaltung der Art; sie können in trockenem Zustand oft 2—10 Jahre aufbewahrt werden, ohne ihre Keimfähigkeit zu verlieren.

Nach der Art, wie sich die Sporen auf den Fruchthyphen bilden, unterscheidet man die zahlreichen Ordnungen der Schimmelpilze. Entweder bilden sich die Sporen dadurch, dass sie aus der an der Spitze der Hyphe befindlichen Endzelle durch querwandige Theilung sich abschnüren (= Conidien). Oder die Endzelle vergrössert sich zum sog. Sporangium oder Ascus, in dessen Innerem durch Theilung des Plasmas die Sporen entstehen. Oder zwei Hyphen wachsen ineinander und an der Vereinigungsstelle entsteht eine Art Sporenbehälter, in welchem sich die sog. Oosporen bilden (geschlechtliche Fortpflanzung). — Nicht selten kommen, je nach den äusseren Lebensverhältnissen, bei demselben Pilz mehrere Arten der Sporenbildung vor, z. B. Conidien und Askosporen.

Man findet die Schimmelpilze auf allen möglichen todten Substraten, sie sind im Ganzen in Bezug auf ihren Nährbedarf sehr wenig wählerisch. Im Gegensatz zu den Spaltpilzen können sie auch auf relativ wasserarmem Substrat und bei saurer Reaktion des Nährbodens gut gedeihen. Will man daher bei künstlichen Culturen von Schimmelpilzen die rasch wachsenden Spaltpilze fernhalten, so setzt man dem Nährsubstrat zweckmässig 2—5 Procent Weinsäure zu. Gekochte Kartoffeln, Brotbrei oder Gelatine-, resp. Agargemische, in solcher Weise angesäuert, sind am geeignetsten zur künstlichen Züchtung. Die Sporenbildung vollzieht sich nur an freier Luft; unter Wasser entwickelt sich höchstens steriles Mycel. — Sehr abhängig zeigen sich die Schimmelpilze von der Aussentemperatur. Das Optimum liegt für die einen Arten bei + 15°, für andere Arten bei + 40°; je nach der Temperatur gedeiht daher bald diese bald jene Art auf demselben Substrat. Viele kommen parasitisch auf Pflanzen und niederen Thieren vor, so die Brandpilze des Getreides, der Pilz der Kartoffelkrankheit, der Mutterkornpilz, die Rostpilze; die Empusa der Stubenfliegen, der Muskardinepilz der Seidenraupen etc.

Von der grossen Menge bekannter Arten seien hier nur einige angeführt, welche entweder wegen ihres allverbreiteten Vorkommens unser Interesse beanspruchen, oder welche eine pathogene Wirkung auch auf Warmblüter ausüben.

Penicillium, namentlich P. glaucum, der gemeinste Schimmelpilz. Wuchert selbst in destillirtem Wasser, in vielen Arzneien etc. An der Spitze der Fruchthyphen tritt ein Quirl von Aesten pinselförmig hervor, und diese tragen Ketten von kugeligen, 3.5 μ messenden Sporen. Flockiges weisses Mycel, nach der Sporenbildung grün. Wächst am besten bei 15—20°, verkümmert bei 38°. Grosse Massen Sporen, welche Warmblütern durch Inhalation oder durch Injektion in's Blut beigebracht werden, rufen keinerlei Wirkung hervor, sie bleiben wochenlang in Milz und Leber liegen, ohne auszukeimen.

Oïdium. Als Mehlthau auf lebenden Pflanzen parasitirend; zahlreiche Arten. Andere Arten auf todtem Substrat, namentlich O. lactis, Milchschimmel, Mycel und Sporen weiss. Einfache aufrechte Fruchthyphen mit endständiger Kette von walzenförmigen Sporen. Findet sich regelmässig auf saurer Milch. Gedeiht zwischen 19 und 30° am besten, fängt bei 37° an zu verkümmern. Völlig unschädlich, wie Penicillium.

Bei Favus, Herpes tonsurans, Pithyriasis versicolor, beim sog. Mäuse-Favus finden sich oïdiumähnliche Formen; jedoch sind dieselben keinesfalls mit Oïdium lactis identisch, sondern repräsentiren specifische Arten, deren botanische Zugehörigkeit noch zweifelhaft ist. Von dem Pilz des Herpes tonsurans, Trichophyton tonsurans, scheinen verschiedene Arten oder Varietäten zu existiren. Ebenso soll der Favuspilz (Achorion Schoenleinii) nach einigen Beobachtern in mehreren Varietäten auftreten, während Andere stets die gleiche Art gefunden haben. Dieselbe vegetirt in den gewöhnlichen Gelatine- oder Agar-Nährböden namentlich unter der Oberfläche und bildet grauweisse, später gelbliche Rasen, von deren Peripherie sich moosartige Ausläufer in die Tiefe erstrecken.

Monilia. Im Gegensatz zu Oïdium zeigen die Fruchthyphen echte Verzweigungen, schon nahe am Mycel beginnend, so dass ein mehr strauchförmiges

Aussehen resultirt. M. candida vegitirt saprophytisch auf faulem Holz, Mist von Pflanzenfressern etc.

Mucor. Familie von zahlreichen Arten. Sporenbildung in Sporangien. Am häufigsten kommen saprophytisch vor M. mucedo und M. racemosus. Vier Arten, M. rhizopodiformis, M. corymbifer, M. pusillus und M. ramosus, die sämmtlich bei 37° am besten gedeihen, bewirken den Tod von Kaninchen, wenn ihre Sporen in grösserer Menge in die Blutbahn injicirt werden. Es finden sich dann in den verschiedensten Organen, namentlich in den Nieren, zahlreiche kleine Pilzmycelien ohne Fruktifikation. Injicirt man kleinere Mengen von Sporen, so werden diese von Leukocyten umzingelt und es kommt weder zur Bildung von Mycelien, noch zu Krankheitserscheinungen. Auch beim Menschen hat man Ansiedelungen dieser Mucorarten, z. B. im äusseren Gehörgang, gefunden. Die übrigen Mucorarten, darunter auch solche, welche ebenfalls ihr Temperaturoptimum bei 37° haben, sind völlig unschädlich und vermögen auf dem lebenden Warmblüter nicht zu gedeihen.

Aspergillus kommt mit zwei verschiedenen Fruchtformen vor, mit Askosporen (Eurotium) und mit Conidien (Aspergillus); letztere Fruktifikation ist die weitaus häufigste. Es bilden sich bei derselben Fruchtträger, welche an der Spitze kugelförmig angeschwollen sind, auf dieser entwickeln sich kurze Stiele (Sterigmen) und dann erst die Ketten von runden Sporen. Das Mycel ist anfangs weiss, nach Eintritt der Sporenbildung je nach der Species gelb, grün, schwarz etc. A. glaucus, gelbgrün, gedeiht am besten bei 10—12°, findet sich in Kellern, an feuchten Wänden, auf eingemachten Früchten etc. Völlig unschädlich für Warmblüter. Dagegen sind A. niger, A. fumigatus, A. flavescens und A. subfuscus, deren Temperaturoptimum ungefähr bei 37° liegt und die unter natürlichen Verhältnissen z. B. auf besonnten feuchten Bodenstellen, Misthaufen etc. wuchern können, für Warmblüter pathogen. Nach Injektion reichlicher Sporenmengen in die Blutbahn gehen Kaninchen zu Grunde und man findet zahlreiche Mycelien im Herzen, in der Leber und in den Nieren. Nicht selten kommt es zu einer natürlichen Infektion von Warmblütern mit Aspergillussporen, namentlich mit denen von A. fumigatus. So findet man bei Vögeln häufig Wucherungen solcher Schimmelpilze in den Luftwegen. Auch beim Menschen sind mycotische Erkrankungen durch die genannten Aspergillusarten beobachtet; die Ansiedelungsstätten bildeten die Bronchien und Lungen, der äussere Gehörgang, die Cornea etc.

Literatur: de Bary, Vergleichende Morphologie u. Biol. der Pilze, Leipzig 1884. — Frank, Botanik, 2. Theil von Leunis' Synopsis, Hannover 1882 u. folg. Jahre. — Brefeld, Botanische Untersuchungen, Leipzig. — Siebenmann, Die Fadenpilze, Wiesbaden 1883. — Flügge, Mikroorganismen, 3. Aufl. 1896.

II. Blastomycetes, Sprosspilze, Hefepilze.

Relativ grosse Zellen von 2—15 μ Durchmesser; zeigen eine dünne Membran, körniges Protoplasma, in letzterem Vacuolen. Die Vermehrung erfolgt für gewöhnlich durch Hervorsprossen einer Tochterzelle, welche sich schliesslich durch eine Querwand von der Mutterzelle scheidet, und dann entweder noch längere Zeit an dieser haftet (Bildung von Verbänden) oder sich loslöst.

Viele Sprosspilze, jedoch keineswegs alle, vermögen in Zuckerlösungen alkoholische Gährung zu erzeugen. Es sind zu unterscheiden:

a) Sprosspilze, welche nur eine gelegentliche **Wuchsform von Schimmelpilzen** darstellen. Mucor, Monilia u. a. m. können in Zuckerlösungen untergetaucht hefeartige Sprossungen treiben und dann etwas, aber sehr wenig, Alkohol und Kohlensäure bilden. Sobald es dem Pilz (z. B. durch aufsteigende CO_2-Bläschen) ermöglicht wird, an die Oberfläche und zur normalen Existenz zurückzukehren, tritt wieder Fadenbildung ein.

b) **Torula-Arten.** Sprosspilze, welche sowohl in Flüssigkeiten wie auch auf festem Substrat lediglich Sprossungen bilden. Sie vermögen keine oder nur ganz schwache Alkoholgährung hervorzurufen.

Die Culturen auf festem Substrat (Gelatine) zeigen oft lebhafte Farbe, rosa, schwarz etc. Manche Arten, z. B. die rosafarbenen, sind ausserordentlich verbreitet. — Vielleicht gehören auch die Torula-Arten zu gewissen höheren Pilzen.

c) **Saccharomyces,** echte Hefepilze. Vermehren sich in Zuckerlösung nur durch Sprossung und erzeugen dabei Gährung, d. h. sie zerlegen Glykosen, namentlich Traubenzucker, in Kohlensäure und Alkohol. Rohrzuckerlösungen gehen langsamer in Gährung über, weil hier erst durch ein von der Hefe producirtes invertirendes Ferment eine Umwandlung des Rohrzuckers in Glykose eintreten muss. Obergährige Rassen von Hefepilzen bewirken sehr lebhafte, mit Emporreissen der Sprossverbände einhergehende Gährung, am besten bei höherer Temperatur. Andere Rassen (Unterhefe) rufen bei niederer Temperatur sog. Untergährung hervor. Diese Rassencharaktere erhalten sich constant.

Unter den Zuckerarten sind nach E. Fischers Untersuchungen nur diejenigen gährfähig, die in ihrem Molekül eine durch 3 ohne Rest theilbare Zahl von Kohlenstoffatomen enthalten, deren allgemeine Formel also ist: $C_{3n}H_{6n}O_{3n}$; hierzu gehört die Glycerose $C_3H_6O_3$, Traubenzucker, Fruchtzucker, Mannose und Galaktose $C_6H_{12}O_6$ und die Mannononose $C_9H_{18}O_9$; Tetrosen, Pentosen, Heptosen und Octosen sind für Hefe unvergährbar. Ferner sind nur die zur *d*-Reihe gehörigen Zucker gährfähig, während die optisch entgegengesetzten *l*-Zucker unvergohren bleiben. Innerhalb der gährfähigen Gruppen findet dann je nach der Species der betr. Hefe noch eine ganz individuell beschränkte Auswahl des Gährmaterials statt.

Nach Ablauf der Gährung sieht man bei allen echten Hefepilzen innerhalb 6—21 Tagen auf der Oberfläche der Flüssigkeiten Deckenbildung eintreten. Die Sprossungen werden dann undeutlicher und die Zellen länger, so dass sie an Hyphen erinnern. Die Temperaturgrenzen, bei welchen sich die Decken bilden, die Schnelligkeit der Bildung und das mikroskopische Aussehen der Decken liefern diagnostisch brauchbare Merkmale zur Unterscheidung der Arten und Rassen.

Auf festem Nährsubstrat (Gelatine) oder auf Gipsplatten entstehen in den Hefepilzen resistentere Sporen, 1—10, gewöhnlich 1—4 an Zahl, und zwar durch freie Zellbildung innerhalb der vergrösserten Mutterzelle (Askosporen). In Bezug auf die Temperaturgrenzen, innerhalb welcher die Sporenbildung vor sich geht, zeigen die einzelnen Arten und Rassen erhebliche Unterschiede, welche wiederum für die Differential-Diagnose verwerthet werden können.

Von den Lebensbedingungen der Hefepilze sei erwähnt, dass sie ausser Zucker auch stets stickstoffhaltige Nährstoffe, lösliches Eiweiss, Pepton, Amide und dergleichen bedürfen. Ferner ist im Allgemeinen für das Wachsthum der Hefe Zufuhr von Sauerstoff erforderlich. Nur in gährenden Zuckerlösungen kann die Hefe auch bei Luftabschluss sich lange Zeit vermehren, weil dann durch die massenhafte Zerlegung des Zuckers in Alkohol und Kohlensäure soviel Energie frei wird, dass dadurch ein Ersatz geliefert wird für diejenigen Energiemengen, welche sonst bei Zutritt von Sauerstoff durch Oxydation entstehen.

Bezüglich der Concentration und Reaction des Nährsubstrats halten sich die Hefepilze in der Mitte zwischen Schimmel- und Spaltpilzen. Bierwürze, Malzdekokt oder Pflaumendekokt, eventuell mit Zuckerzusatz, sind zur Cultur am besten geeignet; um Spaltpilze fernzuhalten, kann man zweckmässig etwa 1 Procent Weinsäure zufügen. Gegen freies Alkali sind die Hefepilze empfindlich. Die günstigste Züchtungstemperatur liegt im Allgemeinen bei 25—30°.

Es sind früher viele Arten und Varietäten von Hefe nach der Form und Grösse der Zellen unterschieden. Jedoch schwanken diese Verhältnisse bei der einzelnen Art so sehr, dass keine durchgreifenden konstanten Differenzen bestehen bleiben. Diagnostisch verwerthbar sind vielmehr nur die Erscheinungen der Sporenbildung und Deckenbildung. — Praktisch unterscheidet man namentlich Weinhefe und Bierhefe. Erstere bewirkt die „spontane“ Gährung des Mosts etc. oder anderer zuckerreicher Flüssigkeiten. Im Gegensatz dazu wird die Bierhefe nur künstlich gezüchtet, indem immer von der in lebhafter Gährung befindlichen Bierwürze etwas für den nächsten Brau zurückbehalten wird. In ähnlicher Weise wird die in Form des Sauerteigs bei der Brotbereitung benutzte Hefe weiter cultivirt. Vielfach wird Presshefe verwendet, d. h. eine Bierhefe, welche durch mässige Wasserentziehung haltbar gemacht ist.

In allen diesen Hefearten findet man mehrere Rassen vereinigt, darunter oft auch solche, welche für den betreffenden Gährungsprocess unbrauchbar oder sogar schädlich sind und welche also nur zufällige Verunreinigungen darstellen. Hansen hat durch seine sorgfältigen Forschungen im Laboratorium der Karlsberg-Brauerei in Kopenhagen die Merkmale der guten, technisch verwendbaren Heferassen und andererseits derjenigen „wilden“ Hefen erkennen gelehrt, welche zu den sogenannten Krankheiten des Bieres etc. Veranlassung geben. In Folge dessen werden jetzt bereits vielfach rein gezüchtete Hefe in den Gährungsgewerben benutzt.

Viel umstritten ist die Stellung des Soorpilzes. Aus dem Zungenbelag bei Soor lässt sich ein Pilz isoliren, der zahlreiche Sprosszellen und Sprossverbände, daneben aber fadenförmige Zellen und mycelartig gegliederte und verästelte Fäden zeigt; die Sprosszellen sitzen vereinzelt oder in Gruppen (Rosetten) den Fäden auf. Der Pilz wurde früher den Oïdiumarten zugerechnet und Oïdium albicans genannt. Nach Plaut soll der Soorpilz mit Monilia candida Bonorden identisch sein; Kulturen der letzteren, auf die Kropfschleimhaut von Tauben verimpft, sollen Soor hervorrufen. Roux und Linossier fanden, dass der Soorpilz sich wie ein Schimmelpilz verhält, der für gewöhnlich Hefesprossungen bildet, in zuckerarmen Nährlösungen aber auch Mycel liefert. Nach den neuesten Untersuchungen von Fischer und Brebeck findet sich dagegen im Soorbelag ein die Bierwürze-Gelatine verflüssigender Pilz (seltener eine nicht verflüssigende Varietät), der durch sein ganzes morphologisches und biologisches Verhalten, namentlich durch die Bildung endogener Sporen, sowie durch die Vergährung von Glykosen zur Gattung Saccharomyces gehört. Kulturen auf die Hornhaut von Kaninchen verimpft, bewirkten ausgebreitete Trübung der Cornea durch Pilzwucherung.

d) **Mycoderma** cerevisiae et vini, der Kahmpilz (Saccharomyces Mycoderma). Bildet auf gegohrenen Flüssigkeiten die sogenannte Kahmhaut, welche erheblich schneller entsteht als die von echten Hefen gebildeten Decken. Die Haut ist matt, grauweiss, gefaltet und besteht wesentlich aus langgestreckten Zellen. Gährung erfolgt nicht, sondern nur Verbrennung des Alkohols. Statt der Gattung Mycoderma stellen Fischer und Brebeck die neue Gattung Endoblastoderma auf, von welcher einige Arten den früheren Mycodermaarten entsprechen. Die Gattung Endoblastoderma unterscheidet sich von Saccharomyces theils durch die für Mycoderma beschriebene Bildungsweise der Kahmhaut, theils durch die (bei Endoblastoderma selten beobachtete) Sporenbildung, besonders aber durch einen neben der Sprossung constant vorkommenden eigenartigen Fortpflanzungsprocess durch endogene Zellentstehung.

Neuerdings sind in Carcinomen und Sarkomen Zelleinschlüsse beobachtet, die das Aussehen von Blastomyceten haben. Auch sind aus Geschwülsten und aus zufälligen saprophytischen Ansiedlungen Blastomyceten isolirt, welche bei Versuchsthieren matastasirende Neubildungen veranlasst haben sollen (Sanfelice). Bestätigungen dieser Befunde stehen noch aus.

Literatur: Pasteur, Études sur la bière, Paris 1876. — Hansen, Meddelelser fra Carlsberg Laboriet, Kjöbenhavn 1878 u. folg. Jahre (mit französischem Résumé). — Jörgensen, Die Mikroorganismen der Gährungsindustrie, Berlin 1886. — Plaut, Soorpilz, Leipzig 1887. — Fischer und Brebeck, Zur Morphologie etc. der Kahmpilze, der Monilia candida Hansen und des Soorerregers, Jena 1894. — Hansen, Untersuchungen aus der Praxis der Gährungsindustrie, 1. u. 2. Heft, 1892 u. 1895.

III. Schizomycetes, Spaltpilze, Bakterien.

a) Morphologisches Verhalten.

Kleinste einfache Zellen. Bei einigen Arten lässt sich eine meist sehr zarte Rindenschicht und ein Centralkörper unterscheiden; erstere besteht aus einer Plasmamodification, letzterer aus Kernsubstanz. Vermehren sich dadurch, dass die Zelle sich streckt und dann in zwei selbstständige Individuen theilt. Bei manchen Arten verläuft zwischen der Beendigung der ersten Theilung und dem Anfang der Theilung der neu entstandenen Individuen nur eine Zeit von 20 bis 30 Minuten. Bei anderen Bakterienarten dauert diese Frist mehrere Stunden. Rechnet man 1 Stunde als Durchschnittswerth, so entstehen aus jedem Spaltpilzindividuum innerhalb 24 Stunden 16 Millionen Individuen; bei 20 Minuten Theilungsdauer liefert 1 Individuum in 24 Stunden 4700 Trillionen, deren trockene Masse ca. 150 00 Kilo wiegen würde. Einer so gewaltigen Vermehrung wirken indess stets die unten zu besprechenden hemmenden Einflüsse entgegen.

Die Spaltpilze begegnen uns in verschiedenen Formen, welche grossentheils erst durch gefärbte mikroskopische Präparate deutlich erkennbar werden.

Die basischen Anilinfarben werden von Bakterien (und Zellkernen) besonders leicht aufgenommen und zurückgehalten, und es gelingt daher mit Hülfe dieser Farben eine isolirte Bakterien- und Kernfärbung. Um von einer bakterienhaltigen Flüssigkeit ein gefärbtes Präparat zu erhalten, wird ein Tropfen auf dem Deckglas verdunstet, dann wird letzteres, um den Rückstand auf dem Glase zu fixiren, erhitzt und nun für einige Minuten in Farblösung getaucht. Als Farbe benutzt man gewöhnlich wässrige Lösungen von Gentianaviolett oder Methylenblau oder Fuchsin. Der Ueberschuss der Farbe wird darauf mit destillirtem Wasser vom Deckglas abgespült, dieses auf den Objektträger gelegt, und das Präparat besichtigt. Solche farbige Bilder sind mit hellem Licht (Abbe's Condensor ohne Blende oder mit weiter Blende, resp. nahe an das Objekt geschobene Beleuchtungslinse) zu untersuchen. Ungefärbte Bakterienpräparate müssen mit enger Blende resp. herabgezogener Beleuchtungslinse, also in relativ dunkelem Gesichtsfeld untersucht werden, falls die Conturen deutlich hervortreten sollen. Näheres s. im Anhang.

Die beobachteten Formen sind im Wesentlichen folgende:

a) Kugelige oder ovale Zellen, welche bei der Theilung stets wieder Kugeln ergeben. Diese Wuchsform bezeichnen wir als Micrococcus oder Coccus. Die Kugeln bleiben nach der Theilung entweder zu zweien aneinander haften = Diplococcus; oder sie erscheinen, in Folge Kreuzung der Wachsthumsrichtung, zu vieren tafelförmig nebeneinander gelagert = Merismopedia, Merista; oder sie bilden Würfel von je acht Individuen = Sarcina; oder die Kugeln halten stets die gleiche

Wachsthumsrichtung ein und haften in Kettenform aneinander = Streptococcus; oder endlich sie bilden regellose Haufen = Staphylococcus. Sind sie durch zähe Schleimmasse untereinander verbunden, so bezeichnet man die Haufen als Zoogloea.

b) Stäbchen, bei welchen der Längsdurchmesser den Querdurchmesser erheblich übertrifft = Bacillus. Die Theilung der Stäbchen erfolgt stets in ihrem Querdurchmesser. Oft bleiben sie nach der Theilung aneinander haften und bilden dann Fäden (Scheinfäden) = Leptothrix. Diese Fäden zeigen zum Unterschied von den Schimmelpilzföden mit wenigen Ausnahmen keine echten Verzweigungen, sondern höchstens Pseudo-Verzweigungen durch Aneinanderlagerung zweier Fäden. — Zuweilen zeigen die Bacillen eine Anschwellung in der Mitte oder an der Spitze, so dass sie Spindelform oder Kaulquappenform annehmen; diese Wuchsform bezeichnet man als Clostridium.

c) Schraubenförmig gewundene Fäden oder als Bruchstücke solcher Schrauben = Spirillum, Spirochaete. Bei flach gewundener Schraube = Vibrio.

d) Kugelige oder ovale meist stark lichtbrechende Zellen, welche nicht durch Theilung aus gleichbeschaffenen Kugeln gebildet sind resp. solche produciren, sondern aus anders beschaffenen Zellen entstehen und ebenso andersartigen Zellen zum Ursprung dienen = Sporen. Sie sind im Ganzen resistenter als die übrigen Wuchsformen der Bakterien und dienen vorzugsweise der Erhaltung der Art.

e) Längliche, kugelige, oft unregelmässig begrenzte und sich lückenhaft färbende Zellformen verschiedenster Art ohne bestimmten Typus, die durch Schrumpfung oder Schwellung aus normalen Zellen hervorgehen und sich unfähig erweisen zu irgend einer Art der Vermehrung = Involutions- und Degenerationsformen.

Dieselbe Spaltpilzart kann sich oft in verschiedener Wuchsform präsentiren. Allerdings kennen wir Spaltpilzarten, welche nur in Kokkenform vorkommen, oder höchstens noch Involutionsformen bilden. Andere Arten jedoch kommen gewöhnlich als Bacillen vor, können aber ausserdem in Form von langen Fäden auftreten oder in Form von kugeligen Sporen oder als verschieden gestaltete Involutionsformen. Alle diese Wuchsformen gehören dann zum Entwickelungskreis der betreffenden Art.

Innerhalb der gleichen Wuchsform finden sich vielfach kleine, jedoch deutliche Differenzen, sog. Speciescharaktere, welche bei allen Individuen derselben Species nahezu konstant hervortreten. So zeigt die eine Art stets grosse, die andere kleine; diese runde, jene ovale oder lancettförmige Kokken; ebenso giebt es schlanke und dicke Bacillen, solche mit abgerundeten und solche mit abgestutzten Enden u. s. w. Wir erhalten auf diese Weise eine Reihe von Artcharakteren, welche in diagnostischer Beziehung äusserst werthvoll sind.

Endlich kommen auch innerhalb derselben Art gewisse individuelle Schwankungen der Form vor, namentlich in Folge von Altersund Ernährungsdifferenzen. Bacillen derselben Species sind im Jugendzustand kürzer, bei schlechten Nährverhältnissen oft auch dünner. Jedoch sind alle derartigen Schwankungen im Ganzen gering, so dass häufig trotz derselben jene morphologischen Artcharaktere bestehen bleiben und hinreichend deutlich hervortreten.

Vielfach zeigen die Bakterien nach der Färbung einen stärker gefärbten centralen und einen ungefärbten peripheren Theil. Manche Arten besitzen um die Zellsubstanz noch eine Art Hülle oder Kapsel, welche sich zuweilen durch die üblichen Färbemittel leicht sichtbar machen lässt, oft aber erst besonderer Präparation bedarf.

Viele Bacillen und Spirillen sind schwärmfähig, d. h. wir können unter dem Mikroskop beobachten, dass sie lebhafte Eigenbewegungen ausführen. Unter ungünstigen biologischen Bedingungen hören die Bewegungen zeitweise auf. Mikrokokken sind nur ausnahmsweise schwärmfähig, sondern zeigen gewöhnlich nur zitternde Molecularbewegung. An einigen beweglichen Bacillen und Spirillen sind schon seit längerer Zeit Geisselfäden als Ursache der Bewegungen beobachtet. Neuerdings hat Loeffler durch eine besondere Färbemethode bei zahlreichen Arten Geisseln nachgewiesen. Entweder befindet sich an jedem Ende ein ganzes Büschel von Geisseln; oder nur eine einfache und dann oft sehr lange Geissel; oder die Bakterien sind an ihrer ganzen Peripherie mit feinen Wimpern besetzt.

Von Pfeffer ist nachgewiesen, dass die beweglichen Bakterien durch gewisse chemische Stoffe angelockt werden (Chemotaxis). Füllt man sehr feine an einem Ende zugeschmolzene Glaskapillaren mit Lösungen (z. B. von Chlorkalium oder mit Kartoffelsaft) und legt dieselben in einen Tropfen Wasser mit den betreffenden Bakterien, so wandern verschiedene Bakterienarten sehr lebhaft in die Kapillare hinein. Dabei lässt sich die Mitwirkung von physikalischen Momenten, Diffusionsströmen u. dgl. vollkommen ausschliessen; vielmehr ist nur der anlockende Reiz des Chemismus der Lösungen entscheidend (positive Chemotaxis). Von anderen Lösungen werden dieselben Bakterien abgestossen (negative Chemotaxis); manche chemische Substanzen äussern gar keinen richtenden Einfluss.

Von besonderer Bedeutung ist die Sporenbildung der Bakterien. Die echte endospore Fruktification findet man bei vielen Bacillen und vielleicht bei einigen Spirillen. Bei Mikrokokken, aber auch bei vielen Bacillen ist sie noch nicht beobachtet. Die Bildungsweise der endogenen Sporen ist verschieden je nach der Species; entweder wachsen die Bacillen zu Fäden aus, in den Fäden entstehen lichtbrechende Körnchen, welche schliesslich in perlschnurartig angeordnete, runde oder ovale Sporen übergehen (so z. B. bei den Milzbrand-Bacillen). Oder die einzelnen Bacillen schwellen vor der Sporenbildung zu Spindelform auf und in dem entstandenen Clostridium bildet sich die runde oder ovale stark lichtbrechende Spore (Buttersäure-Bacillen). Oder aber es bildet sich ohne erhebliche morphologische Aenderung des Bacillus im Verlauf desselben oder an einem Ende eine als Spore aufzufassende kugelige Anschwellung.

Die meisten Sporen zeigen eine relativ dicke Membran. Oft sind sie grünlich glänzend und stark lichtbrechend. Farbstoffe dringen schwer ein, haften dann aber um so hartnäckiger.

Charakteristisch für jede Spore ist, dass aus derselben ein dem mütterlichen gleicher Organismus hervorgehen kann. Das „Auskeimen“ erfolgt bei den ovalen Sporen entweder in der Längs- oder in der Querrichtung oft unter tanzender Bewegung. Auch der Modus des Auskeimens zeigt sich als konstant für die einzelne Species.

Eine fernere Eigenthümlichkeit aller endogen gebildeten Sporen ist es, dass sie die Erhaltung der Art resp. Varietät unterstützen, indem sie gegen die in der Natur den Mikroorganismen hauptsächlich drohenden Gefahren resistenter sind als die Bacillen- oder Spirillenform. Allerdings zeigt auch hier wieder jede Art ein besonderes Verhalten. Die Sporen mancher Bacillenarten können jahrelang in völlig trockenem Zustande oder auch z. B. unter absolutem Alkohol aufbewahrt werden, ohne ihre Lebensfähigkeit einzubüssen, während bei den Sporen anderer Arten die Widerstandsfähigkeit bei weitem nicht so stark ausgesprochen ist.

Die Bedeutung der endogenen Sporen für die Verbreitungsweise infektiöser Krankheiten liegt gerade in dieser höheren Resistenz. Offenbar ist die Gefahr, welche ein infektiöser Spaltpilz bedingt, in hohem Grade abhängig davon, ob derselbe Sporen bildet oder nicht. In letzterem Falle ist er gewöhnlich von kurzer Lebensdauer und leicht zu tödten, im ersteren Falle dagegen vermag er sich in unserer Umgebung mit dem gleichen Grade von Virulenz zu erhalten, kann lange Zeit hindurch und auf weite Entfernungen verschleppt werden und erfordert die eingreifendsten Maassregeln zu seiner Beseitigung.

Die Eigenschaft, Sporen zu bilden, kommt nach neueren Untersuchungen derselben Art nicht immer zu. Durch gewisse schädigende Momente (Züchtung in karbolsäurehaltiger Bouillon) kann z. B. den Milzbrandbacillen die Fähigkeit, Sporen zu bilden, dauernd genommen werden, während sie im übrigen ihre morphologischen und biologischen Merkmale beibehalten (asporogene Rassen).

Neben der endosporen hat man noch eine arthrospore Fruktifikation unterschieden. Arthrosporen entstehen dadurch, dass einzelne Glieder einer Kette, oder eines Haufens oder eines Fadens von Bakterien sich lebensfähiger zeigen als die übrigen Theile, so dass sie nach dem Absterben der letzteren zum Ausgangspunkt neuer Zellen und Zellverbände werden können. Zuweilen scheinen diese Reste durch Grösse und Lichtglanz sich auszuzeichnen, im Ganzen fehlt es jedoch an typischen Merkmalen für dieselben, und ebenso scheint die höhere Widerstandsfähigkeit dieser Sporen nur in ganz geringem Grade vorhanden zu sein.

Involutionsformen sehen wir unter den verschiedensten schädigenden Einflüssen, namentlich bei Erschöpfung des Nährbodens, bei Eintritt abnormer Reaction, bei abnormer Temperatur etc., sich bilden. Angesichts des atypischen Charakters ihrer Formen und ihrer Unfähigkeit zur Vermehrung haben sie weit geringeres hygienisches Interesse als die beschriebenen Bakterienformen.

b) Lebensbedingungen der Spaltpilze.

Die Zellsubstanz der Spaltpilze besteht zu ca. 80 % aus Wasser; die Trockensubstanz hauptsächlich aus Eiweissstoffen (ca. 80 %), Fett und Salzen. Nach Cramer ist die chemische Zusammensetzung der Bakterien nicht konstant, sondern ändert sich je nach den Züchtungsbedingungen und dem Gehalt des Nährbodens an Wasser, Aschenbestandtheilen, stickstoffhaltiger Substanz etc. in entsprechendem Sinne; hierdurch werden die Bakterien zu einer weitgehenden Anpassung an die verschiedenartigsten Existenzbedingungen befähigt. Sie bedürfen im Allgemeinen für ihren Stoffwechsel ausser anorganischen Nährstoffen stickstoffhaltiger und nebenbei auch stickstofffreier Substanzen. Die beste stickstoffhaltige Nahrung liefern ihnen lösliches Eiweiss, Pepton und Leim, die beste stickstofffreie Nahrung Zucker und Glycerin; doch können Stickstoff- und Kohlenstoffbedarf eventuell auch durch viel einfachere Verbindungen Deckung finden, z. B. durch Asparagin, milchsaures Ammon, Leucin, Tyrosin u. a. m. Der zum Aufbau des Bakterienleibes erforderliche Schwefel wird ebenso wie der von manchen Bakterien abgeschiedene Schwefel am besten aus organischen Schwefelverbindungen entnommen. Vor Allem beachtenswerth ist, dass der Nährstoffbedarf je nach der Species ausserordentlichen Schwankungen unterliegt. Manche Arten vermögen mit den minimalsten Spuren organischer Substanz, welche sich in reinem destillirten Wasser finden, noch üppigste Vermehrung zu leisten. Andere Arten verschmähen alle Nährsubstrate mit Ausnahme von Blutserum oder Mischungen von Fleischsaft und Blutserum; wieder andere gedeihen und proliferiren nur im lebenden Körper des Warmblüters.

Als Beispiel einfachster Ernährungsverhältnisse seien die Nitrobakterien WINOGRADSKY's angeführt, welche ihren Kohlenstoffbedarf einzig und allein aus der atmosphärischen CO_2 decken, sowie die sog. stickstofffixirenden Mikroben in den Wurzelknöllchen der Leguminosen, welche befähigt sind, den freien Stickstoff aus der Luft zu assimiliren und so den Gehalt des Ackerbodens an nutzbarem Stickstoff anreichern.

Im Allgemeinen sind ferner die Spaltpilze sehr empfindlich gegen sauere Reaktion des Nährmediums, weniger gegen einen Alkali-Ueberschuss. Jedoch kommen auch in dieser Beziehung zahlreiche Ausnahmen vor, indem manche Arten gerade gegen Alkali empfindlich sind oder bei sauerer Reaktion am besten wachsen.

Ebenso verschieden ist das Verhalten der einzelnen Arten gegenüber dem Sauerstoff. Eine Gruppe von Arten, die sog. obligaten Aëroben; verlangen zu ihrem Fortkommen unter allen Umständen freien Sauerstoff. Ihnen stehen diametral gegenüber die obligaten Anaëroben, eigenthümliche Spaltpilze, die nur wachsen und sich vermehren, wenn aller freier Sauerstoff möglichst vollständig aus dem Nährsubstrat entfernt ist. Einige dieser Anaëroben vermögen Gährung zu erregen, und — nach Analogie der Hefe — bei Anwesenheit gährfähiger Stoffe das Fehlen des Sauerstoffes leichter zu ertragen. Viele aber führen ihre anaërobiotische Existenz ohne einen Ersatz durch Gährung, und scheinen also die nothwendigen Energiemengen durch Zerlegung der Nährstoffe liefern zu können. — Sehr zahlreiche Bakterien sind endlich facultative Anaëroben, d. h. sie gedeihen am besten bei Sauerstoffzutritt, können aber eventuell, wenn auch weniger lebhaft, bei Sauerstoffabschluss vegetiren. Auch von diesen Arten sind einige zum Leben ohne Sauerstoff besonders dann befähigt, wenn sie gleichzeitig Gährung erregen; bei anderen Arten ist aber die Gährung durchaus kein Postulat für ihre anaërobe Existenz.

Schwankungen des Luftdrucks sind für alle Spaltpilze so gut wie indifferent. — Durch starke Belichtung tritt eine erhebliche Schädigung der Mikroorganismen ein (s. unten); und sogar gute Nährsubstrate können durch Stehen im Sonnenlicht ungeeignet zur Kultur werden.

Von sehr grosser Bedeutung für das Leben aller Spaltpilze ist die Temperatur; auch hier aber zeigen die einzelnen Arten wieder einen ausserordentlich verschiedenen Bedarf. Der erste Anfang des Wachsthums und der Vermehrung liegt für einige Arten bereits bei 0°, für andere erst zwischen 30 und 40°, für einige sogar zwischen 40 und 50°. Die obere Wachsthumsgrenze finden wir für die meisten

Arten bei etwa 40°, für einige bei 50°; ja es sind sogar Arten beobachtet, welche bei 60°, 70°, 74° und mehr noch Wachsthum zeigen.

Aus der Kenntniss der Lebensbedingungen der Spaltpilze lässt sich ohne Weiteres die Art und Weise ableiten, in welcher die Spaltpilze am besten künstlich zu züchten sind.

Als Nährlösung benutzen wir in der Praxis Fleischinfus, Heuinfus, Milch, Harn, Blutserum u. dgl. Alle saueren Substrate werden durch Sodazusatz schwach alkalisch gemacht. Da aber alle diese Nährsubstrate, sowie die Flaschen und Gläser, in welchen sie aufbewahrt werden sollen, von vornherein zahlreichste Bakterien enthalten, welche als störende Verunreinigungen betrachtet werden müssen und die Merkmale der beabsichtigten Culturen nicht rein zum Vorschein kommen lassen würden, ist es erforderlich, sämmtliche Gefässe und Nährsubstrate vor dem Gebrauch zu sterilisiren, d. h. von anhaftenden lebenden Bakterien zu befreien. Das Sterilisiren der Gefässe geschieht durch ein- bis zweistündiges Erhitzen im Trockenschrank auf 160°, das Sterilisiren der in die Gefässe eingefüllten Nährsubstrate durch Kochen im Papin'schen Topf oder in strömendem Wasserdampf.

Alle flüssigen Nährsubstrate bieten nun aber grosse Schwierigkeiten, sobald man die Cultur einzelner bestimmter Arten beabsichtigt. Sie können sehr wohl gebraucht werden, wenn die einzelne Art bereits in reinem isolirten Zustande vorliegt. Das ist aber nur ganz ausnahmsweise der Fall, für gewöhnlich muss man bei der Anlage von Culturen von einem Gemenge mehrerer resp. vieler Spaltpilzarten ausgehen; z. B. findet man in der Leiche eines an einer Infektionskrankheit Gestorbenen zur Zeit der Sektion neben den Infektionserregern, welche man zu cultiviren wünscht, auch noch zahlreiche Fäulnissbakterien. Eben solche Gemenge findet man im Inhalt des Choleradarms, in verdächtigem Trinkwasser u. s. w. Bringt man ein derartiges Gemenge in eine Nährlösung, so wachsen alle die verschiedenen Bakterien durcheinander, und die Merkmale der einzelnen Art werden durch die übrigen Bakterien völlig verwischt.

Um in Flüssigkeiten eine Isolirung der einzelnen Art zu ermöglichen, hat man früher das Verfahren der fraktionirten Cultur empfohlen, welches darin besteht, dass man in bestimmten Zwischenräumen (24—48 Stunden) jedesmal eine kleine Menge der Cultur in ein neues Culturglas überträgt; wiederholt man diese Uebertragungen sehr häufig, so erhält man schliesslich allerdings eine reinere Cultur; aber meistens besteht diese vorzugsweise aus denjenigen Spaltpilzarten, welche sich unter den gewährten Bedingungen am schnellsten vermehren; und das sind gewöhnlich nicht etwa die uns interessirenden pathogenen Bakterien, sondern die Fäulnisspilze. Nur unter Anwendung bestimmter, einer pathogenen Bakterienart besonders adäquater Nährsubstrate und Culturbedingungen gelingt es neuerdings auch manche Krankheitserreger zur Ueberwucherung der begleitenden Bakterien zu veranlassen.

Auch mit dem sogenannten Verdünnungsverfahren hat man zuweilen gute Resultate erzielt. Bedingung für die Anwendbarkeit desselben ist jedoch, dass der gesuchte Spaltpilz in dem Gemenge in Ueberzahl, oder doch wenigstens nicht in erheblicher Minderzahl vorhanden ist. Man verdünnt dann die zu untersuchende Flüssigkeit so stark mit keimfreiem Wasser, dass in je 1 ccm nur ungefähr ein Spaltpilz enthalten ist. Darauf bringt man in eine grössere Zahl von Gläsern mit Nährlösung je 1 ccm der Verdünnung und hat nun relativ gute Chancen, dass wenigstens in einigen Gläsern eine Reincultur des interessirenden Pilzes zu Stande kommt.

Immerhin ist dieses Verfahren sehr umständlich. Ausserdem ist es schwer, in flüssigen Nährsubstraten Culturen rein zu erhalten; bei jeder Probenahme zum Zweck der mikroskopischen Untersuchung und bei jeder Uebertragung in ein neues Culturglas kommen sehr leicht einige der überall verbreiteten saprophytischen Pilze hinein; diese wachsen in der Nährlösung meist viel lebhafter als die pathogenen Bakterien und verdrängen letztere nach einiger Zeit.

Es gehört daher eine ganz besonders subtile Technik dazu, um in Nährlösungen reine Culturen herzustellen; und nur wenigen Forschern ist es geglückt, in solcher Weise an zuverlässig reinen Arten Beobachtungen über ihr morphologisches und biologisches Verhalten zu machen.

Völlig anders sind diese Verhältnisse geworden, seit Koch seine Methoden zur Cultur der Spaltpilze mitgetheilt hat. Diese Methoden sind so einfach und geben so sichere Resultate, dass seither die künstliche Cultur der Bakterien in allen medicinischen Disciplinen ausgedehnteste Anwendung finden konnte.

Koch ging von der Ueberlegung aus, dass in den flüssigen Nährsubstraten der hauptsächlich störende Umstand darin liegt, dass sich immer alle Bakterien in kürzester Zeit durch die ganze Flüssigkeit vertheilen, so dass in jedem Tropfen, den man zur Untersuchung oder zur weiteren Cultur entnimmt, nicht etwa Exemplare der einen Art, sondern Exemplare aller verschiedenen überhaupt vorhandenen Arten sich finden. Wenn es gelänge, die einzelnen Bakterien an einen bestimmten Platz zu fixiren und das Durcheinandermischen zu hindern, dann würde offenbar eine isolirte Cultur viel leichter sein.

In dieser Richtung ist nun schon viel zu erreichen dadurch, dass man irgend welche feste Nährböden benutzt, wie die Schnittfläche gekochter Kartoffelscheiben. Breitet man einen Tropfen Flüssigkeit, in welchem z. B. vier verschiedene Bakterien enthalten sein mögen, auf einer solchen Kartoffel aus, so kommt wahrscheinlich jede Bakterie an einen besonderen Platz zu liegen und wächst dort zu einer Colonie aus. Man bekommt also auf der Kartoffel vier räumlich getrennte Colonieen, deren jede eine Reincultur repräsentirt. Diesen Charakter werden dieselben auch dann bewahren, wenn etwa ein saprophytischer Keim auf die Kartoffel gerathen sollte; ein solcher wird muthmasslich wiederum einen besonderen Platz occupiren, räumlich getrennt von den anderen Colonieen und diese daher in keiner Weise beeinträchtigen.

Sind allerdings zahlreiche und mannigfaltige Bakterien vorhanden, dann wird die Vertheilung auf dem festen Substrat nicht immer gleichmässig gelingen; es wird leicht vorkommen, dass auf dieselbe Stelle mehrere Bakterien gerathen, während andere Stellen relativ frei bleiben. Besser wäre es, wenn man flüssiges und festes Substrat combiniren und das flüssige plötzlich in ein festes verwandeln könnte; dann würde in der Flüssigkeit sehr leicht eine völlig gleichmässige Vertheilung der Keime gelingen und bei dem plötzlichen Erstarren würde eine räumliche Trennung der einzelnen Exemplare, selbst wenn diese in grosser Zahl vorhanden sind, erreicht werden.

Ausserdem entziehen sich kleine Colonieen auf dem undurchsichtigen festen Substrat leicht der Beobachtung. In dieser Beziehung müsste es vortheilhaft sein, durchsichtige Nährböden zu verwenden, welche in dünner Schicht sogar eine Durchmusterung mit dem Mikroskop gestatten.

Beiden Forderungen können wir nun gerecht werden, wenn wir den Nährlösungen einen Zusatz von Gelatine oder Agar-Agar geben, so dass die Mischungen bei 25—30° resp. 35—40° noch flüssig sind, bei rascher Abkühlung aber schnell erstarren.

Am häufigsten benutzt man Nährgelatine, d. h. ein schwach alkalisches Gemenge von Bouillon, Pepton, Kochsalz und 10 Procent Gelatine. Bringt man in ein Glas mit solcher Nährgelatine, nachdem man sie vorher auf 30° erwärmt und dadurch verflüssigt hat, ein beliebiges Gemenge von Bakterien, mischt darauf die Flüssigkeit ordentlich durch und giesst dann die Gelatine auf horizontal gelagerte Glasplatten, oder in ganz flache Glasschälchen in dünner Schicht aus, so werden die einzelnen Keime von der sofort erstarrenden Gelatine in deutlichen Zwischenräumen fixirt. Aus jedem Keim entwickelt sich durch fortgesetzte Vermehrung an der bestimmten Stelle eine aus vielen Millionen gleichartiger Keime bestehende Colonie, welche gewöhnlich schon nach 1—2 Tagen makroskopisch sichtbar wird; und wenn man eine solche Colonie weiter studirt, und namentlich auch mikroskopische Präparate davon anfertigt, so zeigt sich, dass sie nur Individuen derselben Art enthält, d. h. dass sie eine Reincultur einer Spaltpilzart darstellt.

Die auf solchen „Platten" gewachsenen Colonieen lassen sich auch gut mit schwacher (40—80facher) Vergrösserung beobachten und zeigen dann mancherlei makroskopisch nicht wahrnehmbare Eigenthümlichkeiten, welche mit Vortheil zur diagnostischen Unterscheidung der Arten benutzt werden können. — Ferner lässt sich die Zahl der auf einer Platte vorhandenen Colonieen leicht ermitteln; und da jede Colonie aus einem Spaltpilzindividuum hervorgegangen ist, so gelangen wir auf diese Weise zu bestimmten Vorstellungen über die Zahl der Bakterien, welche in dem untersuchten Probeobjekt vorhanden waren.

Auch auf den Platten dürfen selbstverständlich nicht zu viel Colonieen vorhanden sein, da dieselben sonst zu dicht gelagert sein und in einander wachsen würden. Kennt man daher die Zahl der im Probematerial enthaltenen Bakterien nicht, so werden stets mehrere Platten mit verschiedenen Verdünnungsstufen angelegt. Genaueres s. im Anhang.

Mit Hülfe der geschilderten Methode ist in den meisten Fällen eine Isolirung und Reincultur der interessirenden Bakterien zu erreichen. Jedoch giebt es manche Fälle, wo die Methode versagt. Einige Bakterien erfordern für ihre Cultur durchaus höhere Temperatur; die Gelatineplatten darf man aber höchstens bei 22—24° halten, da bei einer Temperatur, die 25° überschreitet, die Gelatine flüssig werden und also der Vortheil des festen Nährbodens verloren gehen würde. In solchen Fällen verwendet man Agargemische, welche noch bei 38° starr bleiben. — Andere Bakterien verlangen aber durchaus auch noch andere Nährsubstrate; sie wachsen z. B. auf Bouillongemischen gar nicht, dagegen in Blutserum. Wieder andere Bakterien erfordern eine Entfernung des Sauerstoffs, die z. B. durch Aufgiessen einer hohen Schicht Gelatine oder Agar, oder besser durch Verdrängen der Luft mittelst Wasserstoffgases und Zuschmelzen der Culturgefässe, ferner auch durch Zusatz gewisser reducirender Körper, wie Dextrose, Brenzcatechin, ameisensaures Natrium, indigschwefelsaures Natrium u. a. m., erreicht wird. Manche Bakterien endlich, welche wir mikroskopisch beobachten können, sind bisher durch keine Modification der Methode in künstlicher Cultur zu erhalten.

Eine vielfache Variirung der Züchtungsmethoden ist schon deshalb empfehlenswerth, weil erst dabei die sämmtlichen einer Spaltpilzart zukommenden biologischen Eigenthümlichkeiten in ihrem vollen Umfang erkannt werden können. Auch die Züchtung in flüssigen Nährsubstraten darf, nachdem erst eine Isolirung erfolgt ist, nicht versäumt werden; namentlich ist die sogenannte Cultur im hängenden Tropfen wichtig, um das morphologische Verhalten und den Formenkreis der betreffenden Art kennen zu lernen. Eine solche Cultur wird in der Weise angelegt, dass ein Tropfen sterilisirter Nährlösung auf ein Deckgläschen gebracht und dort mit der Reincultur geimpft wird. Sodann wird das Deckglas über der Höhlung eines hohl geschliffenen Objektträgers mittelst Vaselin fixirt. Das so hergestellte Präparat kann man mit stärkster Vergrösserung unter dem Mikroskop beobachten und dabei das Auswachsen, die Vermehrung und eventuelle Sporenbildung der einzelnen Bakterien continuirlich verfolgen.

c) Lebensäusserungen der Spaltpilze.

Allen Spaltpilzen kommt die Fähigkeit zu, gewisse Nährstoffe des Substrats zu assimiliren und diese theils für ihr Wachsthum und ihre Vermehrung zu verwenden, theils aber zu zerlegen und in Oxydationsproducte überzuführen, welche die Rolle von Excreten spielen. Ein wie grosser Theil der assimilirten Nährstoffe für das Wachsthum verwandt wird, darüber ist noch wenig bekannt. Wahrscheinlich ist dieser Antheil bei den verschiedenen Spaltpilzarten sehr wechselnd; manche Bakterien vermögen aber jedenfalls ausserordentlich schnell einen Theil der Nährstoffe in Körpersubstanz überzuführen und dadurch ausgebreitete, makroskopisch sichtbare Colonieen zu bilden.

Unter den Stoffwechselprodukten der Spaltpilze haben viele für uns ein besonderes Interesse.

Kohlensäure ist wichtig als allgemeinstes Stoffwechselprodukt und als echtes, mit seltenen Ausnahmen (s. S. 32) nicht wieder assimilirbares Excret. Bei starker Anhäufung vermag sie auf viele Bakterienarten einen schädigenden, die weitere Vermehrung hemmenden Einfluss auszuüben.

Oft wird durch wuchernde Bakteriencolonieen die Reaction des Nährsubstrats verändert; d. h. es wird bei dem Stoffwechsel mancher Arten freie Säure, z. B. Milchsäure, Essigsäure etc. producirt, während die meisten Arten die Alkalescenz erheblich erhöhen. Besondere Wichtigkeit erlangen diese Stoffwechselprodukte dadurch, dass sie in viel höherem Grade als die Kohlensäure bakterienfeindliche Eigenschaften entfalten. 0·11 bis 0·3 Procent der genannten Säuren und 0·5 bis 1·0 Procent Ammoniumcarbonat reichen hin, um viele Bakterienarten in ihrem Wachsthum und ihrer Vermehrung zu hemmen; etwas stärkere Concentrationen tödten sogar manche Arten ab. Im Kampf verschiedener Bakterien um ein Nährsubstrat sind diese Stoffwechselprodukte daher oft von ausschlaggebender Bedeutung. Steigt die producirte Säure- oder Alkalimenge noch weiter an, so kann schliesslich eine Wachsthumshemmung auch für die producirende Art selbst zu Stande kommen; so wird z. B. die weitere Vermehrung der Milchsäurebacillen und der Fortgang der Milchsäuregährung durch die angesammelte Säure sistirt, ähnlich wie die Hefegährung durch einen gewissen Alkoholgehalt. — Bei einigen Bakterien sind auch Reduktionsprocesse beobachtet; hierher gehört z. B. theilweise die Bildung von Schwefelwasserstoff; bei anderen sind Merkaptane als Stoffwechselprodukt nachgewiesen.

Bei vielen Arten beobachten wir ferner lebhafte rothe, blaue, gelbe und grüne Pigmente, welche die Masse der Colonie und oft noch einen grösseren Bezirk des Nährsubstrats färben. Dadurch wird das Aussehen der Colonie sehr charakteristisch, und oft ist daher die Farbstoffproduction für diagnostische Zwecke verwerthbar. — Die meisten Pigmentbakterien scheinen nur eine chromogene Substanz zu bilden, welche erst bei Sauerstoffzutritt in den Farbstoff übergeht.

Zahlreiche Bakterien liefern ausserdem Fermente, d. h. lösliche organische Körper, welche namentlich die Eigenschaft haben, gewisse complicirte unlösliche Verbindungen, z. B. Eiweiss, Stärke etc., in leicht lösliche Substanzen überzuführen. Offenbar dienen diese Fermente den Bakterien zu einer Erweiterung ihres Nahrungsbereichs und sie spielen damit dieselbe Rolle, wie im höheren Organismus das Ptyalin, Pepsin u. s. w. Bei einigen Bakterien finden wir diastatisches, bei anderen invertirendes, bei sehr vielen peptonisirendes Ferment; manche Arten liefern auch Labferment. Die peptonisirenden Bakterien verflüssigen die Nährgelatine und liefern damit ein wiederum für diagnostische Zwecke verwerthbares Merkmal.

Zahlreiche Spaltpilze bewirken eine quantitativ bedeutend gesteigerte Zersetzung gewisser Nährstoffe und produciren dabei reichliche Mengen von Gas, d. h. sie versetzen ein bestimmtes gährfähiges Substrat in Gährung.

Auf diese Weise kann gebildet werden:

α) aus Zucker = Milchsäure; der Erreger dieser Gährung ist vorzugsweise ein Bacillus, der B. aërogenes (s. S. 64), der überall verbreitet ist und am häufigsten die saure Milchgährung veranlasst. Ausserdem vermögen aber auch zahlreiche andere Bacillen und Mikrokokken die gleiche Gährung zu leisten, wenn auch in quantitativ geringerem Grade.

β) aus Stärke und Zucker = Buttersäure und Nebenprodukte. Als Erreger sind bis jetzt mehrere anaërobe Bacillen bekannt.

γ) Einige weniger häufige Gährungen sind die sogenannte schleimige Gährung, die Dextrangährung des Zuckers; die Sumpfgasgährung der

Cellulose. Ferner Vergährungen der **Fettsäuren** und verschiedene eigenthümliche Vergährungen des **Glycerins**, bei welchen namentlich Aethylalkohol entsteht.

δ) aus Alkohol = **Essigsäure**. Der Erreger ist ein kurzer Bacillus; ausserdem ist reichlichster Sauerstoffzutritt für den regen Ablauf dieser Gährung erforderlich. — Auf einer ähnlichen Oxydationsgährung beruht die **Nitrifikation** im Boden durch die Nitrobakterien.

ε) Die Vergährung eiweissartiger Stoffe = **Fäulniss**. Es lassen sich verschiedene Stufen der Zersetzung unterscheiden; zunächst erfolgt Peptonisirung, dann tiefere Spaltung des Moleküls; es entstehen theils Ammoniakderivate, theils Benzolderivate, theils Fettsäuren. Immer bilden sich diese oder jene stinkenden Gase, z. B. Schwefelammonium, Indol, Skatol, flüchtige Fettsäuren, Trimethylamin u. a. m. Die Zerlegung des Eiweissmoleküls im Sinne der Fäulniss vermögen zahlreiche Bakterienarten zu leisten, nur erfolgt durch die einen eine tiefere Zerstörung mit charakteristischen Endproducten, als durch die anderen. Bei der spontan verlaufenden Fäulniss, welche uns vorzugsweise interessirt, finden wir stets eine Menge verschiedener Bakterienarten an dem Zerstörungswerk, theils gleichzeitig, theils in einer gewissen Aufeinanderfolge betheiligt. Im Anfange pflegen namentlich Aëroben in den Vordergrund zu treten; in späteren Phasen und tieferen Schichten des Substrats Anaëroben. Ist das Substrat der Art, dass während des ganzen Fäulnissprocesses reichlich Sauerstoff zutreten kann, wie z. B. im porösen, für Luft durchgängigen Boden, dann erfolgt **Verwesung**, d. h. die eigentlichen Fäulnissproducte und namentlich die stinkenden Gase werden sehr rasch oxydirt zu Wasser, Kohlensäure, salpetriger Säure und Salpetersäure.

Bemerkenswerth ist, dass einige Gährungserreger durch Einwirkung schädigender Momente ihr Vermögen, Gährung zu erregen, auf kürzere oder längere Zeit einbüssen.

Eine weitere äusserst interessante Gruppe von Stoffwechselproducten der Bakterien bilden die **Toxine**. Diese eigenthümlichen Gifte gehören theils zu den stickstoffhaltigen organischen Basen (Aminbasen), und werden sowohl von saprophytisch lebenden wie von pathogenen Bakterien producirt. Namentlich enstehen bei der Fäulniss, und zwar schon in deren ersten Anfangsstadien, noch ehe das Substrat tiefer verändert ist, theils ungiftige Basen (**Ptomaïne**), theils giftige (**Toxine**). Saprophytische Bakterien können uns durch die von ihnen auf todtem Substrat in grösserer Menge präformirten Toxine gefährlich werden, wenn z. B. zersetzte Nahrung genossen wird (Fleisch-, Wurst-, Milch-, Käsevergiftung). —

Ausserdem konnten aber aus den Culturen pathogener Bakterien Substanzen isolirt werden, welche in manchen Reaktionen an die Eiweisskörper sich anlehnen und intensive, oft eigenthümlich chronische Giftwirkung veranlassen. Diese Gifte scheinen dem Zellleib der Bakterien zu entstammen und theilweise erst beim Absterben der Bakterien löslich zu werden. Einzelne, in den Leibern sehr vieler Bakterienarten enthaltene Gifte wirken vorzugsweise entzündungserregend (Bakterienproteïne); andere haben mehr specifische Wirkung; sie zeichnen sich durch ihre grosse Empfindlichkeit gegen Hitze etc. aus (Toxalbumine, Albumosen).

Die Bakterienproteïne haben positiv chemotaktische Wirkung gegenüber den Leukocyten und können daher bei geeigneter Versuchsanordnung zu Eiteransammlung führen; ausserdem wirken sie fiebererregend (Pyrotoxin). Die Toxalbumine scheinen bei verschiedenen specifischen Infektionskrankheiten die wesentlichste Rolle zu spielen.

Die gleiche Bakterienart scheint nicht unter allen Umständen, sondern nur unter bestimmten Lebensbedingungen Toxine zu liefern; ferner erweisen sich oft nur ganz frische Culturen virulent. Die Untersuchung über diese interessanten Stoffwechselproducte der Bakterien wird dadurch sehr erschwert, dass die Reindarstellung der Toxine nur durch ein umständliches chemisches Verfahren möglich ist oder überhaupt nicht gelingt. Von der allgemeinen Wirkung der Toxine kann man sich indessen schon dadurch überzeugen, dass man die Culturen der betreffenden Bakterien durch Filtration mittelst Pasteur-Chamberland'scher Thonfilter von allen lebenden Bakterien befreit und dann Thieren injicirt. Ebenso lassen sich manche Toxine auch an Culturen, welche durch Erhitzen von lebenden Bakterien befreit sind, studiren, während freilich die Toxalbumine schon durch Temperaturen über 40—60° zerstört werden; um diese zu schonen, erfolgt die Abtödtung der Bakterien besser durch Carbol, Chloroform u. dgl. Die Versuchsthiere sterben nach Injection so behandelter Culturen unter Symptomen der Vergiftung, und zwar treten bald die Erscheinungen einer heftigen Gastroentritis, Erbrechen, Durchfall etc. in den Vordergrund, bald mehr nervöse Symptome, tetanische Krämpfe u. dgl.

Eine eigenthümliche und für uns besonders wichtige Lebensäusserung der Spaltpilze besteht endlich in der **Krankheitserregung** im thierischen und menschlichen Körper, die zum Theil auf der Produktion der eben besprochenen Toxine, zum Theil auf massenhafter Vermehrung der eingedrungenen Spaltpilze im Blut und in den Organen des lebenden Thieres beruht. In einem der folgenden Capitel wird auf diese Eigenschaft näher einzugehen sein; hier sei nur hervorgehoben, dass auch bezüglich der krankheitserregenden Wirkung die durchgreifendsten Unterschiede zwischen den verschiedenen Arten von Spaltpilzen bestehen. Wir unterscheiden exquisite Saprophyten, welche stets nur auf abgestorbenem Material wuchern und schlechterdings nicht befähigt sind, im lebenden Körper des Warmblüters sich zu vermehren oder dort irgend eine Störung hervorzurufen. Von solchen saprophytischen Arten kann man viele Millionen direkt in die Blutbahn eines Thieres injiciren, ohne dass irgend welche Reaktion seitens des Körpers auftritt. Tödtet man das Thier kurze Zeit nach der Injektion, so sind bereits alle injicirten Bakterien abgestorben.

Gegenüber diesen harmlosen Saprophyten giebt es obligate Parasiten unter den Bakterien, welche ausschliesslich im lebenden Körper sich vermehren und jedes todte Nährsubstrat verschmähen.

Drittens haben wir noch facultative Parasiten zu unterscheiden, die zwar auf todtem Material gut fortkommen, in unserer Umgebung also gelegentlich sich vermehren und leicht künstlich zu cultiviren sind, die aber andererseits auch im lebenden Körper gedeihen und in demselben Krankheiten erregen können.

Auch die krankheitserregende Wirkung, die sogenannte Virulenz der Bakterien, erhält sich bei derselben Art nicht immer konstant. Durch gewisse schädigende Momente können vielmehr manche pathogene Bakterien ihre Virulenz ganz oder theilweise einbüssen.

d) Absterbebedingungen der Spaltpilze.

Die niedrigste Stufe der Schädigung von Bakterien besteht darin, dass sie in einen Zustand latenten Lebens übergeführt werden. Es tritt dann eine Hemmung des Wachsthums und der Vermehrung, oder eine Hemmung des Auskeimens der Sporen ein, welche aber zunächst nur so lange anhält, wie das schädigende Moment einwirkt. Sobald rechtzeitig Beseitigung des schädigenden Einflusses erfolgt, beginnt sogleich wieder lebhafte Vermehrung.

Eine solche **Entwickelungshemmung** kann z. B. hervorgerufen werden durch das Fehlen oder die Beschränkung irgend eines nothwendigen Nährstoffs, z. B. durch mässige Wasserentziehung, deren wir uns bedienen zum Conserviren vieler Nahrungsmittel. Ferner wird die Vermehrung zum Stillstand gebracht durch niedrige Temperatur, und zwar ist der in dieser Weise wirksame Temperaturgrad je nach der Spaltpilzart verschieden. Das Wachsthum der Tuberkelbacillen sistirt bei einer Abkühlung unter 30°; für viele andere pathogene Bakterien liegt die kritische Temperatur unter 15—16°; für Saprophyten unter 5°, ja für einige sogar erst unter 0°.

Ausserdem kann eine Entwickelungshemmung durch Zusatz sehr kleiner Mengen von gewissen chemischen Substanzen zum Nährsubstrat oder auch durch Stoffwechselproducte der Bakterien (s. S. 36) erreicht werden; die umstehende Tabelle giebt — soweit eine vergleichende Uebersicht aus den verschiedenen, nicht nach einheitlicher Methode ausgeführten Versuchen überhaupt entnommen werden kann —

Bakterienhemmende Mittel	Hemmt die Entwickelung von: Milzbrand-bacillen	Fäulniss-bakterien (in Bouillon)	anderen Bakterien
Wasserstoffsuperoxyd		1 : 20000	
Chlor	1 : 1500	1 : 4000	
Brom	1 : 1500	1 : 2000	
Jod	1 : 5000	1 : 5000	
Jodkalium		1 : 7	
Chlornatrium	1 : 60		
Schwefel- oder Salzsäure	1 : 3000	1 : 400	Cholera 1:6000 Diphtherie 1:3000 Rotz 1:700
Schweflige Säure		1 : 6000	Typhus 1:500 Cholera 1:1000
Arsenige Säure		1 : 200	
Arsenigsaures Kali	1 : 10000		
Borsäure	1 : 800	1 : 100	
Borax		1 : 40	
Kalilauge	1 : 700		Diphtherie 1:600 Cholera, Typhus 1:400
Ammoniak	1 : 700		Cholera, Typhus 1:500
Soda			Cholera, Typhus 1:45
Aetzkalk			Cholera, Typhus 1:1100
Silbernitrat	1 : 60000	1 : 10000	Typhus, Cholera 1:50000
Quecksilberchlorid	1 : 100000	1 : 20000	Typhus 1 : 60000
Kupfersulfat		1 : 1000	
Eisenvitriol		1 : 90	
Kaliumpermanganat	1 : 1000	1 : 500	
Formalin (40 % Formaldehyd)			Cholera 1 : 20000 Staphyl. 1 : 5000
Alkohol	1 : 12	1 : 10	
Essigsäure, Oxalsäure etc.		1 : 400	
Blausäure	1 : 8000		
Senföl	1 : 30000	1 : 3000	
Carbolsäure	1 : 800	1 : 500	Diphtherie 1 : 500 Typhus 1 : 400 Cholera 1 : 600
Benzoësäure	1 : 1000		
Salicylsäure	1 : 1500	1 : 1000	
Thymol	1 : 10000	1 : 3500	
Creosot			
Campher	1 : 1000		
Chinin	1 : 600		
Terpentinöl	1 : 8000		
Pfeffermünzöl	1 : 3000		
Kaliseife	1 : 1000		

ungefähre Zahlen dafür, in welcher Concentration dieselben auf verschiedene Bakterienarten wirken.

Die Wirksamkeit dieser Gifte lässt sich quantitativ dadurch feststellen, dass man verschiedene Mengen des Mittels der Nährgelatine, resp. Bouillon oder Serum zufügt und nun beobachtet, ob das Wachsthum der betreffenden Bakterienart vollständig oder theilweise behindert ist. Man findet dabei oft ein ganz verschiedenes Verhalten der einzelnen Bakterienarten; ferner ist aber sehr wohl auf die gesammten übrigen Lebensbedingungen zu achten, z. B. auf die Temperatur, Nährstoffe, Reaction etc.; werden die Bakterien auf dem Temperaturoptimum gehalten, so ertragen sie manche schädliche Momente reactionslos, die bei ungünstigerer Temperatur schon merklichen Einfluss äussern.

Von der Entwickelungshemmung wesentlich verschieden ist die **Tödtung** der Bakterien, welche jedes Leben derselben unmöglich macht, auch nachdem die schädigenden Mittel wieder entfernt und die besten Lebensbedingungen hergestellt sind. Eine solche Tödtung kann aus der Entwickelungshemmung hervorgehen und durch die gleichen Mittel wie diese bewirkt werden, wenn die Dauer der Einwirkung verlängert wird; sie kann ferner in relativ kurzer Zeit erreicht werden dadurch, dass das hemmende Mittel concentrirter und energischer angewendet wird. Concentration und Dauer der Einwirkung sind daher bei jeder Abschätzung eines bakterientödtenden Mittels genau zu berücksichtigen. Ferner variirt die Wirksamkeit je nach der Bakterienart; dann auch je nach dem Alter der Individuen und nach ihrem Entwickelungszustand. Jüngere Individuen scheinen resistenter zu sein als ältere, der Involution nahe; Arthrosporen und vor allem Endosporen sind oft enorm viel widerstandsfähiger als die vegetativen Formen. Von grossem Einfluss sind ausserdem auch hier die übrigen gleichzeitig vorhandenen Lebensbedingungen, Temperatur, Nährsubstrat u. s. w.; namentlich ist durch gleichzeitige geringe Erhöhung der Temperatur der Effect der schädigenden Mittel meist erheblich zu steigern. — Endlich ist noch zu beachten, dass bei Anwendung chemischer Agentien der Zusammensetzung des Nährsubstrats eine besondere Bedeutung zukommt, insofern das gleiche Mittel in dem einen Substrat vielleicht unverändert bleibt und zur vollen Wirkung gelangt, während es in anderen eine theilweise Zersetzung erfahren und dadurch wesentlich geschwächt werden kann.

Bei der Prüfung und Vergleichung der bakterientödtenden Mittel sind alle diese Verhältnisse in Rechnung zu ziehen. — Die Prüfung geschieht in der Weise, dass eine gewisse, annähernd gleiche Menge einer frischen, feuchten, oder auch an Deckgläsern resp. an Seidenfäden, Sandkörnern etc. angetrockneten Colonie eine gemessene Zeit mit den zu prüfenden Mitteln in Berührung gebracht wird. Dann wird das Material mit Nährgelatine gemischt in Platten ausgegossen oder besser in Bouillon oder Serum bei 35° gehalten. Werden

Bakterientödtende Mittel	Vernichtet: Strepto- und Staphylokokken innerh. 5 Min.	Milzbrand-, Typhus-, Cholerabacillen innerh. 5 Min.	Milzbrand-, Typhus-, Cholerabacillen in 2—24 St.	Milzbrandsporen
Wasserstoffsuperoxyd	conc.	1 : 200	1 : 500	1 : 100 n. 1 St.
Chlor	0,1 %	0,1%		aq. Chl. frisch (0,2% in 1 St.)
Jodtrichlorid	1 : 200	1 : 1000		1 : 1000 (1/2 Tg.)
Jodkalium			1 : 10	
Schwefel- od. Salzsäure	1 : 10	1 : 100	1 : 1500 Typhus 1 : 700	1 : 50 n. 10 Tagen
Schweflige Säure . .			1 : 300 Gas: 10 Vol. % (nur oberfl.)	
Arsenige Säure . . .				1 : 1000 n. 10 Tagen
Borsäure			1 : 30	conc. unvollständig
Kalilauge	1 : 5		1 : 300	
Ammoniak			1 : 300	
Soda			1 : 40	
Ammoniumcarbonat .			1 : 100	
Aetzkalk			1 : 1000	
Silbernitrat	1 : 1000		1 : 4000	
Quecksilberchlorid . .	1 : 10000—1000	1 : 2000	1 : 10000	1 : 2000 (26 St.)
Kupfersulfat				1 : 20 (5 Tage)
Kaliumpermanganat .	1 : 200			1 : 20 a. 1. Tag
Kaliumbichromat . .				1 : 1700
Chlorkalk		1 : 500		1 : 20 (1 St.)
Eisenchlorid				(1 : 20 (6 Tage)
Alkohol	80 %			
Essigsäure, Oxals. etc.			1 : 2—300	
Chloroform			1 : 14	
Carbolsäure	1 : 60	Cholera 1 : 200 Typhus 1 : 50	1 : 300	1 : 20 in 4—45 Tagen (bei 40° in 3 Stunden)
Salicylsäure	1 : 1000			
Creosot		1 : 500		
Metakresol	1 : 300	1 : 300		1 : 300 (12 St.)
Kresolschwefelsäure .	1 : 300			1 : 20 in 6 St.
Kreolin		1 : 100	1 : 3000 (Typh. 1 : 250)	
Lysol	1 : 300	1 : 300		10 % in 5 St.
Aseptol		3—5 %		10 % in 30 Min.
Chinin				1 : 100 n. 10 T.
Terpentinöl				conc. 5 Tage

chemische Substanzen geprüft, so müssen die Deckgläser resp. Fäden, nachdem sie aus der Giftlösung herausgenommen sind, mehrfach in destillirtem Wasser abgespült werden, damit keine Spur des Giftes in die Nährgelatine übertragen wird und dort etwa hemmend auf das Wachsthum wirkt. Die ausgegossenen Platten werden mehrere Tage im Brütofen gehalten; ist dann auf denselben jede Bildung von Colonieen ausgeblieben, so sind die betreffenden Bakterien als getödtet anzusehen. — Manche chemische Substanzen, z. B. Sublimat, werden von Seidenfäden oder von den Nährsubstratresten sehr zäh zurückgehalten, und die zurückbleibenden geringen Mengen können das Auswachsen der Keime in frischem Nähsubstrat hemmen und so eine Abtödtung der Keime vortäuschen, die thatsächlich nicht erfolgt ist. In solchen Fällen müssen Suspensionen von Sporen im Wasser als Versuchsobjekt benutzt, oder die Giftreste müssen auf chemischem Wege, z. B. Sublimat durch Schwefelammonium, radikal entfernt werden. Auch sind so viel als möglich Infektionsversuche an Thieren zur Controle der Culturversuche anzustellen. Die neuerdings mit dieser Versuchsänderung erhaltenen Zahlen für die bakterientödtende Wirkung des Sublimats, des Chlors etc. weichen von den früheren Ergebnissen in gewissem, aber für die Praxis nicht gerade erheblichem Grade ab.

Zunächst seien einige schädigende Einflüsse erwähnt, welche innerhalb unserer natürlichen Umgebung ein Absterben von Bakterien in grösserem Umfange zu bewirken vermögen. Dahin gehört fortgesetztes Fehlen von Nährstoffen, in Folge dessen sporenfreie Bakterien den Inanitionstod erleiden, und zwar einige Arten schon nach Stunden, andere erst nach Monaten und Jahren. Ferner Schädigung durch gleichzeitig auf demselben Substrat wuchernde andere Bakterienarten und deren Stoffwechselprodukte (Säure und Alkali); sodann Temperaturen von 45—60°, wie sie namentlich an der besonnten Bodenoberfläche häufig vorkommen; weiter der Einfluss des Lichts, besonders des directen Sonnenlichts. Durch dasselbe werden bei Gegenwart von Luft und Wasser die meisten Bakterien und sogar Milzbrandsporen, innerhalb einiger Stunden bis Tage getödtet; aber auch diffusses Tageslicht ist im Stande, nach mehrtägiger Einwirkung auf die Culturen z. B. Tuberkelbacillen zum Absterben zu bringen. Nur auf manche Schimmel- und Hefepilze übt Belichtung einen günstigen Einfluss aus. — Besonders bedeutungsvoll und in grossem Maassstabe in der Natur wirksam ist noch die Wasserentziehung, das Austrocknen der Bakterien. Zahlreiche Mikrokokken, Spirillen und Bacillen vertragen in sporenfreiem Zustand durchaus keine intensivere Wasserentziehung. Die an trockenen Objekten etwa haftenden Bakterien, namentlich die im Ganzen empfindlicheren pathogenen, sind in vielen Fällen nicht mehr lebensfähig. Alle Bakterien, welche durch Austrocknen getödtet werden, können ferner niemals durch Luftstaub verbreitet werden, da in letzteren nur völlig trockene Organismen übergehen. Für die Infektionsgefahr, welcher wir durch eine bestimmte Spaltpilzart ausgesetzt sind, ist es daher von grösster Bedeutung, ob die Individuen der betreffenden Art beim völligen Austrocknen sich lebensfähig erhalten. — Echte Bacillensporen zeigen sich ausserordentlich resistent gegen Wasserentziehung; aber auch manche Kokken und sporenfreie Bacillen können Wochen und Monate in völlig trockenem Zustande ihre Lebensfähigkeit bewahren.

Die künstlich anwendbaren Tödtungsmittel sind von grosser praktischer Bedeutung, weil sie zur Desinfektion von Kleidern, Wohnungen, Latrinen u. s. w. benutzt werden. Welche bakterientödtende Mittel hier am besten Verwendung finden, und wie sich im Einzelfall die Technik der Desinfektion gestaltet, das ist in einem späteren Kapitel zu erörtern; hier sei nur eine Uebersicht der desinficirenden Mittel gegeben. Zunächst ist hohe Temperatur zu erwähnen. In flüssigen Substanzen sind 50—60° im Allgemeinen ausreichend, um bei einer Einwirkungsdauer von 10—60 Minuten sporenfreie Bacillen und Mikrokokken zu tödten. Einige Arten erfordern etwas höhere Wärmegrade oder längere Einwirkung. Echte Sporen gehen vielfach erst durch eine Temperatur von 100° zu Grunde, welche 2—10 Minuten, bei einzelnen saprophytischen Arten sogar mehrere (5—16) Stunden etnwirken muss. Trotzdem lässt sich unter Umständen auch ein Nährsubstrat, welches resistente Sporen enthält, durch Hitze von 50—60° keimfrei machen; man muss dasselbe dann wiederholt erhitzen und in der Zwischenzeit 12—24 Stunden lang bei circa 30° halten, sodass die Sporen zum Auskeimen gebracht werden, und schliesslich sämmtlich in die leicht zerstörbaren Bacillen umgewandelt sind. So lässt sich z. B. durch intermittirendes mässiges Erhitzen Blutserum sterilisiren, ohne dass es in den geronnenen Zustand übergeführt wird.

Ein erheblicher Unterschied besteht darin, ob die Erhitzung im trockenen Zustand und in relativ trockener Luft oder aber in Flüssigkeiten resp. in Wasserdampf erfolgt; bei trockenen Sporen ist das Eindringen durch die Sporenmembranen erschwert und die das Absterben begleitenden Aenderungen des Protoplasmas kommen nicht so leicht zu Stande, als wenn dieselben einen gewissen Wassergehalt besitzen. Trockene Luft tödtet daher dieselben Sporen erst bei dreistündiger Einwirkung von 140—160°, welche in kochendem Wasser oder Wasserdampf innerhalb 5—10 Minuten zu Grunde gehen.

Niedere Temperaturen, auch unter 0°, wirken nur in relativ geringem Grade schädigend. Manche besonders empfindliche Bakterienarten gehen durch Gefrieren zu Grunde; von anderen Arten sterben die älteren, weniger widerstandsfähigen Individuen ab; die Mehrzahl der sporenfreien und wohl alle sporenhaltige Bakterien werden dagegen in Eis lebensfähig erhalten.

Ferner sind zur Tödtung der Bakterien zahlreiche **chemische Substanzen** geeignet und zwar im wesentlichen die gleichen wie die zur Entwickelungshemmung benutzten. Die Leistung einiger Mittel, so des Sublimats, der Carbolsäure, des Chlorkalks, kann durch Säurezusatz sehr erheblich gesteigert werden. Im übrigen giebt die umstehende Tabelle über die Wirksamkeit der wichtigsten chemischen Tödtungsmittel gegenüber an Seidenfäden angetrockneten Bakterien Auskunft, jedoch nur in ganz annähernder Weise, da die Einzelzahlen nicht nach einheitlicher und den auf S. 41 präcisirten Forderungen entsprechender Methode gewonnen sind.

Chlor, **Brom** und **Jod** desinficiren sehr energisch, sind aber in der Praxis der Desinfektion wenig anwendbar, weil sie alle Gegenstände zu stark beschädigen. **Ozon** wirkt erst in grösserer Concentration bakterientödtend (s. Kapitel „Luft"). **Wasserstoffsuperoxyd** desinficirt in 1proc. Lösung kräftig und ist praktisch verwendbar. — Die **Mineralsäuren** sind unter einander ziemlich gleichwerthig; sporenfreie Bakterien vernichten sie in 1proc. Lösung schon in wenigen Minuten. Die **Alkalien** wirken in Form der Aetzalkalien zwei- bis dreimal schwächer als Säuren, noch erheblich geringer in Form der Karbonate. Die Ammonverbindungen stehen hinter den übrigen Alkalien zurück. Sehr kräftig wirken auch **Seifenlösungen**, besonders bei gleichzeitiger Erwärmung; 10proc. Schmierseifenlösung von 75° tödtet in 20 Minuten selbst Milzbrandsporen ab. — Energisch desinficirende Wirkung kommt ferner dem **Aetzkalk** zu. Diesem weit überlegen sind aber **Kupfer-**, **Silber-**, **Gold-** und **Quecksilbersalze**. Letztere repräsentiren unser wirksamstes und am meisten anwendbares Desinfectionsmittel.

Unter den **organischen Verbindungen** ist das **Chloroform** als gutes Desinficiens zu nennen; mit Chloroform gesättigtes Wasser tödtet sporenfreie Bakterien rasch ab. **Jodoform** wirkt auf fast alle Bakterien gar nicht schädigend (Ausnahme: Cholerabacillen); zur Wundbehandlung ist es trotzdem verwendbar, weil anscheinend unter dem Einfluss gewisser Bakterien und Zersetzungen in der Wunde Abspaltung von Jod erfolgt. **Formaldehyd** (Formalin) hemmt schon in 1 p. m.-Lösung die Bakterienwucherung; bei höheren Concentrationen bezw. in Form von Dämpfen tödtet es Bakterien, jedoch dringen die Dämpfe schwer in alle Theile der Objekte ein. Die niederen **Fettsäuren** wirken im Ganzen schwächer auf Bakterien als Mineralsäuren.

Sehr verbreitete Desinficientien finden sich unter den Körpern der **aromatischen Reihe**. Bis vor einigen Jahren hielt man die **Karbolsäure** für besonders wirksam; es zeigte sich aber, dass wirksamere Körper gegeben sind einmal in der Verbindung von Karbol und Schwefelsäure, der Phenolsulfosäure (**Aseptol**), dann aber namentlich in den **Kresolen** (Oxytoluol) und anderen homologen Phenolen, die neben Karbol im Theer und in der rohen Karbolsäure enthalten sind. Um die schwer löslichen, resp. unlöslichen Kresole **löslich** zu machen, wird entweder Schwefelsäure zu roher Karbolsäure zugesetzt, so dass sich **Kresolsulfosäuren** bilden; oder die Kresole der rohen Karbolsäure (5%) werden mit heisser Seifenlösung (3—6%) emulgirt (**Karbolseifenlösung**); oder die Kohlenwasserstoffe und Kresole des Theers werden durch Harzseife emulgirt (**Kreolin**); oder aus einem an Kresolen reichen Theeröl wird durch

Leinölseife eine Lösung hergestellt (Lysol); oder die Kresole sind durch kresotinsaures Natrium (Solveol) bezw. durch Kresolnatrium (Solutol) in Lösung gebracht; oder endlich rohes Karbol ist mit Mineralöl gemischt, so dass die Mischung auf Wasser schwimmt; allmählich lösen sich dann von oben her Kresole in den zu desinficirenden Flüssigkeiten (Saprol).

Bemerkenswerth sind unter den organischen Desinficientien noch die ätherischen Oele, die in vielen Parfüms enthalten sind; ferner die Anilinfarbstoffe, wie Methylviolett (Pyoktanin) und Malachitgrün, die in Verdünnungen von 1 : 1000 und weniger sporenfreie Bakterien rasch abtödten.

Werden schädigende Einflüsse nicht so intensiv auf Bakterien applicirt, dass deren Tödtung erfolgt, sondern kürzt man die Dauer der Einwirkung etwas ab oder mässigt den Temperaturgrad, resp. die Concentration, so entsteht bei vielen Arten eine gewisse **Abschwächung**, die sich eine längere Reihe von Generationen hindurch erhält. Dieselbe äussert sich meist durch eine Verlangsamung der Vermehrung und in einer geringeren Resistenz gegen Schädlichkeiten. Besonders wichtig ist es, dass manche pathogene Arten gleichzeitig einen theilweisen oder gänzlichen Verlust der Virulenz erfahren: für einige Gährungserreger ist in ähnlicher Weise eine Einbusse ihres Gährungsvermögens constatirt. Solche „Abschwächung“ kann z. B. bei Milzbrandbacillen erzielt werden durch 15 Minuten dauernde Einwirkung von 52°, durch 4stündige Erwärmung auf 47°, durch 6tägige Erwärmung auf 43°, durch 28tägige auf 42·5°, ferner durch längere Einwirkung dünner Lösungen von Carbolsäure oder Kaliumbichromat; auch durch Insolation von bestimmter Dauer u. s. w. — Die „abgeschwächten“ Infektionserreger können dann als Impfstoffe bei der Schutzimpfung Verwendung finden, welche neuerdings in so grossem Umfange als prophylactisches Mittel gegen Infektionskrankheiten empfohlen und unten ausführlicher zu besprechen ist.

e) Die diagnostische Unterscheidung und systematische Einteilung der Spaltpilzarten.

Früher haben einige Botaniker wohl die Ansicht geäussert, dass die Spaltpilze ein derartiges Anpassungsvermögen besitzen, dass sie ihre Form und ihre Funktionen je nach dem Substrat ändern, auf welchem sie gerade leben. Diese Ansicht hat jedoch durch die zahlreichen Forschungen der letzten Jahre keine Bestätigung gefunden. Wir sehen vielmehr, dass wohl charakterisirte, distinkte Species und Varietäten bei den Spaltpilzen in der nämlichen Weise existiren, wie bei den Schimmelpilzen und bei den höheren Pflanzen. Manche Spaltpilze bewahren sogar ihre Artcharaktere mit ganz besonderer Zähigkeit. Bei anderen dagegen treten allerdings mit der Variirung der Lebensbedingungen kleine Abweichungen von ihrem sonstigen Verhalten ein, namentlich geringe morphologische Aenderungen, oder auch gewisse Differenzen im Aussehen der Colonieen und Culturen. So liefern manche Bacillen (B. prodigosus, B. pneumoniae u. a. m.) bei ungünstigem Nährsubstrat und schlechter Ernährung, aber gleichbleibender Theilungsenergie, ganz kurze, kugelähnliche Elemente, so dass sie in der Form Kokken gleichen. Verlust der Farbstoffproduktion, des Peptonisirungsvermögens, der Gährungserregung oder der Virulenz werden nicht selten bei fortgesetzter künstlicher Züchtung als Folge einer Anpassung an die veränderten Lebensbedingungen beobachtet; und dieser Verlust gleicht sich unter adäquaterem Verhalten entweder wieder aus, oder bleibt längere Zeit bestehen.

Alle diese Abweichungen halten sich indess im Ganzen innerhalb enger Grenzen. Sie führen keineswegs zu einem völligen Verwischen aller Artcharaktere, sondern sie bilden vielmehr einen Theil der Arteigenthümlichkeiten, und je vollständiger sie erkannt werden, um so besser wird die Abgrenzung einer Art gelingen.

Für die praktische Verwerthung unserer Kenntnisse über die Mikroorganismen ist die relative Beständigkeit der wesentlichen Artcharaktere von ausserordentlicher Bedeutung. Wäre dieselbe nicht vorhanden, so würde weder jemals eine diagnostische Unterscheidung und Erkennung von Spaltpilzen möglich sein, noch könnten wir mit irgend welcher Aussicht auf Erfolg mit Spaltpilzen experimentiren und zu wirklichen Fortschritten in der Erkenntniss des Verhaltens der Infektionserreger gelangen.

Im Grossen und Ganzen stehen uns folgende Mittel zur diagnostischen Unterscheidung und zur Eintheilung der Spaltpilze zu Gebote: **Erstens** morphologische Merkmale. Unter diesen scheint sich der Modus der Fruktifikation, also der Sporenbildung und Sporenkeimung, am constantesten zu erhalten und am besten als Classifikationsprincip zu eignen. Da indessen der Vorgang der Sporenbildung sehr schwierig zu beobachten und für die Mehrzahl der Bakterien noch gar nicht erforscht ist, müssen vorläufig andere morphologische Merkmale der Classifikation zu Grunde gelegt werden. Vor allem ist die verschiedene Wuchsform der Bakterien als Micrococcus, resp. Bacillus oder Spirillum in Betracht zu ziehen, da dieselbe mit wenigen Ausnahmen von der einzelnen Art zäh festgehalten wird. Die systematische Eintheilung der Spaltpilze stützt sich daher zweckmässig zuvörderst auf die drei grossen Abtheilungen: Mikrokokken, Bacillen, Spirillen, wobei unter die Mikrokokken nur solche Bakterien gerechnet werden, welche bei ihrer Vermehrung ausschliesslich kugelige Individuen bilden; unter die Bacillen solche, welche für gewöhnlich als Stäbchen oder Fäden, zuweilen als

Sporen, niemals aber als Mikrokokken, d. h. mit fortgesetzter Vermehrung in Kugelform vorkommen; und unter Spirillen solche Bakterien, welche stets als kürzere oder längere Stücke von Schrauben erscheinen und bei ihrer Vermehrung immer wieder solche Schrauben produciren.

Zweitens können wir biologische Merkmale zur Differenzirung benutzen. Wenn auch die morphologischen Kennzeichen wohl ausreichen, um jene grossen Abtheilungen zu begründen, so ist es doch unmöglich, eine weitere Unterscheidung nach solchem Princip durchzuführen. Dazu sind die unter den verschiedenen Arten hervortretenden Formdifferenzen viel zu geringfügig.

Offenbar sind manche biologische Eigenschaften der Spaltpilze weit besser zu einer Charakterisirung und vorläufigen Classificirung geeignet. Vor allem bietet das Aussehen der Colonieen auf einem bestimmten Nährboden zahlreiche augenfällige Differenzen. Berücksichtigt man zunächst nur einen sog. normalen Nährboden, nämlich die mehrerwähnte Nährgelatine, so zeigen sich bereits auf dieser die Colonieen verschiedener Arten von ganz ungleichem Aussehen. Auf den Platten bildet die eine Art weisse trockene Häufchen, die andere weisse schleimige Tropfen, eine dritte Colonie verflüssigt die Gelatine in ihrem Umkreis und sinkt auf den Boden des hergestellten Verflüssigungskraters; wieder andere Colonieen zeigen lebhaft gelbe, grüne, rosarothe, dunkelrothe Farbe. Ferner zeigt das mikroskopische Bild der jüngsten Colonieen sehr charakteristische Differenzen. Dieselben erscheinen bald als runde scharf contourirte, bald als unregelmässige Scheiben mit vielfach gezacktem und gezähneltem Contur. Bald sind sie weisslich oder hellgelb von Farbe, bald dunkelbraun bis schwarz; bald zeigen sie eine homogene Oberfläche, bald ist dieselbe von tiefen Furchen durchzogen.

Auch die sogenannten „Stichculturen" in Nährgelatine bieten manches interessante Merkmal. Dieselben werden dadurch angelegt, dass man in ein Röhrchen mit starrer Nährgelatine mittelst Platindrahts, welcher kurz vorher mit einer Colonie der betreffenden Art in Berührung gebracht wurde, einen Einstich macht; entlang dem Impfstich entwickelt sich dann die Cultur als weisslicher oder gelblicher Faden, bald nur zart angedeutet, bald dick hervortretend, bald im ganzen Umkreis die Gelatine verflüssigend, und so eine Röhre bildend, in deren flüssigem Inhalt die Reste der Cultur schwimmen. Oder man legt auch Strichculturen an, d. h. man lässt die Gelatine bei schräger Lage des Röhrchens erstarren, so dass eine relativ grosse Oberfläche entsteht, und über diese Fläche führt man den Platindraht mit losem Strich. Es entwickelt sich dann von diesem Strich ausgehend bald nur eine zarte Auflagerung, bald ein dicker schleimiger Belag, und bald entfernt sich dieser nur wenig vom Impfstrich, bald wuchert er schnell über die ganze Fläche der Gelatine.

Sollte schliesslich die Art des Wachsthums auf Nährgelatine keine Differenzirung zwischen zwei Arten ermöglichen, so bietet doch vielleicht das Wachsthum auf anderen Nährsubstraten brauchbare Unterschiede. Z. B. wachsen manche Bakterien auf Nährgelatine gleich, aber auf Kartoffeln völlig verschieden. Auch die übrigen Lebensbedingungen, oder aber die Absterbebedingungen gewähren Unterscheidungsmerkmale, wenn die Culturmethoden versagen. Manchmal zeigt uns ferner das Thierexperiment noch Unterschiede zwischen zwei Arten, welche im Uebrigen als völlig gleich erscheinen.

Ist eine kleine Gruppe unter sich sehr ähnlicher Bakterienarten aus der Menge der übrigen abgegrenzt, so lassen sich innerhalb dieser Gruppe oft mit Vortheil wieder morphologische Differenzen oder Besonderheiten in der Aufnahmefähigkeit für Farbstoffe verwerthen (Gram'sche Färbung; s. im Anhang).

Unter Anwendung aller dieser Hülfsmittel können wir schliesslich zu einer systematischen Eintheilung der Spaltpilze gelangen, welche zwar durchaus den Charakter eines provisorischen Versuchs trägt, aber doch einigermaassen eine Orientirung auf dem grossen und sonst unentwirrbaren Gebiet der Mikroorganismen gestattet.

Hervorgehoben sei noch, dass wir zuweilen zwischen zwei pathogenen Bakterienarten, welche beim Menschen zweierlei deutlich durch ihre Symptome oder ihre Verbreitungsweise unterschiedene Krankheiten erregen, keine morphologische oder biologische Differenzen finden. Offenbar ist man nicht berechtigt in Folge eines solchen Mangels von merklichen Differenzen die Bakterien als identisch und beide Krankheiten als ätiologisch einheitlich anzusehen. Unsere Mittel zur Untersuchung und Unterscheidung der Bakterien sind gegenüber deren unendlichen Kleinheit noch so grob und unzulänglich, dass sehr wohl typische Differenzen existiren können, welche sich bis jetzt unserer Wahrnehmung völlig entziehen.

f) Beschreibung der wichtigsten Bakterienarten.

1. Mikrokokken.

Staphylococcus pyogenes aureus (Fig. 1).

Der häufigste Eiterpilz, wird in 50 Procent und mehr aller eiternden Wunden u. s. w. gefunden; er ist fast regelmässig als einzige Bakterienart in Furunkeln, akuten Abscessen, im Eiter von Phlegmonen enthalten; ferner ruft er vom Blut aus pyämische Processe hervor und erzeugt dann Eiterung in den verschiedensten Organen. Er findet sich endlich stets als einzige Bakterienart im Knochenmark bei akuter Osteomyelitis.

Kleine unter 1 μ messende, in regellosen Haufen liegende Kokken; bilden auf Gelatineplatten am zweiten Tag punktförmige Colonieen, die bei 80facher Vergrösserung kreisrund oder oval, scharfrandig und gelb erscheinen. Sobald sie bis zur Oberfläche durchwachsen, verflüssigen sie die Gelatine im Umkreis von 1—2 mm. Wächst auch auf Kartoffeln als goldgelber Belag; ferner in Milch unter Gerinnung derselben. Hält sich sehr lange lebensfähig, in Culturen oft über ein Jahr.

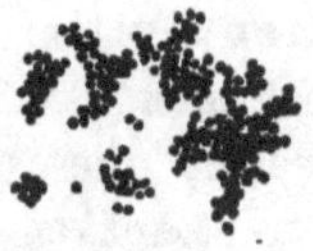

Fig. 1. Staphylococcus pyogenes. Culturpräparat. 800 : 1.

In unserer Umgebung ist er sehr verbreitet; er findet sich auf der normalen Haut, in der Kleidung, in der Luft u. s. w. Die Cultur des Pilzes auf die gesunde Haut der Menschen fest eingerieben, erzeugt ausgebreitete Furunkel; in Wunden der Haut gebracht, erregt er Eiterung. Unter den gebräuchlichen Versuchsthieren reagiren nur Meerschweinchen auf subcutane Einverleibung mit Eiterung und Abscessen. Injicirt man die Cultur Kaninchen in's Blut oder in die Peritonealhöhle, so bilden sich reichliche Kokkenheerde in verschiedenen Capillargebieten, namentlich in den Nieren, und die Thiere gehen wesentlich in Folge der embolischen Nephritis zu Grunde. Werden nach der intravenösen Injektion Knochen des Thieres gebrochen, so entstehen in diesen osteomyelitische Processe.

Neben dem Staph. aureus kommt häufig eine weisse, selten eine citronengelbe Varietät mit ähnlichen Wirkungen vor.

Streptococcus pathogenes longus (Fig. 2).

Diplokokken und Kokkenketten häufig von mehr als 6 Cylindern.

Bildet auf Gelatineplatten erst am dritten bis vierten Tage kleine Colonieen, weiss, ohne Verflüssigung der Gelatine; unter dem Mikroskop zeigen sich am Rande der Colonieen zuweilen zierliche Ausläufer oder Schlingen von Kokkenketten. Im Stich und Strich nur zarte Entwickelung; auf Kartoffeln kein merkliches Wachsthum.

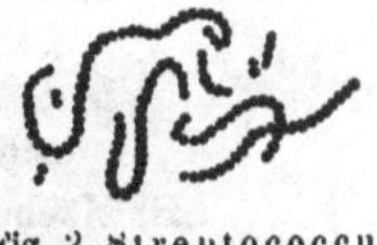

Fig. 2. Streptococcus pathogenes longus. Culturpräparat 800 : 1.

Findet sich ebenfalls sehr häufig im Eiter und ist in unserer Umgebung sehr verbreitet, besonders auf den menschlichen Schleimhäuten; erzeugt in Hautwunden Eiterung.

Der Staphylococcus pyogenes und der Streptococcus pathogenes sind in der Praxis als die Ursache fast jeder Eiterung anzusehen. Zwar kann man im Experiment auch durch einige bakterienfreie Substanzen (isolirte Toxine) Eiterung bewirken; praktisch kommen diese jedoch kaum in Frage.

Der Streptococcus pathogenes longus wird bei Erysipel, Puerperalfieber und anderen septischen Erkrankungen, Angina, Scharlachdiphtherie, Gelenkentzündungen nach Scharlach, Endocarditis, Meningitis, Otitis u. s. w. häufig gefunden, und als Erreger der betreffenden Krankheitserscheinungen angesprochen. Die Unterschiede, welche die bei diesen verschiedenen Affektionen herausgezüchteten Streptokokken im morphologischen und culturellen Verhalten unter einander zeigen, sind zum Theil äusserst geringfügig oder überhaupt nicht wahrnehmbar. Die Verschiedenheiten der Invasionsstätte und der individuellen Empfänglichkeit sowie die Differenzen in der Virulenz reichen aus, um die Verschiedenartigkeit der Erkrankung durch den gleichen Erreger zu erklären. Die Virulenz ist je nach dem Ausgangsmaterial sehr wechselnd; sie schwankt dann noch sehr je nach den Züchtungsbedingungen. Durch fortgesetzte Thierpassage lässt sich die Virulenz für die betreffenden Versuchsthiere sehr steigern, ohne dass damit die Virulenz für den Menschen sich entsprechend ändert.

Ausser dem Strept. pathog. longus kommen noch andere Streptokokken zur Beobachtung, die Unterschiede im morphologischen und biologischen Verhalten erkennen lassen. So bilden die einen Streptokokken vorwiegend lange Ketten (Str. longus), wachsen in Bouillon ohne diffuse Trübung, nur mit Flöckchenbildung, verflüssigen die Gelatine nicht, bilden keinen sichtbaren Belag auf Kartoffeln; andere bilden kurze Ketten (Str. brevis), trüben die Bouillon, verflüssigen langsam die Gelatine, wachsen merklich auf Kartoffeln; eine dritte Gruppe von höchst virulenten Streptokokken wächst auf Gelatine unter Verfärbung derselben; die in Scharlachfällen gefundenen Streptokokken bilden in Bouillon zusammengeballte Flöckchen (Str. conglomeratus). — Eine Gruppirung der am häufigsten vorkommenden Streptokokken nach ihren morphologischen und biologischen Merkmalen, sowie nach ihrer Herkunft ergiebt demnach ungefähr folgendes:

I. Kurze Streptokokken.
 A) Nicht oder wenig virulente,
  a) bei niederer Temp. wachsend; aus Fäces und der äusseren Umgebung,
  b) bei höherer Temp. wachsend; von Mund- und Respirationsschleimhaut.
 B) Höchst infektiöse,
  a) bei niederer Temp. wachsend,
   bei Tuberkulose (Diploc. pyogenes),
  b) bei höherer Temp. wachsend,
   bei Pneumonie (Diploc. pneumoniae; s. unten).

II. Lange Streptokokken.
 A) Nicht virulente,
  a) bei niederer Temp. wachsend: aus Fäces,
  b) bei höherer Temp. wachsend:
   von der Mundschleimhaut.

B) Virulente,
a) bei niederer Temp. wachsend:
aus Eiter, bei Erysipel (Strept. pathog. longus) etc.
b) bei höherer Temp. wachsend:
aus Sputum von Pneumonikern.

Es kommen indessen zwischen allen diesen Streptokokken Uebergänge vor dadurch, dass die morphologischen und biologischen Kennzeichen der einzelnen Spielart Variationen unterliegen können.

Diplococcus Pneumoniae (Fig. 3).

Wahrscheinlich sind bei der Entstehung der krupösen Pneumonieen mitwirkende Ursachen (Erkältungen) betheiligt, und erst wenn diese vorliegen kommt es zur Wucherung der längst vorhandenen Bakterien und damit allerdings erst zu den eigentlichen pathologischen Effecten. Auch im normalen Mundsekret sowie in der Nase und deren Nebenräumen findet man nämlich oft dieselben Bakterien, die in der pneumonischen Lunge in ungeheueren Mengen beobachtet werden. Es sind dies Diplokokken, die bei krupöser Pneumonie in dem erkrankten Organ und im rostfarbenen Sputum fast regelmässig vorkommen, sehr häufig auch bei Bronchopneumonieen. Secundäre Ansiedlungen der Kokken bewirken Meningitis, Pleuritis etc. Eitrige Otitis media, Endocarditis ulcerosa, Abscesse und Gelenkeiterungen sind oft auf den Dipl. pneum. zurückzuführen. — Die Kokken sind eiförmig, häufig mit zugespitzten Enden, und zeigen in Sputum- resp. Blutpräparaten eine sich scharf abzeichnende Schleimhülle. (Diplococcus lanceolatus capsulatus, FRÄNKEL.)

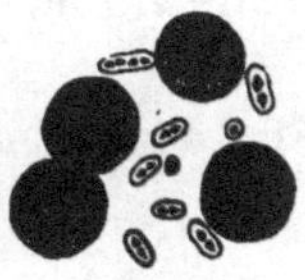
Fig. 3. Diplococcus Pneumoniae. (FRÄNKEL). Mäuseblut 800 : 1.

Die Kokken bedürfen mindestens einer Temperatur von 20—24°, gedeihen am besten auf Agar oder Blutserum bei 35°, wo sie einen thautropfenähnlichen grauweissen Belag bilden. Die Culturen sterben rasch ab und gehen durch Austrocknen (in Culturen rasch, nicht so leicht in schleim- und eiweisshaltigen Medien) zu Grunde. Eine längere Haltbarkeit des Pilzes in unserer Umgebung ist daher selten; er scheint vorzugsweise als Epiphyt der normalen Schleimhäute fortzuleben. Bei fortgesetzter Cultur geht die Virulenz verloren und der Pilz zeigt meist Neigung zu Kettenbildung wie Streptokokken. Mäuse und Kaninchen sterben zuweilen schon nach Einimpfung kleiner Dosen an Septikämie, regelmässig nach Injektion in die Blutbahn und man findet die Kokken dann reichlich in Blut und Organen. Bei directer Injektion in die Lunge, zuweilen auch nach subcutaner Impfung, entsteht fibrinöse oder eitrige Pleuritis, Endocarditis u. dgl. Bei fortgesetzter Cultur tritt bald Verlust der Virulenz ein.

Selten beobachtet man in pneumonischen Lungen eine Bakterienart, die von FRIEDLÄNDER als Erreger der Pneumonie angesprochen und als Micrococcus Pneumoniae bezeichnet wurde. Diese Art bildet jedoch in Culturen wesentlich Bacillen und sogar Fäden und wird daher richtiger als Bacillus Pneumoniae bezeichnet. Im mikroskopischen Präparat lassen sich leicht Kapseln sichtbar machen. Er wächst üppig in Gelatine in Form eines weissen schleimigen Belags. Für Kaninchen ist er völlig unschädlich, für Mäuse nur, wenn ihnen übergrosse Mengen durch Inhalation oder mittelst Injektion der Culturen durch die Thoraxwand in die Lunge gebracht werden. — Eine ätiologische Bedeutung scheint der Bacillus wegen der Seltenheit seines Vorkommens und seines geringen pathologischen Effekts im erkrankten Organ nur ausnahmsweise zu haben.

Diplococcus intracellularis meningitidis.

Semmelförmige Diplokokken, vorzugsweise in Leukocyten eingelagert, dem Gonococcus ähnlich. Züchtung gelingt nur bei 37° auf Glycerinagar. Neuerdings in fast sämmtlichen Fällen von epidemischer Genickstarre im Exsudat der Pia und im Nasenschleim der Erkrankten nachgewiesen.

Micrococcus Gonorrhoeae (Gonococcus)

(Fig. 4) finden sich regelmässig in gonorrhoeischem Sekret, so lange dasselbe noch kontagiös ist.

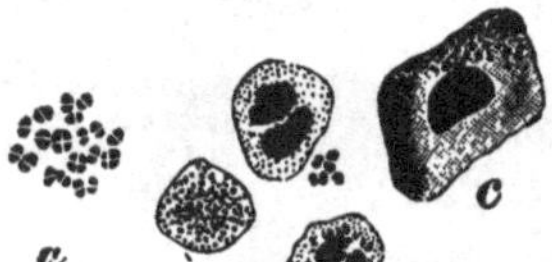

Fig. 4. Micrococcus der Gonorrhoe. 800:1 (nach BUMM). a = frei liegende Kokken. b = Kokken in Eiterzellen. c = Epithelzelle mit Kokken.

Diplokokken, die in kleinen Haufen auf und namentlich in den Zellen des Sekrets liegen. Messen im Längsdurchmesser 1.25 μ, im Querdurchmesser 0.6 bis 0.8 μ. Wachsen auf künstlichem Substrat schwierig; die Cultur gelingt auf menschlichem Blutserum und auf Serumagar bei 37°; doch halten sich die Culturen nur durch wenige Generationen. Für Thiere völlig indifferent; der Diplococcus ist also ein nur für den Menschen angepasster obligater Parasit.

Micrococcus tetragenus.

Häufig im menschlichen Sputum; ist ferner mehrfach als einziger Mikroorganismus in Abscessen der Mundhöhle beobachtet, so dass ihm eitererregende Eigenschaften zugesprochen werden müssen. Er bildet Tafeln von je vier nebeneinander liegenden Individuen, welche von einer Gallerthülle kapselartig umschlossen sind; er wächst leicht auf Gelatine; die Culturen sind nur für weisse Mäuse, nicht aber für graue Hausmäuse und Feldmäuse virulent. Bringt man einer weissen Maus eine kleine Menge in eine Hautwunde, so stirbt dieselbe nach 3—10 Tagen und zeigt im Blut und in allen Organen reichliche Mengen der Mikrokokken. Wegen seines charakteristischen mikroskopischen Bildes ist der Pilz zu allerlei Experimenten im Laboratorium besonders geeignet.

Saprophytische Kokken.

Micrococcus ureae, Kettenkokken bildend, in Gelatine leicht wachsend. Culturen desselben in Harn oder Harnstofflösungen gebracht, bewirken rasche Ueberführung des Harnstoffs in Ammoniumcarbonat. Verschiedene andere Bakterien leisten dieselbe Umwandlung.

Sarcina. Mehrere Varietäten, alle charakterisirt durch die Zusammenlagerung von je acht Kokken in ein Packet; oft sind mehrere kleine Packete zu einem grösseren gruppirt. Wachsen in Form trockener Häufchen auf Gelatine, die einen weiss, andere gelb, wieder andere orange. Sehr verbreitet. Werden häufig aus der Luft aufgefangen. Bei pathologischen Zuständen des Magens oft in grossen Mengen im Mageninhalt, jedoch anscheinend ohne pathogene Wirkung.

2. Bacillen.

Bacillus anthracis, Milzbrandbacillus (Figg. 5, 6).

Finden sich im Blut und in den Organen jedes am Milzbrand gefallenen Thieres. Relativ grosse Stäbchen von 5—20 μ Länge und 1—1·25 μ Breite, ohne Eigenbewegung. Wachsen leicht zu Fäden aus und in diesen bilden sich in perlschnurartiger Reihe glänzende Sporen (Figg. 7, 8). Schliesslich zerfällt der Faden, die Sporen werden frei und können dann wieder von neuem zu Bacillen auskeimen. Im lebenden Thierkörper kommt es jedoch niemals zu Sporenbildung, sondern nur zur fortgesetzten Vermehrung durch Theilung. Dagegen erfolgt Sporenbildung leicht im todten Substrat bei einer Temperatur zwischen 18 und 42°, am besten bei 25°.

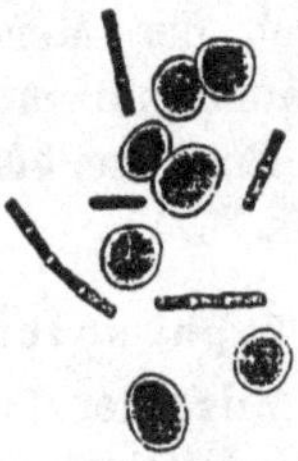

Fig. 5. Milzbrandbacillen. Mäuseblut (nach Koch). 700 : 1.

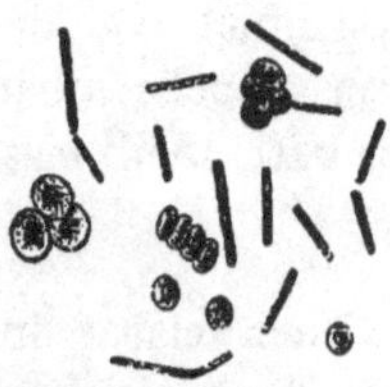

Fig. 6. Milzbrandbacilen. Meerschweinchenblut (nach Koch). 650 : 1.

Die Bacillen wachsen leicht und üppig auf Nährgelatine; sie bilden auf Platten nach 24—48 Stunden kleine weisse Pünktchen, welche sich bei 80facher Vergrösserung als ein unregelmässig contourirtes Knäuel aus gewellten Faden-

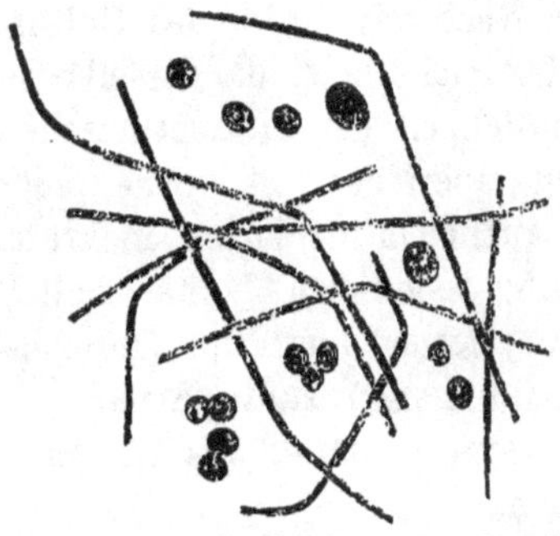

Fig. 7. Milzbrandfäden, drei Stunden alte Cultur von Meerschweinchenblut in humor aqneus (nach Koch). 650 : 1.

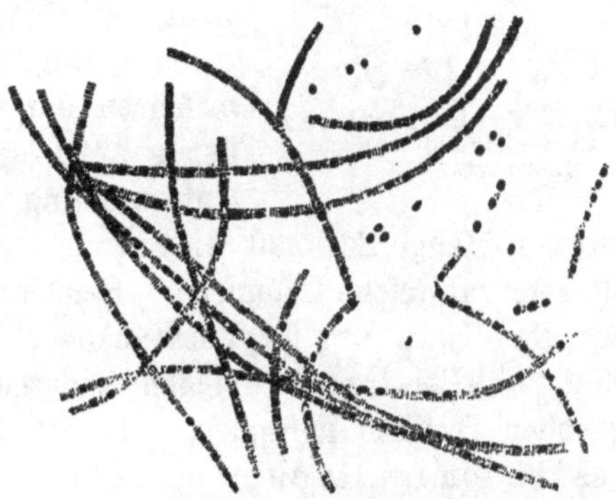

Fig. 8. Milzbrandfäden mit Sporen, 24stündige Cultur (nach Koch). 650 : 1.

strängen darstellen. Beim Grösserwerden der Colonie treten die einzelnen lockigen Fadenstränge am Rande immer deutlicher hervor und wuchern von da aus zum Theil weit in die Gelatine hinein. Gleichzeitig tritt in der Umgebung der Colonie langsame Verflüssigung ein. Dies mikroskopische Bild der Milzbrandcolonie ist so charakteristisch, dass dasselbe für die Diagnose verwerthet werden kann. — Auf Kartoffeln wachsen die Bacillen in Form einer weisslichen Auflagerung; in Bouillon entstehen wolkige Massen am Boden des Gefässes.

Impft man Mäusen, Kaninchen, Meerschweinchen die minimalsten Mengen einer Cultur in eine Hautwunde, so sterben dieselben nach 22 resp. 40 Stunden am Milzbrand. Ferner sind Schafe, Rinder, Pferde ausserordentlich empfänglich und in den Heerden dieser Thiere kommt es nicht selten zum Ausbruch von Epizootien. Nach dem Tode des Thieres findet man alle Capillaren der Leber, Milz, Nieren etc. wie austapezirt mit enormen Mengen von Milzbrandbacillen, so dass jedes Ausstrichpräparat, namentlich aus der Milz, mit Sicherheit die Diagnose auf Milzbrand zu stellen gestattet. Hühner, Tauben, weisse Ratten sind unempfänglich. Auch der Mensch zeigt eine relativ geringe Empfänglichkeit, da er häufig nur mit örtlicher Affektion reagirt. — Durch manche schädliche Einflüsse büssen die Culturen ihre Virulenz ganz oder theilweise ein (s. S. 47).

Bacillus Typhi abdominalis (Gaffky).

Nachweisbar in der Milz, der Leber und den Mesenterialdrüsen jeder Typhusleiche; in den Dejektionen Typhuskranker ist der Bacillus meist nur spärlich vorhanden und wird in den Culturen durch die viel zahlreicheren Coli-Bakterien (s. unten) verdeckt. Mikroskopisch stösst der Nachweis auch in der Typhus-Milz auf grosse Schwierigkeiten; es kann vorkommen, dass in 100 Schnitten nicht ein einziger Bacillus sichtbar wird; dagegen gelingt der Nachweis durch das Culturverfahren mit voller Sicherheit, da dasselbe in Bezug auf Empfindlichkeit der mikroskopischen Untersuchung weit überlegen ist. Aus jeder kleinen Menge Milzsaft entwickeln sich auf Gelatineplatten mehrere, oft sehr zahlreiche Colonieen. Relativ häufig lassen sich Typhusbacillen aus dem Harn von Typhuskranken züchten, ferner aus Blut (Roseola-Blut). — Bei irgend welchen anderen Krankheiten sind niemals die gleichen Bacillen gefunden. Die Bacillen müssen daher als Erreger des Abdominaltyphus angesehen werden.

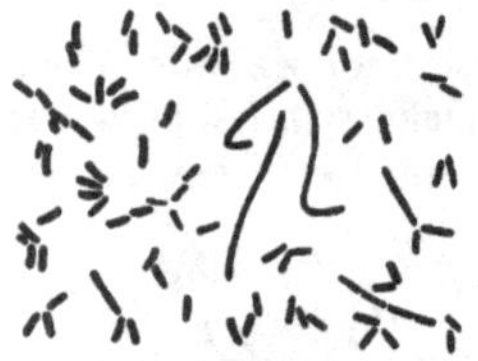

Fig. 9. Typhusbacillen aus Gelatinecultur (nach Loeffler). 600 : 1.

In den Schnittpräparaten erscheinen die Bacillen als kurze, plumpe, an den Enden abgerundete Stäbchen, welche meist in grösseren Haufen zusammenliegen. Aus den Culturen entnommen erscheinen sie etwas schlanker, haben grosse Neigung längere Fäden zu bilden und sind deutlich beweglich. Oft zeigen sich in den gefärbten Bacillen ungefärbte

Lücken, die jedoch nicht als Sporen aufzufassen sind. Die künstlich gezüchteten Bacillen sind ziemlich resistent, namentlich erhalten sie sich im ausgetrockneten Zustande bis zu drei Monaten lebensfähig.

Die jüngsten Colonieen auf Gelatineplatten erscheinen bei schwacher Vergrösserung rund, oder oval, oder wetzsteinförmig, von scharfem Contour und gelblichgrüner Farbe. Charakteristisch wird das Bild der Colonie, sobald sie bis zur Oberfläche durchgewachsen ist. Es entsteht dann rasch eine flache Auflagerung, welche unter dem Mikroskop einen stark ausgebuchteten Contour, eine grauweissliche Farbe und auf der Oberfläche ein eigenthümliches System von Furchen und Faltungen zeigt, welche sich in verschiedener Richtung durchkreuzen (weinblattartige Zeichnung). Verflüssigung der Gelatine tritt nicht ein.

Eigenthümlich ist auch das Wachsthum auf Kartoffelscheiben. Es entsteht hier über die ganze Fläche eine Art Haut, welche kaum wahrnehmbar ist, weil die Farbe der der ursprünglichen Kartoffel völlig gleich ist. Berührt man aber die Cultur mit dem Platindraht, so fühlt man, dass die Fläche mit einer resistenten Membran überzogen ist, und mikroskopische Präparate von irgend einer Stelle zeigen grosse Mengen beweglicher Bacillen. Auf manchen Kartoffeln, namentlich auf solchen, welche stärker alkalische Reaktion zeigen, kommt dieses typische Wachsthum nicht zu Stande, sondern es entsteht dann eine gelbliche oder gelbbräunliche schmierige Auflagerung. — Auf Fleisch, in Bouillon etc. können sich die Typhusbacillen lebhaft vermehren. In Wasser findet zuweilen Vermehrung statt, mindestens aber halten sich die hineingebrachten Bacillen Monate lang. — Ueber die Differential-Diagnose der Typhusbacillen, die sich gegenüber zahlreichen ähnlichen Bakterien (namentlich Bact. coli-Arten) ziemlich schwierig gestaltet, siehe im Anhang.

Thiere sind gegen Uebertragungen des Typhus-Bacillus wenig empfänglich. Eine gewisse Vermehrung findet bei Mäusen statt, wenn sehr grosse Mengen der Bacillen injicirt werden. Dagegen gehen verschiedene Versuchsthiere nach Einbringung hinreichend grosser Mengen in kurzer Zeit zu Grunde unter ausgesprochenen Intoxikationserscheinungen. Sterilisirte oder filtrirte Culturen, welche keinerlei lebensfähige Bacillen mehr enthalten, wirken in derselben Weise.

Gegen Typhus immunisirte Thiere (s. Kap. X) sind lediglich gegenüber den Typhusbacillen, nicht aber gegenüber den verwandten Arten immun (Pfeiffer). Das Serum solcher Thiere vermag in specifischer Weise die Entwicklung der Thyphusbakterien in Bouillon zu hemmen und sie zum Verkleben zu bringen (feinste differential-diagnostische Methode, näheres s. im Anhang).

Bacillus tuberculosis (Koch).

Findet sich in allen tuberkulösen Organen und Sekreten, wo immer der tuberkulöse Prozess im Entstehen oder Fortschreiten begriffen ist, dagegen niemals bei nicht tuberkulösen Individuen. Schlanke, meist leicht gekrümmte Bacillen von 1·5—3·5 μ Länge. Charakterisirt durch das Verhalten gegen Anilinfarben; dieselben dringen ohne besondere Zusätze sehr schwer in die Tuberkelbacillen ein, dagegen viel leichter, wenn ihnen Alkali, oder Anilin, oder Carbolsäure zugefügt ist. Die einmal eingedrungenen Farbstoffe haften dann aber sehr fest und widerstehen lange Zeit der Entfärbung z. B. durch Säure. Färbt man daher zuerst mit alkalischem Farbstoff und lässt dann Säure einwirken, so bleiben alle Bakterien ohne Färbung mit einziger Ausnahme der Tuberkelbacillen; die übrigen Bakterien und die Zellkerne können dann mit einer Contrastfarbe nachgefärbt werden (s. Anhang). — In den gefärbten Bacillen treten oft 2—6 helle Stellen auf, die aber nicht auf Sporenbildung zu beziehen sind.

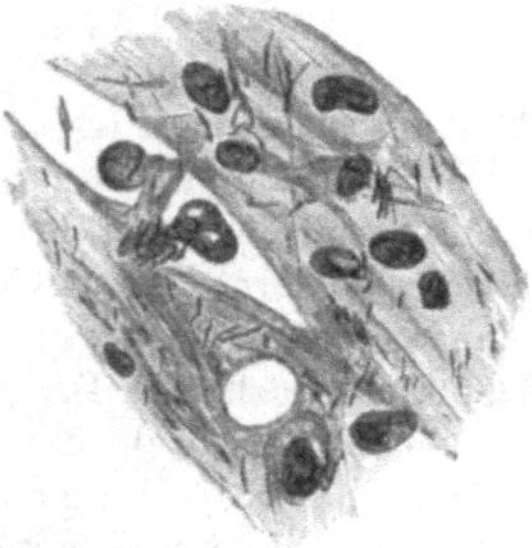

Fig. 10. Sputum mit Tuberkelbacillen. 600 : 1.

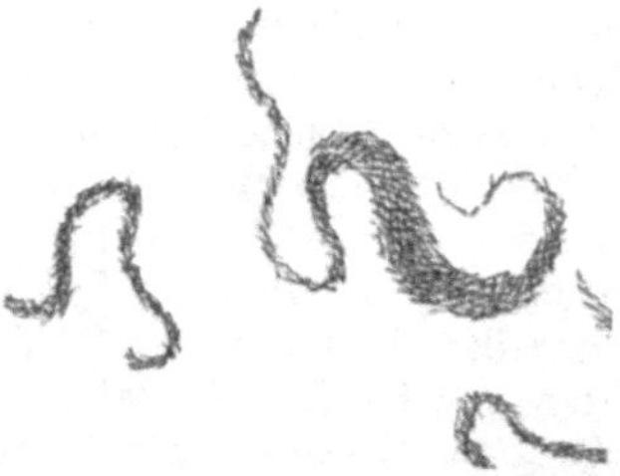

Fig. 11. Colonieen von Tuberkelbacillen auf Blutserum (nach KOCH) 700 : 1.

Die Cultur der Tuberkelbacillen gelingt auf erstarrtem Blutserum, aber nur bei 37° und auch dann zeigt sich erst nach 10—14 Tagen deutliches Wachsthum. Schneller und üppiger wachsen sie auf einem Agar, der mit 4 Procent Glycerin vermischt ist. Da Platten nicht anwendbar sind und da die Cultur so lange Zeit gebraucht, bis die Tuberkelbacillen sich ausbreiten, lässt sich für gewöhnlich kein Material zu Züchtungsversuchen verwerthen, welches noch andere saprophytische und schneller wachsende Bakterien enthält. Diese occupiren sonst das ganze Nährsubstrat längst, ehe die Tuberkelbacillen sich zu vermehren beginnen. Am besten geht man daher zum Zwecke der Anlage von Culturen von Leichentheilen aus, welche mit allen Cautelen entnommen sind, oder aber besser von den Organen eben gestorbener resp. getödteter inficirter Thiere. — Aus Sputum von Phthisikern gelingt die Cultur zuweilen, wenn man den inneren eitrigen Kern des Sputums erst mehrfach in sterilisirtem Wasser abspült und dann auf Glycerinagar ausstreicht. — Auch auf pflanzlichem Nährboden (Kartoffeln) wachsen die Tuberkelbacillen gut; es genügt sogar ein künstliches Gemisch, welches nur Ammonsalze, 1,5 % Glycerin, Wein- oder Milchsäure, Magnesiumsulfat und Kaliumphosphat enthält.

Die Uebertragung von den Culturen aus auf Thiere gelingt am sichersten bei Meerschweinchen. Diese sind durch subcutane Impfung und durch Inhalation zerstäubter Aufschwemmungen von Cultur oder Sputum mit constantem Erfolg zu inficiren; Kaninchen schon schwieriger;

alle Versuchsthiere gehen indess an Tuberculose zu Grunde, wenn Cultur oder phthisisches Sputum in die Bauchhöhle resp. in eine Vene injicirt wird. Nach allen diesen Resultaten sind die Tuberkelbacillen zweifellos als die Erreger der Tuberculose anzusehen.

Die Bacillen sind sehr lange haltbar; im trockenen Zustand bleiben sie 6—9 Monate lebensfähig, im feuchten Zustand können sie trotz der Anwesenheit anderer Bakterien sich bis zu 6 Wochen erhalten.

Eine besondere Varietät der Tuberkelbacillen scheinen die Erreger der Geflügeltuberkulose (Hühnertuberkulose) zu sein. Gegen die Erreger der Säugethiertuberkulose sind Hühner mit seltenen Ausnahmen refraktär; wohl aber breitet sich unter ihnen nicht selten eine Art Tuberkulose aus, die hauptsächlich in der Leber sich entwickelt, mit sehr zahlreichen Bacillen in den Knötchen, dagegen seltenen Riesenzellen. Diese Bacillen wachsen leichter und schneller auf künstlichen Nährböden und bilden hier feuchte speckige Auflagerungen. Meerschweinchen sind gegen Impfungen refraktär.

Bacillus Leprae.

Bei allen Formen des Aussatzes finden sich in den erkrankten Organen, z. B. in den Tumoren der Haut, ausserordentlich zahlreiche Bacillen, meist in Gruppen nebeneinander gelagert und in Schleimmassen eingebettet. Sie messen 3—6 μ, nehmen leicht Farbstoffe auf, auch ohne Alkalizusatz, widerstehen aber der Entfärbung in ähnlicher Weise wie die Tuberkelbacillen, so dass hier analoge Differentialfärbungen gelingen. In künstlichen Culturen kommt kein Wachsthum zu Stande. Auch bei Uebertragungen auf Thiere hat man bisher nur ausnahmsweise Wachsthum der eingebrachten Knoten beobachtet. Aus der Verbreitung der Bacillen in den erkrankten Organen, aus der Constanz und Ausschliesslichkeit ihres Vorkommens dürfen wir jedoch auf ihre ätiologische Bedeutung schliessen.

Bacillus Mallei, Rotz-Bacillus (Loeffler).

Findet sich in allen frischen Rotzknoten. Die Bacillen sind etwas grösser und dicker als Tuberkelbacillen, lassen sich schwierig färben; die gefärbten Bacillen zeigen unregelmässige Lücken; ausserdem lassen sich durch Doppelfärbung Sporen nachweisen. Die Bacillen sind ziemlich leicht cultivirbar, wachsen auf Blutserum in Form von glasigen Tropfen, auf Kartoffelscheiben in Form eines charakteristischen, anfangs gelben, später braunen Belags. Unter 25° findet nur spärliches Wachsthum statt. Mit den Culturen lässt sich bei Thieren typischer Rotz hervorrufen; am empfänglichsten sind Feldmäuse, junge Hunde und Meerschweinchen. Die Culturen halten sich im trockenen Zustand einige Wochen lebensfähig; durch 10 Minuten langes Erhitzen auf 55° gehen sie zu Grunde.

Bacillus Diphtheriae (Loeffler).

Die Untersuchungen von Loeffler sowie von Roux und Yersin beweisen, dass bei der Diphtherie stets eine bestimmte Art von Bacillen ätiologisch betheiligt ist. Dieselben sind 1—6 μ lang; in jungen Culturen sind die meisten Individuen keilförmig, daneben kommen einzelne (in älteren Culturen zahlreiche) Individuen vor, die in ihrer Gestalt an Involutionsformen erinnern, sie zeigen einen unregelmässigen, durch Anschwellungen unterbrochenen Contour, zuweilen kolbige Verdickung der Enden; hier und da zerfallen sie in kleine Segmente; nach der Färbung zeigen viele Bacillen blasse Theile neben intensiv gefärbten Stellen. Diese Stäbchen sind fast in allen Fällen von typischer Diphtherie in den Membranen zu finden und zwar dringen sie am weitesten unter allen Bakterien in das Gewebe vor; zuweilen sind die Bacillen auch in den inneren Organen nachweisbar. Die Bacillen färben sich nach Gram.

Die Bacillen wachsen am besten auf Löffler'scher Blutserummischung (3 Theile Serum + 1 Theil Bouillon mit 1 % Dextrosezusatz, durch Erhitzen auf 100° zum Erstarren gebracht). Schon nach 6—10 Stunden erscheinen kleine weisse, schleimige Tröpfchen, oft mit graulicher Verfärbung. Auch auf Glycerin-Agar entstehen nach ca. 12 Stunden kleine, graulich-weisse Auflagerungen, die sich später nur wenig weiter entwickeln. Dieselben erscheinen bei schwacher Vergrösserung braun, grobgekörnt, mit dunkelem Centrum und lockerem, völlig unregelmässigem Rand. Oft liegen zahlreiche, sehr kleine derartige Colonieen neben einander, so dass ein Bild entsteht, das mit verstreutem Schnupftabak Aehnlichkeit hat. — Lange fortgezüchtete Culturen zeigen intensiveres Wachsthum auf Agar und bilden schliesslich einen weisslich-schleimigen Belag.

Bei Kaninchen, Tauben u. s. w. erzeugen die Culturen Pseudomembranen in der Trachea und zuweilen schwere Allgemeinaffectionen, auch Lähmungen; am empfindlichsten sind Meerschweinchen, die selbst bei subcutaner Impfung innerhalb weniger Tage an Oedemen, pleuritischen Ergüssen u. s. w. zu Grunde gehen, ohne dass die Bacillen in grösserer Menge in den inneren Organen auftreten. Filtrirte Culturen resp. ein aus den Culturen isolirbares Toxin rufen schwere, aber oft sehr langsam zum Tode führende Intoxicationserscheinungen hervor.

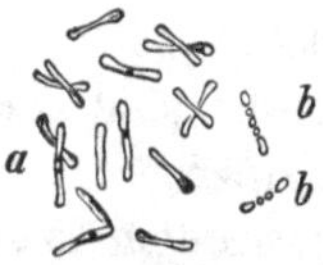

Fig. 12. Diphtheriebacillen aus Cultur. a = junge Bacillen. b = Involutionsformen. 1200 : 1.

Durch Einverleibung allmählich gesteigerter Dosen von Diphtheriegift kann Thieren ein sehr hoher Grad von Unempfänglichkeit gegen das Diphtheriegift verliehen werden. Das Serum solcher Thiere vermag bei an Diphtherie erkrankten Menschen Schutz gegen die Giftwirkung der Bacillen und damit Heilung der Krankheit herbeizuführen (Behring).

Die Bacillen scheinen keine resistenten Sporen zu bilden, da die Culturen schon durch halbstündige Einwirkung von 50° zu Grunde gehen. — Die Virulenz der künstlichen Culturen ist oft von vornherein sehr verschieden, oft zeigt sich erst bei fortgesetzter Cultur starke Abnahme der Virulenz.

Im Mundschleim gesunder Menschen sind virulente Diphteriebacillen mehrfach beobachtet, namentlich dann, wenn die betreffenden Menschen sich in der Nähe von Diphtheriekranken befunden und dort Bacillen aufgenommen hatten, aber zu einer Erkrankung nicht disponirt waren. — Häufig sind bei Rekonvalescenten und bei gesunden Menschen nicht virulente Diphtheriebacillen gefunden, welche dieselben morphologischen und culturellen Eigenschaften zeigen, wie die virulenten Bacillen. — Ferner beobachtet man bei leichten diphtherieähnlichen Erkrankungen die sogenannten Pseudo-Diphtherie-Bacillen (Löffler, v. Hofmann). Dieselben repräsentiren eine besondere Art, welche sich morphologisch vom Diphtheriebacillus durch die regelmässigere Gestalt des Einzel-Individuums, ferner durch die Lagerung der Bacillen entweder in parallelen Reihen oder in Radspeichenform unterscheiden. Ihre Cultur auf Glycerinagar zeigt grössere, feinkörnige Colonieen mit glatterem Rand. Für Thiere, besonders Meerschweinchen, sind sie nicht pathogen.

Bacillus der Influenza (Pfeiffer)

Aus dem Secret des Nasenrachenraums, am besten aus dem eitrigen Kern des geballten Bronchialsecrets lassen sich bei Influenzakranken Präparate herstellen, in welchen nach Färbung mit dünner Carbolfuchsinlösung Massen von feinen Bacillen zu erkennen sind. Die Bacillen haben nicht ganz die Dicke der Mäuseseptikämiebacillen; sie färben sich an den Polen oft stärker als in der Mitte. Oft findet man in Theilung begriffene Bacillen, die mit Diplokokken verwechselt werden können. In allen Culturen und bei beginnender Involution treten längere Scheinfäden auf. Die Bacillen haben keine Kapseln; keine Eigenbewegung; sind nicht nach Gram färbbar.

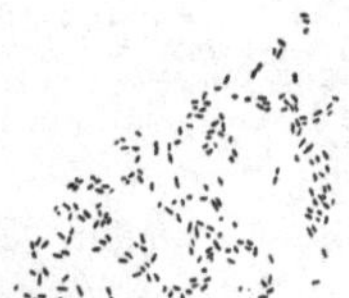

Fig. 13. Bacillen der Influenza. Reincultur. 1000 : 1 (nach Pfeiffer).

Eine Züchtung gelingt nur auf einem Nährsubstrat, das Hämogoblin enthält. Nähragar wird mit Blut oder Hämogoblinlösung bestrichen; und dann wird in Reagensgläser mit diesem Nährsubstrat Bronchialsputum gebracht, das vorher mit Bouillon zur Emulsion verrieben war. Die Influenzabacillen bilden dann feine Tröpfchen von glasartiger Transparenz. Sie wachsen nur zwischen 27 und 42° und sind streng aërob.

In der Cultur halten sie sich nur 14—18 Tage lebensfähig. Austrocknen tödtet sie rasch; im Auswurf halten sie sich höchstens 36 Stunden lebendig, und in völlig trockenem, verstäubbarem Sputum sind sie nicht mehr infektionsfähig.

Versuchsthiere sind für die Infektion unempfänglich; nur bei Affen gelingt es, durch Einbringen von Reincultur in die Nase oder Trachea infektöse Processe zu erzielen. Grössere Mengen der Cultur erzeugen bei Kaninchen schwere Intoxicationserscheinungen.

Bei Bronchopneumonie im Kindesalter sind Pseudo-Influenza-Bacillen beobachtet, welche den echten Influenzaerregern in allen Beziehungen ähnlich, aber wesentlich grösser sind und viel häufiger längere Scheinfäden bilden.

Bacillus der Bubonenpest.

Bei Pestkranken haben Kitasato und Yersin neuerdings im Blut, besonders massenhaft aber im Gewebssaft der Bubonen kurze dicke Bacillen gefunden, die abgerundete Enden und stärkere Färbung der Polenden zeigen. Nach Gram sind sie nicht färbbar. Sie wachsen auf Agar als weisse durchscheinende Colonieen mit irisirenden Rändern; in Bouillon bilden sie keine Trübung, sondern nur an der Wand haftende Krümel. Verimpfung der Culturen auf Mäuse, Ratten oder Meerschweinchen führt in wenigen Tagen deren Tod herbei; in den der Impfstelle benachbarten Lymphdrüsen, im Blut, in der Milz und Leber findet man grosse Mengen der Bacillen. — Während der Pestepidemie erliegen Ratten massenhaft der natürlichen Infektion durch den Pestbacillus, und durch diese sowie durch Fliegen scheint die Ausbreitung des Contagiums begünstigt zu werden.

Bacillus des malignen Oedems.

Etwas schlanker als Milzbrandbacillen, bilden häufig Fäden, ferner Sporen unter Aufschwellung des Bacillus zum Clostridium; sind exquisite Anaëroben.

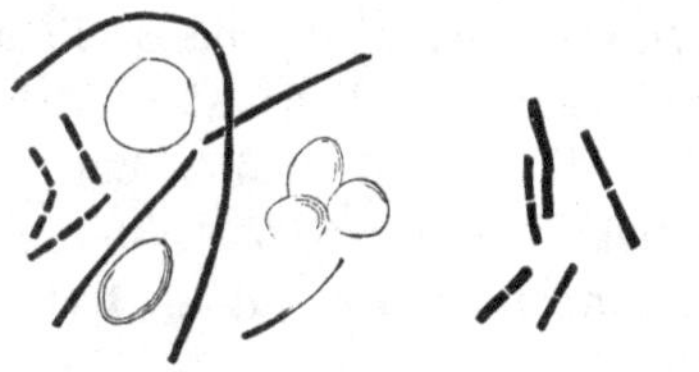

Fig. 14. Bacillen des malignen Oedems; links aus der Milz eines Meerschweinchens, rechts aus der Lunge einer Maus (nach Koch). 700 : 1.

In unserer Umgebung sind sie sehr verbreitet und vermehren sich wahrscheinlich in Fäulnisssubstraten während der anaëroben Phase der Fäulniss, im Darminhalt der Pflanzenfresser etc. Regelmässig findet man sie in Erde, welche mit Faulflüssigkeit oder Dünger imprägnirt war, z. B. in Garten- oder Ackererde. Bringt man Thieren, namentlich Meerschweinchen, etwas Gartenerde unter die Haut, so entsteht ausgebreitetes Oedem mit starkem, blutig-serösem Exsudat. In diesem, ausserdem auf dem Peritoneum und der Pleura, selten im Innern der Organe, finden sich die Bacillen. Von den gestorbenen Thieren aus lassen sich Culturen in Gelatine oder Agar anlegen, bei welchen jedoch für vollständige Entfernung des Sauerstoffs gesorgt werden muss. — Beim Menschen scheinen diese Bacillen eine Wundinfektionskrankheit, nämlich das rasch zum Tode führende gangränöse Emphysem der Haut, zu erzeugen.

Bacillus Tetani.

Die Erreger des Wundstarrkrampfes finden sich ähnlich wie die Oedembacillen hauptsächlich in Erde, aber auch im Staub und Kehricht aus unsauberen Wohnungen etc., verbreitet.

Bringt man solche Erde oder Kehricht Versuchsthieren (namentlich Mäusen und Kaninchen) in eine Hautwunde, so entsteht nach 1—2 Tagen ausgesprochener Tetanus, der meist rasch zum Tode führt. Bei der Untersuchung menschlicher Tetanusfälle hat sich gezeigt, dass der Eiter der betreffenden Wunden bei Mäusen und Kaninchen genau die gleichen Symptome hervorruft, wie die Erdimpfung. Ausserdem ist nachweislich Tetanus beim Menschen sehr oft in Fällen zu beobachten, wo Erde in die Wunde eingedrungen war. Es ist danach anzunehmen, dass die gleichen in der Erde und im Stubenkehricht verbreiteten Erreger sowohl den thierischen Impftetanus, als auch den Wundtetanus der Menschen bewirken (inclusive des Trismus neonatorum, bei welchem eine Verunreinigung der Nabelwunde die Schuld trägt). — Die Erreger sind feine gerade, bewegliche Bacillen mit grossen endständigen Sporen. Sie sind Anaëroben, bilden auf Gelatine in einer H-Atmosphäre Colonieen mit dichtem Centrum und feinem Strahlenkranz; allmählich verflüssigen sie die Gelatine unter Gasentwickelung. Am besten wachsen sie bei 37⁰. — Die Reinculturen, auf Versuchsthiere übertragen, erzeugen keine Eiterung, nur locale Hyperämie; nach 24—36 Stunden Tetanus. Weder im Blut noch in den Organen der erkrankten oder gestorbenen Thiere sind die Bacillen nachweisbar. — Das sterile Filtrat von Reinculturen wirkt durch seinen Gehalt an specifischem Giftstoff (Tetanotoxin) gleichfalls tetanisirend auf Versuchsthiere und zwar schon in sehr kleinen Dosen (0,05 bis 0,4 Milligr.) des Filtrats.

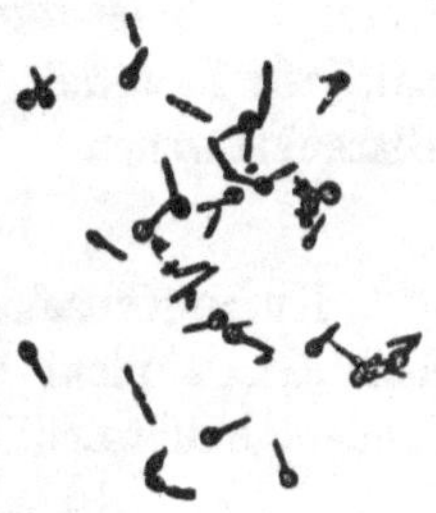

Fig. 15. Tetanusbacillen, sporentragend, aus Agarcultur (nach KITASATO). 1000 : 1.

Bacterium coli.

Man bezeichnet mit diesem Namen eine Gruppe von zahlreichen Arten und Varietäten, die darin übereinstimmen, dass sie plumpe, bewegliche Stäbchen von sehr wechselnder Länge bilden, ohne Sporen, nach GRAM nicht färbbar, mit mehreren Geisseln. Auf Gelatine bilden sie flache Auflagerungen mit undeutlicher Zeichnung, auf Kartoffeln meist schleimige Rasen; in Zuckerbouillon produciren sie Gas. Die einzelnen Varietäten unterscheiden sich durch morphologische Merkmale, durch das Wachsthum auf Kartoffeln, durch die Intensität der Gasbildung und durch ihre Pathogenität gegenüber Thieren. Hierher gehört der Bac. coli communis, ein regelmässig bei Menschen und Thieren gefundener Darmbewohner; daneben scheinen noch andere Varietäten aus derselben Gruppe im Darmkanal vielfach vorzukommen.

B. coli-Arten werden sehr oft bei entzündlichen Erkrankungen des Menschen gefunden; so in Reincultur in den Fäces bei Kinderdiarrhoe, Cholera nostras, Typhus etc.; ferner im Eiter bei Peritonitis, Entzündung der Gallenwege, bei Blasenkatarrhen, eitriger Nephritis, sekundären Bronchopneumonieen. — Einige besonders virulente Varietäten scheinen bei den sog. Fleischvergiftungen ätiologisch betheiligt zu sein.

Bacillus aërogenes.

Unbewegliche kurze Stäbchen; die Colonieen auf Gelatine bilden porcellanweisse Tropfen, werden aber oft denen des B. coli ähnlich. Kommt wie letzteres regelmässig im Darm vor. Verursacht in zuckerhaltigem Material Milchsäuregährung. Ist häufig der Erreger von Blasenkatarrhen.

Bacillus des Rhinoskleroms.

Kurze Kapselbacillen, den vorigen ähnlich, auch in den Culturen nach Gram nicht färbbar. Werden bei Rhinoskleron regelmässig gefunden, hauptsächlich in Zellen eingeschlossen.

Bacillus proteus fluorescens.

Erreger der sog. Weil'schen Krankheit; zeichnet sich durch die Verschiedenheit seiner Form (alle Uebergänge von der Kokkenform bis zur Fadenbildung), durch sein sehr verschiedenes Verflüssigungsvermögen für Gelatine, die grüne Fluorescenz der Cultur und durch seine Pathogenität für Tauben und Mäuse aus (Jäger).

Nur für gewisse Thierracen pathogene Bacillen.

Bacillus des Rauschbrands, einer Krankheit, welche unter dem Rindvieh grosse Verheerungen anrichtet. Die Bacillen sind denen des malignen Oedems ähnlich, auch in Bezug auf Anaërobiose. Die Virulenz der Bacillen lässt sich in den Culturen graduell abschwächen.

Bacillus des Schweinerothlaufs. Aeusserst feine, kurze Bacillen 0·6—0·8 μ lang und etwa 0·2 μ dick. Finden sich in grosser Menge im Blute und in den Capillaren aller Organe von an Rothlauf verendeten Schweinen. Oft liegen sie in Leucocyten des Blutes, welche unter dem Einfluss der Bacillen zu zerfallen scheinen. Sie wachsen leicht in Nährgelatine. Die Colonieen auf Platten erscheinen als rundliche, weisse Trübungen der Gelatine; auch im Stich entsteht nur eine zarte, wolkige Trübung. — Sehr ähnlich sind die Bacillen der sogenannten Mäuseseptikämie, die man nicht selten erhält, wenn man Mäuse mit beliebigen Faulflüssigkeiten impft.

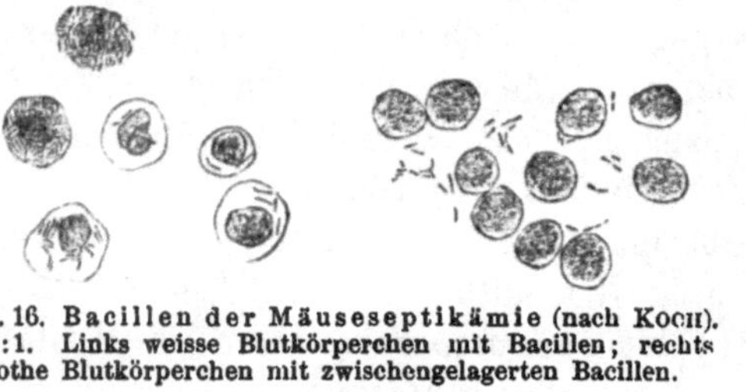

Fig. 16. Bacillen der Mäuseseptikämie (nach Koch). 750:1. Links weisse Blutkörperchen mit Bacillen; rechts rothe Blutkörperchen mit zwischengelagerten Bacillen.

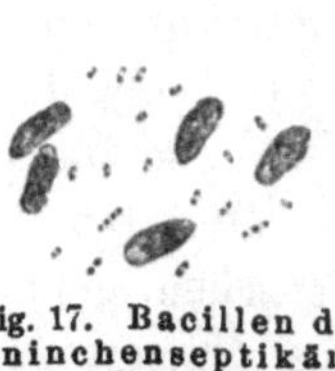

Fig. 17. Bacillen der Kaninchenseptikämie aus Sperlingsblut (nach Koch). 700:1.

Bacillus der Kaninchenseptikämie und der Hühnercholera. Kurze nur an den Polen sich färbende Bacillen. Wachsen leicht auf den verschiedensten Nährsubstraten; tödten Mäuse, Kaninchen, Tauben etc. nach Einimpfung der minimalsten Culturmengen. Auch bei der sogenannten Schweineseuche und bei der Wildseuche sind ähnliche Bakterien beobachtet, die vielleicht sämmtlich einer Art angehören, vielleicht aber auch verschiedene Racen darstellen.

Saprophytische Bacillen.

Manche sind nicht harmlos, sondern können, wenn sie in grösserer Menge subcutan oder intravenös in den Thierkörper gelangen, durch Toxinwirkung (Bakterienproteïn) schädigen. Zunächst seien einige chromogene Arten erwähnt:

Bacillus prodigiosus. Wächst in schön roth gefärbten Colonieen und wird vielfach zu Experimenten benutzt; früher als Micrococcus bezeichnet; doch kommen neben kugeligen Gliedern deutliche Langstäbchen und Fäden vor. Bacillus pyocyaneus, im grünblauen Eiter enthalten; zwei Varietäten. Kleine bewegliche Bacillen, wachsen in Gelatine unter Produktion eines blaugrünen Farbstoffes und unter Verflüssigung. Bildet giftige Stoffwechselprodukte und vermag sich im Körper mancher Thiere (Kaninchen, Meerschweinchen) auch zu vermehren. Bacillus der blauen Milch. Längere, sporenbildende Bacillen, liefern in der Gelatine, welche nicht verflüssigt wird, und in nicht gesäuerter Milch einen graubraunen Farbstoff, der bei saurer Reaktion in einen tiefblauen übergeht.

Ferner verschiedene Gährungserreger:

Bacillen der Milchsäuregährung. Mehrere Arten, am häufigsten ist bei der spontanen Säuerung der Milch der Bac. aërogenes (s. oben) betheiligt.

Bacillus butyricus. Grosse Bacillen. Bilden Clostridium-Sporen; gehören zu den Anaëroben. Mit Jod färben sich die Bacillen blau oder blauviolett. Wahrscheinlich mehrere Varietäten.

Unter den zahlreichen Fäulnissbacillen sei hervorgehoben. Proteus vulgaris. Bacillen, welche mit Verflüssigung der Gelatine wachsen und unter gewissen Bedingungen schwärmende Colonieen auf den Platten bilden. — Bacillus phosphorescens. Auf Fischen, Fleisch, in Salzwasser, aber auch in Nährgelatine wachsend. Die Culturen leuchten intensiv im Dunkeln. Mehrere Arten oder Varietäten. — Ohne bekannte Gährungserregung ist: Bacillus subtilis, der sogenannte Heu-Bacillus. Ebenfalls eine aus mehreren Arten und Varietäten bestehende Gruppe. Enorm verbreitet, in grosser Menge im Heustaub. Morphologisch dem Milzbrand-Bacillus einigermaassen ähnlich, aber durch seine Beweglichkeit, sein Wachsthum in Gelatine u. s. w. unterschieden. Die Sporen sind noch erheblich resistenter als die Milzbrandsporen; daher erhält man Bacillen aus dieser Gruppe häufig als Verunreinigung von Substraten, welche ungenügend sterilisirt sind. Viele Arten peptonisiren das Caseïn der Milch und einige liefern Toxine, welche Versuchsthiere nicht nur nach intravenöser Injektion, sondern auch nach Verfütterung der Bacillen tödten. Die giftige Substanz ist in den Bakterienkörpern enthalten (s. unter „Milch").

Angereiht sei hier eine Gruppe von Mikroorganismen, deren einfachste Elemente die verschiedenen Wuchsformen der Spaltpilze aufweisen, die aber dadurch, dass diese Elemente zu Verbänden von relativ bedeutender Grösse vereinigt sind, theils gewissen Algen, theils Fadenpilzen nahestehen.

1) Die Gattung Cladothrix; Fäden, deren einzelne Elemente durch die Möglichkeit der Eigenbewegung und das Vorkommen einer echten endogenen Sporenbildung sich als Bacillen ausweisen. Charakterisirt durch falsche Astbildung; zwei in ihrem Verband gelockerte Bacillen wachsen jeder für sich weiter und die beiden Fäden bleiben dann an der Ursprungsstelle eine Strecke mit einander in Berührung. — Häufig in verunreinigten Wässern. Auch in reineren Brunnenwässern kommt oft eine Cladothrixart vor, welche die Gelatine in der Umgebung der Colonie braun färbt.

2) Gattung Crenothrix. Fäden, welche an festem Substrat haften; der Inhalt der Fäden theilt sich innerhalb der umgebenden Scheide in kurze Querstücke und diese zerfallen in kleinere runde Segmente; aus solchen kugeligen Elementen können neue Fäden hervorwachsen. — Häufig in Brunnen und in Wasserleitungsröhren, besonders wenn das Wasser eisenhaltig ist.

3) Gattung Beggiatoa. Der vorigen morphologisch ähnlich. In den Zellen finden sich Einlagerungen von Schwefel in Form stark lichtbrechender Körper. — Vielfach in Fabrikabwässern.

Die beiden letztgenannten Gattungen nähern sich dadurch, dass sie ein ausgesprochenes Spitzenwachsthum zeigen, sowie durch ihre Vermehrungsverhältnisse den Spaltalgen.

3. Spirillen.

Spirochaete Obermeieri, Recurrens-Spirillen.

Finden sich im Blut der an Febris recurrens Erkrankten, jedoch nur während der Fieberanfälle; niemals in den Secreten. Lange, wellig gebogene Fäden mit 10—20 Schraubenwindungen, lebhaft beweglich. Ausserhalb des Körpers behalten sie in physiologischer Kochsalzlösung noch mehrere Stunden ihre Beweglichkeit, Vermehrung tritt aber weder hier noch in anderen künstlichen Culturen ein. Spirillenhaltiges Blut auf Affen oder Menschen übertragen ruft Febris recurrens hervor; von Spirillen freies Blut ist wirkungslos.

Spirillum Cholera asiaticae (Koch).

In acuten Fällen asiatischer Cholera können diese Spirillen regelmässig aus den Entleerungen des Kranken oder aus dem Darminhalt der Leiche gezüchtet werden; weniger leicht, aber dennoch sicher gelingt der Nachweis in den späteren Entleerungen eines langsam verlaufenden Falles; nicht mehr auffindbar sind sie oft in dem auf den eigentlichen Choleraanfall folgenden Typhoïd. Niemals werden in den Organen Choleraspirillen gefunden; ihre einzige Wohnstätte ist der Darm; und von da dringen sie höchstens in die obersten Schichten der Darmschleimhaut ein. Durch das Mikroskop gelingt der Nachweis viel weniger sicher als durch die Cultur; letztere geschieht, indem ein kleines Schleimflöckchen aus den Dejektionen oder dem Darminhalt, oder im Nothfall von einem mit Dejektionen beschmutzten Hemd oder Betttuch auf Gelatineplatten gebracht wird. Hält man die letzteren bei 22°, so sind nach 16 Stunden die charakteristischen Colonieen der Choleraspirillen mit schwachen Vergrösserungen zu erkennen. — Ist die Zahl der Choleracolonieen gering, so stösst das Herausfinden derselben aus den Colonieen der übrigen darmbewohnenden Bakterien auf Schwierigkeiten. In dem Fall bringt man zunächst einige Schleimflöckchen der verdächtigen Dejektion in Reagensgläser mit alkalischer 2 $^0/_0$iger Peptonlösung und hält diese bei 37°. Nach 8 Stunden pflegen die Kommabacillen sich in grösserer Zahl an der Oberfläche der Flüssigkeit angehäuft zu haben, und man macht von da aus Präparate und legt Gelatineplatten an. (Genaueres s. im Anhang.)

Durch dieses Verfahren sind von guten Beobachtern die Choleraspirillen ausnahmslos in jedem typischen Cholerafall jeder seither aufgetretenen Epidemie nachgewiesen; ebensowohl in Indien, wie in Frankreich, Italien, Oesterreich u. s. w.; ferner auch bei zahlreichen leichten diarrhoeischen Erkrankungen, die während einer Choleraepidemie vorkommen. Vom Tage der Erkrankung ab sind sie meistens 8—10 Tage lang, zuweilen bis zu 14 Tagen, in vereinzelten Fällen bis zu 23 Tagen in den Dejektionen nachweisbar. — Dagegen hat man trotz eifrigsten Suchens niemals beim normalen Menschen oder während irgend einer anderen Krankheit, oder irgendwo in unserer Umgebung zu cholerafreier Zeit die gleichen Spirillen auffinden können. Dieselben kommen vielmehr constant und ausschliesslich bei Cholera asiatica vor, und hierfür ist keine andere Erklärung möglich als die, dass sie die Erreger dieser Krankheit darstellen.

Die Choleraspirillen erscheinen meist in der Form kurzer, schraubenförmig gekrümmter Stäbchen; an den jüngsten Individuen ist die Krümmung kaum sichtbar, später werden nicht selten lange Schrauben von 10—20 Windungen und mehr gebildet. Sie führen lebhafte, theils drehende, theils vorwärts schiessende Bewegungen aus und zwar mit Hülfe eines am einen Ende haftenden Geisselfadens. In späteren Stadien kommt es leicht zur Bildung von Involutionsformen; theils quellen die Stäbchen, theils zerfallen sie unter Bildung von Kügelchen. Letztere sind mit Unrecht als Arthrosporen angesprochen worden.

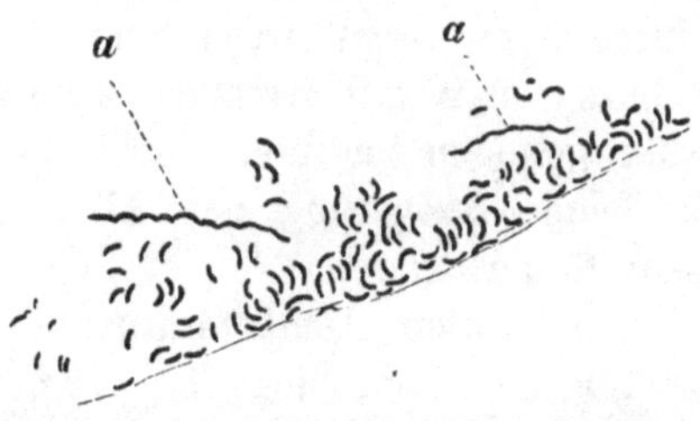

Fig. 18. Choleraspirillen in Fleischbrühe; meist Kommaformen, bei *a* lange Spirillen (nach Koch). 600:1.

Auf Gelatineplatten bilden sie nach 24 Stunden kleinste Colonieen, welche bei 80facher Vergrösserung als runde gelbliche Scheiben mit gebuchtetem welligem Contour und glänzend-höckeriger Oberfläche erscheinen. Am zweiten Tage beginnt Verflüssigung der Gelatine, die aber langsam fortschreitet und sich nicht weiter als 1—2 mm von der Colonie aus erstreckt. Stichculturen in Gelatine zeigen Anfangs nur eine weissliche Trübung entlang dem Stichcanal, dann bildet sich eine dünne, mit Flüssigkeit gefüllte Röhre aus, welche sich nach oben etwas erweitert, aber in den ersten Tagen nie bis zum Glasrande vorschreitet; erst nach 8—14 Tagen erstreckt sich die Verflüssigung über den ganzen oberen Theil der Gelatine.

Auch auf anderen Nährsubstraten wachsen die Choleraspirillen leicht; auf Kartoffeln nur bei höherer Temperatur von 30—35° in Form einer graubraunen Auflagerung. In Milch vermehren sie sich lebhaft ohne sichtbare Veränderung, namentlich ohne Coagulation der Milch.

Setzt man zu einer 12 Stunden alten Cultur in peptonhaltiger Bouillon 5—10 Procent concentrirte Schwefelsäure, so entsteht innerhalb der nächsten 30 Minuten eine schöne, rosa violette Färbung (Choleraroth). Die Reaktion kommt dadurch zu Stande, dass die Choleraspirillen Indol und salpetrige Säure als Stoffwechselprodukte liefern, während andere Bakterien gewöhnlich nur entweder Indol oder salpetrige Säure bilden; sie ist jedoch nicht völlig charakteristisch für die Choleraculturen, da einige Bakterien und auch einzelne Vibrionen dieselbe Farbenreaktion zeigen.

Die Choleraspirillen wachsen noch in einer Bouillon, welche mit 30 Theilen Wasser verdünnt ist; in einigermaassen reinem Wasser findet keine Vermehrung statt, wohl aber sind sie dort mehrere Tage haltbar. Sehr empfindlich sind sie gegen saure Reaktion. Sie werden durch 0·1 Procent freier Schwefelsäure getödtet, auch starken Ueberschuss von Alkali vertragen sie nicht; 0·2 Procent Aetzkali oder Aetzkalk genügen zu ihrer Abtödtung. Eine gewisse unter dieser Grenze bleibende Steigerung der Alkalescenz ist dagegen ihrem Wachstum sehr förderlich.

Die untere Temperaturgrenze, von welcher ab sie bei künstlicher Cultur gedeihen, liegt bei 16°, reichliche Vermehrung erfolgt erst zwischen 22 und 25°; das Temperatur-Optimum liegt bei 35°. Hitze von 60° tödtet sie bei 10 Minuten langer Einwirkung; dasselbe wird erreicht durch kurz dauerndes Aufkochen einer Flüssigkeit. Durch 2 Procent Carbolsäure oder 1:2000 Sublimatlösung werden sie binnen wenigen Minuten getödtet.

Sehr empfindlich sind die Choleraspirillen auch gegen das Austrocknen; in dünner Schicht völlig getrocknet, sind sie bereits nach 2—24 Stunden nicht mehr lebensfähig. Durch trockene Gegenstände oder auch durch Luftstaub können daher die Choleraspirillen nicht verbreitet werden, sondern nur durch feuchte oder flüssige Substrate. In dicker Schicht und namentlich in Proben aus Agarculturen, kommt eine völlige Austrocknung aller Bacillen schwer zu Stande, und es können in solchen scheinbar trockenen Objecten noch nach Monaten lebensfähige Individuen gefunden werden.

In Flüssigkeiten und auf feuchten Objecten werden die Choleraspirillen indess für gewöhnlich stets mit anderen saprophytischen Bakterien zusammentreffen. Einige Tage bis Wochen können sie bei günstiger Temperatur und Reaktion wohl mit diesen concurriren und sich eventuell vermehren; meist gehen sie aber bald, theils durch Nährstoffentziehung, theils durch die Reaktionsänderung des Substrats zu Grunde.

Unter natürlichen Verhältnissen sind daher die Choleraspirillen fast niemals längere Zeit haltbar. Nur in den künstlich hergestellten Reinculturen können sie unter Umständen noch nach 8—12 Monaten lebensfähig gefunden werden; dagegen sind sie an der menschlichen Hand binnen 2 Stunden, auf Papier binnen 24 Stunden, auf trockenen Waaren und Nahrungsmitteln binnen 24 Stunden, auf feucht aufbewahrten Nahrungsmitteln binnen 8 Tagen abgestorben. In Wasser können sie unter Umständen über 8 Tage, in feuchter Wäsche über 14 Tage lebendig bleiben.

Bei Thieren lässt sich eine der menschlichen Cholera ähnliche Erkrankung nicht reproduciren. Eine Art Infektion gelingt bei Meerschweinchen dadurch, dass man ihnen zunächst Opiumtinktur in die Bauchhöhle, dann erst Sodalösung (zur Neutralisirung des Magensaftes) und darauf Cholerakultur in den Magen injicirt. Ferner entsteht durch Injectionen von Cultur in die Bauchhöhle von Meerschweinchen heftige Toxinwirkung, die sogenannte Meerschweinchencholera, gekennzeichnet durch rapiden Temperaturabfall, allgemeine Muskelschwäche, partielle Muskelkrämpfe, Lähmung der Centren der Cirkulation und der Temperaturregulirung, so dass in wenigen Stunden völliger Collaps und der Tod eintritt. Die tödtliche Dosis Cultur schwankt nach dem Alter der Cultur, nach der Dauer der künstlichen Fortzüchtung, nach dem Nährboden etc. Von einer vollvirulenten Cultur auf Agar bei 37°, die nicht älter als 18 Stunden ist, genügt $^1/_{12}$ Platinöse (1 Oese = 2 mg Culturmasse, enthaltend 200 Millionen lebende Individuen) zur tödtlichen Wirkung. — Zahlreiche andere Bakterien erzeugen beim Meerschweinchen nach intraabdomineller Applikation ähnliche Krankheitserscheinungen (Toxinwirkung der Bakterienproteïne); jedoch ist durch die PFEIFFER'schen Immunisirungsversuche der specifische Charakter der Wirkung der Cholerabakterien erwiesen. Werden nämlich Versuchsthiere (Meerschweinchen, Ziegen) mit steigenden Dosen Choleracultur vorbehandelt, so erlangen sie eine specifische Immunität gegen Cholera, nicht aber gegen andere Bakterien bezw. ähnliche Vibrionen; und umgekehrt schützt Vorbehandlung mit anderen Bakterien die Thiere nur unvollkommen und vorübergehend gegen Cholerainfektion.

Eine höchst merkwürdige Wirkung kommt dem Blutserum der gegen Cholera stark immunisirten Versuchsthiere zu. Fügt man eine kleine Menge desselben einer Aufschwemmung von Choleravibrionen in Bouillon zu, so verlieren letztere ihre Beweglichkeit, ein Theil zerfällt in Kügelchen und die Mehrzahl ballt sich zu Haufen zusammen, die zu Boden sinken, während die darüberstehende Flüssigkeit sich klärt. Andere Bakterien und auch choleraähnliche Vibrionen werden nicht beeinflusst. — Noch intensiver tritt diese specifisch bakterientödtende Kraft des Serums immunisirter Thiere hervor, wenn man eine Aufschwemmung von Cholerabacillen mit etwas Serum versetzt und darauf in die Bauchhöhle von Meerschweinchen injicirt. An Proben der Peritonealflüssigkeit kann man sich alsdann überzeugen, dass in wenigen Minuten die Beweglichkeit der Cholerabacillen aufhört; sie sterben ab und zerfallen sämmtlich in Kügelchen und Körnchen. Choleraähnliche Vibrionen werden nicht beeinflusst, sondern vermehren sich und führen schliesslich den Tod des Versuchsthiers herbei. In dieser Methode haben wir das sicherste und feinste Reagens zur Unterscheidung der Choleravibrionen von ähnlichen Arten (Näheres s. im Anh.).

Bei fortgesetzter künstlicher Cultur tritt ausser der Abnahme der Virulenz zuweilen eine kleine Aenderung der Culturmerkmale ein, namentlich eine schwächere Verflüssigung der Gelatine (atypisches Wachsthum).

Dem Choleravibrio ähnliche Spirillenarten.

Am längsten bekannt sind die von FINKLER und PRIOR bei Cholera nostras gefundenen Spirillen. Dieselben verflüssigen die Gelatine viel energischer, wachsen anders auf Kartoffeln und zeigen auch morphologische Differenzen gegenüber den Choleraspirillen. Sie finden sich fast nie im Darm normaler und kranker Menschen, werden auch bei Cholera nostras neuerdings stets vermisst und sind also für die Aetiologie dieser Krankheit sowohl, wie für die Cholera asiatica bedeutungslos. — Ferner Spirillum tyrogenum, in Käse gefunden, den Choleraspirillen ähnlich, aber durch das Wachsthum auf Kartoffeln, in Milch und durch das Thierexperiment leicht zu unterscheiden. — Vibrio Metschnikoff, in den Colonieen den FINKLER'schen Spirillen, zuweilen aber, namentlich in den Stichkulturen, den Choleravibrionen ähnlich; von letzteren eigentlich nur unterschieden durch die Virulenz des Vibrio M. gegen Tauben, die gegenüber der Cholera wenig empfänglich sind, nach Impfung mit Vibrio M. aber an schwerer Septicämie mit Massen von Bakterien im Blut und in den Organen erkranken. V. M. ist vermuthlich identisch mit einem im Nordhafen in Berlin gefundenen und als V. Nordhafen bezeichneten Bakterium. — Als wesentlichste Fundstätte der choleraähnlichen Spirillen ist jetzt das Wasser der Flüsse im Spätsommer bekannt geworden. Mehr als 30 Arten und Varietäten, von denen manche ausser durch ihre Herkunft sich nur durch die Phosphorenz der Culturen und durch geringe Abweichungen im Aussehen der Colonien auf Gelatine von Choleravibrionen unterscheiden, sind im letzten Jahre beschrieben. Trotzdem gelingt die diagnostische Erkennung der Choleravibrionen mit vollster Sicherheit durch die Pfeiffer'sche Serumprobe (s. S. 70).

IV. Streptothricheae.

Eine Gruppe von Mikroorganismen, die zwischen den Fadenpilzen und den Spaltpilzen steht. In den Culturen bilden sie Mycelien und Fruchthyphen mit Sporenketten, so dass sie mit Schimmelpilzen die grösste Aehnlicheit haben. Mikroskopisch sind aber die Fäden oft von Bacillenfäden nicht zu unterscheiden, nur dass sie echte Verästelung zeigen; und die Fäden zerfallen häufig in bacillen- und kokkenartige Glieder, die auf frischem Nährsubstrat wieder Fäden und Mycelien bilden. Vielfach entstehen durch Vergallertung der Membran der Fäden keulenförmige Anschwellungen, die als Degenerationsprodukte aufzufassen sind.

Zahlreiche Arten; die meisten sind saprophytisch weit verbreitet, nicht selten kommen pathogene Wirkungen (nekrotisirende und granulirende Processe) durch Streptothricheen zu Stande.

Aus der letzteren Gruppe ist am bekanntesten:

Der Actinomyces oder Strahlenpilz.

Bewirkt beim Menschen die verschiedenartigsten Abscesse und Eiterungen und wird besonders häufig beim Rindvieh als Ursache von Abscessen in Zunge und Kiefer beobachtet. Im Eiter derartiger Abscesse findet man gelbe Körnchen, die auf leichten Druck in einzelne Pilzrasen zerfallen. Letztere bestehen aus hyphenähnlichen, gablig verzweigten Fäden, die von einem Centrum radiär ausstrahlen und nach der Peripherie zu in keulenartige Anschwellungen auslaufen. — Zuweilen findet man solche Actinomyces-Drusen in den Krypten der Tonsillen, ohne dass Krankheitserscheinungen sich daran knüpfen.

Die Erfahrungen über das Vorkommen der Actinomyces-Erkrankungen lassen darauf schliessen, dass der Pilz u. A. auf vegetabilischen Nahrungsmitteln zu wuchern vermag und zuweilen mit diesen (Getreidegrannen) in den Körper eindringt. Auf den Menschen scheint er auch von erkrankten Thieren aus übertragen zu werden. Als Eintrittswege betrachtet man vorzugsweise Verletzungen der Mundschleimhaut und cariöse Zähne; ferner die Lunge, wesentlich nach Aspiration von Keimen aus der Mundhöhle; in selteneren Fällen den Darm oder Verletzungen der Haut.

Culturen gelingen auf den verschiedensten Substraten, auf Agar, Blutserum, Kartoffeln (Boström). Impfversuche an Thieren hatten noch kein unzweifelhaftes Ergebniss.

Streptothrix Israeli.

Aus 2 Fällen von Actinomykose beim Menschen isolirt. Wachsen nur anaërob auf Agar, in Eiern etc. Zeigen in den Culturen vorzugsweise Stäbchen, die den Diphtheriebacillen ähnlich sind. Durch intraperitoneale Uebertragung der Culturen konnten bei Kaninchen und Meerschweinchen Tumoren mit Actinomycesdrusen hervorgerufen werden. — Ferner sind zu erwähnen: Streptothrix Madurae, Erreger des sog. „Madurafusses". — Streptothrix alba, häufig in Luft und Wasser, wächst auf Gelatine aërob unter Verflüssigung und mit reichlicher Bildung von Luftfäden.

Literatur: C. Flügge, Die Mikroorganismen, 3. Aufl., 1896. — C. Fränkel, Grundriss der Bakterienkunde, 3. Aufl., 1890. — Günther, Einführung in das Studium der Bakteriologie, 3. Aufl., 1894. — Heim, Lehrbuch der bakteriologischen Untersuchung und Diagnostik, 1894. — Hueppe, Die Methoden der Bakterien-Forschung, 5. Aufl., 1891. — Eisenberg, Bakteriologische Diagnostik, 3. Aufl., 1891. — Fränkel und Pfeiffer, Mikrophotographischer Atlas der Bakterienkunde, 1889—92. — Loeffler, Vorlesungen über die geschichtliche Entwickelung der Lehre von den Bakterien. — Baumgarten, Jahresbericht über die Fortschritte in der Lehre von den pathogenen Mikroorganismen, 1885—95.

V. Protozoën.

Mit diesem Namen bezeichnet man die niedersten (einzelligen) thierischen Lebewesen. Eine scharfe Abgrenzung derselben gegenüber den einfachsten Pflanzen ist unmöglich, und so kommt es, dass einzelne Formengruppen bald diesem, bald jenem Reiche zugerechnet werden. Dies gilt besonders von den Myxomyceten oder Mycetozoën, den Schleimpilzen oder Pilzthieren, sowie von den Chytridiaceen. Namentlich die letzteren haben für uns ein gewisses Interesse, da sie eine parasitische Lebensweise, und zwar meist in höheren oder niederen Pflanzen führen. Nur im Jugendstadium bewegen sie sich frei als mit einer Geissel versehene protoplasmatische Körper, dringen dann nach Verlust ihrer Geissel unter amöboiden Formveränderungen in ihre Wirthszellen ein und gelangen innerhalb derselben zum Wachsthum und schliesslich durch successiv wiederholte Zweitheilung (Sporenbildung) zur Vermehrung.

Als eigentliche Protozoën kann man mit Bütschli vier Klassen einzelliger Organismen bezeichnen: die Sarcodinen, Mastigophoren, Infusorien und Sporozoën.

Die Sarcodinen (Rhizopoden) bestehen aus einfachen oder mehr oder weniger differenzirtem Protoplasma und bewegen sich mittelst amöboider Formänderung.

Die Mastigophoren (Flagellaten) behalten im wesentlichen stets ihre Form bei und bewegen sich durch eine oder mehrere Geisseln.

Die Infusorien haben statt der Geisseln einen Besatz von Flimmerhaaren.

Während die Organismen der genannten drei Abtheilungen zwar nicht ausschliesslich, aber doch vorwiegend sich durch einfache Zweitheilung vermehren, fehlt letztere völlig bei der vierten Klasse, den Sporozoën, die vielmehr durch successiv erfolgende, wiederholte Zweitheilungen in Haufen unter sich gleichartiger kleiner Keime, die Sporen, zerfallen. Die Form und Bewegungsart der erwachsenen Individuen und ihrer Keime wechselt einigermaassen. Charakteristisch für diese Klasse, weil sie hier allein vorkommt, ist die sichelförmige Gestalt der Sporen und die gregarinenartige Bewegung der letzteren, sowie der ausgewachsenen Organismen. Dieselbe erfolgt weder durch amöboide Formveränderung, noch durch Geisseln oder Flimmerhaare, sondern besteht in einer bisher nicht genügend erklärten Gleitbewegung, die mit wurmartigen Contractionen verbunden sein kann.

Von allen vier Klassen der Protozoën giebt es parasitische Vertreter, die Sporozoën interessiren uns aber hauptsächlich, weil sie durchaus auf das Leben als Schmarotzer angewiesen sind. Künstliche Züchtung ist bei allen diesen Formen, im Gegensatz zu dem, was wir bei den pflanzlichen Parasiten gesehen haben, noch nicht gelungen.

Unter den Sarcodinen ist zu nennen die Amoeba dysenteriae, ein protoplasmatischer, kernhaltiger Organismus von der einfachen bis fünffachen Grösse eines Leucocyten, der sich durch Aussendung stumpfer Fortsätze bewegt. Die Amöbe ist bei einer Form der Dysenterie, die wesentlich auf wärmere Klimas beschränkt scheint, im Stuhlgang und in den diese Dysenterie häufig complicirenden Leberabscessen regelmässig zu finden. Experimente an Thieren (Katzen) haben ihre pathogene Rolle gesichert. Morphologisch identisch, aber völlig unschuldig ist eine Amöbe, die in den normalen Fäces vielfach vorkommt.

Unter den parasitischen Mastigophoren und Infusorien giebt es eine ganze Reihe, die auch bei höheren Thieren und beim Menschen schmarotzen. Eine pathogene Bedeutung ist aber bisher für keines derselben sicher bewiesen.

Von den **Sporozoën** interessirt uns am meisten eine Gruppe von Parasiten, welche die rothen Blutzellen von Amphibien, Reptilien, Vögeln und malariakranken Menschen bewohnen (Haemogregarinidae). Dahin gehört:

Plasmodium malariae.

Ein äusserst vielgestaltiger Schmarotzer. Anfangs war das Verständniss seines Entwickelungsganges sehr erschwert, weil man nicht wusste, dass den verschiedenen Fiebertypen der Malaria besondere Varietäten der Parasiten entsprechen. Jetzt unterscheidet man mindestens dreierlei derselben, nämlich die Schmarotzer 1) des einfachen oder zusammengesetzten Tertianfiebers, 2) des einfachen oder zusammengesetzten Quartanfiebers und 3) des meist unregelmässigen, schweren, oft perniciösen Malariafiebers, das bald als Quotidiana, bald als Tertiana, bald als Subcontinua oder Continua auftritt. Jedem dieser verschiedenen Typen entspricht ein verschiedener Formenkreis. Allen gemeinsam ist im wesentlichen die Jugendform, ein kleiner amöboid beweglicher, farbloser

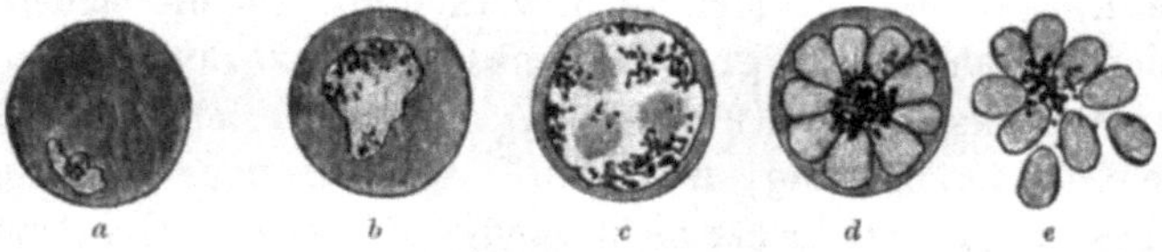

Fig. 19. Plasmodium Malariae. *a* = kurz nach dem Eintritt in das rothe Blutkörperchen. *b* = weitere Entwickelungsstufe. *c* = der Parasit füllt fast das ganze Blutkörperchen aus; Pigmentbildung. *d*. Theilung des Parasiten in Segmente. *e*. Freiwerden der Segmente nach Zerfall des Blutkörperchens (nach Marchiafava und Celli). 1200:1.

Plasmaklumpen, der etwa den 10. Theil eines rothen Blutkörperchens einnimmt. Dieser junge Parasit wächst mit verschiedener Schnelligkeit und zu verschiedener Grösse heran und consumirt dabei die rothe Blutzelle, dessen Hämoglobin er in Pigment (Melanin) verwandelt. Den Schluss der Entwickelung bildet ein Sporulationsprocess, durch welchen der erwachsene Parasit in eine grössere oder geringere Zahl kleiner rundlicher Keime zerfällt. Durch Einwanderung dieser Sporen in neue Blutkörper pflanzt sich die Infektion fort. Mit der Sporulation und der Einwanderung der Sporen trifft der neue Fieberanfall zusammen. — Complicirt wird dieser Entwickelungsgang durch das Auftreten von zum Theil recht sonderbaren sterilen Formen, zu denen namentlich die Halbmonde und Geisselkörper Laveran's zu gehören scheinen. In welcher Weise der Malariaparasit ausserhalb des Menschen vegetirt, darüber ist nichts Sicheres bekannt. Eine natürliche Infektion von Mensch zu Mensch ist der Regel nach ausgeschlossen, ebenso der Eintritt des Infektionserregers durch den Magendarm-Kanal.

Die pathogene Rolle der Malariaplasmodien ist heutzutage über jeden Zweifel erhaben, da dieselben 1) in vielen Tausenden von Malariafällen und 2) sonst niemals gefunden worden sind, da 3) die Intensität der Infektion der Menge der Schmarotzer entspricht, 4) andere Mikroorganismen durch die exactesten Methoden nicht nachweisbar sind und 5) durch Uebertragung von Malariablut auf gesunde Menschen typische Malariafieber mit denselben Parasiten im Blut erzeugt werden können.

Der Nachweis der Malariaplasmodien gelingt am leichtesten durch die Untersuchung des frischen Blutes ohne jeden Zusatz, aber auch nach Färbung fixirter Präparate (Methylenblau).

Andere pathogene Protozoën.

In seltenen Fällen ist beim Menschen ein Parasit, der mit den beim Kaninchen ausserordentlich häufigen Coccidium oviforme übereinstimmt, gefunden worden. Derselbe ist ebenfalls ein Bewohner von Zellen und zwar von Epithelien und kommt in letzteren zum Wachsthum und zur Bildung nackter (sichelförmiger) Sporen, die den Infektionsprocess in demselben Individuum weiter verpflanzen. Daneben kommt es bei Erschöpfung der Wachsthumsbedingungen häufig zu einer Einkapselung des Parasiten. In diesem Dauerzustand kann der Schmarotzer in die Aussenwelt gelangen und mittelbar auf andere Organismen übertragen werden.

Für den Menschen gar keine Bedeutung scheinen die sog. Miescher'schen Schläuche (Sarcosporidien) zu haben, die in den Säugethiermuskeln, ebenso die Myxosporidien, die in Fischen, und die Mikrosporidien, die in Insekten (Pebrine der Seidenraupen) vorkommen.

Die beim Epithelioma contagiosum der Hühner, beim Molluscum contagiosum des Menschen, ferner beim Carcinom u. s. w. beschriebenen und als Sporozoën angesprochenen Gebilde sind als noch nicht ausreichend charakterisirt anzusehen.

Cytoryctes variolae ist ein Parasit genannt, der zuerst im Anfangsstadium der Variolapusteln in den Zellen der Malpighi'schen Schicht gefunden wurde. Sodann wurde er in den Epithelzellen der Cornea von Kaninchen beobachtet, nachdem kleine Mengen Vaccinelymphe verimpft waren. Die Einschlüsse sind kleine unregelmässige Gebilde, zeigen auf geheiztem Objektisch amöboide Bewegungen, haben stark färbbare Kerne, befinden sich oft in Zweitheilung, zuweilen in radiärer Furchung (Guarnieri). — Die ätiologische Beziehung des Parasiten bedarf noch weiterer Klärung.

Literatur: Leuckart. Die Parasiten des Menschen, 2. Aufl. 1879—86. — Bütschli, Protozoa, 1882. — Balbiani, Leçons sur les sporozoaires, Paris 1884. — Pfeiffer, Beiträge zur Kenntniss der pathogenen Gregarinen, Zeitschr. f. Hygiene Bd. 3—5. — W. Kruse, Hygienische Rundschau 1892. Nr. 9 u. 10. — Kruse, Protozoen in Flügge, Mikroorganismen, 3. Aufl., Bd. II. — R. Pfeiffer, Beiträge zur Protozoën-Forschung. I. Die Coccidienkrankheit der Kaninchen. 1892. — Laveran, nature parasitaire des accidents de l'impaludisme, Paris 1881. — Councilman und Abbot, American Journ. of the medical sc. 1885. — Marchiafava und Celli, Atti della R. Academia dei Lincei, 1884 ff. — Golgi, Sulla infezione malarica, Torino 1886. — Zeitschr. f. Hygiene Bd. X.

Zweites Kapitel.

Witterung und Klima.

In der unsern Erdball umgebenden Atmosphäre laufen eine Reihe von Erscheinungen ab, welche in hohem Grade hygienisches Interesse beanspruchen; und zwar kommen sowohl physikalische Vorgänge, die Temperatur-, Druck-, Feuchtigkeitsschwankungen und die Bewegung der Atmosphäre in Betracht; als auch das chemische Verhalten der Luft, ihr Gehalt an Sauerstoff, Ozon, Kohlensäure und fremden Gasen; und drittens die Beimengung fester staubförmiger Bestandtheile.

Zunächst interessiren uns hier die physikalischen Prozesse, welche in den Ausdrücken „Witterung und Klima“ zusammengefasst werden. Die Lehre von diesen Vorgängen bezeichnet man gewöhnlich als Meteorologie und Klimatologie. Unter Witterung versteht man speciell die betreffenden physikalischen Vorgänge in der Atmosphäre während einer bestimmten kürzeren Zeit; unter Klima dagegen das mittlere Verhalten der meteorologischen Faktoren, welches für irgend einen Ort durch längere Beobachtung sich ergeben hat.

Beide, Wetter und Klima, sind von Alters her als hygienisch bedeutungsvoll erkannt; beide werden noch jetzt von Aerzten und Laien gern als Ursache zahlreicher geringerer oder schwererer Störungen der Gesundheit angeschuldigt.

Statistische Erhebungen haben in der That gezeigt, dass gewisse Krankheiten nur in einem bestimmten Klima vorkommen, dass andere eine wesentlich verschiedene Energie und Ausbreitung zeigen, je nach den klimatischen Verhältnissen des Landes. — Ferner hat sich herausgestellt, dass die Mortalität an verschiedenen Krankheiten variirt je nach dem Wechsel der Jahreszeiten und der gleichzeitig wechselnden Witterung.

Manche von Alters her behauptete Einflüsse von Klima und Witterung haben sich freilich noch nicht statistisch mit voller Bestimmtheit beweisen lassen, sind aber durch vielfache praktische Erfahrung zu begründen. So die Abhängigkeit leichterer katarrhalischer und rheumatischer Leiden, gewisser Ernährungsstörungen und nervöser Affektionen von Witterung und Klima; so die Heilkraft mancher Klimate für diese oder jene Leiden.

Indessen liegt es nahe, dass der Einfluss von Klima und Witterung auch überschätzt wird. Namentlich können die steten Schwankungen der Witterung leicht ausgenutzt werden, um in fehlerhafter Weise Kausalverbindungen mit der ebenfalls vielfach wechselnden Häufigkeit gewisser Krankheiten herzustellen. Ebenso begegnen wir oft dem Bestreben, namentlich an Bade- und Kurorten, minimalste klimatische Differenzen zu wichtigen Heilfaktoren aufzubauschen.

Um über die wirkliche Bedeutung der meteorologischen und klimatischen Einflüsse ein zuverlässiges Urtheil zu gewinnen, wird es zunächst erforderlich sein, die Faktoren, welche Klima und Witterung zusammensetzen, nämlich Lufttemperatur, Luftdruck, Luftfeuchtigkeit, Luftbewegung u. s. w. im Einzelnen zu analysiren, die örtlichen und zeitlichen Schwankungen des einzelnen Faktors zu ermitteln, deren Wirkung auf den Menschen zu präcisiren, und dann erst den Gesammteinfluss von Witterung und Klima auf die Frequenz verschiedener Krankheiten zu erörtern.

Die daraus sich ergebende Erkenntniss hat keineswegs ein nur theoretisches Interesse, sondern entschieden auch praktische Bedeutung. Bisher hat die Neigung bestanden, die von Witterung und Klima beeinflussten Krankheiten als etwas fast unvermeidliches hinzunehmen; bei manchen Krankheiten meinte man sogar geheimnissvolle komischtellurische Einflüsse betheiligt, denen wir uns nicht entziehen und in die wir nicht eingreifen können. Demgegenüber ist namentlich die Frage aufzuwerfen, ob die in Betracht kommenden Krankheiten wirklich auf eine direkte Wirkung klimatischer Elemente zurückzuführen sind, oder ob etwa diese Wirkung sich indirekt und nur unter Beihülfe solcher anderer Momente vollzieht, welche durch geeignete Maassnahmen leicht ausgeschaltet oder erheblich abgeschwächt werden können. Auch ist dabei zu erwägen, ob nicht in manchen Fällen klimatische Einflüsse vorgetäuscht werden dadurch, dass gewisse Sitten und Gebräuche, die mit der Jahreszeit oder mit der Oertlichkeit variiren, zeitliche und örtliche Schwankungen der Krankheiten verursachen.

I. Die einzelnen meteorologischen Faktoren.

A. Temperatur der Atmosphäre.

Methode der Beobachtung. Gewöhnlich benutzt man empfindliche Quecksilberthermometer mit kleinen Gefässen, welche in gewissen Zwischenräumen geaicht werden müssen; zuweilen Metallthermometer; für grosse Kältegrade Weingeistthermometer.

Speciell für meteorologische Beobachtungen werden vielfach Maximal- und Minimalthermometer gebraucht. Die jetzt gebräuchlichste Konstruktion ist das U-förmige Thermometer von Six und Casella, ein Weingeistthermometer mit Einschaltung eines Quecksilberfadens, der an jedem Ende einen Index vorschiebt, so dass Maximum und Minimum beobachtet werden können.

Die Aufstellung des Thermometers muss, da nur die Lufttemperatur gemessen werden soll, in solcher Weise erfolgen, dass es gegen die Strahlung vom Boden und von erwärmten Hauswänden, ebenso auch gegen Regen etc. geschützt ist. Daher muss das Thermometer an der Nordwand des Hauses, mindestens vier Meter über dem Boden und in einem Gehäuse angebracht werden, welches keine Bestrahlung, sondern nur eine Einwirkung der zutretenden Luft auf das Thermometer gestattet.

In einfacher und meist hinreichend genauer Weise lässt sich die Lufttemperatur bestimmen durch das „Schleuderthermometer", d. h. durch ein gewöhnliches Thermometer, welches an einer 1 Meter langen Schnur einige Male im Kreise geschwungen wird. Diese Methode der Messung der Lufttemperatur ist gerade für hygienische Zwecke, in Wohnräumen etc., gut anwendbar. — Für meteorologische Stationen empfiehlt sich die Anwendung des Assmann'schen Aspirationsthermometers. Das Thermometer befindet sich in einem dünnwandigen Metallgehäuse; im Kopf des Gehäuses liegt ein Federkraft-Laufwerk, durch welches ein Exhaustor-Scheibenpaar in schnelle Umdrehung versetzt wird; letzteres unterhält einen konstanten Luftstrom, der mit 2,3 m pro Sec. Geschwindigkeit am Thermometergefäss vorbeistreicht.

Soll auch der Erwärmung durch die Sonnenstrahlung Rechnung getragen werden, so sind — da an den gewöhnlichen Thermometerkugeln eine fast vollständige Reflexion der Strahlen stattfindet — Thermometer mit geschwärzten Gefässen zu verwenden, die in eine luftleere Glashülle eingeschlossen sind (Vacuumthermometer). Sie geben in der Differenz gegenüber der Lufttemperatur ein annäherndes Maass der Strahlungsintensität.

Die Thermometerbeobachtungen zu meteorologischen Zwecken erfolgen am vollkommensten durch selbstregistrirende Thermometer, welche den Gang der Temperatur vollständig aufzeichnen. Auch stündliche Ablesungen ergeben fast ebenso brauchbare Resultate, werden indess nur an wenigen Stationen ausgeführt. Addirt man die Stundenbeobachtungen eines Tages und dividirt durch 24, so erhält man das Tagesmittel der Temperatur. Die Tagesmittel addirt und durch die Zahl der Tage des Monats resp. Jahres dividirt ergeben das Monatsmittel resp. Jahresmittel. — Ein richtiges Tagesmittel wird auch erhalten, wenn man nur dreimal täglich, 8 Uhr Früh, 2 Uhr Nachmittags, 10 Uhr Abends beobachtet und die Summe der erhaltenen Zahlen durch 3 dividirt; oder wenn man um 7 Uhr Früh, 2 Uhr Nachmittags, 9 Uhr Abends abliest, die für die Abendstunde erhaltene Zahl doppelt setzt und durch 4 dividirt; oder wenn man aus den Daten für 8 Uhr Früh, 2 Uhr Nachmittags, 7 Uhr Abends und für das Minimum das Mittel bildet. Auch das allein aus Maximal- und Minimaltemperatur entnommene Mittel giebt ein annähernd richtiges, im Ganzen jedoch zu hohes Tagesmittel.

Oertliche und zeitliche Schwankungen der Temperatur.

Ueber die Temperaturverhältnisse der bewohnten Erdoberfläche erhalten wir Aufschluss durch die an zahlreichen Orten gesammelten meteorologischen Daten. Dieselben beschränken sich allerdings bis jetzt nur auf die Beobachtung der Lufttemperatur. Für hygienische

Zwecke ist ausserdem die Temperatur der umgebenden Gegenstände (Boden, Hauswände etc.) von Interesse, da die Wärmeabgabe von unserem Körper auch durch die Strahlung und Leitung zwischen diesem und den verschieden temperirten Gegenständen beeinflusst wird. Ebenso ist die direkte Bestrahlung des Körpers durch die Sonne bedeutungsvoll für die Temperaturempfindung desselben. Bis jetzt liegen indessen fortlaufende Beobachtungen nur vor für die Lufttemperatur; und zwar betreffen diese: a) die mittlere Monats- und Jahrestemperatur; b) die absoluten und mittleren Extreme; c) die mittlere Tagesschwankung; d) die mittlere Jahresschwankung; e) die interdiurne Veränderlichkeit (Veränderlichkeit von Tag zu Tag).

a) **Die mittlere Monats- und Jahrestemperatur** wird am häufigsten der klimatischen Charakteristik zu Grunde gelegt.

Sie wird vielfach dargestellt in Form der Monats- und Jahresisothermen d. h. Linien, welche die Orte gleicher mittlerer Monats- resp. Jahreswärme mit einander verbinden. Durch die Isothermen werden drei Zonen abgegrenzt: 1) die warme Zone mit einer mittleren Jahrestemperatur von über 20°; 2) die gemässigte Zone mit einer Jahrestemperatur zwischen 0° und 20°; 3) die kalte Zone mit einer Jahrestemperatur unter 0°. Mit der Einzeichnung der Isothermen wird zwar eine brauchbare allgemeine Orientirung über die Wärmeverhältnisse der Erdoberfläche gegeben, aber es lässt sich aus diesen Linien durchaus nichts Sicheres über die wirklichen Temperaturverhältnisse eines einzelnen Ortes entnehmen, die gerade vom hygienischen Standpunkte aus am meisten interessiren. Die Temperatur eines Ortes wird nämlich auch durch eine Reihe von lokalen Einflüssen bestimmt welche oft eine sehr erhebliche Abweichung von der Temperatur der Isotherme bedingen. Vor Allem kommt die Höhenlage des Ortes in Betracht; je weiter man sich von der gesammten wärmespendenden Erdoberfläche entfernt, um so niedriger wird naturgemäss die Lufttemperatur, und zwar nimmt dieselbe im Mittel für je 100 Meter um etwa 0.54° (in grösserer Höhe langsamer) ab. Bei der Construction der Isothermen wird dieser Einfluss eliminirt, indem die an höher gelegenen Orten beobachteten Zahlen auf das Meeresniveau reducirt werden. Ferner kommt z. B. in Frage, ob der betreffende Ort an einem gegen die Sonne geneigten oder von der Sonne abgewandten Abhang gelegen ist; ob durch umliegende Berge ein Theil der Sonnenstrahlen abgehalten wird; welche Windrichtungen im Sommer und im Winter vorherrschen u. a. m.

Die wirkliche Höhe der Temperatur an verschiedenen Orten ist daher nur aus den Resultaten fortgesetzter Specialbeobachtungen zu entnehmen. Die umstehende Tabelle giebt in der dritten Columne die mittlere Jahrestemperatur von 25 aus allen Zonen ausgewählten Städten. Die Höhenlage jedes Ortes ist in der zweiten Columne verzeichnet; dieselbe ist z. B. beim Vergleich von Veracruz und Mexico, Calcutta und Darjeeling, Berlin und München sehr zu berücksichtigen.

b) **Die absoluten und mittleren Extreme.** Unter absoluten Extremen versteht man die höchste resp. niedrigste Temperatur, welche

	Geograph. Breite	Höhe über dem Meeresniveau	Mittlere Jahres-Temperatur	Mittlere Extreme		Absolute Extreme		Mittlere Tagesschwankung	Mittlere Temperatur des		Mittlere Jahresschwankung	Unperiod. mittlere Jahresschwankung	Veränderlichkeit von Tag zu Tag
		in Met.		Max.	Min.	Max.	Min.		wärmsten Monats	kältesten Monats			
Chartum	15° 36′	388	28·6	46·6	10·0	—	—	—	34·5	22·7	11·8	36·6	—
Sansibar	6° 10′ S.	—	26·7	31·7	21·7	32·6	20·4	4·1	28·1	25·2	2·4	10·0	—
Calcutta	22° 32′	6	24·8	38·6	12·1	41·1	9·3	7·1	28·4	18·1	10·3	26·5	—
Darjeeling	27° 3′	2107	12·3	25·8	− 1·6	—	—	—	16·7	4·9	11·8	27·4	—
Veracruz	19° 12′	—	25·4	37·0	13·3	—	—	—	27·7	22·1	5·6	23·7	—
Mexico	19° 26′	2266	16·4	29·4	− 1·1	—	—	—	19·6	12·5	7·1	30·5	—
Madrid	40° 25′	655	13·5	39·5	− 6·9	—	—	13·2	24·5	4·9	16·6	46·5	1·0
Rom	41° 54′	50	15·3	35·0	− 3·5	—	− 6·0	8·0	24·8	6·7	18·1	38·5	1·5
Paris	48° 50′	34	10·3	33·5	− 9·8	—	−23·9	—	18·3	2·0	16·3	43·3	—
Köln	50° 55′	60	10·1	32·2	−11·8	35·1	−22·5	—	18·7	1·6	17·1	44·0	—
München	48° 9′	528	7·5	30·4	−18·5	37·5	−30·1	7·3	17·3	− 3·0	20·3	48·9	—
Berlin	52° 30′	48	9·0	33·0	−15·4	37·0	−22·0	—	18·8	− 0·8	19·6	48·4	1·6
Wien	48° 12′	197	9·7	33·5	−14·5	38·0	−25·5	8·0	20·5	− 1·7	22·2	48·0	1·9
Dublin	53° 22′	58	9·5	24·7	− 5·1	—	—	—	15·4	4·7	11·3	29·8	—
London	51° 33′	37	10·3	31·3	− 8·1	—	−15·6	—	17·9	3·5	14·4	39·4	1·8
Hammerfest	70° 42′	10	1·9	24·0	−14·2	30·0	−20·0	—	11·8	− 5·2	17·0	38·2	—
St. Petersburg	59° 56′	10	3·6	29·3	−28·5	—	−39·0	4·7	17·7	− 9·4	27·1	57·8	2·2
Moskau	55° 46′	160	3·9	31·4	−30·5	—	−42·5	—	18·9	−11·1	30·0	61·9	2·6
Astrachan	46° 21′	−20	9·4	36·3	−26·0	—	−31·9	—	25·5	− 7·1	32·6	62·3	—
Jakutsk	62° 1′	160	−11·2	33·0	−54·8	—	−62·0	9·0	18·8	−42·8	61·6	87·8	3·2
Washington	38° 53′	27	12·0	34·9	−15·8	—	—	—	24·4	0·2	24·2	50·7	1·5
Reykiavik	64° 8′	—	3·3	—	—	—	—	—	12·1	− 2·5	14·6	—	—
Spitzbergen	79° 53′	—	− 8·9	12·8	−38·0	—	—	—	4·6	−22·7	27·3	50·8	—
N.-W. Grönland	72° 48′	—	−11·1	—	—	—	—	—	4·4	−28·0	32·4	—	—

überhaupt während der gesammten Beobachtungsjahre zu verzeichnen war; die mittleren Extreme findet man, indem man die höchsten, resp. niedrigsten Temperaturen der einzelnen Beobachtungsjahre addirt und durch die Zahl der Jahre dividirt.

Die extremsten Temperaturen sind inmitten der grossen Continente zu suchen. Dort herrscht heiterer Himmel und klare Luft vor, und die kräftigen Sonnenstrahlen werden vom Boden ausgiebig absorbirt, so dass starke Erwärmung erfolgt; andererseits findet durch Ausstrahlung des Bodens zur Nachtzeit intensive Abkühlung statt. Ueber grossen Wasserflächen ist dagegen meistens bedeckter Himmel, feuchte, trübe Luft, und die Absorption und Ausstrahlung so gering, dass die Schwankungen der Temperatur mehr ausgeglichen werden.

Die niedrigste, in Sibirien (Werchojansk) beobachtete Temperatur betrug -68^{0}. Die höchsten Wärmegrade finden sich in der Nähe des rothen Meeres und sollen dort bis $+65^{0}$ betragen. In Chartum ist das mittlere Maximum $+46 \cdot 6^{0}$; in Lahore das absolute Extrem $+50 \cdot 9^{0}$, in Multan $+52 \cdot 8^{0}$. Zwischen höchster und niedrigster Temperatur der von Menschen bewohnten Stätten findet man also eine Differenz von 133^{0}; während die mittlere Temperatur um etwa 40^{0} differirt.

c) **Die mittlere Tagesschwankung**, d. h. die mittlere Differenz zwischen der Maximal- und Minimaltemperatur eines Tages. Ueber dem Meere ist die Tagesschwankung selbst unter dem Aequator, wo die Theilung des Tages in Tag und Nacht am schärfsten hervortritt, sehr gering, inmitten der grossen Continente selbst in polarer Region bedeutend. Ausserdem sind die örtlichen Lageverhältnisse, die Neigung zur Bewölkung etc. für die Temperaturschwankung des einzelnen Ortes von Wichtigkeit.

Die intensivsten Contraste innerhalb 24 Stunden treten in der Sahara, im westlichen Tibet, im westlichen Hochplateau Nord-Amerikas hervor. Dort finden sich Tagesschwankungen von $40-42^{0}$. Die Temperatur kann dort Nachmittags 2 Uhr bis 38^{0} betragen, des Nachts aber durch intensive Ausstrahlung gegen den völlig klaren Himmel bis unter den Gefrierpunkt sinken. — In denselben Breiten ist dagegen über dem atlantischen Ocean die mittlere tägliche Schwankung zu $1 \cdot 6^{0}$ gefunden.

In unseren Breiten verläuft die Tagesschwankung der Temperatur im Allgemeinen so, dass das Minimum kurz vor Sonnenaufgang (im Winter näher an Mitternacht) liegt, das Maximum zwischen 2 und 3 Uhr. Zwischen 1 Uhr und 5 Uhr Nachmittags ändert sich die Temperatur wenig; bis 1 Uhr und von 5 Uhr ab tritt rasches Steigen resp. Fallen ein. — Die Intensität der Schwankung beträgt im Jahresmittel: in Wien 8^{0}; in Berlin 6.4^{0}. Im November, Dezember, Januar beträgt sie im Mittel nur $4-5^{0}$; in den Sommermonaten $9-10^{0}$. Die niedrigsten Schwankungen kommen an trüben Wintertagen vor; si können weniger als 1° ausmachen. Den höchsten Tagesdifferenzen be gegnet man an heiteren Sommertagen, wo Schwankungen von 15—20 (Morgens früh + 13°, Nachmittags + 31°) nicht selten sind; ferne zuweilen im Winter und Frühjahr, wenn Windrichtung und Wette eine plötzliche Aenderung erfahren. So gehört ein rasches Ansteige der Temperatur von — 7° auf + 6° in unserem Klima zu den alljähr lichen Vorkommnissen.

d) **Die mittlere Jahresschwankung.** Inmitten der grossen Con tinente finden wir wiederum die stärksten Contraste der Temperatu im Laufe eines Jahres, und zwar um so stärker, in je höhere Breite wir kommen; während im tropischen See- und Küstenklima die Jahres schwankung minimal wird.

Man registrirt eine unperiodische und eine periodische Jahresschwankun (Columne 8 und 9). Die unperiodische mittlere Jahresschwankung wir erhalten aus der Differenz zwischen den mittleren Jahresextremen (Columm 4 und 5); die absolute Jahresschwankung durch die Differenz zwischen de absoluten Extremen (Columne 6 und 7).

Da jedoch brauchbares Material für die Feststellung der unperiodische Schwankungen erst aus längeren Beobachtungsreihen gewonnen werden kan versucht man eine klimatische Charakterisirung gewöhnlich nur durch Angal der periodischen mittleren Jahresschwankung, welche durch die Differer zwischen den mittleren Temperaturen des heissesten und des kälteste Monats gemessen wird. Man gewinnt so einen Ausdruck für den durchschnit lichen Contrast der Jahreszeiten.

Auch nach der Grösse dieser mittleren Jahresschwankung unterscheid man klimatische Zonen; nämlich 1) das Aequatorial- oder Seeklim mit einer mittleren Jahresvariation der Temperatur bis höchstens 15°. 2) d Uebergangsklima, mit einer mittleren Schwankung von 15—20°. 3) d Landklima, mit 20—40° Jahresschwankung. 4) das excessive Landklim mit 40—60° Jahresschwankung.

Wie wichtig es für die Charakterisirung eines Klimas ist, da neben der mittleren Jahrestemperatur auch die mittlere Jahresvariatio der Temperatur angegeben wird, das geht z. B. aus einem Vergleic zwischen Dublin und Astrachan hervor. Beide Orte zeigen gleich mittlere Jahreswärme; der Unterschied zwischen heissestem und kä testem Monat beträgt aber in Dublin nur 11°, in Astrachan 33°; d unperiodische Jahresschwankung beziffert sich in Dublin auf 30°; i Astrachan auf 62°.

e) **Die interdiurne Veränderlichkeit,** d. h. der unperiodische Ten peraturwechsel, der sich von einem Tag zum anderen vollzieht. B starkem derartigen Wechsel sprechen wir von „veränderlichem Wetter und wenn sich derselbe in einem grösseren Abschnitt des Jahres wiede holt bemerkbar macht, von „veränderlichem Klima“.

Die mittlere Veränderlichkeit eines Monats erhält man dadurch, dass man die Differenzen zwischen der Mitteltemperatur je zweier auf einander folgender Tage bildet, die für den ganzen Monat gefundenen Differenzen addirt und durch die Zahl der Monatstage dividirt. Aus den Monatswerthen erhält man die mittlere Veränderlichkeit des Jahres.

Ueber die Veränderlichkeit der Temperatur liegen erst aus neuerer Zeit zahlreichere Beobachtungen vor. Dieselbe nimmt im Allgemeinen nach den Polen hin zu, jedoch in sehr unregelmässiger Weise; die Maxima liegen z. B. im nördlichen Theil der Vereinigten Staaten und in Westsibirien. Landeinwärts wird die Veränderlichkeit im Ganzen grösser; ferner steigt sie mit der Höhenlage. Jedoch sind lokale Momente und namentlich die herrschenden Windrichtungen von bedeutendem Einfluss. — Zeitlich findet sich die höchste Veränderlichkeit im Winter, die geringste im Sommer; vgl. folgende Tabelle:

Mittlere Veränderlichkeit der Temperatur:

	Januar	Februar	März	April	Mai	Juni	Juli	August	Septemb.	October	Novemb.	Dezember	Jahr
Berlin . . .	1·8	1·8	1·5	1·6	1·6	1·8	1·5	1·3	1·4	1·5	1·6	1·9	1·6
München . .	2·8	2·3	1·9	1·9	2·1	2·2	2·2	1·8	1·6	1·6	2·1	2·2	2·1
Paris . . .	1·9	1·8	1·8	1·8	1·8	1·9	1·8	1·8	1·5	1·7	1·9	2·0	1·9
St. Petersburg	3·3	3·3	2·8	1·8	2·2	1·7	1·5	1·2	1·7	1·8	2·3	3·0	2·2
Neapel . . .	0·9	0·9	0·9	1·2	1·3	1·1	0·9	0·8	0·9	1·1	1·1	1·2	1·0

Hygienischer Einfluss der beobachteten Temperaturgrade und Temperaturschwankungen.

Directe Störungen der Gesundheit durch die Temperatureinflüsse der Atmosphäre müssen vorzugsweise die Wärmeregulirung unseres Körpers betreffen, und es ist daher erforderlich, zunächst auf die Art und Weise, wie die Eigenwärme des Körpers unter den verschiedensten äusseren Verhältnissen erhalten wird, etwas näher einzugehen.

Die Wärmeregulirung des Körpers. Im Allgemeinen findet die Abfuhr der 2400 W.-E., welche im Mittel der Körper des Erwachsenen in 24 Stunden producirt, auf folgenden Wegen statt:

1) Durch die Speisen, welche indess für gewöhnlich nur 40—50 Wärmeeinheiten aufnehmen. 2) Durch die Erwärmung der Athemluft und durch Wasserverdunstung an der Lungenoberfläche, 200—400 W.-E. 3) Durch Wärmeabgabe von der Haut, ca. 2000 W.-E.

Die letztere überwiegend wichtige Wärmeabfuhr erfolgt theils durch Leitung, theils durch Strahlung, theils durch Wasserverdunstung. Diese drei Abfuhrwege können in der freien Atmosphäre sämmtlich ausserordentlich kräftig funktioniren und jeder für sich den ganzen Wärmebetrag abführen. Andererseits aber kann es auch im Freien zu einem völligen Abschluss des einen oder des anderen oder sogar auch aller drei Wege kommen.

Durch Leitung giebt der menschliche Körper Wärme vor allen Dingen an die umgebende Luft ab, umsomehr, je grösser die Temperaturdifferenz zwischen Haut und Luft ist und je rascher die Luft wechselt. Hat die Luft z. B. eine Temperatur von 17°, so lässt sich berechnen, dass 1 cbm Luft bei seiner Erwärmung auf Körpertemperatur höchstens 6 W.-E. aufnimmt; in einem geschlossenen Raume wird daher die gesammte Wärmeabgabe durch Leitung unbedeutend sein; sie kann nur erheblich werden bei bewegter Luft, und da im Freien gewöhnlich eine Luftbewegung von mindestens 2—5 Meter pro Secunde besteht, so wird dort diese Art der Wärmeabgabe relativ viel leisten können. Immerhin ist auch hier die Menge der abgeleiteten Wärme sehr wechselnd; bei kalten heftigen Winden enorm gross, bei warmer ruhiger Luft äusserst geringfügig.

Die Wärmeabgabe durch Strahlung ist theils von der Grösse und dem Ausstrahlungsvermögen der Körperoberfläche, von der Temperaturdifferenz gegenüber den umgebenden Gegenständen und von einigen anderen weniger einflussreichen Faktoren abhängig. Dieser Weg der Wärmeabgabe funktionirt ausgiebig innerhalb geschlossener Räume, wo durch die Ausstrahlung gegen kältere Wände, Möbeln u. dgl. unter Umständen die hauptsächlichste Wärmeabgabe des Körpers erfolgen kann. Derselbe Weg gelangt auch im Freien zur Benutzung, wenn z. B. kältere Hauswände, namentlich aber Bäume oder Sträucher, die durch ihre stete reichliche Wasserverdunstung eine relativ niedrige Eigentemperatur haben, in der Umgebung sich finden. Andererseits kann die Wärmeabgabe durch Strahlung minimal werden, wenn z. B. stark erwärmte Felswände, Hausmauern oder andere Menschen die Umgebung des Körpers bilden.

Durch Wasserverdunstung können ebenfalls sehr grosse Mengen Wärme dem Körper entzogen werden. Bei der Verdunstung von 1 g Wasser werden 0.57 W.-E. latent. Da nun der Mensch für gewöhnlich 900 g, bei stärkerer Körperanstrengung 2000—2600 g Wasser durch Verdunstung von der Haut verlieren kann, so beträgt die Wärmeentziehung auf diesem Wege allein 500 bis 1500 W.-E.; jedoch ist das Maass der Wasserverdunstung durchaus abhängig theils von gewissen im Körper gelegenen Momenten, theils von der Lufttrockenheit, der Luftbewegung und dem Luftdruck (s. unter „Luftfeuchtigkeit").

Gegenüber dieser ausserordentlich variablen Zahl und Breite der Wege der Wärmeabfuhr ist es von grosser Bedeutung, dass durch Abänderungen der äusseren wärmeentziehenden Faktoren stets eine derartige Reaktion der im Körper gelegenen regulirenden Faktoren angeregt wird, dass der Wärmezustand des Körpers der gleiche bleibt; und zwar wird theils die Wärmeproduktion, theils die Wärmeabgabe des Körpers beeinflusst.

Eine Vermehrung oder Verminderung der Wärmeproduktion kann einmal erfolgen durch Vermittelung der Hautnerven. Je nachdem diese in stärkerem oder geringerem Grade abgekühlt werden, regen sie reflektorisch den Verbrennungsprocess in den Muskeln mehr oder weniger an (chemische Wärmeregulation). — Zweitens kann durch Vermehrung oder Einschränkung der willkürlichen Muskelbewegungen die Wärmeproduktion geändert werden. Bei starker Abkühlung tragen ausserdem unwillkürliche Muskelbewegungen (Zittern, Frostschauer) zu vermehrter Wärmebildung bei. — Drittens kann durch Variirung der Quantität und Qualität der Nahrung die Wärmeproduktion energisch beeinflusst werden. Namentlich kann durch Steigerung der Fettaufnahme die Wärmebildung vermehrt werden; bei ruhendem Körper steigert in erster Linie reichliche Eiweisszufuhr den Umsatz der Zellen.

Die Wärmeabgabe wechselt je nach dem Athemvolum; zweitens je nach der Vergrösserung oder Verringerung der Wärme abgebenden Körperoberfläche (Strecken und Spreizen der Beine etc.); drittens nach der Blutfülle und Blutcirculation des vorzugsweise für die Wärmeabgabe in Betracht kommenden Organs, der Haut. Viertens ist noch ein mächtiger regulirender Faktor in der Wasserverdampfung der Haut gegeben.

Für den unbekleideten Körper würden indess alle diese regulirenden Vorrichtungen nicht ausreichen, um demselben unter allen klimatischen und Witterungsverhältnissen die Erhaltung der normalen Körperwärme zu garantiren. Erst durch Einschaltung der Kleidung und Wohnung, und durch entsprechende Abwechselung sowohl in Zahl und Dicke der Kleidungshüllen wie in Heizung und Lüftung der Wohnung gelingt es dem Menschen, sich gegen die starken Variationen der Lufttemperatur ausreichend zu schützen.

Selbst wenn diese künstlichen Vorrichtungen zu Gebote stehen, kommt es noch häufig zu Störungen der Wärmeregulirung, weil die richtige Handhabung und Anpassung jener Vorrichtungen unter Umständen schwierig ist und weil viele Menschen gezwungen sind, einen Theil des Tages ausserhalb der Wohnung zuzubringen, lediglich auf den Schutz einer zweckentsprechenden Kleidung angewiesen.

Es ist somit begreiflich, dass die Temperaturverhältnisse der Atmosphäre trotz aller der geschilderten natürlichen und künstlichen Regulirvorrichtungen nicht selten zu Gesundheitsstörungen führen.

Entweder kann durch zu hohe Temperatur die Entwärmung des Körpers behindert werden, so dass eine Art Wärmestauung entsteht; oder niedere Temperaturgrade führen zu starke Abkühlung und dadurch Erfrierungen oder Erkältungen herbei; oder endlich plötzliche Schwankungen der Temperatur bedingen vorzugsweise leicht das Auftreten verschiedenster Erkältungskrankheiten.

a) Die Einwirkung hoher Temperaturen.

Durch eine Hinderung der Entwärmung des Körpers werden in extremen Fällen akute Erkrankungen hervorgerufen, welche Lebensgefahr bedingen. Der Körper geräth dabei in die Alternative, entweder die Wärmeproduktion unter ein gewisses Maass sinken zu lassen, d. h. die gesammte Zellthätigkeit so gut wie einzustellen; oder aber mit der Produktion fortzufahren und, Angesichts der Unmöglichkeit einer Abgabe nach aussen, die producirte Wärme aufzuspeichern und so die Eigenwärme des Körpers zu erhöhen.

Die akuten Krankheitserscheinungen, welche unter solchen Verhältnissen eintreten, bezeichnet man als **Hitzschlag**.

Im Anfangsstadium erscheint das Gesicht geröthet, die Augen glänzend; es stellt sich Kopfschmerz, ein Gefühl von Beklemmung, Trockenheit im Halse und heisere Stimme ein. Weiterhin wird die Haut trocken und brennend; dazu gesellt sich Flimmern vor den Augen und Ohrensausen; die Herzaktion wird stürmisch; dann tritt ohnmachtähnliche Schwäche, oft Zittern der Glieder ein und schliesslich bricht der Kranke bewusstlos zusammen. Von da datirt dann der eigentliche Krankheitsanfall, auf dessen Symptome hier nicht einzugehen ist.

Wir begegnen dem Hitzschlag vorzugsweise in den tropischen und subtropischen Ländern. Aber auch in gemässigten Klimaten und in Mitteleuropa sind in heissen Sommern Fälle von Hitzschlag nicht selten, namentlich bei militärischen Märschen und bei Feldarbeitern.

Die zeitliche Disposition für den Hitzschlag ist gegeben, wenn die Luft ruhig und mit Feuchtigkeit nahezu gesättigt ist; so in den Tropen namentlich im Anfange der Regenperiode, in gemässigterem Klima an Sommertagen vor dem Ausbruch von Gewittern. Besondere Gefahr bieten Oertlichkeiten, an welchem auch eine Abstrahlung unmöglich wird, z. B. erwärmte Felswände und Engpässe. Ferner liegt eine besondere Gefahr in der Umgebung mit Menschen, z. B. bei militärischen Märschen in geschlossener Colonne. Disponirend wirken ausserdem auf das Zustandekommen des Hitzschlags Muskelbewegungen: bei Tunnelarbeiten, wo die Behinderung der Wärmeabgabe eine sehr vollständige ist, treten die gleichen Erscheinungen von Beklemmung, grosser Mattigkeit, bedeutender Pulsfrequenz und Steigerung der Eigenwärme auf 39—42^0 weit eher bei gleichzeitiger Arbeitsleistung ein, als bei ruhigem Aufenthalt; unter letzterer Bedingung kann die Temperatur etwa 20^0 höher liegen, bis die gleiche Intensität der Erscheinungen eintritt, welche bei Arbeit beobachtet wird. Je angestrengter die militärischen Märsche daher sind, um so grösser wird die Gefahr des Hitzschlags. — Ferner wirken disponirend: reichliche Nahrung, welche erhöhte Wärmeproduktion veranlasst; ungenügendes Getränk, so dass nicht fortwährend Wasserverdunstung von der Haut unterhalten werden kann; ferner Alcoholica, und eng anliegende, warme Kleidung.

In ausgesprochenem Grade wird ausserdem eine individuelle Disposition und eine gewisse Gewöhnung an hohe Temperaturen beobachtet. Die Einheimischen erkranken in den heissen Klimaten weit weniger an Hitzschlag, als die Fremden; und von diesen sind die neu zugezogenen gewöhnlich am meisten disponirt.

Um dem Hitzschlag vorzubeugen, muss versucht werden, auf irgend einem Wege eine Wärmeabgabe des Körpers zu erreichen. In den Tropen sind, ausser zweckmässiger Kleidung und Wohnung, Vermeiden von Körperbewegungen, mässige Nahrung, Bewegung der Luft durch Fächer etc. und häufigere kalte Uebergiessungen indicirt. Bei den militärischen Märschen ist, falls gefahrdrohende Witterungsverhältnisse vorliegen, die Kleidung, Nahrung und Getränkaufnahme zu reguliren, die Märsche sind nicht zu forciren und so viel als möglich auf die Nachtzeit zu verlegen, vor allem aber sind die Colonnen möglichst weit auseinander zu ziehen, um eine Circulation von Luft und so die Möglichkeit einer gewissen Wärmeabgabe für die im Innern der Colonne marschirenden Mannschaften herzustellen.

Abweichende Symptome kommen an heissen Tagen dadurch zu Stande, dass nicht sowohl eine allseitige Hemmung der Wärmeabgabe eintritt, sondern eine zu intensive Erhitzung des Körpers durch directe Sonnenstrahlung. Diese ruft den sogenannten **Sonnenstich** hervor. In leichteren Fällen entsteht durch starke Insolation an den unbedeckten Hautstellen eine kurz verlaufende Hyperämie oder eine Dermatitis mit Entzündung und Transsudation. In schweren Fällen kommt es aber zu meningitischen Erscheinungen, zu excessiver Steigerung der Körpertemperatur und zum Tod durch Wärmestarre des Herzmuskels.

Der Sonnenstich tritt um so eher ein, je intensiver die Wirkung der Strahlen auf den Körper ist; also namentlich bei senkrecht auffallenden Strahlen, ferner bei klarem Himmel und bei möglichst dünner Schicht der Atmosphäre. In den tropischen Continenten und auf höheren Bergen ist er daher am häufigsten; ferner auch beim Aufenthalt auf Wasser oder auf Gletschern, wo die reflektirten Strahlen mit zur Wirkung gelangen.

Es ist relativ leicht, gegen die directen Insolationswirkungen Schutz zu finden, und zwar durch Einschaltung irgend einer Bedeckung, welche zur Absorption der Strahlen ungeeignet ist. Am besten giebt man den Bekleidungstücken weisse Farbe; ausserdem ist namentlich für locker sitzende, mit Oeffnungen für Luft versehene und gleichzeitig den Nacken schützende Kopfbedeckungen zu sorgen.

Langsamer auftretende Gesundheitstörungen können durch länger anhaltende Einwirkung mässig hoher Temperatur zu Stande kommen. Eine Periode mit Tagesmitteln über 25°, namentlich wenn die nächtliche Abkühlung gering und die Luft feucht und wenig bewegt ist, wird bereits von vielen Menschen schlecht ertragen. Derartige Temperaturen kommen auch in unseren Breiten fast in jedem Sommer vor und führen bei manchen empfindlichen Individuen zu ausgesprochenen Störungen.

In tropischen Klimaten stellt sich als erste Folge einer andauernden Erschwerung der Wärme- und Wasserdampfabgabe durch sehr warme und feuchte Luft eine Erschlaffung und ein Schwächegefühl des Körpers her („Tropenanämie"). Worauf dieser Zustand beruht, ist noch unentschieden. Neuere Untersuchungen haben Unterschiede in der Zahl der rothen Blutkörperchen, im Gehalt des Bluts an Hämoglobin, im spec. Gewicht und Wassergehalt des Bluts nicht erkennen lassen.

Bei längerer Dauer der Anämie stellt sich fast regelmässig eine Vergrösserung der Leber und auch wohl der Milz ein. Ausserdem werden beim Aufenthalt in den Tropen noch folgende Symptome beobachtet: Die Zahl der Athemzüge ist etwas gesteigert, die Tiefe derselben geringer; der Puls ist weniger voll und kräftig; die Körperwärme ist häufig, namentlich Nachmittags und Abends, um Bruchtheile eines Grades über die Norm erhöht. Die Urinsekretion ist stark vermindert; die Haut wird in Folge der massenhaften Sekretion von Schweiss und der ersten Durchfeuchtung erschlafft. Der Schlaf ist unruhig und ungenügend. Die Verdauung ist oft gestört, und es besteht grosse Neigung zu Diarrhoe und schwereren Darmerkrankungen. Für diese Abnormitäten des Intestinaltraktus wird von den Colonialärzten theils die massenhafte Aufnahme von Getränk, theils die reichliche Entziehung von Chloriden durch den Schweiss, und die daraus resultirende Verarmung des Magensaftes an Salzsäure verantwortlich gemacht. Wahrscheinlich führt aber auch die erwähnte Veränderung der Blutbeschaffenheit zu Abnormitäten der Verdauungssäfte.

Unter dem Einfluss der Anämie, der Verdauungsstörungen und Appetitlosigkeit tritt eine Erschlaffung des ganzen Körpers, eine Energielosigkeit und ein Resistenzmangel desselben ein. Infektiöse Krankheiten werden unter solchen Verhältnissen besonders leicht acquirirt und nehmen ungünstigen Verlauf. — Ferner stellt sich in Folge der Erschlaffung der Haut eine ausserordentliche Empfindlichkeit gegen die geringfügigsten Temperaturschwankungen her, und die Menschen sind daher sehr disponirt zur Acquirirung von Erkältungskrankheiten.

Indirect können hohe Temperaturen dadurch hygienisch bedeutungsvoll werden, dass sie die Vermehrung saprophytischer und infektiöser Mikroorganismen (z. B. Malaria, Cholera infantum) in unserer Umgebung befördern. Ferner disponirt anhaltende Wärme zu verschiedenen im Darm lokalisirten Infektionskrankheiten (Cholera asiatica), weil die persönliche Empfänglichkeit einmal durch die oben betonte schlechtere Qualität der Verdauungssäfte, dann aber auch dadurch gesteigert ist, dass mit den Nahrungsmitteln in heissen Klimaten resp. im Hochsommer der gemässigten Zone zahlreiche Saprophyten, resp. die von diesen gebildeten Toxine in den Darm eingeführt werden. Ausserdem befördern die hohen Temperaturen die Entwickelung und Vermehrung zahlreicher Insekten, die zweifellos eine nicht unwichtige Rolle als Transporteure von Infektionskeimen spielen.

Die **Schutzmaassregeln** gegen die aus anhaltend heisser Witterung entstehenden Gesundheitsstörungen stimmen zum Theil mit den gegen den Hitzschlag empfohlenen Maassregeln überein. Für mässige, eben ausreichende Nahrungsaufnahme, mässige Muskelarbeit, leichte Kleidung ist in erster Linie zu sorgen; Lage und Einrichtung des Wohnhauses ist so zu wählen, dass dasselbe Schutz gegen excessive Temperaturen gewährt; durch häufige kalte Waschungen und den Gebrauch grosser Fächer ist die Wärmeabgabe zu unterstützen (vgl. „Akklimatisation"). — Gegen die Aufnahme infektiöser Mikroorganismen ist durch Kochen der Nahrung, kühle Aufbewahrung derselben, durch tadelloses Wasser etc. Schutz zu suchen (vgl. Kapitel X).

b) Die Einwirkung niedriger Temperaturen.

Extrem niedrige Temperaturen unter -20^0 kommen, wie aus Tab. 1 ersichtlich, nicht nur in der kalten Zone, sondern auch im Winter der gemässigten Zone häufig vor. Im Ganzen sind aber solche niedere Temperaturen weit weniger bedenklich als extreme Wärmegrade. So lange die Möglichkeit zu genügender Bekleidung, ausgiebigen Muskelbewegungen und reichlicher Nahrungsaufnahme gegeben ist, stösst die Regulirung der Eigenwärme auf keine Schwierigkeiten. Erst wenn einer dieser Faktoren versagt, z. B. im Schlaf, ferner wenn Störungen des Verdauungsapparates vorliegen und nicht reichlich Nahrung assimilirt werden kann, droht Gefahr für die Gesundheit und das Leben.

Zunächst entsteht dann eine merkliche Abkühlung der peripheren Körpertheile. Die Blutgefässe der Haut erscheinen hier Anfangs contrahirt; dann aber tritt Gefässlähmung, Hyperämie und Schwellung und gleichzeitig um so stärkere Entwärmung ein. Bei weiterer Kälteeinwirkung erfolgt dann Erfrieren der peripheren Theile und damit eine Zerstörung der zelligen Elemente und mehr oder weniger ausgedehnte Nekrose. Während dieser Process an den Extremitäten abläuft, macht sich gleichzeitig in Folge der ausgedehnten Contraction der Hautgefässe Congestion in Lunge und Gehirn geltend, und in Folge dessen Beklemmung und Kopfschmerz. In späteren Stadien steigern sich die Cerebralsymptome; es tritt Schwindel, Betäubung ein und schliesslich der Tod durch Lähmung der nervösen Centralorgane.

Am leichtesten kommt schädigende Kältewirkung zu Stande bei s t a r k b e w e g t e r kalter Luft; eine Temperatur von -30^0 bei Windstille ist weniger empfindlich als eine Temperatur von -10^0 bei starkem Wind. Ferner kann bei relativ hoher Luftwärme starke Abkühlung des Körpers erfolgen durch intensive Ausstrahlung; bei völlig heiterem Himmel vermögen selbst Tropennächte zum Erfrieren zu führen. Endlich wird die Wärmeentziehung durch kalte Luft wesentlich begünstigt durch hohe Luftfeuchtigkeit (vgl. S. 101). In hohem Grade unterstützt wird der schädigende Einfluss der Kälte durch Alkoholgenuss, der zwar Hyperämie der Haut und dadurch zunächst Wärmegefühl, aber dann auch um so vermehrte Wärmeabgabe herbeiführt.

Mässigere, aber anhaltendere Kälte wirkt — die volle Funktion der regulirenden Einflüsse vorausgesetzt — in keiner Weise schädigend; sie regt vielmehr den Stoffwechsel kräftig an und erhöht die Leistungsfähigkeit und die Resistenz des Körpers. Fehlt es indessen an der Möglichkeit zu entsprechender Nahrungsaufnahme, so können anämische Erscheinungen auftreten; und sind die Schutzmittel gegen zu starke Entwärmung des Körpers zeitweise ungenügend, so resultiren Erkältungskrankheiten (s. u.).

c) Die Einwirkung der Schwankungen der Lufttemperatur.

Gänzliches Fehlen der Temperaturschwankungen beraubt den Körper offenbar einer Reihe von bedeutungsvollen physischen und psychischen Reizen. Das exquisite Tropenklima, in welchem die Jahreszeiten völlig verschwinden und alle unperiodischen Schwankungen minimal werden, wird allgemein als körperlich und geistig erschlaffend geschildert; und ebenso wird die drückende Monotonie des Polarwinters zum Theil durch das Fehlen der Tagesschwankung und die geringe aperiodische Veränderlichkeit der Temperatur bedingt.

Temperaturschwankungen kann vielmehr unser Körper sehr gut ertragen, selbst wenn sie sich plötzlich und in enormem Umfang vollziehen; Bedingung für die Unschädlichkeit ist nur ein freies Verfügen über die natürlichen und künstlichen Regulirvorrichtungen. So wird im Winter beim Verlassen des auf 20° erwärmten Zimmers und beim Hinaustreten in die —20° kalte Luft eine plötzliche Schwankung von 40° ertragen ohne jegliche Störung. Nachweislich ist ein solcher schroffer Wechsel an sich keineswegs etwa gefährlich für die Athmungsorgane oder disponirt etwa zu Erkältungen; sondern selbst die kälteste Luft scheint namentlich bei geschlossenem Munde in den verschlungenen Wegen des Eingangs zum Respirationstraktus sehr vollständig vorgewärmt zu werden.

Andererseits werden bei ungenügenden Regulirvorrichtungen sehr häufig Gesundheitsstörungen durch gewisse Temperaturschwankungen ausgelöst; und zwar entstehen in solcher Weise die ausserordentlich verbreiteten Erkältungskrankheiten.

Ueber das Wesen der Erkältung haben wir noch wenig sichere experimentell begründete Vorstellungen. Nach dem heutigen Stande unserer Kenntnisse dürfen wir indessen annehmen, dass Erkältungen wesentlich durch gewisse zu intensive oder zu anhaltende Wärmeentziehungen von der Haut zu Stande kommen. Betrachtet man die Wirkung eines Kältereizes auf die Haut, so resultirt zunächst allerdings Zusammenziehung der Blutgefässe und Anämie der Haut, aber dieser Zustand dauert nur sehr kurze Zeit; normaler Weise tritt sehr rasch eine Reaktion ein: die Haut röthet sich und wir bekommen Wärmeempfindung, d. h. es haben die vom Kältereiz getroffenen Hautnerven vasomotorische Centren zur Wiedererweiterung der Hautgefässe angeregt. In dieser Reaktion liegt vermuthlich unser normaler Schutz gegen Kältewirkung; ihr ist es zu danken, dass ein eigentliches Kältegefühl in den Hautnerven gar nicht zu Stande kommt. In typischer Weise sehen wir einen solchen Reaktionsvorgang verlaufen z. B. bei einer kalten Uebergiessung des Körpers.

Nun aber können die Hautnerven durch Verweichlichung, d. h. durch Mangel an Uebung erschlaffen; sie dürfen nicht für zu lange Zeit des Kältereizes und der Auslösung der Reaktion entwöhnt werden. Es tritt das besonders hervor bei solchen Körpertheilen, welche für gewöhnlich bedeckt und gegen Kältewirkung geschützt gehalten werden. Während Hände und Gesicht sich stets reaktionsfähig zeigen, vermögen vielleicht die Hautnerven der Halsparthie, welche durch warme Kleidung vor Kältereizen bewahrt war, keine Reaktion zu leisten, sobald der Hals ausnahmsweise entblösst und von kalter Luft getroffen wird. — Andererseits wird die Reaktion unterstützt durch Uebung der Haut, durch systematische Gewöhnung an normale Kältereize, z. B. kalte Abwaschungen. Ferner kann man durch Körperbewegung einem schädlichen Einfluss der Kältewirkung vorbeugen, weil dann durch die beschleunigte Circulation und die Gefässerregung der Haut mehr Wärme zugeführt und die Kälteempfindung gehindert wird.

Eine schädliche Kältewirkung entsteht, sobald jene Reaktion versagt und fühlbare Abkühlung der Haut eintritt. Dies beobachtet man z. B. bei jeder zu lange anhaltenden Kältewirkung auf ausgedehntere Hautparthieen. In Folge der Hauthyperämie kommt es zu gesteigerter Wärmeabgabe, schliesslich fehlt für die massenhafte Abfuhr der entsprechende Ersatz und es kommt eine fühlbare Abkühlung der Haut zu Stande, die dann wieder eine Contraktion der Blutgefässe herbeiführt.

Weit häufiger kommen aber locale Wärmeentziehungen von empfindlichen Hautparthieen aus in Betracht. Die vorerwähnten, gewöhnlich geschützten und an Kälte nicht gewöhnten Körpergegenden; ferner die peripher gelegenen Theile und namentlich die Füsse, die relativ am schwersten auf normaler Wärme zu erhalten sind, können bei sonst warmem Körper eine fühlbare Abkühlung erfahren, die leicht weitere Störungen veranlasst.

In hohem Maasse gefährdet sind ferner Menschen, bei welchen durch Aufenthalt bei hoher Temperatur oder durch starke Muskelarbeit Hyperämie der Haut und Schweisssekretion eingetreten war, die aber dann bei Körperruhe eine stärkere theilweise Abkühlung erfahren. Unter solchen Verhältnissen pflegt die schützende Reaktion völlig zu versagen; um so leichter, je ausgiebiger der schwitzenden Haut durch Verdunstung Wärme entzogen wird.

Viele Menschen zeigen endlich eine besondere Empfindlichkeit gegen die durch bewegte und auf beschränkte Stellen des Körpers auftreffende Luft erfolgende Wärmeentziehung („Zugluft"). Zuweilen können Neuralgieen innerhalb weniger Stunden nach vorübergehender Einwirkung solcher Zugluft sich einstellen.

Durch alle diese Kältereize kommt es zu einem wirklichen Erkalten der Nervenenden der Haut, und nun resultiren von diesen aus reflektorisch Störungen in den vasomotorischen Centren. In welcher Weise dann die bei den Erkältungskrankheiten beobachteten pathologischen Aenderungen der Schleimhäute zu Stande kommen, darüber fehlt es noch an begründeten Vorstellungen. An den sich entwickelnden Krankheitsprocessen betheiligen sich zweifellos in sehr vielen Fällen in hervorragender Weise Mikroorganismen, welche häufig in den normalen Sekreten vorhanden und oft nur gegenüber der völlig intakten Schleimhaut ohne Gefahr sind. Es ist neuerdings experimentell festgestellt, dass Versuchsthiere durch Infectionserreger (Pneumoniekokken, Speichelkokken etc.) erheblich leichter zu Grunde gehen, wenn sie gleichzeitig einer stärkeren Abkühlung ausgesetzt werden.

Diejenigen Witterungsverhältnisse, welche am leichtesten zu Erkältungskrankheiten Anlass geben, sind:

1) heftige, kühle Winde. Dieselben können im Freien trotz aller Schutzvorkehrungen zu starke Entwärmung des Körpers veranlassen, sie können selbst in den Wohnräumen sich fühlbar machen und eventuell Zugluft bewirken;

2) plötzliche Temperaturschwankungen; namentlich wenn dieselben so rasch zu Stande kommen, dass eine entsprechende Regulirung der künstlichen Einrichtungen zur Erhaltung der Eigenwärme, Kleidung, Heizung u. s. w., auf Schwierigkeiten stösst. In dieser Beziehung ist nicht nur plötzlicher Abfall der Temperatur bedeutungsvoll, sondern auch plötzliche Steigerung; denn diese führt dann leicht zu einer Ueberhitzung des Körpers und im Gefolge davon zu einer um so leichteren Schädigung durch kühlere Winde u. s. w.

3) Niederschläge oder anhaltend feuchte Luft, welche zu Bodennässe und zur Durchnässung des Schuhzeugs, oder zur Durchfeuchtung der Kleidung und damit zu abnormer Wärmeentziehung führt.

Als besonders für Erkältungskrankheiten disponirende Klimate werden wir bezeichnen dürfen:

1) ein feuchtes tropisches Klima, in welchem es während des grössten Theils des Jahres an normalen Kältereizen fehlt, und in welchem daher eine Verweichlichung der Haut zu Stande kommt. In solchem Klima kann eine Temperaturerniedrigung von 30° auf 24°, namentlich wenn gleichzeitig die Luft bewegt ist, schon Frostschauer und Erkältungen auslösen;

2) ein Klima, in welchem während längerer Perioden kalte Winde, Niederschläge und Bodennässe herrschen;

3) ein Klima, welches vielfache plötzliche Schwankungen der Temperatur darbietet. Zwar lässt sich schliesslich allen Schwankungen durch genaue Anpassung der künstlichen Schutzvorrichtungen begegnen, und bei fehlerfreier Handhabung dieser Vorrichtungen braucht auch ein an Schwankungen reiches Klima nicht zu Erkältungen zu führen. Aber je vielseitiger der anzuwendende künstliche Apparat ist, je häufiger eingreifende Regulirungen erforderlich sind, um so leichter werden Missgriffe und schädigende Temperatureinflüsse zu Stande kommen.

Die verschiedenen registrirten Schwankungen der Temperatur sind offenbar von sehr ungleichem Werth. Am gefährlichsten sind diejenigen, welche sich in sehr kurzer Zeit, innerhalb eines Tages oder von einem Tag zum andern, vollziehen. Aendert sich die Temperatur im Laufe mehrerer Tage oder Wochen auch um ein erhebliches, so können wir mit unseren künstlichen Schutzvorrichtungen ohne besondere Aufmerksamkeit uns der Aenderung anpassen. Treten dagegen die Schwankungen überraschend schnell auf, so werden selbst bei im Ganzen genügenden Vorsichtsmaassregeln leicht Fehler passiren. Aus demselben Grunde sind Perioden abnormer Witterung — Eintritt grösserer Wärme zur Winterszeit, Rückfall von Kälte während des Sommers — von besonderer Gefahr für das Entstehen von Erkältungskrankheiten.

Die bisherigen meteorologischen Daten geben uns leider einen nur sehr unvollkommenen Aufschluss über diese hygienisch interessanten Schwankungen der Temperatur. Namentlich sind die am sorgfältigsten registrirten Jahresschwankungen und Monatsschwankungen für uns nur von sehr geringem Interesse. Weit wichtiger erscheint die Veränderlichkeit der Temperatur im Laufe des Tages und die Veränderlichkeit von Tag zu Tag.

Auch diese Ausdrücke kommen aber nicht zur richtigen Darstellung, wenn immer nur die Mittelwerthe angegeben werden. Die durchschnittliche tägliche Amplitude bewegt sich z. B. in München zwischen 4° und 9,4°; an einigen Tagen kommen dagegen Tagesschwankungen von 22—23° vor. Gerade diese mehr vereinzelten excessiven Schwankungen sind es aber, die uns interessiren. Ebenso müssen wir auch bei der Veränderlichkeit von Tag zu Tag die Intensität der Schwankungen unverwischt zum Ausdruck zu bekommen suchen.

Ferner sind Schwankungen von gleicher Intensität nicht gleichwerthig, wenn sie in verschiedener Temperaturlage und zu verschiedener Tageszeit verlaufen. Ein Temperaturabfall von 26° auf 16° erfordert bei weitem nicht so eingreifende Aenderung unserer Gewohnheiten und wirkt nicht so gefährlich, wie ein solcher von 16° auf 6°; und wiederum ist die Wirkung auf den Menschen viel leichter störend, wenn die Aenderung etwa zwischen Mittag und Abend, als wenn sie über Nacht sich vollzieht. Ebenso sind Schwankungen unter 0° weit weniger bedenklich, als solche, die von 0° in die Temperaturlage von + 8° bis + 10° heraufreichen; ohne sehr aufmerksame Regulirung der Kleidung und Wohnung führen diese letzteren äusserst leicht zu Ueberhitzung des Körpers.

Endlich ist es für die Beurtheilung der einzelnen Schwankung noch sehr wichtig, in welcher Weise sich gleichzeitig die übrigen klimatischen Faktoren verhalten. Es ist oben hervorgehoben, dass Wind und

Feuchtigkeit eine nicht unwesentliche Rolle beim Zustandekommen der Erkältungskrankheiten spielen. Gleiche Abfälle der Temperatur müssen daher einen sehr verschiedenen hygienischen Effect haben, je nachdem sie das eine Mal von heftigen Winden und Niederschlägen, das andere Mal von ruhigem und trockenem Wetter begleitet sind.

In ähnlicher Weise haben wir oben gesehen, dass Wind, Luftfeuchtigkeit, Bewölkung und andere klimatische Momente auch bei den Wirkungen excessiv hoher und niedriger Temperaturen betheiligt sind.

Es wird daher wünschenswerth sein, die mitbetheiligten klimatischen Faktoren in der Registrirung so zu berücksichtigen, dass auch ihre Excursionen neben denjenigen der Temperatur zum Ausdruck gelangen. Erst durch eine solche Registrirung würden die hygienisch interessanten Beziehungen der Lufttemperatur richtig erkannt werden (vgl. S. 118).

B. Die Luftfeuchtigkeit.

Verhalten des Wasserdampfes in der Luft. Der beim Verdunsten des Wassers gebildete Wasserdampf vertheilt sich gleichmässig in der Luft und übt dort einen gewissen Druck aus, so dass das Barometer um einige Millimeter fallen müsste, wenn die Luft plötzlich getrocknet würde. Die Menge des in der Luft enthaltenen Wasserdampfes kann durch den von demselben ausgeübten Druck (Spannung, Tension) gemessen werden; man giebt daher die Wasserdampfmenge gewöhnlich in Millimetern Quecksilberdruck an. — Mit steigender Temperatur vergrössert sich das Aufnahmevermögen der Luft für Wasserdampf; je heisser daher die Luft, um so höher kann der Druck des Wasserdampfes steigen. Für jeden Temperaturgrad ist aber die Aufnahmefähigkeit der Luft für Wasserdampf scharf begrenzt, es existirt für jeden Grad ein Zustand der Sättigung mit Wasserdampf oder der maximalen Tension des Wasserdampfes; sobald Temperaturerniedrigung eintritt, muss Condensation von Wasserdampf oder Thaubildung eintreten, da nunmehr die der höheren Temperatur entsprechende Wasserdampfmenge nicht mehr von der kälteren Luft in Dampfform behalten werden kann.

Die umstehende Tabelle giebt die Maximal-Tensionen des Wasserdampfes für die verschiedenen Temperaturgrade an, und zwar zunächst in Millimetern Quecksilber. Aus diesen Zahlen für den vom Wasserdampf ausgeübten Druck lässt sich dann das Volumen und das Gewicht des in der Luft vorhandenen Dampfes nach einfachen Formeln berechnen.

Für gewöhnlich aber ist die Luft nicht mit Wasserdampf gesättigt, sondern enthält eine geringere Menge, so dass bei der betreffenden Temperatur noch mehr in Dampfform aufgenommen werden könnte. Um den daraus resultirenden Feuchtigkeitszustand der Atmosphäre zu beurtheilen. bestimmt oder berechnet man folgende Grössen:

1) Die absolute Feuchtigkeit, d. h. diejenige Menge Wasserdampf in Millimetern Hg oder in Gramm oder Liter pro 1 cbm Luft ausgedrückt, welche zur Zeit wirklich in der Luft enthalten ist. Dieser Ausdruck bildet gewöhnlich die Grundlage für die Berechnung der übrigen Faktoren.

2) Die relative Feuchtigkeit oder die Feuchtigkeitsprocente geben die vorhandene Feuchtigkeit an in Procenten der für die betreffende Temperatur möglichen maximalen Feuchtigkeit. Bezeichnet man die maximale Feuchtigkeit mit F, die absolute mit F_0, so sucht die relative Feuchtigkeit das Verhältniss $\frac{F_0}{F}$ anzugeben oder in Procenten berechnet $\frac{100 F_0}{F}$.

3) Das Sättigungsdeficit; misst die Differenz zwischen maximaler und wirklich vorhandener absoluter Feuchtigkeit, also $F - F_0$; dasselbe wird ausgedrückt entweder in Millimeter Quecksilber (Spannungsdeficit) oder in Gramm oder Liter Wasserdampf auf 1 cbm Luft.

4) Der Thaupunkt, d. h. diejenige Temperatur, für welche augenblicklich die Luft mit Wasserdampf gesättigt ist, oder: für welche F_0 die Bedeutung von F hat. Sobald diese Temperatur um ein Minimum erniedrigt wird, muss Condensation, Thaubildung eintreten. Die Thaupunktsbestimmung dient wesentlich zur Wetterprognose.

Tension und Gewicht des Wasserdampfs.

Temperatur	Wasserdampf		Temperatur	Wasserdampf		Temperatur	Wasserdampf	
	mm Hg	Gramm in 1 cbm		mm Hg	Gramm in 1 cbm		mm Hg	Gramm in 1 cbm
−10°	2·0	2·3	+ 6°	7·0	7·3	+22°	19·7	19·3
− 9°	2·3	2·5	7°	7·5	7·7	23°	20·9	20·5
− 8°	2·5	2·7	8°	8·0	8·3	24°	22·2	21·6
− 7°	2·7	2·9	9°	8·6	8·8	25°	23·6	22·9
− 6°	2·9	3·1	10°	9·2	9·4	26°	25·0	24·2
− 5°	3·1	3·4	11°	9·8	10·0	27°	26·5	25·6
− 4°	3·4	3·6	12°	10·5	10·6	28°	28·1	27·0
− 3°	3·6	3·9	13°	11·2	11·3	29°	29·8	28·5
− 2°	3·9	4·2	14°	11·9	12·0	30°	31·6	30·1
− 1°	4·3	4·5	15°	12·7	12·8	31°	33·4	31·8
0°	4·6	4·9	16°	13·5	13·6	32°	35·4	33·6
+ 1°	4·9	5·2	17°	14·4	14·4	33°	37·4	35·4
+ 2°	5·3	5·6	18°	15·4	15·3	34°	39·6	37·3
+ 3°	5·7	6·0	19°	16·4	16·2	35°	41·8	39·3
+ 4°	6·1	6·4	20°	17·4	17·2	40°	54·9	50·7
+ 5°	6·5	6·8	21°	18·5	18·2			

Methoden zur Bestimmung der Luftfeuchtigkeit.

1) Bestimmung durch Wägung des Wasserdampfs, welcher aus einem gemessenen Luftvolum durch Schwefelsäure oder Calciumchlorid absorbirt ist.

2) Condensationshygrometer; bestimmen den Thaupunkt und aus diesem mit Hülfe der oben gegebenen Tabelle die absolute Feuchtigkeit. Ein kleines cylindrisches Gefäss, welches aussen mit einer glänzend polirten Silberbekleidung versehen ist, wird künstlich abgekühlt; mit Hülfe von empfindlichen Thermometern wird genau beobachtet, bei welcher Temperatur Thaubildung auf der Silberfläche eintritt. (Daniell, Regnault.)

3) Haarhygrometer; entfettete Haare oder Strohfasern oder Streifen thierischer Membranen verkürzen sich bei relativ trockener Luft und verlängern sich mit steigender relativer Feuchtigkeit. Sie können leicht in passender Weise aufgehängt und mit einem Zeiger verbunden werden, der sich auf einer Skala bewegt; die Zahlen der empirisch geaichten Skala geben dann direct die Feuchtigkeitsprocente an. Die Instrumente sind sehr veränderlich und müssen häufig controlirt werden.

4) Atmometer; messen das in der Zeiteinheit von einer bekannten Fläche verdunstete Wasser und, da dieses in ruhiger Luft und bei gleichem Luftdruck von dem Sättigungsdeficit abhängt, liefern sie directe Bestimmungen dieses Ausdrucks. Mit den bisher construirten Atmometern sind jedoch zuverlässige Angaben nicht zu erhalten.

5) Psychrometer. Man beobachtet zwei Thermometer, von welchen die Kugel des einen mit Musselin umhüllt und mit Wasser befeuchtet ist; an dem feuchten Thermometer wird Wasser verdunsten und zwar um so energischer, je trockener die Luft und je niedriger der Barometerstand ist; entsprechend dem Grade der Wasserverdunstung wird mehr oder weniger Wärme latent und das feuchte Thermometer muss eine um so niedrigere Temperatur gegenüber dem trocknen Thermometer zeigen, je austrocknender die Luft wirkt. Man wartet bis das feuchte Thermometer seinen tiefsten Stand erreicht hat, liest dann ab und berechnet aus der Temperatur des trockenen und des feuchten Thermometers nach einer einfachen Gleichung oder mit Hülfe von Tabellen die absolute Feuchtigkeit.

Das Psychrometer liefert ungenaue Angaben, sobald die Windgeschwindigkeit, welche die Verdunstung gleichfalls energisch beeinflusst, wechselt. Vergleichbare Werthe erhält man daher sowohl im Freien, wie besonders in der Zimmerluft nur dann, wenn man stets einen Luftstrom von gleicher Geschwindigkeit über die feuchte Kugel streichen lässt. Dies lässt sich erreichen durch Assmann's Aspirationspsychrometer, bei welchem neben dem S. 78 beschriebenen trockenen Thermometer sich noch ein solches mit befeuchteter Kugel befindet. — Oder man befestigt das feuchte Thermometer an einer 1 m langen Schnur und schwingt es einmal pro Secunde im Kreise. Mit einem solchen Schleuder-Psychrometer,[1] das für hygienische Untersuchungen das brauchbarste Instrument ist, erhält man ausreichend genaue und vergleichbare Werthe (s. Anhang).

Vertheilung der Luftfeuchtigkeit auf der Erdoberfläche.

Die **absolute** Feuchtigkeit findet man naturgemäss da bedeutend, wo hohe Temperatur, Windstille und die Möglichkeit zu reichlicher Wasserverdunstung gegeben ist. Maximal ist sie z. B. in Ceylon (Westküste), im mexikanischen Meerbusen bei windstillem Wetter (in Cayenne im Mittel 21 mm) etc. Das Minimum finden wir in den Polargegenden. Selbst in der Wüste ist sie noch erheblich höher (10 mm und mehr), als in Regionen mit extrem niederer Temperatur (vgl. Tabelle S. 97).

[1] Zu beziehen für den Preis von 9 Mark von Mechanikus Apel in Göttingen.

Örtliche Vertheilung der Luftfeuchtigkeit.

	Mittlere absolute Feuchtigkeit (in mm)	Mittlere relative Feuchtigkeit (Procente)	Mittleres Sättigungsdeficit (in mm)
Archangel	3·8	80	0·9
St. Petersburg . .	4·8	82	1·1
Königsberg . . .	6·4	80	1·8
Kiel	6·7	82	1·5
Borkum	7·8	86	1·4
Berlin	6·8	74	2·6
Darmstadt	7·0	75	2·7
Breslau	6·6	75	2·5
Basel	6·7	75	2·2
Wien	6·9	72	2·1
Athen	9·1	62	5·6
Odessa	6·8	76	2·1
Tiflis	8·0	67	3·9
Bombay	19·3	77	5·8
Lahore	11·5	52	10·6
New York . . .	6·6	67	3·2
Philadelphia . . .	7·0	68	3·3

Die Tagesschwankung der absoluten Feuchtigkeit verläuft in unseren Breiten an klaren Sommertagen so, dass kurz vor Sonnenaufgang das Minimum liegt, und zwar weil während der Nacht gewöhnlich Thaubildung eingetreten ist; dann steigt die absolute Feuchtigkeit in Folge der zunehmenden Wasserverdunstung bis etwa 9 Uhr Morgens, darauf erfolgt Abnahme bis 4 Uhr Nachmittags, weil sich unter dem Einfluss der stärkeren Erwärmung ein aufsteigender Luftstrom ausbildet, welcher einen Theil des Wasserdampfs mit sich fortführt. Von 4 Uhr ab sinkt die erkaltende Luft allmählich wieder abwärts und damit tritt Steigerung der Luftfeuchtigkeit ein bis etwa 9 Uhr Abends. Von diesem zweiten Maximum ab ist dann wieder ein Sinken der Feuchtigkeit in Folge von Condensation zu bemerken, so dass vor Sonnenaufgang das Minimum eintritt. Bei trübem Wetter wird der Gang dieser Curve mehr oder weniger verwischt; im Winter ist nur eine maximale Erhebung etwa um 2 Uhr Nachmittags und ein tiefster Stand zur Zeit des Sonnenaufgangs ausgeprägt.

Die Jahresschwankung verläuft bei uns der Art, dass wir im Januar die geringste, im Juli die höchste absolute Feuchtigkeit haben (s. Tab. S. 96). Auch in dieser Beziehung folgt sie der Temperatur;

nur bei höheren Wärmegraden kann die absolute Feuchtigkeit erheblich werden.

2) Die **relative** Feuchtigkeit zeigt eine Tagesschwankung der Art, dass das Maximum (im Mittel 95 Procent Feuchtigkeit) zur Zeit des Sonnenaufgangs liegt. Von da nimmt sie allmählich ab, erreicht zwischen 2 und 4 Uhr das Minimum (50—60 Procent), um gegen Abend wieder zu steigen. Die Jahresschwankung zeigt im Ganzen nur geringe Differenzen; in unserem Klima haben wir im Winter die höchste relative Feuchtigkeit von 75—85 Procent; in den Sommermonaten das Minimum mit 65—75 Procent Feuchtigkeit. — Den geringsten Sättigungsprocenten, zwischen 20 und 40 Procent, begegnen wir im Frühjahr und Sommer zur Mittagszeit und bei östlichen Winden.

Jahreszeitliche Vertheilung der Luftfeuchtigkeit.

	Borkum			Königsberg			Darmstadt		
	Absol. Feucht.	Relat. Feucht.	Sätt.-Deficit	Absol. Feucht.	Relat. Feucht.	Sätt.-Deficit	Absol. Feucht.	Relat. Feucht.	Sätt. Deficit
Januar . . .	4·5	90	0·5	3·5	88	0·4	4·2	83	0·9
Februar . .	5·1	91	0·5	3·4	86	0·6	4·6	81	1·1
März . . .	5·2	86	0·8	3·8	82	0·8	4·7	73	1·7
April . . .	6·4	84	1·3	5·1	75	1·7	5·7	66	2·9
Mai	7·8	81	1·8	7·0	71	2·9	7·4	64	4·2
Juni . . .	10·6	82	2·4	9·6	72	3·7	9·6	66	4·9
Juli	12·0	82	2·6	10·9	74	3·8	11·1	68	5·3
August. . .	12·0	83	2·5	10·7	75	3·6	10·7	70	4·6
September .	10·4	86	1·8	7·3	80	1·8	9·3	74	3·3
October . .	8·0	87	1·2	6·7	83	1·4	7·0	80	1·7
November .	6·1	89	0·7	4·6	87	0·7	5·6	84	1·1
December .	5·1	92	0·5	3·8	88	0·5	4·3	87	0·7

Die örtliche Vertheilung weist ebenfalls nur geringe Differenzen auf. Ueber den Continenten finden wir im Allgemeinen ein Jahresmittel von 70—80 Procent relativer Feuchtigkeit, an den Meeresküsten 80—90 Procent. Ein Klima mit 0—55 Procent mittlerer relativer Feuchtigkeit bezeichnet man als ein excessiv trockenes; mit 55—70° als ein trockenes; mit 71—85 Procent als ein mässig feuchtes; mit 86—100 Procent als ein excessiv feuchtes. — An der bekanntlich sehr trockenen Ostküste von Nordamerika beträgt die mittlere relative Feuchtigkeit noch nahezu 70 Procent. Die niedrigsten Zahlen, 25—30 Procent, werden beobachtet in Aegypten während der Chamsin weht;

ferner an der Riviera in den Wintermonaten, wo sogar nur 9—13—20 Procent beobachtet werden, wenn der föhnartige, vom kälteren Hinterland aus die ligurischen Alpen übersteigende und beim Absinken sich stark erwärmende Nordwind herrscht.

3) Das **Sättigungsdeficit** zeigt eine tägliche Periode, welche derjenigen der relativen Feuchtigkeit ähnlich ist, aber etwas grössere Excursionen macht. Die Jahresschwankung lässt ungeheuere Differenzen hervortreten (s. Tabelle S. 96); im Juni und Juli ist das Sättigungsdeficit um 500—700 Procent grösser, als im December und Januar. An warmen Sommertagen mit östlichen Winden erhebt es sich nicht selten bis zu einer Höhe von 20 mm.

Auch örtlich treten sehr starke Differenzen hervor; schon auf unserem Continent ist die Lage an der Küste gegenüber dem Inneren durch ein erheblich geringeres Sättigungsdeficit ausgezeichnet; Darmstadt z. B. zeigt ein fast doppelt so grosses mittleres Sättigungsdeficit als Borkum.

Hygienische Bedeutung der Luftfeuchtigkeit.

Es liegt der Gedanke nahe, dass eine directe Wirkung der Luftfeuchtigkeit auf den menschlichen Organismus dadurch zu Stande kommt, dass die Wasserdampfabgabe vom Körper quantitativ abhängig ist vom Verhalten der Luftfeuchtigkeit.

Das gesammte vom Organismus abgegebene Wasser verlässt den Körper ungefähr zu gleichen Theilen in Form von Dampf, und in flüssiger Form im Schweiss, Harn und Koth. Ist die Verdampfung behindert, so steigert sich die Menge des im Schweiss und Harn ausgeschiedenen Wassers; ist die Verdampfung reichlich, so werden jene Secrete spärlicher.

Ist der Ersatz des durch die Haut, den Harn oder den Darm ausgeschiedenen Wassers unzureichend, so tritt zunächst ein Gefühl der Trockenheit an der Zungenwurzel und am Gaumen auf; durch diese „Durstempfindung" erfolgt vorzugsweise die Regulirung der Wasserzufuhr. Dieselbe Trockenheitsempfindung kann aber auch durch örtliche Eintrocknung hervorgerufen werden.

Die Wasserdampfabgabe vollzieht sich theils von den Athmungsorganen, theils von der Haut aus. Von den 900 g in Dampfform ausgeschiedenen Wassers entfallen im Mittel (bei $+15^0$ und 75 % Feuchtigkeit) etwa 250 g, in warmen Klimaten circa 180 g auf die Lunge, der weitaus grössere Rest auf die Haut.

Eine Beeinflussung der Wasserdampfabgabe durch die Luftfeuchtigkeit scheint in der That vorzuliegen; jedoch sind die gesetzmässigen Beziehungen noch keineswegs ausreichend erforscht, und unsere früheren Vorstellungen hierüber haben gerade durch einige neuere Arbeiten (Rubner) eine wesentliche Umänderung erfahren.

Bisher nahm man an, dass die Wasserdampfabgabe von der Haut sich vollziehe proportional der Verdunstungsintensität der Luft; dass also die Haut sich nicht anders verhalte wie die todte feuchte Fläche des Atmometers, deren Wasserabgabe vom Sättigungsdeficit, vom Barometerstand und von der Luftbewegung abhängt.

Ein abweichendes Verhalten wurde nur für die Athmungsluft berechnet. Man nahm an, dass diese im Mittel mit einer Temperatur von 36—37° und gesättigt mit Wasserdampf ausgeathmet wird, einerlei, welche Temperatur und Feuchtigkeit die Aussenluft hat. Bei dieser Annahme enthält die Ausathmungsluft stets circa 41 g Wasserdampf pro 1 Cubikmeter, und die Menge des in den Lungen verdampften und der Einathmungsluft zugefügten Wassers ergiebt sich sonach, wenn die absolute Feuchtigkeit der Einathmungsluft von jenen 41 g subtrahirt wird. Die Wasserdampfabgabe durch die Athmung sollte daher nach der absoluten Feuchtigkeit der Luft bemessen werden.

Die neueren Experimente zeigen aber vor allem, dass wir uns die Wasserdampfabgabe von den Flächen des lebenden Körpers nicht als einen passiven Vorgang vorstellen dürfen ähnlich der Verdunstung von todtem Substrat, sondern der Körper ist dabei ganz wesentlich activ betheiligt. Auch die Abhängigkeit der Wasserabgabe seitens der Lungen von der absoluten Feuchtigkeit ist nicht als begründet anzusehen; die ganze mit der verdunstenden Oberfläche in Berührung kommende Athmungsluft wird keineswegs völlig gleichmässig erwärmt und mit Wasserdampf gesättigt, und ausserdem muss die bei verschiedenen Körperzuständen sehr erheblich schwankende Menge der Athmungsluft die Grösse der Wasserabgabe alteriren.

Aus den Versuchen an Thieren ergiebt sich für diese zunächst, dass die Gesammt-Wasserdampfabgabe cet. par. und namentlich bei gleichbleibender Temperatur von der relativen Feuchtigkeit abhängig ist. Die Schwankungen der relativen Feuchtigkeit rufen dann stets eine gleichartige Aenderung der Wasserdampfabgabe hervor. — Unter wechselnden Verhältnissen wird die Gesammt-Wasserdampfabgabe beeinflusst 1) von der relativen Feuchtigkeit, 2) von der Aussentemperatur, 3) von der Ernährung des Thieres. Bei niederer Temperatur bis + 15° hat die relative Feuchtigkeit den wesentlichsten Einfluss, gleichgültig welcher Art die Ernährung ist. Von 25° aufwärts zeigt sich eine unbedingte Steigerung der Wasserdampfabgabe mit der Temperatur, selbst beim hungernden nnd wenig genährten Organismus. Bei stärkerer Ernährung resp. überschüssiger Nahrung beginnt dagegen diese Einwirkung der Temperatur schon von 15° ab, und wird so bedeutend, dass sie das bestimmende Moment für die Wasserdampfabgabe ausmacht.

Indessen erscheint die Gesammt-Wasserdampfabgabe des menschlichen Körpers vom hygienischen Standpunkt aus überhaupt nicht von hervorragendem Interesse, weil Schwankungen derselben selten zu Gesundheitstörungen führen. Der Körper verfügt in dieser Beziehung offenbar über vorzügliche regulatorische Einrichtungen und schliesslich giebt uns die Durstempfindung rechtzeitig Anlass, eine etwaige stärkere Abgabe durch Wasseraufnahme auszugleichen. Die gewöhnlichen Schwankungen der Luftfeuchtigkeit, besonders bei mittlerer Temperatur von 10—20°, können für unser körperliches Befinden und selbst für unsere Empfindung als geradezu irrelevant bezeichnet werden. Ob bei solcher Temperatur die Luft 30, 40, 50, 60 oder 70% relative Feuchtigkeit enthält, das ist für gesunde Menschen unbemerkbar und äussert sich keinesfalls durch irgendwelche nennenswerthe Störungen des Wohlbefindens.

Erst extremen Feuchtigkeitsgraden unter 30 und über 80% kommt eventuell eine belästigende Wirkung zu, und zwar sind es namentlich die höheren Feuchtigkeitsgrade, welche Beachtung verdienen. Diese Störungen sind aber auch nur zum kleinsten Theil auf Differenzen der Wasserdampfabgabe zurückzuführen, sondern vielmehr wesentlich auf Störungen der Wärmeregulation des Körpers. Kalte feuchte Luft bewirkt eine erhebliche Vermehrung der Wärmeabgabe durch Strahlung und Leitung im Vergleich zu kalter trockener Luft; erstere macht daher bei gleichem Temperaturgrad einen viel kälteren Eindruck. Eine Schwankung der Luftfeuchtigkeit um $12\frac{1}{2}$% erzeugt eine ähnliche Vermehrung des Wärmeverlustes durch Leitung wie eine Verminderung der Temperatur um 1° (Rubner). Warme, sehr feuchte Luft disponirt dagegen zu Wärmestauung, insbesondere bei überschüssiger Ernährung und Wärmeproduktion. An den schädlichen Folgen des Tropenklimas ist daher hohe Luftfeuchtigkeit hervorragend betheiligt (s. S. 86). — Extrem niedrige Feuchtigkeitsprocente scheinen bei niederer Temperatur nur vermehrtes Durstgefühl in Folge der gesteigerten Wasserdampfabgabe zu bewirken. Bei höheren Wärmegraden sind sie willkommen zur Erleichterung der Wärmeabgabe; störende Erscheinungen kommen meist nur dadurch vor, dass die Luft ungewöhnlich austrocknend auf die unbedeckte Haut und die exponirten Stellen der oberflächlichen Schleimhäute wirkt.

Ganz abgesehen von der geschilderten mehr physiologisch interessanten Beeinflussung der Wasserdampfabgabe und von der hygienisch bedeutungsvolleren Alteration der Wärmeabgabe des Körpers zeigt die

Luftfeuchtigkeit aber noch eine Reihe von ausgesprochenen hygienischen Beziehungen, welche mit gewissen alltäglichen Beobachtungen über die Wirkung feuchter oder trockener Luft zusammenfallen. Wenn wir im gewöhnlichen Leben von trockener oder feuchter Luft sprechen, so wollen wir damit die austrocknende, das Wasser von freien Flächen zum Verdunsten bringende Kraft der Luft bezeichnen. Durch eine trockene Luft wird die Feuchtigkeit der Bodenoberfläche rasch verdunstet, es bildet sich Staub, Wäsche trocknet leicht, Holz, Nahrungsmittel, die Vegetation vertrocknen. Gleichzeitig empfinden wir eine stärker austrocknende Luft daran, dass die Lippen und die Haut spröde werden, und dass bei offenem Munde und bei anhaltendem Sprechen Zunge und Gaumen eintrocknen und Durstempfindung auslösen. Diese Empfindung tritt auch dann auf, wenn wir die etwa vermehrte Gesammt-Wasserdampfabgabe durch Wasserzufuhr ausgleichen; sie verschwindet dagegen bei geschlossenem Munde resp. bei häufiger Benetzung des Mundes mit kleinsten Wasser- oder Eismengen; sie beruht also wesentlich auf einer lokalen Wasserentziehung durch die stete Berührung mit einer abnorm trockenen Luft (ausserdem häufig auch auf den staubigen Beimengungen, welche in trockener Luft enthalten zu sein pflegen).

Eben diese austrocknende Wirkung der Luft hat eine vielfache indirecte hygienische Bedeutung dadurch, dass die Bildung und Verbreitung von Luftstaub, die Lebensfähigkeit, die Vermehrung und Verbreitung der Mikroorganismen, die Wasserverhältnisse des Bodens u. a. m. von derselben abhängig sind. Bei trockener Luft hört die Vermehrung der auf dem Boden oder in irgend welchen feuchten Substraten lebenden Mikroorganismen auf; viele Arten werden sogar durch das Trocknen getödtet; dafür werden aber die resistenteren mit dem Staub in die Luft übergeführt und durch Winde oft weit verbreitet. Stellt sich ferner an der Bodenoberfläche eine trockene Zone von einiger Mächtigkeit her, so sinkt das Grundwasser und jedes Tieferspülen von Niederschlägen oder Verunreinigungen in die unteren Bodenschichten hört auf. Auch die Bewohnbarkeit von Neubauten und Kellerwohnungen, die Conservirbarkeit mancher Nahrungsmittel u. s. w. ist wesentlich von der austrocknenden Kraft der Luft abhängig.

Es ist also offenbar für die Hygiene von besonderem Interesse festzustellen, welcher unter den verschiedenen Ausdrücken für das Verhalten der Luftfeuchtigkeit die verdunstende Kraft der Luft am richtigsten kennzeichnet.

Aus den oben gegebenen Zahlen für die örtliche und zeitliche Vertheilung der absoluten Feuchtigkeit geht deutlich hervor, dass dieselbe uns den gewünschten Maassstab nicht giebt. Wissen wir doch aus der alltäglichen Erfahrung, dass im Sommer eine weit austrocknendere Luft herrscht als im Winter, und doch zeigt die Sommerluft gerade die höchste absolute Feuchtigkeit; und ebenso finden wir in der lybischen Wüste eine Luft, die eminent austrocknend ist, aber deren absolute Feuchtigkeit höher ist als die der Luft in kalten Regionen.

Ebensowenig wird die austrocknende Wirkung der Luft durch die relative Feuchtigkeit gemessen. Wir machen stets die Erfahrung, dass die trocknende Wirkung der Luft im Hochsommer der des Winters um ein ganz Bedeutendes überlegen ist, viel mehr als dies in den S. 98 aufgeführten zeitlichen Differenzen der relativen Feuchtigkeit hervortritt. Ferner weisen vielfache Erfahrungen der Bewohner der westlichen Vereinigten Staaten (z. B. das schnelle Austrocknen der Neubauten, der Wäsche, aufbewahrten Brodes etc.) darauf hin, dass dort eine ganz erheblich trocknere Luft herrscht als auf unserem Continent; trotzdem ist die relative Feuchtigkeit dort kaum geringer als z. B. in Wien. — Die eminent austrocknende Wirkung des Chamsin ist vollauf bekannt, und doch zeigt hier die Luft immer noch höhere relative Feuchtigkeit als in den Wintermonaten an der Riviera, wo weder Menschen noch Vegetation unter austrocknender Luft zu leiden haben.

Dagegen giebt das Sättigungsdeficit in der That einen richtigen Ausdruck für die austrocknende Wirkung der Luft. Es ist experimentell festgestellt, dass die Intensität der Wasserverdunstung cet. par. der Grösse des Sättigungsdeficits proportional ist; je grösser der noch nicht mit Wasserdampf gefüllte Raum ist $(F-F_0)$, um so energischer austrocknend wirkt die Luft. Dementsprechend beziehen sich die Angaben der Atmometer auf das Sättigungsdeficit, und ebenso wird in der Gleichung für die Berechnung der Psychrometerablesungen das Sättigungsdeficit als massgebend für die Verdunstungsintensität an der Kugel des feuchten Thermometers angesehen. Im Grunde sind zwar für die Verdunstung noch zwei andere Faktoren in Betracht zu ziehen, die Luftbewegung und der Luftdruck. Abgesehen vom Höhenklima kommen aber bedeutende Differenzen des Luftdrucks auf der Erdoberfläche nicht vor; und es sind daher im Freien nur Sättigungsdeficit und Wind, in geschlossenen Räumen und bei Windstille sogar das Sättigungsdeficit allein massgebend für die Verdunstung.

Die zeitliche und örtliche Vertheilung des Sättigungsdeficits harmonirt in der That mit allen unseren Erfahrungen über die Verschiedenheiten in der austrocknenden Wirkung der Jahreszeiten und Klimate.

Die starken zeitlichen Differenzen stimmen mit der Thatsache überein, dass wir im Sommer ein viel schnelleres Austrocknen beobachten als im Winter; die starken örtlichen Differenzen entsprechen den Unterschieden des continentalen und des Seeklimas in Bezug auf trocknende Wirkung der Luft.

Auch das aus der relativen Feuchtigkeit in keiner Weise erklärliche Verhalten der Luftfeuchtigkeit im Westen der Vereinigten Staaten, an der Riviera und in Aegypten findet volle Erklärung, sobald man die Luftfeuchtigkeit nicht durch die relative Feuchtigkeit, sondern durch das Sättigungsdeficit misst. Der Unterschied beider Ausdrücke liegt eben wesentlich darin, dass bei gleicher relativer Feuchtigkeit, aber wechselnder Temperatur, das Sättigungsdeficit ausserordentlich verschieden ausfallen kann und dass im Sättigungsdeficit der Einfluss der Temperatur gleichsam mitenthalten ist. Bei $+5^0$ repräsentirt eine relative Feuchtigkeit von 70 Procent eine gar nicht austrocknende Luft von 2 mm Sätt.-Def., bei 35^0 dagegen eine sehr stark trocknende Luft von 12 mm Sätt.-Def.

Im Osten der Vereinigten Staaten haben wir zwar ungefähr gleiche relative Feuchtigkeit wie bei uns, aber durchschnittlich erheblich höhere Temperatur, und daraus ergiebt sich ein erheblich grösseres Sättigungsdeficit. Bei uns haben wir im Juli eine mittlere Temperatur von 18^0 und 68 Procent Feuchtigkeit, in Philadelphia dagegen $24 \cdot 4^0$ und 60 Procent Feuchtigkeit; das Sättigungsdeficit beträgt dann bei uns 4·9 mm, an letzterem Orte 9·1 mm; dementsprechend ist die austrocknende Wirkung der Luft etwa doppelt so gross. — Ebenso erklärt sich jetzt das paradoxe Verhalten Aegyptens und der Riviera. Der Chamsin zeigt bei 25—30 Procent Feuchtigkeit eine Temperatur von circa 40^0, das Sättigungsdeficit beträgt alsdann 40 mm; eine Zahl, welcher man eben nur in der vegetationslosen Wüste begegnet; dazu kommt noch die Wirkung der lebhaften Windbewegung. An der Riviera beobachten wir dagegen 20 Procent Feuchtigkeit bei einer gleichzeitigen Durchschnittstemperatur von etwa 10^0; das Sättigungsdeficit beträgt alsdann 7 mm, d. h. dasselbe ist immerhin noch so gering, dass von einer stark austrocknenden Wirkung nicht die Rede sein kann.

Die intensivsten Austrocknungserscheinungen kommen zu Stande, wenn stärkere Winde eine Luft von hohem Sättigungsdeficit begleiten. Dann wird die Luft ständig von grossen Staubmassen erfüllt, wie es z. B. bei den Ostwind-Perioden unseres Sommers, in viel höherem Grade aber noch beim Chamsin und Sirocco der Fall ist, deren belästigende Wirkung zu einem wesentlichen Theile durch diese Staubbeimengungen bedingt wird.

Im hygienischen Interesse ist somit eine Messung und Registrirung der absoluten Feuchtigkeit kaum indicirt; eine gewisse Bedeutung namentlich für die körperlichen Funktionen der Wasserdampf- und Wärmeabgabe kommt der relativen Feuchtigkeit zu; neben dieser ist aber das Verhalten des Sättigungsdeficits von besonderem Werth für die Hygiene.

C. Der Luftdruck.

Messung des Luftdrucks. Wir messen den Druck der Luft gewöhnlich durch die Höhe einer Quecksilbersäule, welche der auf uns lastenden Luftsäule das Gleichgewicht hält (Quecksilberbarometer); oder durch sogenannte Holosteric-(Aneroid-)Barometer, bei welchen eine flache Dose aus elastischen Metall-Lamellen einen barometrischen Cylinder bildet, dessen Wandungen je nach der Stärke des Luftdrucks Excursionen ausführen. Die Barometerablesungen an verschiedenen Orten und zu verschiedener Zeit sind nur bei derselben Temperatur unter einander vergleichbar. Nach jeder Ablesung ist dementsprechend eine Reduktion der Barometerangabe auf 0°, am einfachsten mit Hülfe von Tabellen, vorzunehmen.

Höhe einer Luftsäule, deren Druck 1 mm Hg das Gleichgewicht hält.

Barometerstand	+30°	+20°	+10°	0°	−10°
780 mm	11·5 Meter	11·1 Meter	10·7 Meter	10·2 Meter	9·8 Meter
760 „	11·8 „	11·4 „	10·9 „	10·5 „	10·1 „
740 „	12·1 „	11·7 „	11·2 „	10·8 „	10·4 „
720 „	12·4 „	12·0 „	11·6 „	11·1 „	10·7 „
700 „	12·8 „	12·3 „	11·9 „	11·4 „	11·0 „
680 „	13·2 „	12·7 „	12·2 „	11·8 „	11·3 „

Will man, wie es bei meteorologischen Beobachtungen gewöhnlich der Fall ist, aus den Barometerbeobachtungen verschiedener Orte auf die augenblicklich vorhandenen Gleichgewichtsstörungen im Luftmeer schliessen, so muss vorher noch ein wichtiger lokaler Einfluss eliminirt werden, der an den einzelnen Orten in ganz verschiedener Weise auf den Barometerstand wirken kann. Dieser Einfluss beruht in der Höhenlage des Ortes. Mit der Erhebung über die Erdoberfläche nimmt der Luftdruck in geometrischer Progression ab; und um daher vergleichbare Zahlen zu erhalten, müssen die sämmtlichen Beobachtungszahlen auf das Meeresniveau reducirt werden. Dies geschieht entweder mit Hülfe von ziemlich complicirten Formeln, oder einfacher durch Tabellen, welche wenigstens eine annähernde Reduktion auszuführen gestatten. Als Beispiel sei auf die obenstehende, stark abgekürzte Tabelle verwiesen, welche angiebt, wie hoch eine Luftsäule ist, deren Druck gerade 1 mm Hg beträgt, und zwar bei verschiedenem Barometerstand und bei verschiedenen Wärmegraden. Je nach der Temperatur und dem Luftdruck, welche während einer

Ablesung geherrscht haben, sucht man in der Tabelle den Werth für die Höhe einer Luftsäule, welche im concreten Falle eine Druck-Zu- oder -Abnahme um 1 mm Hg bewirkt. Dividirt man dann die Höhenlage des Ortes durch die so gefundene Anzahl von Metern, so findet man diejenigen Millimeter Quecksilber, welche dem abgelesenen Barometerstand hinzuzuaddiren sind, um den Barometerstand im Meeresniveau zu erhalten.

Oertliche und zeitliche Vertheilung des Luftdrucks.

Die Tagesschwankung des Luftdrucks ist in der gemässigten und kalten Zone geringfügig und unregelmässig, in den Tropen dagegen schärfer ausgesprochen; es stellen sich dort zwei Maxima, am Vormittag und Abend, und zwei Minima, um 4 Uhr Früh und um 4 Uhr Nachmittags, ein. Die Amplitude beträgt 2—3 mm. Offenbar stimmt dieser Gang der Tagesschwankung überein mit der Curve der absoluten Feuchtigkeit; gleich dieser sind auch die Barometerschwankungen wesentlich dadurch bedingt, dass mit zunehmender Wärme ein aufsteigender Luftstrom und ein seitliches Abfliessen der Luft in die oberen Schichten sich einstellt, dass dagegen am Abend wieder ein Absinken der erkaltenden Luft und dadurch eine Steigerung des Luftdrucks erfolgt.

Die Monats- und Jahresschwankung zeigt in unserem Klima das Minimum im Sommer, das Maximum im Winter. Die monatliche Amplitude beträgt bei uns etwa 12—20 mm; nach den Polen hin nimmt sie allmählich zu. Die Jahresamplitude macht in maximo 30—40 mm aus; zwischen den Extremen mehrerer Jahre können 40 bis 50 mm Differenz liegen, die aber immerhin erst eine Excursion von 6 Procent des gesammten Luftdrucks repräsentiren.

Die örtliche Vertheilung des Luftdrucks wird gewöhnlich registrirt durch Isobaren, d. h. Linien, welche die Orte mit gleichem Luftdruck resp. mit gleichem Monatsmittel des Luftdrucks verbinden (die Barometerstände auf Meeresniveau reducirt). Eine Karte der Isobaren zeigt nicht wie eine Isothermenkarte Linien, welche im Allgemeinen den Breitengraden parallel laufen, sondern einzelne geschlossene Kreise, um welche concentrisch in grösserem oder geringerem Abstand die übrigen Isobaren erfolgen. Es existiren sonach mehrere lokal begrenzte Maxima und Minima, und von diesen Centren aus steigt oder fällt der Luftdruck nach allen Richtungen hin. Auch die örtliche Vergleichung lässt indessen nur eine geringe Amplitude der Schwankungen erkennen; dieselben bewegen sich zwischen 740 und 770 mm, betragen also höchstens 2—3 Procent des gesammten Luftdrucks.

Weitaus stärkere Schwankungen resultiren aus der Höhenlage

des einzelnen Ortes. Im Mittel bewirkt jede Erhebung um 11 m eine Druckabnahme um 1 mm, jedes Hinabsteigen unter das Meeresniveau eine entsprechende Steigerung.

Folgende mittlere Barometerstände sind an dauernd bewohnten hochgelegenen Ortschaften beobachtet:

Mexico	2270 Meter	586 mm Hg
Quito	2850 „	549 „ „
Pikes Peak (Colorado, N.-Am.)	4300 „	451 „ „
Dorf S. Vincente (bei Portugalete, Bolivia)	4580 „	436 „ „
Kloster Hanle (Tibert)	4610 „	433 „ „

Bei vorübergehendem Aufenthalt wurden noch niedrigere Ablesungen erhalten: so von Gebr. Schlagintweit im Himalaya bei 6780 m Höhe = 340 mm Hg; von Glaisher im Luftballon bei 8840 m Höhe = 248 mm Hg.

Andererseits sind Menschen in tiefen Bergwerken bei oft langdauerndem Aufenthalt und anstrengender Arbeit einem um 50 mm und mehr über das Normale gesteigerten Luftdruck ausgesetzt. Noch höherer Druck kommt in den sogenannten Caissons zu Stande, mit deren Hilfe Arbeiten unter Wasser ausgeführt werden. Die Arbeiter sind hier stundenlang einem Druck von 2—3 Atmosphären ausgesetzt; ferner kommt es in den Taucherglocken zu einem Druck von 6—7 Atmosphären. Diesen enorm grossen Excursionen gegenüber erscheinen die örtlich und zeitlich wechselnden Druckschwankungen des Luftmeeres als völlig bedeutungslos.

Hygienische Bedeutung der Luftdruckschwankungen.

1) **Stark gesteigerter** Luftdruck ruft zunächst eine Verlangsamung und Vertiefung der Athmung hervor; gleichzeitig wird das Blut von der Peripherie des Körpers zu den inneren Organen hingedrängt; der Puls wird ein wenig verlangsamt. Bei geschlossener Tube wird das Trommelfell eingewölbt und dadurch das Gehör beeinträchtigt. Sprechen und Pfeifen ist erschwert, auch die sonstige Muskelarbeit etwas behindert. Alle diese Erscheinungen gleichen sich unter normalem Luftdruck bald wieder aus, nur bei längerem Aufenthalt bleibt abnorme Ausdehnung der Lunge leicht bestehen.

Ausser der Druckwirkung kommt noch der Einfluss der vermehrten Sauerstoff-Aufnahme in Frage. Da comprimirte Luft in 1 cbm eine dem stärkeren Druck entsprechend grössere Gewichtsmenge Sauerstoff enthalten muss, als weniger dichte Luft; da aber das eingeathmete Luftvolum mindestens das gleiche bleibt, so müsste eine stärkere Sauerstoffaufnahme erfolgen.

In der That wird beim Aufenthalt in comprimirter Luft das Venenblut heller; zu einer irgend erheblichen Vermehrung des Blutsauerstoffs kommt es jedoch nicht. Das Hämoglobin ist schon bei etwa 400 mm Hg-Druck mit Sauerstoff gesättigt; eine vermehrte Aufnahme von Sauerstoff kann daher nur mittelst einfacher Absorption im Plasma erfolgen; und hierdurch wird der Gesammtgehalt des Blutes an Sauerstoff nur wenig alterirt.

In keiner Weise werden daher bedeutendere Schädigungen durch stark vermehrten Luftdruck ausgelöst. Dagegen muss der Uebergang aus der comprimirten Luft in gewöhnliche mit grösster Vorsicht erfolgen; bei zu raschem Wechsel können durch plötzliche Ausdehnung der in den Höhlen des Körpers enthaltenen Gase allerlei Schädigungen eintreten, so z. B. Gehörstörungen. Ferner führt der Andrang des schnell in Haut und Schleimhäute zurückströmenden Blutes zu Gefässzerreissungen und eventuell zu Blutungen der Nase, der Lungen, des Magens etc. In anderen Fällen entwickeln sich aus den im Blut absorbirten Gasen innerhalb der Gefässe Gasblasen, und diese können plötzlichen Tod oder schwere Erkrankung veranlassen.

2) **Stark verminderter** Luftdruck wirkt theils durch die Druckabnahme, theils durch Verminderung der Sauerstoffzufuhr. Erstere verursacht Erweiterung der Haut- und Schleimhautgefässe. Dieselben können sogar zerreissen und Blutungen aus Zahnfleisch, Nase, Lungen hervorrufen. Das Trommelfell wölbt sich nach aussen, Athmung und Muskelbewegungen sind erleichtert.

Einflussreicher ist die verminderte Sauerstoffzufuhr. In 2000—2500 m Höhe ist die im gleichen Luftvolum enthaltene Sauerstoffmenge schon um mehr als ein Viertel verringert; in 5000 m Höhe ist sie fast auf die Hälfte reducirt, so dass das gleiche Quantum Sauerstoff unter gewöhnlichem Luftdruck bei einem Gehalt der Luft von nur 11 Procent Sauerstoff aufgenommen werden würde; man kann also mit einem kurzen Ausdruck sagen, dass die Luft in 5000 m Höhe nur noch 11 Procent O enthält.

Diese rasche Sauerstoffverminderung müsste nun schon in mässiger Höhe von Einfluss auf den Körper sein, wenn sie nicht bis zu einem gewissen Grade durch Beschleunigung der Blutcirculation und Vermehrung der Athemfrequenz ausgeglichen würde. Der Puls steigt bei 1000 m Erhebung um 4—5, in 4000 m Höhe um 12—20 Schläge pro Minute (einige Beobachter behaupten, dass diese Zunahme sich bei längerem Aufenthalt in gleicher Höhe wieder verliere); die Athemfrequenz ist bei 4000 m nahezu verdoppelt; der Blutdruck verändert sich anfangs nicht, steigt später langsam an. Ausserdem ist nachgewiesen, dass eine Zunahme der rothen Blutkörperchen und eine Vermehrung des Hämoglobingehalts des Blutes sich einstellt. In Folge dessen treten erfahrungsgemäss keine Symptome verminderter Sauerstoffzufuhr bis zu einer Höhe von circa 2000—2500 m auf.

Selbst in grösserer Höhe scheint aber noch ein dauernder Aufenthalt ohne Benachtheiligung des Körpers möglich zu sein in Folge einer gewissen sich allmählich ausbildenden Anpassung des Organismus, für deren exactere Feststellung allerdings noch weitere Untersuchungen wünschenswerth erscheinen. Es sollen dann nicht nur die Blutkörperchen vermehrt, sondern auch der Thorax erweitert, das Capillarnetz der Lunge ausgedehnt und hier der Blutstrom verlangsamt werden. Dadurch soll eine bessere Ernährung der Lunge und, unter Mithilfe der vermehrten Athemfrequenz, eine reichlichere Sättigung des Blutes mit Sauerstoff zu Stande kommen. Ausserdem ist schon in relativ geringer Höhe eine vermehrte Exspirationsfähigkeit beobachtet.

Diese dem Körper im Allgemeinen nicht schädliche, bei manchen Lungenleiden sogar vielleicht besonders förderliche Anpassung befähigt den Menschen noch zu dauerndem Aufenthalt in Höhen von 2500 bis 4000 m. Erst in 4—5000 m Höhe scheint schwächliche Constitution und verminderte Leistungsfähigkeit der Bewohner unausbleiblich zu sein; die Gesichtsfarbe wird blassgelb, die Muskeln sind schlaff, die Resistenz ist vermindert (Anoxyhémie Jourdanet's).

Bei vorübergehendem Aufenthalt in grösseren Höhen kommt es leichter zu Gesundheitsstörungen, weil den betreffenden Individuen jene Anpassung des Körpers fehlt. Es tritt dann hochgradige Ermüdung, Herzklopfen, Athemnoth, Schwindel, schliesslich Bewusstlosigkeit ein, oft kommt es zu Hämorrhagieen. An diesen Wirkungen ist sowohl die Druck- wie die Sauerstoffabnahme betheiligt; letztere am wesentlichsten, da bei Ballonfahrten die Erfahrung gemacht wurde, dass durch zeitweises Einathmen von reinem Sauerstoffgas die meisten störenden Erscheinungen vermieden werden. — Bei der Bergkrankheit ist der grossen körperlichen Anstrengung, ferner der Einwirkung der Kälte und der intensiven Sonnenstrahlung ein Antheil an dem Entstehen der betreffenden Symptome zuzuschreiben.

Die Schwankungen des Luftdrucks, wie sie in den Isobaren zum Ausdruck kommen, oder die zeitlichen Differenzen desselben äussern offenbar keinerlei directe Wirkungen auf den gesunden Menschen; nur bei abnormen Zuständen (Lungenkrankheiten) können vermuthlich

Störungen, z. B. Haemoptoë, durch plötzliches Sinken des Luftdrucks ausgelöst werden. Jedenfalls aber muss ein indirecter Einfluss der Luftdruckschwankungen anerkannt werden, schon deshalb, weil Winde und Niederschläge und die übrigen Faktoren des Klimas und der Witterung von demselben abhängig sind.

Ferner ist darauf hingewiesen, dass die Barometerschwankungen auch Bewegungen der im Boden enthaltenen Luft veranlassen; beim Sinken des Luftdrucks kann die Bodenluft sich über die Oberfläche erheben und eventuell in unsere Wohnungen eindringen.

Manche Erfahrungen deuten auch darauf hin, dass die Luftdruckschwankungen eine Rolle spielen beim Entstehen der sogenannten „bösen Wetter" in Steinkohlengruben. Das in tieferen Erdspalten sich findende Methan, welches mit Luft gemengt explosiv ist, scheint zuweilen in Folge eines plötzlichen Sinkens des Luftdrucks in grösserer Masse in die Gruben einzutreten und dort Explosionsgefahr zu bedingen.

D. Die Luftbewegung.

Die Bewegungsvorgänge in der Atmosphäre zeigen sich aufs innigste abhängig von den Verhältnissen des Luftdrucks.

Messung der Luftbewegung. Die Richtung des Windes wird bestimmt durch frei aufgestellte Windfahnen, die aus zwei im Winkel von 20° gegen einander geneigten Flügeln bestehen.

Die Stärke der Luftbewegung kann entweder approximativ bestimmt werden; schwächste Strömungen durch die Ablenkung einer Kerzenflamme, durch Tabaksrauch, Flaumfedern oder dergleichen; stärkerer Wind durch Feststellung seiner Wirkung auf Baumblätter, Baumzweige u. s. w.

	Windstärke	Geschwindigkeit des Windes	Winddruck	Wirkungen des Windes
	0—6	Meter in der Secunde	Kilogr. auf den Quadratmeter	
0	Stille	0—0·5	0—0·15	Der Rauch steigt gerade oder fast gerade empor.
1	Schwach	0·5—4	0·15—1·87	Für das Gefühl merkbar, bewegt einen Wimpel.
2	Mässig	4—7	1·87—5·96	Streckt einen Wimpel, bewegt die Blätter der Bäume.
3	Frisch	7—11	5·96—15·27	Bewegt die Zweige der Bäume.
4	Stark	11—17	15·27—34·35	Bewegt grosse Zweige und schwächere Stämme.
5	Sturm	17—28	34·35—95·4	Die ganzen Bäume werden bewegt.
6	Orkan	über 28	über 95·4	Zerstörende Wirkungen.

Zu genaueren Messungen benutzt man Anemometer; entweder statische, bei denen der Druck des Windes gemessen wird, oder dynamische, bei welchen man die Geschwindigkeit aus der Zahl der Umdrehungen eines Rotationsapparates entnimmt (Flügel-Anemometer; Robinson'sches Schalenkreuz-Anemometer). Die nebenstehende, der 6stufigen, sog. Landskala entsprechende Tabelle giebt einen Vergleich der empirisch beobachteten Windgeschwindigkeit und der durch statische und dynamische Instrumente gemessenen. Vielfach wird eine 12stufige „Seeskala" benutzt.

Vertheilung der Luftbewegung auf der Erdoberfläche.

Die Winde, welche durch die Gleichgewichtsstörungen im Luftmeer bedingt sind und einen Ausgleich herbeizuführen streben, werden im Allgemeinen in senkrechter Richtung zu den Isobaren nach dem Luftdrucksminimum hin oder vom Maximum weg sich bewegen; und sie werden um so raschere Strömung zeigen müssen, je kürzer die Wegstrecke zwischen zwei Isobaren wird, je dichter dieselben aufeinander rücken und je steiler also der Abfall des Luftdruckes ist. Die Beziehung zwischen der Druckdifferenz einerseits und der Wegstrecke, auf welcher sich dieselbe vollzieht, andererseits, bezeichnet man gewöhnlich als den barometrischen Gradienten. Derselbe giebt an, wie gross die Druckdifferenz ist auf eine bestimmte, einheitliche, senkrecht zu den Isobaren gemessene Weglänge. Als Einheit der Weglänge dient ein Aequatorgrad = 111 Kilometer. Je höher der Gradient, d. h. je mehr Millimeter Druckdifferenz auf 111 Kilometer Weglänge entfallen, um so rascher muss die Windbewegung sein.

Während die Lufttheilchen in solcher Weise von allen Seiten nach einem Minimum hin oder von einem Maximum weg strömen, erleiden sie noch eine gewisse Ablenkung, theils durch die Erdumdrehung, theils durch die Centrifugalkraft. In Wirklichkeit entstehen so nicht Bewegungen in der Richtung des Gradienten, sondern es entstehen Spiralen, welche auf der nördlichen Halbkugel von links nach rechts nach dem Minimum hin, resp. vom Maximum fort sich bewegen. Die von einem Minimum beherrschten Strömungen nennt man Cyclonen, die von einem Maximum ausgehenden Winde Anticyclonen. Die letzteren zeigen eine relative Ruhe und Unveränderlichkeit, während die Cyclonen im Allgemeinen veränderliches Wetter bewirken. Minima und Maxima findet man oft in lebhaft fortschreitender Bewegung; auf der nördlichen Halbkugel wandern die Minima vorzugsweise von West nach Ost und der Wind hat hier den niederen Druck links und etwas vor sich, den höheren rechts und etwas hinter sich. Minima können sich unter Umständen mit einer Geschwindigkeit von 800—1000 Kilometer pro 24 Stunden bewegen.

Eine gute Uebersicht über die momentan herrschenden Windverhältnisse geben die synoptischen Witterungskarten, die von vielen Tagesblättern publicirt werden. Auf denselben sind die Isobaren eingezeichnet; ferner Pfeile, welche die Windrichtung anzeigen (der runde Kopf des Pfeiles geht voran), und durch die Fiederung des Pfeiles die Windstärke (nach der sechsstufigen Skala; sechs Striche bedeuten stärksten Orkan). Der Kopf der Pfeile giebt ausserdem durch die verschiedene Schattirung Aufschluss über den Grad der Bewölkung etc.

In der warmen Zone herrschen innerhalb 35° nördl. und südl. Breite die ausserordentlich regelmässigen Passatwinde. Dieselben entstehen in letzter Instanz durch die stete starke Erwärmung und Ausdehnung der Luft in den Aequatorialgegenden, wodurch ein oberes Abfliessen der Luft nach den Polen, ein Zurückfliessen in den unteren Schichten erfolgt. Durch die Erdrotation entsteht aus diesen Strömungen ein Nordost- und Südostpassat.

In der gemässigten Zone stehen die Luftströmungen unter dem Einflusse der Cyclonen und Anticyclonen und hier findet daher häufiger und regelloser Wechsel der Windrichtung und Windstärke statt. In Westeuropa herrschen im Allgemeinen West- und Südwestwinde vor und zwar unter dem Einfluss von Depressionen, welche über dem atlantischen Ocean entstehen und von da nach Nordosten fortschreiten.

Ausserdem treten an vielen Orten locale Ursachen für die Windbewegung hinzu. So haben wir am Meeresufer häufig lokale Land- und Seewinde; Vormittags findet in den oberen Schichten eine Strömung von dem stark erwärmten Land zur See statt, in den unteren Schichten umgekehrt, in den Abendstunden erfolgt allmählicher Ausgleich und in der Nacht stellt sich eine entgegengesetzte Strömung her wie am Tage, weil jetzt das Land stärkere Abkühlung erleidet. Ferner beobachtet man in Gebirgsthälern eine Periodicität der Luftströmungen, indem am Tage ein energisches Aufsteigen der erwärmten Thalluft, Nachts dagegen ein Niederströmen der kalten Luft eintritt. Grössere nahe der Meeresküste gelegene Gebirgsmassen pflegen oft sehr starke Temperaturdifferenzen und dadurch heftige lokale Winde zu veranlassen, so den Mistral in der Provence, die Bora in Dalmatien etc. — Es muss daher für jeden Ort Windrichtung und Windstärke gesondert bestimmt werden.

Ausser der Richtung und Stärke des Windes ist auch seine sonstige Beschaffenheit, namentlich die Temperatur und die Feuchtigkeit der Luft, von Bedeutung. Für meteorologische Zwecke sucht man die mittlere Temperatur, Feuchtigkeit etc. für jede einzelne Windrichtung aus langjährigen Beobachtungen zu ermitteln. Man erhält in dieser Weise Charakteristika der Windrichtungen und zugleich lokale Wahrscheinlichkeitszahlen für das Wetter, welches jede Windrichtung bringt.

Regelmässige zeitliche Schwankungen der Windrichtung und Windstärke kommen in unserem Klima nicht vor; wir können höchstens eine sturmreichere Jahreshälfte von Ende September bis Ende März unterscheiden gegenüber einer ruhigeren, welche sich über Sommer und Herbst erstreckt.

Ferner beobachten wir auf dem Continent bei relativ ruhigem heiteren Wetter eine Tagesschwankung in der Windstärke derart, dass dieselbe um 10 Uhr ansteigt, kurz nach Mittag das Maximum erreicht und gegen Sonnenuntergang absinkt. Es erklärt sich dieser Gang dadurch, dass in der Nacht die untere Luftschicht als die kältere dem Vermischen mit der oberen nicht ausgesetzt ist; die obere ist aber stets in viel rascherem Strömen begriffen, weil sie nicht wie die untere durch Häuser, Bodenerhebungen etc. in der horizontalen Fortbewegung behindert ist. Gegen 10 Uhr Morgens aber ist die untere Luftschicht durchwärmt, wird nun nach oben gedrängt und mischt sich mit den lebhafter bewegten Schichten. Gegen Abend tritt in Folge der Bodenausstrahlung allmählich wieder die frühere Schichtung und Stagnation ein. Daher kommt es, dass sich über Nacht die stärkste Ansammlung von Gerüchen geltend macht, namentlich im Hochsommer, wo die engen Strassen und Höfe und die Souterrains der Häuser die relativ niedrigsten Temperaturen zeigen.

Angesichts der an den meisten Tagen sich vollziehenden lebhaften Schwankungen der Windstärke ist weder aus den 3 mal täglich gemachten Momentanbestimmungen, noch aus dem am Anemometer agelesenen Gesammtwerth für 24 Stunden ein Schluss auf das wirkliche Verhalten und die eventuellen Wirkungen des Windes statthaft.

Hygienische Bedeutung der Luftbewegung.

Die Windrichtung ist stets nur bedeutungsvoll durch den begleitenden Charakter des Windes, durch die Temperatur, Feuchtigkeit, Wolken, Niederschläge, welche eine bestimmte Windrichtung mit sich zu bringen pflegt.

Die Windstärke ist direct einflussreich für die Wärme- und Wasserdampfabgabe des Körpers. In tropischen Klimaten oder an heissen Sommertagen werden unter der Beihülfe bewegter Luft sehr hohe Temperaturen gut ertragen. Andererseits befördern stärkere Winde in kalten Klimaten in ausserordentlich hohem Grade schädliche Wirkungen durch zu intensiven Wärmeverlust (Erkältungen, Erfrierungen).

Ferner ist die zerstörende Gewalt der heftigsten Stürme und Orkane zu erwähnen, denen alljährlich eine grosse Anzahl von Menschen zum Opfer fällt. Am verderblichsten treten die Stürme in tropischen Klimaten auf; in unseren Breiten werden sie nur auf dem Meere, selten auf dem Lande gefahrdrohend. Um die Seefahrer zu schützen, sind die Sturmwarnungen von grosser Bedeutung. Sobald auf Grund telegraphischer Witterungsberichte in der deutschen Seewarte in Hamburg eine synoptische Witterungskarte zusammengestellt ist und sich aus dieser ergiebt, dass ein von dichtgedrängten Isobaren umgebenes Minimum sich gegen die Küste hin fortbewegt, werden die Häfen mit telegraphischen Warnungen versehen.

Indirect sind die Winde insofern von sanitärer Bedeutung, als sie ein lebhaftes Durchmischen der Atmosphäre verursachen, üble Gerüche, schädliche Gase und suspendirte Bestandtheile schnell in's Unendliche verdünnen, und eine stets gleiche Beschaffenheit der Luft garantiren. Auch innerhalb der Wohnungen wird eine reine Beschaffenheit der Luft nicht zum wenigsten durch den Einfluss der Winde erhalten.

Eine fernere Wirkung der Winde besteht in ihrem mächtigen Einfluss auf die Wasserverdampfung von allen freien Flächen, speciell von der Bodenoberfläche. Die Verdampfungsgeschwindigkeit steigt in rascher Progression mit der Windstärke; heftigere Winde vermögen grosse Massen von Staub aufzuwirbeln und der Luft beizumengen. — Ferner ist beobachtet, dass durch stärkere, auf die ganze Erdoberfläche mit Ausnahme des von Bauten bedeckten Terrains drückende Winde ein Auftrieb von Bodenluft, eventuell auch von Gasen aus Abortgruben etc. in die Häuser hinein stattfindet.

E. Die Niederschläge.

Die Niederschläge entstehen durch Condensation von atmosphärischem Wasserdampf, indem kältere Luftströmungen in wärmere einbrechen oder umgekehrt; es bildet sich dann Nebel, Thau, Reif, Regen oder Schnee etc.

Nebel. Zur Bildung desselben ist ausser der Temperaturerniedrigung noch die Anwesenheit suspendirter Bestandtheile erforderlich (vergl. unter „Luftstaub"). Fehlen diese völlig, so bleibt jede Nebelbildung aus. Für gewöhnlich sind überall in der Atmosphäre genügend feste Körperchen vorhanden. Enthält die Luft viel Rauch, Russ und Staub, so kommen die stärksten Nebel zu Stande.

Thau und Reif entstehen nur bei klarem Himmel, weil nur dann die Ausstrahlung kräftig genug ist und besonders an den Gegenständen, die sich durch Ausstrahlung stark abkühlen, so namentlich an Pflanzen, Jede Wolke, ebenso jede leiseste Bedeckung, eine schwache Rauchschicht etc., gewährt Schutz gegen Reifbildung.

Regen und Schnee. Dieselben werden gemessen in Sammelgefässen, bei denen die auffangende Fläche eine bestimmte Grösse, gewöhnlich 500 qcm besitzt. Die Angaben erfolgen dann jedoch nicht in ccm, sondern in mm Regenhöhe, d. h. es wird die Höhe der Wasserschicht angegeben, welche durch den 24stündigen Niederschlag auf der Erdoberfläche gebildet werden würde, falls kein Abfliessen, Einsickern oder Verdunsten stattfände.

Die grössten Regenmengen fallen innerhalb der tropischen Zone. Dort führt der aufsteigende warme Luftstrom enorme Mengen Wasserdampf in die höheren kälteren Luftschichten und veranlasst massenhafte Condensation. — Ferner sind Gebirge und die Höhenlage eines Orts, ferner auch ausgedehnte Waldungen und andere lokale Momente von bedeutendem Einfluss (s. Tab.).

Regenhöhen.

Cherrapoonjee (Ostindien)	12 520 mm
Maranhaeo (Brasilien)	7 100 „
Sierra Leone	4 800 „
Stye Pass (Schottland)	4 182 „

St. Maria (Alpen)	2 483 mm
Chambery (Savoyen)	1 650 „
Baden (Schwarzwald)	1 444 „
Klausthal (Harz)	1 527 „
Norddeutsche Tiefebene	613 „
Würzburg	401 „
Breslau	400 „

Ausser der Regenmenge wird die Zahl der Regen- und Schneetage und die Vertheilung derselben auf die Jahreszeit registrirt. Die Zahl der Regentage nimmt zu mit der Erhebung über das Meeresniveau; ferner in Europa von Süden nach Norden; ausserdem mit der Annäherung an's Meer. — Während es in der Region der Passate nur innerhalb 3—5 Monaten des Jahres zu Regen kommt (z. B. in Calcutta von Juni bis September), dann aber oft regelmässig von Vor- bis Nachmittag, vertheilen sich in der gemässigten Zone die Regentage auf das ganze Jahr; im Ganzen ist in Deutschland der Sommerregen, in Westfrankreich und England der Herbstregen vorherrschend. Im Sommer, resp. den Tropen regnet es ausserdem intensiver.

Die hygienische Bedeutung der Niederschläge.

Ein directer Einfluss liegt insofern vor, als durch die Niederschläge leicht eine Durchfeuchtung der Kleidung, insbesondere des Schuhzeuges, bewirkt wird, die zu Störungen der Wärmeregulirung und zu Erkältungen Anlass giebt.

Indirect sind die Niederschläge bedeutungsvoll einmal dadurch, dass sie einen Theilfaktor des Klimas bilden, der für die Vegetation und die Bodencultur besonders wichtig ist. Zweitens sind stärkere Niederschläge eines der wirksamsten Reinigungsmittel für Luft und Boden, ein Einfluss, der namentlich in tropischen Ländern scharf hervortreten muss; Staub, angesammelte Fäulnissstoffe, Mikroorganismen und eventuell Infektionserreger werden fortgeschwemmt und aus dem Bereich der Menschen entfernt. Drittens können mässige Niederschläge organisches Leben und auch die Vermehrung und Erhaltung von Mikroorganismen befördern. Viertens ist von den Niederschlägen der Feuchtigkeitsgehalt der oberen Bodenschichten und der Stand des Grundwassers abhängig. Allerdings kommt genau genommen nur ein gewisser Theil der Niederschläge für die Durchfeuchtung des Bodens und die Speisung des Grundwassers in Betracht; nämlich diejenige Wassermenge, welche nicht oberflächlich abfliesst und auch nicht kurze Zeit nach dem Eindringen in den Boden wieder verdunstet. Wie gross nun dieser Antheil ausfällt, das hängt einerseits von lokalen Einflüssen, von dem Gefälle der Oberfläche, von der Durchlässigkeit des Bodens, von der Temperatur, dem Sättigungsdeficit und der Bewegung der Luft etc. ab; andererseits ist aber die Art des Regenfalls massgebend. Erfolgt dieser plötzlich in grossen Mengen, so wird der abfliessende Antheil unter den gleichen örtlichen Bedingungen viel grösser, als wenn dieselbe Regenmenge langsam und stetig innerhalb eines längeren Zeitraums niedergeht. Um daher den zum Grundwasser durchdringenden Antheil aus der gemessenen Gesammt-Regenmenge abschätzen zu können, müsste man zunächst diese zeitlichesn Beziehungen des Regenfalls genauer kennen.

F. Licht; Elektricität.

Die Lichtmenge, welche wir durch die directen Sonnenstrahlen erhalten, geht im Allgemeinen mit der gelieferten Wärmemenge zusammen, und ist wie diese vorzugsweise abhängig vom Einfallswinkel der Strahlen, von der Dicke und Qualität der Atmosphäre und von der Dauer der Bestrahlung. Für letztere ist die Tageslänge und die Bewölkung massgebend.

Das diffuse Tageslicht wird nur nach dem Grad der Bewölkung des Himmels abgeschätzt. Genauere Methoden zur Messung kommen erst bei der Belichtung unserer Wohnräume in Frage.

Die hygienische Bedeutung des Lichts betrifft zunächst die normale Funktion des Sehorgans. Da aber störende Einflüsse in dieser Beziehung vorzugsweise innerhalb der Wohnung zu Stande kommen, so ist die Erörterung der betreffenden Lichtwirkung auf ein späteres Kapitel zu verschieben.

Zweifellos besteht aber auch ein Einfluss des Lichts auf andere Funktionen und auf das Allgemeinbefinden des Menschen. Durch Experimente an Thieren ist festgestellt, dass sie im Licht beträchtlich grössere Mengen Kohlensäure ausscheiden, als im Dunkel; und zwar ist der Grund dafür nicht etwa nur in einer Erregung der Retina zu suchen, sondern auch geblendete Thiere reagiren in derselben Weise. Es muss also dem diffusen Licht eine Reizwirkung auf das Protoplasma zugeschrieben werden, welche den Zerfall der organischen Stoffe in der Zelle erhöht.

Beobachtungen an Menschen liegen vor in den Berichten verschiedener Polarexpeditionen. Es wird in diesen mehrfach die grüngelbliche Gesichtsfarbe betont, welche die Mitglieder der Expedition während des Polarwinters annehmen; ferner sollen nervöse Affektionen, Verdauungsstörungen etc. auftreten. Doch ist es zweifelhaft, wie viel von diesen Symptomen auf den andauernden Lichtmangel, wie viel andererseits auf die Monotonie der Kost, der Beschäftigung etc. zu schieben ist.

Viele Erfahrungen von Aerzten und Laien sprechen ausserdem dafür, dass eine grössere oder geringere Lichtfülle erhebliche nervöse und psychische Einflüsse hervorbringen kann.

Eine wichtige indirecte hygienische Beziehung äussert das Licht noch dadurch, dass es eine vermuthlich sehr mächtige Wirkung auf das Leben der Mikroorganismen ausübt. Theils gehen dieselben durch starke Belichtung zu Grunde, theils verlieren sie ihre pathogenen Eigenschaften (s. S. 41). Wo es an Licht fehlt, verkümmern die chlorophyllführenden Pflanzen, während Bakterien üppig gedeihen.

Ueber das Verhalten und die Bedeutung der Luftelektricität sind wir noch ziemlich im Unklaren. Es ist nicht undenkbar, dass auch hier noch hygienische Beziehungen verborgen liegen.

Die elektrischen Entladungen in Form von Gewittern sind vom hygienischen Standpunkt nicht so bedeutungsvoll, als vielfach angenommen wird. Todesfälle und Verletzungen durch Blitz sind in unserem Klima ausserordentlich selten; in Preussen sterben durch Blitzschlag jährlich 96 Menschen und diese Fälle machen 1·4 Procent der Verunglückungen, 0·07 Procent aller Todesfälle aus.

II. Allgemeiner Charakter und hygienischer Einfluss von Witterung und Klima.

A. Die Witterung.

Die Witterungsverhältnisse, wie sie sich aus den meteorologischen Beobachtungen ergeben, pflegen seit längerer Zeit regelmässig mit den für die gleiche Zeitperiode erhaltenen Morbiditäts- und Mortalitätsziffern zum Zweck der Auffindung ätiologischer Beziehungen verglichen zu werden.

Sowohl die Charakteristik der Witterung, wie wir sie bis jetzt aufzustellen pflegen, wie auch die übliche Mortalitätsstatistik ist indessen für diesen Zweck wenig brauchbar.

Die meteorologischen Daten berücksichtigen zu sehr die Mittelwerthe und lassen die Intensität der Schwankungen und das gleichzeitige Zusammenwirken verschiedener Faktoren nicht genügend hervortreten (vgl. S. 93).

Als die hygienisch wichtigsten Momente der Witterung konnten im Vorhergehenden bezeichnet werden: 1) extrem hohe Temperaturen von längerer Dauer, eventuell mit gleichzeitig hoher Luftfeuchtigkeit und geringer Luftbewegung; 2) niedrige Temperaturen mit gleichzeitig stärkerem Wind, resp. mit Niederschlägen; 3) die S. 92 näher charakterisirten, zu Erkältungskrankheiten vorzugsweise disponirenden Witterungsverhältnisse.

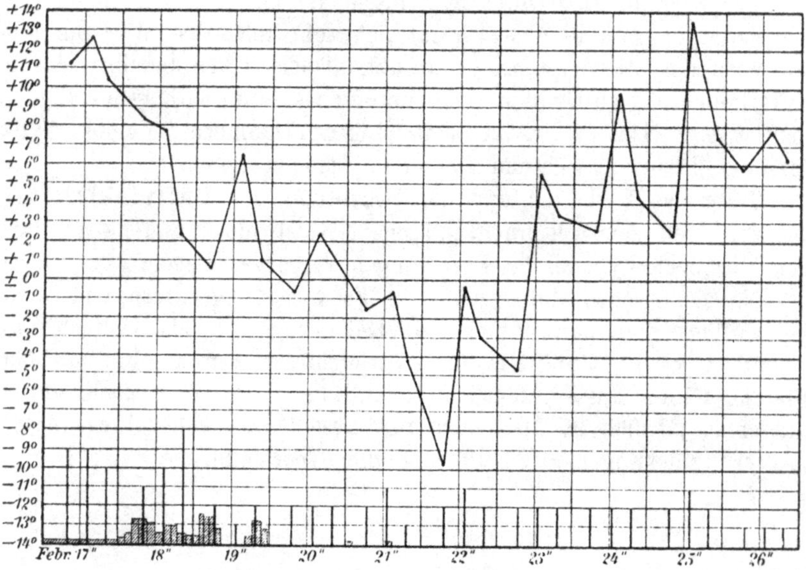

Fig. 20. Witterung vom 17.—26. Februar 1885.

Ueber alle diese Momente erhalten wir durch die gebräuchlichen meteorologischen Daten keine genügende Auskunft. Einen vollkommen orientirenden Einblick gewähren vielmehr nur graphische Darstellungen der Witterungsverhältnisse, welche die Intensität der Excursionen aller betheiligten Faktoren gleichzeitig zur Anschauung bringen. In Fig. 20 ist die Witterung eines Theils des Februar 1885 in solcher Weise aufgezeichnet; ausser der Temperaturcurve ist die Intensität der Winde durch die Höhe der verticalen Striche auf der untersten Linie angegeben (2·5 mm = 1 Stufe der 12stufigen Skala); ferner sind die Niederschläge eingezeichnet und zwar so, dass deren Dauer der horizontalen Ausdehnung der Schraffirung und deren Menge dem Inhalt der schraffirten Rechtecke entspricht (1 qmm = 0·1 mm Regenhöhe). Ebenso ist es je nach Bedarf leicht, noch die Zahlen für die relative Feuchtigkeit und für das Sättigungsdeficit übersichtlich einzuordnen.

Falls die graphische Darstellung nicht anwendbar ist, sollte wenigstens so viel als möglich die Methode der Auszählung der

Tage nach verschiedenen Stufen der Temperaturschwankung, der Windstärke, des Sättigungsdeficits etc. zur Anwendung kommen. Für die Tagesschwankung der Temperatur unterscheidet man dann z. B. die Stufen: 0—5°, 5—10°, mehr als 10°; für die Veränderlichkeit der Temperatur von Tag zu Tag die Stufen: 0—2°, 2—4°, 4—6°, 6—8° und mehr als 8°. Aehnlich stuft man Windstärke und Sättigungsdeficit ab und zählt alsdann, wie viele Tage von jeder Stufe innerhalb des untersuchten Zeitraums beobachtet wurden.

Eine Uebersicht der hygienisch wichtigen Witterungsverhältnisse eines Monats müsste sich danach ungefähr folgendermassen gestalten:

Februar 1885.

Mittlere tägliche Temperaturschwankung 7·2°.	
Tage mit 0—2° Temperaturschw.	0
Tage mit 2—5° Temperaturschw.	4
Tage mit 5—10° Temperaturschw.	20
Tage mit mehr als 10° Temperaturschwankung	4
Mittlere Veränderlichkeit der Temperatur von Tag zu Tag 1·9°.	
Tage mit 0—2° Veränderlichkeit	15
Tage mit 2—4° Veränderlichkeit	7
Tage mit 4—6° Veränderlichkeit	4
Tage mit 6—8° Veränderlichkeit	1
Tage m. mehr als 8° Veränderlichk.	0
Tage mit Niederschlägen . . .	12
Tage mit Bodennässe	12

Mittleres Sättigungsdeficit 0·6 mm.	
Tage mit Nebel und 0 mm Sätt.-Def.	9
Tage mit 0—5 mm Sätt.-Def. .	19
Tage mit 5—10 mm Sätt.-Def. .	0
Tage mit mehr als 10 mm Sätt.-Def.	0
Mittlere Windgeschwindigkeit 9·2 m pro Sec.	
Tage mit 0—3 m Geschwindigk.	0
Tage mit 3—6 m Geschwindigk.	4
Tage mit 6—10 m Geschwindigk.	16
Tage mit 10—15 m Geschwindigk.	3
Tage mit mehr als 15 m Geschw.	5

Soweit die ungenügende Methode der Registrirung eine Charakteristik der Witterung gestattet, haben wir in Deutschland zu Anfang des Jahres, genauer von Ende Januar oder Anfang Februar ab, eine Periode, welche durch besonders intensive Schwankungen der Temperatur ausgezeichnet ist. Dieselben bewegen sich häufig in kritischen Temperaturlagen, so dass völlige Aenderung unserer Gewohnheiten erforderlich wird. Nicht selten sind sie von heftigen Winden und starken Niederschlägen begleitet. Eine derartige hygienisch bedenkliche Veränderlichkeit der Witterung erstreckt sich über den Februar, März, April; zuweilen auch noch über einen Theil des Mai. In dieser Zeit ist ausserdem die Bodenoberfläche meist kalt und nass, das Sättigungsdeficit gering. Von da ab beginnt dann eine Periode, in welcher zwar starke Tagesschwankungen der Temperatur, zuweilen auch noch erhebliche Variationen von Tag zu Tag, dann aber in wenig gefährlicher Temperaturlage, vorkommen; ausserdem werden heftigere Winde selten und Niederschläge gelangen in der stark trocknenden Luft rasch zur Verdunstung. Hier und da kommt es bereits im Mai und Juni zu Perioden ausserordentlich hoher Temperatur. Aber es erfolgt

Nachts gewöhnlich noch starke Abkühlung; und die Wohnungen pflegen noch gemässigte Temperaturen zu zeigen, weil die Häusermassen nicht entsprechend durchhitzt sind. Ende Juni, namentlich aber im Juli und August, treten fast regelmässig Perioden von sehr hoher Temperatur auf, die bei langer Dauer, geringer Windstärke und hoher Feuchtigkeit bedenklich werden können. Von Ende August ab kommt durch kühlere Nächte und interkurrirende kältere Perioden eine allmähliche Abkühlung der Häuser zu Stande. Vom September ab vollzieht sich dann der Abfall der Temperatur und der Uebergang zum Winter in einer mehr allmählichen Weise und ohne die schroffen Schwankungen des Frühjahrs. Erst im November und Anfang December kommt es wieder zuweilen zu kritischen Variationen der Temperatur, und auch zu begleitenden heftigeren Winden, zu Bodennässe und nebliger Luft, bis dann Ende December oder Anfang Januar eine Periode dauernden Frostes einzutreten pflegt.

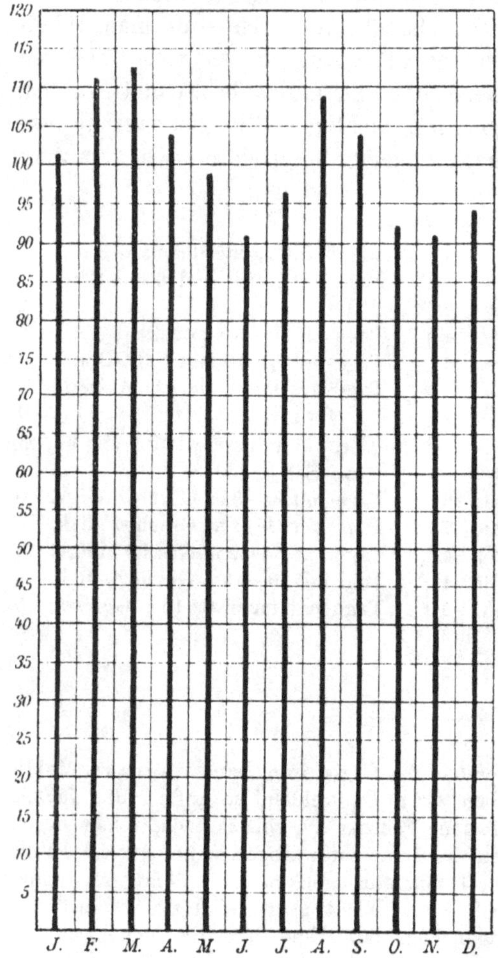

Fig. 21. Mortalität im Deutschen Reich nach Monaten.

Jahreszeitliche Vertheilung der Todesfälle.

Die Vertheilung in Deutschland geht aus dem Diagramm Fig. 21 hervor. An demselben beobachten wir zwei Erhebungen der Curve, die allerdings im Verhältniss zur Gesammtmenge der Todesfälle nur geringfügige Excursionen darstellen (bei durchschnittlich 100 Todesfällen beträgt das Minimum 91, das Maximum 112 Todesfälle pro Monat). Die eine, kürzere und niedrigere Erhebung fällt in den Hochsommer; die zweite, breitere in den Spätwinter resp. Frühling.

Um die ätiologischen Beziehungen dieses Verlaufs der Mortalitätscurve zu erkennen, wird es erforderlich sein, diejenigen Krankheiten herauszufinden, durch welche wesentlich die beiden jahreszeitlichen Erhebungen bewirkt werden. Es ergiebt sich nun aus statistischen Tabellen, dass an der Sommerakme ganz überwiegend das kindliche Lebensalter betheiligt ist, und dass Cholera und Diarrhoea infantum in dieser Jahreszeit die weitaus grösste Zahl von Todesfällen veranlassen. Ausserdem zeigen Ruhr, Cholera nostras und andere infektöse Darmerkrankungen der Erwachsenen eine ausgesprochene Sommerakme.

Unter 1000 Todesfällen an:	entfallen auf:			
	Decbr., Januar, Februar	März, April, Mai	Juni, Juli, August	Septbr., October, Novbr.
Krankheiten mit Sommerakme:				
Cholera u. Diarrhoea infantum (Berlin)	50	83	701	166
Cholera asiatica (Preussen 1848—59)	62	5	278	655
Ruhr und Darmkatarrh	20	35	750	195
Krankheiten mit Winterakme.				
Tuberkulose (Berlin 1830—39) . .	265	279	230	224
Bronchitis (Berlin 1830—39) . . .	289	344	179	187
Pleuritis (London 1849—53) . . .	314	267	188	231
Pneumonie (Bayern 1871—75) . .	311	345	165	179
Pocken (Bayern 1871—75)	299	432	176	93
„ (London 1849—53). . . .	303	272	204	221
Scharlach (Bayern 1871—75) . . .	274	274	237	215
Masern (Bayern 1871—75)	294	275	248	183

Die Winterakme betrifft dagegen mehr die höheren Lebensalter; und zwar sind die Krankheiten, welche im Spätwinter und Frühjahr hier so stark vermehrte Opfer fordern, hauptsächlich Erkältungskrankheiten. Pneumonie, Bronchitis, Croup, Angina sind, so weit die in dieser Beziehung sehr dürftigen und unsicheren statistischen Ergebnisse reichen, im Winter vorzugsweise verbreitet, ferner ist die Mortalität an Phthise bedeutend gesteigert; daneben ist eine deutliche Zunahme der meisten contagiösen Krankheiten im Winter zu constatiren, so der Pocken, des Scharlachfiebers und der Masern.

Aus einer genaueren Betrachtung dieser Krankheiten muss sich ergeben, ob die jahreszeitliche Steigerung resp. Verminderung auf directe Wirkung der Witterung zurückzuführen ist, oder ob Lebensgewohnheiten, Beschäftigungsart, Sitten und Gebräuche wesentlich betheiligt sind und die Anwendung prophylaktischer Maassregeln ermöglichen.

a) Krankheiten mit Sommerakme.

An der Sommerakme betheiligen sich in ausschlaggebender Weise die Cholera infantum und andere Verdauungskrankheiten der Säuglinge. Aus der Aetiologie dieser Affektionen, die im Kapitel „Infektionskrankheiten“ ausführlich besprochen werden, sei hier nur hervorgehoben, dass zwar eine gewisse Höhe der Lufttemperatur für ihr Zustandekommen Bedingung ist; dass aber andererseits bestimmte Lebensgewohnheiten die endemische Verbreitung ausserordentlich befördern. Das ungleich häufigere Erkranken der mit Kuhmilch ernährten Kinder sowie der vielfach constatirte günstige Einfluss des sorgfältigen Kochens der Milch beweist, dass die Krankheit wesentlich durch abnorme Veränderungen der Marktmilch hervorgerufen wird. Diese Veränderungen treten jedoch wiederum desto leichter ein, je weniger die Wohnung passende Aufbewahrungsräume und Schutz gegen hohe Temperaturen gewährt.

Vorzugsweise sind also mangelhafte Methoden der Conservirung und Zubereitung der Milch und daneben schlechte Wohnungseinrichtungen die Ursache der starken Mortalität an Brechdurchfall; und Maassregeln, welche eine Besserung dieser schlechten Gewohnheiten anstreben, müssen eine bedeutende Abflachung der Mortalitätscurve bewirken, trotz völligen Gleichbleibens der Witterung.

Was die übrigen infektiösen Darmkrankheiten, welche im Sommer gesteigerte Frequenz zeigen, anbetrifft, so ist bereits S. 88 ausgeführt, in welcher Weise dieselben durch hohe Temperaturen befördert werden. Auch diese Krankheiten sind offenbar einer Einschränkung durch gewisse Sitten und Gebräuche zugänglich. Durch das Vermeiden aller rohen oder längere Zeit aufbewahrten Nahrung, durch Einführung tadellosen Wassers resp. durch Kochen des Wassers vor dem Genuss und durch sorgfältige Regelung der Diät ist es zweifellos möglich, trotz heisser Witterung die Zahl der Darmerkrankungen ausserordentlich herabzudrücken; wie dies z. B. bezüglich der Cholera in eklatanter Weise aus der relativen Immunität hervorgeht, deren sich die in Indien lebenden Engländer erfreuen (s. Kap. X).

b) Die Krankheiten mit Winterakme.

Die Zunahme der Todesfälle an Phthise, welche einen sehr bedeutenden Procentsatz der gesammten Mortalität ausmachen, deutet nicht etwa darauf hin, dass die Phthise vorzugsweise im Winter acquirirt und verbreitet wird, sondern nur darauf, dass das tödtliche Ende dieser Krankheit hauptsächlich in der zweiten Hälfte des Winters und im Frühjahr eintritt. Die Ursache hierfür liegt einmal darin, dass während des Winters für die ärmeren Bevölkerungsklassen die Erwerbsverhältnisse am schlechtesten sind und die gesammten hygienischen Bedingungen am ungünstigsten liegen. Dann aber ist für die Phthisiker aller Stände in diesen Monaten eine erhöhte Gefahr für die Acquirirung von Erkältungskrankheen gegeben, die leicht eine lethale Verschlimmerung ihres Leidens herbeiführen.

Die Steigerung der Erkältungskrankheiten im zweiten Theile des Winters, resp. im November, ist nach der S. 119 gegebenen Schilderung der Witterung ohne Weiteres verständlich. Während der Uebergang vom Sommer zum Herbst und vom Herbst zum Winter sich gewöhnlich allmählich vollzieht, so dass wir uns der Jahreszeit relativ leicht mit Kleidung und Wohnung anpassen können, treten von Ende Januar ab launische Schwankungen der Temperatur auf, und zwar gerade in gefährlichen Temperaturlagen, so dass eine Anpassung der Kleidung und Heizung ausserordentlich schwierig wird. Dazu gesellen sich in dieser Zeit oft heftige kalte Winde, Nässe des Bodens und Niederschläge und damit vielfache Disposition zu Erkältungen. Im April und Mai sind scheinbar warme Tage mit kräftiger Insolation, aber kühlen östlichen Winden gefährlich; diese Perioden verlocken zu vorzeitigem Aufenthalt im Freien, zur Einstellung des Heizens, zu leichter Kleidung, und die in solcher Weise einmal angenommenen Gewohnheiten werden von den meisten Menschen zu spät geändert, wenn wieder kältere Perioden auftreten.

Eigenthümlich erscheint auf den ersten Blick die regelmässige und oft bedeutende Zunahme der contagiösen Krankheiten und namentlich der acuten Exantheme. Indessen wird dieselbe erklärlich einmal durch das innigere Zusammenleben der Menschen in den Wohnungen. Je grösser der Bruchtheil der Bevölkerung ist, der im Freien lebt, und je länger derselbe sich im Freien aufhält, um so weniger Gelegenheit zur Ansteckung ist gegeben, und die Chancen für die Ausbreitung wachsen um so mehr, je mehr sich das ganze Leben der Bevölkerung innerhalb dee Hauses abspielt. — Ausserdem aber ist für die Wintersteigerung bedeutungsvoll, dass in der kalten Jahreszeit mehr Kleidungsstücke benutzt werden, dass aber die Reinigung der Wäsche, des Körpers, der Wohnung etc. auf grössere Schwierigkeiten stösst und mehr guten Willen voraussetzt, als im Sommer. Jede Beförderung der Unreinlichkeit muss im Sinne einer vermehrten Ausbreitung der contagiösen Krankheit wirken. In Gegenden, wo die Jahreszeit die stärksten Contraste zwischen Leben im Freien und Leben im Hause bedingt, wo die Bevölkerung ein mehr indolentes Wesen zeigt, finden sich daher die stärksten Contraste zwischen der Ausbreitung der contagiösen

Krankheiten in der warmen und in der kalten Jahreszeit (Constantinopel), während andere Länder nur geringe und unregelmässige Differenzen aufweisen.

Auch die jahreszeitliche Steigerung der vorgenannten Krankheiten ist somit nicht auf unvermeidliche Witterungseinflüsse zurückzuführen, sondern kommt durch Vermittelung gewisser Lebensgewohnheiten zu Stande, deren entsprechende Aenderung jene jahreszeitliche Hebung der Curve auszugleichen vermag.

Die jahreszeitlichen Schwankungen einiger Infektionskrankheiten (Malaria, Typhus etc.) werden erst im Kapitel „parasitäre Krankheiten" näher berücksichtigt, da dieselben für die allgemeine Mortalität in Mitteleuropa ohne Belang sind.

Uebrigens wird ein genauerer Einblick in die Beziehungen zwischen den mit der Jahreszeit wechselnden Krankheiten und den Witterungsverhältnissen erst möglich sein, wenn die meteorologischen Daten zweckentsprechender ausgewählt werden und eine genauere Statistik über die einzelnen Krankheiten vorliegt. Wie an vorstehenden Beispielen ausgeführt wurde, bedürfen wir entschieden solcher weiterer Aufklärungen, weil dieselben uns die Directiven für prophylaktische Maassregeln geben.

B. Das Klima.

Eine hygienisch brauchbare Charakterisirung der einzelnen Klimate stösst auf noch bedeutendere Schwierigkeiten, als die Charakterisirung einer Witterung, weil wir dazu der Mittelwerthe aus mehrjährigen Beobachtungen nicht entrathen können und weil durch diese mancherlei interessante Beziehungen leicht verwischt werden.

Jedenfalls ist es wünschenswerth, dass nicht nur die Mittelwerthe der Temperatur, der absoluten Feuchtigkeit, der Niederschläge etc. für die einzelnen Monate festgestellt werden, sondern es muss auch hier eine Auszählung der Tage von bestimmter Variation der Temperatur, von bestimmter Windstärke etc. erfolgen, so dass die Intensität der einzelnen Schwankungen einigermassen hervortritt (s. S. 117). Von besonderer Wichtigkeit scheinen die interdiurnen Temperaturschwankungen zu sein. Schon beim Vergleich der Jahresmittel mit der Gesammt-Mortalität ergiebt sich eine Beziehung, insofern (in den preussischen Provinzen) die höchste Veränderlichkeit der Temperatur mit der höchsten Mortalität zusammengeht (Kremser). Genauere Einblicke können aber auch hier erst Registrirungen nach der Methode der Auszählungen geben, von denen nebenstehende Tabelle einige Beispiele liefert.

Mittlere Häufigkeit von Temperaturveränderungen bestimmter Grösse (in Tagen):

Um mindestens	Januar	Februar	März	April	Mai	Juni	Juli	August	Septemb.	October	November	December	Jahr
							Hammerfest.						
2°	17·0	16·4	15·0	9·2	9·6	12·6	9·4	8·6	7·2	11·0	14·4	16·6	147·0
4	6·2	7·4	5·4	1·6	3·2	4·4	2·8	2·6	0·8	4·0	5·0	7·4	50·8
6	2·6	2·4	2·2	0·4	0·2	1·2	1·4	0·2	—	0·4	1·0	2·2	14·2
8	0·2	1·0	0·8	—	—	0·2	0·4	—	—	—	0·2	—	2·8
10	—	0·2	0·4	—	—	—	—	—	—	—	—	—	0·6
							Berlin.						
2°	10·8	11·2	9·2	10·1	10·3	10·6	8·6	6·8	7·6	9·3	9·4	11·0	114·9
4	2·6	2·4	1·9	1·6	2·0	3·0	1·3	0·8	0·7	1·5	1·2	3·9	22·9
6	0·7	0·7	—	0·3	0·2	0·1	—	0·1	0·1	0·1	0·1	1·3	3·7
8	0·2	—	—	—	—	0·1	—	—	—	—	—	0·3	0·6
10	0·1	—	—	—	—	—	—	—	—	—	—	0·1	0·2
							München.						
2°	15·9	12·9	12·2	12·2	13·5	14·7	15·9	11·4	8·6	10·3	13·1	13·2	123·9
4	8·0	5·4	2·7	3·6	4·3	4·8	3·7	2·5	2·3	1·9	4·3	4·3	47·8
6	3·1	1·5	0·8	0·4	1·2	0·9	0·8	0·8	0·6	0·1	1·4	1·6	12·2
8	1·3	0·6	0·3	—	0·4	0·1	0·3	0·1	0·1	—	0·5	0·7	4·4
10	0·5	0·4	0·2	—	0·2	—	—	—	—	—	0·1	0·4	1·8
12	0·2	0·1	0·1	—	—	—	—	—	—	—	—	0·2	0·6
14	0·1	0·1	—	—	—	—	—	—	—	—	—	0·1	0·3
16	—	—	—	—	—	—	—	—	—	—	—	0·1	0·1
							St. Petersburg.						
2°	18·1	15·9	14·1	10·5	12·5	10·6	8·2	6·6	7·4	9·6	12·6	16·4	142·7
4	10·1	8·7	6·3	2·9	3·4	2·3	1·4	0·9	1·4	2·3	4·5	8·3	52·6
6	5·7	4·4	2·7	0·7	0·7	0·4	0·2	0·1	0·2	0·4	1·5	3·0	20·1
8	2·9	2·2	0·9	0·1	0·1	0·1	—	—	—	0·1	0·5	1·8	8·8
10	1·3	1·1	0·2	—	—	—	—	—	—	—	0·1	0·8	3·8
12	0·6	0·5	—	—	—	—	—	—	—	—	0·1	0·3	1·6
14	0·3	0·2	—	—	—	—	—	—	—	—	—	0·1	0·7
16	0·1	0·1	—	—	—	—	—	—	—	—	—	—	0·2
18	0·1	—	—	—	—	—	—	—	—	—	—	—	0 1
							Neapel.						
2°	2·3	3·0	3·0	6·0	9·0	4·0	3·0	3·0	4·4	6·7	6·4	5·6	56·4
4	—	—	0·5	0·7	—	0·3	—	—	0·7	0·7	0·7	1·3	4·9

Weitergehende brauchbare Charakterisirungen von Klimaten auf Grund meteorologischer Daten liegen noch so gut wie gar nicht vor. Vielleicht können den pflanzenphänologischen Beobachtungen noch manche Hinweise auf hygienisch wichtige klimatische Verhältnisse entnommen werden. Theils wird dabei das Vorkommen verschiedener Pflanzen in diesem und jenem Klima zur Charakterisirung benutzt; namentlich aber werden die mittleren Eintrittszeiten der Vegetationserscheinungen (Belaubung, Blüthe, Fruchtreife, Laubverfärbung und Laubfall) bei verschiedenen allverbreiteten Pflanzen, z. B. Rosskastanie, Syringa vulgaris, Weinrebe etc. registrirt. — Vollends ungenügend sind die Daten über aussereuropäische Länder.

Auch die Morbiditäts- und Mortalitätsstatistik der einzelnen Klimate ist noch durchaus mangelhaft. Nur wenige europäische Staaten bieten in dieser Beziehung ein einigermassen befriedigendes Material.

Wir müssen uns daher einstweilen auf eine Abgrenzung und Charakterisirung weniger grosser klimatischer Zonen beschränken, und zwar sollen im Folgenden nur eine tropische, eine arktische, eine gemässigte Zone und das Höhenklima unterschieden werden. Die bedeutenden Differenzen, welche die verschiedenen Länder jeder einzelnen Zone immerhin noch darbieten, müssen hier unberücksichtigt bleiben.

Auch bei der Prüfung der ätiologischen Beziehungen der Klimate wird dann vor allem zu erwägen sein, in welcher Weise der Einfluss des Klimas auf die Morbidität und Mortalität zu Stande kommt, und ob und in wie weit derselbe durch Lebensgewohnheiten, Sitten und Gebräuche eine Unterstützung erfährt.

1. Die tropische (und subtropische) Zone.

Charakteristik. Tropische Klimate sind ausgezeichnet durch den regelmässigen, periodischen Ablauf der Witterungserscheinungen, während unperiodische Schwankungen und das, was wir „Wechsel der Witterung" nennen, fast völlig fehlen. — Meistens sind allerdings Jahreszeiten unterscheidbar, aber nicht sowohl nach der Temperatur, als vielmehr nach Winden und Niederschlägen. In einem Theil des Jahres herrschen die Passate und veranlassen trockenes Wetter. Mit dem Aufhören der Passate beginnt dann die Regenzeit, und zwar stellt dieser Regen eigentlich Sommerregen dar, da er in die Zeit des höchsten Sonnenstandes fällt; meistens bringt aber die Regenzeit in Folge der Bewölkung eine gewisse Abkühlung zu Stande und daher wird diese Periode in manchen Gegenden fälschlich als „Winter" bezeichnet.

Bemerkenswerth ist der Einfluss, den die tropische Regenzeit oft gegenüber der Anhäufung von Schmutzstoffen zeigt, welche während der trockenen Jahreszeit sehr hochgradig geworden zu sein pflegt. Die Bodenoberfläche wird abgeschwemmt, stagnirende Teiche und Flüsse werden mit reichlichem, reinem Wasser gefüllt, der Bezug guten Trinkwassers und die Reinigung der Kleider, der Wohnung etc. ausserordentlich erleichtert. Es ist ohne Weiteres einleuchtend, dass in dieser Weise durch die massenhaften Niederschläge der Regenzeit an vielen Orten contagiöse und infektiöse Krankheiten in ihrer Verbreitung gehemmt werden müssen.

Entsprechend dem Wechsel der trockenen und der nassen Jahreszeit, ferner je nach der Nähe der Meeresküste variirt die Luftfeuchtigkeit in den tropischen Gebieten, und da bei hoher Temperatur die Luftfeuchtigkeit zu einem äusserst einflussreichen klimatischen Faktor wird, ist die Wirkung des tropischen Klimas, je nach Art und Jahreszeit, ausserordentlich verschieden. — Eine fernere Eigenthümlichkeit des Tropenklimas bildet die intensive Sonnenstrahlung. Das Vacuumthermometer steigt auf der besonnten Bodenoberfläche bis über 80°. Innerhalb weniger Minuten wird die entblösste Hant des Europäers unter der Tropenzone roth und schmerzhaft.

Entsprechend den überaus günstigen Bedingungen für organisches Leben kommt es einerseits zu doppelten Ernten; andererseits zu einer enormen Anhäufung von zersetzungsfähigem Material und zu intensiven Fäulniss- und Gährungsvorgängen. Man begegnet daher einer hochgradigen Verpestung der Luft durch Fäulnisgase, wenn nicht entweder starke Trockenheit die Zersetzungen hindert oder lebhafte Winde die Gase zerstreuen.

Wesentlich abweichende klimatische Verhältnisse bieten Höhenlagen (s. unten) und einzelne insulare Gebiete.

Krankheiten der Tropenzone.

Nach allen Erfahrungen ist die Gesammt-Mortalität in den Tropen — abgesehen von den eben erwähnten Ausnahmelagen — eine sehr hohe. Genauere Zahlen fehlen; angeführt sei nur nachstehend eine Tabelle über die Mortalität der europäischen Truppen in den Tropen:

Unter 1000 Mann europäischer (französischer resp. englischer) Truppen starben jährlich in:

Algier 1847—46	78	Dagegen in:	
Senegal 1819—55	106	Capland 1817—49	14
Sierra Leone 1819—36	483	Neu-Seeland 1844—56	9
Bengalen 1838—56	70	Canada 1837—46	13
Britisch Westindien 1817—46	75		

Die Steigerung der Mortalität ist vorzugsweise bedingt durch folgende Krankheiten:

Sonnenstich und Hitzschlag, die beispielsweise unter den Truppen in Britisch-Indien durchschnittlich 3 p. m. Todesfälle verursachen.

Schwere Formen von Anämie und Leberkrankheiten. Unter den europäischen Truppen in Indien starben an Hepatitis jährlich

2·2 p. m. In der Präsidentschaft Madras macht diese Krankheit 6 Prozent aller bei den Truppen vorgekommenen Krankheitsfälle aus. Leichtere Leberaffektionen sind enorm verbreitet.

Die vorgenannten Affektionen erscheinen als kaum vermeidliche Klimakrankheiten. Zweifellos kann durch die Lebensweise, insbesondere Nahrung und Beschäftigung, die Disposition erhöht resp. verringert werden. Aber selbst bei grosser Vorsicht pflegt nach einer gewissen Zeit die eine oder andere dieser Krankheitserscheinungen bei den in tropische Länder Eingewanderten aufzutreten. Von anderen tropischen Krankheiten sind am gefährlichsten:

Malaria; ist ausserordentlich verbreitet und tritt vielfach in perniciöser Form auf, so zwar, dass sie unbedingt den gefährlichsten Feind des tropischen Klimas darstellt. Unter den Truppen an der Sierra Leone erkrankten 32 Procent; in Ostindien 41 Procent; in Britisch-Guiana und in Cayenne 70—80 Procent an Malaria. In Bombay und in Bengalen liefert die Malaria 50—60 Procent aller Erkrankungen.

Ruhr und schwerer Darmkatarrh fordern nächst der Malaria die meisten Opfer. Unter den Truppen in Bengalen kommen 13 Procent, in Britisch-Guiana 50 Procent Erkrankungen vor.

Cholera asiatica tritt in mörderischen Epidemieen auf, fordert aber nicht so viel Opfer wie die vorgenannten Krankheiten.

Cholera infantum ist in den meisten tropischen Gebieten stark verbreitet.

Auch von Erkrankungen der Respirationsorgane ist die tropische Zone nicht frei. Phthise ist, mit Ausnahme der Hochplateaus und einiger subtropischer Gebiete, fast überall verbreitet und tritt in relativ schwerer Form auf. Pneumonie ist in einzelnen Theilen Indiens, ferner in Unterägypten und Tunis selten, kommt aber in anderen tropischen Ländern häufig vor. Bronchitis und andere katarrhalische Erkrankungen werden in den Tropen in grosser Zahl beobachtet. Nur gewisse subtropische Gegenden, wie einzelne Theile Aegyptens, der Ostküste Afrikas, Californiens zeigen eine relative Immunität; ferner die Antillen und St. Helena, welch' letzteres unter der Herrschaft kühler südlicher Winde steht und daher ein im Verhältniss zu der geographischen Breite sehr gemässigtes Klima hat.

Bei den infektiösen Darmkrankheiten ist die Wirkung des tropischen Klimas in demselben Sinne aufzufassen, wie die Wirkung der heissen Witterung. Auch im heissen Klima spielen dementsprechend die Lebensgewohnheiten bei der Verbreitung dieser Krankheiten eine bedeutsame Rolle, und durch die Art der Wasserversorgung, die Zubereitung der

Nahrung, durch gute Entfernung der Abfallstoffe wird daher in vielen Fällen einem Theil dieser schädlichen Klimawirkungen begegnet werden können.

Gegen die Erkältungskrankheiten ist vor allem dadurch Schutz zu suchen, dass die Erschlaffung und Verweichlichung der Haut nach Möglichkeit verhindert wird.

Am vollständigsten versagen bisher unsere prophylaktischen Maassnahmen gegenüber der Malaria. Die Entwickelung der Krankheitserreger durch Aptirung des Bodens etc. zu beeinflussen, wird in den Tropen immer nur in sehr beschränktem Umfang gelingen. Ob und in wie weit aber etwa die Invasion der Keime gehindert werden kann, darüber wird sich erst entscheiden lassen, wenn der Modus der Uebertragung genauer bekannt sein wird.

2. Die arktische Zone.

Charakteristik. Im polaren Klima tritt uns der Wechsel der Jahreszeiten in ausgesprochenster Weise entgegen.

Während des Winters fehlt die Sonnenstrahlung ganz, die Kälte ist intensiv. Auch März und April sind noch sehr kalt; erst im Mai steigt die Temperatur, und die höchste Wärme tritt im Juli-August ein. Im Herbst erfolgt langsamer Abfall der Temperatur. Selbst im Sommer fallen die Strahlen immer noch in sehr spitzem Winkel auf; trotzdem erhebt sich die Temperatur an den meisten Tagen über 0^0, das geschwärzte Thermometer steigt noch in $78\,{}^1/_2{}^0$ Breite bis 21^0 C. Der Sommer würde noch erheblich wärmer sein, wenn nicht so viel Wärme durch Schmelzen von Eis und Schnee absorbirt würde.

Die absolute Feuchtigkeit ist im Winter minimal; der Himmel fast stets heiter, Niederschläge sind selten. Im Sommer tritt oft Nebel ein, ebenso vielfache Niederschläge.

Der Winter bringt eine furchtbare Monotonie; überall zeigt sich das Bild vollkommener Gleichmässigkeit, Erstarrung und Ruhe. Unter diesen psychischen Eindrücken und unter dem Einfluss des Lichtmangels werden die Menschen Anfangs schläfrig und deprimirt; später reizbar. Gewöhnlich gesellen sich Dyspepsieen, und bei mangelnder Abwechslung in der Kost skorbutische Erscheinungen hinzu.

Mit grosser Begeisterung wird von allen Polarreisenden das erste Wiedererscheinen der Sonne geschildert. Schon mehrere Tage ehe sie selbst am Horizont erscheint, wird ihr Nahen durch prachtvolle Dämmerungsfarben angekündigt.

Der Sommer bietet dann durchweg angenehme Witterungsverhältnisse. Auch die stete Tageshelle wird in keiner Weise lästig empfunden.

Krankheiten des polaren Klimas.

Die Gesundheitsverhältnisse sind im Allgemeinen sehr günstig, abgesehen davon, dass in Island, Grönland etc. ein verhältnissmässig grosser Theil der Bevölkerung verunglückt, beim Fischen ertrinkt, oder in Schneestürmen umkommt. Infektiöse Darmkrankheiten und Malaria fehlen so gut wie vollständig. Die asiatische Cholera hat in Nordamerika den 50., in Russland den 64. Breitengrad nicht überschritten; Island, Lappland, die Färoerinseln sind bisher frei geblieben. Cholera infantum fehlt ebenfalls. — Der Grund für diese Immunität ist theils in einer Erschwerung der saprophytischen Vermehrung der Krankheitserreger, theils in einem Fehlen der individuellen Disposition zu suchen. Gleichwohl liegen beschränkte Epidemieen, z. B. von Cholera asiatica in noch höheren Breiten gewiss nicht ausser dem Bereich der Möglichkeit, und dass es bisher zu solchen nicht gekommen ist, daran trägt jedenfalls die Erschwerung der Einschleppung die Hauptschuld. Auch Australien und das Capland sind aus diesem Grunde bisher von der Cholera verschont geblieben.

Krankheiten der Respirationsorgane sind in Island, Skandinavien, Nord-Russland etc. häufig, jedoch nicht häufiger, als in der gemässigten Zone. Im hohen Norden zeigt die Witterung im Ganzen weniger gefährliche Schwankungen, als in unserem Winter und Frühjahr; und dabei sind dort die Einrichtungen und Gewohnheiten oft in zweckmässigerer Weise auf die Bekämpfung den Kälte und den Witterungswechsel zugeschnitten.

Phthise kommt in Island, Spitzbergen, auf der Färoer- und Shetlandinseln, den Hebriden und im nördlichen Norwegen so gut wie gar nicht vor; Pneumonieen sind in denselben Gebieten relativ selten. Dagegen werden in West-Grönland und Canada Phthise und Pneumonieen ausserordentlich häufig angetroffen. — Wodurch diese eigenthümliche Differenz zwischen der östlichen und westlichen Polarregion bedingt ist, lässt sich zur Zeit noch nicht ermitteln. Möglicherweise sind wesentlich klimatische Unterschiede vorhanden, möglich, dass auch in den Lebensgewohnheiten, Ernährungs- und Erwerbsverhältnissen durchgreifende Differenzen bestehen.

3. Die gemässigte Zone.

Charakteristik. Weder erschlaffende Wärme, noch hemmende Kälte herrscht während des ganzen Jahres, sondern es findet ein solcher Wechsel der Jahreszeiten und ein so häufiges aperiodisches Schwanken der Witterung statt, dass einerseits intensive Cultur des Landes ermöglicht ist, andererseits scharfe Contraste und kräftige Reize auf den Körper einwirken. Frühling und Herbst mit ihrem stets wechselnden Wetter kommen erst in dieser Zone zu merklicher Entwickelung.

Innerhalb der gemässigten Zone findet man im Uebrigen ausserordentlich grosse klimatische Differenzen. – Die stärksten Contraste werden durch die mehr maritime oder mehr continentale Lage eines Landes bewirkt Wie bereits früher ausgeführt wurde (S. 74), beobachteten wir im continentalen Klima die stärksten Tages- und Jahresschwankungen der Temperatur; im Sommer Perioden unerträglicher Hitze, abwechselnd mit plötzlicher hochgradiger Abkühlung; im Frühjahr fortwährend schroffe Witterungswechsel; im Winter Perioden intensiver Kälte, aber auch mit Rückfällen in höhere Wärmegrade untermischt. Die Luftfeuchtigkeit ist im Sommer und Herbst gering, die Luft oft stauberfüllt; Niederschläge sind mässig, Nebel selten.

An den Küsten begegnet man erheblich gleichmässigeren Temperaturen. Im Sommer fehlt es ganz an den längeren Perioden stärkerer, erschlaffend wirkender Hitze; im Winter wird die Kälte weniger intensiv. Die Uebergänge im Frühjahr und Herbst vollziehen sich spät, aber langsam und allmählich, ohne bedeutendere Rückschläge. Meist herrschen lebhafte Winde; das Sättigungsdeficit ist gering und die Luft rein und staubfrei. Niederschläge sind relativ häufig, der Himmel oft bewölkt; leicht kommt es zu Nebelbildung.

Auch innerhalb ein und desselben Küsten- oder Binnenlandes machen sich noch vielfache klimatische Unterschiede bemerkbar. So kann das lokale Klima wesentlich beeinflusst werden, indem durch Anhöhen oder Waldungen ein Schutz gegen die kältesten Winde gewährt wird (Riviera); indem ferner durch die Lage des Ortes an einem nach S oder SW geneigten Abhang besonders starke Insolation erfolgt; indem die Bodenbeschaffenheit selbst nach stärkeren Niederschlägen ein Trockenbleiben der Bodenoberfläche garantirt u. s. w. — Von mächtigem Einfluss sind ausgedehntere Waldungen. Sie bewirken, ähnlich wie grosse Wassermassen, ein Ausgleichen der Temperatur, indem sie einer zu starken Insolation durch fortwährende Verdunstung von Wasser entgegenwirken, und indem sie einer zu starken Abkühlung durch die reichlichere Feuchtigkeit der Atmosphäre und durch Wolken- und Nebelbildung vorbeugen. Ebenso ausgleichend wirken sie auf die Vertheilung der Niederschläge. Von dem gefallenen Regen halten sie einen relativ grossen Bruchtheil in der oberen lockeren Bodenschicht zurück, und dieser Antheil fällt nicht einer plötzlichen, sondern einer langsamen, mässigen Verdunstung anheim, da die Luft ein niedriges Sättigungsdeficit zeigt und die Winde nur ganz abgeschwächt zur Wirkung kommen. Die Jahresmenge der Niederschläge ist zwar bedeutend, aber dieselben gehen allmählich und nicht mit plötzlicher Gewalt nieder, weil keine Gelegenheit zu schroffen Abkühlungen und starker Condensation gegeben ist. — Ausserdem hält sich die Luft innerhalb der Waldungen stets rein und staubfrei.

Krankheiten der gemässigten Zone.

Die folgende Tabelle giebt eine Statistik der Sterblichkeit der verschiedenen Lebensalter für einige Länder der gemässigten Zone. Aus dieser Tabelle ist ersichtlich, wie in den Ländern mit vorzugsweise continentalem Charakter des Klimas — Preussen und Oesterreich — vor allem die Säuglingssterblichkeit höher ist, als in den

Altersklasse	Von 10000 Menschen jeder Altersklasse starben in:			
	Preussen	Oesterreich	Belgien	Norwegen
0—1	2177	2582	1735	1063
1—2	577	610	530	331
2—3	281	319	269	176
3—4	178	215	171	132
4—5	130	127	125	98
5—10	94	98	127	63
10—15	42	41	64	39
15—20	49	63	76	52
20—25	69	93	103	72
25—30	82	97	112	77
30—35	106	106	127	81
35—40		126	135	91
40—45	146	149	160	96
45—50		181	171	112
50—55		242	208	136

Ländern mit relativ stärkerer Küstenentwickelung. Berücksichtigt man die Todesursachen genauer (vgl. S. 121), so zeigt sich, dass die Cholera infantum, Diarrhoea und Eclampsia infantum im Binnenlande über 20 Procent der Todesfälle ausmachen; dazu kommen zahlreiche Todesfälle an Phthise, Pneumonie und Bronchitis, die zusammen ebenfalls mehr als 20 Procent der Gesammtmortalität betragen.

Im Küstenklima ist die Mortalität der Kinder viel geringer, weil hier die heissen Sommermonate fehlen, die allein zahlreichere Opfer an Cholera infantum fordern. Ferner tritt an den Küsten in ganz auffälliger Weise die Frequenz der Todesfälle an Phthise zurück. Während in Deutschland im Mittel von 1000 Lebenden 3·6 an Phthise sterben (in Kassel, Breslau etc. 3·7—3·8), werden in Danzig, Stettin, Amsterdam, Haag, England 2·4—2·6 Todesfälle an Tuberkulose auf je 1000 Lebende gezählt. — Die klimatischen Verhältnisse, denen dieser günstige Einfluss auf die Phthise zugeschrieben werden muss, liegen vermuthlich einmal in den selteneren und geringeren Schwankungen der Witterung, welche zu einer Verminderung der Erkältungen und dadurch zu günstigerem Verlauf der Phthise führen; ferner in den gemässigten Hochsommertemperaturen, welche es gestatten, dass selbst während dieser Jahreszeit an Stelle der körperlichen Erschlaffung, die der continentale Sommer mit sich zu bringen pflegt, reichliche Nahrungsaufnahme stattfindet und die Körperkräfte erhalten bleiben; sodann in der steten Bewegung und relativen Reinheit der Luft und dem dadurch gegebenen Antrieb zu tiefen Respirationen. Auch im Seeklima hat man ausserdem eine Zunahme der rothen Blutkörperchen, ähnlich wie im Höhenklima, beobachtet. — Die Vorstellung, als ob das Freisein der atmosphärischen Luft von Staub und speciell von Tuberkelbacillen von wesentlicher Bedeutung sei, ist nach den neueren Untersuchungen nicht aufrecht zu erhalten. Die Infektionen scheinen in ganz überwiegendem Maasse innerhalb der Wohnungen zu erfolgen und der Keimgehalt der Wohnungsluft wird von den klimatischen Differenzen kaum berührt.

Im Uebrigen spielen bei der Mortalität einzelner Landstriche und Städte die Erwerbsverhältnisse, Ernährung und Beschäftigung eine grosse Rolle. So ist in manchen Küstenländern die geringere Entwickelung industrieller Anlagen und die vorzugsweise Beschäftigung der ärmeren Bevölkerung mit Schifffahrt und Fischfang gewiss ebenfalls bei der niederen Mortalitätsziffer der Phthise betheiligt; und wiederum die hohe Sterblichkeit zwischen dem 10. und 30. Lebensjahre in Belgien durch die dortigen ausgedehnten Arbeiterdistrikte bedingt. Auch die Bauart der Häuser, die Heizeinrichtungen, die Tracht der ländlichen Bevölkerung, eine Menge von Sitten und Gebräuchen findet man nicht selten in benachbarten Theilen eines Landes sehr verschieden; und in allen diesen Momenten ist oft vorzugsweise der Grund für eine lokale Steigerung oder Verminderung der Mortalität an einzelnen Krankheiten zu suchen. Bisher besteht allerdings die Neigung, in allen möglichen Fällen klimatische Differenzen hervorzuheben und als Krankheitsursache anzuschuldigen; aber sehr häufig stellen sich diese bei genauerer Feststellung als so überaus geringfügig heraus, dass es entschieden nicht zulässig ist, daraufhin von einem ganz besonderem Klima und von besonderen klimatischen Wirkungen der einen Provinz oder des einen Ortes (Badeortes) gegenüber den anderen zu sprechen.

4. Das Höhenklima.

Charakteristik. In der gemässigten Zone beginnen die Eigenthümlichkeiten des Höhenklimas etwa in 400—500 Meter Höhe; in niederen Breitengraden jedoch erst in bedeutend grösserer Höhe. An dem Aufhören der Vegetation und dem Beginn des ewigen Schnees lässt sich diese Abhängigkeit des Höhenklimas von der geographischen Breite am deutlichsten verfolgen; in den Anden Südamerikas erhebt sich bekanntlich die Baumregion noch bis in eine Höhe von 4000 Meter.

Die klimatischen Eigenthümlichkeiten des Höhenklimas sind folgende:

Die Temperatur erfährt eine Verminderung und ausserdem eine Aenderung, welche im Allgemeinen der vom Meere bewirkten ausgleichenden Beeinflussung ähnlich ist. Für je 100 Meter Erhebung nimmt die Temperatur im Mittel um 0.57° ab; diese Abnahme erfolgt aber im Sommer schneller, nämlich 1° auf 160 Meter Erhebung; im Winter langsamer, 1° auf 280 Meter. Ferner nimmt die jährliche und die tägliche Temperaturschwankung mit der Höhe ab.

Die für das Höhenklima charakteristischen Verhältnisse gelten allerdings nur für die Gipfel, Rücken, Abhänge und breiten Hochthäler, nicht dagegen für grössere Plateaus und für enge Hochthäler. Erstere können sehr starke Contraste zwischen Tag und Nacht, Sommer und Winter bieten, namentlich wenn ihnen die Bewaldung fehlt; und die engeren Thäler zeigen Nachts und im Winter sehr niedrige Temperaturen, weil die kalte Luft dann in ihnen herabsinkt und dort lagern bleibt.

Die absolute Feuchtigkeit ist, entsprechend den niederen Wärmegraden, sehr gering; die relative Feuchtigkeit meist hoch und das Sättigungsdeficit niedrig. Da aber im Freien stets lebhafter Wind herrscht und der geringe Luftdruck die Verdunstung bedeutend erleichtert, kommt es trotzdem zu einer merklichen, stark trocknenden Wirkung der Luft. Diese wird sofort ausserordentlich gross, wenn etwa durch Sonnenwirkung hohe Temperatur hergestellt wird, und ebenso in beheizten Wohnräumen. Halten sich die Menschen vorzugsweise in der Sonne und im geheizten Zimmer auf, so werden sie das dann sich herstellende starke Sättigungsdeficit an der Trockenheit der Kleider und der unbekleideten Haut deutlich empfinden. Nur selten kommt es daher zu Schweissbildung und zu fühlbarer Durchfeuchtung der Kleider.

Die Regenmenge steigt mit der Erhebung; erst in grösseren Höhen nimmt sie wieder ab. Der Regen hinterlässt aber bei der meist vorhandenen Neigung des Terrains und bei dem starken Austrocknungsvermögen der Luft selten anhaltendere Bodennässe.

Die Luftbewegung ist lebhafter als in der Ebene und oft muss Windschutz aufgesucht werden. Im Allgemeinen wirkt aber der Wind bei der steten Trockenheit der Haut und Kleidung selbst auf empfindliche Menschen nicht unangenehm kältend, sondern kräftig anregend.

Die niedere Temperatur und der lebhafte Wind vereinigen sich, um schon in relativ geringer Höhe die Perioden der schwülen Sommermonate zu beseitigen, die so schwer auf den meisten Menschen lastet und Kranke vollends herunterbringt. Die Wärmeabgabe erfolgt vielmehr stets, auch bei reichlichster Nahrungszufuhr, ausserordentlich leicht. Appetit und Stoffwechsel pflegen daher das ganze Jahr hindurch ausserordentlich rege zu sein.

Die Herabsetzung des Luftdruckes und die Verminderung der Sauerstoffmenge der Luft führt zu den S. 109 geschilderten Wirkungen. Bei Höhen von mehr als 2000 Meter kommt ausserdem die ebenfalls früher betonte Anpassung des Körpers in Frage.

Besondere Wirkungen veranlasst noch die überaus kräftige Insolation. Die niedere Schicht der Atmosphäre, ihre grosse Armuth an Wasserdampf, ihre Klarheit und Staubfreiheit lässt im Gebirge einen viel grösseren Bruchtheil der Sonnenstrahlen zur Erde gelangen als im Thale. Alle Gegenstände, welche Wärme zu absorbiren vermögen, z. B. schneefreier Boden, die Häuser, die Kleider der Menschen etc. müssen sich daher sehr intensiv unter den Sonnenstrahlen erwärmen. In der That finden wir noch in grosser Höhe eine ebenso grosse Bodenwärme wie im Thal, während die Lufttemperatur der der Polargegenden gleichkommt. Die Erwärmung des Bodens betrifft eben im Gebirge (abgesehen von nackten Plateaus) immer zu kleine Flächen, als dass die bewegte, eventuell an Schneefeldern und Gletschern abgekühlte Luft dadurch merklich beeinflusst würde. Daher können selbst Kranke im Winter des Hochgebirges sich dauernd im Freien aufhalten; an besonnten Plätzen fühlen sie sich warm und behaglich, während sie eine enorm kalte Luft einathmen. Gerade dieser Contrast scheint bei Leiden der Respirationsorgane von günstiger Wirkung zu sein.

Folgende Zahlen geben Beispiele für die Intensität der Sonnenwirkung im Gebirge:

In Davos (Seehöhe 1560 Meter) zeigte das Vacuumthermometer am 27. December:

8 Uhr	20 Min.	Morgens (vor Sonnenaufgang)	=	-18.3^{0}
8 „	45 „	„	=	$+22^{0}$
9 „	— „	„	=	$+30^{0}$
12 „	— „	„	=	$+42.4^{0}$
1 „	45 „	„	=	$+43^{0}$

am 25. December:

12 Uhr in der Sonne = $+40^{0}$: im Schatten = -9.1^{0}.

Unter Umständen wird die Erwärmung auch noch gesteigert durch die reflektirte Wärmestrahlung, die bei Gletschern, Schnee und Wasserflächen einen sehr beträchtlichen Theil der gesammten Insolutionswärme ausmacht. Mit der Erwärmung durch die Sonnenstrahlen geht ferner eine ausserordentlich intensive Belichtung parallel, da die Atmosphäre für die Lichtstrahlen, auch für die chemisch wirksamen, viel durchgängiger ist.

Endlich ist zu erwähnen die Reinheit und Staubfreiheit der Luft namentlich in waldbedeckten Gebirgen, welche anregend auf die Respiration wirkt. Das oft betonte Freisein der Gebirgsluft von Mikroorganismen kann nicht als bedeutsam anerkannt werden, ebensowenig wie die gleiche Eigenschaft der Seeluft, da sich dieses Freisein nicht auf die Luft der Wohnräume und auf die gewöhnliche unmittelbare Umgebung des Menschen erstreckt.

Krankheiten des Höhenklimas.

Die Mortalitätsverhältnisse scheinen im Ganzen günstig zu sein, so weit sich dies aus den schwer unter einander vergleichbaren statistischen Daten entnehmen lässt. — Von besonderem Interesse ist es, dass dem Höhenklima gegen eine Reihe von verbreiteten Infektionskrankheiten relative oder vollständige Immunität nachgerühmt wird; nämlich gegen Cholera infantum, Cholera asiatica und andere infektiöse Darmkrankheiten; sodann gegen Malaria und gegen Phthise.

Die Verminderung resp. das Fehlen der Cholera infantum ist durch die niederen Sommertemperaturen verursacht. Wo trotz der Höhenlage die Sommerwärme hochgradig wird, z. B. auf kahlen Plateaus und in grossen Städten, findet sich oft eine höhere Kindersterblichkeit als in der Ebene. Von 10 000 Kindern im ersten Lebensjahre starben z. B. in München (528 Meter) 3290, in Dresden 2270.

Cholera asiatica ist zwar an vielen hochgelegenen Orten noch nicht aufgetreten, doch beweist das nichts für eine Immunität des Höhenklimas, da auch in der Ebene manche Orte bis jetzt verschont geblieben sind und da die Erschwerung des Verkehrs im Gebirge die Chancen für die Einschleppung der verschiedensten Infektionskrankheiten sehr herabsetzen. Andererseits ist es erwiesen, dass selbst grosse Höhenlage vor Cholera nicht schützt, sobald nur reichliche Verkehrsgelegenheit gegeben ist; so hat die Stadt Mexiko (2200 Meter) mehrfache heftige Epidemieen erlebt.

Malaria kommt in den Alpen bis zu einer Höhe von etwa 500 Meter vor, in Italien bis 1000 Meter, in den Anden bis 2500 Meter. Die immune Zone beginnt daher erst dann, wenn deutliche Herabsetzung der Temperatur eintritt. Gleichwohl ist die Kälte keinesfalls das einzige Moment, das im Gebirge hemmend auf die Krankheitserreger wirkt; denn in der Ebene veranlassen erst erheblich niedrigere Temperaturen, ein geradezu polares Klima, die Abnahme resp. das Aufhören der Malaria. Wahrscheinlich ist im Gebirge der Umstand mit von Einfluss, dass hier Ebenen oder muldenförmige Thäler mit starker und anhaltender Bodendurchfeuchtung, wie sie für eine Entwickelung der Krankheitserreger günstig sind, höchst selten vorkommen.

Die Todesfälle an Phthise nehmen mit der Höhenlage entschieden ab. In Persien, Indien, am Harz, im Riesengebirge, in der Schweiz, den Anden und Cordilleren Amerikas konnte diese Beobachtung bestätigt werden. Aber es tritt nicht etwa mit mässiger Höhe volle Immunität ein, vielmehr nur ein allmähliches Geringerwerden der Mortalität. Auch in der Schweiz finden sich in den höchst gelegenen Ortschaften noch Fälle von Phthise. Vollends wird der Einfluss der Höhenlage verwischt in stark bevölkerten industriereichen Städten, auf kahlen Hochebenen, wie die Beispiele von München und Bern zeigen.

Handelt es sich in der Höhe von 5—600 m um bewaldete Gebirgsrücken, so ist bereits Abnahme der Phthise zu constatiren. Allerdings dürfen derartige Zahlen nur mit grosser Vorsicht verwerthet werden, weil die Ziffern gewöhnlich zu klein sind und die Dichtigkeit der Bewohnung, die Wohlhabenheit etc. mit berücksichtigt werden muss.

Deutlicher und unbekümmert um die Beschäftigung der Bevölkerung und sonstige Lebensverhältnisse, tritt der Einfluss des Höhenklimas auf die Phthise in Höhen über 2000 m zu Tage. Hier beginnt erst die eigentlich immune Zone. In den 2000—2500 m hoch gelegenen Städten (Mexico mit 350 000 Einw., Puebla mit 80 000 Einw., Quito mit 60 000 Einwohnern etc.) kommt nach übereinstimmenden Berichten Phthise nur in ganz verschwindender Menge vor.

Demnach werden wir uns vorstellen müssen, dass in Höhen von 500—2000 m eine gewisse günstige Wirkung auf die Ausbreitung und den Verlauf der Phthise wohl dadurch ausgeübt wird, dass die gleichmässigere Witterung und die niedrigere Temperatur des Hochsommers den Ernährungszustand des Körpers in ähnlicher Weise begünstigt und vor Erkältungen schützt wie das Seeklima. Ausserdem tritt die Vermehrung der rothen Blutkörperchen und möglicherweise noch als besonders schützendes Moment die Vermehrung der Pulsfrequenz und die ausgiebigere Respiration hinzu, welche unter der Einwirkung des verminderten Luftdrucks und Luftsauerstoffs beobachtet werden. — In Höhen über 2000 m wird vielleicht in Folge der eigenthümlichen Adaption des Körpers an die stark verringerte Sauerstoffmenge der Luft (s. S. 109) die Ernährung und die Resistenz der Respirationsorgane specifisch begünstigt, so dass eine individuelle Immunität gegen Phthise resultirt.

Die meisten klimatischen Einflüsse sind, wie die oben angeführten Beispiele zeigen, noch in wenig präciser Weise festgestellt. Andere Wirkungen der Witterung und des Klimas, z. B. solche auf das Nervensystem, auf die gesammte körperliche und geistige Entwickelung der Völker, sind noch weniger erforscht und harren der näheren Begründung. Um auf diesem Gebiete Fortschritte zu erzielen, wird es vor allem nothwendig sein, die Methode der Beobachtung in der S. 124 geschilderten Weise zu ändern und sich auf eine statistische Detailforschung zu stützen, welche von den bis jetzt ihr anhaftenden Fehlern möglichst befreit ist.

Acclimatisation.

Vielfach besteht die Ansicht, dass es möglich sein müsse, den schädlichen Einflüssen eines Klimas durch allmähliche Gewöhnung des Körpers — sei es dass sich diese nur auf das einzelne Individuum, oder aber auf eine Reihe von Generationen erstreckt — zu begegnen, und dass der Mensch im Grunde befähigt sei, in jedem Klima zu leben und zu gedeihen.

Die Erfahrung hat jedoch diese Ansicht, namentlich bezüglich des arischen Völkerstammes, nicht bestätigt. Unter den extremen Klimaten kommt das arktische wenig in Frage; es ist naturgemäss selten das Ziel grösserer Colonisationsversuche. Jedenfalls scheint es relativ geringe Gefahren für die Gesundheit zu bieten; gesunde und mit guten Verdauungsorganen ausgerüstete Menschen pflegen sich dort wohl zu befinden. Auch bei einer Fortpflanzung durch mehrere Generationen tritt keine abnorme Entwickelung des Körpers zu Tage. Eine Grenze wird der Existenzfähigkeit des Menschen hier nur gesetzt durch die Schwierigkeit einer ausreichenden Ernährung, durch das Fehlen einer Flora und Fauna, und durch den steten Kampf mit elementaren Gewalten.

In der gemässigten Zone und auch in den subtropischen Gebieten stösst die Colonisation ebenfalls auf keine Schwierigkeiten. So haben wir blühende europäische Niederlassungen im südlichen Australien, in Südafrika, in Chili, Argentinien, dem südlichsten Theil von Brasilien u. a. m.

Ungleich schwieriger ist für die arischen Völker, speciell für die Bewohner des mittleren Europas, eine Besiedelung tropischer Gebiete. Zwischen dem Aequator und 15° nördlicher und südlicher Breite und in einer Höhe von weniger als 800 m vermag der Europäer keine dauernden Wohnsitze zu begründen. Schon das eingewanderte Individuum selbst pflegt kaum einen ununterbrochenen Aufenthalt von mehreren Jahrzehnten ohne manifeste Gesundheitsstörung ertragen zu können. Die in den Tropen geborenen Kinder von Einwanderern (Kreolen) sind besonders leicht vulnerabel und müssen meist für Jahrzehnte nach der Heimath oder in ausnahmsweise günstig gelegene Gegenden, in Sanatorien im tropischen Hochgebirge etc. gesandt werden, falls sie zu gesunden Menschen heranwachsen sollen. In der zweiten und dritten Kreolen-Generation tritt bereits eine geringere Vermehrung hervor, und schliesslich bleiben die Ehen unfruchtbar. Ausnahmsweise und in relativ günstig gelegenen, namentlich gebirgigen tropischen Regionen ist es wohl zu einer längeren Nachkommenreihe und zu einer Vermehrung arischer Einwanderer gekommen; aber im Allgemeinen sind die Ansiedelungsversuche der weissen Rasse in den Tropen als fehlgeschlagen zu bezeichnen.

Die gefährlichsten Gesundheitsstörungen, durch welche diese Misserfolge bedingt werden, sind einerseits die Tropenanämie und die dieselben begleitenden Leberaffektionen; andererseits eine Reihe von Infektionskrankheiten, besonders Malaria, Dysenterie und Gelbfieber. Beide Arten von Krankheiten unterstützen sich gewissermaassen in ihrem Zerstörungswerke; die Anämie nimmt dem Körper die Resistenz gegen Infektionen; Malaria und Dysenterie steigern die Anämie zu gefährlicher Höhe.

Eigenthümlicher Weise kommen nun aber diese Klimawirkungen nicht gegenüber allen Menschen zu Stande. Die eingeborene Bevölkerung zeigt zwar meist eine stärkere Gesammt-Mortalität, als wir in der gemässigten Zone finden; aber trotzdem reichliche Vermehrung, kräftige Körperbeschaffenheit und ziemliche Leistungsfähigkeit. Ferner giebt es auch einige südeuropäische Völker, welche unter dem Tropenklima viel weniger zu leiden haben, und sich dort dauernd vermehren; so namentlich die Spanier und Portugiesen. — Offenbar ist es von grosser Bedeutung zu erfahren, worin diese Unterschiede in der klimatischen Wirkung begründet sind und ob nicht Aussicht vorhanden ist, dass durch Acclimatisation auch die anderen europäischen Völker eine gleiche Unempfindlichkeit sich anneignen können.

Für die hervorgehobenen Differenzen in dem Einfluss des Tropenklimas ist nun 1) **angeborene Rassen-Disposition** maassgebend. Dieselbe macht sich geltend durch eine angeborene Immunität gegen die am meisten gefahrdrohenden Krankheiten. So sind die Neger für Malaria insofern wenig empfänglich, als die Krankheiten bei ihnen selten zum Tode führt; völlig immun sind sie gegen Gelbfieber. Ferner muss in ihrer Körperbeschaffenheit ein gewisser Schutz gegen die Tropenanämie und deren Folgen gegeben sein; alle Organe, insbesondere die blutbildenden, verhalten sich vermuthlich so, das die denkbar günstigsten Bedingungen für den im tropischen Klima lebenden Körper verwirklicht sind. Jene angeborene Seuchen-Immunität sowohl wie diese Körperbeschaffenheit vererben sich von Generation zu Generation, und garantiren für die Nachkommen die gleiche Existenzfähigkeit, falls dieselbe nicht durch fortgesetzte Kreuzung mit weniger geeigneten Rassen beeinträchtigt wird.

Für europäische Völker ist es bezüglich ihrer Ansiedlungsfähigkeit in den Tropen von grosser Wichtigkeit, ob ihre Vorfahren sich etwa mit Einwanderern aus der tropischen oder subtropischen Zone gekreuzt und so eine Rassenimmunität erworben haben. Es ist das zweifellos der Fall bei den Maltesern, Spaniern und Portugiesen, die sich mit phönizischem und maurischem Blut gemischt haben. Diese liefern daher noch jetzt die in der warmen Zone resistentesten Colonisten. Nordfranzosen und Deutsche, die ihre Rasse reiner erhalten haben, sind am vulnerabelsten. Besonders widerstandsfähig sollen sich die Juden erweisen.

Jedoch sind die betreffenden statistischen Belege, die in Algier, Westafrika etc. für die Resistenz der verschiedenen Rassen gesammelt sind, wenig beweisend, da dieselben gewöhnlich die verschiedene Beschäftigung und Lebensweise der verglichenen Rassen nicht berücksichtigen. In Algier z. B. sind die eingewanderten Franzosen und besonders Elsässer die eigentlichen Ackerbauer gewesen, die ins Innere des Landes vorgedrungen sind und allen Gefahren exponirt waren; die Semiten dagegen haben sich wesentlich in den Städten aufgehalten und Handel getrieben. Dabei sind sie den Gefahren des Klimas in ausserordentlich viel geringerem Grade ausgesetzt als jene Colonisten; und ein Vergleich der Sterblichkeit beider Rassen gestattet noch keinen endgültigen Schluss auf ihre Resistenz gegen die Wirkungen des Klimas.

2) Ferner kommt eine **angeborene individuelle Disposition** für die Lebensfähigkeit in den Tropen in Betracht. Selbst unter den Individuen eines nordeuropäischen Volkes pflegt es Einige zu geben, welche eine angeborene Immunität gegen die bedeutsamsten Infektionskrankheiten besitzen, ausserdem über eine im Uebrigen möglichst für das Leben in den Tropen geeignete Körperbeschaffenheit verfügen, und befähigt sind, sich von Tropenanämie frei zu erhalten. Magere, aber kräftige Menschen von normaler Blutfülle und Blutbeschaffenheit, mit wenig schwitzender Haut, scheinen in dieser Beziehung anämischen, hydrämischen, fetten oder leicht schwitzenden Menschen überlegen zu sein. — Derartige angeborene Eigenschaften, deren genauere Erkenntniss ganz besonders wichtig sein würde, werden durch Ehen mit weniger günstig Constituirten sich leicht verlieren; sie können aber günstigen Falls vererbt werden, und dann zu jenen hier und da beobachteten Generationen ausnahmsweise existenzfähiger Europäer führen.

3) Bis zu einem gewissen Grade ist eine Aenderung des Individuums im Sinne einer **Anpassung an das Klima** denkbar. Dieselbe betrifft z. B. den Ernährungszustand; fette Menschen werden durch allmählichen Fettverlust geeigneter; gewohnheitsmässige übermässige Nahrungs- und Getränkzufuhr kann allmählich verringert werden; und richtig ausgewählte Kost und mässige Muskelübung vermögen bestehende Ernährungsdefekte zu beseitigen, die im kalten Klima kaum als störend empfunden wurden, in den Tropen aber gefahrdrohend werden. Ferner wird allmählich die geistige und körperliche Thätigkeit weniger lebhaft, es bildet sich ein trägeres Temperament aus, bei welchem der materielle Umsatz im Körper und die Wärmeproduction geringer ausfällt und der Wärmehaushalt erleichtert wird. Weiter kann noch eine erworbene Immunität gegen Infektionskrankheiten in Frage kommen; jedoch ist gerade gegen die gefährlichsten Tropeninfektionen kein solcher Schutz möglich. Ueberstandene Malaria hinterlässt eher eine gesteigerte Disposition; Dysenterie und Cholera gewähren keine bezw. eine kurzdauernde Immunität. — Eine Vererbung dieser erworbenen Körper-

eigenschaften scheint nicht vorzukommen; vielmehr sind sie sogar bei demselben Individuum äusserst labil und durch Abweichungen der Lebensweise kann die erreichte „Gewöhnung" des Körpers leicht wieder verloren gehen.

4) Von grosser Bedeutung ist das allmählige **Erlernen des hygienisch richtigen Verhaltens.** Der neue Einwanderer wird in Bezug auf Wohnung, Kleidung, Ernährung, Beschäftigung vielfache Fehler machen, die der ältere Colonist vermeidet, und hierdurch wird der letztere weniger vulnerabel sein. Im Einzelnen kommen folgende hygienische Momente in Betracht:

Der Wohnplatz muss womöglich unmittelbar am Meeresgestade oder auf einer felsigen Anhöhe gelegen sein. Es entspricht diese Maassregel dem doppelten Zweck, Malarialuft zu vermeiden und das Haus lebhafteren Winden und damit einer gewissen Kühlung auszusetzen. Sumpfiger oder stark wasserhaltender poröser Boden ist wegen der Malariagefahr, wenn irgend möglich, nicht zu benutzen. Auf dem gewählten Platz sind die wild gewachsenen Pflanzen und Bäume zu entfernen, statt dessen sind Rasenplätze, unmittelbar um das Haus womöglich cementirte Höfe, anzulegen. Durch Drainröhren und Gräben soll den Wasseransammlungen zur Regenzeit vorgebeugt werden.

Das Haus soll seine Schmalseiten nach O und W, die Längsseiten nach N und S kehren. Gegen den eventuell infektiösen Boden ist das Haus entweder auf einen Unterbau von Pfählen zu stellen, oder die Sohle ist für Wasser und Luft völlig undurchlässig zu machen. Das Dach soll an den Seiten so weit herabreichen, dass die Längswände des Hauses vor directer Insolation geschützt sind. Das Material muss gegen Feuchtigkeit und Termiten besonders gesichert werden. Im Uebrigen gelten bezüglich der Wahl des Materials, der Bauart und Einrichtung des Hauses die im Kapitel „Wohnhaus" begründeten Vorschriften.

Kleidung und Nahrung ist in ähnlicher Weise wie im Hochsommer unserer Klimate zu reguliren; vgl. die betreffenden Kapitel.

Die Beschäftigung soll nur in geistiger oder leichter körperlicher Arbeit bestehen. Für härtere Arbeit, Ackerbau etc. ist der Europäer ungeeignet; dieselbe erschwert die Wärmeregulirung in hohem Grade und exponirt den Colonisten mannigfachsten Gefahren.

Kinder werden besonders leicht geschädigt und bedürfen strengster Ueberwachung ihrer Lebensweise. Wenn irgend möglich, sollen sie fortgeschickt werden und in einem günstigeren Klima aufwachsen. — Auch für den Erwachsenen ist es sehr wichtig, dass er nach Ablauf mehrerer Jahre einige Zeit in der gemässigten Zone zubringt und dort die beginnende Anämie, die Erschlaffung der Haut und die Reste der Malaria beseitigt.

Aus dem Vorstehenden ergiebt sich, dass eine „Acclimatisation" in irgend erheblichem Umfange nicht besteht. Dieselbe kommt im Wesentlichen nur hinaus auf das Erlernen der richtigen Lebensweise und auf eine geringfügige und wenig constante zweckentsprechende Aenderung des Körpers. Man begegnet zwar oft der Behauptung, dass die seit längerer Zeit in den Tropen lebenden Colonisten sich weniger vulnerabel zeigen, und dass sie dies eben der Anpassung des Körpers zu danken haben. Es ist indess sehr wohl zu erwägen, ob in solchen Fällen nicht vielmehr eine Auslese von Individuen vorliegt; die von vornherein weniger gut geeigneten Colonisten erliegen eben bald, oder sind gezwungen, andere Klimate aufzusuchen; die von Anfang an körperlich besser Disponirten überdauern jene und zeigen auch bei längerem Aufenthalt eine relativ geringere Vulnerabilität. — In der Mehrzahl der Fälle wird aber ein günstiger Einfluss des verlängerten Aufenthalts im Tropenklima überhaupt nicht wahrgenommen, sondern im Gegentheil steigert sich die Mortalität mehr und mehr. So hat man in den meisten englischen Colonieen die Erfahrung gemacht, dass die Mortalität der Truppen sich bedeutend verminderte, wenn die Mannschaften rasch wechselten und nicht über drei Jahre in den Colonieen blieben.

Der weitaus wichtigste Faktor für eine erfolgreiche Colonisation in den Tropen ist daher zweifellos in der Rassendisposition gegeben. Wo diese fehlt, kann eventuell versucht werden, durch Berücksichtigung der angeborenen individuellen Disposition zu einem relativ günstigen Resultat zu gelangen; Menschen von geeigneter Körperconstitution und womöglich solche, bei welchen eine relative Immunität gegen Malaria constatirt ist, sollten als Colonisten verwandt werden. Ferner muss von Anfang an auf eine möglichst sorgsame Durchführung der erprobten hygienischen Maassregeln geachtet werden. Unter solchen Cautelen wird, selbst wenn von einer „Acclimatisation" wenig oder nichts zu erwarten ist, mindestens doch die Leitung tropischer Colonieen durch Eropäer ausführbar sein.

Literatur: a) Methoden: Jelinek, Anleitung zur Anstellung meteorologischer Beobachtungen, Wien 1876. — Flügge, Lehrbuch der hygienischen Untersuchungsmethoden, Leipzig 1881. — Lehmann, Die Methoden der praktischen Hygiene, Wiesbaden 1890.

b) Meteorologie und Klimatologie: Hann, Handbuch der Klimatologie, 1883. — Hann, v. Hochstetter und Pokorny, Allgemeine Erdkunde, 1886. — Supan, Grundzüge der physischen Erdkunde, 2. Aufl. 1895. — Woeikoff, Die Klimate der Erdkunde. Nach dem Russischen. 2 Bände. 1887.

c) Hygienischer Einfluss von Witterung und Klima: Renk, Die Luft, im Handbuch der Hygiene von v. Pettenkofer u. v. Ziemssen. — Hirsch, Handbuch der historisch-geographischen Pathologie, 2. Aufl. 3 Bde. 1881—87. — Oesterlen, Handbuch der medicinischen Statistik, 1865. — Westergaard, Die Lehre von der Mortalität und Morbilität, 1881. — Weber, Klimatotherapie in v. Ziemssen's Handb. der Allgem. Therapie, 1880. — Ratzel, Anthropogeographie, 1882. — van Bebber, Hygienische Meteorologie, 1895. — Assmann, Das Klima, in „Handb. der Hygiene", 1894.

d) Akklimatisation: Virchow, Ueber Akklimatisation, Vortrag a. d. Naturf.-Vers. in Strassburg, 1885. — Mähly u. Treille, Referate auf d. hyg. Congress in Wien, 1887. — Schellong, Akklimatisation und Tropenhygiene in „Handb. d. Hygiene", 1894.

Drittes Kapitel.

Die gas- und staubförmigen Bestandtheile der Luft.

I. Chemisches Verhalten.

Die chemische Beschaffenheit der Luft ist für den menschlichen Körper von grosser Bedeutung, weil zwischen beiden ein inniger Wechselverkehr besteht. Der Mensch athmet täglich etwa 10 Cubikmeter Luft ein und führt deren Gase theilweise ins Blut über; die gleiche Menge wird, beladen mit allerlei Excreten, durch Lungen und Haut ausgeathmet. In ähnlicher Weise wird die Beschaffenheit der Aussenluft durch die Athmung der Thiere und Pflanzen, durch Fäulniss- und Gährungsprocesse, durch Verbrennungen etc. verändert. Es fragt sich, welchen Grad diese Veränderungen allmählich innerhalb der freien Atmosphäre und im Wohnraum erreichen und welche Schädlichkeiten dem Körper eventuell daraus erwachsen können.

Untersucht man die atmosphärische Luft, so findet man im Mittel etwa 20·7 Procent Sauerstoff; 78·3 Procent Stickstoff (O : N = 20·9 : 79·1); eine kleine Menge Argon; wechselnde Quantitäten, im Mittel etwa 1 Procent Wasserdampf; ferner sehr kleine Mengen (etwa 0·03 Procent) Kohlensäure; Spuren von Ozon, Wasserstoffsuperoxyd, Ammoniak, Salpetersäure, salpetrige Säure; zuweilen auch schweflige Säure, Kohlenoxyd, Kohlenwasserstoffe etc.

Die quantitativen Schwankungen und die hygienische Bedeutung dieser verschiedenen Bestandtheile sind im Folgenden gesondert zu erötern. Bezüglich des Wasserdampfs, der vorzugsweise als klimatisches Element eine Rolle spielt, muss auf das vorhergehende Kapitel verwiesen werden.

1. Der Sauerstoff.

Derselbe wird überall in der Atmosphäre in der gleichen procentischen Menge gefunden; die Schwankungen des Gehalts betragen in maximo 0·5 Procent; die niedrigsten Zahlen treten bei südlichen Winden und nach anhaltendem Regen auf. Für gewöhnlich zeigt die Luft selbst in Fabrikstädten kaum messbare Unterschiede gegenüber der Land- und Waldluft.

Der Grund dieser Constanz liegt darin, dass der Vorrath der Atmosphäre an Sauerstoff ein ganz enormer ist. Wenn auch in dem Maasse, wie es jetzt geschieht, fortgesetzt Sauerstoff durch Verbrennung und Athmung verbraucht und zur Bildung von CO_2, H_2O u. s. w. verwandt wird, und wenn aus allen diesen Verbindungen der O nicht nachträglich wieder frei wird, so müssen doch etwa 18000 Jahre verfliessen, bis der O-Gehalt um 1 Procent abnimmt. Ein wesentlicher Theil des zu Oxydationen verwandten Sauerstoffs wird aber bekanntlich durch die Chlorophyll führenden Pflanzen wieder in Freiheit gesetzt, so dass thatsächlich die Abnahme noch erheblich langsamer erfolgt. — Ausserdem sorgen für eine stets gleichmässige Vertheilung des Sauerstoffs und der anderen Gase die Winde, die fortgesetzt ein kräftiges Umrühren und inniges Mischen der Luft bewirken.

Auch innerhalb bewohnter Räume werden nur geringe Abweichungen von der Norm beobachtet; die vorkommenden Schwankungen sind als hygienisch bedeutungslos anzusehen. Wohl aber kann die absolute Menge des eingeathmeten Sauerstoffs stärkeren Variationen unterliegen und in erheblichem Grade vermindert werden bei abnehmendem Luftdruck. Auf die daraus entstehenden Folgen ist bereits oben (S. 109) hingewiesen. — Eine ähnliche Wirkung tritt ein mit der höheren Temperatur und der damit parallel gehenden Ausdehnung der Luft; jedoch ist die Grösse dieses Ausfalls an Sauerstoffzufuhr zu unbedeutend, als dass derselbe irgend welche Symptome veranlassen könnte.

Eine Bestimmung des Sauerstoffgehalts der Luft ist daher äusserst selten im hygienischen Interesse wünschenswerth. Die Ausführung hat eventuell nach den Vorschriften und unter den üblichen Cautelen der Gasanalyse zu erfolgen.

Der Stickstoff der atmosphärischen Luft hat keinerlei Funktion im thierischen oder pflanzlichen Körper; er stellt nur ein indifferentes, den Sauerstoff gleichsam verdünnendes Agens dar, das hygienisch bedeutungslos ist. Eine noch grössere Indifferenz zeigt das Argon.

2. Ozon und Wasserstoffsuperoxyd.

Beiden Körpern ist ein sehr energisches Oxydationsvermögen eigen, und sie machen daher zusammen die sogenannte „oxydirende Kraft“ der Luft aus.

Das Ozonmolekül wird aufgefasst als ein Sauerstoffmolekül, welchem noch ein drittes Sauerstoffatom angelagert ist (O_3). Es ist ein farbloses Gas von eigenthümlichem Geruch, das in reinem Zustande noch nicht erhalten wurde, sondern höchstens mit relativ viel gewöhnlichem Sauerstoff gemengt. In Wasser ist es nur in Spuren löslich. Bei höherer Temperatur, bei Berührung mit den verschiedenen oxydablen Stoffen wird es zersetzt.

Das Ozon der Atmosphäre entsteht durch elektrische Entladungen (Gewitter); bei allen in grösserem Umfange ablaufenden Oxydationsprocessen; ferner bei Verdunstung von Wasser. In beiden letzten Fällen entsteht gleichzeitig Wasserstoffsuperoxyd, bei der Verdunstung sogar in stark vorwiegender Menge, wenn nicht ausschliesslich. — Künstlich lässt sich Ozon am reinsten darstellen, wenn man (im Rühmkorff'schen Apparat) elektrische Schläge durch Luft oder Sauerstoff leitet. Ferner wird es erhalten durch langsame Oxydation von Phosphorstücken, die zur Hälfte in Wasser eintauchen; oder indem man Aetherdampf langsam durch eine auf 100° erwärmte trockene Glasröhre leitet, resp. indem man einen erhitzten Platindraht in Aetherdampf eintaucht (letzteres Princip ist bei der Döbereiner-Jäger'schen Ozonlampe befolgt; es entsteht dabei indess vorzugsweise Wasserstoffsuperoxyd, ausserdem intensiv riechendes Aldehyd). Auch durch chemische Umsetzung lässt sich Ozon herstellen; gepulvertes Kaliumpermanganat allmählich mit Schwefelsäure versetzt, bis ein dicker Brei entsteht, giebt eine lange Zeit anhaltende Ozonentwickelung.

Unter den Eigenschaften des Ozons ist sein kräftiges Oxydationsvermögen am bemerkenswerthesten. Farbstoffe werden durch Ozon zerstört, Metalle oxydirt. Schwefelmetalle in Sulfate, gelbes Blutlaugensalz in rothes übergeführt. Organische Körper aller Art, Staub, Verunreinigungen der Luft werden gleichfalls oxydirt und bewirken damit Zerlegung des Ozons.

Zur Bestimmung des atmosphärischen Ozons benutzt man gewöhnlich Jodkaliumstärkepapiere, welche 24 Stunden an einem gegen Sonnenlicht geschützten Orte der Luft exponirt, dann befeuchtet und mit einer 16stufigen Farbenskala verglichen werden.

Diese Art der Messung ist durchaus ungenau; unter anderem besteht der Fehler derselben darin, dass das Reagenspapier die summirte Wirkung aller Ozontheilchen anzeigt, die in 24 Stunden darüber gestrichen sind, dass also der Reaktionsgrad wesentlich abhängig ist von der Intensität der Luftbewegung, während die Einwirkung auf unseren Körper von dem Gehalt der Luft an Ozon, von dessen Concentrationsgrade, abhängt. — Es kann dieser Fehler dadurch eliminirt werden, dass man das Papier in einer sog. Ozonbüchse einem Luftstrom von constanter Geschwindigkeit aussetzt. Aber auch dann sind immer noch zahlreiche Ungenauigkeiten vorhanden.

Als empfindlicheres Reagens ist neuerdings das Tetramethylparaphenylendiamin-Papier, kurz Tetra-Papier, empfohlen (Wurster). Auch mit diesem gelingt indess eine sichere Bestimmung des atmosphärischen Ozons nicht.

Der Eifer, mit welchem trotz der Unvollkommenheiten der Methode Ozonmessungen betrieben sind, muss zu der Vermuthung führen, dass dem Ozon eine erhebliche **hygienische Bedeutung** zukommt. Eine solche ist indessen durchaus nicht nachgewiesen. Halten sich Menschen in einer künstlich stark ozonhaltig gemachten Zimmerluft auf, so treten bei den meisten unwillkürliche Muskelzuckungen, bei einigen Schläfrigkeit und Schlaf ein; ferner zeigen sich Symptome einer Reizung der Respirationsschleimhaut, bei einigen sogar blutige Sputa. Bei noch stärkerem Ozongehalt kommt es zu Glottiskrampf und sehr heftiger Reizung der Schleimhäute. Von sehr kleinen, aber im Vergleich zum Gehalt der Atmosphäre immerhin bedeutenden Ozonmengen haben Unbefangene keinerlei Empfindung. Auf der Haut machen selbst stärkste Concentrationen keinerlei Eindruck.

Wenn sonach eine directe Wirkung des in der Luft enthaltenen Ozons auf den Menschen entschieden bestritten werden muss, so hat man doch einen indirecten hygienischen Einfluss vermuthet darin, dass das Ozon vielleicht Mikroorganismen und speciell Infektionserreger zu tödten vermag. Auch das hat sich indess nicht bestätigt. Relativ starke Concentrationen des Ozons sind ohne Wirkung auf Leben und Entwickelung der Mikroorganismen; erst bei einem Gehalt von 2 mgr. Ozon im Liter beginnt nach 48 Stunden eine Schädigung von wenig resistenten Bakterien, während gegenüber resistenteren erst bei einem Gehalt von 14 mgr Ozon im Liter eine (unsichere) Desinfektion anfängt.

Auch aus den Resultaten der zahlreichen bis jetzt ausgeführten Ozonmessungen lässt sich nichts entnehmen, was für eine hygienische Bedeutung des atmosphärischen Ozons spräche. Im Mittel sind etwa 2 Milligramm in 100 Cubikmeter Luft gefunden. Am wenigsten beobachtete man im Herbst, bei trockenen Nord- und Nordostwinden, bei Windstille (z. B. vor Gewittern); die grössten Mengen im Frühjahr, bei feuchter bewegter Luft, nach Gewittern, bei Schneefall. — Oertliche Steigerung findet sich in Wäldern, am Meer, auf Bergen etc. In den meisten grösseren Städten (Paris, London, Boston, Prag etc.) war in der Strassenluft resp. in bewohnten Räumen kein Ozon nachweisbar. Schon diese letzte Beobachtung spricht dafür, dass keine irgend erhebliche Einwirkung auf die Gesundheit durch den Ozongehalt der Luft zu Stande kommt.

Statistische Vergleiche zwischen den Resultaten der Ozonmessung und dem Auftreten von Infektionskrankheiten sind mehrfach angestellt; jedoch ohne positives Ergebniss.

Nur insofern ist ein Ozongehalt der Luft von Bedeutung, als derselbe anzeigt, dass die Luft frei von allem organischen Staub, übelriechenden Substanzen etc. ist, da diese alle das Ozon rasch zersetzen und neben Ozon nicht vorkommen können. Diese Reinheit der Luft beeinflusst den Respirationstypus und von da aus verschiedene körperliche Funktionen; aber das wesentliche ist dabei nicht der Ozongehalt, sondern das Fehlen jener störenden Beimengungen.

Wasserstoffsuperoxyd, H_2O_2, stellt in reinem concentrirtem Zustand eine farb- und geruchlose Flüssigkeit dar; in Wasser leicht löslich. Künstlich herstellbar aus $BaO_2 + H_2SO_4 = BaSO_4 + H_2O_2$. Technisch viel als Bleichmittel etc. gebraucht. — Das in der Atmosphäre enthaltene H_2O_2 entsteht durch dieselben Processe wie das Ozon, meist aber in viel grösseren Mengen als dieses. — Die oxydirende Kraft des H_2O_2 ist nicht so gross wie die des Ozons; Jodkalium wird langsamer zerlegt, Indigo wird nur allmählich entfärbt. Die Oxydationen erfolgen indess momentan, wenn einige Tropfen Eisenvitriollösung zugefügt werden. Ferner vermag H_2O_2 auch reducirend zu wirken ($H_2O_2 + O = H_2O + O_2$), z. B. auf Kaliumpermanganat, Ferricyankalium.

Das atmosphärische H_2O_2 ist leichter nachweisbar als das Ozon, weil es sich in den Niederschlägen löst und dort gleichsam gesammelt wird; man untersucht also diese oder bewirkt künstliche Thaubildung.

Im Mittel findet man in 1 Liter Niederschlag 0.2 Milligramm; in Schnee und Hagel sehr wenig, am meisten im Juni und Juli und bei westlichen Winden.

Hygienische Bedeutung scheint dem atmosphärischen Wasserstoffsuperoxyd nicht zuzukommen. Die betreffenden Concentrationen sind sowohl auf den Menschen wie auf Mikroorganismen ohne Wirkung.

3. Kohlensäure.

Als **Quellen** der atmosphärischen CO_2 kommen in Betracht: a) Die Athmung der Menschen und Thiere; ein Mensch liefert stündlich 22 Liter CO_2; die gesammte jährlich von den die Erde bewohnenden Menschen producirte CO_2 berechnet sich auf circa 130 Milliarden Cubikmeter. b) Die Fäulniss- und Verwesungsprocesse, die namentlich im gedüngten Boden in grossem Umfang verlaufen. c) Die Verbrennung von Brennmaterial, besonders in Industriebezirken; jährlich circa 300 Milliarden Cubikmeter. d) Unterirdische CO_2-Ansammlungen, die sich eventuell nach Bergwerken öffnen (matte Wetter) oder durch Erdspalten und Vulkane ausströmen.

Der fortlaufenden Production steht eine ausgiebige Fortschaffung der CO_2 aus der Luft gegenüber, und zwar erfolgt diese: a) Durch die grünen Pflanzen, die im Tageslicht CO_2 zerlegen. b) Durch die Niederschläge, welche im Mittel 2 ccm CO_2 in 1 Liter enthalten. c) Durch die kohlensauren Salze des Meerwassers.

Ausserdem sorgen die Winde für eine gleichmässige Vertheilung der vorhandenen CO_2, so dass wir nur geringe Schwankungen, zwischen 0·2 und 0·55 pro mille, im Mittel 0·3 pro mille, beobachten. Den höchsten Gehalt beobachtet man im Innern grösserer Städte zur Winterszeit. Eine geringfügige Steigerung ist in Wäldern, bei windstillem Wetter in Industriebezirken, ferner bei Moorrauch wahrzunehmen.

Die zeitlichen Schwankungen fallen ähnlich aus. — Weit höher, bis 1, 2, ja 10 pro mille, kann der CO_2-Gehalt innerhalb der Wohnungen steigen, wo die Menschen und Leuchtmaterialien reichlich CO_2 liefern, ohne dass eine kräftige Luftbewegung ausgleichend eingreifen kann.

Bestimmung der Kohlensäure. Zur genaueren quantitativen Bestimmung füllt man die zu untersuchende Luft in eine Flasche von bestimmtem Volum und lässt in dieselbe eine gemessene Menge Barytwasser oder besser Strontianwasser einfliessen. Das Strontianwasser absorbirt die CO_2, trübt sich durch Strontiumcarbonat und enthält dann weniger alkalisch reagirendes Strontiumhydrat als vorher. Der Ausfall an Strontiumhydrat lässt sich durch Titriren mittelst einer Säure von bekanntem Gehalt leicht quantitativ ermitteln und giebt einen Maassstab für die Menge CO_2, welche in dem abgemessenen Luftquantum enthalten war und auf das Strontiumwasser eingewirkt hatte.

Approximativ lässt sich die CO_2 der Luft in der Weise bestimmen, dass durch eine kleine Flasche mit Sodalösung, welche mit einigen Tropfen Phenolphtaleïnlösung versetzt und dadurch roth gefärbt ist, die zu untersuchende Luft hindurchgeleitet wird, bis Entfärbung auftritt. Je mehr Luft dazu erforderlich ist, um so geringer ist ihr CO_2-Gehalt. — Andere approximative Methoden sind in grosser Zahl angegeben, haben sich aber nicht bewährt. (Vgl. den Anhang).

Hygienische Bedeutung der Kohlensäure der Luft. Ein direct schädlicher Einfluss der in der Luft enthaltenen CO_2-Mengen kann nicht angenommen werden. Die CO_2 wirkt erst in grossen Dosen giftig; ein Gehalt der Luft von 1 Procent kann für längere Zeit, ein solcher von 5 Procent vorübergehend ohne Schaden ertragen werden. Auch wenn gleichzeitig Verminderung des Sauerstoffgehalts zu Stande kommt, also wenn z. B. die CO_2 durch Verbrennung oder Athmung in einem geschlossenen Raum gebildet ist, muss der CO_2-Gehalt um mehrere Procent steigen, der O-Gehalt um mehrere Procent sinken, ehe deutliche krankhafte Symptome auftreten.

Trotzdem ist durch vielfache Erfahrung festgestellt, dass freie Luft von mehr als 0·5 pro mille CO_2, wie sie stellenweise in Städten, Industriebezirken oder bei Moorrauch vorkommt, die Athmung beeinträchtigt und dass namentlich in Wohnungsluft von mehr als 1 p. m. CO_2 häufig Belästigungen oder Gesundheitsstörungen auftreten.

Diese Wirkungen können nach dem oben Gesagten nicht durch die CO_2 direct veranlasst sein, sondern müssen auf andere Eigenschaften der betreffenden Luft zurückgeführt werden, die im Folgenden genauer zu erörtern sind. Bereits hier sei nur hervorgehoben, dass der CO_2-Gehalt der Luft vielfach mit eben diesen hygienisch differenten Einflüssen der Wohnungsluft parallel geht, und dass die CO_2 uns daher in solchen Fällen einen Maassstab für die Beurtheilung der Luft liefert.

4. Sonstige gasförmige Bestandtheile der Luft.

a) Kohlenoxydgas und Kohlenwasserstoffe.

Kohlenoxydgas gelangt in die freie Atmosphäre z. B. mit den Gichtgasen der Hochöfen, mit dem Schornsteinrauch etc., jedoch ohne dass nachweisbare Mengen sich in der Luft halten. — Im Wohnraum kann es in solchen Mengen, dass Vergiftungen entstehen, der Luft beigemengt werden durch ausströmendes Leuchtgas und durch Eindringen von Heizgasen (vgl. unter „Heizung"); in sehr kleiner, nicht nachweislich schädlicher Menge durch Leuchtflammen, Cigarrenrauch etc.

Nachweis: 5—10 Liter der zu untersuchenden Luft werden in einer Flasche mit 10 ccm verdünnten Bluts (1 : 300) geschwenkt; das Blut wird spektroskopisch untersucht. — Oder man schwenkt die Luft mit 20 ccm einer 20 procentigen Blutlösung und versetzt letztere mit Ferrocyankaliumlösung und Essigsäure; im CO-Blut tritt ein rothbrauner, in gewöhnlichem Blut ein grauer Niederschlag auf.

Kohlenwasserstoffe entstehen in grösserer Menge in Sümpfen und Moristen; ferner sind sie als Produkte unvollkommener Verbrennung im Schornsteinrauch enthalten. In Wohnräume gelangen sie event. mit letzterem, mit Tabaksrauch etc. Feinere Nachweismethoden fehlen. Gesundheitsstörungen werden von dem unter gewöhnlichen Verhältnissen auftretenden Gehalt der Luft nicht beobachtet.

b) Chlor, Salzsäure, schweflige Säure, salpetrige Säure.

Chlor findet sich spurenweise in der Luft im Freien in nächster Nähe von Chlorkalkfabriken, Chlorbleichen etc. Salzsäure in der Nähe von Steinguttöpfereien, Sodafabriken etc. Schweflige Säure (und Schwefelsäure) entstammt vor allem dem S-Gehalt der Kohlen (im Mittel 1·7 Procent) und findet sich daher reichlich in der Luft von Industriestädten; in Manchester in 1 cbm 2·5 mgr. Ferner liefern die Röstöfen der Hütten grosse Mengen SO_2, ebenso Alaunfabriken, Ultramarinfabriken, Hopfendarren etc. — Salpetrige Säure (bezw. Salpetersäure) findet sich in kleinster Menge fast stets in der freien Luft und entsteht z. B. in der Form von Ammoniumnitrit aus dem Stickstoff, Sauerstoff und Wasserdampf der Luft bei elektrischen Entladungen. In den Niederschlägen beobachtet man 0·4—16 mgr in 1 Liter.

In der Wohnungsluft findet sich nur salpetrige Säure in kleinen Mengen häufiger, die z. B. bei der Verbrennung des Leuchtgases entstehen. Die anderen Gase und auch salpetrige Säure kommen in messbarer und die Gesundheit gefährdender Menge nur in Fabrikräumen vor (s. „Gewerbehygiene").

Der Nachweis dieser Gase erfolgt dadurch, dass man grössere Volumina Luft durch Kalilauge (bei Cl-Verdacht durch Jodkaliumlösung) streichen lässt und in letzterer nach den üblichen Methoden die absorbirten Gase titrimetrisch bestimmt.

c) Schwefelwasserstoff, Merkaptane, Schwefelammonium, Ammoniumcarbonat, flüchtige Fettsäuren, Indol, Skatol

entstehen bei Fäulnissprocessen. Die Luft im Freien kann manche dieser Gase aus Morästen und aus grösseren Fäulnissheerden (Fäkaldepots, Düngerhaufen, Poudrettefabriken, Abdeckereien etc.) aufnehmen. In die Luft der Wohnräume gelangen Schwefelwasserstoff und Schwefelammonium namentlich von Aborten, Gruben und Canälen aus; flüchtige Fettsäuren durch die Ausdünstung der Menschen, Merkaptane durch den Küchendunst beim Kochen von Kohl etc.

Die Menge dieser Gase in der Luft der üblichen Wohnungen ist kaum jemals so gross, dass sie giftig wirken könnten und meist sogar zu gering, um sie chemisch nachzuweisen. Schwefelwasserstoff kann zwar schon in sehr kleiner Menge durch Bleipapier erkannt werden. Aber ein viel feineres Reagens ist der Geruch, durch den manche dieser Gase noch deutlich wahrgenommen werden, wenn längst jedes chemische Reagens versagt; in 50 ccm Riechluft werden beispielsweise noch $^1/_{5000}$ mgr Schwefelwasserstoff und gar $^1/_{460000000}$ mgr Merkaptan erkannt.

d) Sonstige flüchtige organische Beimengungen der Luft.

Man hat früher angenommen, dass mit den Ausdünstungen der Thiere und Menschen resp. mit Fäulnissgasen unbekannte giftige Gase in die Luft übergehen, die selbst in ausserordentlicher Verdünnung noch wirksam sind. Speciell für die Exspirationsluft wurde in neuerer Zeit durch experimentelle Untersuchungen eine akute Giftwirkung vermeintlich festgestellt (Brown-Séquard). Es ist jedoch erwiesen, dass in diesen Experimenten durch die CO_2 der Athemluft und nur durch diese der toxische Effect bedingt war; andere Gifte und Giftwirkungen der Athemluft konnten in vielfach variirten Versuchen verschiedener Autoren nicht aufgefunden werden. — Ob in den sonstigen Ausdünstungen des Menschen resp. unter den Fäulnissgasen flüchtige Gifte in wirksamer Dosis vorhanden sind, darüber sind wir noch nicht ausreichend orientirt. Eine solche Möglichkeit ist nicht ganz auszuschliessen; aber es ist immerhin unwahrscheinlich, dass flüchtige Toxine von so intensiver Giftigkeit existiren; und jedenfalls muss dann die individuelle Empfänglichkeit gegen diese Gifte sehr verschieden und eine Gewöhnung an dieselben sehr leicht sein. Denn wir sehen, dass Canalarbeiter, Abdecker, überhaupt die meisten Menschen aus den unteren Volksschichten völlig gleichgültig sind gegen übelriechende und durch Fäulnissgase etc. verunreinigte Luft, und dass sie ohne Schaden für ihre Gesundheit geradezu mit einem gewissen

Behagen sich innerhalb ihrer Kleidung und Wohnung eine mit übelriechenden Zersetzungsgasen imprägnirte Luft herstellen.

Eine Bestimmung der theils bekannten, theils noch unbekannten organischen flüchtigen Stoffe ist mit sehr verdünnter Chamäleonlösung versucht worden, die durch organische Stoffe entfärbt wird (s. „Trinkwasseruntersuchung"). Die Methode erscheint aber aus verschiedenen Gründen nicht zu einer Beurtheilung der Luft verwendbar; namentlich geben Gase, welche nicht von der Ausdünstung des Menschen oder von Fäulnissheerden stammen und nicht übelriechend sind (Schornsteinrauch, Tabaksrauch etc.), gerade die stärksten Ausschläge.

Wir sehen somit, dass weder in der freien Atmosphäre, noch auch unter gewöhnlichen Verhältnissen in der Wohnungsluft[1] gasförmige Substanzen in solcher Menge auftreten, dass von ihnen eine Giftwirkung und direkte Gesundheitsschädigung ausgehen könnte.

Dennoch sprechen viele Erfahrungen dafür, dass durch eine verunreinigte „schlechte" Luft häufig Beeinträchtigungen der Gesundheit zu Stande kommen. In Räumen, wo viele Menschen zusammengedrängt sind, beobachtet man, dass nicht selten einzelne Menschen von Schwindel, Uebelkeit, Ohnmacht befallen werden; der Zustand bessert sich, sobald die Befallenen an die frische Luft gebracht werden. Werden zwangsweise für längere Zeit Menschen in geschlossenen Räumen zusammengedrängt, so werden sogar Todesfälle beobachtet; z. B. im Zwischendeck von besetzten Schiffen, wenn während eines Sturmes alle Luken dicht geschlossen werden mussten; ferner in den berüchtigten Fällen, wo zahlreiche Kriegsgefangene in engen geschlossenen Räumen zusammen eingesperrt wurden.

Diese akuten Wirkungen sind indess überhaupt nicht verunreinigenden Gasen zur Last zu legen, sondern sind durch Wärmestauung bedingt. Durch die eng gedrängten Menschen wird so viel Wärme und Wasserdampf geliefert, dass die Wärmeabgabe erschwert und schliesslich unmöglich wird (vgl. unter „Hitzschlag" S. 81). Von dieser Seite droht Gefahr, längst ehe eine Häufung der CO_2 oder irgend eines anderen Gases oder eine Verminderung des Sauerstoffs in einem die Gesundheit beeinträchtigenden Grade erfolgen kann.

Zweitens hat man angeblich beobachtet, dass manche infektiöse Krankheiten (Malaria, Typhus) auf die Einathmung schlechter Luft und riechender Gase, sogenannter Miasmen, zurückzuführen seien. Diese Anschauung muss jedoch jetzt als entschieden irrthümlich

[1] Fabrikräume sowie die Fälle, wo Leuchtgas oder Heizgase in der Zimmerluft sich ansammeln, kommen hier nicht in Betracht.

zurückgewiesen werden. Ein Gift kann nur Intoxication, aber keine Infektion bewirken; diese hervorzurufen sind ausschliesslich lebende Organismen befähigt (vgl. S. 18). Auch für die Malaria, welche früher als exquisiteste miasmatische Krankheit angesehen wurde, ist in neuerer Zeit nachgewiesen, dass sie vom Kranken aus weiter übertragen werden kann und dass also auch hier vermehrungsfähige Organismen die Ursache sind.

Die Miasmen-Hypothese hat vielfache Verwirrung gestiftet. Noch heute sehen viele Aerzte in üblen Gerüchen die Ursache von Infektionen. Aber der Zusammenhang zwischen Infektionserregern und stinkenden Gasen ist nur ein ganz entfernter und lockerer. Die Infektionserreger selbst produciren bei ihrem Wachsthum keine oder wenig intensive Gerüche; stärker riechende Gase deuten stets auf die Anwesenheit von lebhaft wuchernden Saprophyten, welche der gleichzeitigen Ansiedlung pathogener Organismen feindlich sind und diese meist nicht aufkommen lassen. Riechende Gase werden ferner am stärksten von flüssigen und feuchten, eine rege Lebensthätigkeit der Bakterien gestattenden Substraten geliefert; von diesen aus verbreiten sich aber mit Luftströmungen keine Organismen, sondern erst dann, wenn die Substrate austrocknen und das Bakterienleben und die Produktion übelriechender Gase abnimmt bezw. aufhört, ist die Gefahr vorhanden, dass in die Luft Mikroorganismen übergehen. Es ist also entschieden unzulässig, üble Gerüche als directe Ursache einer Infektion aufzufassen, und den Ausbruch einer Infektionskrankheit mit dem Hinweis auf irgendwelche Fäulnissgase u. dgl. zu erklären.

Drittens hat man wohl die Ansicht geäussert, dass durch die Aufnahme unreiner Luft eine individuelle Disposition zu Infektionskrankheiten geschaffen werde. Weder experimentell noch statistisch sind aber in dieser Richtung Thatsachen ermittelt, welche einwandfrei auf eine solche vorbereitende Rolle der genannten Gase gedeutet werden dürften. Dagegen machen wir bei zahlreichen Individuen die Erfahrung, dass selbst langdauernde Einathmung verunreinigter Luft keine gesteigerte Empfänglichkeit für Infektionskrankheiten hinterlässt.

Vielmehr besteht die Wirkung der gasförmigen Luftverunreinigungen nach dem heutigen Stande unserer Kenntnisse lediglich darin, dass eine übelriechende Luft Widerwillen und Ekel, bei längerem Aufenthalt Appetitlosigkeit und Uebelkeit hervorruft; der Respirationstypus ändert sich, die Athemzüge werden so oberflächlich als möglich; man hat den Eindruck, als befinde sich der Körper in Gefahr, und sucht instinktmässig der übelriechenden Luft zu entfliehen. Diese Erscheinungen treten am stärksten hervor, wenn man einen bereits mit

Menschen dicht gefüllten und schon übelriechende Luft enthaltenden Raum betritt.

In dem Ekelgefühl und in der ungenügenden Athmung, welche in solcher Luft zu Stande kommen, liegt eine entschiedene Beeinträchtigung unseres Wohlbefindens und unserer Leistungsfähigkeit; ferner können aus der Aenderung der Respirationstypus vielleicht im Laufe der Zeit auch Störungen der Blutvertheilung und der Ernährung resultiren. Während eine reine oder mit angenehm aromatischen Stoffen geschwängerte Luft unwillkürlich zu tiefen Inspirationen und zu reichlicher Aufnahme von Luft anregt, beeinträchtigen übelriechende Beimengungen die Aufnahme der Luft in derselben Weise, wie ekelerregende (— wenn auch nicht schädliche —) Zusätze die Aufnahme von festen und flüssigen Speisen hindern. Nun ist zwar diese Ekelempfindung individuell ausserordentlich verschieden; aber zweifellos haben auch die mit feineren Sinnen ausgerüsteten Menschen, ferner die oft besonders empfindlichen Kranken (Asthmatiker, Emphysematiker etc.) Anspruch darauf, dass ihnen eines der wichtigsten Nahrungsmittel, die Luft, in einem reinen, nicht Widerwillen erregenden und die Athmung in normaler Weise unterhaltenden Zustande zur Verfügung gestellt wird; und allein dieser Gesichtspunkt genügt vollkommen, um die Forderung einer reinen Luft und einer Beseitigung belästigender Verunreinigungen aus derselben zu begründen.

Daneben sind speciell die Fäulnissgase häufig Symptome einer ungenügenden Reinlichkeit in Bezug auf Haut, Kleidung, Wohnung, Boden etc. Da wir nun wissen, dass durch peinliche Reinlichkeit auch eine Entfernung vieler Infektionserreger gelingt, dass dagegen da, wo Schmutz- und Abfallstoffe sich häufen, auch keine genügende Beseitigung eventuell vorhandener Infektionserreger erfolgt ist, so deutet übelriechende Luft indirect auf eine gewisse Begünstigung der Infektionsgefahr. Dieser Indicator zeigt aber bei weitem nicht immer richtig und ist daher nur mit aller Reserve zu verwerthen.

Die Beurtheilung einer Luft in geschlossenen Räumen vom hygienischen Standpunkt aus hat somit in erster Linie die Wärme und den Wasserdampfgehalt der Luft zu beachten; in zweiter Linie die Produktion übelriechender, Ekel erregender Gase.

Eine directe Untersuchung nach beiden Richtungen stösst auf grosse Schwierigkeiten. Freilich haben wir relativ feine Sinnesempfindung für jene offensiven Gase und für die Erschwerung der Wärmeabgabe; aber dieselbe ist individuell sehr verschieden, und wenn wir lediglich auf die Haut- und Geruchsempfindung oder auf den allgemeinen Eindruck auf den Körper angewiesen wären, würde sehr häufig der Eine dieselbe Luft für gut erklären, die der Andere für schlecht hält. Wir bedürfen offenbar eines ziffermässigen, nicht von dem individuellen Ermessen abhängigen Maassstabes für die Luftbeschaffenheit; und insbesondere die Wohnungs- und Schulhygiene kann eines solchen gar nicht entrathen.

In der CO_2-Bestimmung besitzen wir wenigstens einen einigermaassen brauchbaren Maassstab. Die Produktion der CO_2 hält im Allgemeinen und namentlich in den Wohnräumen gleichen Schritt mit der Produktion von Wärme und Wasserdampf einerseits, mit der Ausscheidung giftiger und übelriechender Gase andererseits. Der Parallelismus ist allerdings nicht unter allen Verhältnissen in gleicher Weise vorhanden; es macht einen erheblichen Unterschied, ob die Erwärmung noch aus anderen Quellen (Heizung, Sommerhitze) oder wesentlich durch die Menschen erfolgt; und ebenso variirt die Luftqualität bei gleichem CO_2-Gehalt bedeutend, je nachdem reinliche oder unreinliche Menschen sich im Raume befinden. Diese Verhältnisse sind daher, sobald aus der Menge der CO_2 auf die Verschlechterung der Luft geschlossen werden soll, sehr wohl in Rücksicht zu ziehen. Im Allgemeinen aber wird man annehmen dürfen, dass jede Steigerung des CO_2-Gehalts der Luft in Wohnräumen über 1·0 p. m. mit lästigen Empfindungen und einer Beeinträchtigung der Gesundheit verbunden ist, und dass daher eine solche Luft beanstandet werden muss.

Für die Beurtheilung der Luft im Freien giebt die CO_2-Bestimmung nicht ausreichende Ausschläge. Hier sind wir einstweilen auf die sinnliche Wahrnehmung riechender und belästigender Beimengungen angewiesen.

Literatur: Ozon: Sonntag, Zeitschr. f. Hyg. Bd. 8. — Ohlmüller, Arb. a. d. Kais. Ges. Amt. Bd. 8. — Christmas, Annal. Pasteur 1893. Nr. 10. — Kohlensäure: Bitter, Zeitschr. f. Hyg. Bd. 9. — Toxische Wirkung der Exspirationsluft: Brown-Séquard, Compt. rend. 1888. —Lehmann u. Jessen, Arch. f. Hyg. Bd. 10. — Rauer, Zeitschr. f. Hyg. Bd. 15. — Lübbert-Schneider, Pharmaceutische Centralhalle 1894.

II. Der Luftstaub.

Unter den in der Luft suspendirten Elementen unterscheiden wir gröbere Staubpartikel, Russ, Sonnenstäubchen und Mikroorganismen.

Zur quantitativen Bestimmung und mikroskopischen Untersuchung des gesammten Luftstaubes sind folgende Methoden angewendet: 1) directe mikroskopische Prüfung von abgesetztem Staub oder von aufgefangenem

Regen. 2) Künstliche Condensation von Wasserdampf der Luft durch Abkühlung von Glasplatten oder Glasballons und Untersuchung des gebildeten Thaus. 3) Die Luft wird durch ein Glasrohr mit Wattepfropf aspirirt und die Gewichtszunahme des Rohrs bestimmt. 4) Man lässt die Luft durch ein Röhrchen mit Wasser aspiriren, welches dann mikroskopisch untersucht wird. 5) Eine Glasplatte wird mit einem klebrigen Ueberzug (Chlorcalciumlösung, Glycerin, Laevulose) versehen und dem Luftstrom ausgesetzt; nach Beendigung des Versuchs wird die Platte mit einem Mikroskop durchmustert. Diese Methode giebt einigermaassen vergleichbare Resultate, wenn man die Geschwindigkeit des Luftstroms, die Grösse der Einströmungsöffnung und den Abstand der Glasplatte von letzterer in genau gleicher Weise regulirt (Miquel). 6) Zur Zählung der Staubtheilchen hat Aitken eine interessante Methode benutzt. Bekanntlich werden die kleinsten Staubtheilchen sichtbar, wenn sie mit übersättigtem Wasserdampf in Berührung kommen, da dann jedes Theilchen zu einem Condensationskern wird, der zu einem leicht sichtbaren Tröpfchen anwächst (vgl. S. 114). Aitken construirte nun einen Apparat, der es gestattet, die Untersuchungsluft mit staubfreier Luft beliebig zu mischen und dann mittelst Luftpumpe zu verdünnen. Die Mischung wird stets so weit getrieben, bis alle Staubtheilchen des Gemisches zu Condensationskernen wurden, so dass weitere Druckerniedrigung keine weitere Tropfenbildung veranlasst. Die Tröpfchen werden mittelst eines mit feiner Theilung versehenen Spiegels gezählt. Unter Berücksichtigung des Mischungsverhältnisses mit staubfreier Luft ergiebt sich daraus die Zahl der Stäubchen in der Volumeinheit der Untersuchungsluft.

Zur Zählung und Untersuchung der lebenden Mikroorganismen der Luft lässt sich keine dieser Methoden verwenden; bei der mikroskopischen Prüfung des gesammten Staubes verdecken die gröberen Objecte die etwa vorhandenen Bakterien, Sporen werden vollends leicht übersehen und bei den sichtbaren Mikroorganismen bleibt ihre Lebensfähigkeit in Frage.

Eine Kenntniss der lebenden Luftmikroben können wir vielmehr nur durch Culturmethoden erhalten. Soll das Verfahren quantitative Aufschlüsse geben, so müssen dabei alle in der Luft enthaltenen Bakterien aufgefangen werden, zugleich aber jedes Individuum oder jeder Complex von Individuen isolirt zur Entwickelung kommen; wenn möglich müssen auch die Nährsubstrate und sonstigen Lebensbedingungen variirt werden. Diese Forderungen werden am vollständigsten erfüllt:

1) Durch das Hesse'sche Verfahren. Ein Glasrohr von 70 cm Länge und 3.5 cm Weite wird mit Nährgelatine beschickt, dann sterilisirt und horizontal gelagert, so dass die Gelatine nach dem Erstarren in dünner Schicht die ganze Wandung auskleidet. Dann wird langsam Luft hindurch aspirirt, etwa 1 Liter in 2—4 Minuten, bis 10—20 Liter durchgeströmt sind. Die Stäubchen und Bakterienverbände fallen nieder und entwickeln sich auf der Gelatine zu isolirten Colonien, die gezählt und qualitativ weiter untersucht werden können.

2) Das Petri'sche Verfahren. In ein kurzes ca. 2 cm weites Glasrohr wird ein Stück Drahtnetz eingeklemmt, darauf kommt eine etwa 3 cm dicke Schicht grober Sand von 0·4 mm Korngrösse, dann wieder ein Drahtnetz. Das so hergestellte Filter wird sterilisirt, mit einem kräftigen Aspirator verbunden und die Luft in raschem Strome durchgesogen. Das Filter hält nachweislich alle Keime sicher zurück. Nach Beendigung des Versuchs wird der Sand und das Drahtnetz des Filters in Schälchen mit Gelatine oder Agar

gebracht, und die gewachsenen Colonien werden gezählt und untersucht. — Die Colonien werden besser sichtbar und zählbar, wenn man statt des Sandes gestossenes und gesiebtes Glas benutzt. Ausserdem ist es zweckmässig, dem Glasrohr mit dem Filter eine bauchige Erweiterung zu geben und das Rohr, das die Luft zuführt, in das Glaspulver dieser Erweiterung hineinzuführen, um völlig sichere Absorption zu erzielen (Ficker).

3) Falls es nicht auf vollständiges Auffangen aller Keime abgesehen ist: Aspiration der Luft durch ein Glasrohr, das mehrfach auf- und abwärts gekrümmt und mit Laevuloselösung ausgekleidet ist; das Rohr wird nach Aufnahme der Luftkeime mit Wasser wiederholt ausgespült, das Waschwasser gesammelt und auf Platten vertheilt. — Oder der Luftstrom streicht durch eine Reihe unter einander mittelst Glasrohren verbundener Reagensgläser, deren jedes eine kleine Wasserschicht enthält; beim langsamen Durchgang durch letztere bleiben die Keime zurück, das gesammelte Wasser wird auf Platten gebracht (Bujwid).

Ueber den Ursprung und die Verbreitung der einzelnen Elemente des Luftstaubs haben neuere Untersuchungen Folgendes ergeben:

1) Grob sichtbarer Staub.

Derselbe ist in der Strassenluft europäischer Städte zu 0·2—25 mgr in 1 cbm Luft gefunden; die Zahl der Staubtheilchen betrug nach Aitken auf dem Lande 500 bis 5000, in grossen Städten 100000 bis 500000 in 1 ccm; die grössten Mengen treten bei trockener Bodenoberfläche und austrocknenden heftigen Winden, die geringsten nach Regen und bei feuchtem Boden auf. Im Durchschnitt zeigt der Sommer die höchsten, das Frühjahr die niedrigsten Werthe.

Die wesentlichste Quelle des Staubes ist die Bodenoberfläche. Wo die obersten Schichten des Bodens aus einem Gesteinsmaterial bestehen, das rasch verwittert und dabei relativ viel feinste Partikelchen liefert; ferner in einem Klima oder in einer Witterungsperiode, wo starkes Sättigungsdeficit und lebhafte Winde herrschen, müssen die reichlichsten Staubmengen gefunden werden. Besonders in der tropischen und subtropischen Zone, speciell im Pendschab, in Aegypten, der Sahara etc. kommt es in einem Theil des Jahres zu heftigen Staubwinden, die mit enormen Massen von Staub die Luft im Freien und selbst im Innern der Wohnräume erfüllen und zu einer höchst lästigen Plage werden.

Genauere Untersuchungen über die Qualität des Staubes ergaben, das er zu $^2/_3$ bis $^3/_4$ aus anorganischer Substanz, aus Gesteinssplittern, Sand- und Lehmtheilchen besteht. Der Rest besteht grösstentheils aus organischem Detritus, in städtischen Strassen namentlich aus Pferdedünger, Haaren, Pflanzentheilchen, Fasern von Kleidungsstoffen, Stärkemehl etc. Ferner finden sich viel todte und lebensfähige Keime von höheren Pflanzen, Pollenkörner und Sporen von Kryptogamen. Der Blüthenstaub von Nadelhölzern wird oft Meilen weit fortgetragen (Schwefelregen). — Endlich haften vielfach noch Mikroorganismen, theils im todten, theils im lebenden Zustand, an den gröberen Staubtheilchen.

2) Rauch und Russ

bestehen aus dichten Kohlewasserstoffen und Kohletheilchen, die den Feuerungsgasen in Folge der stets unvollständigen Verbrennung der Kohle beigemengt sind. In Industriestädten, beim Moorbrennen finden sich dieselben oft in enormer Menge in der Luft, und zwar immer neben den S. 148 aufgeführten gasigen Verunreinigungen. — Die eingeathmeten Kohletheilchen können sich massenhaft in die Bronchialdrüsen einlagern und auch nach Leber, Milz und anderen Organen verschleppt werden.

3) Die Sonnenstäubchen.

Sehr kleine Partikelchen von organischem Detritus, feinste Woll- und Baumwollfasern, an denen wiederum lebende oder todte Mikroorganismen haften, oder auch Conglomerate von Mikroorganismen etc. Sonnenstäubchen sind für gewöhnlich nicht in der Luft sichtbar; lässt man aber in ein sonst dunkeles Zimmer einen Lichtstrahl einfallen, so können sie mit blossem Auge deutlich wahrgenommen werden; durch die stete Anwesenheit dieser Stäubchen wird erst der Lichtstrahl auf seinem Wege durch die Luft sichtbar (TYNDALL).

Die Sonnenstäubchen sind so leicht, dass sie selbst in ruhiger Luft sich nicht vollständig absetzen und bis zu den grössten Höhen in der Atmosphäre verbreitet sind.

4) Die Mikroorganismen.

Quelle der Luftkeime sind die verschiedensten Oberflächen, auf welchen Bakterienansiedlungen etablirt waren. Von feuchten Flächen oder von Flüssigkeiten gehen mit der einfachen Wasserverdunstung und bei schwachen Luftströmen keine Bakterien in die Luft über. Lässt man einen solchen Luftstrom über eine Flüssigkeit oder über feuchte Substanzen, die eine bestimmte leicht erkennbare Bakterienart enthalten, hinwegstreichen und dann ein mehrfach gekrümmtes Auffangrohr passiren, so finden sich in letzterem keine Keime der betreffenden Art. Wenn aber ein Luftstrom von mehr als 4 m Geschwindigkeit so auf die Oberfläche der Flüssigkeit auftrifft, dass Wellenbildung und beim Anprall der Wellen gegen feste Flächen Zerstäubung eintritt, oder wenn gar sichtbares Verspritzen der Flüssigkeit durch brechende Wellen, heftiges Schlagen (Wäsche, Mühlräder) oder durch Platzen oberflächlicher Blasen erfolgt, können Wassertröpfchen und mit diesen Mikroorganismen in die Luft übergeführt werden. Zum Weitertransport dieser Tröpfchen genügen dann Ströme von sehr geringer Stärke; selbst solche von 0·1—0·2 mm Geschwindigkeit pro Sekunde können dieselbe noch Meter hoch in die Höhe tragen.

Nach dem völligen Eintrocknen einer Bakterienansiedlung geht der Uebertritt der Keime in die Luft zunächst schwierig von statten. Sie kleben den Flächen relativ fest an, fixirt durch die zu einer Kruste eintrocknenden schleimigen oder eiweissartigen Stoffe ihrer Hüll- und Intercellularsubstanz. Selbst kräftige Luftströme führen von solchen trockenen Ueberzügen nichts fort. Es müssen vielmehr erst durch stärkere Temperaturdifferenzen oder durch mechanische Gewalt Continuitätstrennungen und theilweise Ablösungen folgen: die Kruste zersplittert, und erst dann sind Luftströme von 4—5 m Geschwindigkeit im Stande, kleine Theilchen aufzunehmen und zu transportiren. Bildet feiner Sand oder Lehm die Unterlage der Bakterienansiedlung, oder haften sie z. B. an porösen leicht fasernden Kleidungsstoffen (Sputum, Dejektionen etc., an Wäsche), so geschieht die hauptsächlichste Verbreitung nicht sowohl in Folge einer Ablösung der Bakterien, sondern dadurch, dass Theile des Substrats selbst in die Luft übergehen. An den mineralischen Staubpartikelchen sowie an den gröberen und feineren Fasern, welche sich von den Kleiderstoffen loslösen, haften daher die hauptsächlichsten Mengen der in der Luft befindlichen Mikroorganismen.

Dieser Entstehungsart entsprechend gehören die in der Luft enthaltenen Mikroorganismen nicht durchweg zu den feinsten und leichtesten Staubelementen; vielmehr ist der grösste Theil derselben unter dem grob sichtbaren Staub, und relativ wenig unter den Sonnenstäubchen zu suchen.

Nur für Schimmelpilzsporen liegen die Verhältnisse anders. Auch wenn diese auf feuchtem Substrat wuchern, ragen die trockenen Sporen in die Luft, werden einzeln durch leichte Erschütterungen abgelöst, und in solchem isolirten Zustande durch die schwächsten Luftströme fortgeführt. Die Schimmelpilzsporen sind daher die kleinsten und leichtesten Elemente des Luftstaubs.

Die verhältnissmässige Grösse und Schwere der Bakterienstäubchen ist durch verschiedene Beobachtungen und Experimente bestätigt. Einmal lässt sich aufgewirbelter Staub auf dem Deckglas auffangen, färben und untersuchen, und man kann dann das Anhaften der Bakterien an Detritusmassen direct beobachten. — Ferner zeigen die Versuche mit der Hesse'schen Röhre, dass in den ersten Theilen derselben, gleich nach dem Eintritt der Luft, vorzugsweise die schweren bakterienführenden Staubelemente abgesetzt werden, während im letzten, von der Eintrittsstelle der Luft entferntesten Theil weniger Bakterien und hauptsächlich Schimmelpilze zur Entwickelung kommen. — Dieselben Resultate erhält man, wenn in ruhiger Luft (Zimmerluft) Staub aufgewirbelt wird. Anfangs finden sich dann grosse Mengen von Bakterien in der Luft; aber schon nach ca. 30 Minuten sind die Bakterien grösstentheils, nach einer Stunde fast sämmtlich durch Absetzen des Staubes aus der Luft entfernt und es bleiben im Wesentlichen nur Schimmelpilzsporen übrig. Selbst Luftströmungen bis 0·2 m Geschwindigkeit sind nicht im Stande, die gröberen Bakterienstäubchen schwebend zu erhalten oder dieselben fortzutransportiren; während allerdings die leichteren Bakterienstäubchen, von denen sich fast immer einige in der Luft finden, schon durch Luftströme von 0·2 mm Geschwindigkeit horizontal weitergeführt resp. schwebend erhalten werden.

Für die Qualität der Luftkeime ist es dann aber noch von grosser Bedeutung, dass viele Bakterienarten ein so vollständiges Austrocknen, wie es für den Uebergang in die Luft in Form von Staub erforderlich ist, nicht vertragen. Die einen (z. B. die Cholerabacillen) gehen dabei völlig zu Grunde; andere können nur wenige Tage bis Wochen nach dem Austrocknen sich in lebensfähigem Zustand halten; Prodigiosusbacillen und echte Sporen überdauern das Austrocknen Wochen und Monate lang. Vielfach befinden sich aus dem Luftstaub aufgefangene Bakterien in stark geschwächtem Zustand und brauchen sehr lange Zeit, bis sie zu Colonieen auswachsen. — Schimmelpilzsporen ertragen dagegen das Austrocknen sämmtlich gut und können lange Zeit in Form von Staub existiren, ohne ihre Keimfähigkeit einzubüssen.

Von den gesammten lebensfähigen Luftkeimen machen daher die Schimmelpilze einen relativ grossen Bruchtheil aus; die Luft im Freien liefert gewöhnlich 2—10 Mal so viel Schimmelpilzrasen als Bakteriencolonieen. Allerdings sind letztere häufig nicht aus einem einzelnen Individuum, sondern aus ganzen Verbänden hervorgegangen.

Die **Zahl** der in der freien Atmosphäre gefundenen Keime schwankt zwischen 100—500—1000 und mehr pro 1 cbm; im Mittel 500—1000 Keime und darunter 100—200 Bakterien.

Oertliche und zeitliche Schwankungen in der Menge sind einmal von der Ausdehnung der exponirten Bakterienansiedlungen abhängig; ferner von denjenigen Momenten, welche die Austrocknung und den

Uebergang in Staubform ermöglichen (grosses Sättigungsdeficit, Winde); drittens können starke Winde auch von nassen Flächen (Pfützen, nasse Blätter etc.) Keime in Tröpfchenform loslösen und die losgelösten Keime weithin verbreiten; viertens reissen Niederschläge einen Theil derselben wieder zu Boden und Windstille führt zum Absetzen der gröberen Partikelchen.

Die geringste Keimzahl wird in Einöden, auf unbewohnten Bergen und im Winter zu finden sein, weil es hier an stärkerer Ausbildung der Bakterienansiedlungen fehlt. Ferner beobachtet man wenig Keime bei feuchtem Wetter und feuchter Bodenoberfläche (nach Regen, im Frühjahr) und bei mässigen Winden. Nur Schimmelpilzsporen sind auch bei feuchtem Wetter reichlicher in der Luft enthalten, weil die Pilzrasen dann am besten gedeihen und weil deren Sporen auch von feuchtem Substrat aus leicht in die Luft gelangen. — Auf hohem Meere ist die Luft keimfrei gefunden; doch beginnt diese Keimfreiheit je nach Stärke und Richtung des Windes oft erst in 500 bis 1000 Kilometer Entfernung vom Lande.

Die grössten Mengen von Keimen werden in die Luft dann aufgenommen, wenn hohe Temperatur, starkes Sättigungsdeficit und heftige Winde zusammenwirken. Bei vorübergehender Bodentrockenheit können sich in den breiten städtischen Strassen zwar auch schon grössere Staubmassen bilden; aber erst eine Periode anhaltender Dürre und trockener Winde führt aus allen Winkeln und Höfen und von den Stätten, wo die Abfallstoffe abgelagert zu werden pflegen, mannigfaltige und zahlreiche Bakterien in die Luft über. Allerdings können bei heftigen Winden die zahlreich aufgenommenen Keime auch wieder sofort auf so grossen Raum vertheilt werden, dass der Keimgehalt der Luft nicht entsprechend steigt.

Im Freien scheint sich immer, in Folge der steten Bewegung der Luft, die selbst bei sogenannter Windstille noch $^1/_2$—1 Meter pro Secunde beträgt, eine starke Verdünnung der Keime zu vollziehen. Seltenere Arten, die ausnahmsweise und in relativ kleiner Zahl in die Luft gelangen, müssen daher so gut wie ganz verschwinden; und da die saprophytischen Bakterienansiedlungen in unendlich viel grösserer Ausdehnung vorkommen, als Herde von pathogenen Bakterien, so kann nur ein besonderer seltener Zufall dahin führen, dass einmal eine pathogene Bakterienart bei der Luftuntersuchung gefunden wird. In der That haben die verschiedensten Beobachter bei ihren zahlreichen Luftanalysen gewöhnlich nur Saprophyten und niemals specifische pathogene Keime (mit Ausnahme der weitverbreiteten Eitererreger) erhalten; nur bei directen Uebertragungen von grösseren Mengen Strassenstaub und

Strassenschmutz auf Versuchsthiere hat man z. B. Tetanus- und Oedembacillen, und angeblich in einigen Fällen auch Tuberkelbacillen nachweisen können.

In geschlossenen Räumen finden sich bei ruhiger Luft sehr wenig oder gar keine Luftkeime; dagegen bei jedem Verspritzen von bakterienhaltiger Flüssigkeit (Aufwaschen, Hustenstösse etc.) gehen Keime in die Luft über, die auch ohne merkliche Bewegung der Luft nach allen Theilen des Raumes hingeführt werden, aber bald an festen Flächen haften bleiben. In weit grösserer Menge führt das Aufwirbeln trockenen Staubes (Hantirung mit Kleidern, Fegen etc.) zu einem theils vorübergehenden, theils anhaltenden Keimgehalt der Luft.

Hygienische Bedeutung des Luftstaubes. Die gröberen Staubpartikel der atmosphärischen Luft führen zuweilen wohl zu starker Belästigung und zu mechanischer Reizung der Respirations- und Conjunctivalschleimhaut; tiefere Schädigungen kommen indess erst in geschlossenen Räumen durch den bei gewissen Gewerbebetrieben in grossen Mengen producirten Staub zu Stande (s. Cap. IX).

Unter den Elementen des atmosphärischen Staubes haben die lebensfähigen Mikroorganismen weitaus die grösste Bedeutung. Theils werden in Form der Luftkeime die verschiedensten Fäulniss- und Gährungserreger überall hin verbreitet und deren Ubiquität gesichert; namentlich aber ist in Frage zu ziehen, ob nicht gelegentlich auch Infectionserreger durch die Luft weitere Verbreitung und eventuell Aufnahme in den Körper finden.

In früherer Zeit ist die Gefahr einer solchen Luftinfection weit überschätzt. So legte man früher bei der aseptischen Operation auf die Entfernung oder Abtödtung der Luftkeime mittelst des Carbolsprays hohen Werth, während jetzt die Luft nur ruhig und staubfrei gehalten wird, im übrigen aber ganz unberücksichtigt bleibt. — Ferner nahm man früher an, dass das Verderben unserer Nahrungsmittel wesentlich auf eine Einsaat von Luftkeimen zurückzuführen sei; durch Experimente hat man sich aber davon überzeugt, dass die an den Gefässen etc. haftenden Keime vorzugsweise in Betracht kommen, während die Luftkeime kaum eine Rolle spielen.

Ferner ist die Zahl der Luftkeime nach den darüber vorliegenden Untersuchungen eine vergleichsweise so geringe, dass dieselben gegenüber den durch Nahrungsmittel, Wasser und die verschiedensten Gebrauchsgegenstände mit dem Menschen in Berührung kommenden unzähligen Keimen fast verschwinden. Rechnet man im Mittel 100 Bakterien pro 1 cbm Luft — eine Zahl, die jedenfalls nur vorübergehend überschritten wird —, so athmet der Mensch innerhalb einer Lebenszeit von 70 Jahren circa 25 Millionen Bakterien ein; die gleiche Zahl ist in jedem Viertelliter frischester Kuhmilch oder in 25 ccm der gewöhnlichen Verkaufsmilch enthalten. — Dabei ist ausserdem zu erwägen, dass der bei weitem grösste Theil der Bakterien der Einathmungsluft an den Eingängen zum Respirationstraktus zurückgehalten wird und gar nicht bis zu den etwa geeigneten Ansiedlungsstätten vordringt.

Wenn somit eine Infektion durch Luftkeime gewiss nicht eine so bedeutsame Rolle spielt, wie man früher sich vorgestellt hat, so muss doch die Möglichkeit derselben zweifellos zugegeben werden. Nur liegen die Chancen für die Luftinfektion sehr verschieden einerseits für die Luft im Freien, andererseits für geschlossene Räume.

In der freien atmosphärischen Luft wird es entschieden zu den seltensten Ausnahmen gehören, dass Jemand lebensfähige infektiöse Organismen einathmet, weil diese da, wo sie in die Luft gelangen, stets rasch auf ein enormes Luftvolum vertheilt und allmählich in unendliche Verdünnung gebracht werden. In unmittelbarster Nähe von Pockenhospitälern sollen Infektionen beobachtet sein; aber schon in einer Entfernung von wenigen Metern, in benachbarten Strassen mit freier Luftbewegung kommt nach allen Erfahrungen eine Infektion nicht mehr vor, sondern nur solche Personen, welche mit Kranken verkehrt oder das Haus eines Pockenkranken betreten haben, setzen sich dieser Gefahr aus. Ebenso werden die Erreger von Scharlach, Masern, Flecktyphus, denen wir die Fähigkeit durch die Luft verbreitet zu werden, zweifellos zuerkennen müssen, so gut wie niemals aus der freien Luft aufgenommen, sondern nur im directen oder indirecten Verkehr mit dem Kranken. — Ebenso wissen wir von den verschiedensten Thierseuchen, dass sie durch Berührungen und Objekte, nicht aber durch die freie Luft verbreitet werden, und dass deshalb Sperrmaassregeln und Grenzcordons, obwohl sie sich um die Luft nicht kümmern, ausreichenden Schutz gewähren.

Auch Tuberkelbacillen konnten im Luftstaub städtischer Strassen nicht nachgewiesen werden, weil offenbar die Verdünnung selbst dieser so relativ reichlich producirten und in der Luft sich lange lebenfähig haltenden Bacillen zu bedeutend ist. Direkte Verimpfung des vom Strassenpflaster gesammelten Staubes hat zwar mehrfach Erkrankungen der Impfthiere herbeigeführt, jedoch nur wenn grosse Mengen subkutan oder intraabdominell einverleibt wurden. Auch dann wurden indessen fast niemals dem Menschen gefährliche Parasiten angetroffen. In interessanter Weise wird die Ungefährlichkeit des Strassenstaubes bestätigt durch eine Statistik der Berliner Strassenkehrer, die doch der Infektion mit Strassenstaub fortgesetzt in höchstem Grade exponirt sind, von denen aber nur ein relativ sehr kleiner Bruchtheil (2 Procent an Lungen- und Bronchialkatarrh (mit eventuellem Ausgang in Phthise) erkrankt. Dabei haben 70 Procent dieser Strassenkehrer in Dienstzeit von über 5 Jahren, 55 Procent eine solche von über 10 Jahren (Cornet). Die Erreger von Typhus, Diphtherie, Influenza etc. werden erst recht kaum jemals aus der atmosphärischen Luft auf den Menschen übergehen, da sie immer in noch erheblich geringerer Menge in der äusseren Umgebung des Menschen vorhanden resp. weniger resistent sind, wie die Tuberkellbacillen.

Nur wenn etwa eine pathogene Mikrobenart in ähnlicher Ausdehnung auf todtem Substrat gedeihen könnte, wie die Gährungs- und Fäulnisserreger, würde eine Luftinfektion Chancen gewinnen. Nach den zahlreichen bis jetzt vorliegenden Untersuchungen des Bodens, des Wassers, der Nahrungsmittel ist aber für die Mehrzahl der bekannten Infektionserreger eine so ausgedehnte saprophytische Wucherung völlig unwahrscheinlich. Eine Ausnahme machen vielleicht die weitverbreiteten Eiterkokken, die aber jedenfalls in der freien Luft ungleich seltener vorkommen, als auf der Haut, in den Kleidern und an Gebrauchsgegenständen, und die in der Regel von diesen aus in die Wunden eindringen; ferner begegnet man im Staub den Bacillen des malignen Oedems und des Tetanus, die eigentlich an saprophytische Lebensbedingungen angepasst sind, aber in praxi gleichfalls nur durch Berührungen in die zu ihrer parasitären Existenz nothwendigen tiefen Verletzungen gelangen. Endlich gehören zu den Ausnahmen wahrscheinlich die Malariaerreger. Es ist denkbar, dass diese im geeigneten Boden sich so massenhaft vermehren und den darüber befindlichen Luftschichten sich in solcher Menge mittheilen, dass eine Luftinfektion zu Stande kommt. Aber auch hier erfolgt erfahrungsgemäss nicht eine Verbreitung auf weite Strecken, sondern die Verdünnung in der freien Luft ist eine so rasche und vollständige, dass einige Hundert Meter von der Grenze des Malariaterrains entfernt die Infektionschancen verschwinden.

Eher könnte es hier und da noch zu einer indirecten Verschleppung infektiöser Luftkeime zunächst auf Nahrungsmittel, Wasser, Boden u. dgl., und von da in den Körper kommen. Freilich wird an der Stelle, wo ein pathogener Keim aus der Luft sich ablagert, sicher die vielfache Anzahl saprophytischer Keime gleichzeitig sich etabliren, und diese werden die Weiterentwickelung oder Conservirung des Krankheitserregers erheblich erschweren.

In geschlossenen Räumen (zu denen auch Treppenhäuser, Corridore, ringsum geschlossene Höfe, enge Gassen ohne freie Luftbewegung zu rechnen sind) wird dagegen eine Infektion von der Luft aus weit leichter und häufiger zu Stande kommen, sobald Kranke da sind, deren Excrete sich der Luft beimengen. Am gefährlichsten wird die Luft sein, wenn sie grob sichtbaren Staub enthält, der durch Bewegungen des Kranken oder Hantirungen mit inficirten Betten, Kleidern oder Möbeln aufgewirbelt ist. In vollkommen ruhiger, staubfreier Luft ist dagegen die Infektionsgefahr sehr gering. Staubige Luft in geschlossenen Räumen ist daher ein viel richtigerer Indicator für Infektionsgefahr, als übelriechende Luft (vgl. das Kapitel „parasitäre Krankheiten").

Zu abweichenden Anschauungen bezüglich der Infektiosität der atmosphärischen Luft ist man früher durch statistische Zusammenstellungen gelangt, aus welchen hervorgehen sollte, dass die Frequenz aller möglichen infektiösen Krankheiten mit der Zahl der in 1 cbm Luft gefundenen (saprophytischen!) Bakterien parallel geht. Diesen Zusammenstellungen liegt von vornherein ein unrichtiger Gedanke zu Grunde, insofern die atmosphärische Luft für keinen der Infektionserreger den einzigen oder auch nur den hauptsächlichsten Transportweg darstellt; vielmehr kommen Berührungen, Wasser, Nahrung etc. immer als mehr oder weniger mit betheiligte Infektionsquellen in Betracht; eine Verbreiterung oder Verengerung jenes einen Weges muss daher durchaus nicht in der Zahl der gesammten Krankheitsfälle ihren Ausdruck finden. Wenn trotzdem ein Parallelismus zwischen den Ergebnissen der Luftanalysen und den Mortalitäts- und Morbilitätsziffern herausgerechnet ist, so zeigt das nur, wie leicht durch statistische Zusammenstellungen Coïncidenzen erhalten werden können, die in keiner Weise auf einen ätiologischen Zusammenhang hindeuten.

Literatur: Renk, Die Luft, Abth. aus v. Ziemssen's und v. Pettenkofer's Handb. d. Hygiene, 1885. — Miquel, Les Organismus vivants de l'atmosphère, Paris 1881. — Aitken, Nature, Bd. 41 u. 45. — Koch, Die Bekämpfung der Infektionskrankheiten, Berlin 1888. — Cornet, Die Verbreitung der Tuberkelbacillen ausserhalb des Körpers, Zeitschr. f. Hygiene, Bd. 5, Heft 2. — Flügge, Ueber die Fortbewegung lebender Keime durch Luftströme, ibid. Bd. 24.

Methoden: Flügge, Lehrbuch d. hyg. Untersuchungsmethoden, 1881. — Hueppe, Die Methoden der Bakterienforschung, 4. Aufl., 1889. — Lehmann, Die Methoden der praktischen Hygiene, 1890. — Petri, Zeitschr. f. Hyg., Bd. 3, (dort die ältere Lit.). — Ficker, ibid. Bd. 23.

Viertes Kapitel.

Der Boden.

Es ist eine von Alters her verbreitete Ansicht, dass der Mensch von der Beschaffenheit seines Wohnbodens in gewisser Weise abhängig ist. Je nach seiner Oberflächenbeschaffenheit ist der Boden ein wesentlicher Theilfactor des Klimas; ferner ist bei der Fundamentirung des Wohnhauses, bei der Trinkwasserversorgung, bei der Entfernung der Abfallstoffe, bei der Anlage der Begräbnissplätze in erster Linie auf das Verhalten des Bodens Rücksicht zu nehmen.

Eine weitergehende hygienische Bedeutung hat in den letzten Jahrzehnten der Boden dadurch erlangt, dass einige Forscher denselben als ausschlaggebend für die Entstehung und Verbreitung mancher epidemischer Krankheiten ausgesprochen haben. Seitdem sind erst die Eigenschaften des Bodens genauer und mit specifischer Berücksichtigung der hygienischen Gesichtspunkte studirt.

Die Darstellung der durch diese Forschungen gewonnenen Resultate hat zunächst die Oberflächengestaltung und das geognostische Verhalten des Bodens flüchtig zu streifen, um dann die mechanische Struktur und die von dieser abhängigen Bodeneigenschaften, ferner die Temperaturverhältnisse und die chemische Beschaffenheit des Bodens eingehender zu erörtern. Specielle Berücksichtigung erfordert schliesslich noch das Verhalten der Luft, des Wassers und der Mikroorganismen im Boden.

I. Oberflächengestaltung und geognostisches Verhalten.

Die Gestalt der Bodenoberfläche bietet vielerlei Variationen und nicht selten hygienisch interessante Beziehungen. So führt eine zu geringe Neigung des Terrains oder eine muldenförmige Einsenkung leicht zu oberflächlichen Wasseransammlungen, zu feuchtem Boden und zu Malariagefahr. Bei scharf einschneidenden engen Thälern kann es zu stagnirender Luft, starker Bodenfeuchtigkeit und eventuell nächtlicher Einlagerung kalter Luftschichten kommen. Bergrücken oder Pässe und Sättel sind oft den Winden ausserordentlich stark exponirt. Vegetationslose Hochplateaus bieten extreme Temperaturcontraste. Nach

Norden gerichtete Abhänge zeigen relativ niedrige, Südabhänge entsprechend höhere Temperaturen in Folge der verschiedenen Insolation. — Von erheblichem Einfluss auf das Verhalten der Luftfeuchtigkeit und der Niederschläge und somit des ganzen Klimas ist ferner die Bewaldung der Bodenoberfläche (s. S. 131).

Neben der äusseren Gestaltung kommt der geognostische und petrographische Charakter der oberflächlichen Bodenschichten in Betracht.

Man unterscheidet vier geologische Formationen: 1) Die azoïsche, in deren Gesteinen keinerlei Spuren eines organischen Lebens gefunden werden. Repräsentanten dieser Formation sind Granit, Gneiss, Glimmerschiefer etc. 2) Die paläozoïsche Formation, gekennzeichnet durch Reste von Algen, Gefässkryptogamen, Protozoën, Arthrozoën etc. als Anfänge der organischen Welt. Diese Formation ist vertreten z. B. durch Grauwacke, Thonschiefer, Steinkohle. 3) Die mesozoïsche Formation, welche in der Kreide, dem Jura, und in dem Keuper, Muschelkalk und Buntsandstein des sogenannten Trias zahlreiche Amphibien und Reptilien, sowie die Anfänge von Vögeln und Säugethieren erkennen lässt. 4) Die känozoïsche Formation, deren älteste Periode man als Tertiär bezeichnet. Das Tertiär weist Spuren von Palmen und Angiospermen, von Säugethieren und den ersten Menschen auf. Zu demselben gehören Kalkstein-, Sand-, Thon-, Braunkohlenlager etc., ferner manche in Folge vulkanischer Thätigkeit entstandene Trachyte, Basalte. Auf das Tertiär folgt zeitlich das Diluvium, auf dieses das Alluvium; beide bestehen aus Trümmern verwitterter Gesteine und diese Trümmer haben sich theils durch Ablagerung aus Flüssen, theils unter der Einwirkung der früher bis nach Mitteldeutschland und weit in Nordamerika hereinreichenden nordischen Gletscher zu ausgedehnten Kies-, Sand- und Lehmschichten aufgehäuft.

Unser Wohnboden besteht in seinen oberflächlichsten Lagen fast stets aus Diluvium oder Alluvium. Da Ortschaften sich gewöhnlich in Fluss- oder Bachthälern zu etabliren pflegen, bedeckt dort alluviales Schwemmland die Gesteinslager früherer Formationen; in den meisten Fällen folgen unter dem Alluvium diluviale Schichten, oft in ungeheurer Mächtigkeit. Nur ganz ausnahmsweise kommt es vor, dass Ortschaften unmittelbar auf älterem Gestein liegen.

Früher hat man dem geologischen und petrographischen Charakter der tieferen Schichten erhebliche hygienische Bedeutung beigemessen. Allerdings sind von der Formation und der Gesteinsart in gewissem Grade die Gestaltungen der Bodenoberfläche und damit das klimatische Verhalten, die Bodenfeuchtigkeit, ferner die Art der Wasseransammlung im Boden, die Neigung zur Staubbildung, die Beschaffenheit des Trinkwassers etc. abhängig. Aber alle diese Einflüsse bilden nicht regelmässige Charaktere der Gesteinsarten; letztere variiren vielmehr ganz erheblich in Bezug auf ihre äussere Gestaltung, auf ihre physikalische Beschaffenheit und auf ihre chemische Zusammensetzung.

Ausserdem werden auf der bewohnten Erdoberfläche durch die Auflagerung alluvialen und diluvialen Schwemmlandes jene Einflüsse grösstentheils verwischt.

Es ist daher höchst selten zulässig, von einem bestimmten klimatischen und hygienischen Charakter dieser oder jener Gesteinsformationen zu sprechen. Hygienisch bedeutungsvoll sind wesentlich nur die obersten Bodenschichten und auch bei diesen ist es nicht sowohl von Interesse, ob sie dem Diluvium oder dem Alluvium angehören, sondern höchstens, ob sie innerhalb der letzten Jahre oder Jahrzehnte etwa durch Menschenhand (Aufschuttboden) oder bereits vor Jahrhunderten oder Jahrtausenden durch natürliche Einflüsse entstanden sind.

II. Die mechanische Struktur der oberen Bodenschichten.

Das Verhalten flüssiger, gasiger und suspendirter Stoffe im Boden ist in erster Linie von seiner mechanischen Struktur abhängig, und diese ist daher für die hygienischen Beziehungen des Bodens von besonderer Wichtigkeit. Die mechanische Struktur umfasst die Korngrösse, das Porenvolum und die Porengrösse; aus den Strukturverhältnissen resultiren dann unmittelbar jene eigenthümlichen Eigenschaften des Bodens, welche unter der Bezeichnung „Flächenwirkungen" zusammengefasst werden.

a) Korngrösse, Porenvolum, Porengrösse.

Die mechanische Struktur zeigt — abgesehen von dem Gegensatz zwischen dem compacten Boden und dem Geröllboden — die auffallendsten Unterschiede je nach der Grösse der componirenden Gesteinstrümmer; man scheidet in dieser Weise Kies (die einzelnen Körner messen mehr als 0·9 mm), Sand (zwischen 0·3 und 0·9 mm Korngrösse), Feinsand (unter 0·3 mm Korngrösse), Lehm, Thon, Humus (abschlämmbare Theile). Thon besteht aus den allerfeinsten Partikelchen; enthält er gewisse Verunreinigungen, so bezeichnet man ihn als Letten, Flinz; bei einem Gehalt von feinem Sand und geringen Eisenbeimengungen als Lehm. Humus ist Sand oder Lehm mit reichlicher Beimischung organischer, namentlich pflanzlicher Reste.

Der Untergrund der Städte erhält durch die verschiedene Korngrösse des Bodens ein sehr charakteristisches Gepräge. Bald liegt ein lockerer, grober Kies vor (München); bald ein gleichmässiger mittelfeiner Sand (Berlin); bald vorwiegend Lehmboden (Leipzig). Grober

Kies kann mit feinerem Kies und Sand oder mit dichtem Lehm gemengt vorkommen. Oft ist auch der Sand aus verschiedenen Korngrössen und eventuell noch mit lehmigen Theilen gemischt. Nicht selten findet sich beim Aufgraben städtischer Strassen bis in mehrere Meter Tiefe ein dunkel gefärbter humusartiger Boden, der durch Reste von Mauer- und Pflastersteinen, Mörtel, Holz etc. als Aufschuttboden zu erkennen ist.

Um zu bestimmen, welche Korngrössen ein Boden enthält und in welchem Verhältniss die einzelnen Korngrössen gemischt sind, wird eine Probe des Bodens zunächst getrocknet, dann zerrieben, gewogen und nun auf einen Siebsatz gebracht, welcher fünf oder sechs Siebe von verschiedener Maschenweite enthält. Die auf jedem Sieb zurückbleibende Masse wird wieder gewogen und auf Procente des Gesammtgewichtes der Probe berechnet. Die feinsten Theile (unter 0.3 mm) können noch durch Schlämmapparate in weitere Stufen zerlegt werden; doch ist eine solche Trennung häufiger im landwirthschaftlichen, als im hygienischen Interesse indicirt. — Das Resultat der Analyse wird beispielsweise in folgender Form gegeben: Charakter des Bodens; Grober Sand; enthält: 12 Procent Feinkies, 79 Procent Grobsand, 9 Procent Feinsand und abschlämmbare Theile.

Ausser der Korngrösse kommt die Porosität und das Porenvolum des Bodens in Betracht. Die Eigenschaft der Porosität fehlt dem städtischen Untergrund nur in den seltenen Ausnahmefällen, wo compakter Felsboden die Wohnstätten trägt. Auch dann ist nicht selten nur scheinbar dichte Struktur vorhanden; Kalk- und Sandsteinfelsen zeigen oft eine poröse Beschaffenheit und können grosse Mengen Wassers schnell aufsaugen.

Der aus Gesteinstrümmern aufgeschichtete alluviale oder diluviale Boden enthält selbstverständlich stets eine Menge von feinen Poren zwischen seinen festen Elementen.

Diese Zwischenräume sind von besonderer Wichtigkeit; denn was immer sich im Boden findet, Luft, Wasser, Verunreinigungen, Mikroorganismen, muss in denselben sich aufhalten und fortbewegen.

Zunächst ist die Frage aufzuwerfen, wie gross das **Porenvolum** ist, d. h. wie viel Procent des ganzen Bodenvolums von den Poren eingenommen wird. — Es hängt dies wesentlich davon ab, ob die Elemente des Bodens unter einander annähernd gleich gross, oder aber aus verschiedenen Grössen gemischt sind. Sind dieselben gleich gross, so beträgt das Porenvolum circa 38 Procent, und zwar ebensowohl wenn es sich um Kies, als wenn es sich um Sand oder Lehm handelt. So haben z. B. alle abgesiebten, und daher aus unter einander gleich grossen Elementen zusammengesetzten Bodenproben 38 Procent Poren; die kleineren Korngrössen haben um so viel feinere Zwischenräume, aber entsprechend mehr an Zahl, so dass die Volumprocente gleich bleiben.

Wesentlich kleiner wird das Porenvolum, wenn verschiedene Korngrössen gemischt sind, so zwar, dass die feineren Theile die Poren zwischen den grösseren Elementen ausfüllen. Dann kann eine grosse Dichtigkeit und ein sehr geringes Porenvolum resultiren. Sind z. B. die Poren des Kieses mit grobem Sand, und dann die Poren des Sandes mit Lehm ausgefüllt, so geht das Porenvolum auf 5—10 Procent herunter und der Boden bekommt eine ausserordentliche specifische Schwere (Leipziger Kiesboden).

Das Porenvolum lässt sich leicht mathematisch berechnen, wenn man die Körner des Bodens als Kugeln ansieht. — Eine directe Bestimmung ist dadurch möglich, dass man in ein bekanntes Volum trockenen Bodens von unten her langsam Wasser aufsteigen lässt, bis alle Poren gefüllt sind und die Oberfläche feucht geworden ist; die Menge des zur Füllung der Poren verbrauchten Wassers ist durch Messung oder Wägung zu bestimmen. Wollte man das Wasser von oben aufgiessen, so würden in vielen Poren Luftblasen abgesperrt werden, welche die Füllung mit Wasser hindern. Selbst beim Eindringen von der unteren Fläche her kommt es zu einem nicht ganz vollständigen Verdrängen der Luft, und wenn es daher auf genaue Resultate ankommt, so ist es besser, die in den Poren enthaltene Luft durch Kohlensäure auszutreiben und im Eudiometer zu messen. Eine solche Bestimmung erfordert indess einen complicirteren Apparat und ist im hygienischen Interesse in den seltensten Fällen nothwendig.

In einfacher Weise lässt sich das Porenvolum auch aus dem Gewicht eines bekannten Bodenvolums berechnen. Das specifische Gewicht der einzelnen vorzugsweise in Betracht kommenden Bodenelemente beträgt nämlich, einerlei ob es sich um Kies, Sand oder Lehm handelt, etwa 2·6. Dividirt man dann das wahre Gewicht eines Bodenvolums durch dieses specifische Gewicht, so erhält man das Volum der festen Gesteinsmasse; und durch Abzug dieses Volums von dem Gesammtvolum die Summe der Zwischenräume. Hat man z. B. 500 ccm Boden und diess wiegen 1000 g, so sind $\frac{1000}{2 \cdot 6} = 379$ ccm feste Masse und also 121 ccm Poren; das Porenvolum folglich 24 Procent.

Die **Porengrösse** schwankt in derselben Weise wie die Korngrösse und ist bei Thon, Lehm, sowie bei den aus diesen feinsten Elementen und gröberen Körnern gemischten Bodenarten am geringsten. Häufig sind grössere und kleinere Poren in demselben Boden neben einander. An den gröberen Poren sind ausserdem ungleichwerthige Antheile zu unterscheiden: die Ausläufer entsprechen feinsten Poren und wirken eventuell diesen ähnlich durch die relativ grosse Ausdehnung der den Hohlraum umgebenden Flächen; der Rest der Pore zeigt dagegen eine im Verhältniss zum Hohlraum geringe Ausdehnung der begrenzenden Flächen und ist daher zu sogen. Flächenwirkungen ungeeignet.

Je feiner die Poren sind, um so mehr Widerstände bieten sie der Bewegung von Luft und Wasser. Die **Durchlässigkeit** (Permeabilität) eines Bodens für Luft und Wasser ist daher in erster Linie von der Porengrösse, daneben noch vom Porenvolum abhängig, und zwar haben genauere Bestimmungen ergeben, dass sie den vierten Potenzen der Porendurchmesser proportional ist, also mit dem Kleinerwerden der Poren ausserordentlich rasch abnimmt.

Die Durchgängigkeit für Luft lässt sich in der Weise bestimmen, dass man bei gleichem Druck Luft durch eine bestimmte Schicht des Bodens hindurchtreten lässt und dann die Mengen, die in der Zeiteinheit passirt sind, mit Hülfe einer Gasuhr misst. — Die Durchlässigkeit für Wasser ist im Laboratorium nicht zu ermitteln, weil die in den Poren eingelagerten und nicht völlig zu beseitigenden Luftblasen sehr ungleiche Widerstände bedingen.

Befeuchtet man absichtlich den Boden, so hört bei feinerem Boden schon alle Luftbewegung auf, sobald etwa die Hälfte der Poren mit Wasser gefüllt ist. — Noch bedeutender ist die Abnahme der Permeabilität im gefrorenen Boden.

b) Flächenwirkungen des Bodens.

Der poröse Boden bietet in den Begrenzungen seiner Zwischenräume eine ganz enorme Oberfläche dar, welche im Stande sein muss, energische Attraktionswirkungen auszuüben. Dieselben werden um so stärker ausfallen, je feinkörniger der Boden ist. Bei grobem Kies zählt man in 1 cbm Boden etwa 180000 Körner und diese repräsentiren eine Oberfläche von 56 qm; feiner Sand enthält dagegen in 1 cbm ca. 50000 Millionen Körner mit einer Oberfläche von über 10000 qm — Die Attraktion erstreckt sich:

1) auf **Wasser.** Lässt man durch einen vorher trockenen Boden grössere Wassermengen hindurchlaufen, so gewinnt man nach dem Aufhören des Zuflusses nicht alles Wasser wieder, sondern ein Theil wird in dem Boden durch Flächenattraktion zurückgehalten. Dieser Rest giebt ein Maass für die wasserhaltende Kraft oder die sogenannte „kleinste Wassercapacität“ des Bodens. Je grösser das gesammte Porenvolum und je grösser der Procentsatz der feinen Poren ist, um so mehr Wasser vermag im Boden zurückzubleiben. Bei reinem Kiesboden werden nur 12—13 Procent der Poren dauernd mit Wasser gefüllt; 1 cbm Kiesboden vermag daher höchstens 50 Liter Wasser zurückzuhalten (1 cbm nimmt bei 38 Procent Porenvolum 380 Liter in den gesammten Poren auf, in 13 Procent derselben also 50 Liter). Dagegen findet man beim Feinsand etwa 84 Procent feine Poren; 1 cbm solchen Bodens hält dementsprechend 320 Liter Wasser zurück. — Ist der Boden aus verschiedenen Korngrössen gemengt, so verringert sich schliesslich die Wassercapacität, weil das Gesammtvolum der Poren erheblich kleiner wird.

Die Bestimmung der Wassercapacität erfolgt dadurch, dass ein mit trockenem Boden gefülltes, unten durch ein Drahtnetz verschlossenes Blech- oder Glasrohr gewogen und dann langsam in ein grösseres Gefäss mit Wasser eingesenkt wird; ist das Wasser bis zur Oberfläche durchgedrungen, so hebt man das Rohr heraus, lässt abtropfen und wägt wieder.

Eine fernere Wirkung des Bodens gegenüber dem Wasser (oder anderen Flüssigkeiten) besteht in dem capillaren Aufsaugungsvermögen. Nur die engsten Porentheile oder Poren vermögen solche Capillarattraktion zu äussern und durch dieselben das Wasser seiner Schwere entgegen fortzubewegen. Oft wirken hier nur die feineren Ausläufer der Poren; die Füllung durch die gehobene Wassersäule erstreckt sich aber schliesslich auf die ganzen Porenräume und ist daher bedeutender als die Wassermenge, welche der kleinsten Wassercapacität entspricht. — Man prüft die Capillarität durch aufrecht stehende Glasröhren, welche mit verschiedenem Boden gefüllt sind und mit ihrem unteren Ende in Wasser eintauchen; man beobachtet dabei theils die Höhe, bis zu welcher das Wasser schliesslich gehoben wird, theils die Geschwindigkeit des Aufsteigens. Letztere ist in Kies und grobem Sand, der geringen Widerstände wegen, bedeutender; im Feinsand und namentlich im Lehm steigt die Säule erheblich langsamer, erreicht aber dafür innerhalb 30—35 Tagen eine Höhe von 120 cm und mehr, während ein grobporiger Boden nur 5—10 cm hoch durchfeuchtet wird.

2) **Wasserdampf und andere Dämpfe und Gase** werden durch Flächenwirkung im Boden absorbirt (unabhängig von einer Condensation durch Temperaturerniedrigung). Energische Wirkung zeigt nur der feinporige, trockene Boden. Bekannt ist dessen momentane Absorption riechender Gase; die aus Fäkalien, Faulflüssigkeiten etc. sich entwickelnden Gerüche, die riechenden Bestandtheile des Leuchtgases u. s. w. können durch eine Schicht feiner, trockener Erde vollständig zurückgehalten werden.

3) Absorption **gelöster Substanzen.** Verschiedene chemische Körper unterliegen einer Art absorbirender Wirkung durch chemische Umsetzung mit Hülfe gewisser Doppelsilikate des Bodens; in dieser Weise erfolgt die für den Ackerbau so wichtige Fixirung der Phosphorsäure, des Kalis und Ammoniaks.

Für uns ist eine Reihe von Absorptionserscheinungen von grösserer Bedeutung, die durch reine Flächenattraktion zu Stande kommen und sich namentlich gegenüber organischen Substanzen von hohem Molekulargewicht: Eiweissstoffen, Fermenten, Alkaloïden, Bakterientoxinen, Farbstoffen etc. geltend machen. Kohle, Platinschwamm, Thonfilter, kurz jeder poröse Körper mit grosser Oberfläche zeigt ähnliche Wirkung. Von Bodenarten ist nur Humus, Lehm und feinster Sand zu stärkeren

Effekten befähigt; bei Kies und Grobsand kommt keine merkliche Absorption zu Stande.

Am leichtesten zu demonstriren ist die schnelle und gründliche Zurückhaltung der Farbstoffe. — Von besonderer Wichtigkeit ist die Retention der Gifte. Giesst man z. B. auf eine Röhre mit 400 ccm Feinsand sehr allmählich (täglich etwa 10 ccm) eine 1 procentige Strychninlösung oder eine entsprechende Lösung von Nikotin, Coniïn etc., so ist in den nach einigen Tagen unten ablaufenden Portionen nichts von diesen Giften mehr nachzuweisen. — Am vollständigsten ist die Wirkung, wenn der Boden nicht mit Wasser gesättigt wird, sondern wenn die Poren zum Theil lufthaltig bleiben, oder wenn ein Wechsel von Befeuchtung und Trockenheit stattfindet. — Wählt man zu concentrirte Lösungen oder bringt man zu schnell neue Portionen auf, so wird der Boden übersättigt und die Absorption bleibt unvollständig.

Für gewöhnlich bleibt es nicht nur bei der Fixirung der bezeichneten Stoffe, sondern es erfolgt auch Zerstörung und Oxydirung der organischen Moleküle; aller C und N wird vollständig mineralisirt, d. h. in Kohlensäure und Salpetersäure übergeführt, und nur diese Mineralisirungsproducte findet man im Filtrat des Bodens. Allerdings ist die Zerstörung nicht etwa ausschliesslich auf die Flächenattraktion und eine durch diese gesteigerte Oxydation zurückzuführen, sondern es sind hierbei saprophytische Mikroorganismen wesentlich betheiligt. Sterilisirt man den Boden, so tritt nur oberflächliche Zerlegung der organischen Stoffe ein; z. B. in den Versuchen mit Strychninlösung erscheint viel Ammoniak und sehr wenig Salpetersäure im Filtrat. Unter natürlichen Verhältnissen sind aber stets Mikroorganismen, welchen die Fähigkeit der Nitrifikation zukommt, im Boden vorhanden; und daher leistet jeder feinporige Boden eine Mineralisirung der organischen Stoffe, sobald diese in nicht zu starker Concentration und nicht zu häufig auf den Boden gebracht werden und sobald ferner eine wechselweise Füllung der Poren mit Wasser und Luft stattfindet. — Winogradsky ist die Isolirung einiger die Nitrifikation bewirkenden Bakterien durch Verwendung eines an Nährstoffen besonders armen Nährbodens gelungen. Er fand zwei Arten, welche Ammoniak in Nitrit, und eine andere Art, welche Nitrit in Nitrat zu verwandeln vermögen. Diese Arten sind überall im Boden verbreitet; sie bewirken die Humusbildung aus Gesteinsschichten. Ihren Bedarf an Kohlenstoff vermögen sie den kohlensauren Salzen oder der CO_2 der Luft zu entnehmen; derselbe ist im Ganzen sehr gering gegenüber den N-Mengen, die sie oxydiren. — Bei concentrirter Nährlösung und mangelndem Luftzutritt treten die Wirkungen der oxydirenden Bakterien in den Hintergrund und es werden dann andere Bakterienarten begünstigt, bei deren Lebensthätigkeit Reduktionsvorgänge ablaufen.

III. Temperatur des Bodens.

Das Verhalten der Bodentemperatur lässt sich entweder nach den für die Erwärmung des Bodens einflussreichen Momenten abschätzen oder durch directe Messungen bestimmen.

Für die Erwärmung des Bodens kommt theils die Intensität der Sonnenstrahlung in Betracht; theils eine Reihe von Bodeneigenschaften: das Absorptionsvermögen für Wärmestrahlen, das bei dunklem Boden weit stärker ist als bei hellfarbigem; die Wärmeleitung und die Wärmecapacität, die namentlich in feuchtem, feinkörnigem Boden zu höheren Werthen führen; endlich die Verdunstung resp. Condensation von Wasserdampf, durch welche einer extremen Erwärmung und Abkühlung entgegengewirkt wird, und welche ebenfalls im feinkörnigen Boden am stärksten zur Wirkung gelangen. Dementsprechend weist ein grobkörniger, dunkler, trockener Boden die höchsten Wärme- und niedrigsten Kältegrade auf; während feinkörniger, feuchter Boden sich nachhaltiger, aber nicht so hochgradig zu erwärmen vermag. — Stellen des Bodens, welche stark mit organischen Stoffen verunreinigt sind, können ausserdem durch die Fäulniss- und Oxydationsvorgänge eine Erwärmung bis zu einigen Graden über die Temperatur des umgebenden Bodens erfahren.

Die Erwärmung der einzelnen Bodenart erscheint somit als ein von sehr vielen Faktoren abhängiges complicirtes Phänomen, und es ist nothwendig, zur genaueren Feststellung der Bodentemperatur directe Beobachtungen vorzunehmen.

Die Messung erfolgt dadurch, dass Eisenrohre (Gasrohr) bis zu verschiedener Tiefe in den Boden eingesenkt und in diese, unter möglichstem Abschluss gegen die Aussenluft, unempfindlich gemachte Thermometer (deren Gefäss mit Kautschuk und Paraffin umhüllt ist) herabgelassen werden. — Zu fortgesetzten exakten Messungen dienen in die Erde eingefügte Gestelle von Holz oder Hartgummi, die nur da, wo die Thermometergefässe angebracht sind, von gut leitendem Material unterbrochen sind.

Aus den Beobachtungen geht hervor, dass je mehr man sich von der Oberfläche nach der Tiefe hin entfernt, 1) die Excursionen der Temperatur mehr und mehr verringert werden, 2) die Temperaturen sich zeitlich entsprechend verschieben, 3) die Schwankungen von kürzerer Dauer allmählich zum Schwinden kommen. — Schon in 0·5 m Tiefe kommt die Tagesschwankung fast gar nicht mehr zum Ausdruck; auch die Differenzen zwischen verschiedenen Tagen sind verwischt; die Excursionen der Monatsmittel sind um mehrere Grade geringer; die Jahresschwankung beträgt nur noch ca. 10°. In 4 m Tiefe sinkt letztere bereits auf 4°, in 8 m Tiefe auf 1°. Zwischen 8 und 30 m Tiefe — verschieden je nach dem Jahresmittel der Oberfläche — stellt sich das ganze Jahr hindurch die gleiche mittlere Temperatur her und jede Schwankung fällt fort. Von da ab findet beim weiteren Vordringen in die Tiefe eine Zunahme der Temperatur statt in Folge der Annäherung an den heissen Erdkern. Auf je 35 m steigt die Temperatur um etwa 1° (im Gotthardtunnel bis + 31°) — Die nachstehende Tabelle giebt einen genauen Ueberblick über die Bodentemperatur in den uns interessirenden Tiefen.

	Aeussere Luft	Boden in			
		0·5 m Tiefe	1·0 m Tiefe	3·0 m Tiefe	6·0 m Tiefe
Januar	−3·1°	+1·8°	+3·7°	+7·8°	+11·3°
Februar	−0·3	2·0	4·2	7·2	10·5
März	+4·4	3·5	4·5	7·4	9·8
April	7·1	6·0	6·3	7·9	9·4
Mai	10·1	10·1	10·5	8·5	9·4
Juni	16·5	14·1	13·5	10·0	9·8
Juli	19·5	16·1	14·9	12·1	10·5
August	18·5	16·8	15·7	13·6	11·5
September	13·1	17·8	16·5	14·2	12·3
October	10·7	13·7	14·4	13·2	12·8
November	5·1	8·2	10·2	11·7	12·6
December	1·4	7·0	8·7	10·2	12·0

An der Bodenoberfläche können bei kräftiger Insolation auch in unseren Breiten sehr hohe Temperaturen zu Stande kommen; so beträgt das Maximum, welches mit dem geschwärzten Vacuumthermometer beobachtet wurde, in Magdeburg im Mai + 44°, im Juni + 48°, im Juli + 54°.

Die Bodentemperatur erhält ihre **hygienische Bedeutung** einmal durch ihren Einfluss auf die localen klimatischen Verhältnisse; ferner durch ihre Wirkung auf das Leben der Mikroorganismen. Es ist von grosser Tragweite, dass schon in $^1/_2$—1 m Tiefe die höchste, längere Zeit herrschende Temperatur unter derjenigen bleibt, welche für eine reichliche Vermehrung pathogener Bakterien Bedingung ist. Dieses Verhalten der Temperatur allein ist ausreichend, um eine intensive Wucherung z. B. von Cholera-, Typhusbacillen etc. im tieferen Boden auszuschliessen. — In heissen Klimaten, resp. im Sommer, werden übrigens an der äussersten Oberfläche die Temperaturen sogar so hoch, dass dieselben eine Schwächung und Tödtung von Mikroorganismen zu veranlassen im Stande sind.

IV. Chemisches Verhalten des Bodens.

Die verschiedenen Gesteine, aus welchen der Boden aufgebaut ist, enthalten verhältnissmässig wenig chemische Elemente, hauptsächlich Kieselsäure, Kohlensäure, Thonerde, Kali, Natron, Kalk, Magnesia; alle diese aber in Verbindungen, die in Wasser unlöslich resp. in Spuren löslich und daher für die biologischen Vorgänge im Boden indifferent sind. Ausser diesen eigentlichen mineralischen Bestandtheilen enthält aber der städtische Boden in den Poren zwischen seinen Elementen noch vielfache Beimengungen, organische und anorganische Stoffe, aus den Abfallstoffen des menschlichen Haushaltes, aus pflanzlichem und thierischem Detritus und aus den Niederschlägen stammend. Nur diese beigemengten Stoffe des Bodens resp. ihre Zersetzungsprodukte sind für uns von Interesse.

Die Untersuchung richtet sich vorzugsweise auf die Menge der vorhandenen verbrennlichen Stoffe, auf die Menge des Stickstoffs, sowie auf Ammoniak, salpetrige Säure, Salpetersäure etc.; letztere werden im wässrigen Extract aus einer gewogenen Bodenprobe bestimmt. In vielen Fällen ist eine chemische Untersuchung des Bodens dadurch überflüssig, dass im Brunnenwasser der betreffenden Lokalität eine natürliche Lösung der uns interessirenden Bestandtheile gegeben ist und dass die Wasseruntersuchung Rückschlüsse auf die Bodenbeschaffenheit gestattet (s. folg. Kap.).

Eine besondere Schwierigkeit bietet die Bestimmung des Wassergehalts des Bodens dadurch, dass es von Bedeutung ist zu erfahren, auf welchen Raum im Boden eine bestimmte Wassermenge sich vertheilt. Da das specifische Gewicht des aus verschiedenen Korngrössen gemengten Bodens stark variirt und das Volum also nicht einfach aus dem Gewicht entnommen werden kann, muss die zur Wasseruntersuchung bestimmte Bodenprobe entweder gleich mit einem Cylinder von bekanntem Volum ausgestochen oder es muss der ausgegrabene Boden nachträglich so dicht als möglich in ein Gefäss von bekanntem Volum eingestampft werden. Die Probe wird dann gewogen, an der Luft getrocknet, bis keine Gewichtsabnahme mehr eintritt, und eventuell noch einer Temperatur von 100° ausgesetzt, um auch das hygroskopische Wasser zu entfernen. Die Berechnung erfolgt schliesslich auf Liter Wasser pro 1 cbm Boden.

Die **hygienische Bedeutung** der chemischen Beschaffenheit des Bodens ist in früherer Zeit sehr hoch angeschlagen. Namentlich war man der Meinung, dass ein Boden um so disponirter zur Verbreitung von Infektionskrankheiten sei, je höheren Gehalt an organischen Stoffen er zeigt. Die verunreinigenden Abfallstoffe im Boden sollten das Nährmaterial für die Entwickelung von Infektionserregern darstellen; und wo der Boden frei von grösseren Mengen organischer Stoffe blieb, sollte keine Möglichkeit bestehen zur Ausbreitung von Infektionskrankheiten.

Diese Ansicht stiess jedoch bereits früher auf manchen Widerspruch, indem z. B. Städte und Stadttheile mit hervorragend stark verunreinigtem Untergrund von Typhus, Cholera etc. relativ verschont blieben, während hartnäckige Infektionsherde auf geringer verunreinigten Bodenparthieen lagen.

Vollends seit die Culturbedingungen der pathogenen Bakterien genauer studirt sind, kann nicht mehr angenommen werden, dass ein Mehr oder Weniger der in Rede stehenden Abfallstoffe einen so entscheidenden Einfluss auf die Lebens- und Vermehrungsfähigkeit der Infektionserreger ausübt, dass sich ein Parallelismus zwischen Bodenverunreinigung und Ausbreitung der Infektionskrankheiten herstellt. Die in den Boden gelangenden Abfallstoffe enthalten stets Massen von Saprophyten; deren Wucherung schreitet im Boden rasch weiter vor, und in der Concurrenz mit diesen und bei den ungünstigen Temperaturverhältnissen des Bodens kann ein Unterschied in der Menge der Abfallstoffe, wie er zwischen gedüngtem Ackerland und städtischem Boden oder zwischen dem Untergrund der einen oder anderen Stadt innerhalb der Culturländer vorkommt, den Infektionserregern gewiss nicht zu wesentlich besserem Wachsthum verhelfen.

Die Beziehung der stärkeren oder geringeren Imprägnirung des Bodens mit Abfallstoffen zur Ausbreitung der Infektionskrankheiten liegt vielmehr vorzugsweise darin, dass gewöhnlich dort, wo die Abfallstoffe in geringem Grade in den Boden gelangen, Einrichtungen bestehen, um die Hauptmasse derselben, damit zugleich aber auch die Hauptmassen der Infektionserreger aus dem Bereich der Menschen zu entfernen; dass dagegen in den Städten, wo alle Abfallstoffe ohne Vorsichtsmaassregeln dem Boden überantwortet werden, auch zahlreiche Infektionserreger in der nächsten Umgebung der Menschen verbleiben.

Ernstere Bedeutung erlangt der Gehalt des Bodens an organischen Substanzen erst dann, wenn Unrathmassen seine Oberfläche bedecken und wenn auf und in dem Boden so intensive Fäulnissprocesse verlaufen, dass riechende Produkte sich in merkbarer Menge der atmosphärischen oder Wohnungsluft beimischen (s. unten).

V. Die Bodenluft.

Die Poren des Bodens sind bald nur zum Theil, bald ganz, mit Luft erfüllt. Diese Luft stellt gleichsam eine Fortsetzung der Atmosphäre dar und steht mit letzterer in stetem Verkehr. Die Bodenluft kann sich unter bestimmten Bedingungen über die Bodenoberfläche erheben und der atmosphärischen Luft beimengen; umgekehrt wird sie aus dieser ergänzt.

Ein **Ausströmen** der Bodenluft ist namentlich in folgenden Fällen denkbar: 1) wenn das Barometer sinkt und die Bodenluft dementsprechend sich ausdehnt; 2) wenn heftige Winde auf die Erdoberfläche drücken, während auf die von Häusern bedeckten Stellen dieser Druck nicht einwirkt; hierdurch muss ein Eindringen von Bodenluft in die Häuser stattfinden können; 3) in ähnlicher Weise wirken stärkere Niederschläge, welche auf der freien Erdoberfläche einen Theil der Poren mit Wasser füllen und dabei eine Spannung der Bodenluft veranlassen, die sich eventuell durch Abströmen in die Wohnhäuser ausgleicht; 4) als Folge von Temperaturdifferenzen. Besonders kann während der Heizperiode ein Ueberdruck seitens der kälteren Bodenluft und entsprechendes Einströmen derselben in das erwärmte Haus beobachtet werden.

Directe Messungen (mit empfindlichen Manometern oder besser mit Recknagel's Differentialmanometer angestellt) ergeben indess, dass thatsächlich nur selten ein merkliches Einströmen von Bodenluft in die Wohnhäuser stattfindet. Sobald die Sohle des Hauses aus einigermaassen dichtem Material (Pflaster) besteht, sind die Widerstände für eine ausgiebigere Luftbewegung dort zu gross und der Ausgleich von Druckdifferenzen erfolgt ausschliesslich durch die grösseren Communicationen, welche zwischen Aussenluft und Hausluft stets vorhanden zu sein pflegen. — Fehlt die Pflasterung der Kellersohle, so lässt sich bei durchlässigem Boden im Mittel ein Ueberdruck von 0·05 mm Wasser constatiren, entsprechend einer Geschwindigkeit der Luftbewegung von 0·03 m pro Secunde. Bei heftigem Sturm ist ein Ansteigen des Ueberdruckes auf 0·75 mm (= 0·1 m Geschwindigkeit) beobachtet.

Die **chemische** Analyse weist in der Bodenluft eine stete Sättigung mit Wasserdampf nach; eine grosse Menge von CO_2 (0·2—14 Procent, im Durchschnitt 2—3 Procent); eine entsprechend geringere Menge O, der zur Bildung der CO_2 verbraucht war.

Ausserdem enthält die Bodenluft noch Spuren von NH_3 und geringe Mengen anderer Zersetzungsgase. In tiefen Brunnenschächten kommt es eventuell zu toxischer Wirkung seitens der Bodenluft durch excessive Anhäufung von CO_2 und O-Mangel, äusserst selten durch beigemengten H_2S und Kohlenwasserstoffe. (Ueber Leuchtgasvergiftung aus Strassenrohren s. unter Kapitel „Beleuchtung“).

Die CO_2 wird am besten mit gewogenen KOH-Apparaten bestimmt. — Früher hat man wohl geglaubt in der CO_2 der Bodenluft einen Maassstab für die Verunreinigung des Bodens mit organischen Substanzen zu besitzen. Allerdings findet man hohe CO_2-Zahlen nur in einem Boden, der mit organischen Stoffen imprägnirt war; in der lybischen Wüste dagegen nicht mehr, wie in der Atmosphäre. Aber als ein überall richtiger Ausdruck für den Grad der Verunreinigung ist der CO_2-Gehalt doch nicht zu gebrauchen. Die Production von CO_2 schwankt nicht allein nach der Menge des vorhandenen zersetzlichen Materials, sondern auch nach der Temperatur, dem Grad der Durchfeuchtung etc.; und vor Allem ist die Concentration der CO_2 ausser von der Production noch abhängig von der Luftbewegung im Boden; bei grosser Permeabilität des Bodens und unter dem Einfluss kräftig ventilirender Winde bleibt der CO_2-Gehalt der Bodenluft niedrig, während die nämliche Production bei einem dichten Boden und bei fehlenden Winden hohen CO_2-Gehalt bewirkt.

Mikroorganismen werden in der Bodenluft ausnahmslos vermisst. Nur von der äussersten Oberfläche werden im Freien mit den Bodenpartikelchen Mikroorganismen losgerissen und als Staub in die Luft übergeführt; die aus dem Boden unterhalb der Oberfläche stammende Luft ist dagegen wegen ihrer überaus schwachen Bewegung und ihrer steten Sättigung mit Wasserdampf nicht im Stande Mikroorganismen fortzuführen; und wenn dies etwa geschähe, so müssten die Bakterien beim Durchstreichen der Luft durch die darüber liegende Bodenschicht völlig zurückgehalten werden, da ja schon dünne Erdschichten nachweislich ein völlig dichtes Filter für Luftbakterien darstellen.

Auch in die Wohnhäuser werden mit der Bodenluft niemals Bakterien eingeführt. Dort kann nicht einmal eine Ablösung von der äussersten Oberfläche erfolgen, weil an der Kellersohle des Hauses der erforderliche Grad von Austrocknung und die zum Losreissen und Fortführen des Staubes nothwendige Windstärke fehlt.

Da somit eine infektiöse Wirkung der Bodenluft durch ihre Keimfreiheit auszuschliessen ist, kommen für eine **hygienische Bedeutung** der Bodenluft nur toxische oder übelriechende gasförmige Bestandtheile in Betracht, die mit der Bodenluft in die Atmosphäre oder in die Wohnungsluft gelangen. Wenn namentlich die Kellerpflasterung fehlt, so kann unter der Einwirkung der oben aufgezählten treibenden Kräfte übelriechende CO_2-reiche Luft in grosser Menge in die Wohnhäuser eindringen. Ein toxischer Effekt kommt hierdurch gewöhnlich zwar nicht zu Stande (ausser bei Leuchtgasausströmungen); wohl aber kann eine hygienische Beeinträchtigung, wie sie S. 153 beschrieben ist, aus der dauernden Luftverunreinigung resultiren. — Uebrigens ist durch Dichtung der Kellersohle des Hauses resp. durch dichte Pflasterung der Strassen das Einströmen der Bodenluft leicht ganz zu verhindern.

VI. Verhalten des Wassers im Boden.

Im porösen Boden begegnen wir gewöhnlich in einer Tiefe von einigen Metern einer mächtigen Wasseransammlung, die als „Grundwasser" bezeichnet wird; die darüber gelegenen Schichten zeigen einen geringeren und wechselnden Wassergehalt. Beide Zonen erfordern eingehendere Betrachtung.

A. Das Grundwasser.

Bodenwasser oder Grundwasser nennt man jede ausgedehntere unterirdische Wasseransammlung, welche die Poren des Bodens völlig und dauernd ausfüllt. In einem durchlässigen Boden kann eine solche Ansammlung nur dadurch zu Stande kommen, dass undurchlässige Schichten, Felsen, Thon- oder Lehmlager das Wasser tragen und am Tieferfliessen hindern. Oft finden sich mehrere Etagen von undurchlässigen Schichten und darauf gelagertem Grundwasser über einander, die dann an einzelnen Stellen communiciren; manchmal haben die Thon- und Lehmlager nur geringe Ausdehnung, bilden kleine Inseln, auf welchen sich eine geringe und nicht constante Wasseransammlung etablirt (sogenanntes „Schicht-" oder „Sickerwasser").

Das Grundwasser passt sich im Ganzen der Oberfläche der tragenden undurchlässigen Schicht an, ohne dass jedoch kleinere Erhebungen und Senkungen die Gestalt des Grundwasserniveaus beeinflussen. Die Bodenoberfläche dagegen zeigt nicht selten starke Abweichungen vom Verlauf sowohl der undurchlässigen Schicht wie des Grundwasserspiegels (vergl. das Profil S. 182).

Die **Quellen** des Grundwassers sind 1) die Niederschläge, oder richtiger derjenige Bruchtheil der Niederschläge, welcher bis zum Grundwasser gelangt, also nicht oberflächlich abfliesst und auch nicht nach dem Eindringen in den Boden wieder verdunstet. Es ist bereits oben (S. 115) betont, dass der das Grundwasser speisende Antheil der Niederschläge verschieden gross ist nach der Neigung des Terrains, der Durchlässigkeit und Temperatur des Bodens und der austrockenden Kraft der Luft; dass ferner auch die Art des Regenfalles von Belang ist. Bei abschüssigem, felsigem Boden, ebenso bei sehr warmem Boden und sehr trockener Luft gelangt nur wenig von den Niederschlägen in die Tiefe; dagegen lässt ein poröser, kalter, ebener Boden relativ grosse Mengen zum Grundwasser durchtreten. 2) Condensation von atmosphärischem Wasserdampf, die jedoch nur dann etwas leistet, wenn die Aussenluft erheblich wärmer ist als der Boden und relativ viel

Feuchtigkeit enthält, also in den Monaten April bis September; auch in dieser Jahreszeit aber nur an einzelnen Tagen und in unbeträchtlicher Menge. 3) Zuströmung von Grundwasser von anderen Orten. Wenn die undurchlässige Schicht und dementsprechend das Niveau des Grundwassers stärkere Neigung zeigt und wenn gleichzeitig der Boden leicht durchlässig ist, kommt eine deutliche horizontale Fortbewegung des Grundwassers zu Stande, die den Grundwasserstand an tieferen Punkten wesentlich beeinflussen kann. Bei dichteren Bodenarten und geringen Niveaudifferenzen fehlt eine solche Bewegung, und die Grundwassermasse kann als stagnirend angesehen werden. 4) Flüsse. Meist liegt das Grundwasser tiefer als das Flussbett, und man wird dann leicht zu der Annahme geführt, dass Wasser aus dem Fluss oder Bach in das Grundwasser übertreten müsse. Dennoch ist dies vielfach nicht der Fall. Die Betten der Flussläufe sind oft durch allmähliche Ablagerung lehmiger oder thoniger Massen vollkommen wasserdicht geworden, so dass selbst bei starken Niveaudifferenzen kein Durchtritt von Wasser stattfindet. Werden unmittelbar neben einem solchen Flussbett Brunnenschächte in das Grundwasser gegraben, so lässt sich leicht durch die Resultate der chemischen Untersuchung, z. B. durch das Gleichbleiben des Härtegrades in den entfernteren und in den nahe am Flusse gelegenen Schächten feststellen, dass kein Wasser von dem höher liegenden Flusse in das Grundwasser dringt. Fehlen aber verschlammende Bestandtheile im Flusse und besteht das Bett aus lockerem Sand, dann erfolgt eine Speisung des Grundwassers vom Flusse aus, in besonders hohem Grade, wenn der Fluss abnorm hohes Wasser führt oder künstlich gestaut ist.

Unter und neben dem Flusslauf zieht der breite Grundwasserstrom der Niederung zu; hier und da tritt das Grundwasser in Form von Seen oder Sümpfen zu Tage; allmählich, bei grösserer Annäherung an's Meer, durchdringt es die oberen Bodenschichten und kommt in den Marschen an die Oberfläche. Langsam, aber in ungeheurer Masse vollzieht sich diese unterirdische Wasserbewegung. Zuweilen wird sie in ihrem natürlichen Abfluss gehemmt durch das Anschwellen der Flüsse, welche das ganze Thal ausfüllen; dann kommt es zu einem Aufstauen des Grundwassers, und eine solche Stauwelle addirt sich eventuell zu der durch den Zutritt von Flusswasser bewirkten Anschwellung des Grundwassers.

Von besonderem Interesse sind die **zeitlichen Schwankungen** des Grundwasserniveaus, die man dadurch misst, dass man den Abstand der Grundwasseroberfläche von der Bodenoberfläche ermittelt.

Die Messung wird gewöhnlich an Schachtbrunnen ausgeführt, die bis in's Grundwasser reichen; die Bohlendeckung des Schachtes wird abgehoben und ein Metermaass, an dessen Ende sich ein Schwimmer oder ein sogen. Schaalenapparat befindet, herabgelassen. Mit Hülfe dieser Instrumente ist der Abstand zwischen oberer Kante der Brunnenvierung und der Wasseroberfläche genau zu messen. Bei dichtem Boden darf mehrere Stunden vor der Messung nicht an dem Brunnen gepumpt werden; besser werden stets besondere Brunnen oder eiserne Standrohre benutzt. Jener obere Rand der Vierung, oder irgend eine andere leicht kenntliche, festliegende Marke, bis zu welcher der Abstand jedesmal gemessen wird, ist der locale Fixpunkt.

In solcher Weise beobachtet man an ein und derselben Station erhebliche zeitliche Schwankungen. Man ermittelt einmal den höchsten und niedrigsten Stand, der im Laufe der Jahre erreicht wird; das Maximum ist uns wichtig für die Fundamentirung unserer Häuser, die womöglich nicht unter dieses Maximum herabreichen soll; und das Minimum ist da von Bedeutung, wo man den Wasserbedarf aus Brunnen bezieht. Zweitens beobachtet man die Schwankungen innerhalb des Jahres und der Jahreszeiten; und dieser Messung kommt ein Interesse zu, weil sie uns Aufschluss giebt über gewisse gleich zu besprechende Zustände der obersten Bodenschichten.

In der norddeutschen Ebene verhalten sich die Schwankungen des Grundwassers im Ganzen so, dass auf den April das Maximum, auf den September oder October das Minimum fällt. Das liegt nicht etwa wesentlich an der Regenvertheilung, sondern wie aus der untenstehenden Tabelle ersichtlich ist, an dem Sättigungsdeficit der Luft und der hohen Bodentemperatur, welche im Sommer allen Regen zum Verdunsten

	Berlin			München		
	Niederschläge in mm	Sättigungsdeficit in mm	Grundwasser in m üb. d. Meere	Niederschläge in mm	Sättigungsdeficit in mm	Grundwasser in m üb. d. Meere
Januar . . .	40·3	0·71	32·72	53·3	0·15	515·547
Februar . . .	34·8	0·91	32·79	29·6	0·41	515·545
März	46·6	1·55	32·88	48·5	0·81	515·600
April	32·1	2·73	32·96	55·6	1·78	515·643
Mai	39·8	3·95	32·88	95·1	2·34	515·674
Juni	62·2	5·13	32·69	111·9	3·00	515·724
Juli	66·2	5·64	32·56	108·8	3·43	515·733
August . . .	60·2	4·83	32·45	104·4	3·13	515·723
September. .	40·8	3·77	32·40	68·1	1·98	515·629
October . . .	57·5	1·72	32·38	53·1	0·93	515·539
November . .	44·5	1·01	32·47	50·0	0·39	515·485
December . .	46·2	0·59	32·50	42·9	0·20	515·506

bringen und nur den Winter- und Frühjahrsniederschlag in den Boden eindringen lassen. — Anders ist es in **München**; dort fällt vorherrschend Sommerregen in verhältnissmässig sehr grossen Massen und ebendort ist zur selben Zeit das Sättigungsdeficit erheblich geringer. Offenbar dringt denn auch in München der Sommerregen bis zum Grundwasser durch und bewirkt dort einen wesentlich anderen Typus der Grundwasserbewegung, nämlich Hochstand im Juni bis August,

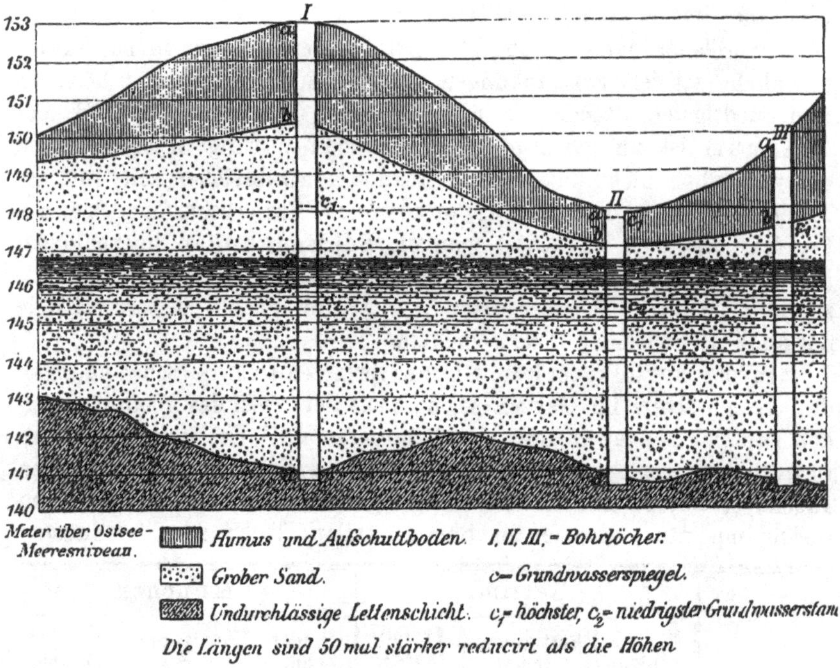

Fig. 22. Bodenprofil.

tiefsten Stand im November bis December. Allerdings wirkt hierbei noch ein wesentlicher Faktor — die Durchlässigkeit des Bodens — mit, dessen Einfluss unten zu erörtern ist.

Beim Studium der Untergrundverhältnisse einer Stadt muss man ferner versuchen, eine Vorstellung von der **Gestalt der Grundwasseroberfläche** zu bekommen. Da die verschiedenen localen Fixpunkte in Folge der Unebenheiten der Bodenoberfläche sehr verschiedene Abstände auch von dem gleichen, ebenen Grundwasserniveau zeigen, sind die an verschiedenen Orten für den Grundwasserabstand gewonnenen Zahlen nicht direct vergleichbar und man muss die localen Fixpunkte auf einen **gemeinsamen** oberen oder unteren **Fixpunkt** einnivelliren. Dabei geht man gewöhnlich aus von der Oberkante der Schienen des Bahnhofs, deren Höhenlage über dem allgemeinen Nullpunkt, den Spiegel der Nordsee (Marke bei Wilhelmshafen) oder der Ostsee resp. des adriatischen

Meeres, bekannt ist. In dieser Weise werden die Höhen der Localfixpunkte über dem gemeinsamen Nullpunkt und nach Abzug des Abstandes der Grundwasseroberfläche vom localen Fixpunkt, die Höhenlage jedes Punktes der Grundwasseroberfläche über dem allgemeinen Nullpunkt erfahren und aufgezeichnet.

Die Darstellung der Resultate erfolgt am besten durch Profile ähnlich der vorstehenden schematischen Zeichnung (Fig. 22). Die Stadt wird in eine Anzahl von Bohrlinien zerlegt und von jeder Bohrlinie gewinnt man ein Profil, indem in gewissem Abstand Bohrlöcher in den Boden getrieben werden, deren horizontaler Abstand unter einander und deren Höhenlage über dem allgemeinen Nullpunkt auf der Zeichnung markirt wird. Der beim Bohren ausgehobene Boden wird beobachtet und gesammelt; sobald Proben neuer Schichten (von anderer Korngrösse, Farbe etc.) herausgefördert werden, wird die Tiefe des Bohrloches gemessen und auf dem Profil ist dementsprechend die Höhenlage des Beginnes der neuen Schicht über dem allgemeinen Nullpunkt einzuzeichnen. Verbindet man dann auf dem Profil die Punkte der verschiedenen Bohrlöcher, an welchen die Beschaffenheit des Bodens wechselt, so erhält man ein Bild der Neigung der einzelnen Bodenschichten und insbesondere auch der undurchlässigen Schicht. — Um ferner das Grundwasserniveau zu erhalten, wird der Abstand des Grundwassers von der Bodenoberfläche in den verschiedenen Bohrlöchern gemessen und die augenblickliche Höhe über dem allgemeinen Nullpunkt, bei länger fortgesetzten Messungen auch das Maximum und das Minimum, auf dem Profil eingetragen; die Verbindungslinie dieser Punkte ergiebt dann die Gestalt der Grundwasseroberfläche.

Bei der Zeichnung der Profile werden übrigens gewöhnlich die Längen in viel (50fach und mehr) stärkerem Maasse reducirt als die Höhen; bei gleichmässiger Reduktion würden die Höhendifferenzen kaum sichtbar werden. — Auch Karten, auf denen Isohypsen (d. h. Horizontale, welche die Punkte gleicher Erhebung über den Nullpunkt mit einander verbinden) der Bodenoberfläche, des Grundwasserniveaus und der Oberfläche der undurchlässigen Schicht eingetragen sind, geben anschauliche Bilder von den Verhältnissen des Untergrundes.

An einzelnen Orten ist auch die **horizontale Fortbewegung** des Grundwassers gemessen und zwar dadurch, dass man an einer Reihe von umliegenden Brunnen die Zeit des Eintritts von Niveauänderungen beobachtete, während an einem Brunnen durch ausgiebiges Pumpen eine starke Depression des Niveaus hergestellt wurde; oder dadurch, dass man feststellte, wie lange Zeit die durch Hochwasser eines Flusses erzeugte Fluthwelle gebraucht, um sich zu verschiedenen Stationen der Grundwasserbeobachtung fortzupflanzen. Ferner ist an den Deichen nach Hochwasser die Durchtrittszeit des eingedrungenen Wassers ermittelt. — Es hat sich bei diesen Messungen herausgestellt, dass die Fortbewegung sehr verschieden ist je nach der Bodendurchlässigkeit und der Neigung der undurchlässigen Schicht, unter allen Umständen aber ausserordentlich langsam. Die bisher gefundenen Werthe betragen 3—8—35 m pro 24 Stunden, also im Mittel nur etwa 25 cm pro Stunde.

B. Das Wasser der oberen Bodenschichten.

In den über dem Grundwasser gelegenen Bodenschichten unterscheiden wir 3 Zonen (Hofmann):

1) Die Verdunstungszone, die von der Oberfläche soweit herab reicht, wie sich noch eine austrocknende Wirkung der atmosphärischen Luft bemerkbar macht, und wo also der Wassergehalt eventuell unter die kleinste Wassercapacität des Bodens sinken kann. Hat in dieser Zone einmal stärkere Austrocknung bis zu gewisser Tiefe stattgefunden, so ist dieselbe im Stande sehr grosse Wassermengen zurückzuhalten. Dichter Boden fasst pro 1 qm bis zu 25 cm Tiefe 40—50 Liter Wasser (vgl. S. 170), da aber ein Regenfall von 10 mm Höhe nur 10 Liter Wasser auf 1 qm liefert, so können mehrfache starke Niederschläge vollauf in den Poren dieser Zone Platz finden. Je nachdem der Boden mehr oder weniger feine Poren enthält, wird natürlich die zurückgehaltene Regenmenge verschieden gross sein; in einigermaassen feinporigem Boden ist aber im Sommer unseres Klimas die Austrocknung immer so bedeutend, dass dann gar nichts, weder von Regen noch von verunreinigenden Flüssigkeiten in die Tiefe eindringt, sondern dass alles in der oberflächlichen, wie ein trockener Schwamm wirkenden Zone zurückbleibt.

2) Unterhalb der Verdunstungszone folgt eine Schicht, die von der austrocknenden Wirkung der Luft nicht mehr erreicht wird, in der aber andererseits keine vollständige Füllung der Poren mit Wasser bestehen kann, weil die den Ablauf hemmende, undurchlässige Schicht noch zu weit entfernt ist. In dieser „Durchgangszone“ muss also stets so viel Wasser in den Poren vorhanden sein, wie der kleinsten Wassercapacität des Bodens entspricht. Bei feinporigem Boden repräsentirt dies eine immerhin sehr bedeutende Wassermenge, im Mittel verschiedener directer Bestimmungen 150—350 Liter in 1 cbm Boden. Es ist leicht zu berechnen, dass in einer 1—2 m hohen Schicht solchen Bodens die Niederschläge eines ganzen Jahres haften bleiben. Bei einiger Ausdehnung der Durchgangszone stellt dieselbe also ein enorm grosses Wasserreservoir dar.

3) Zwischen Durchgangszone und dem Grundwasser befindet sich drittens die Zone des durch Capillarität gehobenen Wassers. Je nach der Porengrösse der über dem Grundwasser liegenden Schicht wird dasselbe wenige Centimeter bis eventuell 1 m und mehr gehoben und füllt dann fast sämmtliche Poren des Bodens.

Der Durchtritt von irgend welchen Flüssigkeiten, Niederschlägen, verunreinigenden Abwässern etc. zum Grundwasser erfolgt durch die genannten 3 Zonen in wesentlich verschiedener Weise, je nachdem grob- oder feinporiger Boden vorliegt.

In grobporigem Kiesboden sind breite, zugängliche Wege vorhanden; in diesen findet ein rasches Fortbewegen aller Flüssigkeiten zu jeder Jahreszeit statt. Auch im Sommer gelangen die Niederschläge rasch zum Grundwasser. Verunreinigungen werden durch stärkere Niederschläge schnell in die Tiefe gespült. Nur in den feineren Porenantheilen (Seitenstrassen) können Verunreinigungen längere Zeit haften bleiben.

In feinporigem Boden fehlt es an den breiteren Strassen; es kommt in den vorhandenen engen Wegen nur zu einem langsamen Fortrücken Schicht um Schicht, so dass die unten ans Grundwasser reichende Wasserzone von der oberen in Bezug auf ihr chemisches und bakteriologisches Verhalten total verschieden sein kann. Ist die Durchgangszone stark entwickelt, so muss es enorm lange, 1—3 Jahre und mehr dauern, bis die auf die Oberfläche des Bodens gelangenden Niederschläge das Grundwasser erreichen. Ebenso werden alle Verunreinigungen nur ganz langsam tiefer gespült und dringen meist erst nach Jahren bis zum Grundwasser vor.

Unter den Häusern und unter gepflastertem Boden, wo keine neuen Flüssigkeiten in den Boden gelangen, stagnirt die ganze im Boden enthaltene Wassermasse und ein Weiterrücken der Niederschläge oder der Verunreinigungen findet überhaupt nicht mehr statt.

Ueber den jeweiligen Feuchtigkeits- und Reinlichkeitszustand der oberen Bodenschichten bekommen wir nun wichtige Auskunft durch die zeitlichen Schwankungen des Grundwasserspiegels. Sinkt derselbe, so wird dadurch angezeigt, dass tiefer spülende Zuflüsse von oben spärlicher geworden sind oder aufgehört haben; dies kann — abgesehen von localer Aenderung der Bodenoberfläche, Pflasterung etc. — vorzugsweise dadurch bewirkt sein, dass sich oben eine grössere trockene Zone gebildet hat, in welcher von da ab alle Niederschläge und ebenso alle Verunreinigungen, Abfallstoffe etc. verbleiben. Steigen des Grundwassers erfolgt dagegen erst dann, wenn die trockene Zone wieder entsprechend der kleinsten Wassercapacität mit Wasser gesättigt ist und nunmehr ein Vorrücken der ganzen Wassermasse und Tieferspülen der Verunreinigungen stattfinden kann.

Der verschiedene Gang der Grundwasserbewegung in dem feinporigen Berliner Boden einerseits, in dem grobporigen Münchener Boden andererseits wird hierdurch verständlich. (Vgl. Tab. S. 181.) In Berlin finden die Niederschläge des Winters keine ausgetrocknete Bodenschicht vor; dieselbe ist vielmehr mit Wasser gesättigt, der Boden kalt. Kommt es einmal zum Aufhören der Niederschläge, so stellt sich doch höchstens eine ganz geringfügige trockene Zone her. Ehe nur der Grundwasserspiegel durch die fortlaufende Wasserentnahme und den fehlenden Zufluss sinken kann, kommen neue Niederschläge, die sofort die Continuität der Wassermassen wieder herstellen. Dann aber treten die hohen Temperaturen und das starke Sättigungsdeficit des Mai und Juni in Action. Setzen jetzt die Niederschläge eine Zeit lang aus, so ist sofort eine beträchtliche Austrocknungszone da, die nicht mehr — oder nur in Ausnahmefällen — wieder von den nächsten Niederschlägen ausgefüllt werden kann. Dann sinkt das Grundwasser und damit ist der Verbleib aller Flüssigkeit in der obersten Zone angezeigt. Erst nach dem Eintritt niederer Temperatur und höherer Feuchtigkeit sind anhaltende Niederschläge im Stande, die starke Schicht trockenen Bodens ausreichend zu füllen.

In München vermag der grobporige Boden viel weniger Wasser zu fassen und eine trockene Zone hat daher einen viel geringeren Effekt. Zu einem längeren Aufhören aller Zuflüsse zum Grundwasser kommt es kaum. Namentlich aber dringt im Sommer von den massenhaft niedergehenden Niederschlägen ein grosser Theil zum Grundwasser durch; eine trockene Zone stellt sich in dieser Zeit immer nur vorübergehend her; alle Verunreinigungen werden kräftig in die Tiefe gespült. Erst im Spätsommer und Herbst, wenn die Niederschläge nachlassen, kommt es zu länger dauernder Trockenheit des oberflächlichen Bodens, zum Verbleib der Verunreinigungen in der obersten Schicht und zum Sinken des Grundwassers. Diese Periode dauert aber viel kürzer und das Absinken des Grundwassers ist erheblich geringer, als im feinporigen Boden; bereits im December beginnt wieder eine Durchfeuchtung des Bodens und ein Ansteigen des Grundwassers, das bis zum August anhält.

Uebrigens haben die geschilderten Verhältnisse nur Geltung für eine gewisse durchschnittliche Beschaffenheit des natürlichen Bodens. Wird feinporiger, lehmhaltiger Boden bearbeitet (z. B. auf Aeckern, Rieselfeldern), so finden sich immer gröbere Spalten und Risse, durch welche ein Theil der Flüssigkeiten rasch in grössere Tiefen gelangt. Auch durch Ratten, Maulwürfe, Regenwürmer können abnorme Wege für die Beförderung von Flüssigkeiten im Boden geschaffen werden.

Hygienische Bedeutung des Grundwassers. Während ein zu grosser Abstand des Grundwassers von der Bodenoberfläche nur die Beschaffung von Trink- und Nutzwasser erschwert, hat ein zu geringer Abstand erheblich grössere Nachtheile im Gefolge. Hält sich das Grundwasser während eines grösseren Theils des Jahres nahe der Bodenoberfläche, so entsteht sumpfiges, eventuell zu Malaria disponirendes Terrain; rückt dasselbe nur vorübergehend nahe an die Bodenoberfläche heran, so sind die Fundamente der Häuser gefährdet, das Grundwasser dringt in die Keller, macht diese unbenutzbar und hinterlässt noch lange nach dem Absinken eine abnorme Feuchtigkeit der Wandungen. — Theils durch Drainirung und Canalisirung, theils durch Aufschüttung kann diesen Einfluss begegnet werden (s. Kap. „Wohnung").

Besondere Bedeutung haben ferner die zeitlichen Schwankungen des Grundwasserniveaus, dadurch dass sie uns in der oben erörterten Weise für den Feuchtigkeitszustand und die Verunreinigung der obersten Bodenschichten einen Maassstab liefern. Dieser ist um so werthvoller, als eine directe Bestimmung des Wassergehalts des Bodens auf ziemliche Schwierigkeiten stösst und schwer einen Einblick in die Feuchtigkeitsverhältnisse gewinnen lässt (vgl. S. 175). — Es ist aber nicht zu vergessen, dass eben die Grundwasserschwankung nur einen Maassstab, eine Art Uhr abgiebt; wollten wir etwa durch künstliche Mittel (Drainage) die Grundwasserschwankungen verringern oder beseitigen, so werden wir damit nicht immer den Feuchtigkeitszustand der oberen Bodenschichten ändern; sicher aber werden wir bewirken, dass die Uhr, die uns bisher in richtiger Weise über diesen Zustand belehrt hat, fortab nicht mehr richtig zeigt und als Maassstab nicht zu verwenden ist.

VII. Die Mikroorganismen des Bodens.

Die Untersuchung des Bodens auf Mikroorganismen erfolgt in der Weise, dass man mit einem kleinen Platinlöffel, der etwa $^1/_{50}$ ccm fasst, eine Probe aussticht, in Gelatine bringt, mit dem Platindraht möglichst zerkleinert, und dann das Röhrchen ausrollt. Sehr wichtig ist es, die Untersuchung unmittelbar nach der Probenahme vorzunehmen, da bei der höheren Temperatur des Laboratoriums und bei dem Luftzutritt sehr rasche und meist kolossale nachträgliche Vermehrung der Bakterien eintritt. — Aus tieferen Schichten entnimmt man Proben mittelst eines besonderen Bohrers, der sich erst in der gewünschten Tiefe öffnet und dann wieder schliesst.

Zahl und Vertheilung der Bodenbakterien. Die angestellten Untersuchungen haben gezeigt, dass der Boden das wesentlichste Reservoir der Mikroorganismen darstellt. Es finden sich im Durchschnitt selbst im sogenannten jungfräulichen, unbebauten Boden ca. 100000 Keime in 1 ccm Boden, oft noch erheblich mehr. Ferner ist ermittelt, dass weitaus die grösste Zahl dieser Mikroorganismen an der Oberfläche und in den oberflächlichsten Schichten enthalten ist. Nach der Tiefe zu nimmt die Zahl der Bakterien allmählich ab, und in 1 bis 3 m beginnt meist eine geradezu bakterienfreie Zone. Auch die Parthieen, in welchen bereits Grundwasser steht, werden für gewöhnlich frei von Bakterien gefunden. — Der Grund für die Keimfreiheit der tieferen Schichten liegt darin, dass poröser Boden nicht nur für Luft, sondern auch für Flüssigkeiten ein bakteriendichtes Filter bildet.

Laboratoriumsversuche scheinen das allerdings zunächst nicht zu bestätigen. Giesst man auf eine Schicht Grob- oder Feinsand eine bakterienhaltige Flüssigkeit, so gehen die Bakterien ungehindert durch die Poren des Bodens hindurch.

Der Versuch fällt aber völlig anders aus, wenn man die Filtration zunächst so langsam vor sich gehen lässt, dass die feinsten Theile des Bodens und die suspendirten Theile der Flüssigkeit Gelegenheit haben, die nächstgelegenen Poren zu füllen, und dass ferner die Bakterien Zeit gewinnen, mit einer schleimigen Schicht die Wege auszukleiden. Sobald dies geschehen, ist die Filtration eine sehr vollständige. (Vergl. im folg. Kapitel.) — Unter natürlichen Verhältnissen und bei der enorm langsamen Fortbewegung des Wassers stellen sich solche filtrirende Auskleidungen der Poren regelmässig in grösserer oder geringerer Tiefe her und hindern die Weiterbeförderung der Bakterien.

Ausnahmsweise kann es indess auch zu einem Bakteriengehalt tieferer Bodenschichten kommen, namentlich in abnorm durchlässigem oder künstlich aufgelockertem Boden, ferner, wenn gröbere Spalten (in zerklüftetem Felsboden, zusammengetrocknetem Lehmboden), oder Ratten- und Maulwurfsgänge Flüssigkeiten unfiltrirt nach abwärts gelangen lassen.

Was die **Qualität** der im Boden gefundenen Bakterien betrifft, so herrschen einige Arten entschieden vor, kommen stets zur Beobachtung und können sich offenbar im Boden ausgiebig vermehren. Dahin gehören namentlich die Bakterienarten, welche lebhafte Oxydationen hervorrufen und bei der Nitrifikation und Kohlensäurebildung im Boden betheiligt sind (s. oben). In den oberflächlichsten Schichten sind viel Sporen, darunter zuweilen enorm resistente Dauersporen enthalten, die selbst nach 4—5stündigem Erhitzen in strömendem Dampf noch keimfähig bleiben; in tieferen Schichten scheint es an Sporen ganz zu fehlen.

Pathogene Bakterien sind durch Cultur nur in den seltensten Fällen aus dem Boden isolirt. Dagegen konnte man durch directe Verimpfung grösserer Dosen von Erdproben auf Versuchsthiere die häufige Anwesenheit der Bacillen des malignen Oedems und des Wundtetanus in gedüngter Erde nachweisen; auch einige andere septisch wirkende Arten wurden in solcher Weise durch den Thierkörper isolirt.

Andere Infektionserreger sind bis jetzt nur ausnahmsweise gefunden; in 2 Fällen scheint die Isolirung spärlicher Typhusbacillen aus einem mit Typhusdejectionen nicht lange vorher vermischten Boden gelungen zu sein. Eine reichlichere Wucherung in den oberen Bodenschichten wird für den Pestbacillus behauptet. — Ferner ist anzunehmen, dass die Erreger der Malaria in geeignetem Boden ihre eigentliche Wohnstätte haben. So lange es jedoch noch an geeigneten Züchtungsmethoden für Sporozoën fehlt, wird der Nachweis derselben im Boden schwerlich zu führen sein.

Die **Quelle** der aufgezählten, in der ganz überwiegenden Mehrzahl saprophytischen Bakterien sind vorzugsweise die Verunreinigungen der Bodenoberfläche, die Abfallstoffe des Haushalts, die Düngstoffe der

Gärten und Aecker etc., deren Bakterien von den Niederschlägen allmählich unter die Oberfläche, bis in Tiefen von $^1/_2$—2 m gespült werden. Ferner Gruben und Canäle, welche zur Aufnahme der Abfallstoffe bestimmt sind, aber oft undicht werden und dann die bakterienreichen Flüssigkeiten gleich in einer Tiefe von 1—2—3 m unter der Oberfläche in den Boden übertreten lassen.

Welches ist nun das **weitere Schicksal** dieser Bakterien, speciell der pathogenen? — Einige Bakterienarten können im Boden, wie dies aus Culturversuchen und directen Bodenuntersuchungen hervorgeht, lebhaft proliferiren; die verbreitetesten Bodenbakterien scheinen aber diese Vermehrung auch in jedem nicht übermässig mit städtischen Abfallstoffen verunreinigten Boden zu leisten. Einige saprophytische Arten gelangen wahrscheinlich erst in einem stärker verunreinigten Boden zu lebhafterer Vermehrung. Die Annahme jedoch, dass ein mit Abfallstoffen imprägnirter Boden auch für Infektionserreger eine specifisch geeignete Stätte zur Wucherung und weiteren Ausbreitung biete, ist bereits S. 176 widerlegt. Wohl mag eine Zeit lang an der Oberfläche des Bodens in den Abfallflüssigkeiten selbst, wenn noch wenig saprophytische Concurrenten vorhanden sind, und während hohe Temperatur mitwirkt, eine gewisse Vermehrung der pathogenen Bakterien stattfinden; im tieferen Boden aber liegen die Lebensbedingungen für solche Bakterienarten ausnahmslos zu ungünstig.

Dagegen scheint der Boden sehr wohl im Stande zu sein, pathogene Bakterien lange zu conserviren. Der Reichthum der oberflächlichen Bodenschichten an Sporen deutet darauf hin, dass die Bedingungen für die Sporenbildung hier günstig sind; und Versuche mit Milzbrandbacillen haben ergeben, dass die Fruktifikation derselben in einem Gemisch der Cultur mit porösem Boden verhältnissmässig rasch und leicht erfolgt.

Ein Austritt der in tiefere Bodenschichten gelangten Bakterien an die Oberfläche und eine Verbreitung derselben durch Luft, Wasser u. dgl. findet für gewöhnlich nicht statt. Wie oben begründet wurde, ist namentlich die Bodenluft niemals im Stande, Keime in die Aussenluft mitzuführen. Auch das Grundwasser ist erwiesenermaassen fast immer bakterienfrei und kann nur ausnahmsweise durch gröbere Communikationen einen Verkehr zwischen tieferen Bodenschichten und dem Menschen herstellen. In gleicher Weise ist zuweilen wohl ein Transportweg gegeben durch Thiere, welche aus tieferen Schichten Bodenpartikel an die Oberfläche tragen (Regenwürmer); oder dadurch, dass der Boden aufgegraben und tiefere Schichten zu Tage gefördert werden.

Wesentlich bessere Chancen für die Weiterverbreitung der Bakterien bietet die oberflächlichste Schicht des Bodens. Von hier aus kann die Verbreitung erfolgen: 1) durch staubaufwirbelnde Winde. 2) Durch Nahrungsmittel, die in der Erde wachsen (Kartoffeln, Gartengemüse etc.) und welche theils roh genossen werden und direct Infektionen veranlassen können, theils indirect, indem sie die anhaftenden Erdpartikel und Mikroben in Wohnung und Küche transportiren. 3) Durch Schuhzeug und Gerätschaften der Menschen, welche den verunreinigten Boden betreten oder denselben bearbeiten, sowie durch Hausthiere. 4) Durch Insekten (Mücken), die vielleicht bei der Uebertragung der Malariaerreger eine hervorragende Rolle spielen.

Durch alle diese Transportmittel werden selbstverständlich in weitaus grösster Zahl saprophytische Bakterien verbreitet. Gelegentlich wird es auch zur Verbreitung von Infektionserregern kommen; dann aber weniger durch die atmosphärische Luft, welche bald unendlich verdünnend wirkt (vgl. S. 160), als vielmehr durch Verschleppung (Nahrungsmittel, Schuhzeug etc.) von den einzelnen Infektionsherden aus, welche hier und da auf der Bodenoberfläche durch zufällig hingelangte Absonderungen von Kranken, z. B. Dejektionen, Sputa, u. a. m. gebildet werden.

Eine bestimmte Phase im Zustand der oberflächlichen Bodenschichten wird besonders geeignet sein zu dieser Verbreitung von Keimen; nämlich die, wo eine trockene Zone an der Oberfläche besteht und intercurrirende Niederschläge höchstens einige Millimeter tief eindringen, so dass alle Bodenverunreinigungen in der oberflächlichsten Schicht verbleiben. In dieser Zeit bestehen für Verschleppungen aller Art entschieden grössere Chancen, als wenn der Boden durchfeuchtet ist und auftreffende Niederschläge die Verunreinigungen rasch abschwemmen oder in eine Tiefe spülen, welche sie dem Verkehr entzieht.

Ferner liefern die Jahreszeiten, in welchen die Ernte der Gemüse resp. das Aufbringen des Gruben- und Tonneninhalts auf das benachbarte Land stattfindet, vermehrte Gelegenheit zur Verschleppung mancher infektiöser Bakterien.

Somit wird es vielleicht zu einer zeitlichen Steigerung der Infektionsgefahr zur Zeit des tiefsten Grundwasserstandes resp. in den Herbstmonaten kommen können; insbesondere bei solchen Krankheiten, deren Erreger in den Dejektionen ausgeschieden werden und mit diesen zuweilen auf den Boden gelangen.

Hygienische Bedeutung der Mikroorganismen des Bodens. Nach den vorstehenden Darlegungen erscheint es zweifellos, dass der oberflächlichste Boden — aber auch nur dieser — zuweilen Infektionserreger beherbergt und zur Verbreitung von Infektionskrankheiten Anlass giebt.

In grösserem Umfange kommt jedoch diese Rolle des Bodens nur bei einigen Wundinfektionskrankheiten (Tetanus und mal. Oedem), und ferner bei der Malaria in Betracht, deren Erreger in der Umgebung des Kranken nicht in lebensfähigem Zustand vorhanden sind, sondern nur im Boden.

Bei der Verbreitung aller übrigen Infektionskrankheiten, auch der infektiösen Darmkrankheiten, bildet der Boden nichts mehr, als ein selten in Betracht kommendes Zwischenglied. Das infektiöse Material ist in durchaus infektionstüchtigem Zustand bereits in der Nähe des Kranken und innerhalb der Wohnung vorhanden. Dort ist für gewöhnlich die reichlichste Gelegenheit zur Infektion gegeben. Nur zuweilen wird es vorkommen, dass hier die Infektion vermieden, das gefährliche Material entfernt und vermeintlich unschädlich gemacht wird, indem man es an irgend welcher Stelle den oberflächlichen Schichten des Bodens überantwortet, und dass von diesen aus das Material auf den oben bezeichneten Wegen in wohl conservirtem Zustand wieder in den Bereich der Menschen gelangt und eventuell Infektionen auslöst. Es ist in keiner Weise wahrscheinlich, dass dieser weite Umweg häufig eingeschlagen wird und dass etwa ein grosser Procentsatz der Infektionen durch Vermittelung des Bodens zu Stande kommt. Die oben hervorgehobene zeitliche Steigerung der Infektionschancen beim Sinken des Grundwassers resp. im Herbst kann daher auch nur bei einem kleinen Bruchtheil der Erkrankungen zum Ausdruck kommen (vgl. Cap. X).

Eine Verhütung der Infektion vom Boden aus ist am vollständigsten dadurch erreichbar, dass Strassen, Höfe und Sohlen der Häuser gepflastert, asphaltirt oder cementirt werden. Ferner ist es erforderlich, die Oberfläche einer häufigen Reinigung, die durch passendes Gefäll und gute unterirdische Ableitung unterstützt wird, auszusetzen und so oberflächliche Ansammlungen von Abfallstoffen zu verhüten. — Selbst ein Malariaboden kann erfahrungsgemäss in solcher Weise unschädlich gemacht werden.

Acker- und Gartenland in der näheren Umgebung einer Ortschaft ist von denjenigen Abgängen des menschlichen Haushaltes, welche leicht infektiöse Organismen enthalten, nach Möglichkeit frei zu halten. Beim Genuss von Nahrungsmitteln aus solchem Boden ist Vorsicht anzurathen. Bezüglich der Malariaerreger ist eventuell eine Aenderung der Feuchtigkeitsverhältnisse des Bodens anzustreben (s. unter „Malaria“).

Litteratur: SOYKA, Der Boden, Abtheilung aus v. PETTENKOFER's und v. ZIEMSSEN's Handb. d. Hygiene, Leipzig 1887. — v. FODOR, Der Boden, in „Handb. der Hygiene" von Weyl, 1894. — FRÄNKEL, Untersuchungen über das Vorkommen von Mikroorganismen in verschiedenen Bodenschichten, Zeitschr. f. Hyg., Bd. 2. — ibid. Bd. 6. — Vergl. ferner die von verschiedenen städtischen Verwaltungen (München, Berlin, Frankfurt etc.) herausgegebenen Berichte über die Vorarbeiten zur Canalisation und Wasserversorgung.

Fünftes Kapitel.
Das Wasser.

Im Folgenden ist zunächst die allgemeine Beschaffenheit der Wässer und die Bedeutung der einzelnen Bestandtheile derselben zu besprechen. Sodann sind die hygienischen Anforderungen an ein Wasser zu präcisiren und es ist zu erörtern, in welcher Weise sich ein Urtheil über die Brauchbarkeit eines Wassers gewinnen lässt; schliesslich ist die Ausführung der Wasserversorgung zu schildern.

A. Allgemeine Beschaffenheit der natürlichen Wässer.

Die Deckung des Wasserbedarfs des Menschen muss aus den natürlichen Wasservorräthen erfolgen, welche in Form von Meteorwasser, von Grundwasser, von Quellwasser, von Fluss- und Seewasser sich vorfinden.

Meteorwasser, das in Cisternen aufgesammelt wird, enthält die Bestandtheile der atmosphärischen Luft, also Salpetersäure, salpetrige Säure, Ammoniak, ferner zahlreiche Mikroorganismen und aus den Sammelbehältern gewöhnlich organische Stoffe. Es entwickelt sich leicht Fäulniss darin, ausserdem ist es fade von Geschmack; es ist daher nur im Nothbehelf für den Wassergenuss zu verwenden, indess zu manchem häuslichen Gebrauch geeignet.

Grundwasser rekrutirt sich ebenfalls aus den Niederschlägen. Diese nehmen zunächst von der Bodenoberfläche noch grosse Mengen gelöste und suspendirte Stoffe auf und die Qualität des Wassers wird schlechter. Dann aber findet beim Durchgange durch den Boden gleichsam eine Veredelung des Wassers statt; suspendirte und gelöste Stoffe werden theils zurückgehalten, theils oxydirt und mineralisirt; ausserdem bewirkt die Kohlensäure des Wassers eine partielle Lösung von Bodenbestandtheilen; Calciumcarbonat, Magnesiumcarbonat, Kieselsäure u. a. m. gehen in das Wasser über; endlich wird die Temperatur des Wassers auf eine gleichmässige, für den Genuss angenehme Höhe gebracht.

Besonders starken Verunreinigungen ist das Grundwasser im städtischen Boden ausgesetzt. Das Material dieser Verunreinigungen bilden Harn und Fäces von Menschen und Thieren, pflanzliche und thierische Abfälle aus Küche und Haus. Von chemischen Körpern sind in den Abfallstoffen vorzugsweise enthalten: Harnstoff, Hippursäure, Kochsalz, Natriumphosphat, Kaliumsulfat, Kalk- und Magnesiaverbindungen; ferner die verschiedensten Producte der Fäulniss von Eiweisskörpern (Amide, Fettsäuren, Indol, Skatol, Ptomaine), von Fetten (Fett-

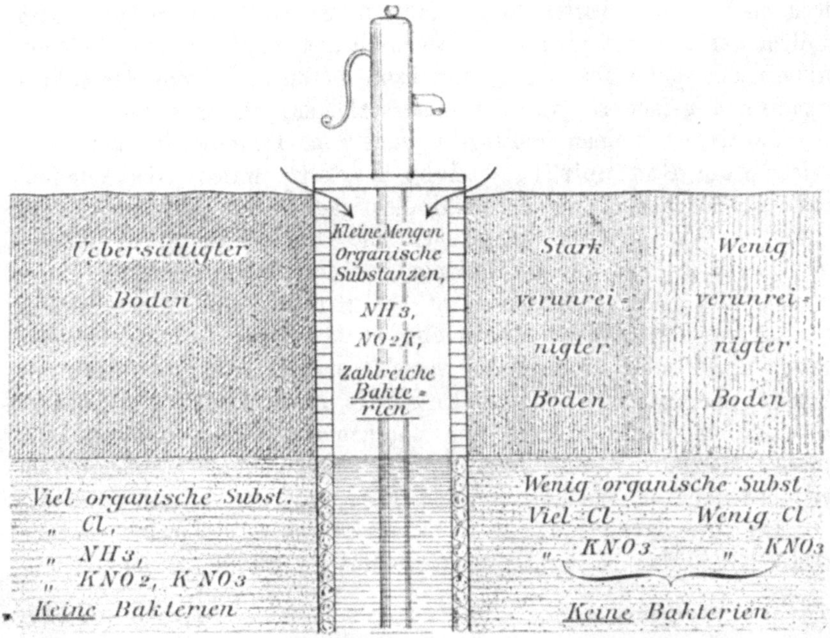

Fig. 23. Die verschiedenen Wege für die Verunreinigung des Grundwassers, schematisch.

säuren) und Kohlenhydraten (Huminsubstanzen). Daneben enthalten die Abfallstoffe unzählige saprophytische und gelegentlich auch pathogene Mikroorganismen.

Diese Stoffe gelangen auf zwei sehr wohl auseinander zu haltenden Wegen in das Wasser (s. Fig. 23). Erstens sickern sie langsam von der Bodenoberfläche oder von dem die Gruben und Canäle umgebenden Erdreich durch Schichten gewachsenen Bodens in das Grundwasser, und sind dann dem veredelnden Einfluss des Bodens in vollem Maasse ausgesetzt. Dabei werden vor allem die suspendirten Bestandtheile und die Mikroorganismen vollständig abfiltrirt. Sodann werden

Harnstoff, Hippursäure, sowie die stickstoffhaltigen Fäulnissprodukte für gewöhnlich ganz in Nitrate übergeführt. Die Phosphorsäure bleibt gänzlich im Boden zurück, die Chloride dagegen erscheinen vollständig im Wasser, die Sulfate zum grossen Theil. — In einem stark verunreinigten Boden enthält das Grundwasser grosse Mengen Nitrate, viel Chloride etc.; aber die Filtration der Mikroorganismen kommt auch in solchem Boden vollkommen zu Stande. — Unter mancherlei Verhältnissen, z. B. wenn nicht genügend Sauerstoff vorhanden ist, finden sich kleine Mengen von Nitriten, von Ammoniak und von noch nicht mineralisirten organischen Stoffen im Wasser. Ist endlich der Boden übersättigt, so erscheinen grosse Mengen solcher organischen Stoffe; aber auch dann kann die Zurückhaltung der Mikroorganismen gerade so gut oder besser erfolgen, als im reinen Boden.

Zweitens können Verunreinigungen ins Grundwasser gelangen, welche dem Bodeneinfluss nicht ausgesetzt waren. Sie kommen von der Bodenoberfläche durch Undichtigkeiten der Brunnendeckung direct ins Wasser, oder von Gruben und Canälen aus durch zufällig vorhandene gröbere Communikationen mit dem Brunnenschacht. Dann werden die Mikroorganismen nicht abfiltrirt und eine Mineralisirung der organischen Stoffe findet nicht statt. Diese Verunreinigungen führen daher dem Wasser die verschiedensten Mikroorganismen, daneben mannigfaltige organische Stoffe und auch wohl Ammoniak in einer im Verhältniss zu den anorganischen Bestandtheilen sehr grossen Menge zu. Vom hygienischen Standpunkt aus erscheinen sie weit bedenklicher, als die durch den Boden passirten Verunreinigungen.

Die Zusammensetzung des Grundwassers ist naturgemäss eine sehr wechselnde. Man beobachtet folgende Mengen gelöster Stoffe:

	Milligramme in 1 Liter:		
	Minimum	Maximum in reinem Wasser	Maximum in abnormem Wasser
Summe der gelösten Bestandtheile . .	100	500	5000
Organische Stoffe	0	40	1300
Dieselben verbrauchen Sauerstoff .	0	2	65
Ammoniak	0	Spuren	130
Salpetrige Säure (haupts. Kaliumnitrit)	0	Spuren	200
Salpetersäure (Calcium-, Kaliumnitrat u. s. w.)	1	15	1300
Chlor (hauptsächlich Kochsalz) . . .	4	30	900
Kalk	25	120	900

	Milligramme in 1 Liter:		
	Minimum	Maximum in reinem Wasser	Maximum in abnormem Wasser
Magnesia	0	50	500
Schwefelsäure (haupts. Calciumsulfat)	2	100	1000
Ferner Kalium, Natrium, Kieselsäure, Kohlensäure, Eisen als Ferrosalz.			

Daneben vielerlei suspendirte Bestandtheile, z. B. Thon, Eisenoxydhydrat, ferner niedere Thiere, Algen, Bakterien.

Quellwasser nennt man ein Grundwasser, welches freiwillig zu Tage tritt. Das geschieht z. B. dann, wenn die geneigte, undurchlässige Schicht an die Oberfläche tritt. Handelt es sich dabei um Wasser, welches sich auf der obersten Schicht gesammelt und keine starken Bodenschichten durchflossen hat, so kann es ganz gleiche Zusammensetzung zeigen, wie künstlich gehobenes Grundwasser. Meist allerdings stammen die Quellen aus tiefer gelegenen Schichten und sind dann relativ rein von organischen Stoffen oder deren Zersetzungsprodukten. Ein wichtiger Unterschied gegenüber dem künstlich gehobenen Grundwasser besteht indess darin, dass directe der Bodenwirkung nicht unterworfene Zuflüsse gewöhnlich fehlen. Im Uebrigen richtet sich die Zusammensetzung ganz nach der Bodenformation.

Zuweilen finden sich in grösserer Tiefe Wassermassen zwischen zwei undurchlässige Schichten eingeschlossen, welche sich mit starkem Gefälle senken. Werden solche Schichten in ihrem unteren Theile angebohrt, so strömt das Wasser unter hohem Drucke aus (Artesische Brunnen). Auch deren Wasser ist sehr verschieden zusammengesetzt, oft nicht so rein, als man gewöhnlich annimmt.

Bäche und Flüsse erhalten durch die Meteorwässer zahlreichste Verunreinigungen von der Bodenoberfläche zugeführt: häufig nehmen sie die Canal- oder Spüljauche von ganzen Ortschaften auf, ferner die Abwässer der Schiffe sowie die übelriechenden oder giftigen Abgänge der Industrie. So enthalten z. B. die Abwässer der Textilindustrie Leim, Blut, Seife, Farbstoffe; Papier- und Zuckerfabriken, Brennereien, Gerbereien liefern grosse Mengen faulender und fäulnissfähiger Substanzen; Schlachthäusser gleichfalls Massen sehr leicht zersetzlichen Materials; Gasfabriken Ammoniakverbindungen und theerige Producte.

Viele Bestandtheile dieser Abwässer sind nicht gelöst, sondern suspendirt und unter diesen finden sich zahlreichste Mikroorganismen,

Allmählich tritt allerdings im Verlauf des Flusses, wenn keine neuen Verunreinigungen hinzukommen, eine gewisse Selbstreinigung ein. Die suspendirten Bestandtheile setzen sich ab und reissen auch viel Mikroorganismen zu Boden; die Kohlensäure der Bicarbonate des Calciums und Magnesiums entweicht und es entstehen unlösliche Erdverbindungen, welche gleichfalls niederschlagend wirken. Ausserdem tritt ein allmähliches Verzehren der organischen Stoffe durch Mikroorganismen, Algen und Bakterien, ein. Im grossen Ganzen ist das Flusswasser jedoch so bedeutenden Verunreinigungen und so grossen Schwankungen der Beschaffenheit unterworfen, dass es ohne besondere Vorbereitung nicht zu häuslichen Zwecken verwendbar ist. Ferner scheinen manche Krankheitserreger gerade an der Oberfläche des Wassers, an schwimmenden Theilen und Anhängseln der Flussufer zu wuchern; sie werden dann von jener Selbstreinigung nicht mit betroffen, sondern höchstens durch den Einfluss des Lichts und concurrirende Saprophyten allmählich geschädigt.

Landseen bieten ein weit günstigeres Material für Wasserversorgung als Flüsse. Die suspendirten Bestandtheile und die Mikroorganismen sind meist ausserordentlich vollständig abgesetzt und das Wasser ist chemisch und bakteriologisch verhältnissmässig rein. Doch kommen auch hier grosse Schwankungen vor und es ist eine Beurtheilung nur von Fall zu Fall zulässig.

B. Die einzelnen Bestandtheile des Wassers.

1. Die organischen Stoffe.

Dieselben entstammen entweder pflanzlichen Resten des Bodens und bestehen dann aus den noch wenig genau bekannten Huminsubstanzen, oder sie entstammen den Düng- und Abfallstoffen, die auf die Oberfläche des Bodens gelangt und der Mineralisirung entgangen sind oder endlich den Abwässern, welche directe Wege zum Wasser eingeschlagen haben. Ihrer chemischen Natur nach kommen die meisten der S. 193 aufgezählten Stoffe in Frage, doch treten gewöhnlich huminartige Stoffe in den Vordergrund.

Bestimmung der organischen Stoffe. Da es unmöglich ist, die ganze Menge der organischen Stoffe mittelst einer genauen und doch einigermaassen einfachen Methode zu bestimmen, hat man sich darauf beschränkt, immer nur einen Theil der organischen Substanzen zu analysiren, nämlich die Stoffe, welche unter bestimmten Bedingungen durch Kaliumpermanganatlösung oxydirt werden.

Kaliumpermanganat (Chamäleon) giebt bei Gegenwart von Schwefelsäure und in Siedehitze sehr leicht Sauerstoff ab und wird dabei in farbloses Mangansulfat verwandelt; je mehr organische, oxydable Stoffe daher in einem Wasser vorhanden sind, um so mehr von einer bestimmten Chamäleonlösung wird unter übrigens gleichen Bedingungen entfärbt (Näheres über die Methode siehe im Anhang).

Die Lösung von Kaliumpermanganat wird gewöhnlich so hergestellt, dass jeder Cubikcentimeter 0.08 mgr verfügbaren Sauerstoff enthält. Die Resultate des Versuches werden dann am einfachsten in Milligrammen Sauerstoff angegeben, welche von 1 Liter Wasser zur Oxydation der organischen Stoffe verbraucht werden. Die Menge der organischen Stoffe lässt sich etwa auf das 20fache der verbrauchten Sauerstoffmenge schätzen; jedoch ist diese Rechnung durchaus willkürlich, selbst wenn man annimmt — was im Allgemeinen wohl zulässig ist — dass unter der Gesammtheit der organischen Stoffe sich annähernd immer der gleiche Bruchtheil solcher Substanzen findet, welche durch Chamäleon unter den angegebenen Bedingungen oxydirt werden.

Hygienische Bedeutung der organischen Stoffe. Eine direct schädliche Wirkung kann den organischen Stoffen nicht zugeschrieben werden. Allerdings werden bei der Fäulniss auch giftige Substanzen producirt, aber immer in ausserordentlich geringer Menge gegenüber den anderen Fäulnissproducten. Es ist von vornherein völlig unwahrscheinlich, dass in den geringen Quantitäten organischer Stoffe, welche ein Trink- oder Brauchwasser enthält, jemals Gifte in ausreichender Menge vorhanden sind, um toxische Symptome zu veranlassen. Ausserdem ist aber experimentell auf das bestimmteste erwiesen, dass selbst die unreinsten Wässer, wenn sie bei niederer Temperatur stark concentrirt und Thieren injicirt werden, erst dann giftige Wirkung äussern, wenn auch der eingeäscherte Rückstand in der gleichen Dosis wirkt. Irgend welche organische Gifte sind daher gänzlich auszuschliessen.

Vielleicht aber könnte der Gehalt eines Wassers an organischen Stoffen insofern eine gewisse Rolle spielen, als dieselben die Nährstoffe abgeben für pathogene Bakterien, so dass mit ihrer Hülfe eine Vermehrung der Bakterien im Wasser zu Stande kommt, während ohne die Nährstoffe Mikroorganismen sich nicht im Wasser zu halten vermögen. Wie indess unten S. 207 näher ausgeführt ist, kommt den organischen Stoffen des Wassers eine solche Rolle vermuthlich nicht oder doch nicht ausschliesslich zu, und keinesfalls liegen irgend welche Anhaltspunkte dafür vor, dass die Menge der analytisch bestimmten organischen Stoffe mit der Entwickelung von Krankheitserregern im Wasser parallel geht.

Die hygienische Bedeutung der organischen Stoffe kann daher nur eine symptomatische sein. Grössere Mengen derselben deuten entweder auf eine Uebersättigung und mangelhafte Mineralisirung des

Bodens, oder aber auf directe verunreinigende Zuflüsse zum Wasser. Im ersten Falle kann das Wasser nur insofern unappetitlich genannt werden, als muthmaasslich der Zeitpunkt nicht mehr fern ist, wo es grobsinnlich wahrnehmbare Verunreinigungen führt. Im zweiten Falle liegt ernstere Gefahr vor, insofern mit den directen Zuflüssen Mikroorganismen aller Art und darunter auch pathogene ins Wasser gelangt sein können. Ein irgendwie sicheres Indicium für Infektionsgefahr bieten somit die organischen Stoffe nicht; manche oberflächliche Zuflüsse bedingen eventuell Infektionsgefahr trotz geringer Menge organischer Stoffe, andererseits deuten zahlreiche organische Stoffe aus einem übersättigten, aber immer noch gut filtrirenden Boden in keiner Weise auf infektiöse Bakterien hin.

2. Ammoniak, salpetrige Säure, Salpetersäure.

Alle drei entstammen den stickstoffhaltigen Abfallstoffen. Das Ammoniak entsteht aus diesen entweder dann, wenn der Luftzutritt zu den tieferen Bodenschichten gehemmt ist (oberflächliche Moor- und Letteschichten); oder wenn der Boden übersättigt ist; oder es ist aus den organischen Stoffen (Harnstoff) directer Zuflüsse mit Hülfe von Mikroorganismen gebildet; oder durch nachträgliche Reduktion aus Nitraten, ebenfalls mit Hülfe von Mikroorganismen.

Nachweis und Bestimmung des Ammoniaks. Da es sich stets um sehr kleine Mengen handelt, benutzt man ausschliesslich das sehr empfindliche Nessler'sche Reagens, d. h. alkalische Quecksilber-Jodidlösung, welche mit kleinsten Spuren von Ammoniak einen rothgelben Niederschlag oder gelbröthliche Färbung giebt (s. Anhang).

Die **hygienische Bedeutung des Ammoniaks** ist nur eine symptomatische, ähnlich wie die der organischen Stoffe. Da sich aber die Art der Entstehung des Ammoniaks gewöhnlich nicht genauer ermitteln lässt, und da je nach der Quelle die Deutung des Befundes wesentlich variiren muss, so ist der symptomatische Werth dieses Bestandtheils noch geringer, als der der organischen Stoffe.

Salpetrige Säure entsteht in derselben Weise, wie Ammoniak und hat ungefähr die gleiche hygienische Bedeutung. Kleine Mengen können jedoch ausserdem auch dem Zufluss atmosphärischer Niederschläge entstammen. Die im Wasser gefundenen Mengen sind gewöhnlich noch kleiner als die des Ammoniaks.

Der Nachweis erfolgt durch Zusatz von verdünnter Schwefelsäure und Zinkjodidstärke; bei Anwesenheit von Nitriten entsteht innerhalb 15 Minuten blauviolette Färbung durch gebildete Jodstärke. Liegt der Verdacht auf Anwesenheit von Eisen vor, so ist besser Diamidobenzol als Reagens zu verwenden, das bei Gegenwart von Spuren von Nitriten in gelbröthliches Triamidobenzol übergeht (s. Anhang).

Salpetersäure ist fast immer durch den mineralisirenden Einfluss des Bodens entstanden und rührt daher nur von solchen Abfallstoffen her, welche leistungsfähigen Boden durchwandert haben; sie findet sich in viel grösserer Menge als die vorgenannten Substanzen im Wasser, immer an Basen gebunden, gewöhnlich als Calciumnitrat oder Kaliumnitrat.

Nachweis und Bestimmung der Salpetersäure. Der qualitative Nachweis erfolgt entweder durch Brucinlösung und concentrirte Schwefelsäure. Es entsteht eine schöne rosa Färbung, die nach einiger Zeit in Gelb umschlägt. Oder man fügt zu einer Lösung von Diphenylamin in concentrirter Schwefelsäure einige Tropfen des Wassers. Es entsteht durch Nitrate und Nitrite eine bleibende tiefblaue Färbung. — Die quantitative Bestimmung geschieht durch Titrirung mit Indigolösung oder durch Ueberführen der Salpetersäure in Stickoxyd und Messen des letzteren im Eudiometer (s. Anhang).

Hygienische Bedeutung der Salpetersäure. Selbst die grössten im Wasser vorkommenden Mengen Salpeter sind als unschädlich anzusehen; wohl aber deutet ein hoher Nitratgehalt auf starke Verunreinigung des Bodens und somit auf die Möglichkeit, dass dem Boden überreichliche Mengen von Abfallstoffen übergeben werden und dass daher das Wassser in einiger Zeit grobsinnlich unappetitlich werden wird.

Früher hat man in höheren Graden der Bodenverunreinigung und in den Zersetzungsvorgängen im Boden eine besondere Infektionsgefahr erblickt. Da jedoch diese Anschauung nach den S. 176 gegebenen Ausführungen nicht mehr haltbar ist, kann auch der Nitratgehalt des Wassers nicht länger als ein Zeichen von Infektionsgefahr angesehen werden. Wohl zu beachten ist, dass die Wege, auf welchen die Infektionserreger einerseits, die Nitrate andererseits in's Wasser gelangen, für gewöhnlich ganz verschieden sind. Die Nitrate entstammen dem gewachsenen Boden, der auch bei starker Imprägnirung mit Abfallstoffen alle Mikroorganismen abfiltrirt; die Infektionserreger gerathen durch mehr directe Zuflüsse ins Wasser und für diese besteht keine oder geringste Gelegenheit zur Nitratbildung. Eine ganz entfernte Beziehung zwischen beiden Wegen ist nur insofern vorhanden, als da, wo eine starke Verunreinigung des Bodens vorliegt, vielfach auch eine Vernachlässigung der Brunnenanlage und in Folge dessen directe Zuflüsse zum Brunnen gefunden werden.

3. Chloride.

Der natürliche Boden enthält nur in der Nähe des Meeres und in der Nähe von Salzlagern messbare Mengen Chloride. In dem städtischen Untergrund entstammt das Chlor des Bodens und Grundwassers ausschliesslich den Abfallstoffen, speciell dem Kochsalz des Harns.

Bestimmung der Chloride. 100 ccm Wasser werden mit einigen Tropfen Lösung von Kaliumchromat und dann allmählich mit Silberlösung von bekanntem Gehalt versetzt. Es entsteht zunächst weisses unlösliches Chlorsilber; dann aber in dem Moment, wo die letzte Spur Chlor an Silber gebunden ist, dunkelrothes Silberchromat. Aus der bis zum Eintritt der Rothfärbung verbrauchten Silberlösung findet man daher die Chlormenge, welche im Wasser vorhanden war (s. Anhang).

Die **hygienische Bedeutung** der Chlorbestimmung liegt darin, dass man mittels derselben bequemer als mit irgend einer anderen Methode den Grad der Verunreinigung des Bodens und des Wassers mit Abfallstoffen ermitteln kann. Im Uebrigen ist bezüglich des symptomatischen Werthes des Chlorgehalts in derselben Weise wie bezüglich der Nitrate zu urtheilen.

4. Kalk, Magnesia, Schwefelsäure.

Kalk und Magnesia sind entweder aus Bodenbestandtheilen gelöst, oft unter Mitwirkung der Kohlensäure; oder sie entstammen dem Harn und den Fäces. Namentlich rühren grosse Magnesiamengen meist von Abfallstoffen her. — Die Schwefelsäure entsteht theils durch Oxydation aus organischem Schwefel, theils ist sie auf die Sulfate der Abfallstoffe, theils auf das Calciumsulfat des Bodens zurückzuführen.

Kalk und Magnesiasalze machen zusammen die Härte des Wassers aus, und zwar bewirken die Bicarbonate die sogenannte vorübergehende Härte. Nach dem Kochen oder auch nach längerem Stehen des Wassers verflüchtigt sich nämlich ein Theil der Kohlensäure und es entstehen aus jenen Bicarbonaten unlösliche Monocarbonate, die ausfallen und das überstehende Wasser völlig weich zurücklassen, falls nicht noch andere Kalk- und Magnesiaverbindungen vorhanden sind. Vielfach sind letztere zugegen und zwar in Form von Sulfaten, Nitraten, Chloriden. Diese bedingen demnach die sogenannte bleibende Härte des Wassers.

Die Bestimmung des Kalks und der Magnesia erfolgt entweder gewichtsanalytisch. Annähernd kann sie geschehen durch Titrirung mit Seifenlösung. Seife (= fettsaures Alkali) setzt sich mit Kalksalzen um, es entsteht fettsaurer Kalk, und die Säure der Kalksalze verbindet sich mit dem Alkali. Die zugefügte Seife wird also zerlegt, so lange noch Kalksalze sich vorfinden; erst wenn aller Kalk und alle Magnesia in unlöslichen, in Flocken sich abscheidenden fettsauren Kalk, resp. fettsaure Magnesia übergeführt sind, bleibt die fernerhin zugefügte Seife unzersetzt. Erst dann entsteht also eine Seifenlösung. Dieser Moment ist daran kenntlich, dass von da ab beim Schütteln ein längere Zeit bleibender Schaum auf der Flüssigkeit sich bildet. — Das Verfahren bei der Untersuchung eines Wassers ist demnach so, dass man zu einer bestimmten Menge des zu untersuchenden Wassers Seifenlösung von bekanntem Gehalt so lange zufügt, bis beim Schütteln starkes Schäumen auftritt. Aus dem Verbrauch an Seifenlösung ergiebt sich die Härte des Wassers (s. Anhang).

Die Schwefelsäure wird gewichtsanalytisch bestimmt. Häufig kann man ihre Menge aus der bleibenden Härte (welche wie die Gesammthärte, aber unter Benutzung gekochten Wassers, bestimmt wird) entnehmen, da sie grösstentheils an Kalk und Magnesia gebunden zu sein pflegt.

Hygienische Bedeutung der Erdsalze. Ein grosser Gehalt des Wassers an Kalksalzen, namentlich Calciumsulfat, wird von manchen Menschen schlecht ertragen und ruft Verdauungsstörungen hervor. Ferner ist sehr hartes Wasser zum Kochen mancher Speisen (Hülsenfrüchte, Thee, Kaffee) ungeeignet, weil sich unlösliche Verbindungen zwischen den Kalksalzen und Bestandtheilen dieser Nahrungsmittel herstellen. — Technisch kommt ausserdem in Frage, dass zum Waschen mit hartem Wasser eine abnorm grosse Menge von Seife consumirt werden muss, weil ein grosser Theil der Seife durch die Kalksalze zerlegt wird; ferner dass hartes Wasser, namentlich solches mit vielen Bicarbonaten, wegen massenhafter Kesselsteinbildung zur Speisung der Dampfkessel ungeeignet ist.

Die Kohlensäure, der Sauerstoffgehalt, die Kieselsäure, Phosphorsäure und die Alkalien des Wassers sind ohne besondere hygienische Bedeutung.

5. Eisen, Blei, Arsen.

Zuweilen finden sich kleine Mengen von Eisen im Grundwasser, die dann für die Brauchbarkeit desselben von grosser Bedeutung werden können. Das Eisen pflegt in Form von Eisenoxydulverbindungen (hauptsächlich Ferrobicarbonat) in's Wasser überzutreten, die aus Eisenoxydverbindungen des Bodens unter dem Einfluss reducirender organischer Substanzen (Braunkohle, vermoderndes Holz, Moor, Humus etc.) entstanden sind. Die Ferrosalze trüben zunächst das Wasser nicht. Steht dasselbe aber einige Zeit an der Luft, oder wird es erhitzt, so entweicht die CO_2 des Bicarbonats und es erfolgt Oxydation, so dass sich braune Flocken von Eisenoxydhydrat abscheiden, die dem Wasser ein unappetitliches Aussehen verleihen und dasselbe für Wäsche, für die Bereitung von Thee und Kaffee etc. völlig unbrauchbar machen. In eisenhaltigem Wasser kommt es ausserdem besonders leicht zur Entwickelung von Crenothrix, deren weissliche oder durch Einlagerung von Eisen braun gefärbte Pilzrasen die Trübung und Unappetitlichkeit des Wassers noch vermehren.

In Flusswasser kann ferner Blei und Arsen durch Abwässer von Fabriken (s. Cap. IX.) gerathen; Arsen ist auch in weiter Ausdehnung im Grundwasser beobachtet, nachdem z. B. enorme Mengen arsenhaltiger Abwässer von Anilinfabriken in den Boden gelangt waren. Blei tritt ausserdem unter gewissen Bedingungen (s. S. 223) aus bleiernen Leitungsröhren in Form von Bleihydrat in's Wasser über.

Blei und Arsen sind als gefährliche Gifte in einem Trinkwasser wo möglich überhaupt nicht oder doch nur in minimalsten Spuren (Blei höchstens zu 0·3 mgr in 1 Liter) zuzulassen, zumal dort, wo geringe Mengen vorkommen, keine Garantie zu bestehen pflegt, dass sich der Gehalt dauernd auf der gleich niedrigen Stufe hält.

Der Nachweis des Eisens geschieht, indem man das Wasser eine Viertelstunde zum Sieden erhitzt, den gebildeten Niederschlag in Salzsäure löst und diese mit gelbem Blutlaugensalz prüft (Bildung von Berliner Blau). Grössere Mengen Ferrosalz können durch directen Zusatz von Ferricyankalium erkannt werden. Die quantitative Bestimmung erfolgt durch Titriren mit Chamäleonlösung in der Kälte. — Zum Nachweis von Blei ist ein Zusatz von Essigsäure und Schwefelwasserstoff erforderlich; bei Gegenwart von Blei tritt braune bis braunschwarze Färbung auf. — Arsen ist durch Schwefelwasserstoff abzuscheiden, das Arsensulfid in Oxydverbindung überzuführen und diese im Marsh'schen Apparat zu prüfen.

6. Suspendirte Bestandtheile.

a) Mikroskopische Befunde.

Im mikroskopischen Präparat, das man aus dem Absatz des 12—14 Stunden gestandenen Wassers anfertigt, findet man neben mineralischen Bestandtheilen zunächst mancherlei pflanzlichen oder

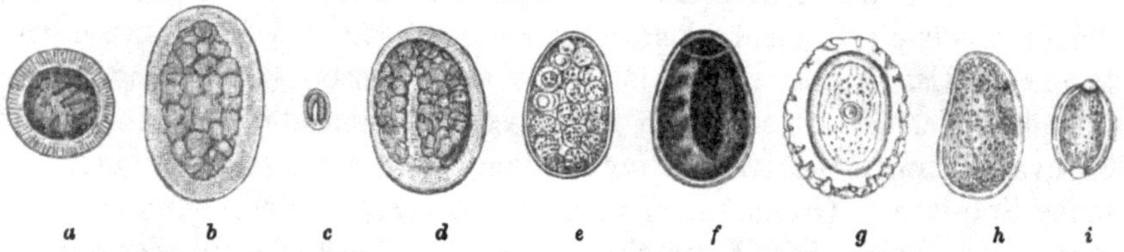

Fig. 24. Helmintheneier. *a.* Ei von Taenia solium. 500:1. *b.* Ei von Anchylostomum duodenale. 500:1. *c.* Dasselbe, späteres Stadium. 100:1. *d.* Dasselbe. 500:1. *e.* Unreifes, *f.* reifes Ei von Botriocephalus latus. 500:1. *g.* Ei von Ascaris lumbricoïdes. 500:1. *h.* Ei von Oxyuris vermicularis. 500:1. *i.* Ei von Trichocephalus dispar. 500:1.

thierischen Detritus. Reste von mehr oder weniger verdauten Fleischfasern sind bedenklich, weil sie auf Verunreinigung des Wassers mit Fäkalien deuten. Derselbe Hinweis wird durch Helminthen-Eier geliefert; Eier von Taenia solium, Ascaris lumbricoïdes, Oxyuris vermicularis etc. (Fig. 24) sind mehrfach im Wasser beobachtet.

Ein fernerer hygienisch bedenklicher Befund sind die Eier von Anchylostomum duodenale, eines 6—8 mm langen Wurmes, der beim Menschen den oberen Theil des Dünndarmes bewohnt, dort in die Schleimhaut eindringt und sich mit Blut vollsaugt. In grosser Menge verursacht er hochgradige Anämie. In Aegypten werden zahlreiche solche Erkrankungen beobachtet, ebenso traten dieselben epidemisch bei den Arbeitern im St. Gotthard-Tunnel und bei Ziegelarbeitern in der Nähe von Köln auf. Ueberall scheint der Parasit vorzugsweise mit Wasser aufgenommen zu werden. Die Eier der im menschlichen Darm angesiedelten Würmer entwickeln sich in schlammigem Wasser am besten weiter und können, von da in den Darm gebracht, schnell in den Reifezustand übergehen.

Auch die Eier von Distoma haematobium und D. hepaticum scheinen vielfach mit Wasser aufgenommen zu werden. Die Embryonen von Filaria medinensis und F. sanguinis gelangen ebenfalls durch Zwischenwirthe in's Wasser und mit diesem in den Menschen.

In grosser Menge und Mannigfaltigkeit finden sich saprophytische Rhizopoden, Sporozoën und Infusorien im Wasser. Die am häufigsten vorkommenden sind in Fig. 25 zusammengestellt. Zur Untersuchung lässt man das Wasser in sterilen Gefässen 6 Tage stehen und fertigt dann von der Oberfläche 5 Präparate an. Es ist wohl möglich, dass gelegentlich auch krankheitserregende Protozoën,

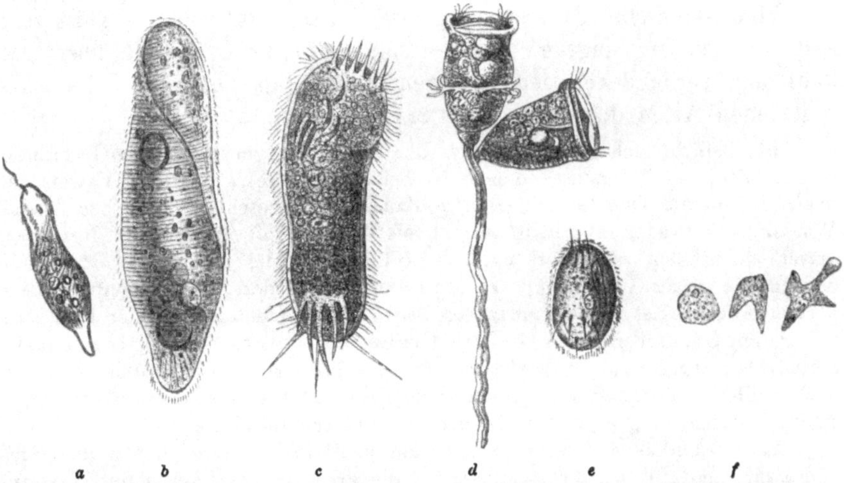

Fig. 25. Infusorien. *a.* Euglena viridis. 100:1. *b.* Paramecium aurelia. 500:1. *c.* Stylonichia 230:1. *d.* Vorticella. 230:1. *e.* Euplotes Charon. 230:1. *f.* Amoeba diffluens. 200:1.

insbesondere Sporozoën, durch Wasser verbreitet werden; nur ausnahmsweise scheint dies für die Malariaplasmodien zu gelten, dagegen sehr wahrscheinlich häufig für die bei einer Form von Dysenterie gefundenen Amöben (s. S. 73). Indess ist die Kenntniss dieser niedersten Thiere nicht so weit vorgeschritten, dass man durch das Mikroskop die wenigen infektiösen Arten unter den sehr viel zahlreicheren unschädlichen herausfinden könnte.

Endlich kommen häufig Algen, Diatomeen und die S. 66 beschriebenen Wasserpilze im Wasser verschiedenster Herkunft vor. Sie sind an und für sich unschädlich, können aber eventuell durch massenhafte Entwickelung das Wasser trüben und dadurch zum Genuss ungeeignet machen.

Ob manchen dieser kleinsten Thiere und Pflanzen eine symptomatische Bedeutung für die Beurtheilung eines Wassers zukommt, ist noch völlig zweifelhaft. Die früheren Beobachtungen sind meist ohne die nöthigen Cautelen gegen nachträgliches Eindringen von Keimen (nicht sterilisirte Gefässe etc.) gemacht; ebenso sind Herkunft, Wucherungsbedingungen etc. nicht genügend berücksichtigt. Untersuchungen, bei welchen auf alle diese Momente Rücksicht genommen ist, haben bisher keinerlei symptomatische Bedeutung der Protozoën des Wassers erkennen lassen.

b) Bakteriologischer Befund.

Mikroskopische Untersuchung des Wassers auf Bakterien ist zur Zeit aussichtslos; dagegen erhält man Aufschlüsse sowohl über die Zahl der vorhandenen lebensfähigen Keime, als auch über die verschiedenen Arten durch das Culturverfahren.

Man bedient sich für gewöhnlich der oben S. 33 beschriebenen Gelatineplattencultur. — Besondere Vorsicht ist bei der Probenahme des Wassers zu beachten, damit fremde Bakterien vollkommen ausgeschlossen bleiben. Das Wasser ist entweder in sterilisirte und mit Wattepfropf verschlossene Reagensgläser einzufüllen, die sofort nach der Füllung wieder mit Wattepfropf und darüber gezogener Gummikappe zu schliessen sind. Oder, wenn längerer Transport erforderlich ist, benutzt man sterilisirte Glasstopfenflaschen oder Flaschen mit Patent-Gummiverschluss. — Die Probe muss stets sofort, innerhalb 3 Stunden untersucht werden, da viele Bakterien sich in dem Wasser nachträglich massenhaft vermehren. Eine nach 24 Stunden oder später angestellte Untersuchung giebt völlig unbrauchbare Resultate.

Es werden 3—4 Platten, am besten in Petri'schen Schälchen angelegt und zwar eine mit $^1/_{10}$, die zweite mit 1, die dritte mit 20 Tropfen des Wassers (20 Tropfen = 1 ccm); zum Abmessen von $^1/_{10}$ Tropfen verdünnt man 1 ccm des Wassers mit 10 ccm sterilisirten Wassers, mischt und entnimmt der Mischung 1 Tropfen. Nach dem Anwachsen der Colonieen werden dieselben mittelst eines Zählapparates gezählt; die einzelnen Colonieen werden mit dem Mikroskop durchmustert und verdächtige in Gelatineröhrchen behufs weiterer Untersuchung übertragen (die Untersuchung auf Typhus- und Cholerabacillen siehe im Anhang).

Zahl der Bakterien. Sehr selten kommt völlig keimfreies Wasser zur Untersuchung; in einigen wenigen Quellwässern und im Wasser gut angelegter Brunnen hat man keine Keime gefunden. Gewöhnlich ist aber schon durch die Anlage des Brunnenschachtes, der Quellenfassung, des Reservoirs und der Leitung Gelegenheit zur Aufnahme der Bakterien gegeben, die sich zum Theil vermehren, zum Theil lange halten. Man findet z. B. in den Brunnenschachten die innere Wandung des Pumpenrohres etc. meist mit einer schleimigen Schicht von Bakterien überzogen.

In der Regel beobachtet man in reinem Leitungs- und Quellwasser 2—50 Bakterien in 1 ccm, in reinen Pumpbrunnen 100—200—500, in filtrirtem Flusswasser 50—200, in unfiltrirtem Wasser rein gehaltener Flüsse 6000—20000, in verunreinigten Brunnen bis zu 100000, ebensoviel bei Störung des Filterbetriebes in Flusswasserleitungen; im Canalwasser oder in stark verunreinigten Flussläufen 2—40 Millionen Bakterien in 1 ccm.

In ein und demselben Wasser kommen manche **zeitliche Schwankungen** des Bakteriengehaltes vor; Flusswasser und Wasser aus Flachbrunnen zeigt im Sommer mehr Bakterien als im Winter; plötzliche starke Regengüsse bewirken in offenen oder undichten Wasserreservoiren erhebliche Steigerungen des Bakteriengehaltes. Ferner pflegt durch längeres Pumpen die Anzahl der Mikroorganismen in den Brunnenwässern zu sinken; doch bleibt bei manchen Brunnen dieser Effekt aus, wenn das Grundwasser selbst bakterienhaltig ist oder wenn starke verunreinigende Zuflüsse fortwährend in den Brunnen gelangen. Zuweilen bewirkt das Pumpen sogar eine Steigerung der Bakterienzahl durch Aufrühren des abgelagerten bakterienreichen Schlammes.

Was die **Arten** der im Wasser gefundenen Bakterien anbetrifft, so sind einige Saprophyten entschieden vorherrschend; sie werden fast in jedem Wasser und dann immer in grosser Zahl beobachtet. Auch chromogene Arten sind nicht selten; häufig kommen solche vor, welche die Gelatine verflüssigen und riechende Gase entwickeln. Mehrfach sind kommaförmige Bakterien beobachtet, welche sich aber durch morphologische oder biologische Merkmale von den Kommabacillen der Cholera unterscheiden lassen. — Schimmelpilze sind ebenfalls oft stark vertreten.

In mehreren Fällen sind pathogene Bakterien im Wasser constatirt. Koch fand im Wasser eines indischen Tanks Cholerabacillen; in den neuesten Epidemieen sind dieselben mit Hülfe der verbesserten Untersuchungsmethoden mehrfach im Brunnen-, Fluss- und Leitungswasser aufgefunden worden. Verschiedene deutsche und französische Beobachter haben ferner Typhusbacillen im Fluss- und Brunnenwasser nachgewiesen. Einzelne dieser Befunde sind kaum zu bezweifeln, bei der Mehrzahl muss es als wahrscheinlich angesehen werden, dass Verwechselungen mit typhusähnlichen Bakterien vorgelegen haben.

Ueber die **Herkunft** der im Wasser gefundenen Bakterien ist durch zahlreiche Beobachtungen und Experimente Folgendes ermittelt:

Bereits im vorigen Kapitel wurde ausgeführt, dass die Bakterien fast niemals durch die Poren des gewachsenen Bodens in's Wasser gelangen; sie vermögen nicht eine einigermaassen beträchtliche Schicht feinkörnigen Bodens zu durchwandern. Nur wenn gröbere Risse und Spalten oder Maulwurfsgänge u. dgl. vorhanden sind, ist ein Uebergang möglich. Eine Communication wird sich um so eher herstellen, je näher Gruben oder Canäle oder die keimreiche Oberfläche des Bodens an das Wasser heranreichen.

Ungleich häufiger wird aber ein anderer Weg eingeschlagen, der von der Bodenoberfläche direct zum Wasser führt. Von dieser aus gelangen die Bakterien auf's leichteste in Flüsse und Bäche und in offene Leitungen; aber auch sehr oft in Grundwasserbrunnen. Unter der Deckung des Brunnens, ferner zwischen der stellenweise undichten

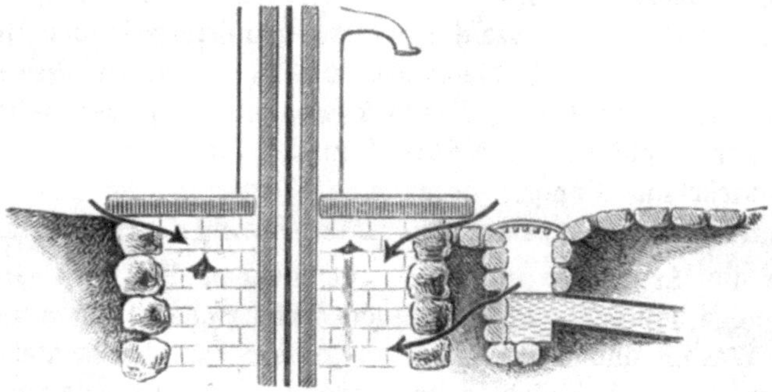

Fig. 26. Schlechter Schachtbrunnen.

Wandung des Brunnenschachtes und dem angrenzenden Erdreich pflegen sich feine Rinnsale herzustellen, durch welche das Wasser Zuflüsse von der Bodenoberfläche erhalten kann (vgl. Fig. 26). Man beobachtet in der Regel, dass Spül- und Waschwasser in der Nähe des Brunnens ausgegossen, oder dass allerlei Gefässe und Geräthe und Wäschestücke am Brunnen gespült werden; und von den ablaufenden bakterienreichen Flüssigkeiten gelangt dann ständig ein Bruchtheil in den Brunnenschacht, insbesondere wenn das umliegende Terrain sich nach dem Brunnen zu absenkt. — Geschlossene Wasserleitungen können namentlich zur Zeit von Reparaturen am Reservoir oder im Verlauf der Leitung mit Bakterien inficirt werden.

Dagegen kann eine Verunreinigung nicht etwa innerhalb der Druckrohre einer Wasserleitung eintreten. Es ist wohl behauptet worden, dass z. B. defekt gewordene, in unreinem Erdreich liegende Leitungsrohre zu einer Aufnahme von Jauchestoffen und Bakterien geführt haben. Jedoch ist in den betreffenden

Rohren ständig ein so hoher Druck vorhanden, dass Defekte nur zu massenhaftem Austritt von Wasser, nicht aber zum Eindringen fremder Flüssigkeiten führen. Nur in dem seltenen Fall, wo die Undichtigkeit einen Gang bildet, der die Wandung spitzwinklig zur Stromrichtung von hinten nach vorn durchsetzt, kann Aspiration umgebender Flüssigkeiten erfolgen.

Verhalten der Bakterien in Wasser. Die in das Wasser gelangten Bakterien können sich dann dort entweder vermehren; oder conservirt werden; oder absterben; oder mechanisch wieder entfernt werden.

Bezüglich der Vermehrungsfähigkeit im Wasser verhalten sich die einzelnen Bakterienarten sehr verschieden. Einige im Wasser häufig vorkommende Arten vermehren sich dort ungemein reichlich, wenn auch das Wasser noch so rein und frei von organischen Beimengungen ist. Dahin gehören sowohl mehrere die Gelatine festlassende, wie auch einige verflüssigende Arten.

Andere Arten und speciell die meisten pathogenen Bakterien vermehren sich im Wasser gar nicht oder doch nur für kurze Zeit und in unerheblichem Grade.

Dagegen scheinen manche pathogene Bakterien, z. B. Typhus- und Cholerabacillen, sich relativ gut im Wasser zu conserviren und sogar zu wuchern; nur im destillirten Wasser gehen sie rasch zu Grunde, aber in dem die gewöhnlichen Salze enthaltenden Wasser bleiben sie, wenn dasselbe künstlich von fremden Bakterien befreit war, mehrere Wochen bis Monate; in natürlichem, Saprophyten führendem Wasser immerhin einige Tage bis Wochen lebensfähig, nachdem häufig Anfangs sogar eine Vermehrung erfolgt war.

Der Gehalt eines Wassers an organischen Substanzen und sonstigen „Nährstoffen“ zeigt zu der Zahl der beobachteten Bakterien keine regelmässige Beziehung. Im Allgemeinen sind wohl die reineren Wässer auch an Bakterien ärmer, aber die Fälle mit entgegengesetztem Verhalten sind gleichfalls ausserordentlich häufig.

Ein gewisser Einfluss des Nährstoffgehaltes des Wassers auf die Vermehrung und Conservirung einzelner Arten von Bakterien wird gleichwohl bestehen; es liegen aber durchaus keine Anhaltspunkte dafür vor, dass das Verhalten gerade der pathogenen Bakterien so wesentlich durch geringfügige Differenzen in der chemischen Beschaffenheit der Brunnenwässer beeinflusst wird, als man dies früher angenommen hat. Die meisten städtischen Brunnenwässer und ebenso die Flusswässer scheinen eine Conservirung oder gewisse Vermehrung der Cholera- und Typhusbacillen zu gestatten. Ein Mehr oder Weniger von „organischen Substanzen“ ist dabei unwesentlich. — Anhaltende Vermehrung kommt namentlich in oberirdischen Wasseransammlungen, Teichen (indische Tanks), Flüssen und Sümpfen vor; vielleicht sind es namentlich schwimmende feste Partikel aus pflanzlichem oder thierischem Detritus in der Nähe der Ufer, an welchen die Bakterien haften oder proliferiren. — Die Flora der Wasserbakterien scheint mit der Jahreszeit sehr zu wechseln. So treten erst im Spätsommer, vermuthlich begünstigt durch die längere Einwirkung höherer Wärme, Vibrionen in grösserer Zahl und Mannigfaltigkeit im Wasser unserer Flüsse auf.

Auf mechanischem Wege erfolgt des öfteren eine Verminderung der Bakterienzahl, indem sie gleich den übrigen suspendirten Bestandtheilen sich absetzen; namentlich bei unbenutzten Brunnen. — Bei benutzten Brunnen und Leitungen muss eine stete Entfernung hineingelangter Bakterien durch die Wasserentnahme erfolgen. Nicht vermehrungsfähige Arten werden auf diese Weise leicht wieder verschwinden, wofern sie nicht immer von Neuem wieder dem Wasser zugeführt werden. In oberflächlichen Wässern (Flussläufen) kommt der Einfluss des Lichtes für eine Verminderung der Bakterien in Betracht.

Hygienische Bedeutung der suspendirten Bestandtheile. Viele der im Wasser beobachteten Mikroorganismen sind im Stande unmittelbar Gesundheitsstörungen hervorzurufen, so z. B. die Eier und Larven parasitirender Würmer und pathogene Sporozoën.

Unter den Bakterien sind Gährungs- und Fäulnisserreger nicht als ganz unbedenklich anzusehen, wenn sie in sehr grossen Mengen auftreten, da durch den fortgesetzten Genuss derselben eventuell abnorme Zersetzungen des Darminhaltes hervorgerufen werden können. Es fehlt jedoch zur Zeit noch an einer genügenden Kentniss der in Betracht kommenden Arten.

Eine grosse Bedeutung kommt den Erregern infektiöser Darmkrankheiten, vor Allem den Cholera- und Typhusbacillen zu. Da diese sicher zuweilen mit oberflächlichen Zuflüssen in's Wasser gelangen, da sie sich im Wasser lange halten, und da sie in mehreren Fällen in verdächtigem Wasser nachgewiesen sind, so ist nicht zu bezweifeln, dass Infektionen mit Cholera- und Typhusbacillen durch den Genuss von Wasser zu Stande kommen können.

Meist wird jedoch der directe Nachweis dieser Infektionserreger im Wasser nicht zu liefern sein; theils deshalb, weil die Untersuchung des Wassers so spät vorgenommen wird, dass die hineingelangten Bakterien mechanisch entfernt oder abgestorben zu sein pflegen; theils weil die Erkennung der immer in starker Minderzahl vorhandenen pathogenen Bakterien unter den saprophytischen schwierig ist.

Es fragt sich daher, ob nicht auch das Auffinden gewisser Mengen und Arten von Saprophyten zu einem symptomatischen Nachweis der Infektionsgefahr geeignet ist.

Von zweifelloser Bedeutung ist die Zahl der Bakterien für die fortlaufende Controle einer Wasserversorgung und insbesondere für die Controle der Filteranlagen einer Flusswasserversorgung (s. S. 221); dagegen ist bei der einmaligen Begutachtung eines Grund- oder Quellwassers die Zahl der gefundenen Bakterien nur mit grosser Vorsicht zu verwerthen. Dieselbe kann auch durch die völlig harmlosen und überall verbreiteten Wasserbakterien gesteigert sein. Jedenfalls ist der Einfluss der Jahreszeit, der Wasserentnahme, des Absetzens etc. zu berücksichtigen. Treten sehr mannigfaltige Arten von Bakterien auf, darunter viel fäulnisserregende, so ist allerdings der Verdacht begründet, dass Oberflächenzuflüsse bestehen, die gelegentlich zu Infektionen führen können.

Auch der — freilich selten geglückte — Nachweis deutlicher Fäkalreste (Fleischfasern, Helmintheneier) ist ein Indicium für abnorme eventuell gefahrbringende Zuflüsse.

Immerhin ist die symptomatische Bedeutung der genannten suspendirten Bestandtheile höher anzuschlagen, als die der gelösten Stoffe, über deren Ursprung und deren Zusammenhang mit Infektionsquellen wir gewöhnlich völlig im Zweifel bleiben.

C. Die Anforderungen an ein hygienisch zulässiges Wasser und die Kriterien zur Beurtheilung desselben.

Das Wasser, das den Menschen zum Genuss und Wirthschaftsbetrieb geboten wird, soll vor Allem nicht zur Krankheitsursache werden; ferner soll es wohlschmeckend und von appetitlicher Beschaffenheit sein, so dass es gern genossen wird; ferner soll die Menge zureichend sein.

I. **Zur Krankheitsursache** kann nach den im Vorstehenden gegebenen Darlegungen ein Wasser werden:

a) durch einen zu hohen Härtegrad, welcher Verdauungsstörungen veranlasst und die Bereitung gewisser Speisen erschwert (S. 201);

b) durch metallische Gifte, Blei, Arsen;

c) durch zahlreiche Fäulnissbakterien;

d) durch pathogene Organismen.

Es soll daher ein hygienisch zulässiges Wasser:

a) nicht mehr als 200 mg Kalk- und Magnesiaverbindungen in einem Liter enthalten;

b) weniger als 0·05 mg Blei und noch geringere Spuren As erkennen lassen;

c) keine Bakterien in grösserer Menge enthalten. welche Gährung oder Fäulniss veranlassen;

d) keinerlei lebensfähige Parasiten führen.

Bezüglich der ersten beiden Anforderungen sind in den oben geschilderten chemischen Methoden ausreichende Mittel zur Prüfung gegeben; bezüglich der dritten kann man mittelst der Plattencultur und weiterer Prüfung der einzelnen Arten Aufschluss zu gewinnen suchen.

Ob ein Wasser der letzten Anforderung genügt, d. h. keine Infektionsgefahr darbietet, ist zunächst durch directe mikroskopische und bakteriologische Prüfung zu ermitteln. Lassen sich durch diese keine Krankheitserreger auffinden, so ist damit die Zulässigkeit des Wassers nicht erwiesen, da entweder zeitweise die pathogenen Organismen fehlen oder ihr Nachweis auf besondere Schwierigkeiten stossen kann.

Um dann die Infektionsgefahr eines Wassers zu beurtheilen, ist in erster Linie die Brunnen- (Leitungs-) Anlage zu untersuchen. Bildet ein offener Fluss mit Schiffsverkehr die Entnahmestelle; oder ist bei Quell- oder Grundwasserversorgung die Leitung ungedeckt; oder bestehen auf der Oberfläche des Bodens Rinnsale, die nach dem Brunnen führen; oder ist das Terrain nach dem Brunnen zu geneigt und die Deckung undicht; lassen sich an der inneren Wandung des frei gelegten Brunnenschachtes Spuren von Einläufen wahrnehmen; oder befinden sich bei aufgearbeitetem, rissigem Boden Jauche- und Versitzgruben in nächster Nähe des Brunnens, — so ist die Gefahr zweifellos vorhanden, dass infektiöse Abgänge gelegentlich ins Wasser gelangen und es ist der Genuss solchen Wassers zu beanstanden resp. es sind Maassregeln zur Reinigung des Wassers vor dem Genuss zu treffen.

In sehr vielen Fällen kann bereits auf Grund dieser Inspektion der Entnahmestelle ein entscheidendes Urtheil gefällt werden. Alle übrigen Kriterien stehen hinter derselben zurück, und sollten nie ohne diese zur Anwendung gelangen und immer erst dann, wenn das Resultat der Inspektion vorliegt.

Zweitens ist dann durch Analyse des Wassers der Nachweis directer Zuflüsse von Abgängen des menschlichen Haushalts zu versuchen. In dieser Beziehung liefert die besten Kriterien:

a) der Nachweis von Fäkaltheilen (Fleischfasern, Helmintheneiern);

b) das Vorhandensein sehr verschiedener Arten und eine abnorm grosse Zahl von Bakterien verschiedener Art, welche auch nach längerem Pumpen bestehen bleibt.

Wenn diese Methoden aus irgend welchen Gründen nicht anwendbar sind, können die Resultate der chemischen Analyse — und zwar der Bestimmung der organischen Stoffe, des Ammoniaks, der Nitrite — zur Beurtheilung mit herangezogen werden. Alsdann sind womöglich die umliegenden Brunnen einer vergleichenden Analyse zu unterziehen. Meistens sind indess, wie oben hervorgehoben wurde, die Resultate dieser Analyse sehr zweideutig. Ferner ist sehr zu beachten, dass der Gehalt eines Wassers an löslichen, chemisch nachweisbaren Stoffen nicht allein von dem Grade der lokalen Verunreinigung, sondern auch von der Menge des jene Stoffe aufnehmenden Wassers abhängt. Beim Grundwasser kommt es besonders darauf an, ob dasselbe in einem dichten Boden sich befindet und als stagnirend angesehen werden muss, oder ob lockerer Boden mit merklicher Strömung des Grundwassers vorliegt. Im ersteren Fall wird dieselbe Verunreinigung zu ungleich höheren Zahlen führen, als im zweiten Fall. Findet gar noch auf einem Terrain reichlicher Zutritt von Flusswasser zum Grundwasser statt, so sinken trotz aller Bodenverunreinigung die Zahlen für Chlor, Nitrate etc. auf die niedrigsten Werthe. — Auch die Intensität der Benutzung der Brunnen, ihre Tiefe etc. sind von Einfluss auf die Resultate der chemischen Analyse und machen dieselben ungeeignet zu Rückschlüssen auf die Verunreinigung und Vernachlässigung der Umgebung des Brunnens.

II. Damit ein Wasser **wohlschmeckend und appetitlich** sei, ist es erforderlich, dass dasselbe:

a) geruchlos ist, namentlich frei von jedem Fäulnissgeruch;

b) von erfrischendem Geschmack, wie derselbe kohlensäurehaltigen kühlen Wässern eigen ist. Fader, fauliger oder modriger Geschmack darf selbst bei einer Erwärmung auf 30° nicht hervortreten;

c) das Wasser muss farblos und klar sein; mag eine Färbung oder Trübung auch aus unschädlichen oder sogar zuträglichen Stoffen bestehen, so erzeugt dieselbe doch leicht Widerwillen und macht das Wasser zum Genuss ungeeignet (Eisen, Crenothrix);

d) die Temperatur des Wassers soll das ganze Jahr hindurch sich zwischen 7 und 11° bewegen; höher temperirtes Wasser bietet keine Erfrischung, kälteres Wasser wird im Darmcanal schlecht ertragen. Bei Wasserbezug aus Brunnen ist eine stark wechselnde Temperatur ausserdem ein Zeichen für sehr oberflächliche und exponirte Lage der Brunnen. Die grössten Temperaturschwankungen zeigt das Wasser aus Flusswasserleitungen und es bildet dieser Umstand eines der schwerwiegendsten Argumente gegen die Benutzung von Flüssen zur Wasserversorgung;

e) die Brunnenanlage soll reinlich gehalten sein; die Anhäufung unappetitlicher Stoffe und Abwässer in der Nähe der Wasserentnahme ist, einerlei ob eine Communication derselben mit dem Wasser besteht oder nicht, zu vermeiden, und jede sinnfällige Verschmutzung der Anlage ist zu hindern;

f) das Wasser soll nicht einem Boden entstammen, der in so abnormer Weise mit Abfallstoffen des menschlichen Haushaltes verunreinigt ist, dass eine sinnfällige Unappetitlichkeit (z. B. fauliger Geruch) in Kurzem muthmaasslich eintreten wird.

Die Erfüllung der Forderungen a—d ist durch eine Vorprüfung, resp. durch Prüfung auf Eisengehalt, in einfacher Weise zu entscheiden. Die fünfte Forderung wird durch die Lokalinspektion beantwortet. Bezüglich der sechsten Forderung erhält man gewöhnlich die besten Anhaltspunkte zur Beurtheilung ebenfalls durch Lokalinspektion; unter Umständen ist eine Ergänzung durch die Bestimmung der Chloride und Nitrate des Wassers oder auch der organischen Substanzen wünschenswerth. Bei Verwendung der chemischen Analyse ist aber eine Vergleichung der angrenzenden Brunnen dringend indicirt.

III. In **ausreichender Menge** ist ein Wasser dann vorhanden, wenn pro Tag und Kopf etwa 150 Liter zur Verfügung stehen. Das Minimum des Bedarfs für den Genuss und die Speisenbereitung ist auf Schiffen zu etwa 4 Liter pro Kopf und Tag ermittelt. Bei frei gestelltem Consum beziffert sich der Bedarf incl. des zur Reinigung des Körpers, des Hauses u. s. w., ferner des von den industriellen Anlagen verbrauchten Wassers auf 100—200 Liter, verschieden je nach den Lebensgewohnheiten der Bevölkerung und der Ausdehnung der Industrie. Von der gesammten Verbrauchsmenge entfallen etwa $^2/_3$ auf die Tagesstunden von 8 Uhr früh bis 6 Uhr Abends; der stärkste Consum trifft die Stunden von 11—12 Uhr Vormittags und 3—4 Uhr Nachmittags.

Dass das Wasser in reichlichsten Mengen zur Disposition gestellt wird, ist eine vom hygienischen Standpunkt aus sehr wichtige Forderung. Nur dann kann die Wasserversorgung zu grösserer Reinlichkeit der Bevölkerung und damit zur Beseitigung grosser Mengen von Infektionserregern Anlass geben. Besser daher ein reichliches, wenn auch chemisch nicht so tadelloses Wasser, als ein in spärlicher Menge geliefertes, aber von Nitraten und Chloriden freies.

Zuweilen macht man in Bezug auf die zu stellenden Anforderungen scharfe Unterschiede zwischen Trink- und Brauchwasser. Vom hygienischen Standpunkt aus ist eine solche Untersuchung meist nicht gerechtfertigt. Das Wasser, mit welchem die roh genossenen Nahrungsmittel gewaschen, die Wäsche gereinigt, die Ess- und Trinkgeschirre gespült werden, muss ebensowohl frei von Krankheitskeimen sein, wie das zum Trinken bestimmte.

Nur hinsichtlich der appetitlichen Beschaffenheit und namentlich der Temperatur sind nicht so strenge Anforderungen an ein Brauchwasser zu stellen. Wenn daher ein reichlich und leicht zu beschaffendes Wasser z. B. hauptsächlich wegen seiner hohen Temperatur zum Genuss ungeeignet erscheint (Flusswasserleitung mit guter Filtration), so kann sehr wohl die Frage aufgeworfen werden, ob nicht dies Wasser zu Gebrauchszwecken beizubehalten und durch eine andere, lediglich für Trinkwasser bestimmte Anlage zu ergänzen sei.

Aus Vorstehendem ergiebt sich, dass die Begutachtung eines Wassers bezüglich seiner Infektionsgefahr vor Allem durch **Localinspektion** zu geschehen hat, die demnächst durch bakteriologische Untersuchung und chemische Analyse zu ergänzen ist.

Eine solche Untersuchung kann nur der Arzt nach richtigen Gesichtspunkten ausführen oder anordnen. Bedient er sich dabei der Hülfe eines Chemikers oder Apothekers, so hat er diesem die einzuschlagenden Wege der Untersuchung anzugeben und sich selbst die Deutung der Resultate und das eigentliche Gutachten vorzubehalten. Bei der Beurtheilung müssen in jedem Einzelfalle die gesammten für eine Infektion des Wassers in Betracht kommenden Verhältnisse berücksichtigt werden und nur auf der Grundlage möglichst genauer Kenntnisse über die Verbreitungsweise der Infektionskrankheiten kann die Bezeichnung „gut“, „schlecht“, „verdächtig“ u. dgl. erfolgen. Der Chemiker oder Botaniker, der in seinem Laboratorium ein zugesandtes Wasser untersucht, ist fast niemals in der Lage, die für die hygienische Begutachtung des Wassers nöthigen Gesichtspunkte zu beherrschen; er soll durch die nackten Resultate seiner Analyse lediglich Material liefern, welches den Arzt resp. Medicinalbeamten bei der Fällung des Urtheils unterstützt, nicht aber selbst dem Wasser ein bestimmtes Prädikat ertheilen.

Entschieden verwerflich ist die Methode, welche man jetzt vielfach noch anwendet, um festzustellen, ob durch Wasser die Ausbreitung einer Epidemie verursacht ist. Dieselbe besteht darin, dass das verdächtige Wasser einem Chemiker oder Apotheker zur Untersuchung zugesandt wird. Dieser giebt sein „Gutachten“ dahin ab, dass das Wasser wegen hohen Gehaltes an organischen Stoffen, Chloriden, Nitraten etc. schlecht, gesundheitsgefährlich und infektionsverdächtig sei. Damit ist dann gewöhnlich die Beweisaufnahme geschlossen und die Aetiologie wird als genügend aufgeklärt angesehen: Das „schlechte“ Wasser hat den Typhus veranlasst. — Wir wissen nun aber aus zahlreichen vergleichenden Untersuchungen, dass oft gerade die typhusreichsten Städte ein relativ reines, typhusfreie Städte ein enorm verunreinigtes Wasser haben; dasselbe Verhältniss ist für einzelne Stadttheile und Strassen zu konstatiren. Würde man sich in denjenigen Fällen, wo ein Brunnen in solcher Weise verdächtigt ist, die Mühe geben, auch die benachbarten Brunnen aus typhusfreien Häusern zur Untersuchung heranzuziehen, so würde man sicher dort oft noch wesentlich höhere Zahlen finden. Nach den oben gegebenen Darlegungen über die Verschiedenheit der Wege für die Infektionserreger einerseits, für die gelösten, chemisch nachweisbaren Verunreinigungen des Wassers andererseits kann ein solches Verhalten auch durchaus nicht überraschen. Angesichts der ungeheuren Verbreitung unreiner Brunnen innerhalb der Städte ist es daher völlig unzulässig, in der chemisch schlechten Beschaffenheit eines einzelnen Brunnens einen Beweis für die Infektiosität des Wassers zu sehen. Erst wenn eine Untersuchung nach den oben angeführten Kriterien eine entschiedene Infektionsgefahr für das Wasser festgestellt hat, wächst die Wahrscheinlichkeit, dass die Infektion durch das Wasser erfolgt ist; aber auch dann sind die übrigen Verbreitungswege der Krankheitserreger sehr wohl in Rechnung zu ziehen.

D. Die Wasserversorgung.

Ist ein Haus oder eine Ortschaft auf ein Wasser angewiesen, welches Infektionsgefahr bietet, so muss eine Reinigung und Verbesserung desselben versucht werden. Dieselbe kann erfolgen:

1) durch centrale Filtration in der Nähe der Entnahmestelle (s. unten);

2) durch Sedimentirung in Klärbecken, event. unterstützt durch Zusatz präcipitirender Mittel. Dies Verfahren verbessert unreine Wässer zwar in hohem Grade, aber beseitigt etwaige Infektionsgefahr nicht in genügendem Maasse; dasselbe ist daher höchstens als Vorläufer der Filtration zu verwenden;

3) durch Zusatz desinficirender Mittel. Schachtbrunnen sind am sichersten zu desinficiren, wenn man heissen Wasserdampf mittelst einer Lokomobile in das Wasser des Schachts einleitet, bis dasselbe 90° warm geworden ist. — Von chemischen Mitteln ist Kupferchlorür, Aetzkalk, Schwefelsäure (1 : 1000) empfohlen. Ueber Desinfektion von Röhrenbrunnen s. unten. — Reservoire und Leitungsrohre grösserer Wasserleitungen sind mehrfach mit Erfolg durch Schwefelsäure (1 : 1000, 2stündige Einwirkung) desinficirt, ohne dass das Eisen oder Blei der Rohre angegriffen wäre;

4) durch Filtration im Hause. Für diesen Zweck sind zahlreichste Filter construirt, die sich indess bis jetzt meist nicht bewährt haben. Filter aus plastischer Kohle oder mit Füllung von Sand, Kohlenpulver, Filz, Wolle oder dgl. halten nur gröbere Trübungen (Eisen), aber nicht Bakterien zurück. Bei längerer Benutzung bilden sich in solchen Filtern ausgedehnte Wucherungen von Bakterien, die geradezu zur Verreinigung des durchfiltrirten Wassers führen. — Ein sicher bakterienfreies Filtrat liefern wenigstens zeitweise die PASTEUR-CHAMBERLAND'schen Thonfilter (Fig. 27).

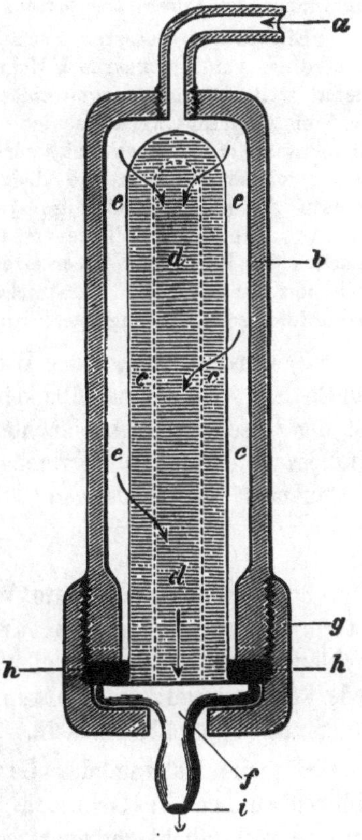

Fig. 27. PASTEUR-CHAMBERLAND'sches Thonfilter.

Dieselben bestehen aus einer Kerze von Porzellanthon (*c*), die innen einen Hohlraum (*d*) enthält und an einem Ende in eine Manschette aus glasirtem Porzellan (*f*) übergeht. Die filtrirende Flüssigkeit dringt von aussen (aus dem Raum *e*) in das Innere der Kerze und fliesst aus dem Ausflussrohr (*i*) der Manschette ab. Um das Filter mit der Wasserleitung in Verbindung zu setzen, wird die Kerze in eine weitere Metallhülse (*b*) eingesetzt, deren unterer Abschnitt aussen ein Gewinde trägt. Zwischen den unteren Rand der Hülse und die Porzellanmanschette wird ein Kautschukring (*h*) eingeschaltet und nun eine Metallkapsel (*g*) auf das Gewinde aufgeschraubt, so dass die Manschette fest gegen den Kautschuckring resp. die Hülse angepresst und der Zwischenraum (*e*) zwischen Hülse und Kerze nach unten dicht abgeschlossen wird. Am oberen Ende der Hülse ist ein Verbindungsrohr zum Hahn der Wasserleitung eingeschraubt, durch welches das Wasser von *a* her einfliesst.

Bei einem Druck von circa drei Atmosphären liefert eine Kerze Anfangs 1 Liter Wasser innerhalb 20—30 Minuten; schon nach 1—2 Stunden nimmt die Ergiebigkeit erheblich ab. Um die quantitative Leistung zu erhöhen, sind Combinationen von vier und mehr Kerzen construirt. — In den ersten Tagen ist das Filtrat zuverlässig keimfrei. Aber schon nach 3—8 Tagen, wechselnd insbesondere je nach der Temperatur, wachsen einige Bakterienarten durch das Filter hindurch, gelangen auf dessen innere Fläche und theilen sich von da ab in steigender Menge dem Wasser mit. Ausserdem wird der quantitative Ertrag um so geringer, je dicker die Schicht der abfiltrirten suspendirten Stoffe auf der Aussenfläche der Kerze wird; nach einigen Tagen filtriren stündlich nur noch wenige Cubikcentimeter. Man muss daher die Filter häufig, wenigstens alle acht Tage, aus der Metallhülse herausnehmen, an ihrer äusseren Fläche mit Bürsten reinigen, und dieselben dann längere Zeit kochen, um die Bakterien im Innern des Filters abzutödten.

Ein in der äusseren Form dem Chamberlandfilter ähnliches Filter ist neuerdings von Berckefeld & Nordtmeyer aus Kieselguhr hergestellt. Dasselbe liefert weit grössere Mengen eines zuverlässig bakterienfreien Filtrats (1 Liter in 5 bis 10 Minuten); ausserdem wird durch eine im Innern der Metallhülse angebrachte automatisch funktionirende Wischvorrichtung die äussere Filterfläche immer wieder gereinigt und dadurch die quantitative Leistung constant auf nahezu der gleichen Höhe gehalten. Auch diese Filterkerzen sind übrigens mindestens alle acht Tage von neuem zu sterilisiren, was durch einstündiges Kochen der Kerze in Wasser erreicht wird. Die Kerzen sind sehr zerbrechlich; um sicher zu sein, dass nicht feine Risse entstanden sind, ist eine häufige bakteriologische Prüfung des Filtrats unerlässlich.

5) durch Kochen des Wassers. Hält man das Wasser 5 Minuten im Sieden, so bietet dasselbe keinerlei Infektionsgefahr mehr. Allerdings ist der Geschmack des gekochten und wieder abgekühlten Wassers fade und ist es daher ein Corrigens in Form von Kaffee, Thee, Fruchtsaft, Citronensaft etc. zuzusetzen.

Soll eine neue bessere Wasserversorgung eingeführt werden, so ist für einzelne Haushaltungen Quellwasser oder Grundwasser zu wählen. Quellen sind dabei in einer Weise zu fassen, dass sie gegen jede Verunreinigung von aussen geschützt sind; auch die Leitung muss vollkommen geschlossen sein.

Für die Hebung des Grundwassers sind Kesselbrunnen oder Röhrenbrunnen in Gebrauch. Die **Kesselbrunnen** (Schachtbrunnen) müssen völlig dicht gemauert sein, so dass das Eindringen des Wassers nur von unten her erfolgt; ferner müssen sie oben völlig dicht abgedeckt sein und dem Terrain muss eine solche Neigung gegeben werden, dass das Brunnenrohr auf dem höchsten Punkte steht. Sehr zweckmässig ist es, den Brunnenschacht 1 bis $1^1/_2$ Meter unter der Bodenoberfläche zu decken und dann eine Schicht von Feinsand aufzulagern, so dass etwaige Zuflüsse diese Sandschicht passiren müssen. Ferner ist es empfehlenswerth, das Saugrohr aus dem Kessel unterirdisch eine Strecke weit horizontal zu führen, so dass die Pumpe an ganz anderer Stelle sich befindet, wie der nach oben dicht abgeschlossene und von einer starken Erdschicht überlagerte Kessel. Für das ablaufende Wasser ist ein Trog mit gutgedichteter Ablaufrinne herzustellen (Fig. 28).

Fast immer sind indess die Kesselbrunnen einer Infektion relativ leicht ausgesetzt; ausserdem ist eine Reinigung und Desinfektion relativ schwierig.

Viel besser sind die sogenannten abessinischen **Röhrenbrunnen** zur Wasserversorgung geeignet, bei welchen ein unten durchbohrtes

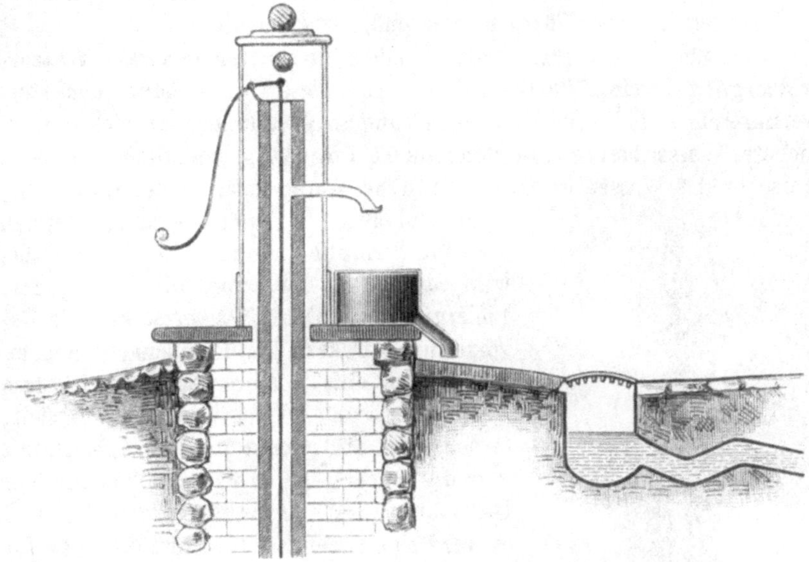

Fig. 28. Guter Schachtbrunnen.

eisernes Rohr in die Grundwasser führende Schicht des Bodens eingerammt wird (Fig. 29). Das umgebende Erdreich legt sich diesem Rohr als fester Mantel an, so dass ein Einfliessen von Verunreinigungen ganz unmöglich ist. Nur durch die Oeffnung der oben auf das Rohr aufgesetzten Saugpumpe können mit Staub oder Regen minimale Mengen unschädlicher Bakterien in das Pumpenrohr gelangen, die sich allmählich zu einer schleimigen Auskleidung des Rohres entwickeln.

Diese Brunnen sind sehr leicht zu desinficiren. Schon einfaches Auspumpen und mechanische Säuberung des Rohrs mittelst geeigneter Bürsten liefert fast keimfreies Wasser; durch Eingiessen einer 5procentigen Mischung von roher Carbolsäure und Schwefelsäure oder auch durch Einleiten von Dampf von 100° für einige Stunden kann das Wasser für mehrere Tage völlig keimfrei gemacht werden.

Wir haben also in diesen Röhrenbrunnen ein vorzügliches Mittel, völlig ungefährliches Wasser zu beschaffen, wofern nur die Entnahmestelle so gewählt wird, dass nicht unterirdische Communicationen des Wassers mit Gruben, Canälen u. dgl. bestehen.

Ist das Grundwasser eisenhaltig, so lässt sich das Wasser eisenfrei zu Tage fördern, wenn der Brunnenschacht einen Mantel bekommt, der mit Stücken Aetzkalk (Weisskalk) gefüllt ist, und wenn auch der Boden des Schachts mit einer Kalklage bedeckt wird. Eine solche Vorkehrung ist im Stande für viele Jahre alles gelöste Eisen des zuströmenden Wassers abzuscheiden und zurückzuhalten.

So viel als möglich sollten indess in Städten **centrale Wasserversorgungen** eingeführt werden. Auf diese Weise kann der stets verunreinigte städtische Untergrund umgangen und also ein viel appetitlicheres Wasser beschafft werden; die Gefahr, dass gelegentlich pathogene Pilze in das Wasser gelangen, kann bei guter Auswahl der Entnahmestelle und guter Deckung der ganzen Anlage auf ein Minimum reducirt werden. Dabei wird durch die ausserordentlich bequeme Lieferung reichlichster Wassermassen die Bevölkerung geradezu zur Reinlichkeit erzogen und damit eine ausserordentlich wirksame Beseitigung der Infektionsgefahr erzielt; ferner wird ein Quantum von Arbeitskraft und Zeit erspart, das in nationalökonomischer Beziehung nicht zu unterschätzen ist, und es wird eine wesentlich grössere Garantie für das Löschen entstandener Brände gegeben.

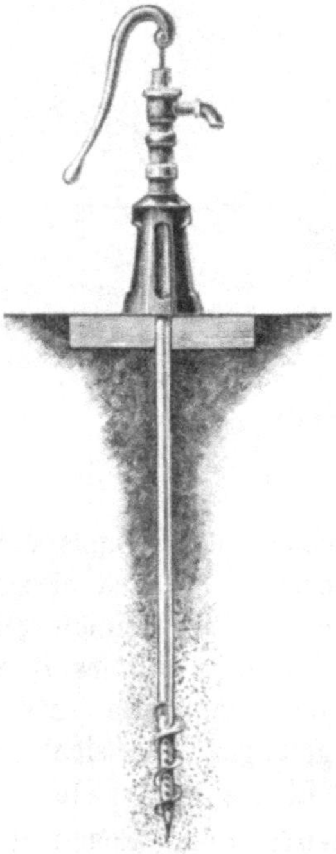

Fig. 29. Röhrenbrunnen.

Die Entnahme geschieht dabei entweder aus Quellen. Die Quellen müssen gefasst werden, um den Bestand derselben zu sichern und gleichmässigen Betrieb zu erzielen. Reichliche Quellen in der Nähe der Stadt liefern die beste und billigste Bezugsquelle; bei sehr langen Leitungen (wie z. B. Wien 97 km, Frankfurt 82 km) werden die Kosten bedeutend. Die Qualität des Wassers ist meist gut, doch oft die des Grundwassers nicht übertreffend. Die Qualität ist schwer abzuschätzen und schwankt in wenig erwünschter Weise; es sind durch plötzliche Verminderung der Wassermenge schon grosse Calamitäten entstanden. Daher ist eine unbedingte Empfehlung der Quellwasserleitungen nur in Gebirgsgegenden zulässig, wo überreichlich Quellen zu Gebote stehen.

Oder die Entnahme erfolgt aus dem Grundwasser. Dann werden Sammelbrunnen angelegt an einer Stelle der betr. Gegend, in welcher reines, aber reichliches Grundwasser vorhanden ist. Letzteres findet man namentlich in der Nähe der Flüsse, die den tiefsten Punkt der Thalsohle bezeichnen. Bezüglich der Reinheit ist es wichtig, dass keine Ortschaften im Gebiet des betreffenden Grundwassers liegen, ferner kein stark gedüngtes Land, namentlich nicht Gartenland, sondern besser Wiese und Wald, und dass die filtrirende Bodenschicht im Ganzen bedeutend ist. Das Wasser ist einer genauen Analyse zu unterwerfen; namentlich ist auch darauf zu achten, ob Eisen im Wasser auftritt. Findet sich Eisen in solcher Menge, dass das Wasser trübe und unappetitlich wird, ist aber im übrigen nichts gegen das betreffende Wasser einzuwenden, so braucht darum noch nicht auf die Benutzung desselben zur Wasserversorgung verzichtet zu werden. Das Eisen lässt sich vielmehr relativ leicht aus dem Wasser entfernen, wenn man letzteres zunächst regenartig herabfallen und über eine Schicht von Cokesstücken rieseln oder auch nur durch ein relativ grobes Kiesfilter fliessen lässt; auf diese Weise wird es so stark durchlüftet, dass die ganze Menge des Eisenbicarbonats die Kohlensäure verliert und in Eisenoxydhydrat verwandelt wird; die Flocken von Eisenoxydhydrat bleiben im Filter zurück (1 qm eines solchen Filters filtrirt pro Tag 20 cbm eisenfreies Wasser).

In das ausgewählte Wasserterrain werden dann ein oder mehrere grosse Sammelbrunnen (jetzt gewöhnlich eiserne Röhrenbrunnen) eingebaut, welche eventuell noch mit horizontalen Sammelstollen unter einander verbunden werden.

Gewöhnlich ist Grundwasser relativ billig zu haben; allerdings werden die Kosten der Anlage dadurch erhöht, dass es im Gegensatz zu dem Quellwasser künstlich gehoben werden muss. Aber dafür ist die Entfernung und die Länge der Leitung unbedeutend. Die Qualität steht gewöhnlich dem Quellwasser kaum nach; die Quantität bietet keine Schwierigkeiten, das Quantum ist bei sorgsamer Auswahl des Terrains je nach der Vergrösserung der Stadt beliebig zu erweitern.

Drittens wird auch Flusswasser benutzt; jedoch sollte dies nie ohne vorhergehende Reinigung geschehen (s. S. 194). Eine solche erfolgt in unvollkommener und vorbereitender Weise wohl durch Klärbassins, in genügender Weise aber erst mittelst Filtration durch porösen Boden, der in grosse Bassins eingefüllt ist.

Die Bassins sind gewöhnlich 2—4000 qm gross, aus Mauerwerk und Cement wasserdicht hergestellt, und zur Vermeidung von Eisbildung am besten überwölbt. Am Boden befindet sich eine Reihe von Sammelcanälen. Das Filter selbst ist folgendermaassen zusammengesetzt: von unten bis 305 mm Höhe grosse Feldsteine, dann kleine Feldsteine in Schichthöhe von 102 mm, darauf grober Kies 76 mm, mittlerer Kies 127 mm, feiner Kies 152 mm, grober Sand

51 mm, scharfer Sand 559 mm; gesammte Höhe 1372 mm. Nur die Sandschicht von 50—60 cm Höhe wird als eigentliche Filtrirschicht angesehen.

Ein solches Filter wird zunächst gefüllt, bis das Wasser circa 1 m hoch über der Oberfläche steht. Dann lässt man es 24 Stunden oder länger stehen, damit eine Haut von Sinkstoffen sich bildet. Diese bildet nämlich den wesentlichen Theil des Filters, für das der Sand nur die Stütze darstellt; theils durch die oberflächliche Haut, theils durch den schleimigen Ueberzug, den gewisse Bakterienarten in den Poren des ganzen Filters etabliren, findet erst die eigentliche Zurückhaltung der im Wasser enthaltenen Bakterien statt. Nimmt man das Filter, ehe die Decke sich gebildet hat, in Betrieb, so gehen fast alle Bakterien durch. Im Anfang ist die Filtration immerhin noch nicht sehr vollkommen; dafür genügt aber ein Druck von wenigen Centimetern, um die normale Förderung des Filters zu erzielen. Allmählich bei zunehmender Verschleimung des Filters, muss man aber mit dem Druck immer höher steigen, um die gleiche Wassermenge durchzutreiben; dabei wird die qualitative Leistung immer besser. Zuletzt kommt man an eine Grenze: Beträgt die Druckdifferenz, bei welcher die mindestens erforderliche Wassermenge gewährt wird, mehr als 60 cm, so ist Gefahr, dass die Decke des Filters zerrissen wird. Bei geringerem Druck wird aber schliesslich die Wassermenge zu gering, und es bleibt dann nichts übrig, als Reinigung des Filters, d. h. es wird zunächst durch eine besondere Entwässerungsanlage alles Wasser abgelassen, und dann wird die oben lagernde braunschwarze Schlammschicht, die gewöhnlich nur einige Millimeter dick ist, abgetragen, höchstens bis 2 cm in den Sand hinein. Es macht für die Filterwirkung nichts aus, wenn auch die Sandschicht bis auf $^1/_3$ ihrer Stärke aufgebraucht wird. Der schmutzige Sand wird gewaschen und demnächst wieder verwandt.

Filtrationsdruck und Fördermenge müssen fortgesetzt beobachtet werden. Die Sammelcanäle der Filter stehen mit dem gemeinsamen Reinwasserreservoir der Art in Verbindung, dass der Spiegel des letzteren etwa 50 cm tiefer liegt, als der Wasserspiegel der Filter. Am Ausfluss des Reinwassercanals ist eine Schiebervorrichtung, mittelst welcher die Menge des abfliessenden Wassers regulirt werden kann. Aus der Stellung dieses Schiebers wird auf den Filtrationsdruck geschlossen. Die quantitative Leistung des einzelnen Filters dagegen wird aus der Stellung des Schiebers in der Zuflussleitung bestimmt.

Die Geschwindigkeit der Wasserbewegung beträgt bis jetzt gewöhnlich 100 mm pro Stunde; die Fördermenge stellt sich dann auf 0.1 cbm pro Stunde und 1 qm Filterfläche. Rechnet man pro Kopf und die Stunde des maximalen Consums 10 Liter Wasserverbrauch, so ist bei der angegebenen Geschwindigkeit für je 10 Menschen 1 qm Filterfläche erforderlich; für 300000 also 30000 qm. Dazu würde dann noch eine beträchtliche Reservefläche kommen, welche der zeitweisen Ausschaltung eines Filters behufs Reinigung resp. Auffüllung Rechnung trägt.

Die Leistung der Filter bezüglich der Qualität des Wassers besteht darin, dass zunächst die organischen Stoffe und das NH_3 ziemlich erheblich verringert werden; HNO_3 wird wenig, Cl gar nicht beeinflusst. — Die Bakterien werden im Ganzen gut abfiltrirt. Im Durchschnitt findet man 50—200 in 1 ccm. Diese stammen zum Theil von den Bakterien her, welche dem Material der tieferen Filterschichten von vornherein anhaften; zum Theil entstammen sie aber dem unreinen Wasser. Es hat sich gezeigt, dass die Filter niemals völlig keimdicht arbeiten, sondern dass ein kleiner Bruchtheil der aufgebrachten Bakterien regelmässig in das Filtrat geräth; je zahlreicher die Bakterien im unfiltrirten Wasser sind, um so höher steigt auch der Bakteriengehalt des Filtrats. Am günstigsten ist die Wirkung der Filter bei langsamer Filtration, ferner bei Vermeidung stärkerer Druckschwankungen und überhaupt aller Unregelmässigkeiten im Filterbetrieb. Unter solchen Umständen wird die Zahl der Bakterien etwa auf $^1/_{1000}$ reducirt, und damit kommen die Infektionschancen so gut wie ganz in Wegfall.

Eine sehr gefährliche Periode bleibt aber immerhin die Zeit, wo ein gereinigtes Filter neu in Benutzung genommen wird. Alsdann soll das Wasser mindestens 24 Stunden ruhig sedimentiren; und die danach während weiterer 12 Stunden durchfiltrirten Wassermengen sollen unbenutzt bleiben. — Ferner kommen bei jedem Filtrirbetrieb gelegentlich noch aussergewöhnliche Störungen des Betriebes vor; entweder kann die Reinigung nicht zur Zeit erfolgen und die Filterdecke reisst; oder es müssen grössere Reparaturen vorgenommen werden; oder das Flusswasser ist durch Hochwasser stark mit lehmigen Partikeln getrübt, und es stellt sich auf den Filtern rasch eine undurchlässige Schicht her, die fortwährend mechanisch beseitigt oder durch abnorm hohen Druck überwunden werden muss. In allen diesen Fällen treten grosse Mengen von Bakterien im Filtrat auf, und das ist natürlich um so bedenklicher, als das Flusswasser einer Verunreinigung mit pathogenen Keimen ganz besonders exponirt ist.

Die Flusswasserleitungen sind daher hygienisch nur zulässig bei strenger Ueberwachung des Betriebes. Vor Allem muss durch tägliche bakteriologische Untersuchung der einzelnen Filterabläufe controlirt werden, dass in keinem Ablauf mehr als 100 Bakterien in 1 ccm auftreten. Dies Resultat ist erfahrungsgemäss nur zu erreichen, wenn in keinem Filter zu irgend einer Zeit die Filtrationsgeschwindigkeit 100 mm pro Stunde überschreitet, und wenn nach der Reinigung eines jeden Filters eine ausreichende Schonzeit gewährt wird; und das sind eben die Bedingungen, welche unbedingt eingehalten werden müssen, um den gelegentlichen Durchtritt von verdächtigen Keimen auszuschliessen.

Bei einigen Wasserwerken verwendet man statt der Sandfilter sogen. Filtersteine (System Fischer-Peters). Es sind dies 1 qm grosse, aus gewaschenem Flusssand von bestimmter Korngrösse mit Natron-Kalksilikat als Bindemittel hergestellte, im Inneren hohle Steine. Die Filtration geschieht von aussen nach innen; die Schmutzschicht fällt von den senkrechten Wänden kontinuirlich ab. Die Reinigung der Filterelemente erfolgt durch Umkehren der

Stromrichtung des Wassers. Die Filter beanspruchen namentlich viel weniger Raum als die Sandfilter und sollen den Betrieb erleichtern.

Zu der Infektionsgefahr gesellt sich ein zweiter Nachtheil der Flusswasserleitungen in der hohen Temperatur des Wassers während des Sommers; es wird demselben dadurch die erforderliche Frische und Appetitlichkeit gerade zu einer Zeit benommen, wo am meisten Wasser consumirt wird.

Alle neueren Wasserversorgungen sind mit hoch gelegenen Reservoiren für das Reinwasser versehen. Bei Quellwasserversorgung könnte man allerdings das Wasser durch den natürlichen Druck direct bis in die Häuser leiten. Aber es wird dann oft vorkommen, dass bei starkem Consum die Lieferung nicht ausreicht, während bei fehlendem Consum eine solche Anhäufung von Wasser stattfindet, dass ein Theil durch Sicherheitsventile unbenutzt abfliessen muss. — Besser ist es daher, in allen Fällen Reservoire einzuschalten, in welchen das Verbrauchsquantum für mehrere Stunden Platz findet, von dem aus allen Ansprüchen genügt werden kann, und das namentlich auch für Feuerlöschzwecke jeder Zeit die grössten Wasserquantitäten zur Verfügung stellt.

Zu den Hochreservoiren gelangt das Quellwasser mit natürlichem Gefälle (Gravitationsleitung), Grundwasser und filtrirtes Flusswasser werden künstlich gehoben. Die Hochreservoire werden auf einer nah gelegenen Anhöhe angelegt und dann dicht gemauert, oben gewöhnlich mit Erdschicht bedeckt, die im Sommer mit Wasser berieselt wird; oder eigens für diesen Zweck erbaute Thürme tragen die Reservoire. Von da aus verzweigen sich dann die Canäle in die Stadt. Das Reservoir liegt so hoch, dass das Wasser mit natürlichem Gefälle bis in die obersten Etagen der Häuser steigt.

Die Leitungen bestehen bis zur Sammelstelle hin in gemauerten oder aus Cement- oder Thonröhren hergestellten Canälen. Für das unter Druck stehende Wasser dienen Röhren aus Gusseisen, die auf hohen Druck geprüft sind und die zum Schutz gegen Rostbildung in eine Mischung von Theer und Leinöl eingetaucht sind. — In den Häusern sind Gusseisenrohre nicht zu verwenden, weil hier zu viele Biegungen vorkommen. Schmiedeeiserne Röhren verrosten zu stark. Daher wird meist Bleirohr verwendet.

Allerdings bilden die Bleirohre die Gefahr der Bleivergiftungen; in mehreren Fällen sind solche beobachtet, so z. B. 1886 in Dessau, wo innerhalb weniger Wochen 92 Personen an Bleivergiftung erkrankten. Die Gefahr liegt namentlich bei einem sehr reinen und salzarmen Wasser vor; ferner wenn die bleiernen Leitungsrohre zeitweise mit Luft gefüllt sind. Es bildet sich alsdann Bleihydrat, das nicht sowohl im gelösten, sondern in fein suspendirtem Zustand im Wasser vorhanden ist. Grössere Mengen gehen nur in Wasser über, welches längere Zeit (über Nacht) im Rohre gestanden hat. Wasser, das reich an organischen Verbindungen, namentlich Kalksalzen, ist, ferner ein solches, welches organische Stoffe oder kleine Mengen von Eisen enthält, pflegt kein Blei oder doch nur unschädliche Spuren davon aufzunehmen.

Versuche, das Bleirohr mit innerem Zinnmantel herzustellen oder dasselbe mit unlöslichen Ueberzügen zu versehen, sind noch nicht mit völlig befriedigendem Resultat zu Ende geführt. — Sehr zweckmässig ist es, in Städten, welche bleierne Hausleitungen haben, von Zeit zu Zeit öffentliche Belehrungen darüber zu erlassen, dass das erste über Nacht in den Rohren gestandene Wasser unbenützt abfliessen müsse. — Im Nothfall sind auch Hausfilter zur Retention des Bleis zu verwenden.

Die Wasserversorgungen werden gewöhnlich von der Gemeinde ausgeführt. Entweder wird das Wasser dann frei geliefert und die Kosten werden nach Zahl der bewohnbaren Räume, unter Berücksichtigung des Miethzinses, mit 1·8—3·5 Mark pro Jahr und Raum; oder nach Grundstücken; oder nach Procenten des Miethzinses der Wohnungen (2—6 Procent jährlich) berechnet. Oder es sind Wassermesser eingeführt und es werden pro 1 cbm verbrauchtes Wasser 0·1—0·2 Mark bezahlt.

Eis. Künstliches Selterwasser.

Früher hat man wohl geglaubt, dass lebende Organismen im Eis nicht vorhanden sein könnten. In der That haben directe Versuche ergeben, dass viele Bakterien bei 0° zu Grunde gehen, namentlich von einer grossen Zahl von Individuen der gleichen Art immer eine nicht unbeträchtliche Menge, vermuthlich alle älteren, nicht mehr so widerstandsfähigen Exemplare. Weiter aber ist ein sehr verschiedenes Verhalten der einzelnen Arten beobachtet; manche scheinen sehr wenig widerstandsfähig zu sein, andere besser, einige leisten sogar bei 0° noch eine gewisse Vermehrung. — Da das Eis gewöhnlich aus sehr unreinem Wasser, Flüssen, Teichen etc. entnommen wird, findet man entsprechend dieser relativ grossen Widerstandsfähigkeit der Bakterien in 1 ccm Schmelzwasser im Durchschnitt 2000, als Minimum 50, als Maximum etwa 25000 lebende Keime. — Es sind diese Befunde offenbar durchaus nicht ohne Bedenken. Im Sommer wird viel Eis roh genossen; ferner wird es nicht selten auf Wunden applicirt. Ersteres sollte nie, letzteres nur über undurchlässigen Unterlagen geschehen. — Ohne Bedenken ist dagegen innerlich und äusserlich das Kunsteis zu verwenden, das durch Verdunstung von comprimirtem Ammoniak aus destillirtem Wasser bereitet wird. Dies Eis enthält im Mittel

0—10 Keime pro 1 ccm. Das destillirte Wasser führt zwar auch oft Massen von sog. Wasserbakterien, aber diese scheinen eben zu den leicht durch Gefrieren zu schädigenden Arten zu gehören.

Die künstlichen kohlensauren Wässer sind im Durchschnitt sehr reich an Bakterien; selbst 7 Monate langes Lagern ändert daran nichts. Auch bei solchem Selterwasser, das aus destillirtem Wasser bereitet wurde, ist der Bakteriengehalt ein sehr hoher. Dagegen ist die Mannigfaltigkeit der Arten in mit Brunnenwasser bereitetem Selterwasser weit grösser; und hier ist jedenfalls die Gefahr einer Infektion ungleich bedeutender. Im destillirten Wasser ist nur auf indifferente saprophytische Bakterien zu rechnen, während ein Brunnenwasser ebensowohl in Form des Selterwassers, wie im natürlichen Zustand zu Infektionen Anlass geben kann.

Absichtlicher Zusatz pathogener Keime zu künstlichem Selterwasser hat ergeben, dass zwar einige Arten (Cholera-, Milzbrandbacillen) rasch absterben, dass aber z. B. Typhusbacillen, Microc. tetragenus etc. einige Tage bis Wochen lebensfähig bleiben. Mit Rücksicht auf diese Resultate ist unbedingt nur das aus destillirtem Wasser oder aus völlig unverdächtigem Brunnen-(Leitungs-) wasser bereitete Selterwasser zu empfehlen.

Litteratur: Loeffler, Oesten und Sendtner, Die Wasserversorgung in Weyl's Handb. d. Hygiene, 1896. — Tiemann und Gärtner, Die chem. u. mikrosk. bakteriol. Untersuchung des Wassers, 1896. — Plagge u. Proskauer, Zeitschr. f. Hyg., Bd. 2. — Fränkel, ibid. Bd. 6. — Koch, Wasserfiltration u. Cholera, Zeitschr. f. Hyg. Bd. 14. — Ohlmüller, Die Untersuchung des Wassers, Berlin 1894. — Brix, „Wasserversorgung" in Behring's „Bekämpfung der Infektionskrankheiten", hygienischer Theil, 1894. — Kruse, kritische und experimentelle Beiträge zur hygienischen Beurtheilung des Wassers. Zeitschr. f. Hyg. u. Inf. Bd. 17. — Piefke, Ueber die Betriebsführung von Sandfiltern, ibid. Bd. 16. — Flügge, Verh. d. Ver. f. öffentl. Ges. in Stuttgart. 1895. — Zeitschr. f. Hyg. Bd. 22.

Sechstes Kapitel.

Ernährung und Nahrungsmittel.

Die Aufgaben des folgenden Abschnitts umfassen erstens die Erörterung des Nährstoffbedarfs des Menschen und dessen Deckung durch Nahrungsmittel; und zwar ist dabei zunächst die Bedeutung der einzelnen Nährstoffe, dann der quantitative Bedarf, und schliesslich die Auswahl und Zusammensetzung einer rationellen Kost zu erörtern. Zweitens sind die Eigenschaften der einzelnen Nahrungsmittel und die hygienischen Nachtheile, welche aus einer abnormen Beschaffenheit, aus Verunreinigungen und Verfälschungen derselben hervorgehen können, zu besprechen.

A. Die Deckung des Nährstoffbedarfs des Menschen.

1. Die Bedeutung der einzelnen Nährstoffe.

Der Zweck der Ernährung ist eine solche Erhaltung (unter Umständen, z. B. beim wachsenden Körper, eine solche Zunahme) des substantiellen Bestandes der gesammten Organe, dass deren Funktionen stets in normaler Weise vor sich gehen. Dieser Zweck ist ohne Zufuhr von Nahrung offenbar nicht zu erreichen, da der Körper einerseits stetig Stoffe zerstört, die seinem Zellbestande angehörten, andererseits für seine Kraft- und Wärmeentwicklung fortwährend Stoffe verbraucht. Der Stoffverbrauch zum Zwecke der Kraft- und Wärmeentwicklung übertrifft den zu ersetzenden Substanzverlust der Zellen bei weitem. Da es für die Wärmeproduktion nicht specifischer Stoffe, sondern nur der in den Stoffen aufgespeicherten chemischen Spannkräfte bedarf, so ist es selbstverständlich, dass die einzelnen Nährstoffe in ihrer Fähigkeit das Leben zu unterhalten, sich wesentlich nur nach dem Maasse ihrer chemischen Spannkraft resp. ihrer Verbrennungswärme im Körper vertreten. Diese Verbrennungswärme beträgt unter den im Organismus vorliegenden Verhältnissen im Durchschnitt

für 1 g Eiweiss . . 4,1 Calorien
„ 1 g Fett . . . 9,1 „
„ 1 g Kohlehydrat 4,1 „

100 g Fett sind also ungefähr gleichwerthig 227 g Eiweiss oder Kohlehydraten (Rubner).

Daneben ist auch der kleine Theil von Nahrungsstoffen, welcher dem Ersatz resp. Ansatz von Körperstoffen dient, von grosser Bedeutung. In dieser Beziehung können die einzelnen Nährstoffe sich nicht beliebig vertreten, sondern jeder Stoff hat seine specifische Bedeutung, die ihn zum nothwendigen Bestandtheil der Nahrung macht.

In jeder zureichenden Kost finden wir Eiweissstoffe, Fette, Kohlehydrate, Wasser und Salze, und ausserdem noch eine Gruppe von Substanzen, welche als „Genussmittel“ zusammengefasst werden. Ueber die Bedeutung dieser einzelnen Stoffe für die Ernährung ist Folgendes hervorzuheben:

1. Die Eiweissstoffe.

Die Grösse des Eiweisszerfalls im Körper ist abhängig:

1) von der Masse der Organe und Säfte; je grösser dieselbe ist, um so mehr wird cet. par. zerlegt. Für die Einheit Körpergewicht berechnet zeigen dagegen die kleineren Individuen, bei welchen das Verhältniss der Körperoberfläche zum Körpervolum grösser ist, den bedeutenderen Umsatz.

2) von der Energie der Zellen. Wie schon die Zellen der verschiedenen Organe nicht gleichwerthig sind, so finden sich auch individuelle Differenzen.

Ferner können bei demselben Individuum Ernährungszustand, Nervenreize der verschiedensten Art, psychische Affekte die Zellthätigkeit verschieben.

3) von der Menge des in den Säften die Zellen durchkreisenden Eiweissmaterials. Je höher die Concentration der Eiweisslösung wird, um so mehr Eiweiss wird zerstört. Die Menge des in der Nahrung gegebenen und in die Säfte aufgenommenen Eiweisses ist also auf den Eiweissumsatz im Körper von bestimmendem Einfluss. — Am ausgesprochensten tritt dies an Versuchsthieren hervor, welche ausschliesslich mit Eiweiss genährt werden. Befindet sich ein solches Versuchsthier z. B. mit täglich 500 g Fleisch im Stickstoffgleichgewicht, d. h. scheidet es im Harn 17 g N (100 g Fleisch = 3·4 g N) aus, und man füttert nunmehr täglich 1500 oder 2500 gr. Fleisch, so ist nach kurzer Zeit wieder N-Gleichgewicht eingetreten und das Thier scheidet 51 resp. 85 g N im Harn aus. Es ergiebt sich hieraus die wichtige Folgerung, dass es nicht gelingt, in einem an Eiweiss verarmten Körper Eiweiss dadurch zur Ablagerung zu bringen, dass man dasselbe in reichlicherer Menge in der Nahrung zuführt.

4) von den sonstigen in den Körpersäften vorhandenen Nährstoffen. Passiren Fett oder Kohlehydrate neben Eiweiss die Zellen, so werden sofort die Zerfallsbedingungen in der Weise verschoben, dass viel weniger Eiweiss zerstört wird. Giebt man in dem vorerwähnten Experiment dem Versuchsthier statt 1500 g Fleisch, 1000 g Fleisch und 300 g Fett, so wird nun bei weitem nicht der ganze dem Nahrungseiweiss entsprechende N im Harn ausgeschieden, sondern es bleibt ein Theil des Eiweisses unzerstört im Körper zurück, wird abgelagert. Um den Eiweissvorrath des Körpers zu conserviren oder Eiweissansatz zu erzielen, ist es daher in erster Linie erforderlich, Fett oder Kohlehydrate zu geben und dadurch die Eiweisszerlegung zu beschränken.

Das unter dem Einfluss der aufgezählten Faktoren in stärkerem oder geringerem Grade zerstörte Eiweiss muss für gewöhnlich in voller Menge durch Nahrungseiweiss ersetzt werden, und zwar, wie es scheint, nicht nur zur Erhaltung des Eiweissbestandes, sondern weil die Zerfallsprodukte des Eiweissstoffwechsels bestimmte Reize für unser Centralnervensystem liefern, weil durch reichliche Eiweisszufuhr die Hämoglobinbildung gesteigert, an Herzthätigkeit gespart und die Regeneration der Muskeln erleichtert wird. Bei Eiweissmangel werden ausserdem sehr bald die Verdauungsfermente spärlicher gebildet.

Ist einmal der Ersatz für das zerstörte Eiweiss ungenügend, so bietet die oben betonte Abhängigkeit des Eiweissumsatzes von der Menge der circulirenden Eiweissstoffe wesentliche Vortheile. Nur am 1. Tage einer Hungerperiode wird noch eine N-Menge ausgeschieden, welche derjenigen der vorausgegangenen Nahrungstage ungefähr gleichkommt. Von da ab aber geht mit der Verringerung des Eiweissvorraths auch eine stete Verringerung des Umsatzes einher, so dass die Eiweissverarmung nur langsam erfolgt. Erst dann, wenn durch andere die Zerlegung beeinflussende Momente — z. B. psychische Erregung, Fieber etc. — der Umsatz künstlich hochgehalten wird, kommt es zu rascherem und stärkerem Eiweissverlust.

Andrerseits gelingt es aber auch nicht leicht, einem an Eiweiss verarmten Körper wieder einen besseren Eiweissbestand zu verschaffen. Mit einer vermehrten Eiweisszufuhr hält die Zerlegung immer wieder gleichen Schritt, und erst eine richtige Combination von Eiweiss, Fett und Kohlehydraten vermag eine Besserung des Körperzustandes herbeizuführen (s. S. 237).

In Folge dieser Selbstregulirung des Eiweisszerfalls ist auch nicht daran zu denken, dass der Mensch mit ausschliesslicher Eiweissnahrung seine ganzen Ausgaben deckt und seinen Körperbestand erhält. Selbst Fleischfresser müssen alsdann so grosse Quantitäten aufnehmen, dass deren Resorption auf die Dauer schwierig wird; für den Menschen ist die Bewältigung der dazu erforderlichen Eiweissmengen selbst für kurze Zeit unmöglich.

Das im Körper zerstörte Eiweiss kann nur auf einem Wege ersetzt werden: durch Zufuhr von Eiweiss in die Nahrung. Eine Bildung von Eiweiss aus anderem Nährmaterial, wie sie die Pflanzen in grossem Umfange bewirken, vermag der Körper nicht zu leisten.

Ausser den echten Eiweisskörpern kommen in der Nahrung noch andere N-haltige Stoffe vor, welche nicht vollwerthige Eiweisskörper darstellen, und auch für die Ernährung nicht die gleiche Bedeutung haben wie diese. Es sind dies die leimgebenden Substanzen, Glutin und Chondrin, ferner Pepton, Nucleïn, Lecithin, Kreatin, Asparagin und andere Amidoverbindungen.

Was zunächst den Leim betrifft, so ist derselbe chemisch insofern von den Eiweisskörpern verschieden, als in ihm die aromatische Gruppe fehlt, die bei gewisser Zerlegung von Eiweiss zum Auftreten von Tyrosin führt. Früher wurde er gleichwohl für besonders nahrhaft und dem Eiweiss sogar an Nährwerth überlegen betrachtet.

Durch Voit's Versuche ist indess ermittelt, dass allerdings ein grosser Theil der im Körper zerstörten Eiweissmenge durch Leim ersetzt werden kann; der in der Nahrung genossene Leim wird rasch und vollständig zerlegt und übt dabei eine Eiweiss sparende Wirkung aus, der Art, dass 100 g Leim circa 36 g Eiweiss vor dem Zerfall schützen. Aber wenn auch die Leimzufuhr beliebig gesteigert wird, so ist es doch nicht möglich, ganz ohne Eiweisszufuhr auszukommen. Fortwährend wird vielmehr ein kleines Plus von N ausgeschieden, das muthmaasslich dem organisirten Eiweiss entstammt, und diesen Theil des Eiweissumsatzes vermag man daher mit Leim nicht zu decken. — In der vollen, zusammengesetzten Nahrung können wir freilich den Leim als dem Eiweiss gleichwerthig betrachten, weil dann immer so viel Eiweiss, als neben Leim eingeführt werden muss, in der Nahrung enthalten zu sein pflegt.

Auch die Albumosen und Peptone haben nach Voit's Versuchen eine ähnliche Bedeutung wie der Leim. Nach anderen Beobachtern können sie dagegen das Eiweiss vollkommen vertreten. Praktisch ist die Frage ohne Belang, da in derjenigen Nahrung, in welcher Pepton gereicht wird, stets noch eine gewisse Menge Eiweissstoffe vorhanden ist.

Die **Nucleïne**, die z. B. in den Zellkernen enthalten sind, können nicht als Nährstoffe angesehen werden, da sie in den Verdauungssäften unlöslich sind und nicht resorbirt werden.

Die **Lecithine**, im Eidotter, Gehirn in grösserer Menge enthalten und sehr verbreitet, werden vom Pankreassaft in Neurin, Glycerinphosphorsäure und Stearinsäure zerlegt, und haben ebenfalls keine den Eiweissstoffen, sondern höchstens eine den Fetten ähnliche nährende Wirkung.

Die **Amidoverbindungen** äussern beim Menschen durchaus keine sparende Wirkung auf den Eiweissumsatz; nur für Pflanzenfresser wird eine dem Leim analoge Rolle des Asparagins behauptet.

2. Die Fette.

Das Fett wird im Gegensatz zu den Eiweissstoffen im Körper sehr schwer zerlegt, für gewöhnlich nur in einer Menge von 50—100 g. Wird mehr Fett in die Säfte aufgenommen, so wird trotzdem die gleiche geringe Menge zerstört und der Rest in den Depots abgelagert; es hat also die Vermehrung des Fettes *keinen* den Umsatz steigernden Einfluss. Dagegen werden bei *Muskelarbeit* ausserordentlich viel grössere Fettmengen zerstört als bei Ruhe. Die Steigerung der Fettzerlegung kann das 3—4fache betragen, und je grösser die Arbeitsleistung, um so mehr Fett wird zerstört. Die Leistungen des Fettes bei seiner Zerlegung bestehen: 1) darin, dass es bedeutende Mengen von Wärme erzeugt; 2) hat das Fett eine wichtige Funktion dadurch, dass der Eiweisszerfall — wie bereits oben erwähnt wurde — wesentlich verringert wird, wenn Fett neben Eiweiss im Säftestrom circulirt. Wird allerdings bei wenig Eiweiss reichlich Fett in der Nahrung gegeben, so tritt die ersparende Wirkung nicht deutlich hervor, sondern nur dann, wenn eine ausreichende oder reichliche Eiweisszufuhr vorhanden ist. — Von grosser Bedeutung ist die sparende Wirkung des Fettes in den Fällen, wo die Nahrungszufuhr wegen Krankheit etc. stark absinkt oder aufhört. Es werden dann stets die Fettdepots des Körpers in beträchtlichem Grade angegriffen, und die Zerstörung der Eiweissstoffe wird bedeutend herabgesetzt. Die Verbrennungswärme des in einem Gesunden abgelagerten Fettes beträgt 3mal so viel, als die Verbrennungswärme des gesammten Zelleiweisses und des leimgebenden Gewebes zusammengenommen (Rubner).

Das im Körper zerstörte Fett soll im Allgemeinen durch *Fett der Nahrung* ersetzt werden. Es eignen sich dazu die Fette sowohl der thierischen, wie auch der pflanzlichen Nahrungsmittel. Dabei ist nur zu beachten, dass lediglich solche Fette einer Resorption und einer Zerlegung im Körper fähig sind, welche unter 40° flüssig sind; Stearin z. B. ist vollkommen unverdaulich.

Es besteht indess auch die Möglichkeit, das Fett aus Eiweiss und ebenso aus Kohlehydraten im Körper zu bilden, wenn letztere in überreichlicher Menge gegeben werden. Es repräsentirt aber diese Bildung von Fett eine gewisse Belastung des Körpers, und die dauernde Resorption der erforderlichen Kohlehydratmengen stösst auf Schwierigkeiten.

Sehr gut geeignet zur Vertretung des Fettes sind die Fettsäuren, die einen so grossen Procentsatz im Fettmolekül ausmachen, dass sie ungefähr die gleiche ersparende Wirkung ausüben, wie die Fette selbst. Das Glycerin dagegen hat keinerlei Einfluss, weder auf den Eiweiss-, noch auf den Fettumsatz.

3) Die Kohlehydrate.

Mit Eiweiss und Fett sollte der Mensch eigentlich seinen Nahrungsbedarf vollständig decken können; indessen gelingt das sehr schwer und zwar deshalb, weil die Grenzen für die Resorption der Fette beim Menschen relativ eng gezogen sind. Wir sehen daher, dass in der Nahrung noch ein anderer stickstofffreier Bestandtheil in ausserordentlich grosser Mengen genossen wird, nämlich die Kohlehydrate (Glycogen von der Formel $C_6H_{12}O_6$ resp. Anhydride derselben). Merkwürdigerweise finden wir aber im Körper stetig nur Spuren von Kohlehydraten, kleine Mengen von Glycogen, die gegenüber den 4—500 g genossener Kohlehydrate völlig verschwinden. Es erklärt sich dies dadurch, dass die Kohlehydrate unter allen Umständen bei Ruhe und Arbeit rasch und vollständig im Körper zerfallen und zu den Endprodukten Kohlensäure und Wasser verbrannt werden. Sie werden also nie zu bleibender Körpersubstanz umgewandelt, ausgenommen den einzigen Fall, wo bei sehr grossen Gaben ein Theil zur Fettbildung verwandt wird.

Bei ihrer völligen und schnellen Verbrennung leisten dann die Kohlehydrate 1. erhebliche Mengen Wärme; 2. vor Allem äussern sie eine den Eiweissumsatz herabsetzende Wirkung, und zwar unter allen Umständen, einerlei ob viel oder wenig Eiweiss in den Säften circulirt, also vollkommener als die Fette; 3. bewirken die Kohlehydrate auch eine geringere Zerstörung des im Säftestrom circulirenden Fettes, und führen häufig eine Ablagerung von Fett im Körper herbei; 4. begünstigen die Kohlehydrate, wenn sie neben reichlichem Eiweiss vorhanden sind, die Abspaltung von Fett aus Eiweiss oder erfahren selbst eine Umwandlung in Fett.

Was die Deckung des Kohlehydratbedarfs angeht, so geschieht dieselbe durch die Kohlehydrate der Nahrung, durch Rohr- und Milchzucker, hauptsächlich aber durch Stärke, die allmählich und langsam im Darm in resorbirbaren Zucker übergeht und also gleichsam ein nachhaltiges Reservoir darstellt, aus welchem der Körper für lange Zeit fortgesetzt kleinere Mengen von Kohlehydraten in den Säftestrom überführt.

4. Das Wasser.

Das Wasser hat im Körper eine Reihe von wichtigen Funktionen. Es bildet einen wesentlichen Bestandtheil der Organe und Säfte; es ist als Lösungsmittel und zum Transport der löslichen Substanzen von grosser Bedeutung; es betheiligt sich an der Wärmeregulirung des Körpers.

Es ist daher fast stets voller Ersatz der ausgeschiedenen Wassermenge erforderlich, und dieser erfolgt vorzugsweise durch Zufuhr von Wasser, kann aber auch durch Zufuhr verbrennbaren Wasserstoffs (Kohlehydrate etc.) geschehen. Manche Thiere (Pflanzenfresser) kommen nur mit der letzteren Art von Zufuhr und ohne Wassergenuss längere Zeit aus. Für den Menschen ist indess präformirtes Wasser in einer Menge von 1—2000 g und mehr erforderlich.

Eine abnorme Verminderung der Wasserzufuhr kommt bei frei gestellter Nahrungsaufnahme kaum vor; dagegen kann sehr leicht ein Uebermaass von Wasser eingeführt werden.

Vorübergehende Erhöhung der Wasserzufuhr bewirkt dann zunächst eine vermehrte Stickstoffausscheidung, die indess wesentlich auf Ausspülung angesammelter Exkrete beruht. Anhaltende abnorm starke Wasserzufuhr hat insofern gewisse Nachtheile im Gefolge, als leicht eine starke Verdünnung der Verdauungssäfte und nach Angabe einiger Beobachter eine Ueberbürdung des Pfortaderkreislaufs entsteht, welche auf die allgemeinen Verhältnisse des Blutdrucks zurückwirkt. Ferner wird dabei den circulatorischen Apparaten übermässige Arbeit zugemuthet, und die Zellfunktionen scheinen weniger energisch vor sich zu gehen. Allerdings verfügt der Körper über gute regulatorische Vorrichtungen, und der völlig gesunde Körper kann daher auch den Genuss grosser Flüssigkeitsmengen lange Zeit ohne Schaden ertragen. Aber wenn geringe Abnormitäten, Herzschwäche, Verdauungsstörungen, Anämie u. s. w. bereits vorliegen, sollte unnöthige Wasserzufuhr vermieden werden.

Zu einer Steigerung des Wassergehalts des Körpers kann es bei ungenügender Eiweisszufuhr, resp. bei Hunger kommen. Voit stellte fest, dass ein Hund von 20 kg Gewicht, der täglich mit ca. 1000 g Brod = 10 g Stickstoff gefüttert wurde und demnach in 41 Tagen 410 g Stickstoff erhielt, in dieser selben Zeit 536 g Stickstoff ausschied, also 126 g Stickstoff von seinem Körper zusetzte, d. h. ungefähr

4000 g Fleisch. Der Hund hätte mithin nach Beendigung der Versuchsreihe eigentlich nur noch 16 kg wiegen müssen; das war aber nicht der Fall, sondern das Gewicht betrug am Schluss ungefähr so viel wie zu Anfang der Versuche und zwar deshalb, weil der Hund statt des verlorenen Eiweisses entsprechend Wasser und Fett angesetzt hatte. Erhalten derartig schlecht genährte Versuchsthiere demnächst wieder eiweissreiche Kost, so scheiden sie dann eine die Einfuhr weit übersteigende Wassermenge aus.

Es geht daraus hervor, dass das Gewicht eines Individuums sehr trügerisch sein kann. Ein Mensch kann schwer sein und grosse Körpermasse haben, aber sein Ernährungszustand ist vielleicht ein sehr schlechter dadurch, dass Fett und Wasser in abnormem Grade die Substanz seiner Organe und Säfte ausmachen.

Die Täuschung kommt zu Tage, sobald es gilt, andauernde energische Leistungen auszuführen. Ein Körper mit schlechtem Eiweissbestande muss erst langsam trainirt werden, das Wasser muss ausgeschieden, das überschüssige Fett durch Muskelübungen zerstört und beides durch Eiweiss ersetzt werden, ehe andauernde Arbeit geleistet werden kann.

5. Die Salze.

Werden die ausgeschiedenen Salze des Körpers nicht ausreichend ersetzt, so giebt derselbe zunächst eine Zeit lang aus seinem Bestande her; bei andauernd salzarmer Nahrung treten eigenthümliche nervöse Erscheinungen und schliesslich der Tod ein. Derartige Folgen beobachtet man aber nur bei Ernährung mit künstlich salzfrei gemachter Nahrung; in der üblichen gemischten Kost sind die nöthigen Salzmengen gewöhnlich vollauf enthalten, während eine einseitige Ernährung z. B. mit animalischer Kost und Mehlpräparaten Defecte in der Blutbildung zur Folge zu haben scheint. Vermuthlich sind die grünen Gemüse als Lieferanten der dem Körper nöthigen Salze von besonderer Bedeutung.

Beim Hund kommt es durch ausschliessliche Fleischnahrung zu einem Kalkdeficit und damit zu rachitischen Erscheinungen. — Bei ausschliesslicher Pflanzennahrung entsteht ferner ein Kochsalzdeficit, indem die Kalisalze der Vegetabilien sich mit dem Kochsalz des Körpers umsetzen; es werden Natriumphosphat und Kaliumchlorid gebildet, und es kommt so eine fortgesetzte Verarmung an ClNa zu Stande. — Ein Mangel an Kalisalzen in Folge ausschliesslich animalischer Kost soll Skorbut hervorrufen; doch ist dies unwahrscheinlich, da auch bei vorwiegender Pflanzenkost (Gefangene) oft Skorbut beobachtet wird; in beiden Fällen fehlt es wohl eher an grünen Gemüsen.

Sehr empfindlich scheint endlich der Körper gegen eine zu geringe Zufuhr von Eisen zu sein. Man nimmt an, dass das Eisen aus der Nahrung in organischen, den Nucleïnen ähnlichen Verbindungen resorbirt wird, von denen im Ganzen nur sehr kleine Mengen für den Körper erforderlich sind. Auch das Eisen ist vorzugsweise in den grünen Gemüsen (Spinat, Bohnen etc.) enthalten.

6. Die Genuss- und Reizmittel.

Eine aus reinem Eiweiss, Fett, Kohlehydraten, Wasser und Salzen zusammengesetzte Nahrung würde immer in einem wesentlichen Punkte noch einer Ergänzung bedürfen: sie würde nur mit Widerstreben genossen werden, so lange nicht eine Gruppe von Stoffen vertreten ist, die wir regelmässig in der Nahrung aller Völker beobachten, nämlich die sogenannten „Genussmittel". Theils versteht man unter dieser Bezeichnung die in der Nahrung enthaltenen oder ihr zugesetzten schmeckenden Stoffe (die schmeckenden Stoffe des gebratenen Fleisches; das Aroma der Früchte; organische Säuren, wie Weinsäure, Citronensäure; auch der Zucker; ferner die sog. Würzmittel, wie Salz, Pfeffer, Senf u.s.w.); theils Substanzen, welche weniger wegen ihres Geschmacks, als vielmehr wegen ihrer anregenden Wirkung auf das Nervensystem genossen werden, also mehr als Reizmittel fungiren (Thee, Kaffee, Alkohol, Tabak).

Früher hat man manchen dieser Substanzen einen nährenden oder die Zersetzung von Nährstoffen ersparenden Effekt zugeschrieben. Diese Ansicht ist jedoch als unrichtig erwiesen; kleinere Dosen haben (abgesehen von Zucker) keinerlei stoffliche Wirkung; grössere Gaben auch von Thee, Kaffee, Cacao etc. führen eher zu einer Steigerung des Eiweissumsatzes. Aehnlich verhält es sich mit Alkohol.

Sodann hat man sich wohl vorgestellt, dass wenigstens die Ausnutzung der Nahrung im Darm wesentlich durch den Zusatz der Genuss- und Reizmittel beeinflusst werde. Auch das hat sich nicht bestätigt. Von Thieren und Menschen wird eine geschmacklose oder gar widerliche, mit Ekel genossene Nahrung ebensogut ausgenutzt, wie unter Zusatz Appetit reizender Stoffe.

Die Bedeutung der Genussmittel liegt vielmehr darin, dass sie zunächst zur Aufnahme von Nahrung anregen. Selbst Versuchsthiere weisen eine künstlich geschmacklos gemachte Kost hartnäckig zurück, auch wenn ihnen keine andere Nahrung geboten wird. Der Mensch ist insofern weit empfindlicher, als gewisse Aeusserlichkeiten, ein fremdes Aussehen, ein ungewohnter Geruch, ein unappetitliches Arrangement bereits die Aufnahme der Nahrung hindern; ferner stumpft er sich gegen die gleichen Geschmacksreize ausserordentlich leicht ab und verlangt eine häufige Abwechslung derselben. In den Gefängnissen ist nichts mehr gefürchtet als das ewige einerlei der breiigen Consistenz der Kost und des Hülsenfruchtaromas; und sehr häufig beobachtet man dort den Zustand der „Abgegessenheit“, in welchem die gleiche Nahrung hartnäckig verweigert wird, die vor Wochen oder Monaten gern genossen wurde. Dieser zwingende Einfluss der Geschmacksreize auf die Nahrungsaufnahme ist in früherer Zeit viel zu wenig gewürdigt worden.

Zweitens äussern viele unter den Genuss- und Reizmitteln eine günstige Wirkung auf die Verdauungsorgane, regen (wie z. B. kleine Dosen Alkohol, Nicotin u. a. m.) Magen- und Darmbewegung an oder befördern (wie Zusatz von Kochsalz, Pfeffer, Senf) die Sekretion der Verdauungssäfte. Dazu äussern noch manche dieser Substanzen eine hemmende und regulirende Wirkung auf das Bakterienleben im Darm; besonders die ätherischen Oele, Senföl, in geringerem Grade auch Alkohol, Kaffee etc. sind geradezu Desinficientien und können daher sehr wohl die Zersetzungen im Speisebrei und den Resorptionsmodus beeinflussen. — Ist also auch die schliessliche Ausnutzung einer Kost mit und ohne Reizmittel ziemlich die gleiche, so treten doch im letzten Falle leicht allerlei Störungen der Verdauung auf, welche in der Folge die Nahrungsaufnahme herabsetzen; und es ist eben Aufgabe der genannten, je nach Bedarf abzustufenden Reizmittel, die Verdauung so zu leiten, dass sie ohne alle Belästigung abläuft und die weitere Nahrungszufuhr nicht beeinträchtigt.

Drittens sind dann die eigentlichen Reizmittel noch dadurch wichtig, dass sie die Empfindung ungenügender Ernährung und Leistungsfähigkeit verdecken. Ihre die Nerven anregende, den Blutdruck und die Energie steigernde Wirkung steht mit psychischen Eindrücken, begeisternden Ideen etc. auf einer Stufe. In unserer Zeit regen Schaffens und Strebens sind derartige Reizmittel, welche unabhängig von störender Nahrungsaufnahme die Leistungsfähigkeit des ermüdeten Körpers wieder herstellen, von grosser Bedeutung. Zweckmässig werden dabei nur solche Mittel verwendet, welche von störenden Neben- und Nachwirkungen möglichst frei sind, und eine feine, dem jeweiligen Bedarf angepasste Abstufung gestatten. Tabak, Thee, Kaffee sind in dieser Beziehung dem Alkohol weit vorzuziehen, der leicht zu Verdauungsstörungen Anlass giebt und bei einer Ueberschreitung der richtigen Dosis das Gegentheil des gewünschten Effekts, eine Erschlaffung des Körpers, hervorruft.

Haben somit die Genuss- und Reizmittel unleugbar eine grosse und vielseitige Bedeutung für die Ernährung, so ist doch andererseits ein Maasshalten in ihrem Gebrauch auf's dringendste indicirt. In grösserer Menge und bei häufigerer Anwendung wirken manche dieser Mittel schädigend auf die Verdauung, so namentlich der Zucker, der

Alkohol, das Nicotin. Vor allem ist aber beim Gebrauch der Reizmittel darauf zu achten, dass nicht etwa Gewöhnung an kleine Dosen eintritt, welche zur Anwendung stetig grösserer verleitet; ferner dass, wenn der Körper durch Reizmittel über das Nahrungsbedürfniss weggetäuscht wurde, die Nahrungszufuhr in vollem Maasse nachgeholt wird. Andernfalls ist eine schnelle und schwer reparable Verschlechterung des Ernährungszustandes unausbleiblich.

II. Quantitative Verhältnisse des Nährstoffbedarfs.

Zur Ermittelung der erforderlichen Nährstoffmengen dienen folgende Wege:

1) Untersuchungen im Respirationsapparat. Auf diese Weise sind einzelne sehr wichtige Resultate erhalten. Jedoch sind die Versuche im Respirationsapparat zu mühsam und zeitraubend, als dass dabei alle die verschiedenen, auf den Nahrungsbedarf einwirkenden Faktoren im einzelnen berücksichtigt und brauchbare Mittelzahlen gewonnen werden könnten.

2) Stickstoffbestimmungen im 24stündigen Harn von zahlreichen gesunden, in normaler Weise leistungsfähigen Menschen. Es wird dabei allerdings nur die Grösse des Stickstoffumsatzes festgestellt, die stickstofffreien Nährstoffe bleiben unberücksichtigt. Richtige Mittel werden nur dann erhalten, wenn grosse Beobachtungsreihen zu Grunde gelegt werden.

3) Ausgehend von der Erwägung, dass das Menschengeschlecht durch Instinkt und uralte Tradition im grossen Ganzen eine richtige Zusammensetzung der Nahrung gefunden hat, können wir aus der Kost frei lebender gesunder Individuen die nothwendige Menge und das richtige Mischungsverhältniss der Nahrung entnehmen. Auch hier erhält man aber nur brauchbare Zahlen, wenn sehr zahlreiche Untersuchungen ausgeführt werden. Das Verfahren besteht darin, dass stets eine der genossenen gleiche Portion der Nahrung in's Laboratorium geschafft und dort einer genauen Analyse unterworfen wird. Womöglich ist die Stickstoffbestimmung im 24stündigen Harn zuzufügen, damit man sich von dem Gleichgewichtszustand des Körpers der untersuchten Individuen überzeugt. Ferner ist die Menge der erfahrungsgemäss nicht resorbirten Nährstoffe zu berücksichtigen. — Bei zahlreichen Arbeitern, Aerzten u. s. w. sind in dieser Weise Erhebungen angestellt.

4) Mit Hülfe sorgfältig geführter Haushaltungsbücher, wie sie sich in manchen Familien, in öffentlichen Anstalten, beim Militär u. s. w. vorfinden, kann man die gewünschten Bedarfszahlen durch einfache Berechnung finden. Auch die statistisch festgestellte, in einem ganzen Lande verzehrte Menge bestimmter Nahrungsmittel gestattet derartige Berechnungen. Zunächst ermittelt man die bei der Zubereitung der Speisen übrig bleibenden Abfallstoffe und zieht diese von der Menge der rohen Nahrungsmittel ab; dann berechnet man nach vorliegenden Tabellen (s. unten) die in den genossenen Nahrungsmitteln vorhandenen resorbirbaren Nährstoffe; und erhält so schliesslich diejenige Menge der einzelnen Nährstoffe, welche von einem Individuum pro Tag oder pro Jahr verzehrt wird.

Aus den nach vorstehenden Methoden angestellten Untersuchungen haben sich bestimmte Mittelzahlen für den Bedarf des Körpers ergeben, der verschieden ausfällt, wenn nur der Bestand erhalten, oder wenn Ansatz von Eiweiss oder Fett, oder aber Verlust von Fett erzielt werden soll, oder wenn schliesslich der wachsende Körper zu berücksichtigen ist.

1. Erhaltung des Körperbestandes (Erhaltungskostmaass).

Als Mittelzahl für den 24stündigen Nährstoffbedarf erwachsener Männer ist von VOIT festgestellt:

105 g verdauliches Eiweiss, 56 g Fett, 500 g Kohlehydrate
oder: 105 „ „ „ 100 „ „ 400 „ „

Legt man nur die Wärmemenge der Berechnung zu Grunde, so muss die Nahrung liefern

im Mittel 3000 Calorien.

Diese Zahlen unterliegen durch den Einfluss verschiedener Momente erheblichen Schwankungen:

1) durch die Körpergrösse, oder genauer den Umfang der thätigen Muskel- und Drüsenzellen. Dieselbe ist von grosser Bedeutung; oft treten bei der Vergleichung ganzer Völker oder Bevölkerungsklassen ausgeprägte Differenzen hervor, z. B. sind durchschnittlich bei den kleineren und schwächlichen sächsischen, italienischen, japanischen Arbeitern wesentlich niedrigere Zahlen beobachtet als bei dem grösseren und kräftigeren oberbaierischen Arbeiter. Im Mittel sind 40—50 Calorien pro Kilo Körpergewicht zu rechnen. — Zu beachten ist andererseits, dass die Wärmebildung bei verschieden grossen Individuen von der Oberflächenentwickelung abhängt, so zwar, dass je kleiner ein Thier ist, um so grösser die auf 1 Kilo Körpergewicht treffende Oberfläche und um so grösser auch die pro Kilo Körpergewicht gebildete Wärme ist.

2) durch die individuelle Energie und Reizbarkeit. Lebhafte, leicht erregte, immer geistig thätige Menschen bedürfen grösserer Nahrungsmengen zur Erhaltung ihres Körperbestandes als trägere Temperamente. Auch derartige Gegensätze finden sich oft bei ganzen Völkerracen ausgeprägt (Yankees und Kreolen).

3) durch die Arbeitsleistung. Bei der Arbeitsleistung wird erheblich mehr Wärme gebildet und namentlich die Fettzerlegung gesteigert. Es ist also dem Arbeitenden mehr Fett in der Nahrung zuzuführen oder reichlich Kohlehydrate neben genügendem Eiweiss. Ein Zuviel von Kohlehydraten würde leicht die Verdauungsorgane

belästigen und die Leistungsfähigkeit herabsetzen; daher ist jedenfalls ein Theil des Kohlenstoffs in Form von Nahrungsfett zuzuführen. — Bei andauernder angestrengter Arbeit ist aber nicht minder eine Erhöhung der Eiweisszufuhr nothwendig, weil dann die zerlegenden Zellen verhältnissmässig grossen Umfang haben, und auch ein starker Eiweissgehalt der Säfte für die Unterhaltung der energischen Leistung nothwendig ist.

4) durch das Lebensalter. Mit dem Alter pflegt der Stoffumsatz abzunehmen; jedoch tritt dieser Zeitpunkt oft sehr spät ein, und bei Erhaltung der geistigen Regsamkeit vermindert sich auch der Nahrungsbedarf nur wenig. — Ueber den Bedarf des kindlichen und wachsenden Körpers s. unten.

5) Das Geschlecht. Frauen haben im Allgemeinen, entsprechend ihrem kleineren Körper und der geringeren Arbeitsleistung geringeren Nährstoffbedarf. Bei alten sich ruhig verhaltenden Frauen (Spittelbewohnerinnen) finden wir das niedrigste Kostmaass, das überhaupt zur Beobachtung gelangt.

6) Eine Ausnahme machen die Frauen zur Zeit der Gravidität und namentlich zur Zeit der Laktation. Während der Laktation ist in erster Linie reichliche Eiweisszufuhr nothwendig, weil bei einer Verminderung derselben die Sekretion der Milch rasch beeinträchtigt wird und Schrumpfen der Milchdrüse eintritt. Erhöhte Fett- und Kohlehydratzufuhr wirkt bei zu wenig Eiweiss in keiner Weise steigernd auf die Milchsekretion.

7) Witterung und Klima. Je nach der Aussentemperatur variirt der Eiweisszerfall relativ wenig; dagegen wird die Wärmebildung durch Kälte erheblich gesteigert (s. S. 79). Bei gleichbleibender Kost müssten wir daher eigentlich im Sommer an Gewicht zu-, im Winter abnehmen. Thatsächlich tritt indess meist das Gegentheil ein, weil im Sommer der Appetit geringer ist, leichter Verdauungsstörungen auftreten, und weil zeitweise reichlichere Bewegung im Freien zu starker Schweisssekretion und lebhafterer Fettzerlegung Anlass giebt.

Im Sommer und im heissen Klima erschwert jede Ueberernährung und stärkere Arbeitsleistung die Entwärmung des Körpers. Die Eiweisszufuhr ist zwar nicht unter die Norm herabzusetzen, dagegen die Fettzufuhr auf der untersten Grenze (40 g) zu halten und Kohlehydrate sind zu 3—400 g einzuführen. Am zweckmässigsten ist leicht verdauliche Stärke; nicht grössere Mengen von Zucker, der zu rasch resorbirt und zerlegt wird. Mageres Fleisch, Reis, Mais und Brot bilden demnach die besten Grundlagen der Nahrung im heissen Klima.

Im Winter und namentlich im kalten Klima ist energische Wärmeproduktion, ferner die Ablagerung einer gewissen Fettschicht im Körper, welche die Wärmeabgabe einschränkt, von Vortheil; sodann sind ausgiebige willkürliche und unwillkürliche Bewegungen zu bestreiten. Für alle diese Zwecke ist reichliche Fettzufuhr indicirt; daneben aber auch reichliche Eiweiss- und Kohlehydratmengen.

Für die wichtigsten Schwankungen im Erhaltungskostmaass ergiebt sich sonach folgende Uebersicht:

	Calorien	Verd. Eiweiss	Fett	Kohlehydrate
Kräftiger Mann, vorzugsweise ruhend	2400	105 g	50 g	4—500 g
Schwächlicher Mann, ruhend .	1800	75 „	40 „	3—400 „
Schwächlicher Mann, arbeitend	2400	75 „	60 „	4—500 „
Alte Frau, ruhend	1600	60 „	30 „	250 g
Kräftiger Mann, arbeitend . .	3000	122 „	75—100 g	4—500 g
Kräftiger Mann, stark arbeitend	4800	133 „	100—150 „	5—600 „
Frau zur Zeit der Laktation .	—	130 „	100 g	450 g

2. Eiweiss-(Fleisch-)Ansatz beim Erwachsenen.

Ein Fleischansatz ist z. B. erforderlich bei Reconvalescenten, insbesondere nach fieberhaften Krankheiten, wo wir einen erheblich erhöhten Umsatz im Körper, eine gesteigerte Ausscheidung von Stickstoff, Kohlensäure, Salzen (namentlich Kalisalzen) und in Folge dessen rasche Abnahme des Körpergewichtes beobachten. — Was zunächst die Ernährung während der Krankheit betrifft, so hegte man früher wohl die Befürchtung, dass durch Darreichung von Nahrung die Temperatur erhöht werde. Aus Stoffwechselversuchen weiss man aber, welch' enorme Mengen von Nahrungsstoffen zerlegt werden können, ohne dass die Körpertemperatur sich irgendwie ändert. Die Zufuhr von Nahrung ist daher für die Körpertemperatur relativ belanglos und erst wenn die regulatorischen Apparate nicht richtig funktioniren, kann, unbekümmert um die Nahrungszufuhr, Temperaturerhöhung eintreten. Insofern ist daher eine Aufnahme von Nahrung während des Fiebers nicht contraindicirt; wohl aber kommt es häufig vor, dass es im Magensaft an Salzsäure fehlt, dass der Darmtractus der Kranken sehr empfindlich ist und durch die Nahrungszufuhr gereizt wird. Mit Rücksicht hierauf wird man gewöhnlich nur ein geringes Quantum leicht verdaulicher Nahrung reichen können; so viel irgend statthaft ist, sollte man aber zuführen, damit nicht eine zu rasche Verarmung des Körpers an Eiweiss und Fett eintritt.

In erster Linie sind in solchen Fällen Kohlehydrate indicirt, da durch diese der Eiweisszerfall in wirksamster Weise beschränkt und die Fettdepots des Körpers geschont werden. Fette sind als zu schwer verdaulich auszuschliessen; Eiweiss ist zunächst in geringer Menge und in leicht verdaulicher Form zu geben, aber nur unter gleichzeitiger Zufuhr von Kohlehydraten.

In der Reconvalescenz ist, so lange noch kein grösseres Nahrungsvolum aufgenommen werden kann, aus denselben Gründen das Hauptgewicht auf Kohlehydrate zu legen. In einer späteren Periode, wenn bereits so viel genossen werden kann, dass der Gesammtbedarf des Körpers durch die Nahrung voll gedeckt ist, muss das Eiweiss über den Bedarf hinaus gesteigert werden; nur dann gelangt ein Theil desselben zum Ansatz. Nahrungsfett ist in geringer Menge zu geben, da es leicht Widerwillen erregt. Die Vegetabilien, mit welchen der grösste Theil des Kohlehydratbedarfs gedeckt werden muss, liefern zugleich einen Ersatz der im Fieber vermehrt ausgeschiedenen Kalisalze.

Ein besonderer Fall einer auf Fleischansatz berechneten Ernährung liegt dann vor, wenn durch eine länger währende irrationelle Kost Eiweissverarmung des Körpers eingetreten und Wasser und Fett an Stelle der verlorenen Eiweissstoffe zur Ablagerung gekommen ist (S. 230). Solche „aufgeschwemmte" Individuen müssen vor Allem reichlich Eiweiss, daneben die gewöhnliche auch in der Ruhe zerstörte Fettmenge und relativ wenig Kohlehydrate (130—150 g Eiweiss, 50 g Fett, 300 bis 350 g Kohlehydrate) erhalten. Um das Volum der Nahrung zu ergänzen und Sättigung zu erzielen, sind cellulosereiche Gemüse und Früchte zuzufügen. Ferner sind systematische Muskelbewegungen erforderlich, um das überschüssige Körperfett zu zerstören; und der Wassergenuss ist möglichst einzuschränken resp. wenigstens während der Mahlzeiten zu vermeiden. Die Insufficienz der Verdauungssäfte eiweissarmer Individuen macht es ausserdem oft nothwendig, dass nur leicht verdauliche Kost, eventuell unter Zufügung von Salzsäure und Pepsin, gereicht wird.

3. Fettansatz.

Eine stärkere Fettablagerung wird beim Menschen nicht angestrebt, da sie die Leistungsfähigkeit des Körpers hemmt und oft geradezu pathologisch wird. Wohl aber kommt es unabsichtlich nicht selten zu hochgradiger Obesität durch eine irrationelle Ernährung, und es ist wichtig zu wissen, welche Lebensweise den Fettansatz am meisten befördert, damit eine solche vermieden werden kann. Im Allgemeinen gelingt die intensivste „Mästung“ durch genügende Eiweiss- und reichliche Fett- und Kohlehydratzufuhr neben möglichster Körperruhe. Ob Fett oder Kohlehydrate besser wirken, das hängt namentlich ab von der Leistungsfähigkeit der Verdauungsorgane. Bei Pflanzenfressern gelingt die Mästung lediglich mit Eiweiss und Kohlehydraten, wobei allerdings die Eiweissmenge gleichfalls etwas zu steigern ist. Beim Menschen zeigt die Combination von reichlich Fett und reichlich Kohlehydraten gewöhnlich den schnellsten Effekt (etwa 120 g Eiweiss, 100 g Fett, 500 g Kohlehydrate). Körperruhe ist eine der wesentlichsten Bedingungen zum Gelingen der Mästung. Ausserdem gehört aber auch eine gewisse individuelle Disposition, ein phlegmatisches Temperament, dazu, das sich bei Manchen erst im Alter einstellt.

4. Fettverlust.

Abgesehen von der Darreichung von Medicamenten, namentlich Laxantien, kann eine Entfettung des Körpers erzielt werden:

a) Durch forcirte Körperbewegung ohne gleichzeitige Steigerung der Nahrung; das Körperfett muss dann der Zerstörung anheimfallen. Der Fettansatz beginnt aber wieder, sobald die Bewegung vermindert oder die Nahrungszufuhr erhöht wird; letzteres geschieht um so leichter, als die forcirte Bewegung den Appetit lebhaft anzuregen pflegt.

b) Durch fast völliges Fortlassen des Fettes und der Kohlehydrate und fast ausschliessliche Ernährung mit Eiweiss (Bantingkur). Die Kost ist alsdann zur Deckung der Gesammtausgaben des Körpers stets unzureichend, daher wird das Fett des Körpers in den Zerfall einbezogen; durch reichliche Bewegung ist dieser Zerfall zu beschleunigen. Häufig wird bei einem derartigen Regime das Hungergefühl zu lästig; ferner entstehen leicht Verdauungsstörungen, und bei langer Fortsetzung der Kur, nachdem das Körperfett grösstentheils zerstört ist, bewirkt der gesteigerte Eiweisszerfall eine nicht unbedenkliche Eiweissverarmung des Körpers.

c) Ebstein's Methode, bei welcher sehr geringe Mengen von Kohlehydraten, aber reichlich Fett und mässig Eiweiss gegeben wird. Die Gesammtmenge der Nahrung ist unzureichend; das Hungergefühl soll aber durch die reichlichen Fettmengen unterdrückt und die Kur somit für längere Zeit durchführbar werden. Bei Vielen erzeugen indess die grossen Fettgaben Widerwillen oder Verdauungsstörungen; und dann kommt es zu rascher Eiweissverarmung, die gerade bei fetten Individuen gefährlich ist. Für solche, die viel Fett consumiren und vertragen können, ist die Kur erfolgreich und ohne Beschwerden.

d) In den meisten Fällen empfiehlt sich eine Ernährungsweise, die im Princip von Voit, Oertel und Schwenninger empfohlen wird und — mit gewissen Modificationen — in Folgendem besteht: Reichliche Eiweiss-, normale Fett-, zu niedrige Kohlehydratzufuhr; daneben starke Körperbewegung; die Wasseraufnahme soll beschränkt und zwischen die Mahlzeiten verlegt werden; um das Hungergefühl zu beschwichtigen, ist die Nahrung auf zahlreiche kleine Mahlzeiten zu vertheilen. Sehr empfehlenswerth ist es, Früchte, zarte Gemüse etc., welche weiche Cellulose liefern und nicht nähren, aber sättigen, nach Bedarf zuzufügen. Allmählich ist die Kohlehydratmenge zu steigern, damit keinesfalls Eiweissverarmung des Körpers eintritt.

Sorgfältiges Individualisiren ist bei der Auswahl und Durchführung der Entfettungskuren durchaus erforderlich; bei fanatischem Festhalten an einem Schema kommen leicht schwerere Ernährungsstörungen zu Stande.

Ueber den Bedarf des wachsenden Körpers s. unten im Kapitel „Die Ernährung des Kindes mit Milch und Milchsurrogaten“.

III. Die Auswahl der Nahrungsmittel zur Deckung des Nährstoffbedarfs.

An die tägliche Kost sind vom hygienischen Standpunkte aus zunächst die im Vorstehenden näher begründeten Anforderungen zu stellen, dass dieselbe die nöthigen Nährstoffe enthält, und dass sie genügende Geschmacksreize in entsprechender Abwechselung bietet.

Ausserdem aber ist des weiteren noch zu fordern:

1) dass die Nahrung gut ausnutzbar und leicht verdaulich sei;

2) dass sie wo möglich durch entsprechende Zubereitung verdaulicher und schmackhafter gemacht werde, dass sie aber beim Aufbewahren und Zubereiten keine schädlichen Bestandtheile, Parasiten, Fäulnissgifte, metallische Gifte u. s. w. aufnimmt:

3) dass sie ein zur Sättigung ausreichendes Volum, jedoch kein zu grosses Volum ausmacht;

4) dass sie richtig temperirt genossen wird.

1. Die Ausnutzbarkeit und Verdaulichkeit der Nahrungsmittel.

Früher glaubte man für die Abschätzung des Nährwerthes der einzelnen Nahrungsmittel nur der Resultate der chemischen Analyse zu bedürfen. Aber es hat sich gezeigt, dass in unserem Verdauungstraktus durchaus nicht dieselben Mengen Eiweiss, Stärke u. s. w. zur Resorption gelangen, die bei der chemischen Analyse aus einem Nahrungsmittel erhalten werden. Namentlich ist das Eiweiss oft in Cellulosehüllen eingeschlossen, welche im Darm nicht gelöst werden können. Ausserdem bestimmt man den Eiweissgehalt der Nahrung gewöhnlich dadurch, dass man die Stickstoffmenge ermittelt und aus dieser durch Multiplikation mit 6·25 die Eiweissmenge berechnet. Nun enthalten aber viele Vegetabilien reichliche Mengen von Amiden und Amidosäuren (in der Kartoffel z. B. 50 Procent der N-haltigen Stoffe, ebenso viel oder noch mehr in manchen Gemüsen). Andere Nahrungsmittel enthalten Nucleïne, Leim u. s. w., kurz eine Menge von Stoffen, welche alle viel Stickstoff bei der Analyse liefern, aber entweder gar keine oder doch nicht dem Eiweiss gleichwerthige Nährstoffe darstellen. Es muss daher für jedes Nahrungsmittel erst gesondert festgestellt werden, wie viel resorptionsfähigen Nährstoff es enthält.

Die Versuche werden entweder in der Weise angestellt, dass der Eiweiss-, Fett- und Kohlehydratgehalt einer genossenen Nahrung genau bestimmt und dann in den zu dieser Nahrung gehörigen Fäces die Menge der unresorbirten Nährstoffe ermittelt wird. Um zu erkennen, welche Fäces als unverdauter Theil einer bestimmten Nahrung anzusehen sind, führt man vor und nach dem Genuss der Versuchsnahrung sogenannte markirende Stoffe ein, die sich leicht wieder erkennen lassen, z. B. Preisselbeeren, Kohle, grosse Portionen Milch, welche letztere einen wenig gefärbten, festen Koth liefern u. s. w. — Oder man stellt künstliche Verdauungsversuche im Brütofen an, und vermag dabei namentlich die peptonisirbaren Eiweissstoffe von den übrigen stickstoffhaltigen, aber dem Eiweiss nicht gleichwerthigen Stoffen zu scheiden.

Es hat sich bei diesen Versuchen ergeben, dass die Ausnutzung zuweilen individuell nicht unerheblich verschieden ist; bei demselben Individuum treten dann aber noch Schwankungen auf, je nach der Beschaffenheit der Nahrung, und zwar ist zunächst das Volumen der Nahrung von Einfluss. Ein zu grosses Volumen setzt die Resorption herab, bewirkt ausserdem noch leicht Magenerweiterung, und in Folge davon stetes Hungergefühl, sobald nicht die Nahrung in abnormer Menge zugeführt wird. Ferner setzt die Beimengung von Cellulose die Resorption sämmtlicher Nährstoffe herab und zwar um so stärker, in je grösserer Menge und in je gröberer Form sie vorhanden ist. Auch sehr grosse Fettmengen haben bei vielen Individuen ähnliche Wirkungen; und ebenso beeinträchtigt ein Ueberschuss von Kohlehydraten die Ausnutzung dadurch, dass Gährungen und Gährungsprodukte entstehen, welche reizend auf die Darmschleimhaut und die Darmbeweguug wirken. Sehr verschieden gestaltet sich ferner die Ausnutzung je nach der Mischung verschiedener Nahrungsmittel. —

Von grosser Bedeutung für die Ausnutzbarkeit ist die Zubereitung der Nahrungsmittel, durch welche das Volumen derselben geändert, Cellulose entfernt, Fett und Kohlehydrate zugefügt oder beseitigt werden (s. unten).

Trotz dieser zahlreichen einflussreichen Momente lassen sich gewisse Durchschnittszahlen aufstellen (s. Tabelle). Die Zahlen zeigen in sehr ausgesprochener Weise, dass die animalische Nahrung im Ganzen eine weit bessere Ausnutzung gestattet, während bei Vegetabilien die gesammte Ausnutzung der Nährstoffe schlechter und die Ausnutzung der Eiweisstoffe in ganz besonderer Weise verringert ist.

In neuerer Zeit ist es zweifelhaft geworden, ob der Koth, den man als den nicht resorbirten Theil der Nahrung betrachtet, nicht zum wesentlichsten Theil aus Darmsecreten entsteht, die bei schwer resorbirbarer Nahrung in grösserer Menge abgesondert werden. Insofern ist es richtiger, von mehr oder weniger Koth bildenden Nahrungsmitteln zu sprechen, als von mehr oder weniger ausnutzbaren.

	Nach den zahlreichen Versuchen Rubner's werden nicht resorbirt in Procenten:		
	von der Trocken-substanz	vom Eiweiss	von den Kohle-hydraten
Fleisch	5·3	2·6	—
Eier	5·2	2·6	—
Milch	8·8	7·1	—
Erbsen	9·1	17·5	3·6
Eiweissreiche Maccaroni	5·7	11·2	2·3
Brot aus feinstem Mehl	4·0	20·0	1·1
Gröberes Brot	6·7	24·6	2·6
Kleienbrot	12·2	30·5	7·4
Reis	4·1	20·4	0·9
Gelbe Rüben	20·7	39·0	18·2
Kartoffeln	9·4	32·2	7·6

Von der Ausnutzbarkeit verschieden ist die Leichtverdaulichkeit der Nahrungsmittel. Erstere misst den Antheil der Nährstoffe, welcher überhaupt schliesslich zur Resorption gelangt, unbekümmert um etwa dabei auftretende Verdauungsbeschwerden. Unter einem leicht verdaulichen Nahrungsmittel dagegen verstehen wir ein solches, welches auch in grösserer Menge genossen, rasch resorbirt wird, und selbst bei empfindlichen Menschen keine Belästigung in den Verdauungswegen hervorruft. Dasselbe Nahrungsmittel (z. B. der Käse) kann gut ausnutzbar aber schwer verdaulich sein; harte und weiche Eier, Stärke und Zucker sind in gleichem Grade ausnutzbar, aber in Bezug auf die Schnelligkeit der Verdauung erheblich verschieden.

Als leicht verdaulich sind namentlich gut zerkleinerte, von den Verdauungssäften leicht zu durchdringende, fett- und cellulosefreie Nahrungsmittel zu bezeichnen. Für schwer verdaulich gelten concentrirte, stark fetthaltige compakte Nahrungsmittel, welche dem Durchdringen der Verdauungssäfte viel Widerstand entgegensetzen (Käse, harte Eier, wenig zerkleinertes Fleisch, mit Fett und Zucker bereitete Backwaaren) oder welche durch scharfe Stoffe, Cellulose, spätere Gährungen den Darm abnorm reizen (ranzige Butter, Pumpernickel, ganze Leguminosen etc). — Auch auf die Leichtverdaulichkeit einer Nahrung ist übrigens die Zubereitung derselben von grossem Einfluss.

2. Aufbewahrung und Zubereitung der Nahrungsmittel.

Bei der Aufbewahrung der zum Genuss bestimmten Nahrungsmittel muss darauf gesehen werden, dass dieselben keinerlei Gerüche, schädliche Stoffe und namentlich keine Infektionserreger aufnehmen können. Besondere reinlich gehaltene und ventilirbare, von den Wohn- und Schlafräumen getrennte Vorrathsräume sind dazu unerlässlich, fehlen aber nicht selten selbst in den elegantesten städtischen Häusern. — Da ferner die meisten Nahrungsmittel, besonders die animalischen, rascher Zersetzung durch Saprophyten unterliegen, sind antifermentative Mittel anzuwenden, wenn eine längere Conservirung der Nahrungsmittel beabsichtigt ist. Hierzu eignet sich vor Allem die Kälte; Keller von ausreichender Tiefe oder Eisschränke finden am häufigsten Anwendung. Zu beachten ist, dass in den Eisschränken die Speisen höchstens auf + 7 ° abgekühlt zu werden pflegen, dass also die Bakterienentwickelung keineswegs ganz aufhört, sondern nur verzögert wird; die Speisen sind daher nur eine begrenzte Zeit haltbar.

Sonstige Mittel zur Conservirung bestehen im Kochen; Kochen in verschlossenen Gefässen; Trocknen; Räuchern; Zusatz von Salicylsäure u. dergl., oder in einer Combination mehrerer Verfahren. Dieselben finden namentlich für Milch, Fleisch und Gemüse Anwendung (s. dort).

Eine Zubereitung der Nahrungsmittel ist nothwendig einmal um die Speisen schmackhafter zu machen, so dass sie zum Genuss anregen; dann um sie ausnutzbarer und leichter verdaulich zu machen. Dieser Zweck wird erreicht a) durch Abtrennen der Abfälle. Die aus grober Cellulose bestehenden Hüllen der Gemüse, die Sehnen und Fascien des

Fleisches etc. werden entfernt. Fleisch liefert etwa 10—20 Procent, Kartoffeln 20—25 Procent, manche Vegetabilien noch mehr unbenutzbaren Abfall. b) Durch mechanisches Bearbeiten. Klopfen des Fleisches sprengt die Bindegewebshüllen; Zerkleinern und Zermahlen bewirkt bei vegetabilischen Nahrungsmitteln eine Trennung der das Eiweiss und die Stärke einschliessenden Hüllen, vergrössert die Oberfläche und arbeitet dem Kauen der Nahrung vor. c) Durch Kochen mit Wasser, Dämpfen, Braten, Backen werden Cellulosehüllen gesprengt, Stärkekörner in lösliche Stärke oder Dextrin übergeführt, das Eiweiss zum Gerinnen gebracht. Die Nahrungsmittel verlieren dabei theils Wasser, theils nehmen sie mehr Wasser auf. Manche lösliche Stoffe gehen in das Kochwaser über. — Anhaftende Parasiten und Infektionserreger werden vernichtet. d) Durch Gährungsprocesse, mittelst deren Brotteig, Backwerk etc. aufgetrieben und gelockert, oder Fleisch oder cellulosereichere Vegetabilien verdaulicher gemacht werden (Einlegen von Fleisch in saure Milch; Gährung des Sauerkohls).

Beachtenswerth sind die neueren Kochverfahren von Becker, Grove und Anderen, welche in öffentlichen Anstalten bereits vielfach Eingang gefunden haben. Bei denselben lässt man Dampf von 60—70° sehr lange auf die Speisen einwirken. Ein Anbrennen, Überkochen etc. kann nicht stattfinden, die Beaufsichtigung ist daher sehr einfach; ferner findet kein Auslaugen der Speisen statt. Fleisch wird zart und saftig, Gemüse werden völlig weich, die Stärke wird besser aufgeschlossen. Ob wirklich, wie Einige behaupten, auch eine bessere Ausnutzung der vegetabilischen Eiweissstoffe durch dies Kochverfahren möglich wird, ist noch nicht mit Sicherheit zu entscheiden.

Bezüglich des Materials der Kochgeschirre ist Vorsicht geboten, da nicht selten Gifte aus denselben in die Speisen übergehen und zu Vergiftungen Anlass geben. — Kupfer- und Messinggefässe sind mit Vorsicht zu verwenden. Dieselben dürfen nur in völlig blankem Zustande, ohne jeden Ansatz von sog. Grünspan zum Kochen benutzt werden. Saure Speisen dürfen überhaupt nicht in Kupfergeschirren bereitet werden; verschiedenste mehl- und zuckerhaltige Speisen dürfen nicht in denselben aufbewahrt werden, weil durch allmähliche Bildung organischer Säuren Kupfer gelöst werden könnte. Zweckmässig kommen nur verzinnte oder besser vernickelte Kupfergeschirre in Gebrauch. — Verzinnte Kochgefässe, Conservebüchsen etc., ferner glasirte resp. emaillirte irdene oder eiserne Gefässe enthalten oft Blei. Ueber die mit Bezug hierauf gebotenen Vorsichtsmaassregeln s. Kap. IX. — Vernickelte Gefässe lassen in saure Speisen geringe, aber wie es scheint unschädliche Spuren, von Nickel übergehen. Aehnlich verhalten sich Aluminiumgeschirre.

Da mit den Nahrungsmitteln vielfach Krankheitserreger eingeschleppt werden, ist peinlichste Reinlichkeit in Bezug auf alle Küchenutensilien und gelegentliche Desinfektion mit kochender Sodalösung erforderlich.

3. Das Volum der Nahrung.

Eine an Nährstoffen ausreichende, aber zu wenig voluminöse Kost würde kein Sättigungsgefühl hervorrufen und dadurch an einem schweren Fehler leiden. Im Mittel ist zur Sättigung eines Erwachsenen die fertig zubereitete feste Nahrung in einem Quantum von 1800 g erforderlich; doch kommen bedeutende individuelle Abweichungen vor und namentlich ist bei Menschen, die wesentlich von Vegetabilien und fettarmer Kost leben, das Volum höher (auf 2500—3000 g) zu bemessen.

Das Volum, in welchem die einzelnen Speisen die gleichen Mengen von Nährstoffen gewähren, hängt ab von den nach der Bereitung vorhandenen Wassermengen. Im Allgemeinen sind die animalischen Nahrungsmittel die concentrirteren, weil sie bei der Zubereitung noch Wasser verlieren, während die Vegetabilien als fertige Speise sehr viel mehr Wasser enthalten, als im Rohzustande. Es beträgt der Wassergehalt von:

Rindfleisch,	frisch	75	Procent.	Weizenmehl	13	Procent.
„	gekocht	57	„	Weizenbrot	38	„
„	gebraten	59	„	Erbsen, roh	14	„
Kalbfleisch,	frisch	78	„	Erbsenbrei	73	„
„	gebraten	62	„	Erbsensuppe	90	„
				Kartoffel, roh	75	„
				Kartoffelbrei	78	„

Leguminosen, Kartoffeln und die meisten anderen Gemüse können deshalb überhaupt nicht über ein gewisses Maass hinaus genossen werden, weil sonst das Volum der Gesammtnahrung ganz abnorm vermehrt und die Ausnutzung wesentlich herabgesetzt werden würde.

Handelt es sich allerdings darum, eine möglichst leicht verdauliche Kost herzustellen, so ist flüssige oder breiige Consistenz im Allgemeinen vorzuziehen. Im Kindesalter ist zweifellos eine solche Beschaffenheit der Kost einzig indicirt; ebenso ist sie bei Kranken und Reconvalescenten empfehlenswerth, obwohl hier in vielen Fällen consistentere, aber gut zerkleinerte Nahrung ebenso gut vertragen wird.

Für den gesunden Erwachsenen ist breiige und flüssige Kost nur in Abwechselung mit fester Nahrung zulässig, weil sonst die nöthige Nährstoffmenge nicht zugeführt werden kann, und die reizlose Beschaffenheit der Kost leicht Widerwillen hervorruft (Gefängnisskost).

4. Die Temperatur der Nahrung.

Als normal ist für den Säugling eine Temperatur der Nahrung zwischen + 35° und + 40°, für den Erwachsenen zwischen + 7° und + 55° zu bezeichnen. Niedriger temperirte Speisen und Getränke führen leicht zu gastrischen Störungen, bedingen ausserdem Verlangsamung der Herzthätigkeit und bei grösseren Flüssigkeitsmengen ein Absinken der Körpertemperatur. — Habitueller Eisgenuss in der warmen Jahreszeit ist daher entschieden bedenklich, ganz abgesehen von der Infektionsgefahr, der man sich durch den Genuss des Roheises aussetzt.

Zu heisse Speisen können Verbrennung oder wenigstens Hyperämieen und Epithelschädigungen der Mund- und Magenschleimhaut bewirken; vielleicht sind sie im Stande die Verdauungsfermente zu beeinträchtigen; ausserdem erfolgt durch heisse Getränke Steigerung der Pulsfrequenz und eventuell der Körpertemperatur.

Für die Zusammensetzung einer rationellen Kost stehen uns theils vegetabilische, theils animalische Nahrungsmittel zur Verfügung. Die Zusammensetzung der wichtigsten derselben geht aus nebenstehenden Tabellen hervor. Vergleicht man den Gehalt beider an Nährstoffen, so ist ersichtlich, dass bezüglich des Eiweissgehaltes die animalischen Nahrungsmittel, z. B. Fleisch, Milch, Käse, den ersten Platz einnehmen. Sie enthalten procentisch die grösste Menge Eiweiss und dieses in einer völlig ausnutzbaren Form; unter den Vegetabilien zeichnen sich nur die Leguminosen durch einen höheren Eiweissgehalt aus, der aber wesentlich dadurch beeinträchtigt wird, dass diese Eiweissstoffe nur zu 50 bis 70 Procent ausnutzbar sind. Kartoffeln, Kohl und andere Gemüse kommen, wie aus der Tabelle hervorgeht, bezüglich der Eiweisszufuhr so gut wie gar nicht in Betracht. — Eine Fettzufuhr wird nur durch fettes Fleisch, Milch, Butter und fetten Käse gewährt. Die für die tägliche Kost in Betracht kommenden Vegetabilien enthalten Fett in kaum nennenswerther Menge. — Kohlehydrate dagegen sind ausschliesslich in Vegetabilien enthalten; nur die Milch ist ausgenommen, welche indess als Nahrungsmittel wesentlich nur für die ersten Lebensjahre Bedeutung hat.

Daraus ist nun ohne Weiteres zu entnehmen, dass wir in Folge unseres bedeutenden Bedarfs an Kohlehydraten auf eine gewisse grosse Menge von Vegetabilien durchaus angewiesen sind.

Chemische Zusammensetzung der Nahrungsmittel.

Animalische Nahrungsmittel.

	Wasser	Eiweiss (6·25 × N)	Fett	Kohlehydrate und N-freie Extractivstoffe	Asche
	Procent	Procent	Procent	Procent	Procent
Frauenmilch	89·2	2·1	3·4	5·0	0·2
Kuhmilch	87·5	3·4	3·6	4·8	0·7
Ziegenmilch	86·91	3·69	4·09	4·45	0·86
Stutenmilch	90·71	1·99	2·05	5·70	0·37
Eselsmilch	90·04	2·01	1·39	6·25	0·31
Butter	14·14	0·68	83·11	0·70	1·19
Käse (fett)	35·75	27·16	30·43	2·53	4·13
„ (halbfett)	46·82	27·12	20·54	1·97	3·05
„ (mager)	48·02	32·65	8·41	6·80	4·12
Abgerahmte Kuhmilch	90·63	3·06	0·79	4·77	0·75
Ochsenfleisch, mittelfett	72·25	21·39	5·19	—	1·17
Kalbfleisch, mager	78·82	19·86	0·82	—	1·33
Schweinefleisch, fett	47·40	14·54	37·34	—	0·72
Schinken, geräuchert	27·98	23·97	36·48	1·50	10·07
Leberwurst	48·70	15·93	26·33	6·38	2·66
Häring, frisch	80·71	10·11	7·11	—	2·07
„ gesalzen	46·23	18·90	16·89	1·57	16·41
Schellfisch	80·92	17·09	0·35	—	1·64
Pökling	69·49	21·12	8·51	—	1·24

Vegetabilische Nahrungsmittel.

	Wasser	Eiweiss (6·25 × N)	Fett	Zucker	Sonstige N-freie Extractivstoffe	Holzfaser	Asche
	Procent	Procent	Procent	Procent	Procent	Procent	Procent
Weizen	13·56	12·42	1·70	1·44	66·45	2·66	1·77
Roggen	15·26	11·43	1·71	0·96	66·86	2·01	1·77
Weizenmehl, feinstes	14·86	8·91	1·11	2·32	71·86	0·33	0·61
Roggenmehl	14·24	10·97	1·95	3·88	65·86	1·62	1·48
Gerstemehl (Gries)	15·06	11·75	1·71	3·10	67·80	0·11	0·47
Weizenbrot, feines	38·15	6·82	0·77	2·37	40·97	0·38	1·18
Roggenbrot, frisch	44·02	6·02	0·48	2·54	45·33	0·30	1·31
Pumpernickel, westf.	43·42	7·59	1·51	3·25	41·87	0·94	1·42
Nudeln	13·07	9·02	0·28	—	76·79	—	0·84
Reis (enthülst)	13·23	7·81	0·69	—	76·40	0·78	1·09
Bohnen	13·60	23·12	2·28	—	53·63	3·84	3·53
Erbsen	14·31	24·81	1·85	—	54·78	3·85	2·47
Steinpilze	12·81	36·12	1·72	—	37·26	6·71	6·38
Kartoffeln	75·77	1·79	0·16	—	20·56	0·75	0·97
Möhren	87·05	1·04	0·21	6·74	2·66	1·40	0·90
Rothkraut	90·06	1·83	0·19	1·74	4·12	1·29	0·77
Gurke	95·60	1·02	0·09	0·95	1·33	0·62	0·39
Aepfel	83·58	0·39	—	7·73	6·01	1·98	0·31
Weintrauben	78·17	0·59	—	14·36	2·75	3·60	0·53
Wallnuss	4·68	16·37	62·68	—	7·89	6·17	2·03

Während wir mit den Vegetabilien den Bedarf an Kohlehydraten decken, bekommen wir einen kleinen Theil Fett und eine nicht unbeträchtliche Menge Eiweiss gleichzeitig zugeführt, und es wird darauf ankommen, die Menge auch dieser anderen Nährstoffe genauer zu bestimmen, um darnach herauszurechnen, was noch für weitere Nahrungsmittel der täglichen Kost zuzufügen sind.

Rechnen wir für den körperliche Arbeit leistenden Mann einen Bedarf von 500 g Kohlehydrate, so sind diese z. B. enthalten in 650 g Reis oder 1100 g Brot oder 2500 g Kartoffeln oder 900 g Leguminosen. Für gewöhnlich wird der grösste Theil durch Brot gedeckt; bei Soldaten und Arbeitern hat man festgestellt, dass im Durchschnitt pro Kopf und Tag 500—750 g Brot zu rechnen sind; in 750 g finden sich 350 g Kohlehydrate; es bleiben dann also noch 150 g Kohlehydrate anderweitig zu decken und diese sind enthalten in 200 g Reis oder 750 g Kartoffeln oder 270 g Leguminosen.

Wie viel Eiweiss haben wir nun durch die Einführung dieser Vegetabilien gewonnen? In 750 g Brot sind 45 g Eiweiss enthalten, in 200 g Reis 15 g, in 750 g Kartoffeln 13 g, in 270 g Leguminose 65 g Eiweiss. Von diesem Eiweiss dürfen wir aber im Mittel etwa nur 70 Procent als ausnutzbar rechnen; somit erhalten wir im Brot 31·5 g verdauliches Eiweiss, im Reis 10 g, in den Kartoffeln 9 g, in den Leguminosen 45 g, in Summa der Tagesration also 41·5 oder 40·5 oder 76·5 g verdauliches Eiweiss.

Bei Zugabe von Leguminosen ist die Eiweisszufuhr demnach weit beträchtlicher; es ist indessen nicht leicht, des öfteren pro Tag eine Menge von 270 g Leguminosen zu verzehren. Diese sind nämlich, wie bereits oben erörtert wurde, stets nur in sehr wasserreicher Form aufzunehmen und bieten ein ausserordentlich grosses Nahrungsvolumen dar. 270 g Leguminose liefern in Form von dickstem Brei etwa 900 g, in Form von Suppe etwa 2500 g fertiger Speise. Es kann daher nur ein Theil des Kohlehydratbedarfs mit Leguminose gedeckt werden, während für den Rest stickstoffärmere Nahrungsmittel, Kartoffeln, Kohl u. dergl. an die Stelle zu setzen sind.

Sonach gewinnt man durch die Vegetabilien im Mittel nur 40 g verdauliches Eiweiss; an den vereinzelten Tagen, wo Leguminose gereicht wird, 60 g. Es fehlen dann noch zu einer vollständigen Deckung des Eiweissbedarfs 65 resp. 45 g; im Mittel, wenn man berücksichtigt, dass die Leguminosentage kaum mehr als zweimal wöchentlich eingeschaltet werden können, 60 g verdauliches Eiweiss.

Wollte man nun diese 60 g verdauliches Eiweiss auch noch durch vegetabilische Nahrung decken, so würde man offenbar einen grossen Fehler begehen. Wir würden dann unvermeidlich noch mehr Kohlehydrate bekommen und eine gewisse reichliche Menge von Cellulose, und dieser Ueberschuss würde die Ausnutzung der gesammten Nahrung verschlechtern; auch das ganze Volumen der Nahrung würde, weil alle Vegetabilien bei der Zubereitung so viel Wasser aufnehmen, entschieden zu gross werden. Versucht man es trotzdem mit ausschliesslich vegetabilischer Kost auszukommen, so wird gewöhnlich nicht vollständig genügend Eiweiss in den Körper aufgenommen, dagegen ein entschiedener Ueberschuss von Kohlehydraten, und es entsteht bei dieser Art der Ernährung leicht ein eiweissarmer, dagegen fett- und wasserreicher, energieloser Körper.

Einzig rationell ist es vielmehr, jene 60 g verdauliches Eiweiss durch animalische Kost zu decken. Dieselben sind z. B. enthalten in ca. 300 g Fleisch, 1500 ccm Milch, 500 g (= 10 Stück) Eiern, 250 g Käse. Zweckmässig wird man hier auch verschiedene Nahrungsmittel combiniren, also z. B. 200 g Fleich + $^1/_2$ Liter Milch oder 200 g Fleisch = 3 Eier etc.

Nicht selten fehlt es dann der Nahrung noch an Fett, von dem etwa 50 g pro Tag zuzuführen sind. Wird Milch, Käse, fettes Fleisch zur Deckung des Eiweissbedarfes verwendet, so ist Fett meist genügend vorhanden; für gewöhnlich muss dasselbe aber noch extra in Form von Butter, Speck u. s. w. zugefügt werden, und auf diese Ergänzung ist bei körperlich arbeitenden Menschen besonderer Werth zu legen.

Mit der vorstehenden Rechnung haben wir auch eine präcise Antwort auf die Frage erhalten, in welchem Verhältniss Pflanzen- und Thierkost genossen werden soll und ob wir etwa ausschliesslich auf Pflanzenkost angewiesen sind. Das Fehlen eines ausgedehnteren Blinddarms, die verhältnissmässig geringe Länge unseres Darms, die vergleichsweise kurze Aufenthaltszeit der Nahrung im Darm stellen uns entschieden den Fleischfressern näher. Indessen ist auf diese Vergleiche wenig Werth zu legen; maassgebend ist allein die Thatsache, dass die meisten Menschen mit ausschliesslicher Pflanzenkost nicht existiren können ohne Einbusse an Körpereiweiss und an Energie zu erfahren. Manche Menschen können wohl die vegetabilische Nahrung so vortrefflich ausnutzen, dass sie sich mit solcher Kost im Gleichgewicht halten können; sehr leicht tritt aber auch in solchen Fällen, sobald die übergrosse Nahrungsaufnahme aus irgend welchen Gründen beschränkt wird, eine gewisse Eiweissverarmung des Körpers ein. Die Vegetarianer weisen vielfach hin auf fremde Völker, welche rein vegetabilische Kost geniessen und dabei hoher Kraftentwickelung fähig sein sollen; es ist indess durch zahlreiche gute Beobachtungen constatirt, dass auch die Japanesen, Chinesen, Inder u. s. w. eine kleine, allerdings nicht in die Augen fallende und daher oft übersehene Menge von animalischem Eiweiss in Form von Käse, getrockneten Fischen u. dergl. geniessen. Auch bei uns ist ja die Menge der animalischen Nahrung im Vergleich zur vegetabilischen ausserordentlich gering; namentlich in gewissen Schichten der Bevölkerung, so bei der ganzen ländlichen Bevölkerung, besteht weitaus die grösste Menge der Nahrung aus Vegetabilien, und die animalische Kost tritt scheinbar gänzlich zurück. Wie wichtig aber gerade die kleine Zuthat animalischer Kost für den Menschen ist, das sehen wir z. B. in denjenigen Distrikten, wo die Bevölkerung zu arm ist, um irgend welche animalische Kost zu geniessen, ferner an den Gefangenen, welche bis vor wenigen Jahren ausschliesslich als Vegetarianer genährt wurden. Erst in Folge der ausserordentlich schlechten Erfahrungen, die man mit diesem Kostregime der Gefangenen machte, ging man schliesslich zu einer geringen animalischen Zukost über, und seitdem ist der Ernährungszustand derselben entschieden gebessert.

Etwas Gutes liegt übrigens, wie in allen derartigen Agitationen, auch in der vegetarianischen Bewegung; sie hat uns vor der Ueberschätzung der animalischen Kost gewarnt, welche früher unter dem Einflusse der LIEBIG'schen Lehren vorherrschend geworden war.

Ein Moment, das sehr oft zu einem unzweckmässigen Ueberwiegen der vegetabilischen Nahrung verführt, ist der Preis der Nahrungsmittel. Kommt es auf diesen nicht an, so ist eine rationelle Composition der Kost verhältnissmässig leicht; wo aber mit dem Gelde gespart werden muss, da fällt gewöhnlich gerade das animalische Eiweiss und das Fett zu knapp aus, weil beides relativ theuer ist.

Gewöhnlich sucht man ein Urtheil über die Preiswürdigkeit der Nahrungsmittel in folgender Weise zu gewinnen (DEMUTH): Im Durchschnitt aus den verschiedensten Nahrungsmitteln bekommt man für 1 Mark 185 g Eiweiss, 107 g Fett, 495 g Kohlehydrate. Kauft man Fett allein, so stellt sich der Preis von 1 g auf durchschnittlich 0·12 Pfennig. Da 240 g Kohlehydrate 100 g Fett in der Leistung für den Körper zu vertreten im Stande sind, beziffert sich demnach der Werth von 1 g Kohlehydrate auf 0·05 Pfennig. In der obigen Durchschnittberechnung hat man somit: 100 Pfennige $= 107 . 0{\cdot}12 + 495 . 0{\cdot}05 + 185 . x$; rechnet man das x aus, so erhält man den Werth von 1 g Eiweiss zu 0·33 Pfennig. Auf Grund dieser Zahlen lässt sich der „Nährgeldwerth" jedes Nahrungsmittels berechnen und bestimmen, in wie weit der Kaufpreis von dem wirklichen Werth der darin enthaltenen Nährstoffe abweicht. Die folgende Tabelle giebt eine Uebersicht des Kaufpreises, der gelieferten Nährstoffe und Wärmemenge und des Nährgeldwerths verschiedener Nahrungsmittel:

Für eine Mark erhält man:

Nahrungsmittel	Gewichtsmenge	Resorbirbare Nährstoffe (Gramm)			Wärmeeinheiten (grosse)	Nährgeldwerth (Pfennige)
		Eiweiss	Fette	Kohlehydrate		
Rindfleisch	666 g	136	33	3	1027	48·7
Kalbfleisch	727 „	134	51	1	1197	50·3
Häringe	1000 „	184	161	16	2531	55·4
Milch	6250 „	203	217	307	4409	108·0
Magermilch	10000 „	296	70	475	4173	129·7
Magerkäse	1250 „	420	135	68	3783	158·1
Roggenbrot	4000 „	188	16	1890	8878	158·8
Kartoffeln	16666 „	221	23	3292	14874	240·3
Reis	1500 „	70	26	1167	5400	84·0
Erbsen	2500 „	457	41	1431	8640	227·2
Gelbe Rüben	50000 „	312	99	4320	20301	330·8

In den meisten Fällen sind indess vegetabilische und animalische Kost gar nicht direct in Bezug auf ihren Preis vergleichbar, weil sie ganz verschiedene Funktionen haben. Nur diejenigen Nahrungsmittel lassen sich mit einander in Vergleich setzen, mit welchen man den gleichen Zweck erreicht, also entweder nur diejenigen, mit welchen man die Kohlehydrate, oder aber diejenigen, mit welchen man die Eiweissstoffe einführt.

Handelt es sich um Deckung der Kohlehydrate, dann concurriren ausschliesslich Vegetabilien unter einander und die Preiswürdigkeit dieser geht aus folgender Tabelle hervor.

500 g Kohlehydrate sind enthalten in:	und diese Nahrung kostet[1]
650 g Reis	31 Pfennige
1100 „ Brot	23·7 „
3340 „ Kartoffeln = 2500 g geschält .	16 „
900 „ Erbsen	19 „
15000 „ Kohlrüben	75 „

Handelt es sich dagegen um Deckung jener 60 g Eiweiss und 60 g Fett, welche nach der Zufuhr der Vegetabilien noch übrig bleiben,

[1] Breslauer Marktpreise.

so kommen die Vegetabilien gar nicht in Betracht; sie bieten für unseren Zweck nicht die richtigen Nährstoffe, sondern liefern andere bereits reichlich eingeführte Substanzen und nur kleine Mengen des eigentlich nothwendigen Nährstoffs. Zur Deckung jener 60 g müssen wir daher sehen, dass wir unter den **animalischen** Nahrungsmitteln billige finden; und solche existiren in der That. Fleischpräparate, z. B. billige Würste, Fische (im frischen wie im geräucherten und gesalzenen Zustande), abgerahmte Milch und die verschiedenen Arten Käse liefern Eiweiss und eventuell auch Fett zu ausserordentlich billigem Preise (s. Tabelle).

60 g verdauliches Eiweiss sind enthalten in	Diese Nahrung kostet	Dieselbe enthält ausser Eiweiss	
380 g Fleisch (80 g Abfall) . . .	49 Pfennige		—
500 „ Ei	40 „	60 g Fett.	
1500 „ Milch	22½ „	60 „ „	60 g Kohlehydrate.
550 „ Blutwurst	44 „	66 „ „	—
500 „ Schellfisch (150 g Abfall) .	25 „		—
800 „ frischer Häring (200 g Abfall)	16 „	42 „ „	—
450 „ Salzhäring (130 g Abfall) .	20 „	54 „ „	—
1500 „ abgerahmte Milch	10½ „	7 „ „	60 g Kohlehydrate.
300 „ Magerkäse	10 „	16 „ „	—
1050 „ Reis	50 „	—	800 g Kohlehydrate.
1300 „ Roggenbrot	28 „	—	580 „ „
1200 „ Weissbrot	40 „	—	490 „ „
6000 „ Kartoffeln	30 „	—	900 „ „
330 „ Erbsen	7 „	—	180 „ „

In Form von Vegetabilien ist das Eiweiss durchaus nicht etwa billiger zu beschaffen. Wie aus vorstehender Tabelle hervorgeht, kommen wir höchstens mit Leguminosen zu einer ebenso billigen oder billigeren Deckung des Eiweissbedarfs; dann aber müssen wir wieder überschüssige Kohlehydrate in Kauf nehmen, und vor Allem wird unvermeidlich das Volum der fertig zubereiteten Speisen so enorm gross, dass eine Bewältigung derselben und eine gehörige Ausnutzung auf die Dauer unmöglich ist.

Nach diesen Gesichtspunkten lässt sich demnach die Nahrung eines Arbeiters z. B. in folgender Weise zusammensetzen:

	Verdaul. Eiweiss	Fett	Kohle-hydrate	Preis
600 g Schwarzbrot	25 g	3 g	290 g	13·2 Pf.
1360 „ roh = 1000 g gesch. Kartoffeln	13·5 „	—	200 „	7 „
250 „ roh = 200 g rein Salzhäring .	20 „	14 „	—	10 „
200 „ Wurst	22 „	24 „	—	16 „
75 „ Magerkäse	24 „	6 „	—	4 „
	104·5 g	47 g	490 g	50·2 Pf.

Für einen Menschen, der nicht körperlich, sondern geistig arbeitet, und kleinere Mengen von Kohlehydraten, mehr Fett und Eiweiss, und einer leicht verdaulichen Kost bedarf, stellt sich die Berechnung etwa folgendermaassen:

	Verdaul. Eiweiss	Fett	Kohle-hydrate	Preis
300 g Weissbrot	17·0 g	4 g	135 g	10 Pf.
530 „ roh = 400 g geschälte Kartoffeln	5·4 „	—	80 „	3 „
100 „ Reis zu Milchreis	5·8 „	—	76 „	5 „
500 ccm Milch zu Milchreis . . .	20·0 „	20 „	20 „	7·5 „
100 g (= 110 g roh) Ei	12·5 „	12 „	—	8 „
250 „ (= 317 g roh) Fleisch . . .	50·0 „	—	—	43 „
60 „ Butter	—	50 „	—	15 „
	110·7 g	86 g	311 g	90·5 Pf.

Dabei sind noch keine Gewürze, Fett zur Zubereitung etc. und Genussmittel berechnet, die auf mindestens 20—30 Pf. zu veranschlagen sind.

An manchen Tagen kann der Arbeiter durch Einschaltung von Leguminose eine billigere Deckung seines Bedarfs erzielen. Ausserdem sind die zu Grunde gelegten Bedarfszahlen für einen kräftigen, stark arbeitenden Mann berechnet; im Mittel darf man den Eiweissbedarf um 20 g, die Kohlehydrate um 50 g niedriger rechnen. Unter Berücksichtigung dieser beiden Momente stellt sich der Minimal-Preis der täglichen Arbeiternahrung inclusive Genussmittel auf etwa 60 Pf. Für eine Familie, bestehend aus Mann, Frau und 2—3 Kindern, die insgesammt drei Erwachsenen gleich zu rechnen sind, ist also ein Aufwand für Nahrung erforderlich in der Höhe von 1 M. 80 Pf. Da die Nahrung in dem Budget einer Arbeiterfamilie sich auf circa 60 Procent der Ausgaben beziffert, so kann erst ein tägliches Einkommen (Sonn-

und Feiertage nicht ausgenommen!) von etwa 3 M. einer Arbeiterfamilie eine rationelle Ernährung ermöglichen.

Vielfach ist die Lage der Industrie und des Handwerks der Art, dass dieser Forderung der Hygiene nicht entsprochen werden kann. Wir müssen daher versuchen, ob nicht dem Arbeiter die nothwendigen Nahrungsmittel zu billigerem Preise geboten werden können.

Nun gestaltet sich allerdings die Kost wesentlich billiger, wenn nicht Markt-, sondern Engrospreise bezahlt werden. Das geschieht z. B. in den öffentlichen Anstalten, beim Militär u. s. w. Hier werden alle Nahrungsmittel so viel als möglich direct und in grossen Massen gekauft, das Vieh selbst geschlachtet u. s. w. Die Preisunterschiede sind schon in Bezug auf Vegetabilien und Brot erheblich, noch bedeutender aber in Bezug auf Fleisch, das pro 1 kg im Engrospreise 80—90 Pf., ohne Abfall 1 M. kostet. Für die Ernährung eines Gefangenen brauchen daher nur 28—36 Pf., für die Ernährung eines Soldaten 30—35 Pf. pro Kopf und Tag verausgabt zu werden.

Es wäre sehr wichtig, wenn auch der ärmeren Bevölkerung die Nahrung zu derartig niedrigem Preise geboten werden könnte. In dieser Beziehung ist an einzelnen Orten durch Consumvereine, ferner durch Volksküchen, welche ein ausreichendes Mittagessen für billigsten Preis gewähren, bereits ausserordentlich viel genützt worden.

Bedeutungsvoll ist für die Möglichkeit einer billigen Ernährung die Erleichterung des Transports der Nahrungsmittel. Wir haben in Folge dessen einen viel lebhafteren Austausch zwischen Stadt und Land und zwischen den einzelnen Provinzen; abnorme Vertheuerungen der gewöhnlichen Lebensmittel vermögen sich nirgends zu halten; den Folgen jeder Missernte kann durch rasche Importe vorgebeugt werden.

Speciell für die Volksernährung wichtig ist der jetzt sehr umfangreiche Import von Fischen, durch welche der Eiweissbedarf in ausserordentlich billiger Weise zu ergänzen ist. — Eine ähnliche Rolle spielen die Molkereiproducte; Magerkäse, Quark und insbesondere abgerahmte Milch haben auf dem Lande fast keinen Werth, können aber bei der jetzigen Behandlungsweise der Milch sehr wohl in nahe gelegene Städte transportirt und dort der Bevölkerung zu ausserordentlich billigen Preisen verkauft werden.

Ferner sucht man in der Neuzeit billige Surrogate herzustellen, wie z. B. die Kunstbutter, welche billige Fette schmackhaft und im Haushalt verwendbar zu machen sucht.

Wenig bewährt hat sich bis jetzt ein Fleisch-Import von überseeischen Ländern, in welchen die Production des Fleisches wenig oder gar nichts kostet. Das Fleisch wird theils in frischem, theils in gekochtem, gesalzenem oder getrocknetem Zustand importirt (s. u. „Fleisch"). Vor einigen Jahren erregte namentlich das „Carne pura" (s. ebenda) viel Aufsehen. Aber auch dieses Präparat war, ebenso wie die übrigen importirten Fleischarten entschieden zu theuer, als dass es für die Volksernährung ernstlich in Betracht kommen konnte. 60 g verdauliches Eiweiss waren beispielsweise enthalten in 86 g Carne pura und kosteten 26 Pf.; neben dem Eiweiss wurde in dieser Portion nur noch 4 g Fett geliefert. Das Präparat war demnach durchaus nicht billiger, wie manche einheimische Präparate, war aber selbstverständlich dem Geschmack ausserordentlich viel weniger angepasst, wie die letzteren. — In neuerer Zeit wird das „Aleuronat-Brot" als billiger Eiweissträger viel empfohlen (s. unter „Brot"). Auch hier kommt es indess wesentlich darauf an, ob dasselbe auf die Dauer dem Geschmack zusagt. Nur dann würde das Präparat in manchen Fällen für die Volksernährung in Betracht kommen können.

Die Frage, wie die Tageskost in zweckmässigster Weise auf Mahlzeiten vertheilt wird, lässt sich nicht mit einer allgemein gültigen Regel beantworten. Empfindliche Individuen von geringer Capacität des Magens und geringer Verdauungskraft bedürfen einer stärkeren Repartirung der Nahrung als robuste Menschen. Beim Gesunden variirt die Eintheilung nach der Beschäftigung und nach der Art der Kost. Bei körperlicher Arbeit und vorzugsweise vegetabilischer, voluminöser Kost, sind häufigere (5) Mahlzeiten zweckmässig, in der Tagesmitte die stärkste, welche ungefähr die Hälfte der ganzen Ration umfasst. Bei geistiger Arbeit und eiweiss- und fettreicher Kost ist die englische Sitte, früh eine reichliche Fleischmahlzeit, im Laufe des Tages nur wenig leichte Speisen und die Hauptmahlzeit am späten Nachmittag resp. Abend einzunehmen, am empfehlenswerthesten.

Bei Arbeitern sind im Mittel 40—50 Procent der täglichen Eiweissration, 50—60 Procent des Fettes, 30 Procent der Kohlehydrate in der Mittagsmahlzeit gefunden; etwa 30 Procent vom Eiweiss, 30 Procent vom Fett und 30 Procent von den Kohlehydraten entfallen auf die Abendmahlzeit; der Rest der Kohlehydrate vertheilt sich in Form von Brot auf die verschiedenen kleinen Mahlzeiten.

Besonders wichtig ist die richtige Anwendung der in Vorstehendem entwickelten Ernährungsgrundsätze bei der Kost in öffentlichen Anstalten, in welchen der Einzelne nicht entsprechend seinem individuellen Bedürfniss und geleitet von einem im Allgemeinen zuverlässigen Instinkt seine Kost wählen darf, sondern wo er auf die von der Aufsichtsbehörde zugetheilte und von dieser als ausreichend erkannte Durchschnittskost angewiesen ist.

In der verantwortlichen Lage, in welcher sich hier die Aufsichtsbehörde befindet, ist genaueste Berücksichtigung der einzelnen Anforderungen an eine Normalkost, insbesondere an ausreichenden Nährwerth der Kost und an eine entsprechende Abwechselung der Geschmacksreize, durchaus nothwendig. Die Ausführung ist indess um so schwieriger, als der Preis der Kost gewöhnlich auf einer ausserordentlich niedrigen Stufe gehalten werden muss und daher nur ein für kleinere Individuen und für mässige Arbeitsleistung geltender Kostsatz zu Grunde gelegt wird. Ein gewisser Ausgleich der sehr verschiedenen Ansprüche hat so viel als möglich durch eine individuell variirte Zukost zu erfolgen. In der Armee sind nur Wenige, welche nicht in der Lage sind, fühlbaren Defekten ihrer Kost etwas nachzuhelfen; und auch in den Gefangenenanstalten kann theils durch Verordnungen des Anstaltsarztes, theils durch eine aus dem Erlös der Arbeit beschaffte Zukost einem individuellen Mehrbedarf Rechnung getragen werden.

In Folgendem seien einige Kostsätze aus öffentlichen Anstalten als Beispiele aufgeführt:

1. Kost im Münchener Waisenhause.

Täglich im Durchschnitt 275 ccm Milch, 97 g Fleisch, 243 g Brot, 162 g Kartoffeln, 97 g Gemüse; und darin:

79 g Eiweiss, 37 g Fett, 247 g Kohlehydrate.

2. Deutsche Armee.

a) Kleine Friedensportion; bietet 107 g Eiweiss, 35 g Fett, 420 g Kohlehydrate; in Form von:

750 g Brot, 150 g Fleisch, 90 g Reis oder
120 g Graupen oder
230 g Leguminosen oder
1500 g Kartoffeln.

b) Grosse Friedensportion; 135 g Eiweiss, 39 g Fett, 538 g Kohlehydrate; in Form von:

750 g Brot, 250 g Fleisch, 25 g Salz, 15 g gebr. Kaffee, 120 g Reis oder
150 g Graupen oder
300 g Leguminosen oder
2000 g Kartoffeln.

c) Kleine Kriegsportion; 142 g Eiweiss, 51 g Fett, 458 g Kohlehydrate; in Form von:

750 g Brot oder	375 g Fleisch oder	125 g Reis od.	25 g Salz, 25 g gebr. Kaffee.
500 g Zwieback,	250 g Rauchfleisch od.	125 g Graupen	
	170 g Speck,	etc.	

d) Grosse Kriegsportion; 181 g Eiweiss, 64 g Fett, 558 g Kohlehydrate; in Form von:

750 g Brot, 500 g Fleisch, 170 g Reis etc.

e) Eiserner Bestand, d. h. die dreitägige Ration, welche für jeden Soldaten in Kriegs- und Manöverzeiten stets mitzuführen ist, und die aus einer haltbaren, compendiösen, möglichst leichten und rasch zuzubereitenden Nahrung bestehen muss. Der eiserne Bestand soll 380 g Eiweiss, 180 g Fett und 1500 g Kohlehydrate enthalten, z. B. in Form von: 950 g Erbswurst, 1350 g Zwieback, 300 g Kartoffelpräserven, 60 g comprimirtem Kaffee, 25 g Salz. Oder: 1750 g Fleischzwieback, 60 g Kaffee, 25 g Salz.

3. Gefangenenkost.

Die tägliche Kost enthält:

in den preussischen Strafanstalten, alter Etat:	110 g Eiw.,	25 g Fett,	677 g K.
„ „ „ „ neuer	„ 100 g	„ 50 g	„ 553 g „
im Gefängniss Plötzensee	117 g	„ 32 g	„ 597 g „

und zwar in Form von 625—650 g Brot, 30—43 g Fleisch; im übrigen Kartoffeln, Leguminosen, abgerahmte Milch, Häring etc.

4. Volksküchen.

Die Mittagsmahlzeit, die in Volksküchen gereicht wird, soll, entsprechend den S. 255 mitgetheilten Zahlen im Mittel enthalten:

40—50 g Eiweiss, 30 g Fett, 160 g Kohlehydrate.

In den Berliner Volksküchen werden für den Preis von 25 Pf. beispielsweise verabreicht:

a) Gelbe Erbsen und Kartoffeln, 1000 g; Speck 50 g; darin:
55·5 g Eiweiss, 41 g Fett, 165 g Kohlehydrate.

b) Milchreis, 1000 g; Schmorfleisch 100 g; und darin:
38 g Eiweiss, 18 g Fett, 120 g Kohlehydrate.

c) Kohl und Kartoffeln, 1000 g; Schweinefleisch 100 g; und darin:
39 g Eiweiss, 68 g Fett, 163 g Kohlehydrate.

d) Grüne Bohnen, 1000 g; fettes Schweinefleisch oder Speck 60 g; und darin:
20 g Eiweiss, 53 g Fett, 133 g Kohlehydrate.

Das Minus an Fett und Eiweiss, das an einzelnen Tagen hervortritt, wird durch ein Plus dieser Nährstoffe an anderen Tagen ungefähr ausgeglichen. Im Mittel werden 35 g Eiweiss, 20 g Fett und 180 g Kohlehydrate, von letzteren also etwas zu viel, von ersterem etwas zu wenig geliefert.

Litteratur: C. v. Voit, Physiologie des allgemeinen Stoffwechsels und der Ernährung, Leipzig 1881. — Forster, Ernährung und Nahrungsmittel, Handbuch der Hygiene von v. Pettenkofer und v. Ziemssen, Theil 1. — Massenernährung, ibid., Theil 2, 1882. — Rubner, Lehrbuch der Hygiene, Leipzig und Wien 1892. — König, Die menschlichen Nahrungs- und Genussmittel, 3. Aufl., Berlin 1889. — Munk und Uffelmann, Die Ernährung des gesunden und kranken Menschen, Wien und Leipzig, 2. Aufl. 1895. — Voit, Untersuchung der Kost in einigen öffentlichen Anstalten, München 1877. — Meinert, Wie ernährt man sich gut und billig? Berlin 1882. — Meinert, Armee- und Volksernährung, Berlin 1880. — E. und E. Hitzig, die Kostordnung der psychiatrischen und Nervenklinik der Universität Halle, Jena 1897.

B. Die einzelnen Nahrungsmittel.

1. Die Kuhmilch.

Im Folgenden soll zunächst nur die Kuhmilch besprochen werden, wie sie als Marktwaare und als Nahrung für Erwachsene und ältere Kinder in Betracht kommt. In einem besonderen Abschnitt ist sodann die Milch als Kindernahrung zu behandeln.

Die Kuhmilch ist eine Emulsion von Fett in einer Lösung von Eiweiss, Zucker und Salzen. Normaler Weise zeigt sie gelblichweisse Farbe, ist schon in dünnen Schichten undurchsichtig, hat einen eigenthümlichen Geruch, leicht süsslichen Geschmack und amphotere Reaktion (gleichzeitig schwach alkalisch und schwach sauer). Im mikroskopischen Präparat erscheint sie erfüllt von zahlreichen Fetttröpfchen verschiedener Grösse. Die chemische Analyse ergiebt im Mittel folgende Zusammensetzung:[1] Spec. Gewicht: 1029—34; 3·4 Procent Eiweiss, darunter 2·9 Procent Kaseïn, 0·5 Procent Albumin, 3·6 Procent Fett, 4·8 Procent Zucker und 0·7 Procent Salze. Das Kaseïn befindet sich nicht eigentlich in gelöstem, sondern in nur gequollenem Zustande.

Wie bei allen thierischen Sekreten kommen auch bei der Milch bedeutende Schwankungen in der chemischen Beschaffenheit vor; diese sind abhängig einmal von der Rasse und Individualität, dann von der Zeitdauer der Laktation, von der Tageszeit u. s. w. Ganz bedeutende Differenzen resultiren ferner aus der Fütterung. Die Landwirthe unterscheiden namentlich zwischen der Fütterung mit frischem Gras und auf der Weide, und andererseits der sogenannten Trockenfütterung (Heu, Gerstenschrot, Roggenkleie, Runkelrüben). Bei ersterer wird die Milch erheblich wasserreicher und zeigt überhaupt bedeutende Schwankungen, Trockenfutter dagegen liefert die gehaltreichste und gleichmässigste Milch. Ferner ist auch die Zusammensetzung der Nahrung, der Gehalt derselben an Eiweiss u. s. w. von Einfluss. Manche aromatisch riechende und schmeckende Stoffe des Futters gehen leicht in die Milch über und können sie widerlich machen, so namentlich Schlempe und Rübenschnitzel. — Eine eigenthümlich starke Verschiedenheit ergiebt sich noch für die einzelnen Melkportionen; die erste Portion ist immer bedeutend — um das zwei- bis dreifache — fettärmer als die letzte, während Eiweiss und Zucker weniger Schwankungen zeigen.

Trotz dieser Differenzen bietet die zum Markt gebrachte Milch im Ganzen doch eine gleichmässige Zusammensetzung dar, namentlich

[1] Die Zusammensetzung der Milch anderer Thiere s. in der Tabelle S. 247.

innerhalb der gleichen Jahreszeit. Es rührt dies wesentlich daher, dass die zu verschiedenen Zeiten und von verschiedenen Kühen gewonnene Milch vor dem Transport gemischt wird. Es lassen sich daher sehr wohl Durchschnittsziffern aufstellen, so dass man berechtigt ist, jede Milch zunächst als verdächtig anzusehen, welche erheblich von diesem Mittel abweicht.

Die Ausnutzung der in der Milch gebotenen Nährstoffe ist eine relativ gute, wenn auch weniger gut als die des Fleisches. Das Eiweiss wird zu mindestens 90 Procent, das Fett zu etwa 95 Procent, die Salze zu 50 Procent, der Zucker vollständig resorbirt. Bei Kindern ist die Ausnutzung eine noch etwas bessere (s. unten).

Demnach stellt die Milch ein vorzügliches Nahrungsmittel dar, das bei kleinen Kindern zur vollen Ernährung ausreicht, bei Kindern vom zweiten Jahre an und bei Erwachsenen eine rationelle Ernährung sehr wesentlich unterstützt. Zu ausschliesslicher Ernährung Erwachsener ist die Milch nicht geeignet, weil selbst in einer Menge von 3—4 Litern noch zu wenig Kohlehydrate vorhanden sind, und der Eiweiss- und Fettzerfall im Körper dementsprechend zu sehr gesteigert werden würde.

Die Milch ist als Nahrungsmittel um so bedeutungsvoller, als sie für sehr billigen Preis das sonst so schwer zu beschaffende Eiweiss und Fett gewährt (vergl. die Tabelle S. 252).

Der billige Preis erklärt sich indess daraus, dass die Milch eine Reihe von Nachtheilen aufweist, die ihre Verwendbarkeit beeinträchtigen. Einmal geht sie ausserordentlich rasch unter dem Einfluss von Mikroorganismen Zersetzungen ein, die sie zum Genuss ungeeignet machen; zweitens ist kein anderes Nahrungsmittel so leicht zu fälschen und im Nährwerth zu verschlechtern als gerade die Milch; drittens ist sie zur Verbreitung pathogener und infektiöser Bakterien besonders disponirt. — Auf diese drei hygienisch wichtigen Nachtheile der Milch ist im Folgenden näher einzugehen.

a) Die Zersetzungen der Milch.

Die Veränderungen, welche die frisch gemolkene Milch allmählich durchmacht, bestehen 1. darin, dass bei ruhigem Stehen die Milchkügelchen an die Oberfläche steigen und dort die Rahmschicht bilden. Diese erscheint nach 24 Stunden als dicke, feste Decke, die sich abheben lässt. Man erhält dadurch im Gegensatz zur ursprünglichen „Vollmilch“ 2 Theile, den Rahm und die „abgerahmte Milch“ oder „Magermilch“, welche letztere je nach der Vollständigkeit des Aufrahmens mehr oder minder fettfrei ist; werden Centrifugen zum

Entrahmen benutzt, so verbleiben nur etwa 0·15 Procent Fett in der Magermilch.

2. Bei längerem Stehen der Milch beobachtet man sodann, dass auf der Oberfläche ein weisslicher, pilziger Ueberzug sich etablirt. Dieser besteht im Wesentlichen aus einem Schimmelpilz, Oidium lactis. Gleichzeitig entwickeln sich in der Flüssigkeit unter dem Rahm zahlreiche Bakterien, am schnellsten bei einer Temperatur von 25—30°. Am üppigsten pflegt eine sehr verbreitete Art zu wuchern, die man schlechthin als Milchsäurebacillen bezeichnet (vergl. S. 65).

Durch diese Bakterien wird der Milchzucker hydratisirt und dann vergohren, so dass freie Milchsäure entsteht. Ist etwa 0·2 Procent Milchsäure gebildet, so tritt Gerinnung des Kaseïns ein, der untere Theil der Milch scheidet sich damit wieder in 2 Abschnitte, in den Käse und das Serum (Molke). Ersterer enthält gewöhnlich die Reste von Fett eingeschlossen, so dass das Serum nur noch Milchzucker, Salze und Albumin aufweist. — Sehr häufig kommt es übrigens vor, dass Bakterien die Oberhand gewinnen, welche keine sauere Reaktion, aber trotzdem Kaseïngerinnung bewirken; letztere erfolgt dann durch ein labähnliches Ferment, das von zahlreichen Bakterienarten producirt wird.

3. Lässt man Milch sehr lange, 8—14 Tage stehen, so bekommt sie schliesslich ein noch anderes Ansehen; das Kaseïn wird allmählich gelöst, es entwickelt sich gleichzeitig Gestank nach Buttersäure und Ammoniak. Alsdann sind andere Bakterien, die sogenannten Buttersäurebacillen (vergl. S. 65) in den Vordergrund getreten. Dieselben sind Anaëroben, bewirken Buttersäure-Gährung aus dem Zucker, resp. aus den milchsauren Salzen und spalten das Kasëin unter Ammoniakentwickelung. — Will man die reine Wirkung der Buttersäurebacillen ohne die Milchsäuregährung zur Anschauung bekommen, dann muss man die Milchsäurebakterien abtödten. Es gelingt dies durch $^1/_2$- bis $^3/_4$stündiges Erhitzen der Milch auf 100°. Die Sporen der Buttersäurebacillen bleiben bei dieser Behandlung am Leben; werden die Flaschen mit der erhitzten Milch dann fest verschlossen und bei einer Temperatur zwischen 30 und 35° gehalten, so ist binnen 20 Stunden die Milch in lebhafter Buttersäuregährung. Der Versuch gelingt fast mit jeder Milch, da die Sporen der Buttersäurebacillen fast stets zugegen sind.

4. Hält man die durch Erhitzen von Milchsäurebakterien befreite Milch in offenen Gefässen bei 30—40°; oder kocht man die Milch vorher mindestens eine Stunde lang, so dass auch die Sporen der Buttersäurebacillen abgetödtet sind, dann wird wieder eine andere Gruppe von Bakterien und eine andere Zerlegung bemerkbar. Die

Milch verändert sich nunmehr äusserlich wenig, das Kaseïn gerinnt nicht, sauere Reaktion fehlt oder ist geringfügig. Dass solche Milch überhaupt von Bakterien erfüllt und zersetzt ist, sieht man nur daran, dass sich unter der Rahmschicht langsam eine transparente Zone ausbildet, die allmählich breiter wird. Eine solche Milch giebt dann deutliche Peptonreaktionen; gleichzeitig ist der Geschmack bitter und kratzig geworden. — Diese langsame Zersetzung der Milch wird durch Bakterien aus der Gruppe der Heubacillen bewirkt. Die Sporen derselben sind gleichfalls sehr verbreitet; sie vertragen 3—6stündige Erhitzung auf 100°. Unter den häufig vorkommenden Heubacillen der Milch wurden 4 Arten gefunden, deren Reinkultur in Milch toxische Wirkungen ausübt (s. unten).

Alle die beschriebenen Phasen des Bakterienlebens lassen sich mit geringfügigen Abweichungen in jeder Milch beobachten; die betreffenden Bakterien sind eben überall verbreitet. Theils entstammen dieselben den Ausführungsgängen der Euter, in denen sich Massen von Bakterien zwischen den Melkzeiten zu entwickeln pflegen; theils gelangen sie durch Kuhexcremente in die Milch; fast jede Milch lässt nach dem Absitzen sogar makroskopisch eine Beimengung von Kuhexcrementen erkennen. Auch die zum Sammeln der Milch dienenden Eimer und Gefässe, die Hände des Melkenden, die in die Milch fallenden Fliegen, der Heustaub, der beim Verfüttern trockenen Heus oft in Massen die Luft erfüllt, sind Quellen der Milchbakterien.

Wird der Inhalt der Eutergänge zu Anfang jedes Melkens entfernt und nicht mit in den Eimer gebracht, wird der Euter sorgfältig gereinigt, der Schwanz der Kuh festgebunden, werden Hände und Gefässe völlig sauber gehalten und wird das Heu nur in angefeuchtetem Zustand in den Stall gebracht, um Heubacillen-haltigen Staub zu vermeiden, so kann eine nahezu sterile, ausserordentlich bakterienarme Milch gewonnen werden.

Zuweilen kommen Abweichungen von den normaler Weise in der Milch ablaufenden Zersetzungen vor, und zwar dadurch, dass weniger verbreitete Bakterienarten zufällig in grösserer Menge in die Milch gelangen und dort die Oberhand gewinnen, so z. B. die Bacillen der blauen Milch, welche ein Chromogen produciren, das bei Luftzutritt und saurer Reaktion dunkelblau wird. Sind diese Bacillen in einer Milchkammer erst einmal zur Entwickelung gelangt, so befallen sie dort immer wieder neue Vorräthe, bis sie durch gründliche Desinfektion des Raumes und der Gefässe vernichtet sind. — Zuweilen tritt rothe oder gelbe Milch auf durch Wucherung anderer Bakterienarten, zuweilen unter dem Einfluss gewisser Mikrokokken schleimige fadenziehende Milch. Alle diese abnormen Bakterienansiedelungen haben nicht gerade directe hygienische Bedeutung, aber machen die Milch wegen der starken Veränderung ihres Aussehens unverkäuflich.

b) Die Fälschungen der Milch.

Die Fälschung besteht gewöhnlich im Entrahmen oder im Wasserzusatz oder in einer Combination von beiden Manipulationen. Solche theilweis entfettete und verdünnte Milch hat natürlich einen entsprechend geringeren Nährwerth. Ausserdem können durch den Wasserzusatz Infektionserreger in die Milch gelangen. — Andere Fälschungen, z. B. Zusatz von Stärke, Dextrin, Gyps, Gehirn u. s. w. sind nur Curiosa ohne grössere Bedeutung. Dagegen werden der Milch sehr häufig Conservirungsmittel zugefügt, welche bestimmt sind, die Milch länger haltbar zu machen. Der Händler wendet aber diese Mittel gewöhnlich dann an, wenn schon ein gewisser Bakterienreichthum der Milch vorhanden ist und die bald zu erwartende äusserlich sichtbare Veränderung der Milch, die Gerinnung, noch eine Zeit lang hinausgeschoben werden soll. Zu diesem Zweck wird am häufigsten Soda oder Natron bicarbonicum oder Borax benutzt. Alle diese Mittel hindern aber das Bakterienleben in der Milch in keiner Weise, dasselbe wird im Gegentheil eher begünstigt, und lediglich die Entwickelung freier Säure und damit die Gerinnung wird (übrigens auch nur für sehr kurze Zeit) verzögert. Diese Mittel sind also ganz besonders gefährlich, weil sie nur das äussere Kennzeichen einer schlechten Beschaffenheit der Milch verdecken, während sie dagegen Zahl und Arten der Bakterien nicht vermindern. — Borsäure zeigt so gut wie gar keine conservirende Wirkung. — Besseren Effekt haben Salicylsäure und Wasserstoffsuperoxyd, die in einer Menge von 0·75 resp. 2·0 pro mille die Entwickelung der Bakterien kräftig hemmen, ohne den Geschmack der Milch zu sehr zu alteriren. Wasserstoffsuperoxyd tödtet sogar in der angegebenen Concentration die meisten saprophytischen und pathogenen Bakterien. Die beiden letztgenannten Mittel dürfen indess als Conservirungsmittel der Milch nicht geduldet werden, weil sie bei anhaltendem Genuss keineswegs als indifferent, insbesondere für den kindlichen Organismus, anzusehen sind.

c) Die Krankheitserreger der Milch.

Die gewöhnlichen, bei Temperaturen unter 24° gewucherten Saprophyten der Milch scheinen selbst in grosser Menge unschädlich zu sein. Die in den Milchstuben geronnene Milch, ebenso Kephir und ähnliche Präparate, welche enorme Mengen von Milchsäurebakterien enthalten, werden im Allgemeinen ohne Nachtheil ertragen. — Auch den Buttersäurebacillen scheint keine schädigende Wirkung zuzukommen; dieselben finden sich in jedem menschlichen Darm, fast in jedem Wasser etc.

Entschieden bedenklich erscheinen dagegen einige Arten aus der Heubacillengruppe, welche heftige Giftwirkung veranlassen. Verfüttert man Milch, die eine Reincultur dieser Bacillen enthält an junge Hunde oder Meerschweinchen, so erkranken dieselben schon nach wenigen Stunden an profusen Durchfällen und gehen nach 4—6 Tagen zu Grunde. Wird die inficirte Milch nach 1—2 Tagen durch sterile Milch ersetzt, so erholen sich die Thiere wieder. Sehr deutlich tritt die toxische Wirkung einer Cultur der Heubacillen in Milch bei intraperitonealer Injektion hervor; schon 1 ccm einer 12 Stunden alten Cultur tödtet die Thiere innerhalb eines Tages. — Das Toxin ist nicht in dem gebildeten Pepton oder überhaupt in löslichen Produkten enthalten, sondern in der Leibessubstanz der lebenden Bacillen; Filtrate oder abgetödtete Culturen sind unwirksam. — Diese Bacillen sind gegenüber dem empfindlichen Organismus des Kindes jedenfalls nicht indifferent; sie sind vermuthlich bei einem Theil der akuten Darmkrankheiten der Säuglinge betheiligt. Dafür spricht auch der Umstand, dass die betreffenden Heubacillen erst bei höherer Temperatur (über 24°) sich lebhafter vermehren, dass sie die Milch nicht sichtbar verändern und dass sie durch Kochen der Milch nicht getödtet werden, sämmtlich Eigenschaften, welche wir bei den Erregern, die bei jenen vorzugsweise im Hochsommer vorkommenden Darmkrankheiten eine ursächliche Rolle spielen, voraussetzen müssen.

Nicht selten werden ferner durch die Milch die Erreger menschlicher Infektionskrankheiten verbreitet. Kommt in einer Milchwirthschaft ein solcher Krankheitsfall vor, so vollzieht sich die Uebertragung der Infektionserreger auf die Milch ausserordentlich leicht. Die mit dem Kranken, dessen Wäsche u. s. w. beschäftigten Personen behalten ganz zweifellos, selbst wenn sie sich nach ihrer Meinung gründlich reinigen, einzelne oder selbst zahlreiche Infektionserreger an den Händen, unter den Fingernägeln u. s. w., und bringen dieselben in die Milch, wenn sie nachher mit dieser hantiren. — In anderen Fällen mag auch durch das Wasser eines inficirten Brunnens gelegentlich der Spülung der Gefässe oder der Fälschung der Milch eine Uebertragung von Keimen erfolgen. Der zuerst bezeichnete directe Weg wird indess jedenfalls der betretenere sein.

Die auf diese Weise in die Milch gelangten pathogenen Bakterien finden dort zum Theil einen ausgezeichneten Nährboden. Diphtherie-, Typhus-, Cholerabacillen und andere vermehren sich in sterilisirter Milch ohne jede sichtbare Veränderung ausserordentlich lebhaft. In der nicht sterilisirten, natürlichen Milch ist die Vermehrung dieser Bakterien durch die Concurrenz mit den gewöhnlichen Milchsaprophyten einigermaassen erschwert, und namentlich die Säureproduktion der letzteren hemmt die Entwickelung der meisten pathogenen Arten. Jedoch kann es bei reichlicher Aussaat und bei günstiger Temperatur trotzdem zu einer Vermehrung der pathogenen Bacillen kommen; und bei geringer Ausgangsziffer werden dieselben immerhin längere Zeit conservirt.

Zahlreiche Erfahrungen weisen darauf hin, dass in der That die Gefahr einer Infektion durch Milch, die auf Grund dieser Erwägungen und Experimente vermuthet werden muss, häufig vorhanden ist. In einer ziemlich grossen Anzahl von Typhus-, Cholera-, Diphtherie- und Scharlachepidemieen konnte die Milch mit Bestimmtheit als Vehikel der Keime angeschuldigt werden.

Weiter ist die Milch noch dadurch bedeutungsvoll, dass sie vom erkrankten Thier aus Infektionserreger auf den Menschen übertragen kann. In erster Linie ist hier die Tuberkulose zu nennen, die Perlsucht des Rindviehs. Man darf annehmen, dass in städtischen Milchwirthschaften mehr als 10 Procent der Kühe tuberkulös sind; sie häufen sich dort, weil tuberkulöse Kühe nicht concipiren und nicht fett werden, und deshalb aus den auf Thierzucht oder Mast eingerichteten ländlichen Wirthschaften möglichst ausrangirt werden. Etwa die Hälfte der tuberkulösen Kühe liefert, auch wenn keine Erkrankung des Euters bemerkbar wird, eine Tuberkelbacillen-haltige Milch.

Ferner wird die Maul- und Klauenseuche der Rinder auf den Menschen übertragen. Kinder erkranken nach dem Genuss frischer Milch von solchen Kühen unter Fieber, Verdauungsstörungen und bekommen einen Bläschenausschlag auf Lippen und Zunge, zuweilen an den Händen. — Ob Milzbrand und Wuth durch Milch übertragen werden können, ist zweifelhaft.

Die prophylaktischen Maassregeln gegen die aus dem Milchgenuss erwachsenden Gefahren bestehen 1) in der Controlle der Marktmilch, 2) in der Ueberwachung der Milchwirthschaften, 3) im Präpariren der Milch im grossen Maassstabe vor dem Verkauf derselben, 4) im Präpariren der Milch durch den Einzelnen nach dem Kauf.

1. Die Untersuchung und Controlle der Milch.

Eine normale Milch soll keinerlei Fälschung oder Zusatz erfahren haben, frisch und unzersetzt sein und keine Krankheitserreger enthalten. Die Controlle kann zunächst Fälschungen dadurch erkennen oder ausschliessen, dass sie a) das specifische Gewicht ermittelt. Dasselbe schwankt bei normaler Milch zwischen 1029 und 1034; der Trockenrückstand beträgt mindestens 10·9 Procent. b) durch die Fettbestimmung; normale Milch enthält mindestens 2·7 Procent Fett. c) durch Auffindung von Nitraten, die in normaler Milch fehlen und deren Anwesenheit auf einen Zusatz von Brunnenwasser deutet. d) durch den Nachweis conservirender Zusätze.

Um ferner zu beweisen, dass die Milch unzersetzt und vom völligen Verderben noch hinreichend weit entfernt sei, ist e) die Milch auf ihren Säuregrad, ihre Gerinnungsfähigkeit beim Erhitzen, und auf die Zahl der in ihr enthaltenen Bakterien zu prüfen.

Um endlich Infektionsgefahr zu erkennen, ist f) auf pathogene Bakterienarten zu untersuchen.

a) Die Bestimmung des specifischen Gewichts: Zwei Componenten wirken auf eine Abweichung des specifischen Gewichts der Milch von dem des Wassers. Eiweiss, Zucker, Salze machen die Milch schwerer, das Fett dagegen leichter; das Gesammtresultat ist, dass sie immer schwerer ist als Wasser, aber um so weniger, je mehr Fett oder je mehr Wasser vorhanden ist. Hohes specifisches Gewicht kann durch Reichthum an festen Bestandtheilen und Wasserarmuth, ebensowohl aber auch durch Fettmangel bedingt sein; niedriges specifisches Gewicht durch abnorme Verdünnung mit Wasser oder durch Fettreichthum. Abrahmen und nachfolgender Wasserzusatz lässt daher das ursprüngliche specifische Gewicht der Milch eventuell wieder hervortreten. Weiss der Fälscher, dass das specifische Gewicht controllirt wird, so kann er in der That in der Weise verfahren, dass er durch Abrahmen und Wasserzusatz eine stark gefälschte Milch von normalem specifischen Gewicht liefert. Indess gehört zu dieser Manipulation Zeit und Sorgfalt, und für gewöhnlich weicht jede gefälschte Milch, entrahmte oder gewässerte, von dem durchschnittlichen specifischen Gewicht ab. In vielen Fällen wird man daher durch die Bestimmung des specifischen Gewichts allein die Fälschung entdecken, wenn es auch immerhin sicherer ist, daneben die Fettbestimmung auszuführen.

Zur Bestimmung des specifischen Gewichts benutzt man Aräometer (sogenannte Milchwaagen, Laktodensimeter). An dem gebräuchlichsten Instrument von Quevenne-Müller finden sich an der Spindel zu Bezeichnung des specifischen Gewichts nur zweistellige Zahlen, vor welchen die Zahlen 1·0 fortgelassen sind, also statt 1·029 nur die Zahl 29. Beim Ablesen ist das Auge in gleiches Niveau mit dem Skalentheil zu stellen; ferner ist vor der Prüfung die Milch gut durchzumischen und mit Hülfe von Tabellen eine Temperatur-Correction anzubringen, resp. die Milch auf 15° zu erwärmen oder abzukühlen. — Die Grade des Müller'schen Laktodensimeters sind sehr eng und die Ablesung deshalb ungenau. Sollen die Grade grösser ausfallen, so muss die Spindel dünner und leichter werden. Nach diesem Princip sind die neueren Instrumente von Soxhlet und Apel construirt; ferner giebt das Recknagel'sche Aräometer aus Hartgummi gute Resultate.

b) Die **Fettbestimmung** geschieht entweder:

Mit dem Cremometer. Man lässt die Milch 24 Stunden bei mittlerer Temperatur, 36—48 Stunden bei niederer Temperatur, stehen und liest dann die Höhe der Rahmschicht an einer Skalentheilung ab. Gute Milch liefert 10—14 Procent Rahmschicht; 3·2 Skalentheile entsprechen ungefähr 1 Procent Fett. Die Resultate sind oft fehlerhaft.

Oder mit optischen Methoden. Je fettreicher die Milch, um so undurchsichtiger wird sie. Darauf sind eine Reihe von Instrumenten gegründet, von denen das beste das Feser'sche Laktoskop ist. In dasselbe werden 4 ccm Milch eingeblasen und dann wird allmählich Brunnenwasser zugefügt, bis schwarze Linien auf einem am Boden des Gefässes befindlichen Milchglaszapfen eben sichtbar werden. An einer Skalentheilung liest man direct die Fettprocente ab.

Alle optischen Methoden sind dadurch unzuverlässig, dass viel auf die Beleuchtung und das Auge des Beschauers ankommt, namentlich aber dadurch, dass die Durchsichtigkeit von der Zahl und Grösse der Milchkügelchen abhängt; Milch von gleichem procentischen Fettgehalt kann je nach der Grösse der einzelnen Fetttröpfchen sehr verschieden durchsichtig sein. Ausser dem Fett kommt aber auch noch das Kaseïn für die Durchsichtigkeit in Betracht. — Das Feser'sche Instrument giebt etwa 0·5 Procent Fehler. Da 2·7 Procent Fett das zulässige Minimum repräsentiren, so sind die Angaben des Instrumentes erst unter 2·2 Procent entscheidend für eine Fälschung. Gerade in den Grenzen zwischen 2·2 und 2·7 Procent bewegt sich aber der Fettgehalt gefälschter Milch in vielen Fällen, und hier ist dann eine Entscheidung durch das Laktoskop nicht zu liefern.

Oder durch das Marchand-Tollens'sche Laktobutyrometer. Die Milch wird mit Aether geschüttelt, dieser löst das Fett und zwar am leichtesten, wenn ein Paar Tropfen Natronlauge hiuzugefügt werden. Dann wird Alkohol zugemischt und man erhält nun eine Aetherfettlösung, welche oben auf dem Gemisch schwimmt. Die Höhe derselben liest man ab und entnimmt dann aus einer Tabelle den Fettgehalt der Milch (s. Anhang). — Bei Magermilch giebt die Methode ungenaue, bei voller Milch dagegen brauchbare Resultate.

Eine genauere Bestimmung des Fettes ist möglich mit Hülfe des Soxhlet-schen Verfahrens, bei welchem man das specifische Gewicht des Aetherextractes der Milch zu bestimmen sucht. 200 ccm Milch werden mit 10 ccm Kalilauge und 60 ccm Aether kräftig geschüttelt. Nach einer Viertelstunde wird die oben angesammelte Aetherfettlösung in ein Glasrohr gebracht, das aussen von einem Kühlrohr umgeben ist und mit Hülfe dessen stets die genau gleiche Temperatur von $17^1/_2{}^0$ hergestellt wird. In der Aetherfettlösung lässt man dann ein Aräometer schwimmen und bestimmt deren specifisches Gewicht. Mittels einer Tabelle findet man aus dieser Ablesung den Fettgehalt.

Neuerdings gelingt die Fettbestimmung am schnellsten und sicher mittels des Gerber'schen Butyrometers. In besonders construirten, an einer Stelle zu einer graduirten Röhre verjüngten Glasgefässen wird die Milch (11 ccm) mit concentrirter Schwefelsäure und etwas Amylalkohol versetzt; es entsteht eine Lösung aller Stoffe, aus welcher sich durch Centrifugiren auf einer kleinen Handcentrifuge die Fettlösung so abscheidet, dass ihr Volum an der Theilung des graduirten Rohrs abgelesen werden kann.

c) Nachweis von Nitraten und Zusatz von Brunnenwasser.

Die Milch wird durch Zusatz von Essigsäure oder Chlorcalciumlösung (pro 100 ccm Milch 1·5 ccm einer 20procentigen Lösung) und Kochen coagulirt, und das Filtrat tropfenweise einer Lösung von Diphenylamin in concentrirter Schwefelsäure zugefügt.

d) Conservirungsmittel.

Die alkalisch reagirenden (Soda, Natr. bic., Borax) erkennt man am einfachsten daran, dass sie die Milch nach 1—2stündigem Kochen dunkelgelb bis braun färben. — Ferner deutet Rosafärbung nach Zusatz von Alkohol und einigen Tropfen Rosolsäure auf alkalische Beimengungen. — Salicylsäure ist durch die Violettfärbung, die einige Tropfen Eisenchlorid in der Milch hervorrufen, Wasserstoffsuperoxyd durch die Bläuung von Jodkaliumstärkepapier leicht zu erkennen.

e) Um den Grad der Zersetzung der Milch zu erkennen, ist zuweilen die von Soxhlet angegebene Titrirung des Säuregrades zu verwenden. 50 ccm Milch werden mit Phenolphtaleïn versetzt, und dann mit $^1/_{10}$ Normalnatronlauge titrirt bis zur Rothfärbung. Für Verkaufsmilch, welche keine zu lange „Inkubationszeit" hinter sich hat bezw. nicht zu warm aufbewahrt war, findet man etwa 3·5 cm Verbrauch von Natronlauge. — Nicht selten tritt indess bei einer bakterienreichen Milch die saure Reaktion zurück, zumal wenn die Milch, wie es im Hochsommer häufig geschieht, aufgekocht und dann bei hoher Temperatur aufbewahrt war. Die unter diesen Umständen entwickelten Bacillen (darunter die Heubacillen) produciren wenig Säure, statt dessen aber Labferment, und dieses bringt die Milch beim Erwärmen zum Gerinnen. Eine Prüfung der Gerinnbarkeit durch Kochen giebt aber erst bei sehr starker Wucherung der Bakterien ein positives Resultat. — Sicherer ist daher die Feststellung der Bakterienzahl, die durch Gelatineplatten mit $^1/_{100}$, $^1/_{10}$ und 1 Tropfen Milch und Zählung der Colonieen leicht gelingt. Reinlich behandelte ganz frische Milch enthält im Mittel höchstens 2—3000 Keime in 1 ccm; deutliche Zunahme ist erst nach 4—5stündigem Aufenthalt der Milch bei 20—25° zu bemerken. Ein Gehalt von mehr als 100000 Keimen in 1 ccm deutet auf längere unzweckmässige Aufbewahrung der Milch oder starke Bakterieneinsaat und zeigt an, dass die Milch nur kurze Zeit von dem Stadium der vollständigen Zersetzung und Gerinnung entfernt war.

f) Eine Prüfung auf pathogene Arten von Bakterien wird in den meisten Fällen vergeblich sein. Wohl aber bietet die Art der gewachsenen Bakterien insofern ein Kriterium der Infektionsgefahr, als eine gewisse Mannigfaltigkeit und das Vorherrschen von Arten, welche in der normalen Milch nur in geringer Zahl vorhanden zu sein pflegen, auf unreinliche Behandlung der Milch und rücksichtslosen Import von allerlei Bakterien schliessen lässt.

Zu einer Controlle auf dem Markte und in den Verkaufsläden wird nur die Aräometerprobe und höchstens noch das Feser'sche Laktoskop benutzt. Ist das specifische Gewicht abnorm, so wird der weitere Verkauf der Milch einstweilen inhibirt und eine Probe im Laboratorium mittels des Gerber'schen Butyrometers oder der Soxhlet'schen Methode auf den Fettgehalt geprüft. Wird hierdurch eine zu niedrige Fettmenge oder im Verein mit der Aräometerprobe ein zu hoher Wassergehalt erwiesen, so ist die betreffende Milch unter allen Umständen als minderwerthig zu confisciren, nebenbei die Herkunft, Anzahl der Kühe etc. sorgfältig zu notiren. Es fragt sich dann aber noch, ob eine Fälschung vorliegt, die nach dem Nahrungsmittelgesetz streng bestraft wird, oder ob etwa die abnorme Beschaffenheit der Milch durch die Art der Fütterung bedingt ist.

Zu diesem Zweck wird eine weitere Probe der Milch der genaueren Analyse (z. B. auf Nitrate) unterworfen. Ergiebt sich daraus mit Sicherheit die Fälschung, so wird die Bestrafung erkannt oder Anklage erhoben. Ist auch nach der genauen Analyse die Einrede möglich, dass mangelhafte Fütterung die Ursache der Abweichung sei, so ist eventuell die „Stallprobe" vorzunehmen. Dieselbe soll mindestens innerhalb dreier Tage nach der Confiscation, ohne dass inzwischen die Fütterung der Thiere geändert ist, ausgeführt werden und zwar in der Weise, dass alle betheiligten Kühe gut ausgemolken, die Milch gemischt und dann untersucht wird. Dieselbe darf höchstens um 2 Grad im specifischen Gewicht, um 0·3 Procent Fett von der beanstandeten Milch abweichen, widrigenfalls die Fälschung als erwiesen anzunehmen ist.

Bis jetzt berücksichtigt die marktpolizeiliche Controlle der Milch lediglich die etwaige Fälschung. Vom hygienischen Standpunkt aus ist diese aber gar nicht als so bedeutungsvoll anzusehen, wie eine zu fortgeschrittene Zersetzung der Milch oder ein Gehalt derselben an Infektionserregern. Der Grad der Zersetzung liesse sich mit den uns zu Gebote stehenden Mitteln sehr wohl controlliren, und es wäre zu wünschen, dass eine solche Controlle neben oder statt der bisherigen Untersuchung stattfände und dass das wiederholte Vorkommen einer abnormen Bakterienzahl zur Bestrafung des Händlers führte. — Directe Infektionsgefahr ist bis jetzt durch Untersuchung der Milch nicht zu ermitteln, und wir sind in dieser Beziehung auf andere prophylaktische Maassregeln angewiesen.

2. Die Ueberwachung der Milchwirthschaften.

Eine Verschleppung von Perlsucht, Maul- und Klauenseuche kann dadurch theilweise gehindert werden, dass die Thiere der Milchwirthschaften in regelmässigen Zwischenräumen von einem Thierarzt untersucht und eventuell sofort ausrangirt werden. Allerdings ist die Perlsucht häufig schwer diagnosticirbar; Tuberkulininjectionen scheinen in dieser Beziehung viel zu leisten.

Um ferner die Uebertragung von Typhus- und Cholerabacillen oder anderen Infektionskrankheiten zu verhüten, sind Krankheitsfälle dieser Kategorie in Milchwirthschaften mit besonderer Vorsicht zu behandeln, für Absperrung und Desinfektion ist zu sorgen, die Brunnenanlage zu revidiren und eventuell der Milchverkauf zeitweise zu verbieten.

Die Einsaat abnormer Saprophyten ist durch peinliche Reinlichkeit aller Räume und Gegenstände, die mit der Milch in Berührung kommen, zu vermeiden. Der Stall, die Euter der Kühe sind möglichst rein zu halten; die Gefässe, Milchkühler etc. sollen durch Ausscheuern mit heisser Sodalösung stets völlig frei bleiben von Milchresten, ausserdem sind sie eventuell von Zeit zu Zeit nach erfolgter Reinigung mit Sodalösung auszukochen oder mit Wasserstoffsuperoxyd (1 : 200) zu desinficiren. Die Aufbewahrungsräume sollen kühl, luftig, leicht zu reinigen und geschützt gegen Fliegen sein. Jede Unsauberkeit ist mit Confiscation der Milch zu bestrafen.

Eine derartige Ueberwachung der Milchwirthschaften und Verkaufslocale erscheint vom hygienischen Standpunkt entschieden bedeutungsvoll, ist aber bis jetzt noch nirgends praktisch in vollem Umfang durchgeführt.

3. Präparation der Milch vor dem Verkauf.

Theils die finanzielle Schädigung durch das leichte Verderben der Milch, theils die Gefahr der Uebertragung pathogener Mikroorganismen hat zu Versuchen geführt, vor dem Verkauf der Milch die hinein gelangten Bakterien zu tödten und dadurch die Milch haltbarer und frei von pathogenen Keimen zu machen.

Nachdem der Zusatz chemischer Substanzen sich als entschieden unzureichend erwiesen hatte, sind Kälte und Hitze als die am leichtesten anwendbaren desinficirenden Mittel in Gebrauch gezogen.

Durch sofortiges Abkühlen der frisch gemolkenen Milch, Aufbewahren in kühlen Räumen und Transport in Eispackung lässt sich die Bakterienentwickelung in der Milch und die Zersetzung derselben beträchtlich verzögern; insbesondere wenn gleichzeitig durch die oben aufgeführten Vorsichtsmaassregeln für geringe Bakterieneinsaat gesorgt wird. Diese Mittel sollten daher in jeder Milchwirthschaft so viel als möglich Verwendung finden.

Der Effekt ist jedoch immerhin unvollkommen, zumal die Abkühlung im Mittel der ganzen Zeit bis zum Verkauf höchstens bis auf 10° gelingt; eine gewisse Vermehrung der Bakterien findet auch bei niederer Temperatur noch statt; ausserdem bleiben die etwaigen pathogenen Keime selbst beim Gefrieren der Milch theilweise lebensfähig.

Vollkommenere Resultate können durch Hitze erzielt werden. Hier kommen drei Methoden in Frage:

a) Das Pasteurisiren, d. h. kurzes Erhitzen auf 65—70° und nachfolgendes rasches Abkühlen, so dass der Rohgeschmack der Milch erhalten bleibt; derselbe geht beim Erhitzen über 70—75° verloren.

Das Pasteurisiren wurde früher gewöhnlich so ausgeführt, dass man die Milch langsam über die gewölbten inneren Wandungen eines Cylinders fliessen liess, der an seiner äusseren Fläche durch Wasserdampf oder Wasser erhitzt wird. Zufluss und Abfluss ist bei diesen Apparaten so geregelt, dass die in ganz dünner Schicht herablaufende Milch zuletzt stets auf die Temperatur von 70°, aber allerdings nur für sehr kurze Zeit, gebracht wird. In einer Stunde passiren einen kleinen Apparat von 40 cm Durchmesser 100—150 Liter. Aus dem Ablauf kommt die Milch sofort in einen Kühler.

Bei solcher Behandlung der Milch geht von den Saprophyten ein grosser Bruchtheil, etwa zwei Drittel und mehr, zu Grunde; Cholerabacillen werden vollkommen, Typhusbacillen, Tuberkelbacillen, Staphylokokken dagegen nicht sicher vernichtet. Die Unvollkommenheit der Wirkung beruht darauf, dass die Erhitzungsdauer zu kurz ist und dass speciell die höchste Temperatur von 60—70° nur für einen Moment einwirkt. Ausserdem leidet das bis jetzt angewendete Pasteurisir-Verfahren noch an einem weiteren Nachtheil dadurch, dass die Milch im Kühlapparat, in den Kannen etc., die alle nur gereinigt aber nicht desinficirt werden, wieder zahlreiche Bakterien aufnimmt. Diese, sowie die dem Tode durch die Erhitzung entgangenen Saprophyten bewirken, dass die zum Verkauf gelangende pasteurisirte Milch häufig doch sehr grosse Mengen Bakterien führt.

Die angeführten Fehler der älteren Pasteurisirapparate werden vermieden durch Apparate, in welchen die Milch 30 Minuten lang auf 68° erhitzt und dann über einen mittels Wasserdampfs von 100° sterilisirten Kühler in ebenso sterilisirte Kannen geleitet wird. Dabei sterben alle Krankheitskeime (auch Tuberkelbacillen) und der weitaus grösste Theil der Gährungserreger ab, so dass die Milch bei 20° etwa 2 Tage, bei 15° 3—4 Tage haltbar ist, während Farbe, Geruch und Geschmack der rohen Milch völlig unverändert bleiben.

b) Partielles Sterilisiren durch Erhitzen der in bakteriendicht verschlossene Flaschen eingefüllten Milch während 30—60 Minuten auf 100—103°.

Gewöhnlich benutzt man strömenden Dampf von 100—103° und die gebräuchlichen Desinfektionsöfen, z. B. Thursfield'scher Construction, denen leicht eine für die Aufnahme von Milchflaschen passende Einrichtung gegeben werden kann. Als Flaschen sind solche mit Patentverschluss (wie bei den Bierflaschen) zu 1 oder $^1/_2$ oder $^1/_3$ Liter Inhalt besonders geeignet.

Die Flaschen werden mit lose aufgelegtem Verschluss in den Ofen eingesetzt, dann wird erhitzt bis zur Maximaltemperatur; hat diese 5 Minuten eingewirkt, so öffnet man den Ofen, rollt den Einsatz mit Milchflaschen heraus und schliesst dieselben durch Andrücken des Verschlusses. Letztere Manipulation ist an 50 Flaschen in weniger als einer Minute ausgeführt, die Abkühlung der Milch während dieser Zeit ist so minimal, dass nachher die geschlossenen Flaschen wieder der Maximaltemperatur ausgesetzt werden können, ohne dass ein Zersprengen zu befürchten ist. Dann schliesst man den Ofen wieder und lässt die Temperatur von 100—103° noch $^1/_2$ Stunde bis 1 Stunde einwirken.

Von Gronwald ist ein Ofen construirt, in welchem der definitive Verschluss der Flaschen ohne Oeffnen des Ofens vorgenommen werden kann. Diese Vorrichtung ist für grossen Betrieb empfehlenswerth, für kleinen Betrieb überflüssig.

Die Wirkung dieses Sterilisirens ist die, dass die Infektionserreger, die Milchsäurebakterien und — wenn die Erhitzung 1 Stunde gedauert hat — auch die Buttersäurebacillen sicher abgetödtet sind. Dagegen werden die Sporen der Heubacillen nicht geschädigt. Dieselben erfordern ein 5—6stündiges Erhitzen der Milch auf 100° zur vollständigen Abtödtung. Die partielle Sterilisation der Milch bewirkt somit eine durchaus nicht etwa günstige Auslese der Milchbakterien; gerade solche partiell sterilisirte Milch lässt die Heubacillen und deren Toxine am reichlichsten zur Entwickelung kommen.

In einigen Fabriken sucht man durch sog. „Vorkeimen" oder „Vorwärmen" einen besseren Sterilisationseffekt zu erreichen; die Milch wird zunächst bis 80° erhitzt, dann lässt man innerhalb 3 Stunden auf 30° abkühlen und erhitzt nun erst 30 Minuten lang auf 100°. Es gelingt indess nachweislich selbst durch eine unter thunlichsten Kautelen vorgenommene intermittirende Erhitzung keine sichere Sterilisirung der Milch; geschweige denn durch das nach mehreren Richtungen irrationelle Verfahren der Fabriken.

Ferner ist empfohlen, eine „leicht sterilisirbare" Milch dadurch herzustellen, dass in den Stallungen und beim Melken die oben (S. 261) aufgeführten Vorsichtsmaassregeln beobachtet werden und dass ausserdem der sog. Milchschlamm vor dem Sterilisiren durch Centrifugiren entfernt wird. In der That gelingt es so in manchen Fällen, die Heubacillen auszuschliessen und durch einstündiges Erhitzen auf 100° eine keimfreie Milch zu erzielen. Zeitweise ist aber das Eindringen jener widerstandsfähigen Sporen doch nicht zu hindern, und die Erfahrung lehrt, dass auch bei den am sorgsamsten arbeitenden Fabriken sehr häufig unvollkommene Sterilisation erfolgt. Im Mittel tritt bei mindestens 20% der Flaschen, welche als „keimfreie Dauermilch" verkauft werden, bei 37° innerhalb 48 Stunden, bei 25° innerhalb 1—4 Wochen eine schon äusserlich erkennbare Entwickelung von Heubacillen ein.

Wird die partiell sterilisirte Milch nur für kürzere Zeit und bei niederer Temperatur aufbewahrt, so ist keine Entwickelung von Heubacillen zu befürchten. Diese Bedingungen sind aber schwierig zu erfüllen und werden vom Publikum so lange nicht richtig gewürdigt, als das Präparat unter der Bezeichnung „keimfreie Dauermilch" verkauft wird.

Die Farbe, der Geruch und Geschmack der partiell sterilisirten Milch zeigen gegenüber der rohen Milch je nach der Dauer des Erhitzens mehr oder weniger bedeutende Abweichungen. — Bei längerer Aufbewahrung tritt eine Veränderung des Rahms ein, der Art, dass derselbe beim Schütteln nicht mehr vollständig emulgirt wird, sondern zum Theil in grosse, nicht mehr zertheilbare Fetttropfen umgewandelt ist. Namentlich beim Schütteln der unvollständig gefüllten Flaschen auf dem Transport wird diese Zersetzung des Rahms begünstigt. Anhaltender Land- oder Seetransport pflegt vollständiges Ausbuttern der Milch zu veranlassen.

c) Vollständige Sterilisation der Milch kann erzielt werden durch 6stündiges Erhitzen auf 100°; dabei wird aber die Milch braun und im Geschmack völlig verändert. Besser geeignet ist die Anwendung gespannten Dampfs von ca. 120—125°. Die Sterilisation erfolgt dann innerhalb erheblich kürzerer Zeit, und Farbe, Geruch und Geschmack der Milch werden wenig verändert.

Die Natura-Milch-Gesellschaft in Waren in Mecklenburg stellt nach einem besonders ausprobirten Verfahren eine in der That völlig sterile Milch her, deren äussere Eigenschaften von derjenigen einer partiell sterilisirten Milch nicht abweichen. — Die allmähliche Veränderung des Rahms erfolgt auch bei dieser Milch; da die „Natura-Milch“ aber nur in völlig gefüllten Blechdosen ohne jeden Schüttelraum versandt wird, ist die Veränderung hier bedeutend geringfügiger als bei der partiell sterilisirten Flaschenmilch des Handels.

d) Condensirte Milch. Die Milch ist im Vacuum eingetrocknet bis $^1/_3$ oder $^1/_5$ ihres Volumens, dann in zugelötheten Büchsen auf 100° erhitzt. — Damit das Präparat auch nach dem Oeffnen der Büchsen besser haltbar sei, wird meistens so viel Rohrzucker zugesetzt, dass keine Bakterien-Entwickelung stattfinden kann, für 1 Liter Milch ca. 80 g Zucker.

Die Indikationen für die Anwendung der genannten Conservirungsverfahren gehen ziemlich weit auseinander. In milchreichen Ländern ist es keinesfalls empfehlenswerth, die partiell oder völlig sterilisirte Milch in grösserem Umfang auf den Markt zu bringen. Mit der Veränderung der Farbe und mit dem Verlust des Geschmacks und des Geruchs der rohen Milch sind alle die Kriterien verschwunden, deren sich bisher das Publikum mit Recht bediente, um eine normale, gehaltreiche, in sauberen Stallungen gewonnene und reinlich behandelte Milch von abnormer und verschmutzter Milch zu unterscheiden.

Eine übermässige Ausdehnung des Angebots von sterilisirter Milch wird daher schon durch das kaufende Publikum bald wieder eingeschränkt werden, das die üblichen Kriterien zur Beurtheilung der Milch nicht ohne Weiteres aufgeben wird, zumal wenn es die Milch erheblich theuerer wie gewöhnlich bezahlen und die Complikation der Flaschenrückgabe in Kauf nehmen muss. — Kommt aber in Ausnahmefällen die Verwendung sterilisirter Milch in Frage, dann ist von der partiell sterilisirten Flaschenmilch jedenfalls abzusehen, die eigentlich durch die falsche Bezeichnung als „keimfreie Dauermilch“ einen Verstoss gegen das Nahrungsmittelgesetz repräsentirt und oft grössere Gefahren in sich birgt, als die rohe Milch. Hier kann nur eine wirklich sterile Milch den Indikationen entsprechen.

In grösserer Ausdehnung empfiehlt sich für den Markt milchreicher Länder nur das Pasteurisirverfahren, das alle jene Kriterien für die Beurtheilung der Milch vollkommen intakt erhält, dabei sicher vor

Infektionskeimen schützt, einer übermässigen Entwickelung von Saprophyten vorbeugt, sofern nicht eine abnorm verschmutzte und bereits halb verdorbene Milch dem Pasteurisiren unterworfen wird, und dabei so billig ist, dass die Vertheuerung weniger als 1 Pf. pro Liter Milch beträgt. Es ist daher sehr zu wünschen, dass die Milchproducenten das Vertrauen zu diesem Verfahren, das durch die früheren unsicher wirkenden Apparate zerstört ist, allmählich wieder gewinnen. — Auch in dieser Beziehung würde die oben erwähnte gesetzliche Vorschrift über eine Grenze der Bakterienzahl in der Verkaufsmilch von grosser Bedeutung sein. Ist ein Gehalt von 100 000 Bakterien pro 1 ccm normirt, so kann dieser entweder durch penibelste Reinlichkeit und sorgfältigste Eiskühlung, oder aber (und zwar weit einfacher und sicherer) durch Pasteurisiren erzielt werden. Es würde daher diese Vorschrift zur weitesten Verbreitung des Pasteurisirverfahrens Anlass geben; damit aber würde zugleich der wirksamste Schutz gegen die Verbreitung von Infektionskeimen durch die Milch gegeben sein. — Zu beachten ist, dass auch beim Pasteurisiren eine Art Auslese der bedenklichen Heubacillen erfolgt. Für Säuglinge ist daher eine solche Milch genau so sorgfältig vor dem Gebrauch zu kochen, wie nicht pasteurisirte Milch. Für heranwachsende Kinder scheinen aber die Heubacillen keine Gefahr zu bieten, so dass ein gewisser Gehalt daran den Rohgenuss nicht hindert.

Für die Versorgung milcharmer Länder, ferner für Reisende, für die Schiffsversorgung etc. ist dagegen die total sterilisirte Milch in Büchsen ohne Schüttelraum von grosser Bedeutung und weit mehr zu empfehlen wie die condensirte Milch. Die durch Verdünnen mit Wasser aus condensirter Milch hergestellte Milch steht einer gut sterilisirten Milch in Aussehen, Geruch und Geschmack erheblich nach, ist umständlich zu bereiten und zeigt in der Zusammensetzung fast stets gewisse Abweichungen von der frischen Milch. Ausserdem vertheuert die Condensation das Präparat so, dass die geringeren Frachtkosten gegenüber der nicht condensirten sterilisirten Milch dadurch völlig ausgeglichen werden.

4. Präparation der Milch nach dem Kauf.

Der Einzelne kann sich gegen die aus dem Gehalt der Milch an Bakterien hervorgehenden Gefahren leicht schützen durch Kochen der Milch. Erhitzt man dieselbe 10 Minuten lang auf 97—100°, so sind alle Milchsäurebakterien, die von kranken Menschen oder Thieren stammenden Parasiten, sowie die sporenfreien Buttersäure- und Heubacillen vernichtet. Nur die Sporen der letzteren bleiben am Leben, können indess durch Kühlhalten der Milch (unter 20° C.) an der Wucherung verhindert werden. Bekanntlich gehört aber eine gewisse Aufmerksamkeit zu einem anhaltenderen Erhitzen der Milch; es tritt dabei leicht Ueberkochen und Anbrennen ein, und daher ist es Sitte, Milch nur aufzukochen, d. h. dieselbe nur für kürzeste Zeit bis in die Nähe des Siedepunktes, gewöhnlich aber auf noch geringere Wärmegrade zu erhitzen. Dabei erfolgt keine Tödtung der pathogenen Keime.

Um ohne die Gefahr des Ueberkochens Milch längere Zeit zu erhitzen, bedient man sich daher zweckmässig der „Milchkocher“, die im folgenden Abschnitt (Säuglingsnahrung) näher beschrieben sind.

Der Nährwerth der Milch verringert sich durch das Erhitzen in keiner Weise. Die oben gegebenen Zahlen für die Ausnutzung der Nährstoffe der Milch beziehen sich lediglich auf gekochte Milch. Rohe oder schwach gekochte Milch sollte daher bei der jetzt bestehenden mangelhaften Controle der Marktmilch niemals, vor Allem nicht innerhalb der Städte genossen werden.

2. Die Ernährung der Kinder mit Milch und Milchsurrogaten.

a) Der Nährstoffbedarf des Kindes.

Die Gewichtszunahme des wachsenden menschlichen Körpers erhellt aus folgender Tabelle:

Alter	Tägliche Zunahme	Absolutes Gewicht	Alter	Tägliche Zunahme	Absolutes Gewicht	Alter	Tägliche Zunahme	Absolutes Gewicht
	Gramm	Kilo		Gramm	Kilo		Gramm	Kilo
0	0	3·5	7 Monate	12	8·33	9 Jahre	5·0	24·1
1 Woche	0	3·5	8 „	10	8·63	10 „	5·5	26·1
2 Wochen	43	3·85	9 „	10	8·93	11 „	5·0	27·9
3 „	50	4·25	10 „	9	9·2	12 „	8·8	31·0
4 „	43	4·45	11 „	8	9·45	13 „	11·8	35·3
5 „	43	4·8	12 „	6	9·6	14 „	14·0	40·5
6 „	30	5·0	2 Jahre	6·7	12·0	15 „	16·2	46·4
7 „	30	5·2	3 „	4·6	13·6	16 „	19·2	53·4
8 „	30	5·4	4 „	4·6	15·1	17 „	11·0	57·4
3 Monate	28	6·35	5 „	4·4	16·7	18 „	10·7	61·3
4 „	22	7·05	6 „	3·5	18·0	19 „	5·5	63·3
5 „	18	7·55	7 „	6·0	20·2	20 „	4·7	65·0
6 „	14	7·97	8 „	6·0	22·3			

Demnach ist die Zunahme des Körpergewichts weitaus am bedeutendsten in den ersten 3 bis 4 Lebensmonaten; von da ab beginnt der Verlauf der Curve sich allmählich abzuflachen, bis zwischen dem 13. und 16. Jahre nochmals ein steileres Ansteigen erfolgt, so dass im

16. Jahre die tägliche Gewichtszunahme derjenigen des 4. bis 5. Lebensmonats gleichkommt.

Es würde jedoch irrig sein, wollte man wesentlich aus dieser Gewichtszunahme die Nothwendigkeit einer erheblich gesteigerten Nahrungszufuhr ableiten. Die beim Wachsthum angesetzte Körpersubstanz macht nur in den ersten Lebenswochen wohl einen bedeutenden, späterhin aber einen sehr geringen Bruchtheil der erforderlichen Nahrung aus. Auf feste Substanz berechnet setzt das 10wöchentliche Kind täglich etwa 8 g, gegen Ende des ersten Lebensjahres 2—3 g Eiweiss und Fett an, die im 5. resp. im 30. Theil der täglich aufgenommenen Nahrung enthalten sind.

Der hauptsächlichste Grund für das relativ grosse Nahrungsbedürfniss des jugendlichen Körpers ist vielmehr darin zu suchen, dass die Umsatzgrösse und Wärmebildung auf die Körpergewichtseinheit berechnet bedeutend höher ist, als beim Erwachsenen. Experimente im Respirationsapparat haben gezeigt, dass Kinder im Alter von 3—7 Jahren pro 1 Kilo Körpergewicht mehr als doppelt so viel Kohlensäure ausscheiden als Erwachsene. Es erklärt sich dies zum Theil aus dem S. 235 hervorgehobenen Verhältniss der Körpergrösse zur Körperoberfläche.

Aus dem Kostmaass gesunder, in der Säuglingszeit theils mit Frauenmilch, theils mit Kuhmilch genährter Kinder hat man folgende Zahlen für den Nahrungsbedarf des Kindes gewonnen:

	Bedarf pro 1 Kilo Körpergewicht			Normalgewicht	Bedarf für ein Kind		
	Eiweiss	Fett	Kohlehydrate		Eiweiss	Fett	Kohlehydrate
	Gramm	Gramm	Gramm	Kilo	Gramm	Gramm	Gramm
3. Tag	2·4	2·8	2·9	3·2	7·7	9·0	9·3
Ende der 1. Woche	3·7	4·3	4·4	3·5	13·0	15·0	15·4
„ „ 3. „	4·8	5·6	5·7	4·2	20·2	23·5	24·0
„ „ 8. „	4·5	5·2	5·4	5·4	24·3	28·1	29·1
„ des 5. Monats	4·5	4·8	5·6	7·6	34·2	36·5	42·5
„ „ 12. „	4·0	4·0	8·0	9·6	38·4	38·4	76·8
„ „ 18. „	4·0	4·0	9·0	10·8	43·2	43·2	97·2
„ „ 2. Jahres	4·0	3·5	10·0	12·0	48·0	42·0	120·0
„ „ 4. „	3·8	3·0	10·0	15·1	52·4	45·3	151·0
„ „ 6. „	3·1	2·2	10·0	18·0	55·8	40·0	180·0
„ „ 10. „	2·5	1·6	9·0	26·1	64·2	41·6	234·9
„ „ 14. „	2·0	1·0	7·5	40·5	81·0	40·5	303·8
Erwachsener von 20 Jahren	1·8	0·9	7·0	65·0	118·0	56·0	450·0

Beachtenswerth ist, dass etwa vom 5. Monat ab die Zufuhr von Eiweiss und Fett ungefähr gleich bleibt, während die Menge der zerlegten Kohlehydrate wesentlich ansteigt; d. h. es hat von da ab das Milchquantum annähernd gleich zu bleiben, aber es sind Kohlehydrate in anderer Form zuzufügen. — Giebt man andererseits zu reichlich Kohlehydrate neben wenig Eiweiss, so kommt es auch bei Kindern zu einer starken Fettablagerung und zu abnormem Wassergehalt der Säfte. Eine normale Gewichtszunahme giebt daher nicht in allen Fällen Garantie für einen guten Ernährungszustand des Kindes; dagegen deutet zu langsames Steigen oder ein Abfall der Gewichtscurve sicher auf ungenügende Ernährung.

Eine Periode, in welcher die Ernährung ebenfalls genau zu überwachen ist, liegt in den Jahren der Pubertätsentwickelung. Die Gewichtszunahme ist hier oft sehr bedeutend, der Umsatz immer noch relativ hoch, und die Nahrungszufuhr muss daher quantitativ und qualitativ genügend sein. Bei Kindern, welche reichliche körperliche Bewegung im Freien haben, pflegen in dieser Zeit Appetit und Verdauungskraft derartig zu sein, dass sie auch ohne besondere Auswahl der Kost stets die ausreichenden Nährstoffe erhalten. Bei mehr ruhiger, sitzender Lebensweise in Zimmerluft (Schüler höherer Lehranstalten, Handwerkerlehrlinge etc.) ist dagegen eine sorgfältige Ueberwachung der Nahrung und namentlich Fürsorge für einen ausreichenden Gehalt derselben an Eiweiss, Fett und Salzen (Eisen) erforderlich. Andernfalls wird in diesen Jahren häufig der Grund zu dauernden Ernährungsstörungen, Eiweissverarmung, Anämie und Hydrämie, sowie auch zu der Unfähigkeit der Mütter zum Selbststillen der Kinder gelegt.

Der Säugling bedarf nicht nur einer besonders reichlichen Nahrungszufuhr, sondern er ist auch in Bezug auf die Qualität der Nahrung weit empfindlicher als der Erwachsene. Speichel und Bauchspeichel enthalten in den ersten Wochen bis Monaten nach der Geburt noch kein diastatisches Ferment, und daher verbietet sich die Darreichung von stärkemehlhaltigen Nahrungsmitteln; der Magensaft zeigt nur wenig saure Reaktion und vermag nicht alle Eiweissstoffe gleich gut zu peptonisiren; unverdaute Nahrungsreste unterliegen der Zersetzung durch Bakterien und bieten diesen Gelegenheit zu stärkerer Vermehrung; die dabei entstehenden Producte aber bewirken im kindlichen Darm heftige Reizung und führen leicht zu schweren Durchfällen und Convulsionen.

Das nöthige Nahrungsquantum muss daher dem Säugling ausschliesslich in Form einer leicht verdaulichen, in den ersten Monaten amylumfreien, reizlosen und keine Bakterien enthaltenden Kost geboten werden.

b) Die Ernährung des Kindes mit Frauenmilch.

Den vorstehenden Anforderungen entspricht naturgemäss am besten die Frauenmilch; und zwar soll der Säugling, wenn irgend möglich, von der eigenen Mutter genährt werden; nur übertragbare Krankheiten, hochgradige Anämie und Verdacht auf Tuberkulose sollten von dem Versuch einer solchen naturgemässen Ernährung zurückhalten.

Die Frauenmilch ist gelblichweiss, von stark süssem Geschmack, zeigt alkalische Reaktion, ein specifisches Gewicht von 1028—34 und enthält folgende Bestandtheile:

89·2 Procent Wasser, 2·1 Procent Eiweissstoffe, 3·4 Procent Fett, 5·0 Procent Zucker, 0·2 Procent Salze.

Die Eiweissstoffe bestehen grösstentheils aus Albumin, daneben aus kleinen Mengen Kaseïn, Protalbumin und Pepton; durch Magensaft gerinnt das Eiweiss in feinen, weichen Flocken; das geronnene Kaseïn reagirt alkalisch, wird leicht gelöst und peptonisirt. — Das Fett besteht aus Triglyceriden der Oleïn-, Palmitin- und Stearinsäure. — An Aschenbestandtheilen enthält die Frauenmilch in 1 Liter:

0·7 g Kali, 0·25 Natron, 0·33 Kalk, 0,06 Magnesia, 0·004 Eisen, 0·47 Phosphorsäure, 0·43 Chlor.

Die Zusammensetzung schwankt ähnlich wie die der Kuhmilch je nach dem Alter und der Individualität, nach der Zeitdauer der Laktation, nach der Nahrung und dem Ernährungszustand, ferner je nachdem die Probe zu Anfang des Saugens der noch vollen Brust oder aber gegen Ende der fast entleerten entnommen ist. Es fehlt noch an ausreichenden Zahlen, um den Einfluss der einzelnen Faktoren quantitativ genauer zu fixiren.

Die Ausnutzung der Frauenmilch durch den Säugling ist eine ausserordentlich vollkommene; Eiweiss und Zucker werden zu 99 Procent, das Fett zu 97 Procent, die Salze zu 90 Procent ausgenutzt. Die Fäces enthalten vorzugsweise Fettsäuren, Kalk, geringe Spuren von Eiweiss und machen etwa 3 Procent der genossenen Nahrung aus.

Bezüglich der Menge der dem Säugling zu gewährenden Frauenmilch besteht die Vorschrift, dass am ersten Tage nach der Geburt 2—3, an den folgenden Tagen im Mittel 6—7 Mahlzeiten gereicht werden und zwar stets in den gleichen regelmässigen Abständen mit Pausen von mindestens $2^1/_2$—$3^1/_2$ Stunden. Mit jeder Mahlzeit, die etwa 20 Minuten dauert, werden im Durchschnitt aufgenommen:

am	1. Tag	10 g.		am	6. Tag	50 g.	
„	2. „	20 „		„	10. „	70 „	
„	3. „	30 „		„	20. „	100 „	
„	4. „	40 „		„	40. „	130 „	
„	5. „	50 „		„	100. „	150 „	

Pro 24 Stunden und pro Kilo Körpergewicht verzehrt der Säugling:

in der 1. Woche	85 g Milch,	folglich für ein Gewicht von	3·5 Kilo	= 298 g.
„ „ 2. „	98 „	„ „ „ „ „ „	3·7 „	= 363 „
„ „ 10. „	170 „	„ „ „ „ „ „	5·8 „	= 986 „
„ „ 12. „	154 „	„ „ „ „ „ „	6·1 „	= 940 „
„ „ 20. „	130 „	„ „ „ „ „ „	7·3 „	= 950 „

Häufig zeigen indess die mit Frauenmilch genährten Kinder keine normale Entwickelung. Soweit hier die Nahrung in Betracht kommt, kann die Ursache zunächst in der Art der Darreichung, namentlich in zu kurzen Pausen und zu häufigen Mahlzeiten liegen. Ist dies ausgeschlossen, so muss entweder in einer quantitativ unzureichenden Produktion der Milch oder in einer qualitativ abnormen Beschaffenheit derselben die Ursache gesucht werden. Die Quantität der von der Mutter resp. Amme gelieferten Milch lässt sich leicht dadurch feststellen, dass der Säugling an einem Tage vor und nach jedem Anlegen gewogen, dass dann die einzelnen so ermittelten Nahrungsmengen addirt und dann mit dem normalen 24 stündigen Nahrungsquantum verglichen werden. — Ist die Quantität genügend gefunden, so ist auf eine abnorme Beschaffenheit der Frauenmilch zu prüfen, insbesondere auf einen zu hohen Fettgehalt, der nicht selten Verdauungsbeschwerden zu veranlassen scheint. Hierzu muss zunächst eine zur Analyse geeignete Durchschnittsprobe beschafft werden. Man gewinnt dieselbe, indem man ein cylindrisches Gläschen, dessen einer Fortsatz in Form eines Warzenhütchens auf die Brust aufgesetzt und an dessen anderem mittelst Kautschlauchs verlängertem Fortsatz gesogen wird, zu Anfang und gegen Ende des Anlegens mit je 10—20 ccm Milch füllt und die erhaltenen Proben mischt. Die Bestimmung des specifischen Gewichts erfolgt dann mit Hülfe kleiner Laktodensimeter, die Fettbestimmung durch compendiöse Laktobutyrometer (beide zu beziehen durch Desaga in Heidelberg). Eine mikroskopische Prüfung giebt Aufschlusss über die Zahl und Grösse der Milchkügelchen und über die Anwesenheit von Colostrumkörperchen.

Vom 5. Monat ab, zuweilen erst später, ergiebt sich aus der Gewichtscurve des Kindes, dass die Nahrung unzureichend ist. Alsdann ist eine Zugabe, namentlich von Kohlehydraten und Salzen erforderlich, in Form von Zwieback, Gries etc. und Fleischbrühe; und allmählich ist die Frauenmilch durch Kuhmilch zu ersetzen.

c) Die Ernährung des Kindes mit Kuhmilch.

Ist Frauenmilch nicht zu beschaffen, so muss dem Säugling das der Frauenmilch immerhin ähnlichste Nahrungsmittel, die Thiermilch, gegeben werden. Die Milch von Stuten und Eselinnen scheint die weitgehendste Aehnlichkeit mit der Frauenmilch zu haben; doch liegen zu wenig Erfahrungen über ihre Bekömmlichkeit vor und ihre Beschaffung in ausgedehnterem Maassstabe stösst auf grosse Schwierigkeiten.

Wir sind daher lediglich auf die Kuhmilch angewiesen, die allerdings sehr bedeutende Differenzen gegenüber der Frauenmilch erkennen lässt. Dieselben betreffen:

1) Die chemische Zusammensetzung. Die Kuhmilch enthält im Mittel: 87·5 Procent Wasser, 3·4 Procent Eiweiss, 3·6 Procent Fett, 4·8 Procent Zucker, 0·7 Procent Salze; an Salzen enthält 1 Liter Milch: 1·8 g Kali, 1·1 Natron, 1·6 Kalk, 0·2 Magnesia, 0·003 Eisen, 2·0 Phosphorsäure, 1·7 Chlor. Die hauptsächlichsten Differenzen lassen sich folgendermaassen zusammenfassen:

Frauenmilch.	Kuhmilch.
Weniger Eiweissstoffe.	Mehr Eiweissstoffe.
Mehr Zucker	Weniger Zucker.
Alkalische Reaktion.	Amphotere Reaktion.
Wenig Kaseïn.	Die Eiweissstoffe bestehen hauptsächlich aus Kaseïn.
Mit Magensaft weiche flockige Gerinnsel.	Mit Magensaft derbe grobe Gerinnsel.
Das Kaseïngerinnsel reagirt alkalisch.	Das Kaseïngerinnsel reagirt sauer.
Viel weniger Salze, namentlich Phosphorsäure, Kalk und Chlor.	Erheblich mehr Salze.

Dazu kommt, dass die Kuhmilch sehr bedeutenden Schwankungen ihrer Zusammensetzung unterliegt, und dass diese Verschiedenheiten vom Säugling schlecht vertragen werden. Es ist das nicht dadurch auszugleichen, dass die Milch von ein und derselben Kuh bezogen wird; vielmehr treten auch dann je nach dem Futter, der Tageszeit etc. grelle Wechsel in der Beschaffenheit der Milch auf. Im Gegentheil zeigt die von mehreren Kühen und Tageszeiten gemischte Milch die constantere Zusammensetzung und wird erfahrungsgemäss vom Säugling besser vertragen.

2) Die Ausnutzung und Verdaulichkeit. Die Ausnutzung ist im Ganzen bei der Kuhmilch schlechter als bei der Frauenmilch.

Die Menge der Fäces beträgt 6—7 Procent der Nahrung; das Eiweiss wird zu 98 Procent, das Fett zu 94 Procent, die Salze nur zu 56 Procent, der Kalk nur zu 30 Procent ausgenutzt. Der Koth besteht grösstentheils aus fettsaurem Kalk, enthält aber auch deutliche Spuren von Eiweiss. — Ferner ist die Kuhmilch schwerer verdaulich, weil sie gehaltreicher ist und insbesondere bei der Magenverdauung jene derben, groben Kaseïngerinnsel liefert, in welche die Verdauungssäfte nur langsam vordringen. Gerade diese lange unverdauten Kaseïnreste scheinen empfindliche Kinder in hohem Grade zu belästigen.

3) Der Bakteriengehalt. Die Frauenmilch enthält nicht selten Bakterien, die von der äusseren Haut her in die Ausführungsgänge der Drüsen hineingewuchert sind und daher in den erstentleerten Milchportionen am reichlichsten vorkommen. Vorzugsweise handelt es sich dabei um pyogene Staphylokokken. Im Uebrigen ist die Frauenmilch frei von irgend welchen den kindlichen Organismus per os schädigenden Keimen. Dagegen können mit der Kuhmilch alle oben aufgezählten saprophytischen und infektiösen Bakterien in den Darm des Kindes gelangen. Die erheblich grösseren unverdauten Reste der Kuhmilch gewähren den Saprophyten Gelegenheit zu ausgiebiger Vermehrung, so dass Störungen der Verdauung veranlasst werden können; Tuberkelbacillen und die Erreger der Maul- und Klauenseuche können die betreffenden specifischen Krankheiten hervorrufen; vor Allem aber sind bei der Cholera infantum gewisse in der Milch wuchernde Bakterien und deren Stoffwechselproducte ätiologisch betheiligt.

Es muss versucht werden, diese zahlreichen und die Gesundheit des Säuglings gefährdenden Abweichungen der Kuhmilch von einer normalen Säuglingsnahrung nach Möglichkeit zu beseitigen. Dies kann geschehen:

1) Durch Kindermilchanstalten, wie sie jetzt in den meisten grösseren Städten eingerichtet sind, und durch welche eine gleichmässige und möglichst reinlich gehaltene Milch geliefert wird.

Die dazu benutzten Kühe gehören Rassen an, welche für Perlsucht möglichst wenig empfänglich sind; dieselben werden bis höchstens 10 Monate nach dem Kalben zur Milchproduktion verwendet; das ganze Jahr hindurch wird ein bestimmtes gleichmässiges Trockenfutter (pro Tag 13 Kilo Heu und Grummet, 3 Kilo Gerstenmehl, 3 Kilo Kleie oder 2 Kilo Weizen- oder Maismehl, 6 g Salz) gereicht; und die Milch aller Kühe, ebenso die Morgen- und Abendmilch wird gemischt.

In den Kindermilchanstalten ist gleichzeitig auf möglichstes Fernhalten saprophytischer und pathogener Bakterien Bedacht genommen. Ein Thierarzt untersucht die neu angekauften Thiere und monatlich einmal die Standthiere. Ferner werden der Stall, die Futtertröge, die Thiere, namentlich aber die Gefässe und Flaschen penibel reinlich gehalten. Die Flaschen oder Kannen sind mit sicherem Verschluss (Plomben) versehen; der Transport geschieht im Sommer in Eispackung. — Der geschilderte Betrieb der Anstalten verursacht selbstverständlich bedeutendere Kosten und der Preis solcher Kindermilch stellt sich daher auf 30—50 Pf. pro Liter. Der Preisunterschied gegenüber beliebiger Marktmilch beträgt also im Mittel 20 Pf. und bei einem durchschnittlichen täglichen Consum von 1 Liter 6 Mark im Monat. Man sollte nicht denken, dass einigermaassen gut situirte Familien an dieser geringen Mehrausgabe angesichts der erheblichen Vortheile der Kindermilch Anstoss nehmen würden; doch aber ist das leider der Fall, und oft genug ist nur die strenge Verordnung des Arztes im Stande, für einige Zeit dem Kinde die zuträglichere Nahrung zu verschaffen.

2) Durch eine Präparation der Milch, die darauf hinausgeht, die Kuhmilch in Bezug auf die chemische Zusammensetzung der Muttermilch ähnlicher zu machen. Am einfachsten sucht man durch Wasserzusatz die Eiweissstoffe und Salze, die in der Kuhmilch in zu grosser Menge vorhanden sind, zu verdünnen und durch Zuckerzusatz das Minus der Kuhmilch in dieser Beziehung auszugleichen. Erfahrungsgemäss ist an den ersten Lebenstagen 1 Theil Milch mit 3 Theilen Wasser zu verdünnen, vom 3. bis 30. Tage 1 Theil Milch mit 2 Theilen Wasser, vom 30. bis 60. Tage 1 Theil Milch mit 1 Theil Wasser und so allmählich abnehmend, bis etwa vom 8. Monat ab reine Kuhmilch gereicht wird. Ferner sind, um den Zuckergehalt der Kuhmilch dem der Frauenmilch zu nähern, pro 1 Liter fertiges Gemisch 26 g Zucker zuzufügen (am besten Milchzucker).

Nach Heubner-Hofmann soll der Säugling pro Tag erhalten:

im 1. Monat: 300 ccm Milch + 300 ccm Wasser + 6 Kaffeelöffel voll Milchzucker (vertheilt auf 8 Flaschen à 75 ccm);

im 2. u. 3. Monat: 450 ccm Milch + 450 ccm Wasser + 9 Kaffeelöffel voll Milchzucker (vertheilt auf 7 Flaschen à 125 ccm);

im 3.—9. Monat: 600 ccm Milch + 600 ccm Wasser + 12 Kaffeelöffel voll Milchzucker (vertheilt auf 6—8 Flaschen à 150 ccm).

Wird die 1 : 1 verdünnte Kuhmilch nicht vertragen (was im Ganzen selten vorkommt), so liegt die Ursache wesentlich in den gröberen Kaseïngerinnseln, die selbst solche verdünnte Kuhmilch noch liefert. Dann aber ist eine Abhülfe nicht etwa dadurch zu versuchen, dass die Milch nun noch weiter verdünnt wird, weil sonst namentlich der Fettgehalt zu sehr sinkt; sondern man muss andere, im folgenden Abschnitt zu besprechende Präparationen zu Hülfe nehmen.

3) Durch Tödtung der in der Kuhmilch enthaltenen Bakterien, also durch Kochen, Pasteurisiren, Sterilisiren.

Soll die Milch im Hause gekocht werden, so genügt es, dieselbe in geeigneten Milchkochapparaten 10 Minuten auf 97—100° durchzuhitzen, um die vorhandenen Krankheitskeime und den grössten Theil der Gährungserreger zu vernichten.

Hierbei kommen folgende Gesichtspunkte in Betracht:

Höhere Temperaturen, durch Erhitzen unter Druck gewonnen, sind völlig überflüssig, ebenso ist es unnöthig, die Temperatur von 97—100° länger als 10 Minuten einwirken zu lassen; denn eine Abtödtung auch der widerstandsfähigeren Milchbakterien gelingt doch erst bei 6stündiger Erhitzung. Auch ist es gar nicht erforderlich, dem Säugling eine völlig keimfreie Milch zu liefern. Bakterien gelangen in den Darm des Säuglings unter allen Umständen durch seine Finger und verschiedenste Berührungen. Es kommt nur darauf an, die Milch von parasitären Bakterien zu befreien und eine Wucherung toxinbildender Saprophyten in der Milch zu verhüten.

Ferner ist zu beachten, dass die gekochte Milch meistens längere Zeit — bis zu 24 Stunden — aufbewahrt werden soll.

Dies ist ohne Zersetzung der Milch nur dann möglich, wenn die Milch nach dem Kochen rasch abgekühlt und bei einigermaassen niederer Temperatur (unter 20° Celsius) aufbewahrt wird. Diejenigen Gährungserreger, welche durch das voraufgehende Erhitzen nicht getödtet werden — und solche sind fast immer vorhanden —, vermehren sich bei niederer Temperatur äusserst langsam, dagegen rasch bei einer Wärme von mehr als 20°. Am bedenklichsten ist in dieser Beziehung ein langsames Abkühlen grösserer Portionen gekochter Milch. Dieselben halten sich viele Stunden auf Temperaturen zwischen 25 und 50°, d. h. auf Wärmegraden, bei denen rascheste Wucherung der Heubacillen erfolgt.

Ausserdem aber muss die aufbewahrte Milch vor dem Hineingelangen neuer Krankheitskeime und solcher Gährungserreger geschützt werden, welche auch bei niederer Temperatur rasch wuchern und die Milch verderben. Dazu ist vor allem nöthig, dass man die Milch während der ganzen Zeit in den Kochgefässen belässt, und aus diesen eventuell nur die jeweils gebrauchten Portionen in Saugflaschen, Tassen etc. abgiesst. Wollte man die Milch in Gefässe, welche in üblicher Weise gereinigt sind, umgiessen und in diesen aufbewahren, so würde sie rasch verderben, weil solche Gefässe stets zahlreiche, sich schnell vermehrende Gährungserreger enthalten.

Auch darf die Milch während ihrer Aufbewahrung der Luft keine zu grosse Berührungsfläche darbieten; es fällt sonst Staub und Schmutz hinein und es bildet sich eine starke Milchhaut. Eine kleine Berührungsfläche mit der Luft schadet dagegen nichts; insbesondere führt eine solche nicht etwa durch Gährungserreger, welche aus der Luft in die Milch fallen, zu schnellerem Verderben der Milch. Die Luft führt gewöhnlich nur äussert spärliche Bakterien, und diese sind in der Form des trockenen Staubes so lebensschwach, dass sie in Flüssigkeit, z. B. Milch gelangt, erhebliche Zeit gebrauchen, ehe sie anfangen, sich zu vermehren. Stellt man zwei Saugflaschen mit der gleichen partiell sterilisirten Milch, die eine mit Wattepfropf, die andere offen, in demselben Zimmer resp. Brütofen auf, so macht sich kaum ein Unterschied bezüglich der Haltbarkeit der Proben geltend, und jedenfalls nicht innerhalb der ersten 24—48 Stunden.

Vorstehende Gesichtspunkte wurden in früheren Jahren nicht ausreichend beachtet; daher ging man bei den älteren Apparaten zum Milchkochen vielfach darauf hinaus, die Töpfe beim Kochen möglichst hermetisch zu schliessen, Temperaturen über 100° zu erzielen, diese sehr lange einwirken zu lassen und bei der Aufbewahrung namentlich die Luft von der Milch fern zu halten. In Folge dessen waren die Constructionen sehr complicirt, und Geschmack und Farbe der Milch wurden stark verändert. — Die neuen Apparate erreichen den nöthigen Grad von Keimfreiheit der Milch im Allgemeinen mit viel einfacheren Mitteln, sind leichter zu handhaben und zu reinigen, erhalten der Milch einen besseren Geschmack und sind wesentlich billiger.

Für das Kochen kleinerer Portionen Milch, die nicht aufbewahrt, sondern kurz nach dem Kochen verbraucht werden sollen, dienen:

1. Wasserbäder. Ein grosser offener Blechtopf, der innen drei vorspringende Leisten trägt, dient als Wasserbad; in den Ausschnitt der Leisten passt ein kleinerer emaillirter oder porzellanener, mit Deckel versehener Milchtopf. Das Erhitzen der Milch bedarf keiner Beaufsichtigung; Ueberkochen kann nicht stattfinden; nach 20 Minuten vom Sieden des Wassers ab gerechnet sind selbst Milzbrandsporen vernichtet.

2. Soltmann's Milchkocher. Durch einen besonders construirten Blecheinsatz wird ein stetes Rücklaufen der aufwallenden Milch in das Kochgefäss bewirkt und dadurch ein Ueberkochen vermieden. — Da das Gefäss offen sein muss, kocht die Milch sehr stark ein.

3. Irdene Töpfe mit durchlochtem Deckel; die aufwallende Milch läuft durch die Löcher wieder in das Gefäss zurück. Das Einkochen ist geringer, wie beim Soltmann'schen Kocher; s. unten.

Die Milchkocher von Bertling, Cohn, Roeder, Hartmann haben allerlei unnöthige Complikationen und leisten in keiner Richtung mehr wie die vorgenannten einfacheren Apparate.

Für das Kochen grösserer Portionen Milch, insbesondere der ganzen Tagesration des Säuglings sind zu empfehlen:

1. Soxhlet's Milchkocher. Die mit Wasser und Zucker gemischte Milch wird je nach dem Bedarf des Säuglings in 6—10 kleine Saugflaschen

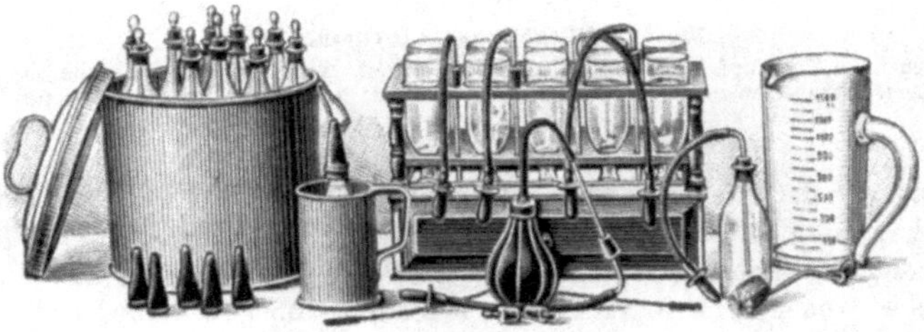

Fig. 30. Soxhlet's Milchkocher.

gefüllt; diese werden mit durchbohrten Kautschukstopfen verschlossen im Wasserbad erhitzt; war das Wasser einige Minuten im Kochen, so wird die Bohrung des Stopfens mit einem Glasstäbchen verschlossen, und dann wird noch weitere 10 Minuten erhitzt. Sämmtliche Fläschchen bleiben dann an kühlem Orte stehen; unmittelbar vor dem Gebrauch wird der Stopfen des einzelnen Fläschchens durch den Saugstopfen ersetzt. — Bürsten etc. zur Reinigung der Flaschen werden beigegeben.[1]

[1] Zu beziehen von Dr. Lehmann, Berlin C., Heiligegeiststrasse 43 für den Preis von 13 bis 20 Mark.

Der SOXHLET'sche Apparat war der erste, der in rationeller Weise die Aufbewahrung grösserer Milchquantitäten ermöglichte; er hat mit Recht weiteste Verbreitung gefunden.

Einige Nachtheile des Apparats werden bei einer neueren Construction vermieden, welche kleine Gummischeiben als Verschluss der Flaschen verwendet.[1] Die Scheiben werden lose auf die Flaschen aufgelegt, nur seitlich durch eine Metallhülse fixirt, und lassen während des Kochens Luft und Wasserdampf entweichen, beim Erkalten werden sie aber durch den Luftdruck derartig angepresst, dass sie einen festen Verschluss bilden.

Der Kautschukverschluss, der antimonhaltig ist und zu schlechtem Geschmack Anlass giebt, lässt sich ganz vermeiden dadurch, dass die Fläschchen mit kleinen Glashütchen bedeckt werden. Dieselben haben solchen Abstand vom Flaschenhals, dass die Aussenluft in freier Communication vom Flaschenhals mit dem Innenraum der Flasche steht, dass also der Wasserdampf beliebig entweichen und beim Erkalten Luft in die Flasche eintreten kann.[2]

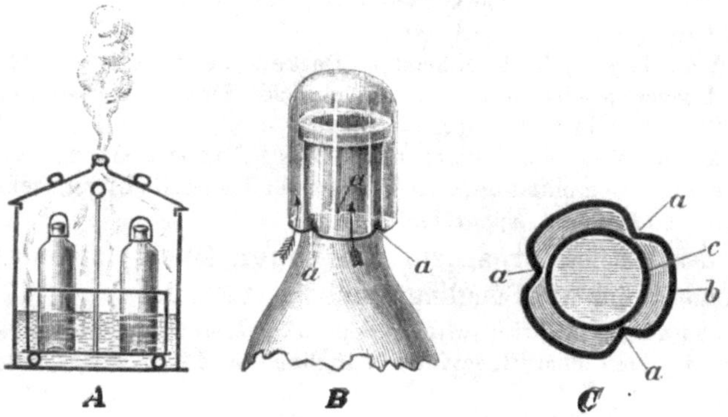

Fig. 31. Milchflaschen mit Glashütchen.
A Die Flaschen im Kochtopf. *B* Flaschenhals mit Hütchen, bei *a* Einkerbungen, um das Abgleiten zu hindern. *C* Flaschenhals und Hütchen im Querschnitt; *a* Einkerbungen, *b* Rand des Hütchens, *c* Flaschenhals.

Trotz der freien Communication mit der Aussenluft ist der Verschluss völlig bakteriendicht. Es ist längst erwiesen (s. S. 17), dass den in der Luft schwebenden Bakterien meist eine gewisse Schwere zukommt, dass sie daher — abgesehen von sehr heftigen Luftströmungen — für gewöhnlich nicht vertikal aufwärts geführt werden können. Dass auch thatsächlich die Milch in den mit Hütchen verschlossenen Fläschchen genau ebenso lange Haltbarkeit zeigt, wie in den mit Kautschukstopfen oder Watte verschlossenen, ist durch besondere Versuchsreihen erwiesen.

An dem unteren Rande der Hütchen befinden sich Einkerbungen, welche eine Hemmung gegen etwaiges Abgleiten oder Abstossen geben. Der Kochtopf ist nach Art des KOCH'schen Dampfofens mit konischem, oben durchbohrtem Deckel verschlossen (Weite der Bohrung nicht über 0·5 cm). Sobald der Dampf

---

[1] Vgl. Note S. 283.

[2] Zu beziehen von BÜCHLER, Breslau, Carlstrasse; ausserdem nach den Angaben im Text in jedem Geschäft für chemische Utensilien leicht herzustellen.

aus der Oeffnung in kräftigem Stahl ausströmt, ist derselbe 100° warm; von diesem Moment ab belässt man das Wasser noch 10 Minuten im Sieden.

Die ganze Zubereitung besteht also hier darin, dass man die gefüllten und verschlossenen Fläschchen in den Kochtopf einsetzt, anheizt, bei gelegentlichem Vorbeigehen nachsieht, wann der Dampf kräftig ausströmt, von da ab noch 10 Minuten auf dem Feuer belässt.

Mag man die eine oder die andere Art von Soxhletkochern benutzen, in jedem Falle ist es von grösster Wichtigkeit, die gekochte Milch rasch abzukühlen. Am besten lässt man den Einsatz mit Flaschen zunächst ½ Stunde in der Luft sich abkühlen; dann füllt man in den Kochtopf kaltes Wasser und belässt die Flaschen hierin 1 Stunde; darauf bewahrt man den Einsatz im leeren Topf in einem kühlen Raum auf.

2. Milchkocher in Kannenform. Eine 2 Liter fassende Kanne aus emaillirtem Blech passt in den beim vorigen Apparat verwendeten Kochtopf. Sie wird mit Milch gefüllt und in strömendem Dampf von 100° 10—15 Minuten erhitzt. Um das Einlaufen von Condenswasser zu hindern, wird die Schnauze mit einem lose aufliegenden Deckel bedeckt. Die herausgenommene Kanne wird zweimal in kaltem Wasser gekühlt und bleibt dann in dem entleerten Kochtopf an kühlem Orte stehen; aus derselben wird unmittelbar vor dem Gebrauch die jedesmal nöthige Portion Milch ausgeschenkt.

Die Milch ist in solcher Kanne auch bei häufigem Ausschenken nach 24 Stunden noch nahezu bakterienfrei und kann Kindern ohne jede Gefahr verabreicht werden.

Nicht empfehlenswerth sind die sog. Zapfapparate. Die Vorkehrungen, um den Luftzutritt zu hindern, sind sinnlos, und die so wichtige rasche Abkühlung ist schwierig.

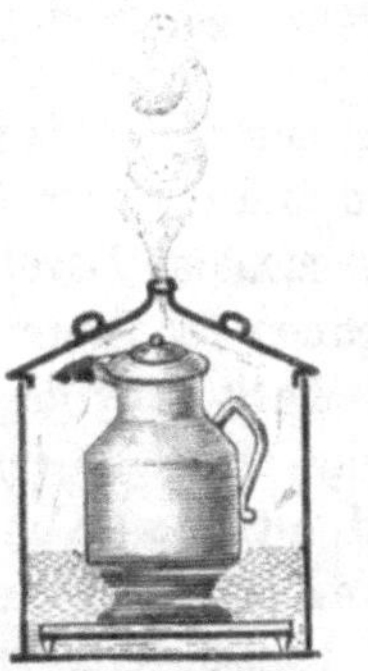

Fig. 32. Milchkocher in Kannenform.

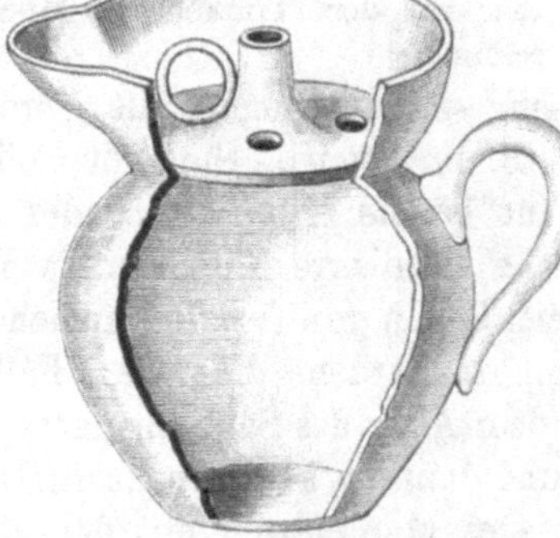

Fig. 33. Milchkochtopf mit durchlochtem Deckel.

3. Töpfe mit durchlochtem Deckel für halbe Tagesrationen (12 Stunden). Die Deckel haben in der Mitte ein kurzes Rohr von ca. 2 cm weitem Durchmesser, in der Peripherie 4 oder 5 Löcher von 1 cm Durchmesser (s. Fig. 33). Kocht man die Milch in solchem Topf auf lebhaftem Feuer, so wallt sie durch die mittlere Oeffnung in die Höhe und fliesst durch die anderen Löcher des Deckels wieder in den Topf zurück; Ueberkochen findet auf Herdfeuer nie statt.

Die Töpfe werden aus emaillirtem Eisenblech oder aus glasirtem Thon (Bunzlauer Geschirr) hergestellt; letztere kosten bei $1^1/_2$ Liter Inhalt 60 Pf.

Die Milch ist bei 24stündiger Aufbewahrung nicht so keimarm wie bei den vorgenannten Methoden; nach 12 Stunden sind dagegen Keime noch fast gar nicht vorhanden, selbst eine hohe Temperatur des Aufbewahrungsraumes vorausgesetzt, mit welcher bei der armen Bevölkerung im Hochsommer immer gerechnet werden muss. Es ist daher in diesen Töpfen 2 mal täglich eine Portion Milch zu kochen; ärmere Leute pflegen aber so wie so zweimal des Tages Milch zu kaufen und zu kochen.

Nothwendig ist die Einhaltung folgender Gebrauchsvorschriften, die zweckmässig jedem Topf gedruckt beizugeben sind:

„Man messe so viel Milch ab, wie das Kind in einem halben Tage trinkt und verdünne dieselbe für jüngere Säuglinge in der üblichen Weise mit Wasser (bis zum Alter von 1 Monat 1 Th. Milch und 2 Th. Wasser, von da ab 1 Th. Milch und 1 Th. Wasser, vom 4. Monat das Wasser allmählich abnehmend, vom 8. Monat ab reine Milch; ferner zu je 1 Liter fertigen Gemisches 25 g Milchzucker). Jedem Liter der zu kochenden Milch, sei dieselbe unverdünnt oder verdünnt, füge man ferner 5 Theilstriche der Saugflasche (= $^1/_{10}$ Liter) Wasser vor dem Kochen zu; dieses Wasser verdampft wieder bei dem nachfolgenden Kochen. Sodann setze man den Topf auf's Feuer und beobachte, wann die Milch anfängt, über den Deckel heraufzusteigen. Von da ab lässt man noch 10 Minuten kochen. Hat man einen kühlen Raum zur Verfügung, so bewahre man den Topf mit der Milch ohne weiteres dort auf. Muss die Milch im warmen Zimmer aufbewahrt werden (z. B. im Hochsommer), so setze man den Topf mit der Milch in eine irdene Schale mit ca. 2 Litern kalten Wassers; bei starker Sommerhitze ist nach $^1/_2$ Stunde noch einmal frisches Kühlwasser einzugiessen. Hat der Topf im Ganzen 1 Stunde im Wasser gestanden, so nimmt man ihn heraus und lässt ihn im Zimmer stehen. Die Saugflasche ist jedesmal erst unmittelbar vor dem Trinken mit Milch zu füllen und gleich nach dem Trinken zu reinigen."

Nur sehr selten erscheint die Verwendung einer vor dem Kauf sterilisirten Milch indicirt. Sind die Polikliniken und die Armenärzte in der Lage, für bereits erkrankte Kinder aus den ärmsten Bevölkerungsklassen solche sterilisirte Milch gratis zu verordnen, so kann dadurch zweifellos viel Segen gestiftet und manche gastrische Störung der Heilung entgegengeführt werden. Für diese Fälle ist eine Milch zu verwenden, die bereits dem Alter des Säuglings entsprechend mit Wasser und Zucker vermischt und dann in kleinen Saugfläschchen partiell sterilisirt ist, damit jedes Manipuliren mit der Milch im Hause vermieden wird. Eine grosse Schwierigkeit liegt aber in der Nothwendigkeit, das an einem Tage hergestellte Milchquantum sicher kühl zu halten und binnen 24 oder höchstens 48 Stunden zu verbrauchen, da für längere Zeit die Unveränderlichkeit der Milch nicht garantirt werden kann.

Für Reisen oder für den Fall, dass das Kochen im Hause momentan nicht mit der erforderlichen Sorgfalt geschehen kann, empfiehlt sich die Benutzung der in Büchsen sterilisirten Milch. Dieselbe ist aus den

Büchsen stets direct in die Saugflaschen zu giessen und in diesen mit gekochtem Wasser zu mischen.

Eine weitergehende Vorbereitung der vor dem Kauf sterilisirten Säuglingsmilch erscheint nicht zweckmässig. Die vollständige Sterilisation ist zu theuer; die partielle Sterilisirung liefert ein nur bei strengster Controlle unbedenkliches Präparat. Jede einigermaassen sorgsame Mutter wird sich daher auf solche Präparate nur im Nothfall verlassen, dagegen für gewöhnlich den Einkauf guter roher Kindermilch und deren Zubereitung im Hause vorziehen, zumal jetzt einfache, billige und sicher funktionirende Milchkochapparate zur Verfügung stehen.

d) Die Ernährung des Kindes mit besonders präparirter Kuhmilch und Milchsurrogaten.

Die Beobachtung, dass manche Kinder die nach den S. 281 gegebenen Vorschriften mit Wasser und Milchzucker versetzte Kuhmilch nicht vertragen, hat zu zahlreichen Versuchen geführt, die Kuhmilch der Frauenmilch ähnlicher zu machen. Entweder hat man den Wasser- und Milchzuckerzusatz beibehalten, hat aber versucht, den Fettgehalt des Gemisches dem der Frauenmilch gleich herzustellen; dadurch soll auch das Kaseïn feinflockiger gerinnen. Oder man hat die Gerinnung des Kaseïns in weicheren und kleineren Flocken herbeizuführen gesucht durch schleimige Zusätze zur Milch. Oder das Kaseïn ist durch Behandlung mit Verdauungsfermenten theilweise in leichter verdauliche Albumosen übergeführt.

In einer anderen Gruppe von Präparaten hat man das am meisten gefürchtete Kaseïn ganz oder fast ganz fortgelassen, und andere Eiweisskörper in die kaseïnfreie Milch einzuführen versucht.

Einer dritten Gruppe gehören die sog. Kindermehle an, die theils mit Wasser bereitet als zeitweises Surrogat der Kuhmilch dienen sollen, theils der Milch zugesetzt werden.

Erste Gruppe.

1. Rahmmilch nach Biedert's (etwas modificirter) Vorschrift. Wird im Hause bereitet. Man vertheilt $1^1/_2$ Liter Vollmilch auf 3 Suppenteller, lässt 2 Stunden im nicht zu warmen Zimmer stehen; dann sahnt man die 3 Teller in ein Messglas ab, bis 500 ccm dünner Rahm gewonnen sind und mischt diese mit 500 ccm Wasser und ca. 30 g Milchzucker. Das Gemisch enthält dann 2·5 bis 2·7 Procent Fett, 1·7 Procent Eiweiss, 5·5 Procent Zucker. Die Sterilisation erfolgt in üblicher Weise im Soxhletkocher.

2. Gärtner's Fettmilch. Die Milch wird in der Molkerei mit gleichem Theil Wasser versetzt und dann centrifugirt mit solcher Einstellung der Centrifuge, dass gleiche Theile dünner Rahm und Magermilch gewonnen werden. Der Rahm, der alles Fett, aber nur die Hälfte der übrigen festen Bestandtheile enthält, wird noch mit 35 g Milchzucker pro Liter versetzt; es resultirt

dann eine Milch von: 3·0 Procent Fett, 1·7 Procent Eiweiss, 5·8 Procent Milchzucker, 0·3 Procent Salze. — Die Milch wird von den Molkereien, welche das patentirte GAERTNER'sche Verfahren erworben haben, in Flaschen partiell sterilisirt und vielfach als „keimfreie Dauermilch" verkauft. Letzteres ist unzulässig. Die käufliche Fettmilch enthält in einem wechselnden Bruchtheil der Flaschen Heubacillen; man muss daher entweder sicher sein, dass die Milch von der Sterilisation ab stets kaltgehalten ist (wofür Garantieen kaum gegeben werden können); oder die käufliche Flaschenmilch muss im Hause wie gewöhnliche Milch im Soxhletkocher sterilisirt werden.

Beide Arten von Fettmilch bewirken bei den meisten gesunden Kindern, namentlich im frühesten Säuglingsalter, eine bessere Gewichtszunahme, wie die gewöhnliche verdünnte Milch. Einzelne Kinder scheinen die grösseren Fettmengen nicht gut zu vertragen. Die Erfahrungen bei Kindern, die bereits magendarmkrank sind, sind meist ungünstig ausgefallen..

3. LAHMANN's vegetabile Milch ist aus Mandeln und Nüssen gewonnen, eingedickt und sterilisirt; die Masse enthält 25 Procent Fett, 7 Procent Pflanzenkaseïn, 42 Procent Zucker, 1 Kaffeelöffel voll ist der aus gleichen Theilen Kuhmilch und Wasser gemischten Mahlzeit zuzusetzen. Die dadurch erfolgende Vermehrung der festen Bestandtheile und des Fettes der Milch ist relativ gering, der Geschmack angenehm.

4. Statt des Wassers ist dünner Haferschleim oder Gerstenschleim mit Milch und Milchzucker zu mischen; Sterilisation wie gewöhnlich im Soxhletkocher. Die Kaseïngerinnsel sollen feiner vertheilt und daher besser vertragen werden.

5. Das übliche Milchgemisch soll mit PAULKE's Milchsalz, TIMPE's Plätzchen und dergl. versetzt werden, die meist Pankreatin enthalten. Die Wirkung ist ungleichmässig und unsicher, das Verfahren daher nicht zu empfehlen.

6. Die Milch wird mit Pankreasferment vorsichtig digerirt, so dass das Eiweiss grösstentheils in Albumose (nicht in Pepton) übergeführt ist, dann eingedickt und in Büchsen sterilisirt. Durch Verdünnen mit Wasser gewinnt man eine sogenannte peptonisirte, bräunliche und etwas nach Caramel schmeckende Milch, die mit Magensaft nur kleine Mengen feinster Gerinnsel giebt. Von einigen Aerzten bei Kindern, welchen das Kaseïn besondere Verdauungsschwierigkeiten bereitete, mit Erfolg angewendet. Von VOLTMER in Altona hergestellt (neuerdings auch ein Präparat von LOEFLUND).

Zweite Gruppe.

1. BIEDERT's künstliches Rahmgemenge (zu beziehen von Apotheker PIZZALA in Zwingenberg a. d. Bergstrasse) ist folgendermassen bereitet:

60 g Eiereiweiss werden mit Wasser und etwas Kalilauge verrührt, die entstandene Gallert wird zerschnitten, dann mit 150 g Butterfett, 120 g Milchzucker und 15 g Milchsalzen erwärmt und zur Emulsion verrieben, schliesslich auf ein Volum von ca. 500 ccm gebracht und in Büchsen völlig sterilisirt. Die Zusammensetzung ist: 13 Procent Eiweiss, 32 Procent Fett, 52 Procent Zucker, 3 Procent Salze. Das Eiweiss besteht nur aus Kalialbuminat, das leicht verdaut wird. Für kleine Kinder ist das Rahmgemenge 1 : 10, später 1 : 8 resp. 1 : 6 mit abgekochtem Wasser zu verdünnen.

2. RIETH's Albumosemilch. Sahne, Milchzucker und Milchsalze werden im richtigen Verhältniss gemischt und als Eiweiss Hühnereiweiss zugefügt, das durch Erhitzen auf 130° in ungerinnbare Albumose verwandelt ist. Das Gemisch wird in Flaschen partiell (unvollkommen) sterilisirt.

3. Somatose-Muttermilch (Dr. HARTMANN, Berlin). Durch Mischung von Milch, Wasser, Sahne, Milchzucker und Somatose bereitet; letztere besteht aus Fleischalbumosen und Fleischsalzen. — Wird in verschiedenen Concentrationsgraden (8 Nummern) in Flaschen verkauft; partielle, unvollkommene Sterilisation.

4. BACKHAUS' Milch. Nur Rahm und eine vorsichtig mit Lab hergestellte Molke werden gemischt, das Kaseïn also bis auf Spuren entfernt; von Eiweissstoffen bleibt nur das Molkenproteïn und Albumin übrig. Um letzteres nicht zur Gerinnung zu bringen, muss fraktionirte Sterilisation bei niederen Wärmegraden angewendet werden, die ganz unsicher wirkt.

Die vorstehenden Präparate sind nicht berufen, beim gesunden Säugling das altbewährte gewöhnliche Milchgemisch bezw. die Rahm- oder Fettmilch zu verdrängen. Ob sie bei dyspeptischen Kindern dauernd Erfolg haben, darüber kann erst auf Grund zahlreicher Erfahrungen von Kinderärzten entschieden werden. Nur wenn trotz aller Vorsichtsmassregeln die übliche Ernährung immer wieder auf Schwierigkeiten stösst, liegt begründeter Anlass vor, eines dieser modernen Präparate zu versuchen, deren nachtheilige Folgen trotz günstiger chemischer Analysen und trotz einiger Erfolge bei kurzdauernder Darreichung sehr wohl noch in späteren Perioden zu Tage treten können.

Dritte Gruppe.

Die mit Mehl hergestellten Kindernahrungsmittel sind sämmtlich erst für eine spätere Periode des Säuglingsalters (vom 5. bis 6. Monat ab) bestimmt und auch dann nur als Zukost, weil sie grössere oder geringere Mengen Amylum, ausserdem die Kohlehydrate in stark vorwiegender Menge enthalten. In früheren Jahren hat man diese Präparate wohl als ausschliessliche Säuglingsnahrung verwendet, damit jedoch mannigfache, oft erst spät hervortretende Gesundheitsstörungen veranlasst.

In fast allen Präparaten ist ein Theil des Amylums durch Hitze oder durch Erhitzen mit wenig Säure oder durch diastatisches Ferment in lösliche Stärke, Dextrin, resp. Zucker übergeführt; die meisten enthalten aber immer noch ziemlich beträchtliche Mengen unveränderter Stärke.

	Wasser	Eiweiss	Fett	Kohlehydrate		Salze
				in Wasser löslich	unlöslich	
	Procent	Procent	Procent	Procent	Procent	Procent
Nestlémehl (Vevey)	6·6	9·6	4·3	42·9	34·4	2·0
KUFEKE's Kindermehl	8·8	12·5	2·0	21·9	52·2	2·1
Leguminose (HARTENSTEIN in Chemnitz) Mischung III	12·0	15·8	—	8·8	51·9	—
dito „ IV	13·0	13·1	—	7·0	55·6	—
Lakto-Leguminose (GERBER in Thun)	6·3	16·7	5·6	43·2	24·4	3·0
Präparirtes Hafermehl (KNORR in Heilbronn)	10·0	12·6	6·1	5·6	63·7	1·4
Kindernahrung, extractförmig (LIEBE in Dresden)	23·9	1·0	—	71·3		1·3
dito (LÖFLUND in Stuttgart)	32·5	1·5	—	62·4		1·7

Besonders empfohlen werden die LIEBIG'sche Suppe (durch Erwärmen von Milch mit Weizen- und Malzmehl bereitet, so dass alles Amylum in Maltose verwandelt ist) resp. die dieser ähnlichen extraktförmigen Conserven; von den Kindermehlen das Nestlémehl und die HARTENSTEIN'sche Leguminose. Die Zusammensetzung der wichtigsten Präparate siehe in der Tabelle. Die Mehle haben häufig einen widerlich süssen Geschmack, an den das Kind nicht gewöhnt werden sollte.

Als ausschliessliche Nahrung sind diese Präparate höchstens dann indicirt, wenn beim künstlich genährten Säugling gastrische Symptome auftreten, insbesondere in der heissen Jahreszeit, und der Verdauungstractus von aller schwerer verdaulichen Nahrung freigehalten werden muss. Die ausreichende Ernährung kommt in solchen vorübergehenden Perioden weit weniger in Betracht, und die eiweiss- und fettärmeren Präparate sind dann vorzuziehen. Dünne wässerige Abkochungen von präparirtem Gersten- und Hafermehl eignen sich zunächst; später können für ältere Kinder Nestlémehl oder Leguminose versucht werden. Die genannten Präparate sind aber jedenfalls nur kurze Zeit, so lange die Verdauungsstörung anhält, zu reichen.

3. Molkereiprodukte.

Butter wird aus Rahm oder Milch durch Schlagen hergestellt.

Der Vorgang, der dabei zum Ausscheiden der Butter führt, ist noch nicht vollständig aufgeklärt; am wahrscheinlichsten ist es, dass das Milchfett flüssig ausgeschieden wird und flüssig bleibt, trotzdem die Milch unter dem Erstarrungspunkt abgekühlt wird. Bei Bewegung findet dann plötzlicher Uebergang in den festen Zustand und dabei leichte Vereinigung zu grösseren Massen statt.

Aus Milch wird die Butter nicht so fettreich und so wohlschmeckend, daher wird die Darstellung aus Rahm vorgezogen. Um letzteren zu gewinnen, ohne dass die Milch sauer wird, ist die Milch entweder in sehr dünnen Schichten auszubreiten, oder sie wird nach dem SWARTZ'schen Verfahren in höheren Schichten mit Eiskühlung behandelt; oder aber nach dem BECKER'schen Verfahren auf 50 bis 70° 2 Stunden erwärmt, wodurch sie ebenfalls gute Haltbarkeit erlangt. Neuerdings werden hauptsächlich Centrifugen (Separatoren) benutzt, ursprünglich von LEHFELD construirt in Form einer rotirenden Trommel, in welcher die Milch sich vertikal aufrichtet und in mehrere Schichten theilt, je nach der Schwere der Bestandtheile. Zu innerst lagert sich der Rahm, aussen die Magermilch, in der Mitte die frisch zulaufende Milch; die beiden Produkte kommen gesondert zum Ablauf. — Später sind vielfache abweichende Constructionen in den Handel gekommen.

Ein besonderer Vortheil der Centrifugen liegt darin, dass man in Folge des schnellen Betriebes frische und gut benutzbare abgerahmte Milch bekommt. Früher, wo das Aufrahmen 36—48 Stunden dauerte, war die abgerahmte Milch ein Artikel, der nur mit grösstem Misstrauen gekauft werden konnte und unter den Händen verdarb. Jetzt ist die abgerahmte Milch so haltbar wie Vollmilch, zumal wenn sie pasteurisirt wird, besitzt hohen Nährwerth und deckt ausserordentlich billig den Eiweissbedarf des Menschen; für 15—18 Pfennig wird der ganze Tagesbedarf an Eiweiss geliefert. Die Magermilch wird von der ärmeren Bevölkerung noch viel zu wenig consumirt, da dieselbe den Vortheil des jetzigen centrifugirten Produktes gegenüber dem früheren nicht hinreichend beachtet.

Die Butter wird demnächst durch Kneten vom Wasser und den anderen Bestandtheilen der Milch, Kaseïn, Milchzucker, Salzen, möglichst befreit und zwar soll dies auf's sorgfältigste geschehen. Denn erstens machen die Beimengungen die Butter minderwerthig und zweitens beschleunigen sie erheblich die Zersetzung.

Normale Butter soll nur etwa 13 Procent Wasser, 0·8 Procen Kaseïn, 0·5 Procent Milchzucker enthalten. Man findet aber oft Butter mit 30—35 Procent Wasser und erhält dann in 1 Pfund Butter nur 315 g Fett statt 425 g. — Um das leichte Verderben solcher wasserreicher Butter zu hindern, wird Kochsalz zugesetzt, 25—30 g pro 1 kg, oft auch mehr. Dadurch wird der Profit der Händler noch grösser. Die süddeutsche Sitte, die Butter ungesalzen in den Handel zu bringen, ist weit empfehlenswerther, weil solche Butter sehr sorgfältig behandelt werden muss, wenn sie nicht schnellem Verderben ausgesetzt sein soll.

Die Butter enthält meistens sehr zahlreiche lebende Bakterien; auch Tuberkelbacillen scheinen in manchen Fällen durch Thierversuche nachgewiesen zu sein; doch ist die Häufigkeit des Vorkommens bei weitem nicht so gross, wie in der Milch. — Soll jede Infektionsgefahr durch Genuss von Butter ausgeschlossen sein, so muss dieselbe aus pasteurisirter Milch bereitet werden.

Anomalien und Fälschungen. Die häufigste Anomalie ist das Ranzigwerden der Butter. Dasselbe entsteht durch oxydirende Wirkung des Luftsauerstoffs unter gleichzeitiger Einwirkung des Lichts; es werden dabei Fettsäuren frei resp. in Oxyfettsäuren übergeführt. Abschluss der Butter gegen Luft und Licht schützt gegen das Ranzigwerden. — Von Fälschungen kommt in Frage ein zu grosser Wasser- und Kochsalzgehalt; ferner Beimengungen von Farbstoff, Mehl, Schwerspath u. s. w., namentlich aber von fremden Fetten.

Zur Bestimmung der Ranzigkeit wird eine kleine Menge der erwärmten und filtrirten Butter in Aether gelöst und dann mit alkoholischer $^1/_{10}$ Normalkalilauge unter Zusatz von Phenolphtaleïn titrirt. 100 g Fett sollen nicht mehr wie 8 ccm der Kalilauge verbrauchen.

Untersuchung auf Wasser und Beimengungen. Eine annähernde Schätzung gewinnt man durch Erhitzen der Butter über freier Flamme unter stetigem Rühren. Nachdem das Wasser verjagt ist, bleiben Kaseïn, Zucker und Salze in unlöslichem Zustande zurück und setzen sich auf dem Boden des Gefässes ab. Ihre Menge giebt einen Anhaltspunkt für die Beurtheilung der Reinheit der Butter. — Genauere Bestimmung geschieht durch Extraction des Fettes mit Aether, nachdem das Wasser durch Trocknen bei 110° entfernt ist. Der schliesslich bleibende Rückstand wird gewogen. — Oder 10 g Butter werden mit 20 ccm Wasser und etwas Weingeist erwärmt; Kochsalz, Soda u. s. w. werden gelöst, Beimengungen wie Mehl, Schwerspath u. s. w. setzen sich dagegen zu Boden.

Am häufigsten ist die Verfälschung mit fremden Fetten. Dies erklärt sich aus dem Preisverhältniss; 1 kg Butter kostet etwa 2·60 Mark, 1 kg Rindstalg oder Schweineschmalz 1·30 Mark; noch billiger sind die importirten pflanzlichen Fette, Palmöl, Cocusöl u. s. w. Einige schnell ausführbare, aber nicht zuverlässige Methoden zur Erkennung von fremden Fetten bestehen z. B. in der Bestimmung des Schmelz- und Erstarrungspunktes; oder in der Bestimmung des specifischen Gewichts bei 100°; oder in der Diagnose der Krystallformen der geschmolzenen und wieder erstarrten Fette.

Genauere Erkennung der fremden Fette ist dagegen beispielsweise möglich durch das Mengenverhältniss der niederen und höheren Fettsäuren. Butter enthält 87 bis 88 Procent höhere und 12 bis 13 Procent niedere Fettsäuren. Andere thierische und pflanzliche Fette dagegen 95 bis 96 Procent höhere und nur sehr wenig niedere Fettsäuren. Die höheren Fettsäuren sind im Wasser unlöslich, nicht flüchtig und bilden grosse Moleküle (C_{18}....). Eine Lösung von 1 g braucht daher eine relativ geringe Zahl Alkalimoleküle zur Neutralisation. Die niederen Fettsäuren sind löslich in Wasser, flüchtig und haben kleinere Moleküle (C_4...), so dass für die Neutralisation von 1 g Substanz mehr Alkalimoleküle verbraucht werden. — Zur Untersuchung der Art der Fettsäuren werden die Fette zunächst verseift, die Seife wird in Wasser gelöst und mit Schwefelsäure zersetzt. Man bekommt so in der wässerigen Lösung die zwei Antheile der Fettsäuren in freiem Zustande: die unlöslichen, die durch Filtration abgetrennt und gewogen werden, und die löslichen, welche im Filtrat enthalten sind und durch Destillation desselben von der Schwefelsäure abgetrennt werden können. Das Destillat enthält bei Butter grosse Mengen, bei anderen Fetten nur Spuren von Säuren. Die Menge derselben lässt sich mit Alkalilösung von bekanntem Gehalt leicht quantitativ bestimmen.

Die Kunstbutter. Die Einführung guter Surrogate der Butter ist von grosser hygienischer Bedeutung, da das Fett eine sehr theuere Nahrung bildet und da billigere Fette, Talg und Schmalz, nur zu wenigen Speisen zu gebrauchen sind.

Es gelang zuerst Mège-Mouriès ein Surrogat für Butter zu finden. Er verarbeitete Rindstalg so, dass zunächst durch Pepsin in Form von Schaf- oder Schweinemagen die einhüllenden Membranen des Fettes gelöst wurden; die erstarrte Masse wurde dann im Pressbeutel bei 25° unter eine hydraulische Presse gebracht, es blieben 40—50 Procent Stearin zurück, während 50—60 Procent flüssiges Oleomargarin durchgingen. Letzteres wurde mit Kuhmilch, Wasser und den löslichen Theilen von Kuheuter im Butterfass verarbeitet. — Später ist das Verfahren mannigfach modificirt worden; namentlich wird das Stearin nicht abgetrennt, sondern Pflanzenöl, das vorher mit überhitztem Wasserdampf behandelt ist, zugemengt. Die Fabrikation ist in Deutschland, Oesterreich und namentlich Nord-Amerika eine sehr ausgedehnte. Die in Düsseldorf etablirten Fabriken produciren allein jährlich mehrere Millionen Pfund.

Die Kunstbutter kommt jetzt unter den Namen Margarine (auch Oleomargarin, Sparbutter, Wiener Sparbutter, Holländische Butter u. s. w.) in den Handel. Sie kostet im Durchschnitt 1 Mark pro 1 kg; Bäcker und Konditoreien, Gast- und Speisewirthschaften verwenden sie in ausgedehntem Maasse. Sie soll nicht zum Rohgenuss dienen, namentlich ist das unmöglich, seit gesetzlich verboten ist, die Kunstbutter mit Naturbutter zu vermengen. Dagegen ist sie sehr zweckmässig für Kochen und Braten zu verwenden und einer schlechten Butter vorzuziehen, weil sie ein reineres Fett darstellt und weniger leicht ranzig wird. In Bezug auf die Ausnützung und die Bedeutung als Fettnahrung ist die Kunstbutter der Naturbutter gleichwerthig. Wir haben also vom hygienischen Standpunkt ein entschiedenes Interesse an ihrer Verbreitung als Volksnahrungsmittel.

Allerdings ist eine gewisse Ueberwachung der Produktion nöthig; es könnten sonst ekelerregende Fette von Abdeckereien u. s. w. benutzt werden, und es ist das um so unzulässiger, als bei der Herstellung der Kunstbutter nicht immer Temperaturen angewendet werden, die zur Tödtung von Parasiten ausreichen. Die Ueberwachung stösst indess auf keine Schwierigkeiten, da die Herstellung nur in grossen Betrieben erfolgt.

Buttermilch bleibt vom Buttern des Rahmes zurück, enthält noch $^1/_2$ bis 1 Procent Fett, 3 Procent in Flocken geronnenes Kaseïn, ca. 3 Procent Milchzucker und etwas Milchsäure. Bei der gewöhnlichen Herstellungsweise gelangen sehr zahlreiche Bakterien in das Präparat.

Käse bereitet man durch Fällen des Kaseïns mittelst Lab (Extrakt aus Kälbermagen).

Etwa 30 Minuten nach dem Labzusatz und Erwärmen auf 35° erfolgt Gerinnung der Milch. Aus 10—12 Liter erhält man 1 kg Käse, letzterer wird durch Pressen und Liegenlassen an der Luft unter häufigem Umwenden getrocknet, sodann lässt man ihn reifen. Man unterscheidet Weichkäse, bei niederer Temperatur coagulirt und wenig gepresst, Hartkäse, bei höherer Temperatur coagulirt und unter starkem Druck gepresst: ferner überfette Käse aus Rahm, resp. Rahm mit wenig Milchzusatz (z. B. fromage de Brie, Gervaiskäse u. s. w.), fette Käse aus ganzer Milch (z. B. Holländer, Schweizer u. s. w.), Magerkäse aus der abgerahmten, meist sauren Milch (Quark, Handkäse).

Beim Reifen tritt Verlust von Wasser ein, sodann eine Umwandlung des Kaseïns in Pepton und Amide und sogar Ammoniak. Es entstehen niedere Fettsäuren, ferner scharfe, bitterere oder aromatische Produkte. Offenbar sind dies Alles Bakterieneinwirkungen, die indess im Einzelnen noch nicht genauer bekannt sind.

Der Käse repräsentirt ein sehr concentrirtes Nahrungsmittel, das namentlich Eiweiss und Fett in grosser Menge enthält. Die Zusammensetzung siehe S. 247.

Mit Rücksicht auf den Preis können die feineren Sorten nur als Luxusartikel gelten, aber schon Schweizer- und Holländerkäse sind ziemlich billige Eiweiss- und Fettlieferanten; der Magerkäse kostet freilich nur $^1/_4$ so viel als die vorgenannten und repräsentirt geradezu das billigste Eiweiss.

Die Ausnutzung des Käses ist eine gute und vollständige, aber für viele Menschen ist derselbe ein schwerverdauliches Nahrungsmittel, das namentlich die Magenverdauung lange in Anspruch nimmt. Daher ist der Käse nur in kleineren Mengen und fein zerkleinert verwendbar und steht jedenfalls an hygienischer Bedeutung hinter der abgerahmten Milch zurück.

Ein hygienisch bedenkliches Moment könnte noch in dem reichen Bakteriengehalt des Käses gefunden werden. Es sind indess hauptsächlich Saprophyten vertreten, eigentliche Parasiten sind kaum existenzfähig. Immerhin ist die Möglichkeit gegeben, das zuweilen Saprophyten sich stärker entwickeln, welche toxische Stoffwechselprodukte liefern. Durch derartige Toxine sind mehrfach Käsevergiftungen hervorgerufen.

Molken enthalten Milchzucker, etwas Milchsäure, Salze und Pepton; sie haben eine leicht laxirende Wirkung, können daher wohl den Ernährungszustand indirect bessern, sind aber nicht selbst ein gutes Nährmittel, ihr geringer Gehalt an Pepton kommt hierfür nicht in Betracht.

Von sonstigen Milchpräparaten sei noch Kumis und Kefyr erwähnt, ersterer aus Stutenmilch, letzterer aus Kuhmilch bereitet und auch bei uns jetzt vielfach als Diäteticum gebraucht. — Durch das Kefyrferment, das aus Hefe und verschiedenen Bakterienarten besteht und in der gleichen Combination sich gut weiter züchten lässt, wird der Milchzucker zum Theil in Glycose umgewandelt. Aus dieser entsteht durch die Hefe Alkohol und Kohlensäure, so dass ein schwach berauschendes und moussirendes Getränk resultirt. Der Alkoholgehalt beträgt ca. 1 Procent. Ein anderer Theil des Milchzuckers wird ausserdem in Milchsäure verwandelt. Fertiger Kefyr enthält von letzterer etwa $1^1/_2$ Procent. Ferner gerinnt das Kaseïn in ausserordentlich feinen Flöckchen (rahmähnlich) und wird theilweise peptonisirt, so dass es sehr leicht verdaulich ist. — Bei den muhamedanischen Bergvölkern des Kaukasus ist die Bereitung des Kefyr von Alters her in Gebrauch und geschieht einfach dadurch, dass die frische Milch in Schläuche gefüllt wird, in welchen schon Kefyr bereitet war. Man hält die Schläuche mässig warm, von Zeit zu Zeit müssen sie geschüttelt oder gestossen werden. — Bei uns erfolgt die Bereitung in Flaschen mit trockenen Körnern, die vorher in Wasser und dann in Milch zum Quellen gebracht sind; oder mit frischen Körnern, die eben von fertigem Kefyr abgesiebt sind. Die Flaschen müssen gut verschlossen 1—2 Tage bei etwa 18° gehalten und häufig geschüttelt werden.

Kefyr scheint bei Verdauungs- und Ernährungsstörungen oft günstig zu wirken. Der Bakterienreichthum ist durchaus nicht bedenklich, die grosse Menge Milchsäure wirkt kräftig entwickelungshemmend und tödtend auf alle pathogenen Bakterien. Vielmehr verschwinden Verdauungsstörungen, die durch abnorme Bakterien bedingt waren, nicht selten beim Gebrauch des Kefyr.

Litteratur (Milch und Molkereiprodukte): Kirchner, Handbuch der Milchwirthschaft, 3. Aufl. — Pfeiffer, Die Analyse der Milch, Wiesbaden, 1887. — Fleischmann, Ueber Ernährung und Körperwägungen bei Neugeborenen und Säuglingen, Wien, 1877. — Biedert, Die Kinderernährung, Stuttgart 1893. — Uffelmann,

Hygiene des Kindes, 1881. — FLÜGGE, Die Aufgaben und Leistungen der Milchsterilisirung, Zeitschr. f. Hygiene, Bd. 17. — LÜBBERT, Die Giftwirkung der peptonisirenden Bakterien der Milch, ibid. Bd. 22. — Vergl. MUNK u. UFFELMANN, KÖNIG, FORSTER, l. c.

4. Fleisch.

Als Marktwaare kommt vorzugsweise das Fleisch von landwirthschaftlichen Nutzthieren, nebenbei das Fleisch von Wild, Geflügel, Fischen, Austern etc. in Betracht. Die Hauptmasse des Fleisches bilden die Muskeln; ferner Fett, Bindegewebe, Knochen, Drüsengewebe etc. An chemischen Stoffen findet man neben Fett, leimgebender Substanz und Salzen in der Substanz des Muskels grösstentheils Myosin; im Parenchymsaft etwas Albumin und zahlreiche Extractivstoffe, wie Kreatin, Xanthin, Hypoxanthin, Milchsäure; ferner kleine Mengen Inosit und Glycogen.

Die Zusammensetzung des Fleisches (vergl. Tab. S. 247) schwankt sehr bedeutend je nach der Thierspecies, nach dem Mästungszustande und Alter des Thieres. Auch die verschiedenen Muskeln des gleichen Thieres zeigen Unterschiede im Fett- und Eiweissgehalt. Viel bedeutender sind aber die Differenzen zwischen den einzelnen Fleischsorten in Bezug auf specifischen Geschmack, Zartheit der Faser und Derbheit des Sarkolemms sowie des eingelagerten Bindegewebes. Diese Differenzen sind für den Preis einer Fleischsorte viel mehr maassgebend, als der Gehalt an Eiweiss und Fett.

Beim Ochsen werden als die zartesten und wohlschmeckendsten Partieen geschätzt: Schwanzstück, Lendenbraten, Vorderrippe, Hüftenstück, Hinterschenkelstück; die schlechtesten und billigsten sind Kopf, Beine, Hals und Wanne; die übrigen Stücke rangiren dazwischen. — Als besondes zart, fettarm und leicht verdaulich gilt das Fleisch von jungem Geflügel und Wild; letzteres hat aber derbes Bindegewebe und muss daher längere Zeit abhängen oder in saure Milch eingelegt werden. Kalbfleisch enthält mehr Wasser und Leimsubstanz und weniger Extractivstoffe als Ochsenfleisch; übrigens ist Geschmack und Nährwerth ganz abhängig vom Alter und Mastzustand. Schweinefleisch ist meist fettreich und deshalb schwerer verdaulich; als Volksnahrungsmittel besonders beliebt, weil Schweine beim Schlachten die geringsten Abfälle und leicht herstellbare Conserven liefern. Pferdefleisch hat einen unangenehm süsslichen Geschmack; ausserdem kommen meist abgetriebene oder verunglückte Thiere zur Schlachtbank. Fische haben theils ein fettarmes, leicht verdauliches, theils ein durch starke Fetteinlagerung in's Sarkolemm schwer verdauliches Fleisch (Aal, Lachs). — Austern, Muscheln etc. haben grossen Wassergehalt, nur 5—6 Procent Eiweiss, und ihr absolutes Gewicht ist so gering, dass sie für die Ernährung kaum ernstlich in Betracht kommen können.

Die Ausnutzung sämmtlicher Fleischsorten ist eine vorzügliche. Eiweiss und Leim werden im Mittel zu 98 Procent, das Fett zu 95 Procent, die Salze zu 80 Procent resorbirt.

Der Fleischgenuss ist indess mit zahlreichen Gefahren für die Gesundheit verbunden. Erstens können im Fleisch thierische Parasiten (Trichinen, Finnen) enthalten sein, die sich im Menschen ansiedeln; zweitens können pflanzliche Parasiten der Schlachtthiere auf Menschen übergehen; drittens kann das Fleisch nach dem Schlachten pathogene und saprophytische Bakterien aufnehmen und in den Menschen einführen; viertens sind einige seltenere und weniger wichtige Anomalien des Fleisches im Stande, die Gesundheit zu beeinträchtigen.

1. Thierische Parasiten des Fleisches.

a) Trichinen (Fig. 34). Die Trichinen werden vom Menschen nur im Schweinefleisch genossen.

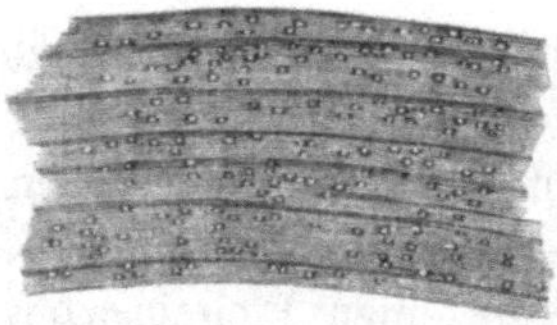

Fig. 34. Eingekapselte und verkalkte Muskeltrichinen, nat. Gr.

Sie finden sich in den Muskeln des Schweins in Kapseln (s. Fig. 36, 37) eingeschlossen; diese werden im Magen des Menschen gelöst, die 0·7—1·0 mm langen Würmer werden frei und wachsen im Darm, bis das Männchen 2, das Weibchen 3 mm lang ist. Nach $2^1/_2$ Tagen sind die Darmtrichinen geschlechtsreif, sie begatten sich und 7 Tage nach der Begattung gebiert jedes Weibchen 1000—1300 Embryonen. Nach 5—8 Wochen sterben die Darmtrichinen ab, die Embryonen aber bohren sich durch die Darmwand hindurch und gelangen schliesslich in die Muskelprimitivfasern (Fig. 35). Eine geringe Zahl von Trichinen ruft keine Krankheitssymptome hervor. Die Schwere der Erkrankung richtet sich direct nach der Zahl der eingewanderten Embryonen.

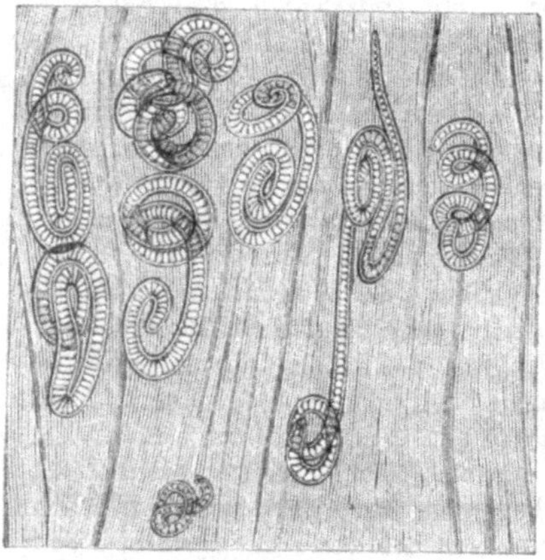

Fig. 35. Wandernde Trichinen. 80:1.

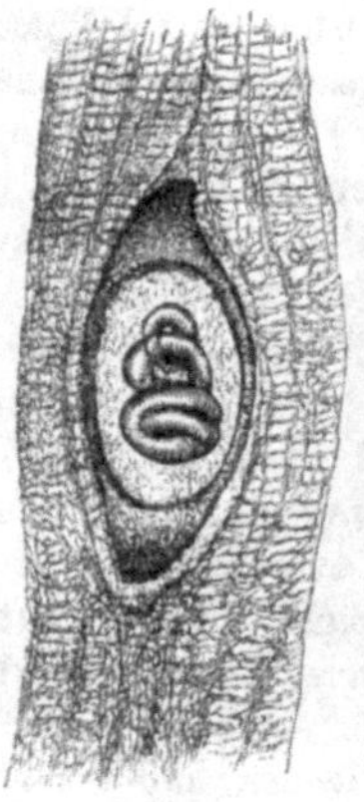

Fig. 36. Eingekapselte Trichine. 80:1.

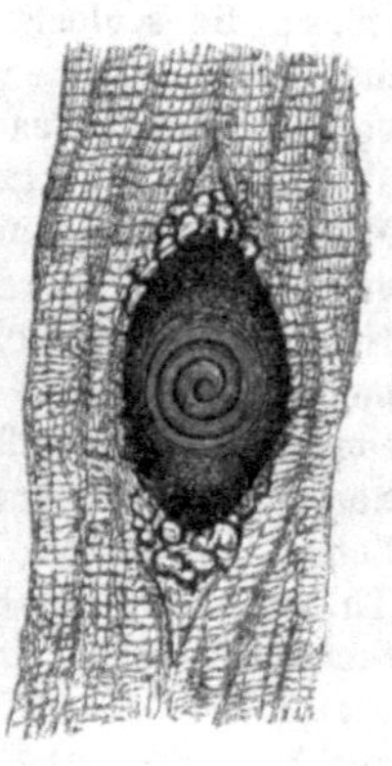

Fig. 37. Trichine mit verkalkter Kapsel. 80:1.

Die Trichinen werden beobachtet beim Schwein, bei der Katze, Ratte, Maus, beim Fuchs, Marder u. s. w. Die Schweine acquiriren sie namentlich durch Ratten oder durch Abfälle von trichinösem Schweinefleisch. Künstlich, d. h. durch absichtliche Fütterung von trichinösem Fleisch sind sie auch auf Kaninchen, Meerschweinchen, Hunde u. s. w. zu übertragen.

Die mikroskopische Untersuchung auf Trichinen erfolgt dadurch, dass $^1/_4$ cm breite und lange Streifen mit einer auf's Blatt gebogenen Scheere vom rothen Theil des Zwerchfelles, von den Interkostalmuskeln, von den Bauch- und Kehlkopfmuskeln abgetrennt werden. Von jedem Stück werden 6 Präparate angefertigt; die Muskeln werden etwas zerfasert und dann mit Wasser oder verdünnter Kalilauge oder Glycerin befeuchtet; zur Besichtigung genügt 50fache Vergrösserung. — Zur Feststellung, ob die unter dem Mikroskop gesehenen eingekapselten Trichinen noch lebend und infektionsfähig sind, müssen Fütterungsversuche angestellt werden.

b) Finnen (Fig. 38, 39). Die Finnen stellen ein Entwickelungsstadium der Bandwürmer dar; werden die in Fleisch, Leber etc. angesiedelten Finnen genossen, so geht eventuell aus jeder Finne ein neuer Bandwurm hervor. — Beim Menschen kommt am häufigsten vor Taenia solium.

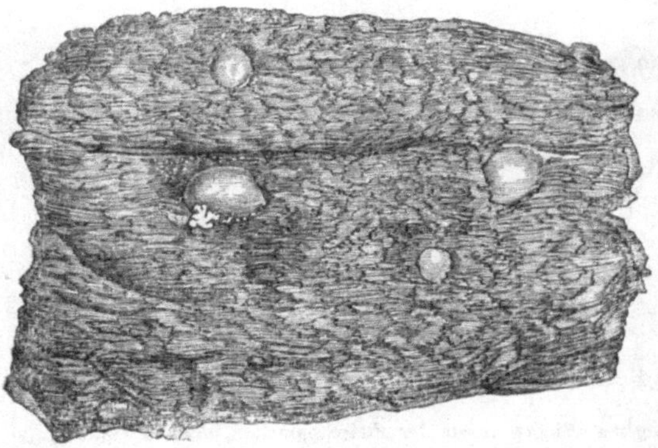

Fig. 38. Finnen im Fleisch, natürl. Gr.

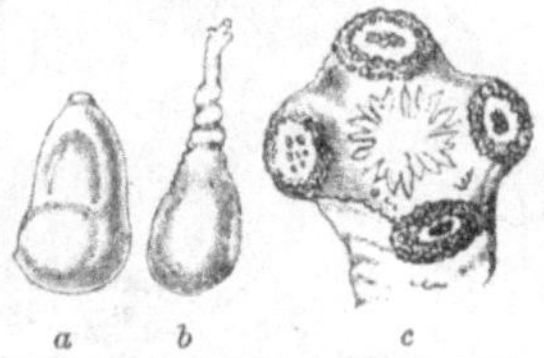

Fig. 39. Schweinefinne. *a* Receptaculum. *b* Dasselbe mit ausgestülptem Kopf. 4:1. *c* Kopf mit 4 Saugnäpfen u. Hakenkranz. 40:1.

Bandwurm von 2—3 m Länge, dessen Kopf (von der Grösse eines Stecknadelkopfes) mit Saugnäpfchen und Hakenkranz versehen ist und am Darm haftet. Derselbe fungirt dann als Amme und aus ihm geht durch Knospung eine Reihe von Gliedern hervor. In jedem Gliede liegen nahe bei einander männliche und weibliche Geschlechtsorgane; in den letzteren entstehen befruchtete Eier, kugelig, allmählich mit dicker Haut umgeben; diese enthalten schon einen fertigen Embryo mit Häkchen. Die Bandwurmglieder und die befruchteten Eier gehen fortgesetzt mit dem Koth ab, gelangen unter die Abfallstoffe, auf den Acker, in Brunnenwasser u. s. w. Von da aus werden sie von Schweinen aufgenommen. Gerathen sie in den Magen junger Schweine (unter 6 Monaten), so wird die Hülle der Eier gelöst, die Embryonen bohren sich durch die Darmwand und wandeln sich innerhalb 2—3 Monaten in irgend einem

Organe, mit Vorliebe in dem intermuskulären Bindegewebe des Herzens und der Zunge in eine Finne um (Cysticercus cellulosae).

Die Finnen erscheinen als mit blossem Auge sichtbare 1—20 mm lange Blasen mit wässerigem Inhalt (Fig. 38). Man unterscheidet an ihnen ein eingestülptes Receptaculum und in diesem den scolex, den neuen Bandwurmkopf (Fig. 39). Die Kapsel der Finne wird im Magen des Menschen gelöst, der scolex wird frei und setzt sich wieder an der Darmwand fest, einen neuen Bandwurm bildend. Taenia solium haftet nur beim Menschen.

Der im Darm parasitirende Bandwurm veranlasst oft ziemlich schwere Verdauungs- und Ernährungsstörungen. Ausserdem aber kann von den menschlichen Bandwürmern aus die Cysticercenkrankheit

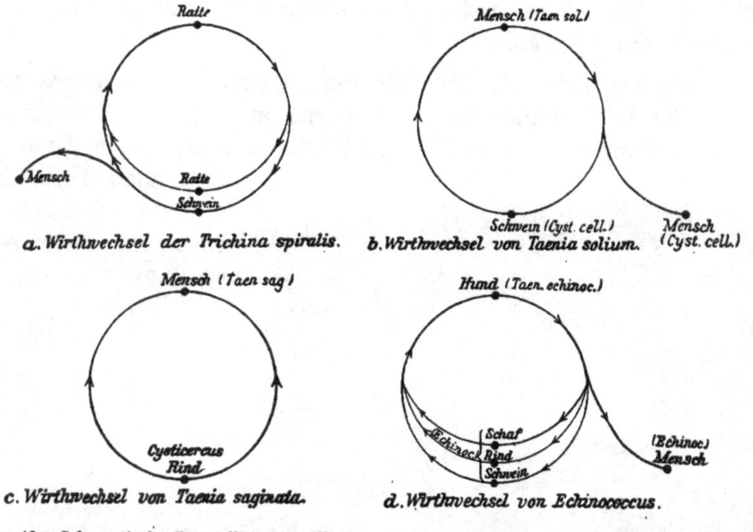

Fig. 40. Schematische Darstellung des Wirthwechsels der Fleischparasiten, nach Bollinger.

des Menschen veranlasst werden dadurch, dass im Menschen selbst Bandwurmeier zu Finnen auswachsen (vgl. Fig. 40). Es müssen dazu Bandwurmeier in den Magen des Menschen gelangen; das kann entweder, in seltenen Fällen, durch antiperistaltische Bewegungen geschehen; sodann durch unbewusste und unabsichtliche Berührungen und Verschleppungen, die durch den bei Bandwurmkranken gewöhnlich bestehenden Juckreiz am After befördert werden; oder aber es können mit Wasser, rohen Gemüsen und allerhand Esswaaren solche Bandwurmeier eingeführt werden, namentlich wenn Diejenigen, welche mit den Esswaaren beschäftigt sind (Verkäufer, Bäckerjungen, Köchinnen), am Bandwurm leiden.

Taenia mediocanellata s. saginata ist ein Bandwurm mit grösseren Gliedern, ohne Hakenkranz, 4 Saugnäpfen, der ausschliesslich beim Menschen vorkommt und dessen Finne in den Muskeln (Kaumuskeln, masseter) und inneren Organen des Rindviehs sich entwickelt. Der Mensch acquirirt diesen Bandwurm daher durch den Genuss finnigen Rindfleisches.

Botriocephalus latus kommt beim Menschen vor als Bandwurm mit kurzen, breiten Gliedern und ovalen Eiern; die Finne soll im Hecht, Lachs oder andern Fischen vorkommen.

Taenia echinococcus lebt als Bandwurm im Darm des Hundes, wird nur 4 mm lang; die Eier gelangen mit den Hundeexcrementen auf Weide- und Futterkräuter und von da in den Magen verschiedener landwirthschaftlicher Nutzthiere. In diesen kommt es zur Bildung des Finnenzustandes in Form der Echinokokken, die sich vorzugsweise in der Leber etabliren. Gelegentlich können aber die Eier auch in den Magen des Menschen gelangen und auch der Mensch ist für die Entwickelung der Finnen geeignet. Bei innigem Zusammenleben mit Hunden gerathen die Eier durch allerhand uncontrollirbare Berührungen in den Mund und Magen des Menschen. Dasselbe kann geschehen durch Vermittelung von Wasser, roh genossenen Gemüsen, z. B. Salat u. dergl., die mit Hundeexcrementen verunreinigt waren. Je mehr Hunde gehalten werden und je intimer der Mensch mit ihnen zusammenlebt, um so ausgebreiteter ist die Echinokokkenkrankheit; in Island, wo durchschnittlich auf jeden Menschen 6 Hunde gerechnet werden, leidet etwa $^1/_7$ aller Menschen an Echinokokken.

Ausserdem kommen noch zahlreiche andere Würmer, Gregarinen u. s. w. im Fleisch der Schlachtthiere vor, die aber für den Menschen nicht gerade gefährlich sind. Hervorgehoben sei nur Distoma hepaticum, welches hauptsächlich von Schafen in Form eingekapselter Cercarien in Futterkräutern aufgenommen wird. Die Kapsel der Cercarien wird im Magen verdaut, die freigewordenen Würmchen wandern in die Gallengänge, entwickeln sich zu den sogenannten Leberegeln, und die dort producirten Eier gehen durch die Gallenwege und den Koth ab. Aus ihnen entwickeln sich nach mehrwöchentlichem Aufenthalt im Wasser Embryonen, welche zunächst in Muscheln und Schnecken ihre weitere Entwickelung durchmachen und dann erst die Umwandelung in Cercarien erfahren. Da dieser complicirte Entwickelungsgang eingehalten werden muss, hat der Genuss von Leberegeln keine Ansiedelung der Parasiten im Menschen zur Folge, wohl aber ist die mit Egeln besetzte Leber abnorm fäulnissfähig und ekelerregend und deshalb vom Genuss auszuschliessen.

2. Uebertragbare Krankheiten der Schlachtthiere.

a) Perlsucht, Tuberkulose. Im Schlachthaus in München wurden etwa 2·5 Procent, in Berlin über 4 Procent des geschlachteten Rindviehs tuberkulös gefunden. — Am häufigsten ist die Tuberkulose der serösen Häute; letztere sind mit hellgrauen oder bräunlichen hirsekorn- bis wallnussgrossen „Perlknoten“ besetzt, oft in enormer Ausdehnung, so dass das Gewicht der Neubildungen 20—30 Kilo betragen kann. — Ferner kommen oft käsige pneumonische Herde vor. — Fast stets sind die Lymphdrüsen stark entartet. Das Fleisch ist gewöhnlich fettarm und blass. — Menschen können zweifellos durch den Genuss des rohen Fleisches inficirt werden; gut zubereitetes Fleisch ist unschädlich, doch erscheint es bedenklich, die Infektionserreger mit dem Fleisch überhaupt in Wohnung und Küche zu verschleppen.

b) Milzbrand. An den Eingeweiden, der stark vergrösserten Milz und Leber, eventuell unter Zuhülfenahme des Mikroskops leicht zu erkennen. Im Fleisch findet man zuweilen Hämorrhagieen und es zeigt einen widrig-ammoniakalischen Geruch; in anderen Fällen ist durchaus keine Abnormität am Fleisch zu bemerken. — Gefährlich namentlich für die beim Schlachten, Abhäuten, mit dem Zubereiten des Fleisches etc. beschäftigten Menschen.

c) Rotz. Knoten oder diffuse Infiltrationen auf der Schleimhaut der Nase, des Kehlkopfs, der Lunge; stark geschwellte Lymphdrüsen. Gefahr der Uebertragung wie bei Milzbrand.

d) Wuth. Das Fleisch, oft auch die Eingeweide sind ohne gröbere Veränderungen. Die Erkennung der Krankheit erfolgt durch die am lebenden Thier hervortretenden Symptome.

e) Eiterungen, Septicämie und Pyämie. Ausser den Localaffektionen zeigen die erkrankten Thiere oft hämorrhagische Gastroenteritis, Ecchymosen auf den serösen Häuten, Milzschwellung etc. Das Fleisch ist vielfach weich und missfarbig.

Derartige Erkrankungen können dem Menschen erstens dadurch gefährlich werden, dass die Erreger in Wunden eindringen und Eiterung resp. Sepsis veranlassen. Zweitens können durch den Genuss des rohen Fleisches specifische Toxin-producirende Bakterien in den Darm des Menschen eingeführt und so unter Umständen Massenerkrankungen veranlasst werden. Es treten dann nach einer gewissen Incubationszeit entzündliche Erscheinungen der Verdauungsorgane in den Vordergrund; die Symptome erinnern an typhöse Erkrankungen, in anderen Fällen an Cholera nostras; sie verlaufen relativ selten tödtlich. Gelegentlich derartiger Endemieen konnten aus dem Fleisch der erkrankten Schlachtthiere (meistens Kühe im Puerperium) resp. aus den Organen der nach dem Genuss des Fleisches gestorbenen Menschen mehrere specifische (von einander verschiedene) Bacillen aus der Gruppe der Colibakterien isolirt werden, welche als Erreger der Krankheit anzusehen waren. — Drittens bewirken die von den specifischen Bakterien bereits in dem Fleisch gebildeten Toxine, dass beim Rohgenuss des Fleisches schon wenige Stunden nach der Mahlzeit Krankheitserscheinungen auftreten; später schliesst sich dann die auf Vermehrung der eingeführten Bakterien und der fortgesetzten Toxinproduktion beruhende Infektion an. Auch im gekochten Zustande vermochte solches Fleisch in manchen Endemieen Vergiftungserscheinungen in mässigerem Grade hervorzurufen, da die durch die betreffenden Coliarten producirten Toxine durch Siedhitze zum Theil nicht zerstört werden.

f) Actinomycose (s. S. 71). Uebertragung auf den Menschen erfolgt nicht sowohl durch den Genuss des Fleisches, als durch Wunden der mit dem Schlachten etc. Beschäftigten.

g) Maul- und Klauenseuche. Das Fleisch bleibt unverändert und vermag die Krankheit nicht zu übertragen.

h) Pocken kommen nur bei Schafen häufiger vor, sind dann aber auf Menschen nicht übertragbar und können höchstens in Folge von Eiterungen und septischen Processen zur Infektion Anlass geben.

i) Schweinerothlauf. Haut hyperämisch. Bauchfell und Schleimhaut des Ileum entzündet und ecchymosirt; Peyer'sche Plaques geschwollen. Ueber die Erreger s. S. 64.

Schweineseuche, mit vorwiegender Erkrankung der Lunge und Pleura, durch kurze ovale Stäbchen verursacht. — Bei beiden Krankheiten scheint nach einigen Beobachtungen das Fleisch hochgradig afficirter Thiere nicht frei von schädlichem Einfluss auf den Menschen zu sein.

k) Das Fleisch von an Rinderpest und Lungenseuche erkrankten Thieren ist in sehr zahlreichen Fällen ohne Schaden genossen.

3. Postmortale Veränderungen des Fleisches.

Das Fleisch bildet ein vorzügliches Nährsubstrat für Bakterien. Es kann zweifellos gelegentlich auch Infektionserregern zur Ansiedelung dienen, die von erkrankten Menschen aus auf das Fleisch gelangen. Haben die mit dem Fleischverkauf Beschäftigten gleichzeitig mit der Pflege eines an Typhus, Cholera, Diphtherie etc. erkrankten Angehörigen zu thun, so ist die Uebertragung von Keimen in ähnlicher Weise möglich, wie dies S. 263 für die Milch geschildert wurde.

Ausserdem wird das Fleisch regelmässig von saprophytischen Bakterien occupirt, die bei feuchter Oberfläche des Fleisches und bei Temperaturen zwischen 15 und 35° sich rapide vermehren, aber selbst bei 7—15° noch proliferiren und sich weiter ausbreiten. Viele dieser Bakterien sind als unschädlich anzusehen, namentlich wenn das Fleisch vor dem Genuss gut zubereitet wird. (Hautgoût des Wildes.) Hier und da kommen indess solche Bakterien vor, welche Toxine liefern. Durch Brieger sind aus stärker zersetztem Fleisch Cadaverin, Putrescin, Neurin, Gadinin u. a. m. als zum Theil giftige Alkaloïde isolirt. Auch bei weniger tiefgreifender Zersetzung scheinen Gifte sich bilden zu können (vielleicht durch Wucherung von Anaëroben?). Unter diesen Giften finden sich besonders häufig solche, welche Muskellähmung bewirken und namentlich die kleineren und zarteren Muskeln (Auge,

Schlund, Zunge, Kehlkopf) stark befallen. Erweiterung der Pupille, Ptosis, Accommodations- und Motilitätsstörungen des Auges, erschwertes Sprechen und Schlingen sind daher die gewöhnlichsten Symptome. — Da man die geschilderten Erkrankungen vorzugsweise nach dem Genuss von Wurst beobachtet hat, die von Fäulnissbakterien durchwuchert war, hat man die Krankheitssymptome als „Wurstvergiftung“ (Botulismus) bezeichnet. Die gleichen Symptome sind jedoch auch nach dem Genuss von anderen Fleischwaaren, z. B. von Wild, Fischen etc. aufgetreten. — Zuweilen können complicirte Krankheitserscheinungen dadurch hervorgerufen werden, dass in einem verdorbenen Fleisch sowohl specifische, vom erkrankten Thier stammende Bakterien und deren Toxine, wie auch die Toxine von postmortal gewucherten Bakterien zugegen sind.

Unter allen Umständen ist, mit Rücksicht auf die Möglichkeit der Intoxication und mit Rücksicht auf das instinktive Ekelgefühl des normalen Menschen gegen übelriechendes und missfarbenes Fleisch, jede verdorbene Waare vom Verkauf auszuschliessen.

Als abnorm ist das Fleisch anzusehen, wenn es keine frischrothe, sondern braune oder grünliche oder auffällig blasse Farbe hat; wenn auf Druck reichlicher, missfarbiger, alkalisch reagirender Saft hervorquillt; wenn das Fett nicht fest und derb, sondern weich und gallertig ist; wenn das Mark der Hinterschenkel nicht fest und rosafarben, sondern mehr flüssig und bräunlich erscheint. Ist das Fleisch oberflächlich mit Lösung von Kaliumpermanganat oder mit sog. Conservesalz (schwefligsauren Salzen) behandelt und dadurch der Geruch zeitweise beseitigt, so lässt sich derselbe dennoch constatiren, indem man ein in heisses Wasser getauchtes Messer in das Fleisch einsticht und rasch wieder hervorzieht. — Mikroskopisch zeigt verdorbenes Fleisch verschwommene Querstreifen der Muskelfasern und ausserdem zahlreiche Bakterien. Genauere Anhaltspunkte werden vielleicht aus der Tiefe des Vordringens der Bakterien und aus der Zahl derselben zu gewinnen sein; doch fehlt es noch an entsprechenden Untersuchungen. — Oft lässt sich die Fäulniss nachweisen durch das Eber'sche Reagens (Mischung von 1 Theil Salzsäure, 3 Theilen Alkohol, 1 Theil Aether). 1 ccm davon wird in einen Cylinder gegossen und darin kräftig geschüttelt; dann wird ein Glasstab mit der zu untersuchenden Probe von Fleisch oder Fleischsaft in das Glas eingesenkt; weisse Nebel um die Probe deuten auf Fäulniss mit NH_3-Entwickelung.

4. Seltenere Anomalien des Fleisches.

Bei einigen Thieren scheint es unter Umständen während des Lebens zu einer Anhäufung giftiger Stoffwechselprodukte, vorzugsweise in der Leber, zu kommen. Es wird dies von manchen Fischen, Austern etc. behauptet; ferner sind die mehrfach nach dem Genuss von Miesmuscheln beobachteten Erkrankungen auf ein hauptsächlich in der Leber derselben zeitweise angesammeltes Gift, das Mytilotoxin, zurückgeführt.

Giftige Arzneimittel, wie Arsenik, sind wohl zuweilen im Fleisch der damit behandelten Schlachtthiere nachgewiesen, aber in solchen Spuren, dass kaum eine Gefahr für die menschliche Gesundheit resultiren kann.

Als entschieden minderwerthig ist das Fleisch junger Kälber anzusehen; bis zum 10. Tage liefern sie ein sehr blasses, graues, fettarmes Fleisch mit wässerigem, welkem Bindegewebe. Zwischen der 2. und 5. Lebenswoche ist es am besten zum Verkauf geeignet.

Von unangenehmem Beigeschmack und Geruch und deshalb verwerflich ist das Fleich von männlichen Zuchtthieren, von abgehetztem und an Erschöpfung verendetem Vieh.

Gegen die geschilderten Gefahren des Fleischgenusses stehen uns eine Reihe von wirkungsvollen Maassregeln zu Gebote, welche theils die Haltung der Schlachtthiere während des Lebens betreffen, theils in einer Fleischschau während des Schlachtens, sodann in zweckentsprechender Aufbewahrung des Fleisches und in der Zubereitung desselben vor dem Genuss bestehen.

1. Vorsichtsmaassregeln bei der Viehhaltung.

Die Continuität des Wirthswechsels thierischer Parasiten der Schlachtthiere (vgl. Fig. 40) kann unterbrochen und damit die Gefahr der Weiterverbreitung grossentheils vermieden werden durch reinliche Haltung der Ställe und reinliche Fütterung. Giebt man den Schweinen keine Gelegenheit, durch Ratten oder trichinöses Schweinefleisch Trichinen zu acquiriren, hält man namentlich die Schweineställe dicht und gegen ein Eindringen von Ratten geschützt, so ist eine Verbreitung der Trichinose unmöglich. — Beseitigungen der menschlichen Dejectionen und Fernhalten derselben von den Schweinen resp. vom Rindvieh schützt gegen die Entwickelung der Finnen von Taenia solium und T. mediocanellata und somit gegen die Weiterverbreitung dieser Bandwürmer. — Einschränkung der Zahl der Hunde und Verhinderung des Zusammenlebens derselben mit den Schlachtthieren kann die Fälle von Taenia echinococcus wesentlich verringern. Daneben ist möglichste Vernichtung alles echinokokkenhaltigen Fleisches und grösste Vorsicht im Verkehr der Menschen mit Hunden indicirt.

Der Verbreitung der Zoonosen (Milzbrand, Rotz, Wuth etc.) ist durch Seuchengesetze, speciell durch Anzeigepflicht, Sperren und Desinfektionsmaassregeln wirksam vorzubeugen.

Welch bedeutenden Einfluss die Art der Viehhaltung auf das Vorkommen von Parasiten beim Schlachtvieh hat, geht z. B. aus einem Vergleich der in den Regierungsbezirken Posen und Hildesheim im Durchschnitt von 7 Jahren gefundenen finnigen und trichinösen Schweine hervor:

	Posen	Hildesheim	
Es gelangten jährlich zur Untersuchung . .	75000	130000	Schweine
Davon waren finnig	253	47	„
also pro Mille	3·4	0·36	„
Trichinös wurden gefunden	381	7	„
also pro Mille	5·1	0·05	„

2. Fleischbeschau.

Da pathologische Veränderungen an den Muskeln nur sehr selten, dagegen fast regelmässig an den Eingeweiden auftreten, so ist eine Fleischbeschau nur während des Schlachtens durch Begutachtung der inneren Organe möglich. Diese Controlle ist aber wiederum nur durchführbar, wenn nicht etwa zahlreiche Privatschlächtereien bestehen, sondern wenn das Schlachten ausschliesslich an einer Centralstelle, in einem städtischen Schlachthaus, geschieht.

In den grossen Städten sind die Schlachthäuser gewöhnlich mit dem Viehhof, mit Schienengleis nach dem Bahnhof, mit einem Börsengebäude, Markthalle, ausgedehnten Stallungen u. s. w. verbunden (s. Fig. 41). Auf dem eigentlichen Schlachthof finden sich überall 1) einige Stallungen, 2) das Polizeischlachthaus und Observationshaus für verdächtiges Vieh. Daselbst befinden sich auch Räume für das confiscirte Fleisch. 3) Das Rinderschlachthaus. Entweder ist dasselbe nach dem Zellensystem eingerichtet; von einer Mittelhalle, welche als Vorplatz zum Aushängen des Fleisches dient, gehen dann nach rechts und links kleine Abtheilungen, welche von je einem oder mehreren Fleischern benutzt werden; oder es besteht eine gemeinsame Schlachthalle, die nur durch Pfeiler unterbrochen ist (Fig. 42), und dieses System verdient vom hygienischen Standpunkt den Vorzug, weil dann die Beaufsichtigung leichter und in Folge der gegenseitigen Controlle der Fleischer gleichmässiger ist. Unter der Schlachthalle sind in manchen Schlachthäusern Keller angelegt, welche mit reichlicher Luftzufuhr und Kühlvorrichtungen versehen sind, und zum Aufbewahren der Fleischvorräthe dienen. 4) Neben dem Rinderschlachthaus sind besondere Gebäude für die Kaldaunenwäsche, die Talgschmelze resp. eine Albuminfabrik. 5) Das Schweineschlachthaus mit 3 Abtheilungen, dem Abstechraum, dem Brühraum, in welchem die getödteten Thiere abgebrüht werden, und der eigentlichen Schlachthalle. 6) Wohnung für den Inspector, Untersuchungszimmer für die Fleischbeschauer u. s. w.

Der Inspector ist Thierarzt und hat sachverständige Gehülfen. Das ankommende Vieh kommt zunächst in die Stallungen, muss dort ruhen und wird zunächst im lebenden Zustande untersucht. Wird es nicht beanstandet, so kann es geschlachtet werden. Die dabei angewandten Methoden bestehen entweder in Betäubung und Schnitt durch Trachea und Carotiden, oder Genickstich; oder Betäubung und Einblasen von Luft durch eine Troïkar in die Pleurahöhle; oder Schlag mit der Buterolle, einem Hohleisen, welches mit einem

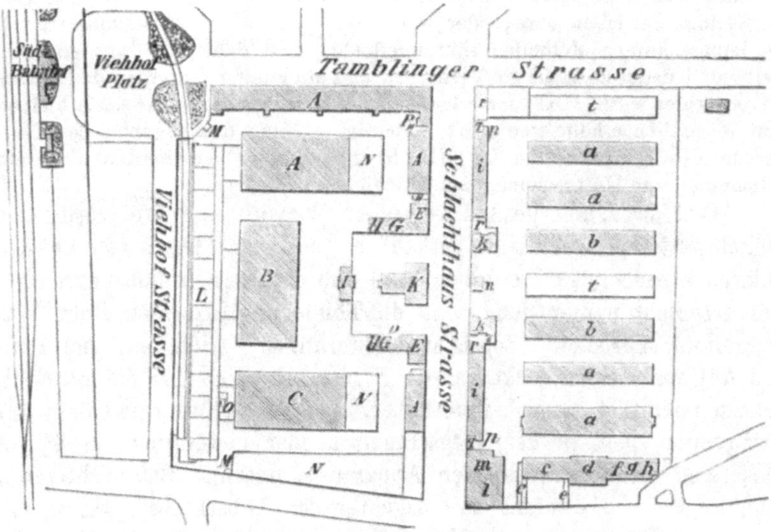

Fig. 41. Vieh- und Schlachthof in München. 1 : 5000.

A Markthallen für Grossvieh, *B* für Kälber, *C* für Schweine und Schafe. *D—P* Nebengebäude des Viehhofs. — *a* Schlachthallen für Grossvieh, *b* für Kleinvieh, *c* für Schweine. *d*, *f* Polizeischlachthaus. *g*, *h* Talg- und Blutkammer. *e* Düngerhof. *i—s* Stallungen, Verwaltungsgebäude u. s. w. *t* Reservirte Plätze.

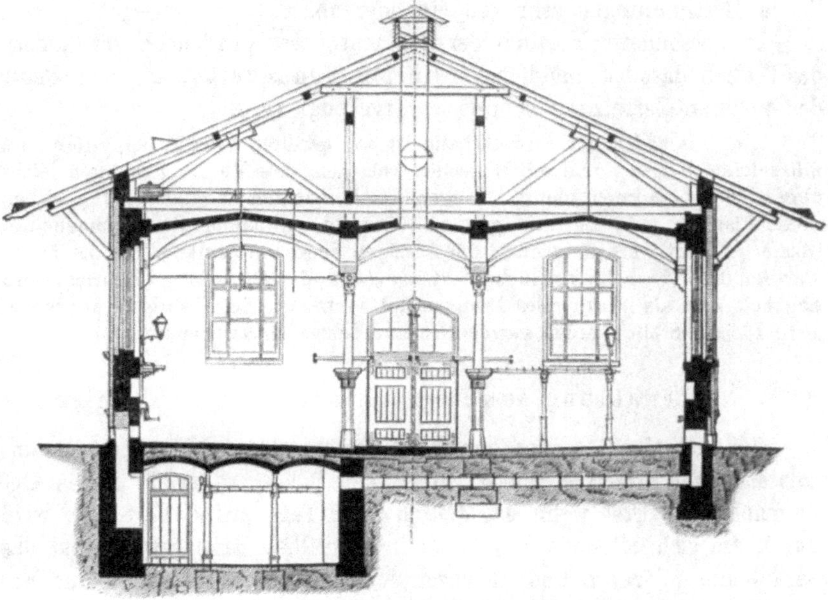

Fig. 42. Querschnitt der Schlachthalle zu München.

Hammer verbunden resp. in eine Art Maske eingeschlossen ist und dem Thiere in's Gehirn getrieben wird; oder durch die sogenannten Schussmasken. Alle die letztgenannten Methoden sind ungünstig, weil dabei das Blut im Fleisch bleibt und dadurch leicht ein Verderben und ein Missfarbigwerden des Fleisches hervorgerufen wird. Dass der Nährwerth des Fleisches durch das darin bleibende Blut wesentlich erhöht werde, ist unrichtig. — Nach dem Oeffnen des Thieres werden die Eingeweide begutachtet und eventuell werden die Proben entnommen zur Untersuchung auf Trichinen.

Wird das Thier gesund gefunden, so wird es weiter zerlegt, das Fleisch gestempelt und zum Verkauf freigegeben. Fleisch von kranken Thieren kommt in's Observationshaus und wird gewöhnlich vernichtet; dies geschieht namentlich, wenn die Thiere an Milzbrand, Rotz, Wuth, verbreiteter Perlsucht, Sepsis und Eiterungen, Trichinen, viel Finnen und Aktinomyces erkrankt waren. Ferner gehört hierher die mit Echinokokken oder Distoma behaftete Leber. Die Vernichtung geschieht durch Verbrennen oder in der Talgschmelze, oder gewöhnlich in den Abdeckereien im Podewils'schen Apparat (s. unten). Bei leichteren Erkrankungen, z. B. nicht zu ausgebreiteter Tuberkulose, bei mässiger Menge von Finnen, bei unreifen Kälbern, bei krepirten oder abgehetzten Thieren, bei Lungenseuche, Rothlauf wird das Fleisch gewöhnlich nicht vernichtet, sondern auf dem Schlachthof selbst als minderwerthig verkauft, am besten, nachdem es vorher in einem geeigneten Desinfektionsofen gekocht ist. Doch weichen in dieser Beziehung die örtlichen Bestimmungen sehr von einander ab.

Ein besonderer Vortheil der Schlachthäuser liegt noch darin, dass das Fleisch daselbst möglichst reinlich behandelt, und dass somit der späteren Zersetzung energisch vorgebeugt wird.

Der Fussboden der Schlachthalle ist aus gerillten Fliesen hergestellt und mit solcher Neigung und mit Rinnsalen versehen, dass Verunreinigungen leicht abgeschwemmt werden können. Ueberall steht reichlich Wasser zur Disposition, ebenso ist für gute Lüftung gesorgt. Von den Abfällen, die in ungeheurer Masse geliefert werden, werden die flüssigen abgeschwemmt, wobei die festen Partikel durch Siebeimer zurückgehalten werden; der Dünger und Kehricht wird abgeholt und als werthvolles Düngemittel verwandt; im Uebrigen unbrauchbare Fleischabfälle werden gewöhnlich zur Schweinemast benutzt.

3. Aufbewahrung des Fleisches nach dem Schlachten.

Ein sofortiger Genuss des frisch geschlachteten Fleisches ist unzulässig, weil dasselbe zäh ist und einen faden, widerlich süssen Geschmack hat. Erst wenn das Fleisch 2—3 Tage aufbewahrt war, wird durch die sich bildende Säure das intrafibrilläre Bindegewebe und das Sarkolemm gelockert, und gleichzeitig entwickeln sich kräftige und angenehme Geschmacksreize. Es fragt sich, wie nun diese Aufbewahrung des Fleisches vor sich gehen soll, ohne dass Saprophyten, Infektionserreger oder üble Gerüche in das Fleisch eindringen.

Vielfach wird das Fleisch im Eisschrank aufbewahrt; es ist dies jedoch eine unzulängliche Methode. Bei der Temperatur des Eisschrankes (7—12°) hört das Bakterienwachsthum durchaus nicht auf; dazu kommt, dass sich im Eisschrank fortwährend Wasserdampf aus der Luft condensirt und die Oberfläche des Fleisches allmählich sehr stark durchfeuchtet wird. Gerade diese weiche Oberfläche bietet dann den Bakterien einen vorzüglichen Nährboden. Auch der Geschmack des im Eisschrank gehaltenen Fleisches leidet erheblich.

Ein weit richtigeres Verfahren besteht darin, dass man das Fleisch in bewegter Luft abhängen lässt, so dass die Oberfläche eintrocknet. Es ist dann den Bakterien nicht möglich, in der oberflächlichen Schicht zu wuchern und von da in die Tiefe zu dringen. Ein solches Abhängen gelingt eben in den Kühlhallen der Schlachthäuser.

In Linde'schen Eismaschinen wird durch einen Compressor Ammoniak (oder Luft) comprimirt, die dabei entstehende Wärme durch Kühlung mit Wasser beseitigt; das gekühlte comprimirte Ammoniak lässt man durch ein Ventil in den Refrigerator ausströmen, d. h. in Röhren, welche ein Gefäss mit Salz-(Chlorcalcium-)Lösung durchziehen; durch die plötzliche Expansion des Gases erfolgt intensive Abkühlung der Salzlösung. Das Ammoniakgas gelangt darauf wieder in den Compressor und beginnt seinen Kreislauf auf's Neue.

Die im Refrigerator unter 0° abgekühlte Salzlösung wird zu einem Behälter, dem Luftkühler, geleitet, in welchem sie über eine grosse Oberfläche (rotirende poröse Scheiben) strömt; dort tritt Luft, die mittelst Ventilators eingetrieben wird, in innige Berührung mit der kalten Salzlösung. Letztere fliesst, nachdem sie ihre Kälte an die Luft abgegeben hat, wieder zum Refrigerator zurück.

Die gekühlte Luft tritt durch Rohre unter der Decke des Kühlraums aus, senkt sich nach abwärts, erwärmt sich allmählich, bekommt dadurch ein grösseres Sättigungsdeficit und austrocknende Wirkung auf die Oberfläche des aufgehängten Fleisches, steigt bei weiterer Erwärmung allmählich nach oben, und wird von an der Decke gelegenen Rohren, deren Oeffnungen nach oben gekehrt sind, aufgenommen und wieder dem Luftkühler zugeführt.

Im Uebrigen ist bei der Aufbewahrung des Fleisches und in den Fleischerläden selbstverständlich die grösste Reinlichkeit nothwendig; jede engere Verbindung der Verkaufslocale mit Wohn- und Schlafräumen ist zu verbieten. In Fällen von infektiösen Krankheiten innerhalb der Familie des Fleischers ist ähnliche Sorgsamkeit nothwendig, wie bezüglich der Milchwirthschaften gefordert wurde (s. S. 268).

4. Zubereitung des Fleisches.

In Anbetracht der zahlreichen Gefahren, welche mit dem Genuss des rohen Fleisches verbunden sein können, sollte das Fleisch **niemals** im rohen Zustande genossen werden, auch dann nicht, wenn eine geordnete Fleischschau besteht. Einzelne Finnen werden z. B. sehr leicht übersehen, aber selbst eine einzige genügt, um einen Bandwurm hervorzurufen; ebenso ist es nicht möglich, die Trichinenschau überall in hinreichend zuverlässiger Weise durchzuführen. — Soll ausnahmsweise einmal rohes Fleisch genossen werden, so ist es wenigstens aus bekannter Quelle im ganzen Stück zu beziehen, dann genau auf Finnen zu untersuchen und darauf erst zu zerkleinern. Irgend welche Vortheile bietet indess das rohgenossene Fleisch durchaus nicht, namentlich ist die Ansicht irrig, dass das rohe Fleisch einen höheren Nährwerth besitze oder leichter verdaulich sei als das präparirte. Für gewöhnlich soll daher stets Kochen oder Braten des Fleisches oder aber Conserviren desselben dem Genusse vorausgehen.

a) Kochen und Braten.

Durch mässige Hitze werden die Parasiten fast ausnahmslos zerstört. Trichinen sterben bei 65° ab, Finnen bei 50—60°, die meisten Contagien bei einer Hitze von 60—65°, die etwa $^1/_4$—$^1/_2$ Stunde einwirkt. Nur manche Toxine bleiben auch nach Einwirkung höherer Temperaturen unzersetzt. — In gut gekochtem und gebratenem Fleisch steigt selbst im Innern die Temperatur regelmässig auf 60—70°, die also zur Tödtung der Parasiten ausreichen. Allerdings dringt die Hitze in grössere Stücke nur langsam ein; beispielsweise zeigt ein Stück Fleisch von $3^1/_2$ Pfund in kochendem Wasser erst nach $1^1/_2$ Stunden eine Temperatur von 62° im Innern. Halb gar gebratenes Fleisch, aus welchem beim Schneiden nur mühsam trüber Saft hervorquillt, und bei welchem also noch keine Gerinnung des Myosins stattgefunden hat, bietet natürlich auch keine Garantie gegen Parasiten.

Das Fleisch wird allerdings durch das Kochen und Braten etwas verändert. Beim Kochen wird es in 2 Theile zerlegt, das Eiweiss gerinnt, es wird Flüssigkeit ausgepresst und es entsteht so 1) die Brühe. Diese enthält sehr wenig feste Substanzen, nur $2^1/_2$—$3^1/_2$ Procent, von welchen über die Hälfte anorganische Salze sind. Die werthvollen Bestandtheile, insbesondere die Eiweissstoffe, Myosin, der Blutfarbstoff bleiben ganz im Fleisch und nur unwägbare Spuren von Albumin gehen in die Brühe über, gerinnen dort durch die Hitze und werden mit dem hauptsächlich aus Fett bestehenden sogenannten Schaum abgeschöpft. Bei Knochenzuthat löst sich in der Brühe noch etwas Leim, von 1 kg etwa 20 g. Jedenfalls bekommen wir in der Brühe immer nur eine ausserordentlich kleine Menge von Nährstoffen, so dass sie lediglich als Genussmittel angesehen werden kann. 2) Das gekochte Fleisch. Dasselbe hat 20 Procent Wasser, aber nur 2 Procent feste Substanzen und unter diesen 0·6 Procent organische, verloren. Es besitzt also geradezu noch den vollen Nährwerth. Wird es allerdings zunächst mit kaltem Wasser ausgelaugt und dann erhitzt, so wird es hart, zäh und geschmacklos, aber durch feines Zerkleinern, Hacken und Schaben ist es gleichwohl leicht verdaulich und nahrhaft zu machen. Besser von Geschmack bleibt es, wenn man grosse Stücke gleich in siedendes Wasser einbringt. Es bildet sich dann an der äusseren Fläche eine Hülle von geronnenem Eiweiss, welche das Innere vor weiterer Auslaugung schützt. Die Brühe wird in diesem Falle weniger schmackhaft, ist aber leicht durch Extract aufzubessern. — Gebratenes Fleisch hat seine Beschaffenheit noch weniger geändert. Je nachdem es gar oder halbgar gebraten wird, verliert es 5—15 Procent Wasser. Sehr bald bildet sich auf der Oberfläche eine undurchlässige Kruste, so dass das Innere saftig bleibt. Das Bindegewebe wird in Leim verwandelt, das Myosin gerinnt; das Fleisch wird dadurch weit leichter verdaulich als in rohem Zustande; die brenzlichen Röstproducte geben ausserdem einen angenehmen Geschmacksreiz. Mit der Sauce zusammengenossen, welche viel Fett und namentlich freie Fettsäuren enthält, wird es von empfindlichen Menschen schlecht ertragen; dagegen ist es in kaltem, feingeschnittenem oder geschabtem Zustande ausserordentlich leicht verdaulich.

b) Conservirungsmethoden.

Wegen der schlechten Haltbarkeit des Fleisches sind seit Jahren viele Versuche zur Conservirung desselben gemacht. Zum Theil verwendet man Mittel, welche die Fäulnisserreger tödten. Diese tödten dann zugleich auch die Contagien, Finnen und Trichinen, und solche Conserven sind ohne weitere Zubereitung geniessbar und vom hygienischen Standpunkt in keiner Weise zu beanstanden. Andere Mittel bewirken nur eine gewisse Hemmung der Bakterien und verhindern lediglich eine so starke Wucherung, dass Fäulnisserscheinungen auftreten. In diesem Falle bleiben die etwa vorhandenen pathogenen Bakterien und Parasiten eventuell lebendig und die Conserven bedürfen dann der besonderen Zubereitung vor dem Genuss. — Alle Conservirungsmethoden dürfen keine giftigen Stoffe in das Fleisch hineinbringen und dürfen den Nährwerth und den Geschmack des Fleisches nicht beeinträchtigen. Vorzugsweise in Betracht kommen folgende Methoden:

1) Kälte. Dieselbe wirkt nur entwickelungshemmend, tödtet aber nur wenig Bakterien (s. S. 45). Trotzdem hat man auch die Kälte zu einer längeren Conservirung des Fleisches zu verwenden und namentlich die grossen Fleischvorräthe Südamerikas und Australiens in Eispackung auf den europäischen Markt zu bringen versucht. Dies Verfahren scheitert jedoch zum

Theil an den oben bereits aufgeführten Uebelständen. Insbesondere geht das Fleisch, sobald es aus der Eispackung herauskommt, in so ausserordentlich schneller Weise in Fäulniss über, dass ein Verkauf in vielen Fällen unmöglich wird. — Bessere Resultate sind in der Neuzeit erzielt mit Anwendung von Kaltluftkammern, die wie die Kühlräume der Schlachthäuser eingerichtet sind.

2) Wasserentziehung. Eine rasche Eintrocknung der Oberfläche verhindert für lange Zeit den Eintritt der Fäulniss. Von diesem Mittel wird z. B. an allen Orten ausgiebiger Gebrauch gemacht, wo eine lebhafte Windbewegung und eventuell ein niederer Luftdruck die Wasserverdunstung begünstigt, z. B. auf hohen Bergen. In Südamerika benutzt man seit langer Zeit die Sonnenwärme zum Austrocknen des Fleisches. Das Fleisch von mageren, abgetriebenen Thieren wird in Streifen geschnitten der Sonne ausgesetzt; da es aber dadurch nicht gelingt, die letzten Mengen von Wasser fortzubringen, muss das Fleisch noch mit Kochsalz und Borsäure eingerieben werden, um vollkommen haltbar zu werden. In dieser Form kommt es als Tassajo oder Charque in den Handel, ist aber für den Menschen kaum geniessbar. — Ein besseres Fabrikat wurde früher unter Anwendung von heisser Luft hergestellt, die sogenannte Carne pura. Auch dabei war indess ein gewisser Kochsalzzusatz zur völligen Conservirung des Präparates nöthig. Das getrocknete Fleisch kam in pulverförmigem Zustande in den Handel. Als Volksnahrungsmittel, wofür es eigentlich bestimmt war, hat es sich nicht bewährt (vgl. S. 255). Wohl aber hat die Carne pura Bedeutung für alle die Fälle, wo es auf concentrirte, compendiöse Nahrung ankommt, z. B. für Verproviantirung von Schiffen, für den eisernen Bestand der Truppen u. s. w. Die Carne pura kann mit allerlei Gemüsen vereinigt und in Tafeln comprimirt werden.

3) Salzen. Imprägnirt man das Fleisch mit einer 8—12 procentigen Salzlösung (meist unter Zusatz von etwas Salpeter), so wird ein grosser Theil der Bakterien getödtet und alle werden an der Wucherung verhindert. Dies Verfahren wird namentlich bei Fischen (Häring, Lachs, Sardellen) angewendet. Die Verdaulichkeit des Fleisches scheint durch das Salz nicht zu leiden.

4) Räuchern. Das Fleisch wird in einer Räucherkammer dem abgekühlten Rauch von Buchen- oder Eichenholz, eventuell auch Wachholdersträuchern, ausgesetzt. Daneben findet ein starker Luftzug und durch diesen ziemlich erheblich Austrocknung statt; oft werden die Fleischwaaren vorher stark mit Salz imprägnirt. — In neuerer Zeit hat man ausserdem eine sogenannte Kunst- oder Schnellräucherung eingeführt, welche nur im Eintauchen des Fleisches in eine Mischung von Wasser, Holzessig und Wachholderöl besteht. Bei dem letzteren Verfahren werden die Contagien und Parasiten durchaus nicht vollständig getödtet. Dagegen sind in den langsam in Räucherkammern geräucherten und stark ausgetrockneten Fleischwaaren gewöhnlich keinerlei lebende Parasiten mehr enthalten. Finnen haben überhaupt eine kurze Lebensdauer (nur 4 bis 5 Wochen), werden also in solchen Conserven niemals gefunden. — Die verbreitetsten einheimischen Conserven, Schinken und Würste, sind seit Einführung der Schnellräucherung nicht ohne Bedenken zu geniessen, sobald man über ihre Herkunft und die Art ihrer Herstellung nicht unterrichtet ist. Zu Würsten werden ausserdem erfahrungsgemäss alle möglichen Fleischabfälle, die sich anderweit nicht verwerthen lassen, verbraucht. Sehr oft tritt in denselben nachträglich Fäulniss ein, namentlich im Innern voluminöser Präparate, wo die Hitze resp. der Rauch nicht ordentlich eingedrungen ist. Daher die Gefahr der Wurstvergiftung, welche bereits S. 302 näher geschildert wurde.

5) Chemikalien wie Borsäure, Salicylsäure werden nur ausnahmsweise zur Conservirung des Fleisches verwendet, zumal beide sich nicht völlig indifferent gegen den menschlichen Organismus verhalten. Neuerdings werden auch Kohlensäure und Formalin zu Conservirungsversuchen benutzt.

6) Erhitzen in bakteriendicht verschlossenen Gefässen. Schon Uebergiessen des Fleisches mit heissem Fett führt zu einer langen Conservirung desselben; die anhaftenden Bakterien werden dabei getödtet, der Zutritt neuer Bakterien durch die Fetthülle verhindert. In solchem Zustande kann sogar Fleisch über See transportirt werden. — Am vollkommensten geschieht die Conservirung in Blechbüchsen (Appert'sches Verfahren). In denselben wird das Fleisch zunächst erhitzt, dann werden die Büchsen zugelöthet und die Erhitzung noch eine Zeit lang fortgesetzt. Dabei werden alle Bakterien und alle Contagien sicher getödtet. — In Handel kommen z. B. aus Amerika Zungen, das Corned Beef u. s. w. Letzteres steht den heimischen Präparaten dadurch nach, dass in Folge des langen Kochens das Bindegewebe gelatinös geworden ist und dass dadurch die zähe Faserung des Fleisches stärker hervortritt. Ausserdem stammt das Fleisch fast niemals von Mastthieren, sondern meist von abgetriebenem, magerem Vieh. Von den Löthstellen der Büchsen aus kann eventuell eine Bleivergiftung erfolgen.

7) Seit langen Jahren werden die zahllosen Rinderheerden Südamerikas auch dazu verwerthet, aus dem Fleisch derselben Fleischextract herzustellen. Zu dem Zwecke wird das zerhackte magere Fleisch mit Wasser gekocht, das Albumin und Fett abgeschöpft, die Brühe eingedampft bis zur dicken Syrupconsistenz. Ein Rind liefert etwa 5 kg Fleischextract. Ausserdem werden die Schlachtabfälle zu einem Dungmittel, dem Fleischknochenmehl, verarbeitet. Ferner wird das ausgekochte Fleisch zermahlen, mit Kochsalz und Kaliumphosphat versetzt und als Fleischfuttermehl für Schweine verkauft. — Der Fleischextract enthält 17 Procent Wasser, 20 Procent Salze, 63 Procent organische Stoffe, die aber nur aus Extractivstoffen, gar nicht aus Nährstoffen bestehen. Der Fleischextract ist daher ein exquisites Genuss- und Reizmittel und nur als solches zu benutzen.

Auch die neueren, im flüssigen Zustande unter Zusatz von viel Kochsalz präparirten Fleischextracte (Cibils, Maggi u. s. w.) sind keine Nähr-, sondern nur Genussmittel.

Im Folgenden sei noch besonders auf einige möglichst leicht verdauliche Fleischpräparate für Kranke und Reconvalescenten hingewiesen. — Vielfach hat man versucht, flüssige oder peptonisirte breiartige Präparate aus dem Fleische zu gewinnen. In dieser Absicht ist z. B. hergestellt:

Extractum carnis frigide paratum (Liebig); früher officinell. Fein zerhacktes Fleisch wird mit 1 p. m. Salzsäure $^1/_2$—1 Stunde macerirt, die röthliche Brühe decantirt. Es geht Syntonin in Lösung; Kochsalz darf nicht zugesetzt werden, da sonst Fällung eintreten würde. Enthält 2·4 Procent feste Bestandtheile, 1·3 Procent Eiweiss; in einer Tasse also kaum 3 g Eiweiss, daher nicht nährend.

Beef tea. 300 g fettfreies Fleisch in kleine Würfel geschnitten, ohne jeden Zusatz in einer weithalsigen Flasche mit lose aufgesetztem Kork in warmes Wasser gestellt, letzteres langsam erhitzt und 20 Minuten im Sieden gehalten. Die abgegossene gelbe Brühe (ca. 100 ccm) enthält: 7·3 g feste Bestandtheile; darin 5·5 g organisch, 1·8 g Eiweiss, Pepton und Leim. — Mithin ebenfalls als Nährmittel ungeeignet.

Succus carnis. Das fein zerhackte Fleisch wird in Lagen von je 250 g durch grobe Leinwand getrennt unter eine Fleischpresse gebracht. 1 Kilo Fleisch liefert 230 g Saft, welcher 6 Procent Eiweiss, in einer Tasse also 12—14 g enthält. Vor dem Genuss ist der Saft auf 40° zu erwärmen und reichlich mit Salz und Gewürz (Fleischextract) zu versetzen. Bei höherer Temperatur würden die Eiweissstoffe coaguliren. — Das Präparat leistet eine nicht unerhebliche Eiweisszufuhr, aber für sehr hohen Preis.

Leimzusätze, namentlich in Form der conservirten Kalbsfussgallerten, können den Nährwerth der vorgenannten flüssigen Präparate etwas, aber nicht erheblich verstärken.

Zahlreiche Versuche gehen ferner darauf aus, das Eiweiss des Fleisches zu peptonisiren. Bei der Magenverdauung und bei der künstlichen Verdauung entstehen bekanntlich zunächst vorwiegend Albumosen, sehr leicht lösliche und verdauliche, durch Salpetersäure noch fällbare Vorstufen der Peptone; erst späterhin überwiegen die nicht mehr fällbaren Peptone. Auf die Albumosen ist es bei Herstellung der Peptonpräparate in erster Linie abgesehen; dieselben haben nur faden, nicht unangenehmen Geschmack, während die Peptone wegen ihres bitteren, brenzlichen und adstringirenden Geschmackes durchaus nicht für Ernährungszwecke geeignet sind.

Peptonum siccum (von Witte in Rostock) kommt als trockenes, leicht lösliches Pulver in Handel. Enthält neben Pepton 50—60 Procent Albumose, zeigt aber zu schlechten, kaum zu verdeckenden Geschmack.

Peptonum syrupiforme (Sanders-Ezn). Aus Rindfleisch durch Pankreasverdauung hergestellt. Enthält viel Fäulnissproducte, riecht und schmeckt schlecht.

Kochs' Fleischpepton; durch Einwirkung überhitzter Wasserdämpfe gewonnen; 17 Procent Eiweiss, 24 Procent Albumosen. Bewirkt bei grösseren Gaben Darmreizung und Durchfall.

Kemmerich's Fleischpepton enthält 10—18 Procent Eiweiss, 35—39 Procent Albumose, hat daher höheren Nährwerth als die vorgenannten Präparate, wie auch durch Versuche am Menschen bestätigt ist. Es zeigt ausserdem besseren Geschmack und ist in grösseren Dosen frei von störenden Nebenwirkungen.

Antweiler's Pepton, gewonnen durch Einwirkung von Papayotin auf fein zerkleinertes Fleisch. 18 Procent Eiweiss, 60 Procent Albumosen, etwa 6 Procent Pepton. Geschmack nicht unangenehm; bedeutender Nährwerth und keinerlei störende Nebenwirkung auf die Verdauungsorgane.

Fluid beef (Johnston, amerikanisches Präparat) und Fluid meat (Derby, englisches Präparat) enthalten 25—30 Procent Albumosen, stehen also an Gehalt und ausserdem an Geschmack den beiden letztgenannten deutschen Präparaten nach.

Leube-Rosenthal's Fleischsolution wird dargestellt durch 10—15stündiges Erhitzen von 1 Kilo Ochsenfleisch mit 1 Liter 2procentiger Salzsäure im Papin'schen Topf. Enthält 10 Procent unverändertes Eiweiss, 2 Procent Albumosen und bis zu 1 Procent Pepton. Wird an Nährstoffgehalt und Wohlgeschmack durch das Kemmerich'sche und Antweiler'sche Präparat weit übertroffen.

Erwähnt seien auch noch die LEUBE'schen Fleischpankreasklystiere, welche aus 300 g geschabtem und gehacktem Fleisch, 100 g frischem Ochsenpankreas und 150 g Wasser zusammengerührt werden. Dieselben sind neuerdings zweckmässig durch die fertigen Fleischpeptone oder auch durch Eierklystiere (Gemisch von Eiern, Rothwein und 10—20procentiger Traubenzuckerlösung, $^1/_4$ Liter pro Dosis) zu ersetzen.

Sobald als möglich sollte dem Reconvalescenten resp. Kranken festes aber fein vertheiltes Fleisch gereicht werden. Geschabtes, resp. fein zerhacktes gebratenes oder gekochtes Fleisch, das in der Suppe suspendirt werden kann, ist ausserordentlich leicht verdaulich. Als Fleischsorten sind dazu Geflügel, Rindsfilet, Kalbfleisch etc. geeignet.

Nicht zu vergessen ist, dass es bei Reconvalescenten von vornherein und überhaupt weniger darauf ankommt, grössere Mengen Eiweiss zuzuführen, als vielmehr Kohlehydrate (s. S. 238). Daher ist Anfangs eine Combination der oben genannten Brühen und flüssigen Fleischpräparate, auch wenn sie nicht viel Eiweiss enthalten, mit leicht verdaulichen Kohlehydraten (s. unten) zweckmässig. Bei langdauernder Reconvalescenz und empfindlichen Individuen ist mit den angeführten diätetischen Mitteln häufig zu wechseln, so dass möglichst immer neue Geschmacksreize geboten werden.

Anhang. Eier. Eier bieten eine sehr eiweissreiche Nahrung, die auch gut ausgenutzt wird, das Eiweiss zu 97 Procent, das Fett zu 95 Procent. Am leichtesten verdaulich sind sie in feinster Zertheilung als Emulsion in Suppe, Bier u. s. w., ferner weich gekocht und gut zerkleinert. Hart gekochte Eier sind schwer verdaulich, weil der Magensaft nur sehr langsam die Coagula durchdringen kann. Empfindliche Individuen und namentlich Kinder vertragen die Eier oft schlecht, höchstens im rohen Zustande in Form der Emulsion. — Der Nährwerth der Eier wird vielfach überschätzt. Das genossene Quantum ist für gewöhnlich zu gering. Ein Ei hat etwa 50 g Inhalt, darin 19 g Dotter und 31 g Eierweiss. In den 19 g Dotter sind 3 g Eiweiss und 4 g Fett enthalten, ausserdem 2 g Lecithin, Nucleïn u. s. w. In den 31 g Eierweiss sind 27 g Wasser und nur 4 g Eiweiss. Zusammen liefert also ein Ei etwa 7 g Eiweiss und 4 g Fett an Nährstoffen, ausserdem relativ viel Eisen.

Beim Aufbewahren der Eier tritt Wasserverlust ein. Daher sinken sie später in 10procentiger Kochsalzlösung unter (Eierprobe). Conservirbar sind sie durch Einlegen in Kalkwasser, wobei die Poren durch kohlensauren Kalk verschlossen werden, oder Bestreichen mit Fett, Vaselin u. s. w. Im Handel existiren Conserven von Albumin, die vielfach technische Verwendung finden; ferner EIFNER's Eier- und Eidotter-Conserven mit nur 5 Procent Wasser.

Litteratur: SCHMIDT-MÜHLHEIM, Handbuch der Fleischkunde, Leipzig 1884. — OSTERTAG, Handbuch der Fleischbeschau, Stuttgart 1892. — HOFMANN, Die Bedeutung der Fleischnahrung und Fleischconserven, Leipzig 1880. — OSTHOFF, Die Schlachthöfe und Viehmärkte der Neuzeit, Leipzig 1881. — KAENSCHE, Fleischvergiftung, Zeitschr. f. Hyg. Bd. 22.

5. Vegetabilische Nahrungsmittel.

a) Getreide, Mehl, Brot.

An den Getreidekörnern ist die Fruchthülle und der Kern zu unterscheiden; letzterer hat aussen eine Celluloseschicht, dann folgt die an Eiweiss besonders reiche sogenannte Kleberschicht (die aber keinen Kleber enthält), dann der Mehlkern mit reichlichen Stärkezellen; knetet man das Mehl des Mehlkerns im Seihtuch unter Wasser, so bleibt der Kleber als fadenziehende Masse zurück. Die ganzen Körner enthalten im Mittel 14 Procent Wasser und 86 Procent feste Theile, unter letzteren 11 Procent Eiweissstoffe, 2 Procent Fett, 67 Procent Stärke. Vor dem Vermahlen sind die Getreidekörner zunächst durch Reinigungsmaschinen von aussen anhaftendem Schmutz und Beimengungen zu befreien; sodann sind sie durch Schälmaschinen von der werthlosen resp. störenden Hülse, Frucht- und Samenhaut, zu befreien (Decortication). Durch das Mahlen wird dann das Korn in zwei Antheile zerlegt; die Kleberschichten sind zäher und elastischer, während der spröde Mehlkern leicht in Pulver zerfällt. Der vorzugsweise aus Stärke und wenig Eiweiss bestehende Kern kann daher von jenen nur grob zerkleinerten, eiweissreichen Theilen der Hülle durch Beuteln oder Sieben getrennt werden. Die äusseren Partien des Korns sind ausserdem grau gefärbt; das Mehl wird daher um so dunkler und gröber, je mehr es von den äusseren Schichten enthält. Bei der sogenannten Hoch- oder Griesmüllerei, wo die Walzen resp. Steine anfänglich weit von einander stehen und allmählich einander genähert werden, bekommt man die meisten Sorten und zu Anfang die feinsten Mehle; bei der Flachmüllerei stehen die Steine von Anfang an nahe und durch die von Anfang an gewaltsame Zerkleinerung wird die Schale zum Theil in feinste Splitter zertheilt, die sich dem Mehl beimengen und ihm eine graue Farbe geben.

Die verschiedenen Getreide und die verschiedenen Mehlsorten aus dem gleichen Getreide zeigen relativ geringe Differenzen in der chemischen Zusammensetzung. Die gröberen Sorten und die Kleie enthalten aus den oben angeführten Gründen die grösste Eiweissmenge. Dies Plus von Eiweissstoffen ist indess zum Theil nicht ausnutzbar; die Cellulosehüllen der Kleberschicht sind schwer durchdringlich und ihre Zuthat verringert ausserdem noch die Ausnutzung der übrigen Nährstoffe (s. S. 241).

Auch in Bezug auf ihren Nährwerth zeigen die einzelnen Getreidearten nur relativ geringfügige Unterschiede.

Das Mehl ist im rohen Zustande schwer verdaulich; es müssen vorerst die Hüllen der Stärkekörner gesprengt, die Stärke zum Quellen und zur Kleister- oder Dextrinbildung gebracht werden. Ferner muss das Eiweiss in den geronnenen Zustand übergehen. Es gelingt dies Alles z. B. durch Erhitzen des Mehls mit Wasser. So lassen sich Suppen und Breie bereiten, die aber nur wenig feste Substanz enthalten, und nicht conservirbar sind. — Um ein gehaltreiches conservirbares Präparat herzustellen, kann man einen festen Teig aus Mehl und wenig Wasser bereiten und diesen erhitzen. Es resultirt dann aber eine compacte, schwer verdauliche Masse; dieselbe wird erst brauchbar, nachdem sie porös und locker geworden ist.

Eine solche Lockerung lässt sich nun beim Brotteig erreichen durch im Innern desselben entwickelte Gase und zwar deshalb, weil der Teig stark zusammenbäckt, so dass die Gase nicht glatt entweichen, sondern die zähe Masse nur auseinandertreiben. Kleberfreie, nicht backende Mehle sind zur Brotbereitung ungeeignet.

Das Gas kann bei sehr zäher Masse Wasserdampf sein. Brot wird dadurch nur, wenn es viel Eiweiss enthält, etwas gelockert (Graham-Brot). Meist benutzt man Kohlensäure, die entweder aus mineralischem Material entwickelt wird, z. B. Natron bicarbonicum + Salzsäure; oder Liebig-Horsford's Backmehl, bestehend aus saurem Calciumphosphat und Natrium bicarb.; oder Natr. bicarb. + Weinsäure; oder Ammoniumcarbonat (Hirschhornsalz). Es kann auch die aus Mineralien entwickelte Kohlensäure durch Maschinen, welchen ausserdem die ganze Bereitung des Teiges obliegt, in das zum Backen verwendete Wasser und somit in den Teig eingepresst werden (Dauglisch's Verfahren).

Gewöhnlich benützt man Hefe oder Sauerteig, erstere in Form der Presshefe (s. S. 25), mit zahlreichen Bakterien verunreinigt. Der Sauerteig stellt eine noch unreinere, oft vorwiegend aus Spaltpilzen bestehende Hefe dar, die von Tag zu Tag aufbewahrt wird. Beide werden in folgender Weise verwendet: 3 Theile Mehl werden mit 2 Theilen Wasser von 42° angemengt, so dass der Teig eine Temperatur von 33° zeigt. Es kommt dann zunächst ein in den Getreidekörnern enthaltenes diastatisches Ferment zur Wirkung, welches die Stärke theilweise in Dextrin und Maltose überführt. Durch Zumengen der Hefe resp. des Sauerteigs wird nun die Maltose in Gährung versetzt, es entsteht reichlich Kohlensäure, daneben Alkohol und verschiedene andere Produkte. Vorzugsweise scheint bei dieser Gährung die Hefe betheiligt zu sein; von Spaltpilzen namentlich der durch starke CO_2-Bildung ausgezeichnete, zur Coli-Gruppe gehörige Bac. levans. Beim Sauerteig entsteht nebenbei viel Essigsäure und Milchsäure. — In 2—12 Stunden ist der Teig aufgegangen; er wird dann bei 200 bis 270° 30—80 Minuten lang gebacken.

Beim Backen des Brotes verdunstet ein Theil des zugefügten Wassers, so dass aus 100 Theilen Mehl 120—135 Theile Brot hervorgehen. Ferner geht durch die Gährung 1—2 Procent der festen Substanz verloren. Die Fermente werden durch die Backhitze vollständig auch im Innern des Brotes getödtet. Die Stärke und die Eiweisskörner sind nach dem Backen wesentlich verändert, erstere zum Theil in Kleister, theils in Dextrin und Gummi verwandelt; das Pflanzenalbumin und der Kleber ist in den geronnenen unlöslichen Zustand übergeführt. Dabei bildet das Brot eine poröse, lockere Masse, die sehr leicht von den Verdauungssäften durchdrungen wird.

In Folge von mangelhaftem Durchhitzen bleiben schliffige Stellen zurück mit zu viel Wasser und ungeronnenem Proteïn. — Beim Liegen wird das Brot rasch altbacken. Diese Aenderung ist nicht etwa durch Wasserverlust bedingt. Denn wenn man solches Brot auf 70° erwärmt, wird es wieder frischem Brot ähnlich. Wahrscheinlich findet eine moleculare Aenderung und eine innigere Verbindung des Wassers beim Liegen des Brotes statt, die beim Erwärmen wieder gelöst wird. Lagert das Brot längere Zeit und sinkt der Wassergehalt unter 30 Procent, dann gelingt es nicht mehr, dasselbe durch Erwärmen wieder frischbacken zu machen.

Die verschiedenen Brotsorten zeigen folgende Zusammensetzung:

	Wasser	Eiweiss	Kohlehydrate
Feines Weizenbrot	35·5	7·1	56·6
Grobes Weizenbrot	40·5	6·2	51·1
Semmel (mit Milch bereitet) . . .	28·6	9·0	59·5
Roggenbrot	42·3	6·1	49·3
Commisbrot	36·8	7·5	52·4
Pumpernickel	43·4	7·6	45·0

Das mit Milch bereitete Weizenbrot zeigt somit den höchsten Gehalt an verdaulichem Eiweiss. Das Eiweiss des aus groben Mehlsorten, resp. aus dem ganzen Korn bereiteten Brotes ist, wie oben erwähnt, nur zum Theil ausnutzbar. Vom Eiweiss des Weizenbrotes werden 80—85 Procent resorbirt, von dem des Pumpernickels nur 55—60 Procent. Die Kohlehydrate des Weizenbrotes werden zu 98 Procent, die der gröberen Sorten zu 90 Procent resorbirt.

Die dunklere Farbe des mit Sauerteig bereiteten Brotes rührt von einer Einwirkung der Säuren (Milch- und Essigsäure) auf den Kleber her.

Für das Commisbrot der deutschen Soldaten bestehen folgende Vorschriften: Das Mehl soll durch Siebe, welche auf 1 qcm 17—18 Fäden zeigen, von gröberen Bestandtheilen befreit sein. 100 kg Mehl von ganzem Korn verlieren dadurch 15 kg Kleie. Das Brot soll gleichmässig aufgegangen, gar und locker und von angenehmem Geruch und Geschmack sein. Der Wassergehalt darf nicht mehr als 40 Procent betragen; der Gewichtsverlust eines Brotes von 3 kg soll am 1. und 2. Tag 34 g, am 3. Tage 56 g, nach längerer Zeit 72 g betragen. Die maximale tägliche Brotration ist auf 750 g zu bemessen.

Billige Brot-Surrogate (z. B. durch Zusatz von Maismehl) sind, auch wenn ihre gute Ausnutzbarkeit und Bekömmlichkeit nachgewiesen werden, praktisch meist ohne Bedeutung, weil ihr Geschmack weiteren Kreisen des Publikums nicht zusagt. — Aehnliches gilt von dem neuerdings viel empfohlenen Aleuronat-Brot. Unter der Bezeichnung „Aleuronat“ bringt die Stärkefabrik von Hundhausen in Hamm ein besonders präparirtes Mehl aus Weizenkleber in Handel, das sehr billig ist, da der Kleber als Abfallproduct bei der Stärkefabrikation gewonnen wird und früher unverwerthet blieb. Werden ein Theil Aleuronat und 3 Theile Weizenmehl verbacken, so erhält man ein eiweissreiches Brot mit ca. 19 Procent gut ausnutzbarem Eisweiss. Dabei ist das Aleuronat einer der billigsten Eiweissträger, der für 1 Mark 800—1000 g Eiweiss liefert. Die Einführung dieses Präparats bietet demnach für die ärmere Bevölkerung grosse Vortheile; aber es wird schwierig sein, das Misstrauen derselben gegenüber dem ungewohnten Geschmack zu besiegen.

Anomalien und Fälschungen des Mehls und des Brotes. In Betracht kommen vorzugsweise

α) Parasiten des Getreides: Claviceps purpurea, der Mutterkornpilz.

Siedelt sich in den Blüthen von Roggen, Gerste und Weizen an und bildet dort zunächst ein Conidien tragendes Mycel, das sich allmählich in ein schwarzes, 1—3 cm langes und hornartig aus der Aehre hervorragendes Sklerotium umwandelt. Dieses Sklerotium keimt im Frühjahr auf feuchtem Boden und entwickelt kleine gestielte, rothe Köpfchen, an deren Oberfläche Perithecien mit Sporen eingesenkt sind.

Das Sklerotium (secale cornutum genannt) gelangt leicht mit in's Korn und in Mehl und Brot. Der anhaltende Genuss solchen Brotes kann die Kriebelkrankheit oder den Ergotismus hervorrufen, der auf einer Intoxication durch die im Mutterkorn enthaltenen Gifte, Cornutin und Sphacelinsäure, beruht. Entweder treten nervöse Erscheinungen, Digestionsbeschwerden, Gefühl von Kriebeln und Anfänge von Anästhesie an Fingern und Zehen, auch wohl Contracturen, Lähmungen, sensorielle Störungen in den Vordergrund, oder aber es werden die Zehen und Füsse, seltener die Finger von trockener Gangrän befallen.

Nachweis des Mutterkorns. Die Farbe des Mehls ist grauer als gewöhnlich, oft zeigt es violette Flecke. Beim Versetzen mit Kalilauge und Erwärmen tritt der Geruch nach Trimethylamin auf in Folge einer Zersetzung des im Mutterkorn enthaltenen Chinolin. — Ferner ist im Mutterkorn ein Farbstoff enthalten, der in saurem Alkohol oder Aether löslich ist. 10 g Mehl werden mit 15 g Aether und 20 Tropfen verdünnter Schwefelsäure geschüttelt, nach einer halben Stunde filtrirt, dann mit einigen Tropfen gesättigter Lösung von Natron bicarb. versetzt, welche allen Farbstoff aufnimmt. Eventuell kann noch eine Prüfung im Spektralapparat erfolgen.

Brandpilze, Ustilago carbo, Tilletia caries u. s. w. lassen an Stelle der Getreidekörner schwarze klebrige oder staubige Massen von Sporen auftreten, die sich dem Mehl beimengen können; für Menschen ungefährlich; bei Hausthieren, welche die Körner in rohem Zustande aufnehmen, scheinen sie vielleicht Gesundheitsstörungen bewirken zu können.

Wahrscheinlich durch Parasiten des Mais oder durch verdorbenen Mais bedingt ist ferner die Pellagra.

Seit dem vorigen Jahrhundert ist diese Krankheit in Italien, Spanien, dem südlichen Frankreich, Rumänien u. s. w. endemisch. Dieselbe ist dadurch charakterisirt, dass im Frühjahr eine Art Erythem auftritt und daneben eine Reihe von leichten nervösen Erscheinungen. Zum Herbst bessert sich der Zustand; im nächsten Frühjahr aber recidivirt die Hautaffektion und die nervösen Symptome werden schwerer, es bilden sich Sehstörungen, Paresen, Krämpfe, Hyper- und Anästhesien, oft auch psychische Störungen aus; daneben bestehen vielfach schwere Verdauungsstörungen. Die Krankheit zieht sich mit steter Steigerung der Symptome durch mehrere Jahre hin und endet gewöhnlich tödtlich. In Italien werden zur Zeit über 100000 mit Pellagra Behaftete gezählt. —

Allgemein wird die Krankheit auf den Genuss von Mais und auf ein damit aufgenommenes Gift zurückgeführt; ob aber Parasiten des Getreides (Brandpilze? Schimmelpilze?) das Gift liefern oder ob dieses erst im Mehl durch Saprophyten entsteht, ist noch unaufgeklärt.

β) Von Unkrautsamen sind Taumellolch und Kornrade bedenklich, weil sie Intoxicationserscheinungen, namentlich narkotische Symptome hervorrufen können. Wachtelweizen und Rhinantus-Arten sind ungiftig, bewirken aber grünblaue Färbung des Brotes. Der Farbstoff ist mit saurem Alkohol extrahirbar; im Uebrigen sind die Unkrautsamen durch mikroskopische Untersuchung zu erkennen.

γ) Bei unzweckmässiger, feuchter Aufbewahrung der Körner und des Mehls können erstere keimen, letzteres faulen. Der Kleber geht dann durch Fermentwirkung in eine lösliche Modification über und das Mehl ist nicht mehr backfähig. — Schlechte Aufbewahrung des Brotes führt zur Verschimmelung oder zur Entwickelung von Bakterien, z. B. des Bacillus prodigiosus.

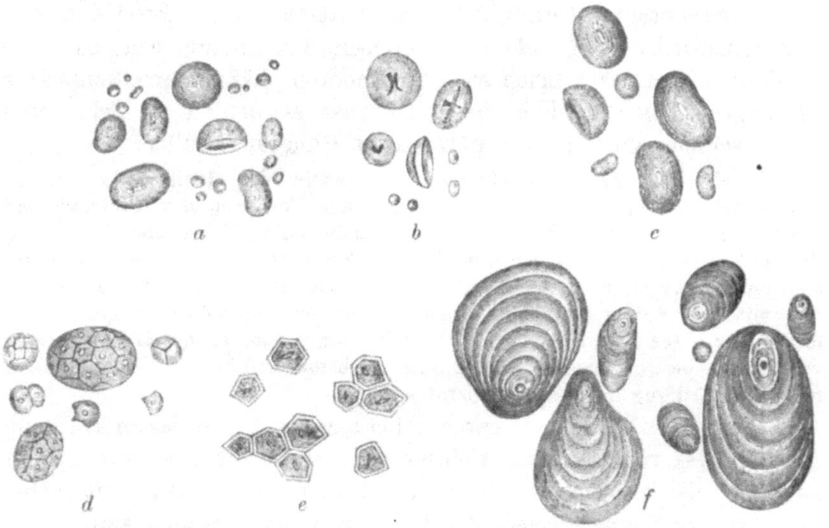

Fig. 43. Stärkekörner. 350 : 1. *a* Weizen. *b* Roggen. *c* Gerste. *d* Hafer. *e* Reis. *f* Kartoffel.

δ) Zusätze. Das Mehl wird zuweilen mit Gyps oder Schwerspath versetzt; ferner mit Alaun und Kupfersulfat zur Aufbesserung der Farbe und zum Einteigen eines feucht aufbewahrten, nicht mehr bindenden Mehles. Die ersteren werden durch Schütteln des Mehls mit Chloroform und Wasser als Absatz auf dem Boden des Glases erkannt; Alaun und Kupfersulfat durch die Aschenanalyse. — Weit häufiger kommt eine Beimengung des billigeren Kartoffelmehls zu Weizen- oder Roggenmehl vor, nachweisbar durch das sehr charakteristische mikroskopische Bild der Stärkekörner (s. Fig 43).

ε) Blei- und Zinkvergiftungen mittelst Brot sind zuweilen dadurch vorgekommen, dass Fehlstellen der Mühlsteine mit Blei ausgegossen waren; oder dass zum Heizen des Backofens ein mit Bleiweiss gestrichenes, resp. mit Zinkvitriol imprägnirtes Holz (Bahnschwellen) benutzt war.

η) Verbreitete Gastricismen sind neuerdings beobachtet in Folge des Genusses von Brot (Milch- und Franzbrötchen), das sog. Brotöl enthielt. Um das Ankleben zu hindern, werden die Backbleche u. die einzelnen Brote mit Butter, Schmalz, Margarine oder dergl. bestrichen. Jetzt wird dazu ein billigeres „Mineralöl" empfohlen, das aus den bei 300° nicht flüchtigen Petroleum-Rückständen bereitet ist. Schon 1 g desselben ruft Brechen, Durchfall, Gliederschmerzen etc. hervor. Die Verwendung verräth sich meist durch Geruch der Brote nach Petroleum (Dunbar).

Conditorwaaren rufen nicht selten durch giftige Farben Gesundheitsstörungen hervor. Giftig resp. ungiftig sind folgende Farben:

	Giftig	Ungiftig
Gelb:	Chromgelb (Blei, Chrom). Ultramaringelb (Barium, Chrom). Kasseler Gelb (Blei). Neapelgelb (Blei, Antimon). Auripigment (Arsen). Pikrinsäure. Gummigutt.	Saffran, Safflor. Curcuma. Ringelblumen. Gelbbeeren.
Grün:	Schweinfurter-, Neuwieder-, Bremer-, Wienergrün, Scheele's Grün (sämmtlich Arsen, Kupfer etc.).	Mischungen von Blau und Gelb. Spinatsaft.
Braun:	Sepia, Terrasiena (zuw. Arsen).	Gebrannter Zucker. Lakritzensaft.
Roth:	Zinnober (Quecksilber). Chromroth (Quecksilber und Chrom). Mennige (Blei). Anilinfarben.	Cochenille. Carmin. Krapproth. Saft von rothen Rüben und Kirschen.
Blau:	Bergblau (Kupfer). Thenardblau (Arsen). Smalte (Arsen).	Indigolösung. Lakmus. Saftblau.
Weiss:	Bleiweiss. Zinkweiss.	Feinste Mehle, Stärke.
Schwarz:	Spiesglanz (Antimon).	Chinesische Tusche.

b) Leguminosen.

Dieselben sind ausgezeichnet durch reichlichen Eiweissgehalt; jedoch fehlt ihnen der Kleber, und deshalb ist eine Brotbereitung nicht möglich, sondern sie sind nur mit sehr viel Wasser entweder in Suppenform mit 90 Procent Wasser, oder in Breiform mit 70—75 Procent Wasser geniessbar. In Folge dessen können die Leguminosen niemals in grosser Menge und dauernd aufgenommen werden. — Ferner kommt in Betracht die schlechte Ausnutzung (das Eiweiss zu 50—60 Procent), welche sich steigert, je grösser das genossene Quantum wird. Die übertriebene Empfehlung der Leguminosen als Volksnahrungsmittel berücksichtigt daher viel zu einseitig die Ergebnisse der chemischen Analyse.

Die präparirten Mehle aus Leguminosen sind besser ausnutzbar (Eiweiss zu 85 Procent) und leicht verdaulich, sie haben indess einen sehr wechselnden und jedenfalls gegenüber dem ganzen Korn ausserordentlich verringerten Eiweissgehalt.

c) Kartoffeln.

Auf Grund ihres geringen Eiweissgehaltes sind sie vielfach angegriffen und als Nährmittel in Misskredit gebracht, jedoch mit Unrecht. Man betonte eben früher zu sehr den Werth der Eiweissstoffe für die Ernährung, während doch Fett und Kohlehydrate gerade so gut nothwendige Nährstoffe sind. Zur Lieferung von Kohlehydraten sind aber die Kartoffeln vorzüglich geeignet. Wollte man ihren Werth nach der Eiweisslieferung beurtheilen, so wäre das nicht anders, als wenn man den Werth des Fleisches nach den in demselben vorhandenen Kohlehydraten beurtheilen wollte. — Die Ausnutzung der Eiweissstoffe beziffert sich auf 70, die der Kohlehydrate auf über 90 Procent. Die Kartoffeln sind mit Recht ein so beliebtes Volksnahrungsmittel, weil sie sehr gute, selbst bei häufigerer Wiederholung keinen Widerwillen erregende Geschmacksreize bieten, sehr vielfache Verwendungsarten gestatten und ausserdem die Kohlehydrate für verhältnissmässig sehr billigen Preis liefern (s. S. 251). Es ist daher durchaus nicht irrationell, wenn man den Nahrungsbedarf neben dem nöthigen Eiweiss (namentlich neben einem gewissen Quantum animalischer Nahrung) wesentlich mit Kartoffeln deckt. Nur bei einem Fehlen der Eiweisszufuhr und ausschliesslicher Kartoffelnahrung treten Ernährungsstörungen auf.

d) Die übrigen Gemüse

sind uns werthvoll wesentlich nur durch ihre Geschmacksreize; ausserdem führen sie dem Körper grössere Mengen Salze zu, die grünen Gemüse insbesondere Eisen. Sie verdienen deshalb volle Berücksichtigung in der Kost, wenn auch ihr sonstiger Nährwerth durchweg unbedeutend ist. — Auch die Pilze enthalten im frischen Zustand nur 2—3 Procent Eiweiss, das überdies schlecht ausgenützt wird und sind also ähnlich wie die übrigen Vegetabilien zu beurtheilen. —

Die Früchte zeichnen sich aus durch ihren Gehalt an löslichen Kohlehydraten und Fruchtsäuren; sie enthalten mit Ausnahme der Nüsse wenig Eiweiss, dagegen viel Wasser, so dass sie gleichsam den Uebergang zu den Getränken bilden.

Anomalien der Gemüse. Zu beachten ist, dass Parasiten und Infektionserreger an den Gemüsen haften können; an Salat, Kohl, Radieschen etc. Bandwurmeier; an denselben Waaren und ausserdem an Kartoffeln, Rüben, Wurzeln, Erdbeeren infektiöse Pilze aus dem Boden. — Ferner ist durch Erkrankung der Verkäufer (Grünkramkeller) die Uebertragung von Contagien auf vegetabilische Nahrungsmittel möglich. Es ist daher beim Rohgenuss der Gemüse und Früchte eine gewisse Vorsicht indicirt. Dieselben sind sorgfältig zu reinigen, ebenso die dabei benutzten Tische, Tücher und Utensilien der Küche; vor allem sollten aber auch die Vegetabilien so viel als möglich nur gekocht genossen werden.

Die gekeimte Kartoffel enthält in der Nähe der Keime ein Gift, das Solanin. Ferner sind zahlreiche Pilze giftig, auf deren Charakteristik hier jedoch nicht eingegangen werden kann. Manche Pilze, wie z. B. die Morchel verlieren ihre Giftigkeit, wenn man die getrockneten Pilze abbrüht und das Brühwasser weggiesst.

Die durch Kochen conservirten Gemüse sind fast stets kupferhaltig; sie verlieren ohne Kupferzusatz beim Kochen die frische Farbe; diese bleibt aber, wenn während des Kochens etwas Kupfersulfat zugefügt wird, pro kg etwa 30 bis 40 mg (Reverdissage). Um Vergiftungen herbeizuführen, ist die Menge des Kupfers kaum jemals bedeutend genug. — Ein sehr gutes Präparat sind die neuerdings vielfach in Handel gekommenen durch Trocknen conservirten Gemüse.

Als besonders leicht verdauliche Vegetabilien für Kranke und Reconvalescenten sind zu empfehlen: Präparirtes Gersten- und Hafermehl, in welchem schon ein Theil der Stärke aufgeschlossen ist. Daraus sind Suppen zu bereiten, für welche höchstens 10 Theile Mehl auf 100 Theile Wasser verwendet werden. Man muss dieselben sehr lange kochen lassen, um alle Stärke vollständig zu lösen. Die Suppe enthält dann im Mittel 1·5 Procent Eiweiss und 10 Procent Kohlehydrate; in einer Tasse also etwa 20—25 g Kohlehydrate. — Sollen die Kohlehydrate vermehrt werden, ohne die flüssige Consistenz zu ändern, so ist beispielsweise Malzextrakt zuzufügen (aus gekeimter Gerste extrahirt). Derselbe enthält etwa 30 Procent Wasser, 6—8 Procent Eiweiss, 30 Procent Dextrin und 30 Procent Zucker. Fügt man 2 Esslöffel voll einer Tasse Suppe hinzu, so vermehrt man den Kohlehydratgehalt um etwa 20 g.

Sobald als möglich sollte, falls grössere Mengen Kohlehydrate zu reichen sind, zu breiartigen Speisen übergegangen werden. Brei von Kartoffeln enthält in einer Tasse etwa 50—60 g Kohlehydrate, ebensoviel Reisbrei mit Bouillon oder Milch bereitet. — Auch Semmel, Zwieback, eventuell in Suppen eingeweicht, liefern weit erheblichere Mengen Kohlehydrate als grosse Volumina flüssiger Nahrung.

6. Genussmittel.

a) Alkoholische Getränke.

α) Bier. Durch Hefegährung ohne Destillation aus Gerstenmalz, Hopfen und Wasser hergestelltes Getränk, das sich im Stadium der Nachgährung befindet.

Das Malz wird erhalten, indem Gerste 2—3 Tage eingeweicht und dann in dichten Haufen bei niederer Temperatur dem Keimen unterworfen wird, wobei sich reichliche Mengen Diastase bilden. In 6—13 Tagen hat der Blattkeim etwa $^3/_4$ der Länge des Korns; dann wird durch Trocknen an der Luft das Luftmalz, durch Trocknen auf der Darre bei 40—80° das Darrmalz hergestellt. Aus dem geschrotenen Malz wird durch Behandeln mit Wasser die Würze gewonnen (durch Infusion oder Decoction). Die Diastase bewirkt die Umwandlung der ganzen Stärke in Zucker (Maltose) und Dextrin. — Demnächst wird die Würze von den unlöslichen Bestandtheilen abgeseiht und in Kochpfannen unter Zusatz von Hopfen gekocht.

Der Hopfen besteht aus den weiblichen unbefruchteten Blüthendolden von Humulus lupulus. Unter den dachziegelförmig übereinanderliegenden Bracteen der Dolden finden sich kleine goldgelbe klebrige Kügelchen = Lupulin. Diese enthalten Hopfenharz (50—80 Procent), Hopfenbittersäure, als Klär- und Conservirungsmittel wichtig, und Hopfenöl, das den feinen Hopfengeruch liefert. Ausserdem enthält der Hopfen noch Hopfengerbsäure.

Beim Kochen der Würze wird diese concentrirter, das Eiweiss wird — unter Beihülfe der Hopfengerbsäure — abgeschieden, die Diastase wird zerstört. Lupulin gelöst.

Dann wird abgeseiht und im Kühlschiff rasch gekühlt; bei zu langsamer Kühlung erfolgt leicht Milchsäurebildung. Für obergähriges Bier wird die Würze auf 12—18°, für untergähriges auf 3—8° gekühlt. Dann wird sie in Gährbottiche gefüllt und auf 100 Liter $^1/_2$ Liter Hefe (jetzt meist rein gezüchtete Hefenrassen, vergl. S. 25) zugesetzt. Nach 4—12 Tagen wird auf Lagerfässer gefüllt und dort bei einer Temperatur unter 5° eine schwache Nachgährung unterhalten. Zur Klärung werden eventuell Buchenholzspäne, Kochsalz, gährende Würze, oder auch Tannin oder Hausenblase zugesetzt.

Für Bock- und Exportbier werden gehaltreichere Würzen als für sogenanntes Schenkbier verwendet. — Bei 40° gedarrtes Malz giebt die hellen Biere; hoch gedarrtes oder geröstetes Malz die dunklen.

Das Bier enthält: Wasser, CO_2; Alkohol; dann die Stoffe des sogenannten Extractes, Reste von Maltose und Dextrin, Pepton, Glycerin,

Milch-, Essig-, Bernsteinsäure, harzige und bittere Stoffe aus dem Hopfen; ferner Salze (besonders phosphorsaures Alkali).

Je nach der Concentration der Würze, der Beschaffenheit des Malzes, der Anwendung der Infusion oder Decoction und dem Verlauf der Gährung finden sich starke Variationen der Zusammensetzung.

Trotzdem sind bestimmte Anforderungen formulirt: Normales Bier soll glanzhell, vollmundig, gut moussirend sein. Der Alkoholgehalt soll 2·5—4·5 Procent, der Extract mindestens 4 Procent ausmachen; auf 1 Theil Alkohol sollen 1·2—1·6 Theile Extract kommen, am besten 1·6—1·8; Glycerin soll höchstens zu 0·5 Procent vorhanden sein.

Das Bier ist demnach vorzugsweise Genussmittel; nur bei Aufnahme grosser Quantitäten kommt ein Nährwerth in Betracht, indem es dann einen nicht unerheblichen Theil des Bedarfs an Kohlehydraten deckt. — Die Ausnutzung der Nährstoffe ist zweifellos eine fast vollständige. Die Magenverdauung wird durch Bier etwas verlangsamt.

Der Consum beträgt pro Kopf und Jahr in Preussen 40, in Bayern 220 Liter.

Anomalien und Fälschungen. Im Bier liegt ein künstliches Präparat vor, das auch bei normaler Beschaffenheit in dem Alkohol und in den zur Unterhaltung der Nachgährung nothwendigen Mikroorganismen differente, nicht unbedenkliche Bestandtheile enthält. Schlechtes Bekommen ist daher bei empfindlichen Individuen leicht möglich, selbst wenn das Bier vollkommen gut ist. Ausserdem aber kann sehr leicht der Brauprocess etwas abnorm verlaufen, ohne dass darum eine Fälschung vorliegt und solches Bier kann bei vielen Menschen Störungen hervorrufen. So z. B. führt ein etwas höherer Gehalt an Hopfenharz, der sich namentlich im Jungbier findet, zu heftiger und schmerzhafter Reizung der Blase.

Im Allgemeinen ist daher ein gewisses Risiko mit dem Genuss dieses Präparates immer verbunden. Zweifellos führen aber Anomalien und Fälschungen des Bieres viel leichter zu Störungen der Gesundheit wie normales Bier, und erfordern daher auch vom hygienischen Standpunkt eine gewisse Berücksichtigung.

Folgende billigere Surrogate werden verwendet:

- Stärke oder Stärkezucker statt des Malzes.
- Pikrinsäure, Enzian, Wermuth, Colchizin, Quassia etc. anstatt des Hopfens.
- Glycerin zur künstlichen Herstellung der Vollmundigkeit des Bieres.
- Alaun oder Schwefelsäure zur künstlichen Klärung trüben Bieres.

Alle diese Surrogate sind theils giftig, theils täuschen sie für schlechte und nicht haltbare Präparate eine gute Beschaffenheit vor.

Bei schlechter Aufbewahrung entstehen ferner abnorme Gährungen (hefetrübe Biere), die zu Verdauungsstörungen Anlass geben.

Sauer gewordenes Bier wird wohl mit kohlensaurem Alkali versetzt, um das äussere Symptom des sauren Geschmacks zu corrigiren.

Ferner wird schlecht haltbarem Bier saurer schwefligsaurer Kalk resp. Salicylsäure zugesetzt. Beide wirken in den in Frage kommenden Dosen nicht schädlich, verdecken aber die Minderwerthigkeit des Präparates, ohne dass der Entwickelung schädigender Mikroorganismen entsprechend vorgebeugt wird.

Versandtbiere werden durch Pasteurisiren haltbar gemacht.

Nachweis der Anomalien des Bieres. Die normale Beschaffenheit des Bieres wird vor allem durch Bestimmung des specifischen Gewichts, der Alkohol- und der Extractmengen ermittelt. — Das specifische Gewicht des durch Schütteln im offenen Kölbchen von der CO_2 befreiten Bieres wird im Pyknometer oder mit der Westphal'schen Waage bestimmt. Der Alkohol durch Destillation von 75 ccm mit Alkali neutralisirten Bieres, bis 50 ccm abdestillirt sind, die direct in's Pyknometer einfliessen; durch Wägung in letzterem erhält man die Gewichtsprocente Alkohol mit Hülfe von Tabellen. — Zur Extractbestimmung werden 5 g Bier in einer Trockenente im Oelbad 3 Stunden auf 85° im trockenen Luftstrom erwärmt, dann 4 Stunden über SO_4H_2 getrocknet. — Oder indirect nach Balling: 100 ccm Bier werden auf dem Wasserbad zur Hälfte eingedampft zur Verjagung des Alkohols, dann mit Wasser aufgefüllt und wieder das spezifische Gewicht bestimmt.

Die einzelnen Bestandtheile des Extracts, namentlich das Glycerin, sind nur schwierig zu ermitteln. Am einfachsten ist noch die Phosphorsäurebestimmung, die durch directe Titrirung mit Uranlösung, wie im Harn, geschehen kann und oft Aufschluss über Verwendung von Malzsurrogaten giebt. Der Säuregrad des Bieres wird durch Titriren mit $^1/_{10}$ Normal-Natronlauge bestimmt, nachdem die CO_2 durch Erwärmen entfernt ist.

Stärkezucker ist nachweisbar mit Hülfe der Dialyse des Bieres durch Pergament; das Dextrin bleibt zurück, das Amylin, die unvergährbaren, rechtsdrehenden Bestandtheile des Stärkezuckers gehen durch; es wird dann mit Hefe vergohren und im Polarisationsapparat geprüft.

Zum Nachweis der Pikrinsäure wird das eingedampfte Bier mit Alkohol, dann mit Aether extrahirt, die ätherische Lösung verdampft und mit Cyankalium resp. Zucker auf Pikrinsäure geprüft. — Die übrigen Hopfensurrogate sind nur durch complicirtes Verfahren nachweisbar.

Salicylsäure wird durch Ausschütteln des Bieres mit Aether, Verdampfen und Prüfen mit Eisenchlorid erkannt.

Das Ausschänken des Bieres geschieht vielfach mittelst der Bierdruckapparate. Dieselben bestehen aus einem Cylinder mit comprimirter Kohlensäure, der unter Einschaltung von Druck-Regulatoren durch Zinnrohre und Schläuche mit dem Fass in Verbindung steht, so dass durch den Druck der CO_2 auf die Oberfläche des Bieres letzteres zum Schanktisch aufsteigt. Diese Apparate und sämmtliche Verbindungen an denselben müssen peinlich sauber gehalten werden und überall der Reinigung zugänglich sein; die Rohre sollen aus bleifreiem Zinn hergestellt sein.

β) Wein. Ueberreife Trauben werden entbeert, gequetscht; der Saft bleibt einige Tage mit Hülsen und Kernen in Berührung, um namentlich die Bouquetstoffe aufzunehmen. Der Weisswein wird dann durch Treten oder Maschinen ausgepresst; beim Rothwein wird erst nach der Gährung gepresst, weil nur der gesäuerte Alkohol den rothen Farbstoff löst. — Den Most lässt man ohne besonderen Hefezusatz bei gutem Luftzutritt gähren. Nach 10—30 Tagen folgt auf Lagerfässern die 3—6 Monate dauernde Nachgährung. — Das Klären geschieht beim Weisswein durch Hausenblase, beim Rothwein durch Eiweiss (Milch, Blut, Gelatine) oder Kaolin.

Der fertige Wein enthält folgende Bestandtheile: Alkohol 9—12 Procent; Extract ca. 2·0 Procent; Zucker 0·1—0·8 Procent; Farb- und Gerbstoff bis 0·2 Procent; Asche 0·2 Procent; Wasser 85—88 Procent; specifisches Gewicht 0·99—0·997. — Ferner Essigsäure, Bernsteinsäure, Aepfelsäure, Weinsäure; Glycerin; Oenanthäther (Caprin- und Caprylsäureester). Der Wein ist demnach kein Nahrungsmittel, sondern lediglich Reiz- und Genussmittel.

Anomalien und Fälschungen. Manche Zusätze geschehen in der Absicht, ein besseres und bekömmlicheres Präparat herzustellen und sind vom hygienischen Standpunkt nicht zu beanstanden. So

a) Das Chaptalisiren. Zu saurer Most wird mit Marmorstaub neutralisirt und vor der Gährung mit Zucker versetzt. Geschieht namentlich bei Burgunderweinen.

b) Gallisiren. Herstellung eines Normalmosts mit 24 Procent Zucker, 0·6 Procent Säure und 75·4 Procent Wasser durch Zusatz von Wasser und Zucker. Eventuell durch den geringeren Gehalt an Aschenbestandtheilen nachweisbar. Bei reinem Material nicht zu beanstanden.

c) Pétiotisiren. Sehr verbreitet, seit die Phylloxera ihre Verheernngen angerichtet hat. Die Trester (Schalen und Kerne) werden wiederholt mit Zuckerwasser vergohren. Es entstehen bouquetreiche Weine mit wenig Säure, feurig und schön von Farbe; der zu geringe Gerbstoffgehalt wird durch Tanninzusatz corrigirt. Sehr haltbar. — Oft durch die Analyse nicht von reinem Wein zu unterscheiden, sobald reines Material genommen wird.

Häufig erfolgt Gypszusatz zum Most; dadurch wird Wasser entzogen, die Klärung befördert, die Farbe verbessert, die Haltbarkeit erhöht. Die Weinsäure wird allerdings theilweise ausgefällt und dafür saures Kaliumsulfat in den Wein gebracht. Bei weniger als 2 g Kaliumsulfat pro 1 Liter (bei Weisswein 1 g) ist indess keine nachtheilige Wirkung irgend welcher Art zu beobachten.

Ferner wird oft durch Pasteurisiren conservirt. — Zuweilen wird Scheelisiren angewendet, d. h. Zusatz von 1—3 Procent Glycerin, um dem Wein mehr Körper zu geben und ihn den gelagerten Weinen ähnlicher zu machen. — Oft werden fremde Farbstoffe, namentlich beim Pétiotisiren, zugesetzt (Malven, Heidelbeeren, Fuchsin etc.), nicht selten auch künstliches Weinbouquet oder Alkohol (Vinage).

Bei der hygienischen Beurtheilung aller dieser Fälschungen kommen ähnliche Gesichtspunkte in Betracht, wie bei der Beurtheilung der Anomalien des Bieres. Für empfindliche Individuen ist schon der Genuss normalen Weins leicht mit Gesundheitsstörungen verknüpft; abnorme Präparate, namentlich mit schlechtem Stärkezucker aufgebesserte oder mit künstlichem Bouquet versehene, wirken indess bereits in ungleich kleinerer Quantität schädlich und sind deshalb zu beanstanden.

Die Untersuchung des Weins erfolgt ähnlich wie beim Bier durch Bestimmung des specifischen Gewichts, des Alkohol- und Extractgehaltes. Die freie Säure kann mit Normalalkalilösung titrirt werden.

Nachweis einiger Fälschungen. Stärkezuckerzusatz ist durch den Polarisationsapparat zu erkennen. Reine Weine drehen die Polarisationsebene gar nicht oder in Folge vorhandener Laevulose etwas nach links. Im Stärkezucker sind dagegen unvergährbare rechtsdrehende Stoffe (Amylin) und damit behandelte Weine zeigen daher starke Rechtsdrehung.

Gypszusatz wird erkannt durch die Bestimmung der Schwefelsäure. Die Asche stark gegypster Weine zeigt keine oder sehr schwache Alkalescenz.

Um fremde Farbstoffe aufzufinden, kann man dem Wein eine Mischung von gleichem Volum gesättigter Alaun- und 15 procentiger Natriumacetatlösung zusetzen; bei grösseren Mengen von Heidelbeer- oder Malvenfarbstoff tritt blauviolette Färbung ein (Nessler's Probe). — Genauer Nachweis kleinerer Beimengungen erfordert complicirte Methoden.

γ) Branntwein. Aus verschiedenstem stärke- oder cellulosehaltigem Material werden durch Behandlung mit verdünnter Schwefelsäure und nachfolgenden Hefezusatz alkoholhaltige Flüssigkeiten gewonnen, die dann destillirt werden, um Flüssigkeiten von höherem Alkoholgehalt herzustellen. Hauptsächlich werden Kartoffeln benutzt, aber auch Früchte (Kirschen, Pflaumen, deren Kerne Bittermandelöl liefern); oder Zuckerrohrmelasse (Rum); oder Reis (Arac); oder Wein (Cognac).

Die Branntweine enthalten 35—60 Procent Alkohol; die feineren sind vielfach durch Methyl- und Aethylester der niederen Fettsäuren (Cognacaroma etc.) gefälscht. Am bedenklichsten ist ihr Gehalt an Fuselöl (Gemenge von Propyl-, Amyl-, Butylalkohol und Furfurol), das im normalen Branntwein höchstens zu 1 p. m. enthalten ist und bei stärkerem Gehalt Uebelkeit und Kopfschmerzen erzeugt. Das Fuselöl ist weniger flüchtig als der Aethylalkohol, und gelangt daher insbesondere bei unvorsichtiger rascher Destillation in grösserer Menge in's Destillat.

Der Nachweis des Fuselöls kann entweder schon durch den Geruch geschehen, wenn eine Probe des Branntweins zwischen den Händen zerrieben wird; oder durch die Steighöhe des Branntweins in engen Capillarröhren mit Skaleneintheilung; oder durch Ausschütteln mit Chloroform und Beobachtung der Volumzunahme des letzteren.

b) Kaffee, Thee, Cacao.

Kaffee. Die Samen der Kaffeestaude enthalten nach Entfernung der fleischigen Hülle 10 Procent Eiweiss, 15—16 Procent Fett, 5 Procent Asche, ätherisches Oel, Gerbsäure, Zucker und 1 Procent Coffeïn (Theïn). Letzteres ist ein Alkaloid (Methyl-Theobromin resp. Trimethylxanthin), welches leichte nervöse Erregung hervorruft. — Vor dem Brennen sind die Bohnen schwer zu pulvern und die Decocte haben zu stark adstringirenden Geschmack. Brennen (bei 200—250°) führt zu theilweiser Zerstörung der Holzfaser, des Zuckers und der Gerbsäure und zu einer Bildung empyreumatischer Substanzen, namentlich des Kaffeols, eines Oels, das sich an der excitirenden und wahrscheinlich an der nicht unbeträchtlichen antibakteriellen Wirkung des Kaffees betheiligt.

In einer Tasse Infus aus ca. 8 g Bohnen bereitet, finden sich etwa 1 g Nährstoffe, 0·1 g Coffeïn, so dass also von einer nährenden Wirkung, selbst beim Genuss grosser Quantitäten nicht die Rede sein kann. Ebensowenig übt das Coffeïn einen sparenden Einfluss auf den Stoffumsatz im Körper aus. — Dagegen können durch Mischung des Kaffeeinfuses mit Milch und Zucker nicht unerhebliche Nährstoffmengen eingeführt werden.

Fälschungen finden hauptsächlich statt bei schon gemahlenem Kaffee, der nur aus zuverlässigster Bezugsquelle entnommen werden sollte. Surrogate wie Cichorien, Feigen etc. bieten wohl den brenzlichen Geruch und Geschmack, aber kein Coffeïn oder Kaffeol. Sacca- oder Sultankaffee ist aus den fleischigen Hüllen der Kaffeefrucht hergestellt und enthält nur Spuren von Coffeïn.

Thee. Die getrockneten Blätter des Theestrauchs enthalten mindestens 30 Procent feste Substanz, 3·0—7·5 Procent Asche, mindestens 7 Procent Gerbstoff; 0·5—2·0 Procent Coffeïn. Letzteres ist für die Wirkung des Thees maassgebend, die der des Kaffees sehr ähnlich ist. — Eine Tasse Infus, aus 5—6 g Thee bereitet, enthält noch etwas weniger Nährstoff und Coffeïn, als das eben erwähnte Kaffeeinfus.

Fälschungen mit anderen Blättern werden durch vergleichende Untersuchung der mit lauwarmem Wasser befeuchteten und auf einer Glasplatte ausgebreiteten Blätter unter Zuhülfenahme von Lupe und Mikroskop unschwer erkannt. — Schwieriger ist die sehr häufige Fälschung des Thees mit schon extrahirten und wieder getrockneten Theeblättern zu entdecken; die oben angegebenen Grenzzahlen des Gehaltes normalen Thees an verschiedenen Stoffen liefern hierfür Anhaltspunkte.

Cacao. Die von Keimen und Schalen befreiten, durch Rösten und Zusammenschmelzen präparirten, pulverisirten Cacaobohnen enthalten: 16 Procent Eiweiss, 50 Procent Fett (Cacaobutter von 30—33° Schmelzpunkt), 3—4 Procent Asche, 1·5 Procent Theobromin.

Letzteres ist Dimethylxanthin, dem Coffeïn nahe verwandt und auch in der Wirkung demselben ähnlich. Da der übergrosse Fettgehalt belästigt, wird gewöhnlich entölter Cacao mit ca. 25—30 Procent Fett verwendet. Eine vollständigere Entölung liegt durchaus nicht im hygienischen Interesse. — Holländischer Cacao enthält dadurch, dass die Bohnen mit Potasche, Soda oder Magnesia behandelt sind, mehr lösliche Substanzen. — Eine Tasse Cacao aus 15 g bereitet, enthält ca. 2 g Eiweiss, 4 g Fett uud 4 g Kohlehydrate. Die Theobrominmengen sind so geringfügig, dass ein nervöser Einfluss fast ganz in Fortfall kommt; dagegen ist ein gewisser Nährwerth vorhanden, der jedoch meistens überschätzt wird.

Unter Chocolade versteht man eine Mischung von Cacao mit Zucker, Gewürzen, Stärke etc.; sie enthält im Mittel 1·5—2·0 Procent Wasser, 9 Procent Eiweiss, 0·6 Procent Theobromin, 15 Procent Fett, 60 Procent Zucker, 2 Procent Asche. Eine Tasse aus 15 g bereitet liefert 1 g Eiweiss, 2 g Fett, 10 g Zucker.

c) Tabak.

Blätter der Nicotiana Tabacum. Die reifen Blätter werden getrocknet, in grossen Haufen einer Gährung unterworfen, bei welcher CO_2, NH_3, HNO_3 entsteht. Meist werden sie mit KNO_3 imprägnirt, um die Verbrennlichkeit zu erhöhen. Dann müssen die Blätter lagern; dabei erfolgt theilweise Oxydation der organischen Substanzen. Die Lagerung darf nicht zu lange dauern, da sonst auch Nicotin und ätherisches Oel verloren geht. Der wichtigste Bestandtheil ist das Nicotin $C_{10}H_{14}N_2$, ein farbloses, sehr giftiges Oel.

Im syrischen Tabak, der stark betäubend wirkt, findet sich indessen kein Nicotin; ferner im Havannatabak weniger, als in schlechten Rauchtabaken; auch tritt in abgelagerten Cigarren starker Nicotinverlust ein. Demnach hängt die Wirkung des Tabaks nicht ausschliesslich vom Nicotingehalt desselben ab; vielmehr sind noch präformirte, aromatische Bestandtheile und solche, welche sich während des Brennens bilden (Pyridinbasen) bei der Wirkung betheiligt.

Die Gesammtwirkung des Rauchtabaks besteht in einer leichten Erregung des Nervensystems, die bei einiger Gewöhnung je nach der Wahl des Tabaks und der Menge des Verbrauchs dem individuellen und zeitlichen Bedürfniss vortrefflich angepasst werden kann. Bei Tabakmissbrauch beobachtet man nervöse Herzschwäche, Skotome, Unempfindlichkeit für Farben etc.

Im Tabaksrauch finden sich Nicotin, flüchtige Fettsäuren, regelmässig Kohlenoxydgas, Kohlenwasserstoffe etc. Bei empfindlichen, nicht gewöhnten Individuen vermag der Tabaksrauch zweifellos toxische Symptome, Kopfschmerzen, Reizungserscheinungen in Schlund und Magen hervorzurufen. Mit Rücksicht hierauf ist das Rauchen in allen öffentlichen, nicht ausdrücklich für Raucher bestimmten Räumen unbedingt zu verbieten.

d) Gewürze.

Ueber ihre Wirkung s. S. 232. Speciell erwähnt seien:

Der Pfeffer. In den Handel kommt schwarzer und weisser Pfeffer; ersterer ist die unreife getrocknete Beere, letzterer die reife Frucht des Pfefferstrauchs. Enthält circa 1 Procent scharfes ätherisches Oel und eine schwache organische Base, das Piperin. Der gepulverte Pfeffer ist sehr oft verfälscht und sollte nie gekauft werden. — Cayennepfeffer ist der Samen einer völlig anderen südamerikanischen Pflanze, Capsicum baccatum.

Senf. Aus den Senfsamen von Sinapis nigra und alba gewonnen. Die Körner werden in der Senfmühle unter Zusatz von Weinessig fein gerieben. Oft noch Zusätze von Zimmt, Nelken etc.; dem englischen Senf wird Cayennepfeffer zugefügt. Im Senfsamen ist myronsaures Kalium enthalten; daneben Myrosin als Ferment; beim Anmachen des Senfmehls mit Wasser entsteht Senföl, Zucker und Kaliumsulfat. Das Senföl ($C_3H_5.N.C.S$), das zu 0·3—1·0 Procent im Senf enthalten ist, liefert den scharfen Geruch oder Geschmack. Es wirkt energisch antiseptisch, z. B. auf Milzbrandbacillen schon völlig hemmend bei einer Concentration von 1 : 33000. — Der Senf ist sehr vielen Verfälschungen ausgesetzt, die am besten durch mikroskopische Untersuchung, resp. durch Bestimmung des S erkannt werden.

Essig. Durch Oxydationsgährung aus Branntwein, Wein, verdorbenem Bier gewonnen; enthält gewöhnlich 5 Procent Ac; daneben Extractstoffe. — Verfälschung hauptsächlich mit Schwefelsäure und Salzsäure.

Litteratur: S. die oben citirten Handbücher von Forster, König, Munk und Uffelmann, Lehmann; ferner Hilger, Vereinbarungen betreffs der Untersuchung und Beurtheilung von Nahrungs- und Genussmitteln, Berlin 1885.

Siebentes Kapitel.

Kleidung und Hautpflege.

Die Seite 83 geschilderte Wärmeregulirung des Körpers reicht nicht aus, um denselben unter allen Verhältnissen gegen eine zu starke Wärmeabgabe zu schützen. Wir sehen daher, dass alle Menschen je nach den klimatischen Verhältnissen, unter denen sie leben, sich mit mehr oder weniger Kleidung umgeben und bei Schwankungen der Witterung durch die Kleidung zunächst eine Verminderung, dann aber auch eine Regulirung der Wärmeabgabe herbeizuführen versuchen.

In unserem Klima bedürfen wir einer sehr erheblichen Menge von Kleidung; die des Mannes wiegt im Sommer etwa 3, im Winter 7 kg, die der Frau etwas mehr. Ferner hat die wie gewöhnlich locker anliegende Kleidung im Mittel eine Schichtdicke von 8·6 mm; den weit überwiegenden Volumtheil derselben macht dann aber die zwischen den einzelnen Schichten der Kleidung eingeschlossene Luft aus.

Die Kleidung besteht zum kleinsten Theil aus dichten ungewebten Stoffen; die einzigen Repräsentanten dieser Gattung sind Leder- und Gummistoffe, die vorzugsweise dann angewandt werden, wenn einzelnen Körpertheilen vollständiger Schutz gegen Nässe gewährt werden soll. Gewöhnlich werden dagegen Stoffe benutzt, die aus vegetabilischen Fasern, oder aus Haaren von Thieren, oder aus Seidenfäden gewebt und daher porös, mit Zwischenräumen zwischen den einzelnen Fasern versehen sind.

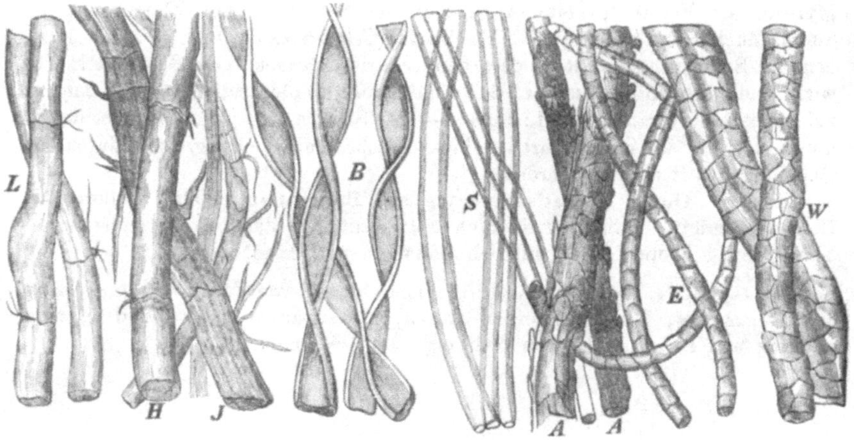

Fig. 44. Elemente der Kleidung. 150 : 1.
L Leinenfaser. *H* Hanffaser. *J* Jutefaser. *B* Baumwollfaser. *S* Seide. *A* Alpakawolle. *E* Elektoralwolle. *W* Schafwolle.

Aus vegetabilischen Fasern (Gefässbündel aus Blättern, Stengeln, Wurzeln oder Samenhaare) werden hergestellt:

a) Baumwolle. Besteht aus den Samenhaaren verschiedener Gossypiumarten. Plattgedrückte meist gewundene Fasern (Fig. 44 *B*), 0·02—0·05 m lang, von 0·011—0·037 mm Durchmesser; an einem Ende kegelförmig zugespitzt, am anderen stumpf abgerundet. Im Inneren ist ein lufterfüllter Hohlraum; die Zellwand ist von beträchtlicher Mächtigkeit. — Der Luftgehalt der fertigen Stoffe (z. B. Kattun, Shirting, Musselin, Tüll, Köper, Barchent etc.) schwankt sehr je nach der Bearbeitung; glatt gewebte Baumwolle enthält 52, Baumwollflanell 89 % Porenvolum. Die Gewebe laufen beim Waschen nicht ein, sind relativ wenig hygroskopisch, nehmen auf 1000 Gewichtstheile ca. 1000 Theile Wasser auf, benetzen sich schnell, verlieren im nassen Zustande ihre Elasticität und verdunsten das Wasser relativ rasch wieder.

b) Leinen. Hergestellt aus der Bastfaser von Flachs (Linum usitatissimum). Das Bastgewebe des Flachsstrohs wird von der Oberhaut und dem Holzkörper getrennt durch einen Fäulnissprocess (Rösten); dann wird die

Trennung durch Klopfen, Brechen und Schwingen, schliesslich durch Hecheln vervollständigt. Gut gehechelte Flachse zeigen unter dem Mikroskop nur Bastzellen, die bis 4 cm lang und etwa 0·01 mm breit sind. Das Lumen ist meist auf eine dunkle Linie reducirt, stellenweise ganz verschwunden; die Faser ist längsgestreift. Der Porengehalt beträgt bei glatten Stoffen nur 49, bei Trikotstoff 73 Procent. Gegen Wasser verhält sich Leinen ähnlich wie Baumwolle, benetzt sich aber noch schneller und giebt das Wasser noch rascher durch Verdunstung ab.

c) Hanf und Jute, aus Bastzellen von Cannabis sativa resp. indischen Tiliaceen hergestellt, übrigens wie beim Flachs zubereitet; selten zu Kleidung verwendet.

Aus thierischen Materialien werden hergestellt:

a) Wolle; gewöhnlich wird Schafwolle benutzt. Je nach der Rasse ist die Wolle durch Länge, Kräuselung und Feinheit des Haares unterschieden. Im Rohzustand ist sie stark mit Schweiss und Fett verunreinigt. Bei der Entfettung durch Waschen mit Wasser und später mit alkalischen Flüssigkeiten verliert sie 20—70 Procent. Die Haare der gereinigten Wolle sind 4—32 cm lang, 0·014—0·06 mm dick; unter dem Mikroskop zeigen sie eine epithelartige Membran, die aus dünnen, sich dachziegelähnlich deckenden Cuticularplättchen besteht, so dass die Oberfläche ein schuppiges tannenzapfenartiges Aussehen erhält (Fig 44 *W*). Bei altem, getragenem Wollstoff zerfällt die Faser in Fibrillen, die Vorsprünge verschwinden, die Querstreifung wird weniger deutlich. — Die kurze, stark gekräuselte Wolle liefert die sogenannte Streichwolle (Flanell, Fries, Buckskin); die Kammwolle liefert das Material zu glatten Wollzeugen aus langen, sehr festen Haaren. — Von anderer Wolle wird noch gebraucht: Kaschmirwolle von den Kaschmirziegen, Vigognewolle vom südamerikanischen Schafkameel, Mohair von der Angoraziege u. a. m.

Die Wollstoffe haben das grösste Porenvolum (92 Procent); sie sind sehr hygroskopisch, nehmen auf 1000 Gewichtstheile 1480 Theile flüssiges Wasser auf, bleiben im feuchten Zustande elastisch und zeigen auch dann zahlreiche mit Luft erfüllte Poren, verdunsten endlich das aufgenommene Wasser nur halb so rasch wie Baumwolle und Leinen.

b) Seide. Aus Absonderungen der Seidenraupe, bombyx mori, gewonnen. Die im Frühjahr aus dem Ei hervorgekrochene Raupe spinnt sich nach mehrmaliger Häutung zur Verpuppung ein. Dazu sondert sie durch zwei schlauchförmige Drüsen ihres Kopfes eine klebrige Flüssigkeit in Form von zwei Fäden ab, die sich zu einem Doppelfaden vereinigen, und dieser bildet ununterbrochen fortlaufend den Cocon, welcher die Puppe umgiebt. In 15—21 Tagen ist aus der Puppe ein Schmetterling geworden. Dieser wird vor dem Durchbrechen des Cocons getödtet, falls man letztere gewinnen will. Der Faden wird dann vorsichtig abgewickelt und liefert die Rohseide. — Unter dem Mikroskop stellen die Fäden cylindrische, solide und homogene Fasern von 0·01—0·02 mm Dicke dar. — Die Seide nähert sich in ihren physikalischen Eigenschaften mehr der Baumwolle, insbesondere nimmt sie relativ schnell Wasser auf und verdunstet dasselbe rasch wieder.

Sehr häufig werden gemischte Gewebe benutzt. — Erwähnt sei besonders die jetzt sehr verbreitete Kunst- oder Lumpenwolle (Mungo, Shoddy). Dieselbe wird durch Zerreissen und Zerkratzen von Wolllumpen und Mischen mit neuer Schafwolle zu Geweben verarbeitet. Oft sind auch Leinen- und

Baumwollabfälle hineingemengt. Aeusserlich ist dieselbe von neuer Wolle nicht zu unterscheiden, dagegen durch das Mikroskop leicht zu erkennen.

Eine Unterscheidung der Elemente der Kleidungsstoffe gelingt ausser durch die angegebenen mikroskopischen Merkmale auch leicht durch chemische Reaktionen. Einige der brauchbarsten sind folgende:

Thierische Fasern lösen sich beim Kochen in mässig concentrirter Kalilauge auf, sie färben sich nachhaltig (waschecht) mit Pikrinsäure und mit Anilinfarben, brennen angezündet nicht fort, liefern eine feste schwammige Kohle und starken Geruch von verbrannten Haaren oder Federn. In Kupferoxydammoniak bleibt Seide unverändert; Wolle quillt etwas.

Vegetabilische Fasern lösen sich nicht in Kalilauge, färben sich nicht dauernd in Pikrinsäurelösung, brennen angezündet fort, geben dabei eine leicht zerfallende Asche und keinen intensiven Geruch. In Kupferoxydammoniak ist Baumwolle leicht löslich; Leinwand quillt nur. Ein kleines Stück Gewebe aus Pflanzenfasern wird mit ca. 2 ccm concentrirter Schwefelsäure übergossen: auf Zufügen von 2 Tropfen gesättigter wässriger Thymollösung entsteht purpurrothe Färbung der Flüsssigkeit (Molisch).

Seide und Wolle sind durch die leichtere Lösung des ersteren in Salpetersäure und Ammoniak erkennbar. — Baumwolle und Leinen unterscheidet man durch kurzes Eintauchen in englische Schwefelsäure. Die Baumwollenfäden werden gallertartig resp. gelöst. Die Leinenfasern bleiben unverändert.

Die Kleidung hat eine Reihe von mehr oder weniger wichtigen hygienischen Aufgaben zu erfüllen, und die einzelnen Kleidungsstoffe zeigen sich hierzu in sehr verschiedenem Grade befähigt.

Die Kleidung soll erstens die Wärmeabgabe vom Körper in zweckentsprechender Weise herabsetzen, und zwar sowohl im trockenen, wie auch im feuchten Zustand; zweitens soll sie die normale Wasserdampfabgabe vom Körper ermöglichen; drittens soll sie die directe Bestrahlung des Körpers hindern.

Weitere bei dem Gebrauch der Kleidung in Betracht kommende hygienische Gesichtspunkte betreffen die Farbe der Kleidung, durch welche keine giftigen Stoffe mit dem Körper in Berührung gebracht werden dürfen; ferner die Aufnahme und Verbreitung von Gasen und Gerüchen, sowie von Infektionserregern durch Kleidungsstoffe; endlich auch den Schnitt der Kleidung, durch welchen nicht selten abnorme Druckwirkungen auf einzelne Körpertheile ausgeübt werden.

1. Die Beziehungen der Kleidung zur Wärmeabgabe.

a) Bei trockener Kleidung.

Durch directe Bestimmung theils der Wärmeausstrahlung (mit Hülfe einer Thermosäule und des Galvanometers), theils der gesammten Wärmeabgabe eines Körperabtheils (in Rubner's Calorimeter) ist festgestellt, dass jedes Kleidungsstück eine deutliche, 10—40 Procent betragende Verminderung der Wärmeabgabe bewirkt.

Diese Verminderung der Wärmeabgabe könnte entweder durch Herabsetzung der Ausstrahlung der Wärme von der Oberfläche der Kleider zu Stande kommen, oder aber von einer Erschwerung der Wärmeleitung herrühren. Nun ergeben zwar directe Messungen, dass das Strahlungsvermögen der Kleider sogar etwas grösser ist als das der Haut, dafür hat aber der bekleidete Körper im Durchschnitt nur eine Temperatur von 21° an der Oberfläche, und deshalb ist die Wärmeausstrahlung geringer als von der nackten Körperoberfläche.

Jede Schicht Kleidung veranlasst natürlich eine weitere Hemmung der Wärmeabgabe. Misst man die Temperaturen, welche die einzelnen Kleidungsschichten am Körper zeigen, so findet man:

für die Haut des unbekleideten Körpers 27—32°;

für die Haut des bekleideten thätigen Körpers 29—31°; bei voller Ruhe resp. Schlaf oder bei zu hoher über 24° gelegener Aussentemperatur 34—35°.

Bei Bekleidung mit Wollhemd an der Aussenseite desselben 28·5°.

Bei Bekleidung mit Wollhemd und Leinenhemd an der Aussenseite des letzteren 24·8°.

Bei Bekleidung mit Wollhemd, Leinenhemd und Weste an der Aussenseite 22·9°.

Bei Bekleidung mil Wollhemd, Leinenhemd, Weste und Rock an der Aussenseite 19·4° (Rubner).

Soll der Körper mehr Wärme abgeben, so ist eine einzelne Schicht fortzulassen und damit die Temperatur der Aussenfläche zu erhöhen. Die Anpassung an die klimatischen und Witterungsverhältnisse muss wesentlich durch eine zweckentsprechende Zahl der Kleidungsschichten erfolgen.

Eine weitere Behinderung der Entwärmung des bekleideten Körpers kommt dann noch durch die schlechte Wärmeleitung der Kleidung zu Stande. Diese hängt in geringem Grade ab von der Wärmeleitung des Grundstoffs, obwohl diese sehr verschieden ist (Luft = 1 gesetzt, beträgt dieselbe für das Wollhaar 9, für Pflanzenfasern 27); in viel erheblicherem Grade von dem Luftgehalt des Gewebes und von seiner Dicke. Je grösser der Luftgehalt und je niedriger in Folge dessen das specifische Gewicht des Stoffs ist, um so schlechter ist die Wärmeleitung; vgl. die Tabelle:

Stoff	Specifisches Gewicht	Leitungsvermögen, Luft = 100
Wollflanell	0·105	122
Wolltrikot	0·179	127
Glatte Seide	0·302	135
Winterkammgarn	0·238	138
Sommerkammgarn	0·350	145
Baumwolltrikot	0·199	188
Leinentrikot	0·420	287

Ausserdem kommt die Grösse der Luftporen und der leichtere oder schwerere Durchtritt der Luft in Betracht. Derselbe ist z. B. cet. par. bei Wollflanell erheblich grösser als bei Baumwolle, und diese Ventilation wirkt der Erschwerung der Wärmeleitung durch den bedeutenderen Luftgehalt entgegen. — Ein gewisser Luftwechsel durch die Kleidung ist aber erforderlich; eine schwer durchlässige Kleidung erzeugt — abgesehen von den unten besprochenen Beziehungen zur Feuchtigkeit — entschiedenes Unbehagen. Die Grösse des Luftwechsels durch eine Kleidung lässt sich durch Bestimmung des CO_2-Gehalts der Kleiderluft messen, wenn man die CO_2-Produktion seitens der Haut als gleich annimmt. Unbehagen tritt schon ein, wenn jener CO_2-Gehalt über 0·08 pro mille steigt. Durch einen einfachen Sommeranzug treten normalerweise in der Stunde 935 Liter Luft ein (vergl. unten).

Endlich wird die Wärmeleitung noch erheblich beeinflusst durch die Dicke der Stoffe, die sich geradezu als allein maassgebend erweist, sobald der Luftgehalt der Kleidung einigermaassen gleich ist.

b) Bei feuchter Kleidung.

Die Kleider nehmen Feuchtigkeit auf entweder in Form von hygroskopischem, nur an den Fasern haftendem, die gröberen Poren aber nicht füllendem Wasser. Wolle ist am stärksten hygroskopisch, Leinen am wenigsten, wenn man das Gewicht der Stoffe zu Grunde legt; auf das Volum bezogen nimmt dagegen Wolle am wenigsten auf. Die Menge der in dieser Weise aufgenommenen Feuchtigkeit richtet sich ganz nach der relativen Feuchtigkeit. — Oder die Feuchtigkeit der Kleider besteht aus flüssigem, in die gröberen Poren eingelagertem Wasser. Dasselbe kann durch Condensation von Wasserdampf (z. B. in feuchten Wohnungen), oder durch aufgesogenen Schweiss, oder durch von aussen auftreffende Niederschläge in die Kleidung gelangt sein.

Durch die Wasseraufnahme wird die Wirkung der Kleidung eine

wesentlich andere. Zunächst wird das Gewicht bedeutend erhöht und oft geradezu belästigend. Dasselbe kann auf das Doppelte, also von 4 kg auf 8 kg steigen, lockere baumwollene und wollene Stoffe nehmen sogar das Dreifache ihres Gewichts an Wasser auf.

Ferner wirken die durchfeuchteten Kleider erheblich befördernd auf die Wärmeabgabe. Einmal sind sie weit bessere Wärmeleiter als die trockenen lufthaltigen Kleidungsstücke; sodann wirken sie durch die bei der Verdunstung des aufgenommenen Wassers entstehende Kälte. Die in einer völlig durchnässten Kleidung enthaltene Wassermenge verbraucht zu ihrer Verdunstung die gesammte Wärme, welche der Körper innerhalb 24 Stunden zu produciren vermag.

Feuchte Kleider müssen um so stärker abkühlend wirken, je schneller sie das Wasser einsaugen, je vollständiger die Luft aus den Poren verdrängt wird, und je rascher die Verdunstung des Wasser vor sich geht. Wolle zeigt nun in allen diesen Beziehungen das günstigste Verhalten. Das Wasser dringt nur langsam ein (ausgenommen bei lange getragener Wolle); die Faser wird nicht schlaff, und das Gewebe nicht in eine gleichmässig durchfeuchtete Masse verwandelt, sondern die Faser bleibt elastisch und die Poren des Gewebes sind theilweise lufthaltig; die Verdunstung des aufgesogenen Wassers geht allmählicher vor sich. Mag also auch die Menge des von der Wolle aufgenommenen Wassers bedeutender sein, so empfinden wir die Durchnässung viel weniger unangenehm, weil die Steigerung der Wärmeabgabe sich auf eine längere Zeit vertheilt. — Unter den Stoffen aus vegetabilischen Fasern macht die LAHMANN'sche Reform-Baumwolle insofern eine bemerkenswerthe Ausnahme, als sie ebenfalls nur schwierig Wasser aufnimmt und theilweise porös bleibt.

Bei stark schwitzender Haut, und falls ein häufiger Wechsel der Kleidung nicht angängig ist, sind daher wollene Unterkleider vorzuziehen; z. B. auf Märschen, im tropischen Klima etc. Selbstverständlich sind in letzterem Falle möglichst dünne Stoffe und diese in einfacher oder höchstens doppelter Schicht zu verwenden. — Bei manchen Individuen verursachen die Wollstoffe zu starke Reizungen der Haut, so dass sie nicht auf die Dauer vertragen werden.

Baumwollkleidung von derselben Dicke des Stoffes ist nicht kühler, schützt aber im durchnässten Zustand und bei etwaigem Auftreten kälterer Luftströmung weniger als Wolle vor plötzlicher die Gesundheit bedrohender Abkühlung des Körpers. Bei gleichmässiger hoher Wärme, resp. wenn die Möglichkeit eines häufigen Wechsels der Kleidung gegeben ist, sind Baumwollstoffe angenehm, namentlich weil davon dünnere Gewebe hergestellt werden.

Eigenthümlich verschieden ist auch das Verhalten von Wolle einerseits, Leinen und Baumwolle andererseits gegenüber den Bestandtheilen des Schweisses. Wolle lässt dieselben durchwandern, so dass eventuell die Oberkleider stark verschmutzt werden; in Leinen und Baumwolle bleiben sie stecken und man findet sie z. B. auch dann am reichsten an Kochsalz, wenn darunter noch eine Wollschicht getragen wird.

Ist der Körper häufigen Durchnässungen von aussen ausgesetzt, so bedient man sich zweckmässig der imprägnirten, aber porösen Wollstoffe (fabricirt von Falkenburg in Magdeburg). Dieselben werden mit einer Mischung von Alaun, Bleiacetat und Gelatine getränkt; dadurch wird die Adhäsion zwischen der Faser und dem Wasser vermindert und das capillare Aufsaugungsvermögen des Stoffes beseitigt. Wasser läuft an diesen Kleidern vollständig ab, während die Durchlässigkeit für Luft nur um 2—8 Procent vermindert ist. Sie sind den für Luft undurchlässigen und den Luftwechsel durch die Kleidung völlig aufhebenden Stoffen aus Gummi und Kautschuk weit vorzuziehen.

2. Beziehungen der Kleidung zur Wasserdampfabgabe des Körpers.

Für die Wasserdampfabgabe des Körpers ist das eigenthümliche Klima, in welchem die Haut des bekleideten Körpers sich befindet, von grösster Bedeutung. Gewöhnlich zeigt die Luft zwischen Körper und Kleidung nur 30—40 Procent Feuchtigkeit und, zusammengenommen mit der Temperatur von ca. 31° (s. oben), ein sehr hohes Sättigungsdeficit. Durch die Kleidung wird daher der Körper ständig in eine ausserordentlich trockene, zur Wasserdampfaufnahme befähigte Atmosphäre eingehüllt, und nur in dieser fühlt sich der Mensch behaglich. Soll sich dieselbe aber erhalten, und der Körper in der gewohnten Wasserdampfabgabe nicht beschränkt werden, so muss ein gewisser Luftwechsel vor sich gehen und die Kleidung muss für Luft durchgängig sein. Bei undurchlässiger Kleidung, bei zu zahlreichen Kleiderschichten, ferner auch bei sehr warmer, feuchter und windstiller Aussenluft sehen wir in der That die Feuchtigkeit in der den Körper begrenzenden Luftschicht auf 60 Procent steigen; damit tritt aber zugleich eine merkliche Belästigung und ein Gefühl des Unbehagens ein.

Bezüglich der Durchlässigkeit der verschiedenen Stoffe haben nun Untersuchungen gezeigt, dass im trockenen Zustande die gewirkte Reformbaumwolle am durchlässigsten ist; dann folgt Jäger'scher Wollstoff, dann Flanell. Barchent und Leinwand sind sehr wenig durchlässig. Im durchnässten Zustande bleiben nur Jäger'sche

Normalwolle und Reformwolle durchlässig, während die übrigen Stoffe fast impermeabel werden.

Jäger'scher Wollstoff und Reformwolle ermöglichen somit den ausgiebigsten Luftwechsel durch die Kleidung und die leichteste Fortschaffung des Wasserdampfes. So lange die Wasserausscheidung durch die Haut nicht übermässig ist, wird es daher in solcher Kleidung überhaupt nicht zur Schweissbildung und zur Durchfeuchtung der Stoffe kommen. Auch wenn aber letztere eingetreten ist, so ermöglichen diese Stoffe immer noch eine weitere Wasserdampfabgabe, während dieselbe bei gewöhnlicher Baumwolle und bei Leinen völlig aufhört.

Die letztgenannten Stoffe sind mithin nur dann indicirt, wenn die Haut wenig Wasserdampf producirt, trocken bleibt und wenn keinerlei stärkere Temperaturdifferenzen auf den Körper einwirken, also beim ruhigen Verhalten im Zimmer und namentlich im Bett.

3. Schutz des Körpers gegen Wärmestrahlen.

Der unbekleidete Körper erträgt die directe Insolation nur nach längerer Gewöhnung ohne Schaden. Für gewöhnlich ist ein Schutz gegen dieselbe durchaus erforderlich (s. S. 87), der am besten durch hellfarbige, weisse oder hellgelbe Kleiderstoffe gewährt wird, während die Qualität des Stoffes wenig oder gar nicht in Betracht kommt. Setzt man das Absorptionsvermögen weisser Stoffe für die Wärmestrahlen = 100, so beträgt dasselbe für hellgelbe 102, für dunkelgelbe 140, für hellgrüne 152, für rothe 168, für hellgraue 198, für schwarze 208.

Auch gegen die Strahlung von Flammen aus ist die Haut eventuell durch Kleidung zu schützen. Besonders geeignet sind für die in solcher Weise exponirten Arbeiter die zugleich unverbrennbaren Asbestkleidungsstücke (z. B. Hauben, Gamaschen etc.), resp. die mit Flammenschutzmitteln (Ammoniumphosphat oder Ammonsulfat oder Bleiessig und Wasserglas) imprägnirten Stoffe.

Die ferneren Anforderungen an die Kleidung betreffen zunächst das Fehlen giftiger Farben.

Die Seite 319 aufgeführten, Arsenik, Blei und Kupfer enthaltenden Farben werden nicht selten zur Färbung der Kleider verwendet. Grosse Mengen Arsenik sind namentlich in grünen Tarlatankleidern gefunden. Mit Bleifarben imprägnirtes Hutfutter, mit Anilinfarben gefärbte Strümpfe und Unterkleider sollen zu Hautkrankheiten Anlass gegeben haben.

Die porösen Kleidungsstoffe sind ferner oft die Quelle übler Gerüche. Sie nehmen von aussen Massen von Staub auf, der dann bei der Durchnässung weiter in's Innere befördert wird; von Seiten des Körpers dringen die Hautsekrete ein, und so werden die Kleider mit einer Menge organischer in Zersetzung begriffener Stoffe imprägnirt; auch flüchtige, riechende Bestandtheile werden reichlich absorbirt, von den wollenen Stoffen in höherem Grade als von Baumwolle und Leinen. In durchnässter Kleidung können Zersetzungsprocesse eventuell noch weiteren Fortgang nehmen. Eine häufige gründliche Reinigung sämmtlicher Kleider ist daher unerlässlich.

Eine weitere Folge der geschilderten Verunreinigung der Kleider ist ihr Bakterienreichthum, der um so grösser wird, je länger die Kleidung getragen ist und oft zu enormen Zahlen anwächst. Die Bakterien gelangen wesentlich mit Staubtheilchen und Hautschüppchen in die Kleidung; je rauher die Oberfläche der Stoffe, um so mehr Keime bleiben haften. Leinene und baumwollene Stoffe mit fest gesponnenen Fäden und glatter Oberfläche enthalten die wenigsten Keime. — Auch bei der Uebertragung von Infektionserregern spielt die Kleidung eine sehr bedeutsame Rolle. Pocken, Scharlach, Masern, Tuberkulose, Milzbrand etc. werden nachweislich oft durch Kleidungsstücke, zuweilen erst durch Vermittelung der Trödler oder durch Lumpen, auf Gesunde übertragen. Die Erreger von Wundinfektionskrankheiten werden vielfach durch mangelhaft gereinigte Verbandstücke verbreitet; Cholera, Typhus, Diphtherie durch verunreinigte Leib- und Bettwäsche. Nach dem Waschen pflegt die Kleidung selten mehr lebende Infektionserreger zu enthalten, wenigstens dann nicht, wenn gründliches Kochen der Wäsche stattgefunden hat.

Schädigungen des Körpers durch fehlerhaften Sitz der Kleidung sind seit lange bekannt. Auf die durch Corsets entstehende Schnürleber, auf die schädlichen Folgen enger Halsbekleidung, auf die Unzweckmässigkeit der Strumpfbänder u. s. w. ist bereits vielfach hingewiesen worden. Dass vom hygienischen Standpunkt aus eine Reform der Kleidung in vielen derartigen Punkten wünschenswerth erscheint, ist so selbstverständlich, dass es keiner näheren Begründung bedarf. Vorläufig aber ist wenig Aussicht vorhanden, dass ein Kampf der Hygiene gegen Sitte und Mode irgendwie erfolgreich sein wird.

Besonders schwere Deformationen erleidet der Fuss durch die früher und zum Theil auch jetzt gebräuchliche Form des Schuhwerks, bei welcher die Sohle symmetrisch um die Mittellinie des Fusses gelagert ist und das Oberleder so geschnitten wird, dass es seine grösste Höhe — entsprechend der für die Sohle maassgebenden Linie — gerade in der Mitte hat und dass es nach vorn ganz flach auf die Sohle ausläuft.

Die Nachtheile, welche durch diesen fehlerhaften Schnitt entstehen, betreffen insbesondere die grosse Zehe; der äussere Rand des Nagels derselben wird über das Nagelbett herausgedrängt und es entsteht chronische Entzündung des Nagelfalzes; der innere Rand wird nach unten, der zugehörige Nagelfalz nach oben gedrängt und dadurch der „eingewachsene" Nagel hervorgerufen; die erste Phalanx erfährt eine Abknickung gegen den Metatarsusknochen und das allmählich am inneren Fussrande prominirende Metatarsusköpfchen ist beständigem Druck und chronischen Entzündungen ausgesetzt. — Durch die seitliche Verschiebung der grossen Zehe wird ferner der zweiten Zehe der ihr zukommende Platz verkümmert, und dieselbe muss daher verkrüppelt oder falsch gelagert werden. — Endlich führt das fehlerhafte Schuhwerk zur Plattfussbildung; dieselbe beruht auf einer Umlegung des Fussgewölbes, so dass dessen

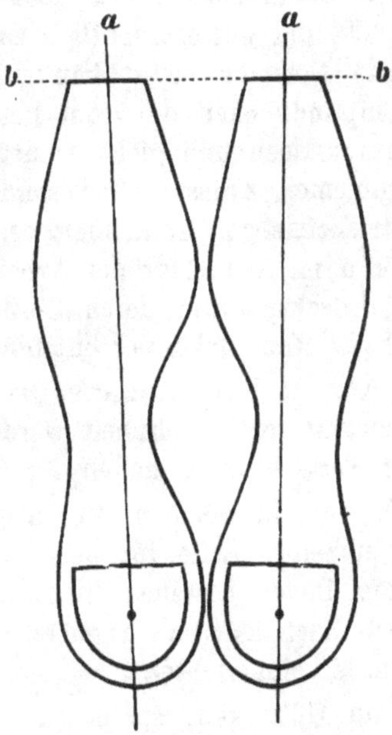

Fig. 45a. Sohlen herkömmlicher Gestalt. *a* Mittellinie. *b* Gerade Linie für beide vordere Kanten.

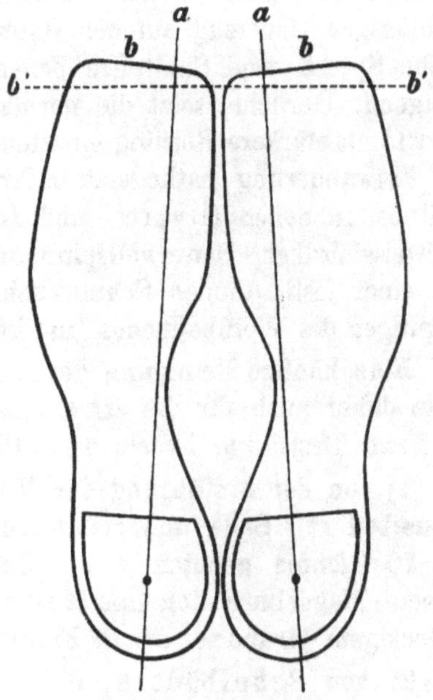

Fig. 45b. Richtige Sohlen. *a* MEYER'sche Richtungslinie. *b'* Vorderer Rand, unschöne Form. *b* Bessere Form des vorderen Randes.

Scheitel nach innen umfällt, während die Stützpunkte nach aussen rutschen, und kommt dadurch zu Stande, dass der herkömmliche Schnitt des Oberleders den Fuss zu gewaltsamer Pronation veranlasst. Die grösste Höhe des Oberleders ist in der Mittellinie (*a* in Fig. 45a), die grösste Höhe des Fusses an seinem Grosszehenrand; um den Fuss also in dem Oberleder unterzubringen, muss derselbe eine möglichst starke Pronationslage einnehmen. Dabei rücken die Stützpunkte des Fussgewölbes nach aussen, die Schwerlinie wird nach innen verschoben und so der Anfang für die Umlegung des Fussgewölbes gegeben.

In einem richtig gestalteten Schuh soll die grosse Zehe ihre richtige Lage einnehmen, d. h. die Achse derselben soll die Fortsetzung einer Linie bilden, welche von der Mitte der Ferse nach der Mitte des ersten Metatarsusknochens (*a* in Fig. 45b) gezogen ist. Der innere Rand der Sohle soll vom Metatarso-

Phalangeal-Gelenk der grossen Zehe bis nach vorn parallel dieser Linie liegen und zwar in einem Abstand von reichlich der halben Breite der grossen Zehe. In eben dieser Linie soll auch das Oberleder für die ganze Länge des Fussrückens und der grossen Zehe am höchsten zu halten sein.

Eine sorgfältige Hautpflege ist schon dadurch geboten, dass die vielerlei Verunreinigungen, welche auf die Körperoberfläche gelangen, keineswegs vollständig von der Kleidung aufgenommen und mit dem Wechsel derselben entfernt werden. Vielmehr bleibt ein fettiger, schmieriger Ueberzug auf der Haut zurück, der ausserordentlich zahlreiche Spross- und Spaltpilze beherbergt. Derselbe liefert häufig belästigende Gerüche, setzt die normale Empfindlichkeit der Haut herab, bewirkt oft stärkere Reizung einzelner Hautpartieen und giebt eventuell zur Einwanderung pathogener Mikroorganismen Anlass. Insbesondere wird bei manchen Gewerbe- und Industriebetrieben (Kohlenbergwerke, Bleiweissfabriken, Baumwollspinnereien u. a. m.) die Haut der Arbeiter mit einer festhaftenden Schmutzschicht bedeckt, unter deren Einfluss Störungen des Wohlbefindens und krankhafte Hautaffektionen entstehen.

Eine häufige Reinigung des ganzen Körpers durch lauwarme Bäder sollte daher auch für die ärmere Bevölkerung zur Gewohnheit werden. In dieser Beziehung ist ein wesentlicher Fortschritt zu hoffen

1) von der Einführung der Volksbäder, in welchen ein warmes Brausebad mit Seife und Handtuch in einzelner Zelle für den Preis von 10 Pfennig geboten wird. Derartige Bäder bestehen in Berlin, Breslau, Magdeburg etc.; eine Musteranstalt nach Lassar's Angaben von achteckigem Grundriss ist in Frankfurt a. M. eingerichtet.

2) von Schulbädern, die zuerst in Göttingen, später in verschiedenen anderen Städten zur Einführung gelangt sind.

Im Souterrain jeder Volksschule werden warme Brausebäder verabreicht und zwar können je drei Kinder unter einer Brause baden. Sind drei Brausen vorhanden, so dauert das Baden einer Klasse von 50 Kindern ca. 50 Minuten. Die Kinder verlassen die Klasse in einzelnen Abtheilungen, so dass jedes Kind nur etwa 10 Minuten in der Klasse fehlt. Dieselbe Klasse hat alle 8—14 Tage Badestunde und für diese wird eine Stunde ausgewählt, in welcher Abschreibeübungen, Wiederholungen oder cursorisches Lesen auf dem Lehrplan stehen, so dass keine wesentliche Störung des Unterrichts eintritt. — Die Kinder werden durch diese Schulbäder in wirksamer Weise zur Reinlichkeit des Körpers und der Kleidung erzogen.

3) von Arbeiterbädern. In zahlreichen industriellen Etablissements sind bereits warme Brausebäder mit bestem Erfolg eingeführt.

Weitergehende, nicht nur auf eine Reinigung des Körpers abzielende Wirkungen kommen den kalten Abwaschungen und Bädern zu. Dieselben sind in heissen Klimaten ein wichtiges Mittel zur Entwärmung des Körpers. Ausserdem vermögen sie bei systematischer Anwendung die Reaktionsfähigkeit der Haut in erheblichem Grade zu steigern und die Disposition für Erkältungskrankheiten zu vermindern.

Litteratur: RUBNER, Handbuch der Hygiene, Wien 1888, und zahlreiche Abhandlungen über die Eigenschaften der Kleidung im „Archiv für Hygiene" 1887—1895. — RUMPEL, Ueber den Werth der Bekleidung etc., Archiv f. Hygiene, Bd. 9. — NOCHT, Vergleichende Untersuchungen über verschiedene zu Unterkleidern verwendete Stoffe, Zeitschr. f. Hygiene, Bd. 5. — HILLER, Ueber die Brauchbarkeit porös-wasserdicht gemachter Kleiderstoffe etc., Deutsche militärärztliche Zeitschr. 1888. — H. v. MEYER, Zur Schuhfrage, Zeitschr. f. Hygiene, Bd. 3. — LASSAR, Ueber Volksbäder, Viertelj. f. öff. Ges., Bd. 19. — Die Cultur-Aufgabe der Volksbäder, Rede etc., Berlin 1889.

Achtes Kapitel.

Die Wohnung.

(Wohnhaus- und Städteanlagen.)

Während das Wohnhaus ursprünglich vorzugsweise zum Schutze gegen schädliche Einflüsse, namentlich gegen Wind und Wetter, errichtet wurde, bezeichnet man es in neuerer Zeit vielfach als Quelle von Gesundheitsstörungen und als besonders verdächtigen Theil unserer Umgebung. In der That führt das Leben im Hause und speciell das Zusammenwohnen mit zahlreichen anderen Menschen zu einer Reihe von Gefahren, die um so beachtenswerther erscheinen, als der civilisirte Mensch den weitaus grössten Theil seines Lebens im Wohnhaus zubringt. Beim Bau und bei der Einrichtung des Hauses, bei der Versorgung desselben mit Wärme, Luft und Licht, bei der Beseitigung der Abfallstoffe kann es zu schweren Verletzungen derjenigen hygienischen Vorschriften kommen, die in den vorstehenden Kapiteln aufgestellt und begründet wurden. Solche Abweichungen von der hygienischen Norm werden dadurch befördert, dass sehr verschiedene Interessen beim Bau und der Einrichtung des Hauses concurriren. In erster Linie pflegen die Kosten der Anlage, sodann sociale und ästhetische Motive, ferner Rücksichten auf Feuersgefahr in Betracht zu kommen. Es ist zweifellos schwierig, die Forderungen der Hygiene mit allen diesen berechtigten Interessen in Einklang zu bringen.

Die daraus sich ergebenden hygienischen Beziehungen des Wohnhauses sind in Folgendem in der Weise zu erörtern, dass die Darstellung dem Bau des Hauses gleichsam folgt. Zunächst ist der Bauplatz und die Aufstellung des Bebauungsplans zu besprechen; zweitens die Fundamentirung, der Bau und die innere Einrichtung des Hauses; ferner die speciellen Vorrichtungen zur Regulirung der Temperatur, zur Lüftung und Beleuchtung; schliesslich die in grossen Städten besondere Berücksichtigung erheischenden Einrichtungen zur Entfernung der Abfallstoffe und zur Leichenbestattung.

I. Bauplatz und Bebauungsplan.

A. Wahl und Herrichtung des Bauplatzes.

Ist die Wahl des Platzes freigestellt, so sind die Seite 165 betonten Einflüsse der Oberflächengestaltung zu berücksichtigen.

Der Boden soll porös, trocken und frei von stärkeren Verunreinigungen sein. Nur bei Malariagefahr ist compacter Felsboden einem porösen Untergrund vorzuziehen.

Zeigt sich der im Uebrigen zweckentsprechende Baugrund zu feucht, so fragt es sich, ob und mit welchen Mitteln eine Trockenlegung desselben ausführbar ist.

Die Entscheidung wird sich in jedem Falle nach der Ursache der Bodenfeuchtigkeit richten müssen. Gehört der Bauplatz zum Ueberschwemmungsgebiete eines Flusses, so kann eventuell durch Regulirung des Flusses resp. durch starke Aufschüttung des Terrains geholfen werden. Ist diese Abhülfe nicht in völlig befriedigender Weise zu beschaffen, so ist ein solcher Platz für die Errichtung menschlicher Wohnungen völlig ungeeignet.

Oder die Ursache der Feuchtigkeit liegt in einem zeitweise zu geringen Abstande des Grundwassers von der Bodenoberfläche. Für jedes Bauterrain soll der maximale Grundwasserstand durch längere Beobachtung bekannt sein, und letzterer darf die Kellersohle des Hauses, welche $1^1/_2$—2 m unter die Bodenoberfläche herabreicht, niemals berühren.

Ist diese Forderung nicht erfüllt, so muss der Abstand zwischen Grundwasser und Bodenoberfläche künstlich vergrössert werden, und zwar dadurch, dass man entweder das Terrain aufschüttet, oder den Grundwasserspiegel senkt mittelst Drainirung des Untergrundes resp. mit Hülfe der Canalisation, welche schon aus anderen Gründen in jeder grösseren Stadt eingeführt zu werden pflegt. Bei sehr grossen Grundwasseransammlungen ist allerdings eine Tieferlegung durch Drainrohre oder Canäle nicht zu erzielen; dagegen kann bei kleineren Grundwassermassen eine sehr vollständige Besserung des Bauplatzes durch diese Maassnahmen erzielt werden.

Zuweilen ist schon durch Anpflanzung schnell wachsender Pflanzen Abhülfe zu schaffen, welche grosse Mengen von Wasser verdunsten. Dazu eignen sich z. B. der Wasserreis, die Sonnenblume und namentlich der blaue Gummibaum (Eucalyptus globulus).

Drittens kann eine feuchte Beschaffenheit des oberflächlichen Bodens dadurch bedingt sein, dass dichter, schwer durchlässiger (z. B. lehmiger) Boden von geringer Neigung des Terrains vorliegt. Die Niederschläge werden dann in Folge von oberflächlichen Ansammlungen lange zurückgehalten. Ist solcher Boden mit dichtem Buschwerk besetzt, so wird die Verdunstung gehindert und es kommt zu anhaltender Durchfeuchtung. — In solchem Fall ist die Oberfläche zu aptiren, mit bestimmter Neigung und Abfluss zu versehen, die Büsche und Sträucher sind theilweise zu entfernen und statt dessen eventuell Rasen anzupflanzen. — In den Tropen ist mit Rücksicht auf die Malariagefahr eine derartige Beseitigung der Bodenfeuchtigkeit besonders wichtig.

B. Der Bauplan und die Bauordnungen.

Der Bauplan wird naturgemäss je nach der Bestimmung des Gebäudes sehr verschieden sein; hier soll einstweilen nur der Fall betrachtet werden, dass es sich um ein städtisches Wohnhaus innerhalb der gemässigten Zone handelt.

Auch bei diesem aber lassen die Sitten und Gebräuche der verschiedenen civilisirten Völker noch grosse Differenzen bezüglich des Umfangs und der Bauweise erkennen.

In vielen amerikanischen und englischen, auch in einzelnen norddeutschen Städten herrscht entschieden das Bestreben vor, für eine oder höchstens zwei Familien kleine 1—2stöckige Häuser zu construiren, die entweder ganz freistehen, von Gärten und Höfen umgeben (Villensystem), oder höchstens mit einer Seitenwand aneinander gelagert sind (Doppelvillen). Derartige Familienhäuser sind eigentlich allein geeignet, den Sinn für Häuslichkeit und Familienleben zu wecken; durch dieselben wird ausserdem einem stärkeren Zusammendrängen von Menschen am wirksamsten vorgebeugt, und alle hygienischen Maassregeln sind hier weit leichter durchführbar. Allerdings gewinnen die Städte durch eine solche Bauweise beträchtlich an Ausdehnung, und es ist daher von vornherein nothwendig, auf bequemste und billigste Beförderungsmittel Bedacht zu nehmen, damit die grossen Entfernungen nicht störend einwirken.

In englischen und holländischen dicht bewohnten Städten ist man zwar zur geschlossenen Bauweise übergegangen, bei welcher jeder Garten und Hofraum zwischen den Häusern in Wegfall kommt. Aber das Bestreben, für die Familie ein Haus ausschliesslich zur Verfügung zu haben, ist noch so entwickelt, dass zahlreiche sehr schmale Häuser gebaut werden, deren jedes durch alle seine Stockwerke hindurch von einer Familie bewohnt wird. Auch bei dieser Bauart sind von vornherein manche Gefahren vermieden, welche durch das Zusammenleben vieler Familien unter einem Dache entstehen.

In der weit überwiegenden Mehrzahl werden indessen in den modernen Städten jetzt nur noch grosse Miethshäuser gebaut. Alsdann ist das Bestreben des Besitzers stets darauf gerichtet, den Raum des Bauplatzes möglichst auszunutzen und auf demselben möglichst viele Menschen unterzubringen. Dabei findet dann leicht eine so starke Verletzung anerkannter hygienischer Principien statt, dass seit langer Zeit Staaten oder Städte es für nöthig erachtet haben, der Bauspeculation durch Erlass von Baugesetzen bestimmte Schranken zu setzen.

Diese Baugesetze, welche übrigens auch der Einsturz- und Feuersgefahr der Gebäude Rechnung tragen, suchen namentlich jeder Wohnung genügend Luft und Licht zu schaffen und dem übermässigen Zusammendrängen der Menschen vorzubeugen.

Obwohl die in den verschiedenen Städten geltenden Bauordnungen grosse Verschiedenheiten aufweisen, enthalten sie doch mit ziemlicher Uebereinstimmung folgende die Hygiene berührende Vorschriften:

a) Ein gewisser Bruchtheil des Grundstücks muss als Hof- und Gartenraum übrig bleiben; derselbe soll im Verhältniss stehen zur Grösse des Grundstücks und wird meist auf ein Drittel des Bauterrains normirt.

b) Bezüglich der Bauflucht wird verlangt, dass die Gebäude entweder die Strassenlinie genau einhalten oder es wird ein Zurückweichen hinter die Fluchtlinie bis zu 3 m gestattet. Im hygienischen Interesse ist ein stärkeres Zurückweichen um 10—20 m weit mehr erwünscht, da dann erst die entstehenden Vorgärten für die Bewohner des Hauses wirklich benutzbar werden.

c) Zahlreiche Bestimmungen reguliren den Abstand der Gebäude von einander.

Bezüglich des seitlichen Abstandes wird unterschieden zwischen geschlossener Bauweise, Bauten mit geringen Abständen, und offener Bauweise (Pavillonsystem). Bei der geschlossenen Bauweise müssen stets Brandmauern, d. h. massive Mauern ohne jede Oeffnung die Häuser verbinden. Ist ein Abstand zwischen zwei Häusern vorhanden, so muss, falls derselbe unter 5 m beträgt, mindestens eine Mauer als Brandmauer fungiren; geht der Abstand über 5 m hinaus, so dürfen beiderseits Oeffnungen angelegt werden.

Diese mit wenig Ausnahmen noch jetzt geltenden Bestimmungen, die vorzugsweise die Feuersicherheit berücksichtigen, befriedigen nicht vom hygienischen Standpunkt. Die kleinen Abstände unter 5 m sind zu verwerfen, weil auch dann, wenn beiderseits Brandmauern sie begrenzen, Winkel zu entstehen pflegen, die zur Ablagerung von allerlei

Abfallstoffen dienen. Beträgt aber der Abstand wenig über 5 m und haben dann die Mauern Fenster, so ist nicht daran zu denken, dass durch dieselben die dort gelegenen Zimmer genügend Luft und Licht erhalten. Man muss dann wenigstens verlangen, dass für diese Zimmer noch andere Licht- und Luftöffnungen existiren oder dass die betreffenden Räume nicht zum Wohnen benutzt werden. Erst dann wenn der seitliche Abstand ungefähr der Haushöhe gleichkommt, ist auf eine ausreichende Luft- und Lichtzufuhr zu rechnen. Andernfalls ist auf seitliche Abstände ganz zu verzichten und die geschlossene Bauweise zu empfehlen.

Vom gegenüberliegenden Hause soll die Front mindestens um die Haushöhe entfernt sein. Man bezeichnet diese Forderung gewöhnlich durch die Formel $h = b$ (Höhe = Strassenbreite). h rechnet man bis zur Dachtraufe; sind die Dächer sehr steil und ihr Neigungswinkel grösser als 45°, so ist $b = h + x$ zu rechnen, wo x eine Constante, z. B. 6 m, bedeutet. — Bei Aufstellung dieser Formel ist offenbar nur darauf Bedacht genommen, dass das diffuse Tageslicht bis zur Sohle der Vorderfläche des Hauses gelangt. Sollen die Parterrezimmer aber auch noch bis in eine gewisse Tiefe Himmelslicht erhalten, oder wird eine gewisse Dauer der Insolation der Hausfront gefordert, so ist ein erheblich grösserer Abstand der Fronten $\left(\text{mindestens } b = h + \frac{h}{2}\right)$ nothwendig (s. unter „Beleuchtung").

Für Hinterhäuser sollte die Regel $h = b$ gelten.

d) Die Höhe der Häuser ist zwar schon durch die Bestimmung über das Verhältniss zwischen Haushöhe und Strassenbreite in gewisser Weise limitirt. Es ist aber zweckmässig, ausserdem für den Fall, dass sehr breite Strassen existiren, eine maximale Höhe des Hauses (von etwa 20 m) festzusetzen, da mit der Höhe des Hauses die Sommertemperaturen innerhalb der Wohnungen sich steigern, da durch dieselbe ferner die Massenansammlung von Menschen begünstigt wird, und da die Statistik in bestimmter Weise einen schädlichen Einfluss der hochgelegenen Wohnungen auf Todt- und Fehlgeburten nachgewiesen hat.

e) Damit der Häuser-Speculant nicht durch zahlreiche niedrige Stockwerke sich für die Beschränkung der Höhe schadlos zu halten sucht, muss die Zahl der Stockwerke auf höchstens fünf oder aber die minimale lichte Höhe der bewohnten Räume auf mindestens $2\frac{1}{2}$—3 m festgestellt werden.

f) Sehr wichtig und wünschenswerth sind Bestimmungen, welche die Grösse der bewohnten Räume nach der Bewohnerzahl normiren (etwa 10 cbm Luftraum für jeden Erwachsenen), und ausreichend

Licht und Luft dadurch garantiren, dass für jeden bewohnten Raum bewegliche, nach aussen führende Fenster vorgeschrieben werden, deren Fläche mindestens = $^1/_{12}$ der Bodenfläche beträgt.

Handelt es sich nicht um die Aufführung einzelner Gebäude, sondern um die Anlage von ganzen Strassen oder Stadttheilen, durch welche das bisherige Stadtgebiet erweitert werden soll, so ist eine Reihe weiterer Gesichtspunkte geltend zu machen.

Zunächst muss, sobald die Erweiterung der Ortschaft in Aussicht steht, ein bestimmter Bebauungsplan aufgestellt werden. Dabei ist von vornherein z. B. zu erwägen, ob eine Vertheilung der Bevölkerung in der Weise möglich sein wird, dass die Grossindustrie, Fabriken und Arbeiterquartiere in einem peripheren Theil vereinigt werden, während den Gewerbtreibenden mehr die centralen Theile, und der geistig arbeitenden Bevölkerung, welche berechtigten Anspruch auf eine gewisse Ruhe der Umgebung hat, andere periphere Abschnitte überlassen werden. Falls eine solche Trennung möglich ist, können zahlreiche, unzuträgliche Collisionen vermieden werden.

Ferner ist zu erwägen, ob die neuen Stadttheile besser ihre besonderen Centren (Märkte, Bahnhöfe, Vergnügungslocale etc.) erhalten und ob dadurch eine Decentralisation angestrebt werden soll; oder ob die Interessen der Stadt eine gewisse Abhängigkeit vom centralen Kern wünschenswerth machen.

Schon frühzeitig sind die Hauptstrassenzüge, Plätze, Eisenbahn- und Pferdebahnlinien festzulegen, während die Details der weiteren Eintheilung erst bei Beginn der Bauthätigkeit normirt werden. Die Häuserblocks sind im Allgemeinen klein zu wählen, damit relativ grosse Strassenfronten entstehen.

Eine volle Gewährung aller hygienischen Forderungen ist nur bei weiträumiger Bebauung mit Familienhäusern oder kleineren Miethhäusern möglich. Um diese möglichst zu fördern, ist eine unterschiedliche Behandlung der Bauordnungen für das Innere, die Aussenbezirke und die Umgebung von Städten wünschenswerth. In den neuen Stadttheilen sollte durchgehends oder in einzelnen Bezirken weiträumige Bebauung erfolgen und die Miethskaserne verboten sein.

Die Strassenrichtung soll wo möglich nicht rein äquatorial (West-Ost) sein. Es resultirt hierbei eine ausgeprägte Schatten- und eine Sonnenseite, welche enorme Differenzen im Klima ihrer Häuser aufweisen; bei der nach Süden gerichteten Fensterfront erfolgt im Sommer in Folge des Hochstandes der Sonne nur ein geringer Einfall von Sonnenlicht, dagegen im Winter bis weit in die Zimmer hinein, es liegen hier also die günstigsten Verhältnisse vor. Um so schlechter ist die Nordseite bedacht. Der Mangel an Sonne kann hier nicht etwa durch die Südlage der Rückseiten ausgeglichen werden, da in Folge der Bauart der Häuser hier gewöhnlich nur Wirthschaftsräume, Treppenhäuser und Schlafzimmer liegen.

Bei meridionalen Strasseneinrichtungen (Nord-Süd) ist die Vertheilung der Insolation gleichmässiger auf beide Seiten vertheilt, aber sie liegt wegen der im Sommer tief in die Fenster dringenden Sonne ungünstiger wie auf der Südseite. Ausserdem entspricht dieser Verlauf vielfach nicht der herrschenden Windrichtung; in Norddeutschland sind vielmehr äquatoriale Winde häufiger, und diese bewirken eine lebhaftere Ventilation in den gleichgerichteten Strassen und deren Häusern. Im Ganzen liegen daher die Strassen am günstigsten, welche von Nord-Ost nach Süd-West resp. von Nord-West noch Süd-Ost gerichtet sind, so dass sowohl Sonne wie Wind gut ausgenutzt und möglichst gleichmässig vertheilt werden.

Zur Pflasterung der Strassen soll ein Material benutzt werden, das möglichst wenig Staub liefert, also hart und schwer zerreiblich ist. Ferner ist ein gleichmässiges, Quergefälle, je nach dem Material 15—70 pro mille, einzuhalten, welches schnelles Abfliessen des Wassers und leichte Reinigung ermöglicht. Etwaige Zwischenräume zwischen den Pflastersteinen sollen mit fest zusammenhängender, nicht staubender Füllung gedichtet sein. Chaussirte Fahrstrassen sind in Städten ganz zu verwerfen. — Zur Schonung des Pflasters ist es wichtig, dass nicht bei jeder Reparatur von Wasser-, Gas-, Telephonleitungen etc. das Pflaster der Fahrstrasse aufgerissen werden muss. Um das zu erreichen, legt man jene Leitungen entweder in besondere unterirdische Tunnel (theuer); oder man bringt sie unter der Decke der grösseren Abzugscanäle an; oder man verlegt sie in eine Kiesbettung unter dem Fusssteig und macht sie dadurch viel leichter zugänglich. — Ueber die Ausführung der Wasserversorgung, der Anlagen zur Entfernung der Abfallstoffe siehe in den folgenden Kapiteln.

Von grosser Bedeutung sind zahlreiche mit Bäumen, Gärten und Anlagen versehene freie Plätze. Nicht als ob durch die wenigen Bäume irgendwelche nennenswerthe Verbesserung der Luft bewirkt werden könnte; sondern, abgesehen von dem wohlthuenden Eindruck solcher Unterbrechungen des Häusermeeres auf Auge und Gemüth, liegt ihr Werth vorzugsweise darin, dass sie den Umwohnern Gelegenheit bieten, mit wenig Aufwand an Zeit einzelne Tagesstunden im Freien zuzubringen und namentlich im Sommer sich von der Hitze der Arbeitsräume und Wohnungen zu erholen. Für Kinder in den ersten Lebensjahren bildet eine solche Möglichkeit zum Verweilen im Freien ein wichtiges Mittel, um die Gefahr der mörderischen Krankheiten der Sommermonate zu verringern; und nicht minder kann das Herumtummeln der heranwachsenden Kinder auf freien Plätzen manchen krankhaften Störungen vorbeugen.

Mit Rücksicht auf diese Bestimmung der freien Plätze sollten dieselben in grosser Zahl und möglichster Vertheilung vorhanden sein. Wenige grössere Anlagen bieten bei weitem nicht die gleichen Vortheile, weil die entfernter Wohnenden nur selten Zeit und Gelegenheit zum Besuche derselben finden. Ferner ist bei dem Arrangement der Plätze darauf Rücksicht zu nehmen, dass sie nicht als Zierrath dienen, sondern in erster Linie den Anwohnern längeren Aufenthalt ermöglichen und so hygienischen Nutzen bringen sollen.

Bezüglich der Unterhaltung der Strassen und Plätze hat die Hygiene eine sorgfältige Reinigung und bei austrocknender Luft reichliche Besprengung mit Wasser zu fordern; erstere, um Infektionen von der Bodenoberfläche aus nach Möglichkeit einzuschränken; letzteres, um die Belästigung der Athmung durch staubige Luft zu hindern.

Litteratur: Baumeister, Stadterweiterungen etc., Berlin 1874. — Flügge, Anlage von Ortschaften in v. Pettenkofer's und v. Ziemssen's Handbuch der Hygiene, Leipzig 1882. — Verhandlungen des deutschen Vereins für öffentliche Gesundheitspflege 1888, 1891 und 1893. — Stübben, Der Städtebau, im Handb. der Architektur, 1891. — Stübben und Wernich, Hygiene des Städtebaus, in Weyl's Handbuch der Hygiene, 1896.

II. Fundamentirung, Bau und Einrichtung des Hauses; Schutz gegen feuchte Wohnungen.

1) Das Fundament soll das Haus gegen den Boden wasser- und luftdicht abschliessen. Wasserdicht deshalb, weil sonst das Bodenwasser sowohl von unten wie von der Seite her in die porösen Bausteine eindringt, in diesen capillar in die Höhe steigen und die Keller und unteren Stockwerke feucht halten kann. Ist der Boden unrein, so werden gleichzeitig die Verunreinigungen mit dem Wasser in die Höhe geführt und es kommt zur Bildung von sogenanntem Mauersalpeter.

Die Dichtung der Mauern lässt sich leicht erreichen durch Einlegen einer Asphaltschicht (*A*, Fig. 46 und 47) oder einer Schicht von glasirten Klinkern auf die sogenannte Abgleichungsschicht der Fundamente. Um aber auch das seitliche Eindringen von Feuchtigkeit zu hindern, werden entweder die Seiten der Fundamentmauer stark mit Asphalttheer imprägnirt, oder es wird eine 12 cm starke Vormauer aus Ziegelsteinen mit Cementmörtel in einer Entfernung von 6—7 cm vom Kellermauerwerk aufgeführt, mit sogenannten Einbindern versehen und oben abgedeckt (Fig 46). In einigen Städten beteht die nachahmenswerthe Vorschrift, dass ein offener Graben von 1—2 Fuss Weite die Fundamente des ganzen Wohnhauses umgiebt; derselbe führt dann gleichzeitig dem Kellerraum in reichlicherem Maasse Luft und Licht zu (Fig. 47). Die ganze Kellersohle ist ausserdem wasser- und luftdicht mit Asphalt und mit einer Luftisolirschicht herzustellen.

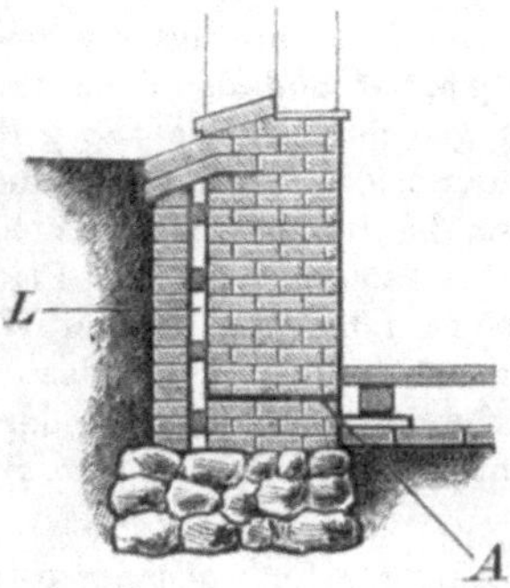

Fig. 46. Hausfundament.
A Asphaltschicht. *L* Luftraum zwischen Hauptmauer und Vormauer.

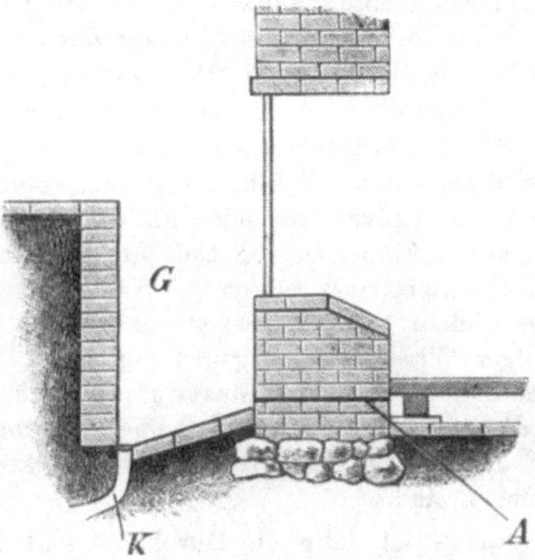

Fig. 47. Hausfundament.
A Asphaltschicht. *G* Umlaufender Graben. *K* Wasserablauf.

Der geschilderte dichte Abschluss schützt dann auch das Haus gegen etwaiges Aufsteigen von Bodenluft. Wenn letztere auch nicht, wie man früher annahm, infektiöse Keime in's Haus zu führen vermag, so kann doch leicht eine übelriechende, stark mit Kohlensäure oder gar mit giftigem Leuchtgas beladene Luft vom Boden her in das Haus eindringen, und da eine Durchlässigkeit des Materials hier keinesfalls irgendwelchen Nutzen hat, so ist das Princip der vollkommenen Dichtung so viel als möglich durchzuführen.

2) Die Seitenwände des Hauses. Bezüglich des Materials und der Construction der Seitenwände kommt in Betracht a) die Durchlässigkeit des Materials für Luft; b) seine Aufsaugungsfähigkeit für Wasser; c) die Wärmeleitung und Wärmecapacität des Materials; ferner d) die Dicke der Mauern und e) ihre Wasseraufnahme beim Bau.

a) Früher hielt man eine grössere Durchlässigkeit des Materials für hygienisch vortheilhaft in der Annahme, dass ein wesentlicher Theil der Luftzufuhr zum Wohnraum durch die Poren der Mauern erfolge und dass dieser Luftwechsel gerade dadurch, dass er sich unmerklich vollzieht und dass die Luft dabei auf die Wandtemperatur erwärmt wird, besonders werthvoll sei.

Die Existenz einer solchen Poren-Ventilation wurde durch zwei Experimente bewiesen; erstens wurde gezeigt, dass der Luftwechsel in einem Zimmer, dessen Fugen, Ritzen und sonstige Undichtigkeiten sorgfältig verklebt werden, immer noch sehr beträchtlich ist, obwohl er sich nunmehr nur durch die Poren der Begrenzungen des Zimmers vollziehen kann. — Derselbe Versuch ist indess später vielfach mit anderem Erfolg wiederholt worden. Sorgt man für dauernd dichten Verschluss aller Ritzen und Fugen und dichtet ausserdem noch Fussboden und Decke des Zimmers, so sinkt der Luftwechsel in dem betreffenden Raum unter gewöhnlichen Verhältnissen auf 0 herab. Nur bei sehr heftigen Winden ist eine geringfügige Ventilation bemerkbar.

Das zweite Experiment bestand darin, dass eine Glasröhre auf die beiden gegenüberliegenden Seiten eines Backsteines aufgekittet und dann die übrige Fläche des Backsteines mit Paraffin oder Theer gedichtet wurde. Es gelingt dann durch Einblasen von Luft in das Glasrohr durch den Backstein hindurch z. B. ein Licht auszublasen. — Nun beträgt aber der Exspirationsdruck beim Blasen leicht 10 bis 20 cm Quecksilber = 1300 bis 2600 kg pro 1 qm Fläche. Mässiger Wind liefert dagegen nur einen Druck von 1 bis 5 kg, starker Wind einen Druck von 20 kg, Sturm einen solchen von 100 kg pro 1 qm, so dass also aus diesem Experiment noch keine Folgerungen für den unter dem Winddruck oder durch Temperaturdifferenzen bewirkten Luftdurchgang durch den Stein zu ziehen sind.

Später ist dann die Durchlässigkeit der Steine für Luft genauer quantitativ geprüft. Dabei stellte es sich heraus, dass je nach dem Material bei einem Druck von 1 mm Wasser oder von 1 kg pro Quadratmeter nur 5—50 Liter Luft pro Stunde und pro Quadratmeter Wandfläche passiren; dies macht für ein Zimmer mit 14 qm Aussenwand und für mittleren Wind von 3 kg Druck 0·2—2·0 cbm stündlicher Luftzufuhr, während der Luftbedarf für ein solches Zimmer mindestens 60 cbm pro Stunde beträgt. Ausserdem fand sich, dass die Bekleidung der inneren Wandfläche noch in wechselndem, meist aber sehr erheblichem Grade die Durchlässigkeit herabsetzt; und zwar schon ein Anstrich mit Kalk- oder Leimfarbe, noch mehr ein Tapetenüberzug und wiederum mehr ein Oelfarbenanstrich. Ferner wird die Durchlässigkeit wesentlich geändert durch Befeuchtung des Steins; je nach der Feinheit der Poren tritt hier eine Abnahme um 15—90 Procent ein.

Die Luftzufuhr durch das Baumaterial stellt sich daher für die gewöhnlich vorliegenden Verhältnisse, mässigen Wind, der nicht gerade senkrecht auf die Mauern auftrifft, und geringe Temperaturdifferenzen als völlig illusorisch heraus. Nur in einem Fall vermag dieselbe eine nennenswerthe Luftmenge zu fördern, nämlich bei direct auftreffenden heftigen Winden. Dann aber vermitteln schon die zufälligen Undichtigkeiten der Fenster und Thüren einen mehr als erwünschten Luftwechsel, so dass wir der Poren-Ventilation und einer Durchlässigkeit des Baumaterials für Luft völlig entrathen können.

Uebrigens ergiebt sich folgende Reihenfolge für die Permeabilität der Baumaterialien für Luft: am durchlässigsten ist Kalk-Tuffstein; dann folgt Fichtenholz (Querschnitt); dann Luftmörtel, schwach gebrannter Ziegel, stark gebrannter Ziegel, unglasirter Klinker, Portland-Cement, grüner Sandstein, Eichenholz (Querschnitt), Gyps (gegossen), glasirter Klinker.

b) Auch bezüglich der Aufsaugungsfähigkeit für Wasser hatte man früher unrichtige Vorstellungen. Man glaubte, dass die Mauern durchaus porös und im Stande sein müssten, etwaiges an den inneren Wandungen der Wohnräume condensirtes Wasser aufzusaugen und allmählich wieder zu verdunsten; dadurch sollen die Wände trocken gehalten werden, während dieselben bei wasserdichtem Material leicht feucht werden (triefen).

Eine derartige Condensation von Wasserdampf kommt indess in einigermaassen normalen Wohnräumen nicht vor. Ist durch starke Ansammlung von Menschen oder durch Kochen, Waschen etc. sehr viel Wasserdampf producirt, so sollte derselbe zunächst durch Lüftung entfernt werden; reicht diese nicht aus, so findet eine Regulirung durch Condensation an den Fensterflächen statt. Ist auch dann noch ein weiterer Ueberschuss von Wasserdampf vorhanden, so erfolgt Condensation an der kältesten Wandfläche; in erheblichem Grade und zu wiederholten Malen aber nur dann, wenn etwa eine freistehende, dünne und gut wärmeleitende, z. B. nach Norden gerichtete und stark abstrahlende Wand vorliegt. Metalle, nicht poröse Schlackensteine etc. bilden wegen ihrer guten Wärmeleitung ein besonders zur Condensation disponirendes Material.

Das Feuchtwerden der Wände durch Wasserdampf-Condensation ist daher eine so leicht durch andere Maassregeln vermeidbare Erscheinung, dass bei der Auswahl des Baumaterials auf dieselbe höchstens insofern Rücksicht genommen zu werden braucht, dass man gut wärmeleitendes Material vermeidet.

Ausserdem ist aber auch die andere Seite der Mauer zu berücksichtigen. Hier ist gerade das aufsaugungsfähige Material leicht von Nachtheil, weil auftreffende Niederschläge die Wand wiederholt bis in eine gewisse Tiefe durchfeuchten. Das eingedrungene Wasser verdunstet allmählich wieder; dabei findet ein bedeutender Wärmeverbrauch statt und die unter die Norm abgekühlte Wand vermag dann wieder zu Condensation Anlass zu geben.

Demnach haben wir keinerlei Grund, ein für Wasser durchgängiges Baumaterial zu bevorzugen, vielmehr ist eine wasserdichte Oberfläche an der inneren Seite nicht von Nachtheil, an der Aussenseite von entschiedenem Vortheil.

c) Die Baumaterialien sollen schlechte Wärmeleiter sein und geringe Wärmecapacität besitzen, weil alsdann die Regulirung der Temperatur des Hauses wesentlich erleichtert wird. Das schlecht leitende Material hindert im Winter eine zu rasche Entwärmung, im Sommer eine zu schnelle Erwärmung des Hauses. Dichtes Material, Metall, massive Steine leiten die Wärme am besten, Holz am schlechtesten. Unter den Steinen sind die porösen, lufthaltigen (Tuffsteine) die schlechtesten Wärmeleiter. Absichtlich eingelagerte Luftschichten setzen die Wärmeleitung einer Mauer noch erheblich mehr herab.

Bezüglich der Wärmecapacität bieten wiederum die lufthaltigen leichten Baumaterialien insofern einen gewissen Vortheil, als es dann geringerer Wärmemengen bedarf, um die Temperatur der Wände um ein bestimmtes Maass zu ändern. Sollen z. B. 80 cbm Mauerwerk (ein kleines Familienhaus) von 0^0 auf 15^0 erwärmt werden, so braucht man bei Sandsteinmauern 353000 Wärmeeinheiten, und zu deren Entwickelung 53 kg Kohle; bei Ziegelmauerwerk 219000 Wärmeeinheiten = 33 kg Kohle, bei Hohlziegeln nur 122000 Wärmeeinheiten = 18 kg Kohlen.

Nebenbei gewährt lufthaltiges Baumaterial, insbesondere Ziegel mit Luftcanälen, noch finanzielle Vortheile, indem die Mauern dabei leichter werden und dem ganzen Bau, insbesondere den Fundamenten, eine geringere Wandstärke und Festigkeit gegeben werden darf.

Lufthaltige Mauern sind daher aus den letztangeführten Gründen entschieden zu bevorzugen, nur ist es nicht nothwendig, dass sie gleichzeitig für Luft und Wasser durchgängig sind. Vielmehr werden sie, nachdem sie trocken geworden sind, am besten innen und aussen mit einem undurchlässigen Ueberzug versehen. Nach aussen bietet ein Belag mit Schindeln oder Schiefer, oder Verputz mit Gyps und Wasserglas, oder ein Anstrich mit Oelfarbe Schutz gegen die Durchfeuchtung der Wände, an der Innenseite gewährt Oelfarbenanstrich die Möglichkeit einer leichteren Reinigung und Desinfektion der Wände.

d) Dicke der Mauern. Die Mauern werden entweder massiv oder aus Fachwerk, d. h. mit Einlage von Balken (oder in Eisenconstruction), hergestellt. Die Baugesetze schreiben vor, dass massive Mauern von 3—4stöckigen Häusern im Parterre $2^1/_2$ Stein = 62 cm stark sein sollen, im ersten und zweiten Stock 50 cm, im dritten und vierten Stock 38 cm. — Bei Fachwerk-Häusern sind die Mauern erheblich dünner; sie müssen bis zum ersten Stockwerk eine Dicke von 25 cm, im zweiten eine solche von nur $12^1/_2$ cm haben. Diese verschiedene

Dicke der Mauern ist für die Temperatur-Regulirung des Hauses von grosser Bedeutung (s. unten). — Statt der Ziegel werden auch Gypsdielen (Gyps mit Rohreinlage) oder feuersichere Moniertafeln (mit Eisenstäben versteiftes Geflecht von Eisendraht, das mit Cementmörtel beworfen ist) verwendet. Vgl. unter „Krankenhäuser".

e) Die Feuchtigkeit frisch hergestellter Mauern. Das Mauern geschieht meistens im nassen Zustande des Materials. Gewöhnlich wird der ganze Ziegel in Wasser getaucht; behauene Steine werden stark mit Wasser besprengt. Im Durchschnitt werden dabei 10—20 Procent des Volums der Steine mit Wasser erfüllt. Da die Wände eines mittleren Wohnhauses etwa 500 cbm Mauerwerk ausmachen, so enthalten diese also 50—100 cbm mechanisch beigemengtes Wasser. — Die starke Befeuchtung ist nöthig, um ein Haften der Bindemasse zu ermöglichen. Als letztere dient gewöhnlich Mörtel, der aus einem Theil gelöschten Kalk und 2—3 Theilen Sand bereitet wird. Der frische Mörtel enthält im Mittel auf 1 cbm 150 Liter Wasser, ausserdem noch Hydratwasser und zwar pro cbm etwa 100 Liter. Für je 100 cbm Mauerwerk gebraucht man, theils zum Füllen der Fugen, theils zum Verputz, etwa 12 cbm Mörtel, für ein Haus von 500 cbm Mauer mithin 60 cbm Mörtel. In dieser Mörtelmasse sind dann 10 cbm mechanisch beigemengtes und 6 cbm Hydratwasser enthalten; und in Summa finden sich also in einem Neubau von der bezeichneten Grösse 90—110 cbm mechanisch beigemengtes und 6 cbm chemisch gebundenes (Hydrat-)Wasser.

Diese ganze kolossale Wassermasse muss natürlich wieder fortgeschafft werden, ehe das Haus bewohnbar ist. Es geschieht dies durch Heizen oder Einhängen von Coakskörben bei offenen Fenstern, eventuell auch künstliches Eintreiben erwärmter Luft (mittelst des Kosinsky'schen Apparates). — Sehr wichtig ist, dass das Verputzen nicht eher erfolgt, als bis das Rohmauerwerk vollständig ausgetrocknet ist.

Bezüglich der Mittel zum Austrocknen der Neubauten begegnet man aber häufig einer irrigen, in früherer Zeit von Liebig aufgestellten Ansicht. Nach Liebig soll die Feuchtigkeit neugebauter Häuser vorzugsweise dadurch bedingt sein, dass der Aetzkalk des Mörtels allmählich eine Umwandlung in Calciumcarbonat erleidet, und dass daher das Hydratwasser frei wird. Das sogenannte „Trockenwohnen" sollte wesentlich darauf beruhen, dass die Bewohner viel Kohlensäure liefern und so die Umwandlung des Aetzkalks in Calciumcarbonat beschleunigen. Demnach würde das beste Mittel zur Austrocknung von Neubauten darin bestehen, dass Kohlensäure-Apparate und offene Kohlenbecken in den Räumen aufgestellt werden.

Aus den oben gegebenen Zahlen ist indess ohne Weiteres ersichtlich, dass die weitaus grösste Masse des in einem Neubau steckenden Wassers mechanisch beigemengt ist; das Hydratwasser macht nur etwa 5—10 Procent der ganzen

Wassermasse aus und tritt an Bedeutung hinter jenem weit zurück. Dem entsprechend sind Neubauten nicht vorzugsweise durch Kohlensäure zu trocknen, sondern in erster Linie durch Verdunstung der grossen Wassermassen. Dass austrocknende Luft in der That das wirksamste Mittel zur Beseitigung der Mauerfeuchtigkeit ist, lässt sich aus der Erfahrung entnehmen, dass in Ländern, wo die Luft ein starkes Sättigungsdeficit zeigt (Westküste von Nord-Amerika, Aegypten), die neugebauten Häuser sofort beziehbar sind, obwohl denselben hier durchaus nicht mehr Kohlensäure zugeführt wird.

3) Das Dach soll undurchlässig für Wasser, nicht zu schwer sein und im Sommer die Insolationswärme, im Winter die Kälte nicht leicht durchdringen lassen. Metall- und Schieferdächer sind womöglich mit Isolirschichten zu unterlegen. In jedem Falle müssen zwischen Dach und Decke des obersten Stockwerkes reichliche Oeffnungen vorhanden sein, durch welche während des Sommers ein starker Luftstrom streichen und die Fortleitung der Insolationswärme hindern kann.

4) Die Zwischenböden. Die richtige Construction der Zwischenböden ist sehr beachtenswerth. Zwischen dem Fussboden der oberen und der Decke der unteren Etagen bleiben Räume frei, welche durch die zwischenlaufenden Balken abgetheilt werden. Diese Hohlräume werden mit porösem unverbrennlichen Material gefüllt, um der Schall- und Wärmeleitung entgegen zu wirken, ferner um Nässe aufzusaugen und dadurch das Balkenwerk gegen Vermoderung zu schützen. Als Füllmaterial benutzt man Sand, häufiger jedoch Bauschutt, Kohlenstaub, Schlacke, Asche; oft wird sehr unsauberes Material verwendet. Analysen haben gezeigt, dass kein Boden, selbst in der nächsten Nähe von Abortsgruben so hochgradige Verunreinigungen erkennen lässt, wie die Füllungen mancher Zwischenböden. Ausserdem wird auch das reinste Material gewöhnlich mit der Zeit stark verunreinigt. Durch die Ritzen und Fugen des Fussbodens dringt Scheuerwasser, Waschwasser etc.; mit diesen Sputa, eingeschleppte Erde und dergl. ein. Die dabei in das Füllmaterial gerathenen Mikroorganismen werden dort offenbar gut conservirt, ähnlich wie in natürlichem Boden. Aus den Zwischenböden gelangen sie dann leicht wieder in das Zimmer, da bei jeder stärkeren Erschütterung Wolken trockenen Staubes die gewöhnlich vorhandenen groben Fugen des Fussbodens zu durchdringen pflegen. Es darf demnach nicht befremden, dass wiederholtes Auftreten von ansteckenden Krankheiten in denselben Wohnräumen zu verschiedenen Malen mit Wahrscheinlichkeit auf Infektion vermittelst der Zwischenböden zurückgeführt werden konnte; und wir haben jedenfalls allen Grund, die Zwischenböden so zu construiren, dass es zu keiner Verunreinigung mit saprophytischen und pathogenen Bakterien kommen kann.

Zunächst ist von vornherein nur unverdächtiges Füllmaterial auszuwählen, z. B. reinster Sand. Auch lässt sich mit Vortheil leichteres Material, wie Kieselguhr, Schlackenwolle oder Kalktorf (mit Aetzkalk imprägnirter Torfmull) verwenden. Diese Materialien haben so geringes Gewicht, dass man mit denselben den ganzen Zwischenboden füllen und dadurch die Schallleitung weit besser hindern kann, während bei Verwendung von Sand etc. die Hälfte des Zwischenbodens frei gelassen werden muss, weil sonst die Belastung zu stark werden würde (Fig. 48 a).

Ausserdem ist unter den Dielen des Fussbodens jedenfalls eine undurchlässige Schicht einzulegen, um spätere Verunreinigung zu vermeiden; z. B. sind die Dielen in heissen Asphalt einzulegen, oder es

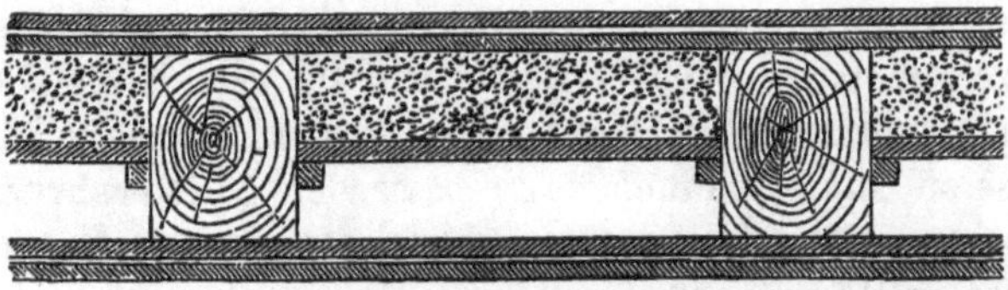

Fig. 48 a. Zwischenböden bei schwerem Füllmaterial.

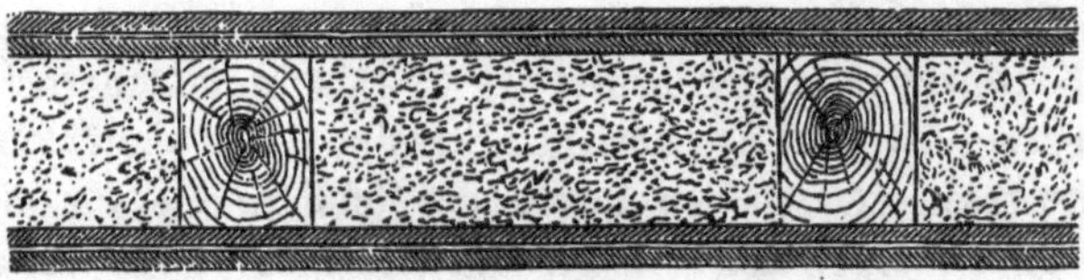

Fig. 48 b. Zwischenböden bei leichtem Füllmaterial.

ist Superatorpappe einzuschalten u. dergl. — Statt des Holzwerks wird neuerdings auch Eisenconstruction empfohlen. — Der Fussboden selbst ist möglichst dicht zu fugen. Vorhandene Ritzen sind mit Holzleisten und Kitt auszufüllen; die Dielen sollen mehrfach mit heissem Leinöl getränkt oder mit Oelfarbenanstrich oder Wachsüberzug versehen und dadurch ein völlig undurchlässiger und leicht zu reinigender Fussboden hergestellt werden.

5) Treppen; Fenster. Die Treppen sind so viel als möglich feuersicher in Stein, Eisen oder mit Ueberzug von Cementmörtel herzustellen; ferner sollen sie bequem und sicher zu begehen sein, d. h. breit, nicht zu steil und nach höchstens 15 Stufen von einem Absatz unterbrochen. — Die Fenster sind theilweise mit Scheiben zu versehen, die für eine Lüftung des Zimmers verwendet werden können (s. unten).

6) Die Vertheilung der Wohnräume. Die Einrichtung von Arbeiterhäusern s. unten. — Für kleinere Familienhäuser ist die Einrichtung der amerikanischen Vorstadthäuser besonders geeignet. Dieselben enthalten unten Vorzimmer, Wohnzimmer und Esszimmer, oben die Schlafräume und in einem besonderen, an das Esszimmer anstossenden Anbau die Küche und Speisekammer; zu diesem Anbau führt ein besonderer Eingang. Im übrigen variirt selbstverständlich die Zahl und Anordnung der Räume ausserordentlich je nach den verschiedenen Bedürfnissen der Bewohner. — Die deutschen städtischen Miethswohnungen für die wohlhabendere Bevölkerungsklasse zeigen gewöhnlich insofern eine hygienisch mangelhafte Vertheilung der Wohnräume, als das grösste Zimmer für den selten benutzten Salon reservirt zu werden pflegt. Dagegen pflegen für die Schlafräume die kleinsten Zimmer bestimmt zu werden, obwohl es sich von selbst versteht, dass wir für den langen ununterbrochenen Aufenthalt in den Schlafräumen den grössten Luftraum zur Verfügung haben müssen. — Sehr häufig fehlt es in kleineren Miethwohnungen an passenden Aufbewahrungsräumen für die Speisen. Es ist dies ein Fehler, der ausserordentlich schwer in's Gewicht fällt und unbedingt vermieden werden sollte, da nachweislich eine Reihe von Krankheiten, vor Allem die Cholera infantum, wesentlich durch Nahrungsmittel zu Stande kommt, welche in ungeeigneten Aufbewahrungsräumen conservirt und dadurch abnorm verändert sind. — Ferner ist vom hygienischen Standpunkt aus auf's nachdrücklichste Einsprache zu erheben gegen die Schlafräume für die Dienstboten, die in modernen Häusern oft nur in einem schrankartigen Gelass in der Küche bestehen.

Kellerräume werden vielfach als absolut untauglich zur Bewohnung erklärt, weil sie an den Uebelständen feuchter Wohnungen leiden und zu wenig Luft und Licht gewähren. Indessen sind diese Nachtheile doch zuweilen einer Abhülfe zugänglich. Werden die Fundamentmauern gut gedichtet, eventuell das Haus von einem Lichtgraben umzogen (S. 349), sind die Fenster hoch und der Fussboden nicht zu tief unter die Bodenoberfläche gelegt, so entstehen Wohnungen, welche keine wesentlichen hygienischen Nachtheile darbieten, dagegen gegenüber den hochgelegenen Stockwerken den grossen Vorzug niederer Hochsommertemperaturen haben. Nachweislich ist insbesondere die Sterblichkeit der Kinder an Cholera infantum in den Kellerwohnungen eine auffällig geringe, obwohl die Bewohner grossentheils dem Proletariat angehören.

Kellerräume, welche nicht in der oben beschriebenen Weise hergerichtet sind, dürfen allerdings nicht als Wohnräume zugelassen werden. In den meisten Städten bestehen bereits Verordnungen, welche Kellerwohnungen, deren Fenster nach Norden oder nach bebauten Höfen gehen, verbieten; ferner wird verlangt, dass der Fussboden der Wohnräume nicht mehr als 0·5 m unter der Bodenoberfläche liegt. Weitere allgemein gültige Bestimmungen über die minimale lichte Höhe, die Grösse der Fenster, die zulässige Tiefe der Räume und die Isolirung der Kellersohle und der Mauern sind wünschenswerth.

Das fertig gebaute Haus ist erst nach einer Austrocknungsfrist beziehbar, die je nach den klimatischen Verhältnissen verschieden zu bemessen ist. Die Anstriche der inneren Wandflächen und die Bekleidung derselben mit Tapeten hat keinesfalls eher zu erfolgen, als bis die Verdunstung des aufgenommenen Wassers beendet ist.

Feuchte Wohnungen wirken nachtheilig auf die Gesundheit hauptsächlich dadurch, dass sie leicht Störungen der Wärmeregulirung des Körpers veranlassen. Die feuchten Wände sind in Folge der fortgesetzten Verdunstung und der besseren Wärmeleitung des feuchten Materials abnorm niedrig temperirt; Kleider, Betten etc. werden ebenfalls feucht und zu guten Wärmeleitern. So kommt es vielfach zu unmerklicher stärkerer Wärmeentziehung vom Körper. — Ausserdem begünstigt die Feuchtigkeit die Conservirung von Krankheitserregern und die Entwickelung von saprophytischen Bakterien und Schimmelpilzen; namentlich die letzteren etabliren sich an den Wänden, auf Stiefeln und verschiedensten Gebrauchsgegenständen, ferner auf Nahrungsmitteln, namentlich Brot. Durch diese Pilzwucherungen entsteht eine modrige, dumpfige Beschaffenheit der Luft, welche die Athmung beeinträchtigt. — Das Holz feuchter Wohnungen ist durch den Hausschwamm gefährdet, einen Pilz, dessen Mycelfäden das Holz vollständig durchwuchern und zum Zerfall bringen. Das Mycel wuchert ausschliesslich im Dunkeln und in feuchtem Substrat, es bildet allmählich grosse weisse Polster, auf denen erst später an der äusseren Seite des Holzwerks die braunen Sporenlager sich bilden. Licht und bewegte, austrocknend wirkende Luft, die durch Luftcanäle dem Balkenwerk zugeführt wird, hindern die Wucherung des Pilzes. Demselben scheint im übrigen keine specifische hygienische Bedeutung zuzukommen; weder das Mycel noch die Sporen vermögen Infektionen beim Warmblüter auszulösen, vielmehr hört bei Körpertemperatur jede Weiterentwickelung des Pilzes auf.

Nicht immer ist eine abnorme Feuchtigkeit der Wohnungen durch das beim Bau eingeführte und noch nicht vollständig wieder verdunstete Wasser verursacht, ganz abgesehen von lokal beschränkten Durchfeuchtungen einer Wand, wie sie durch Platzen von Wasserrohren u. dgl. zu Stande kommen. In vielen Fällen rührt die Feuchtigkeit ganzer Mauern von mangelhaftem Abschluss der Fundamentmauern gegen die Bodenfeuchtigkeit her; alsdann ist nachträglich kaum eine vollständige Abhülfe zu schaffen. In anderen Fällen ist die Feuchtigkeit auf zu starke Wasserdampfproduction seitens der Bewohner und ungenügende Lüftung zurückzuführen und dann relativ leicht zu beseitigen (s. S. 351). Nicht selten endlich sind einzelne Wände (besonders nach N, NW und W gerichtet) deshalb feucht, weil sie frei nach aussen ragen, häufig von Schlagregen getroffen werden und Nachts durch intensive Ausstrahlung sich sehr stark abkühlen. Derartige Mauern sind mit einem Belag von Schiefer oder besser mit einer Luftisolirschicht zu versehen, welche zwischen die eigentliche Mauer und eine dünnere Vormauer eingelagert wird und welche die Weiterleitung des Regenwassers und die Entwärmung in gleich wirksamer Weise hemmt. Eine Construction der Mauer aus Steinen mit Luftcanälen bietet nicht in gleichem Maasse Abhülfe.

Den Feuchtigkeitszustand einer Wohnung und eines Hauses beurtheilt man am besten nach dem Wassergehalt von Mörtelproben, sowohl Putz- wie Fugenmörtel, die aus den fraglichen Mauern entnommen sind; und zwar stösst man mittelst stählerner Stanze eine Portion von 100—200 g aus. Die Bestimmung des Wassergehalts erfolgt durch Trocknen im Vacuum. Mörtel aus trockenen Mauern enthält 0·5—1·0 Procent Wasser; bei bewohnbaren Neubauten höchsten 2 Procent Wasser. — Bei stärkeren Graden von Feuchtigkeit geben schon feuchte Flecke und Schimmelpilzbildung an den Wänden, Schimmelwucherung auf frischem Brot, auf Stiefeln, der modrige Geruch etc. gute Anhaltspunkte.

Litteratur: Deutsches Bauhandbuch, Theil II. 1880. — Schülke, Gesunde Wohnungen. 1880. — Lang, Porosität von Baumaterial, Zeitschr. f. Biol. Bd. 11. — Recknagel, Luftwechsel in Wohngebäuden, Viert. f. öff. Ges. 1884. — Lehmann und Nussbaum, Feuchtigkeit von Neubauten, Arch. f. Hygiene. 1889. — Emmerich, ibid. 1892. — Nussbaum, Wernich und Hueppe, Das Wohnhaus, in Weyl's Handb. d. Hygiene, 1896. — Praktische Winke für die Ausführung und Beurtheilung von Bauten s. in Esmarch's hygienischem Taschenbuch, 1896.

III. Temperatur-Regulirung der Wohnräume.

Während im Freien die Entwärmung unseres Körpers verhältnissmässig leicht von Statten geht, weil namentlich durch Leitung und Wasserverdampfung viel Wärme abgegeben werden kann, fungiren diese beiden Wege in Wohnräumen fast gar nicht, und es kommt bei einer Steigerung der Temperatur viel leichter zur Wärmestauung.

Findet ferner im Freien eine stärkere Wärmeentziehung statt, so können wir durch raschere Bewegung einer fühlbaren Entwärmung des Körpers vorbeugen. Im Zimmer sollen wir uns dagegen bei andauernd ruhigem Aufenthalt behaglich fühlen, und dementsprechend sind wir gegen ein Absinken der Temperatur ausserordentlich viel empfindlicher. Die Wärmeschwankungen innerhalb des Wohnraumes dürfen sich daher nur in sehr engen Grenzen bewegen; bei Winterkleidung zwischen 17 und 19°, bei Sommerkleidung zwischen 19 und 23°. Um diese Temperatur das ganze Jahr hindurch herzustellen, bedarf es einer Reihe von künstlichen Vorrichtungen, die im Folgenden näher zu besprechen sind.

A. Temperatur-Regulirung im Sommer.

Für die Temperaturverhältnisse des Wohnraumes im Sommer ist es von grosser Wichtigkeit, dass die Lufttemperatur des Zimmers vollständig abhängig ist von der Wandtemperatur. Die Wände stellen ungeheure Wärmereservoire dar, welche im Stande sind, das Vielfache der Zimmerluft auf den gleichen Temperaturgrad zu erwärmen, ohne dass sie selbst eine wesentliche Aenderung der Temperatur erfahren.

Nun werden aber die Wände und das Dach des Hauses direct durch die Sonnenstrahlen beeinflusst, und in Folge dessen erhalten wir innerhalb der Wohnung häufig Temperaturen, welche weit über die Luftwärme im Freien hinausgehen.

Die Insolationswärme einer Mauer hängt ab 1) von ihrer Dicke; je geringer dieselbe, um so höher wird die Innentemperatur und die Lufttemperatur des Wohnraumes. Bei sehr dicken Wandungen kann der allmähliche Ausgleich der Temperatur ein so vollständiger werden, dass, ähnlich wie in tieferen Boden, die Tages- und selbst die Monatsschwankungen der Temperatur an der Innenfläche nicht bemerkbar werden. 2) Von der Absorption der Sonnenstrahlen an der äusseren Oberfläche. Dieselbe ist vorzugsweise abhängig von der Farbe. Da diese aber wenig Differenzen bietet und namentlich die dunkleren Farben beim Anstrich der Häuser fast stets vermieden werden, ist dieses Moment verhältnissmässig wenig einflussreich. 3) Von der Dauer der Bestrahlung. Dafür ist z. B. von Bedeutung die Tageslänge, die nach Klima und Jahreszeit variirt; dann der Grad der Bewölkung; ferner die Himmelsrichtung der bestrahlten Wand. Nordwände erhalten im Sommer nur Morgens und Abends für kurze Zeit Sonnenstrahlen, Südwände 12 Stunden, von 6 Uhr früh bis 6 Uhr Abends. Ostwände von 6 Uhr früh bis Mittags, Westwände von Mittag bis 6 Uhr Abends. 4) Von dem Winkel, in welchem die Sonnenstrahlen auffallen. Die Südwand erwärmt sich z. B. nicht so stark, wie die Ost- und Westwand, weil diese mehr von senkrecht auffallenden Sonnenstrahlen getroffen werden. Ferner ist in den Tropen die Insolationswärme der Mauern nicht so bedeutend, wie in unserem Klima, weil die Sonne dort höher steht und die Strahlen mehr im spitzen Winkel die Wandungen treffen. Allerdings wird das Dach unter den Tropen um so intensiver bestrahlt.

An der Aussenfläche der bestrahlten Mauern erreicht die Temperatur häufig 40—50°. Diese Wärme wird sehr allmählich durch die Wand fort geleitet und dabei tritt ein steter Verlust von Wärme ein. Die für die Wohnräume maassgebende Temperatur der Innenwände ist daher erheblich abgeschwächt und tritt mit starker zeitlicher Verschiebung auf. Das schliesslich resultirende Verhalten der Wandtemperaturen lässt sich sowohl durch Rechnung auf Grund bestimmter Formeln ableiten, als auch durch in die Wand eingelassene und mit aufwärts gebogener Skala versehene Thermometer beobachten.

Die Beobachtungen haben für den Sommer unseres Klimas ergeben, dass die unbestrahlte Nordwand ungefähr die mittlere Temperatur der äusseren Luft zeigt, dass dagegen schon die Südwand wesentlich höher erwärmt wird; noch wärmer ist die Ost-, am wärmsten die Westwand. — Der Grad der Temperaturerhöhung und die Zeit des Auftretens des Maximums an der Innenfläche lässt sich aus folgendem Zahlenbeispiele entnehmen:

	Bei einer Wanddicke von 15 cm		Bei einer Wanddicke von 50 cm	
	Temperaturgrad	Zeit	Temperaturgrad	Zeit
Nordwand	20°	—	20°	—
Südwand	23°	6ʰ Nachm.	21°	1ʰ früh
Ostwand	28·5°	3ʰ Nachm.	23°	9ʰ Abends
Westwand	30°	9ʰ Abends	24°	3ʰ früh

Die Ost und Westwände zeigen also auch bei bedeutender Wandstärke an den Innenflächen noch eine Erhöhung um 3 oder 4° über die Temperatur der unbestrahlten Wände, und die höchste Erwärmung der Innenräume durch die Ostwand findet von 7—11 Uhr Abends, durch die Westwand von 1 Uhr bis 5 Uhr früh statt.

Diese Temperaturen erfahren ferner eine erhebliche Steigerung in höheren Etagen. Hier macht sich einerseits der Einfluss des bestrahlten Daches geltend, andererseits summiren sich die Wirkungen der inneren Wärmequellen des Hauses; namentlich liefern die Küchenkamine in die oberen Stockwerke eine bedeutende Wärmemenge. In den höchsten Etagen dicht bewohnter Häuser beobachtet man daher im Hochsommer nicht selten Nachttemperaturen von 28—32° und mehr.

Die intensiven Wärmegrade pflegen sich gewöhnlich erst in der zweiten Hälfte des Juni, resp. im Juli einzustellen, weil der Wechsel der Witterung bis dahin nur selten eine Aenderung der Wandtemperaturen gestattet. Einzelne heisse Tage zeigen nur geringe und vorübergehende Effekte, erst bei länger dauernder Einwirkung einer kräftigen

Insolation kommt eine immer höhere Steigerung der Wärme zu Stande.

Wohl zu beachten ist, dass zur Vermittelung der Insolationswärme freistehende fensterlose Wände weitaus am geeignetsten sind. Fenster bilden nur günstig wirkende Unterbrechungen der Wärmereservoire; und der Sonneneinfall durch die Fenster kann verhältnissmässig leicht durch aussen angebrachte Jalousieen und Vorhänge abgehalten werden.

Die Folgen dieser hohen Wohnungstemperaturen unseres Hochsommers bestehen in einer theilweisen Behinderung der Wärmeabgabe und deren Consequenzen. Bei Erwachsenen tritt Erschlaffung, Appetitmangel, schliesslich Anämie auf. Bei kleinen Kindern, die noch nicht selbständig durch Wahl der Bedeckung, durch Bewegung etc. ihre Wärmeregulirung zu unterstützen vermögen, scheint es zuweilen zu wirklicher Wärmestauung zu kommen. — Ferner tritt in den mit mangelhaften Einrichtungen zur Aufbewahrung der Nahrungsmittel versehenen Wohnungen rasche Zersetzung der Speisen ein. In Fleisch, Milch etc. wuchern die verschiedensten Bakterien, und es häufen sich in Folge dessen die Toxin-Vergiftungen und infektiösen Darmerkrankungen. Vor allem werden die zur Cholera infantum führenden Bakterienansiedelungen in der Milch durch die hohe Wohnungstemperatur so wesentlich unterstützt, dass die Zahl der Todesfälle an dieser Krankheit geradezu mit diesen Temperaturen zusammengeht und sich von ihnen abhängig zeigt. Auch für die Ausbreitung der Cholera infantum sind vereinzelte Wärmetage und Perioden des Frühsommers belanglos, während erst längere Wärmeperioden, welche die Häuser stark durchhitzen, enorm zahlreiche Opfer fordern.

Maassregeln zum Schutz gegen die hohe Sommertemperatur der Wohnungen. Zunächst kann ein gewisser Schutz durch die Bauart der Häuser gewährt werden. In südlichen und tropischen Ländern ist letztere in viel ausgesprochenerem Maasse auf eine Fernhaltung der Insolationswärme zugeschnitten, als bei uns. Dort wird entweder das freistehende, einstöckige Haus mit seiner Längsrichtung von Osten nach Westen gestellt und das Dach bis nahe zum Erdboden über die Wände hinweggeführt (s. S. 141). Oder in südlichen Städten findet man die Strassen so eng, dass die Häuserfronten der Insolation fast völlig entzogen sind; oder wo dies nicht der Fall ist, liegen die Wohnräume nach dem schattigen Hofe und sind von den bestrahlten Aussenseiten durch zwischenlaufende Gänge und Galerien getrennt; die engen Strassen bezw. die Höfe werden oft zur Zeit der stärksten Sonnengluth mit Stoffen überspannt. Zuweilen sucht man auch Schutz durch extreme Dicke der Mauern; in Indien existiren derartige Wohngebäude, welche in ihrem Innern fast das ganze Jahr hindurch die mittlere Jahrestemperatur zeigen.

Will man mit Rücksicht auf unseren langdauernden Winter keine von diesen Bauarten acceptiren, so besteht ein sehr zweckmässiges Schutzmittel darin, dass man in den der Insolation exponirten Wänden Luft circuliren lässt. Die Aussenwand trägt dann in einem gewissen Abstande eine dünne Vormauer; zu den Zwischenräumen führen oben und unten Oeffnungen und bei kräftiger Insolation stellt sich ein lebhafter, aufsteigender Luftstrom zwischen den beiden Wandelungen her. — Anstatt einer Vormauer aus Stein ist ebensowohl eine solche von Holz, Rohr, Geflecht oder dergleichen zu benutzen; auch rankende Gewächse sind vollkommen geeignet, die Insolationswärme von der Mauer abzuhalten.

Ferner sollte unter allen Umständen das Dach des Hauses isolirt werden, so dass circulirende Luftschichten zwischen ihm und der Decke des höchsten Stockwerkes eingeschaltet sind. — Sodann ist die Höhe der Häuser möglichst zu beschränken. — An einigen Orten hat man Vorrichtungen getroffen, um durch Berieseln der bestrahlten Wände mit Wasser der Insolation entgegen zu wirken; doch scheint sich dieses Mittel nicht bewährt zu haben.

Ist es nicht thunlich, bauliche Veränderungen des Hauses vorzunehmen, so kann eine vorübergehende Kühlung versucht werden durch Zufuhr kalter Luft zu den überhitzten Wohnräumen. Dabei ist indess wohl zu bedenken, wie ausserordentlich gross die Wärmecapacität der Wände ist, und wie gering dagegen die der Luft. Eine vorübergehende Luftzufuhr hat daher niemals einen genügenden Effekt; sobald die Luftzufuhr aufgehört hat, ist stets nach kurzer Zeit die frühere Temperatur des Zimmers wieder hergestellt. Eine Unterstützung der Entwärmung unseres Körpers durch Lüftung können wir daher nur dadurch erzielen, dass wir fortdauernd während unseres Aufenthalts im Zimmer einen Luftstrom in dasselbe eintreten lassen, der ausgiebig genug ist, um eine gewisse Menge von Wärme von unserem Körper fortzuführen.

Bei öffentlichen Gebäuden ist zuweilen der Versuch gemacht, künstlich gekühlte Luft den Wohnräumen zuzuführen. Die Kühlung wird durch Eis oder Eismaschinen bewirkt, oder dadurch, dass die Luft längere Strecken in tief in die Erde gelegten Canälen zurückgelegt hat; oder dadurch, dass in solchen Canälen noch eine lebhafte Wasserverdunstung unterhalten ist. In neuerer Zeit wird auch die Expansionskälte zugeleiteter comprimirter Luft zur Kühlung von Wohnräumen verwerthet. Alle diese Mittel wirken indess nur bei ausgiebiger Anwendung und sind bis jetzt noch zu kostspielig, um allgemeiner brauchbar zu werden.

In kleinem Maassstabe sucht man wohl einen Wohnraum dadurch zu kühlen, dass man reichliche Mengen Wasser auf den Fussboden resp. an den Wänden vertheilt und zum Verdunsten bringt. 1 Liter Wasser bindet bei seiner Verwandlung in Dampf 580 Wärmeeinheiten; soll ein irgend erheblicher Betrag von Wärme auf diesem Wege fortgeschafft werden, so sind daher selbst für kleine Räume mindestens 5—10 Liter Wasser in kurzer Zeit zu verdampfen. Dabei liegt aber eine entschiedene Gefahr für die Entwärmung des Körpers darin, dass die steigende Luftfeuchtigkeit die Wasserdampfabgabe vom Körper erschwert und damit einen der wichtigsten Wege der Wärmeabgabe verschliesst. Will man daher nicht eher eine Behinderung der Wärmeabgabe statt der erhofften Erleichterung eintreten sehen, so muss für eine stete Fortschaffung des gebildeten Wasserdampfes durch gleichzeitige reichliche Lüftung gesorgt werden.

Auch die beim Schmelzen des Eises latent werdende Wärme hat man für die Erwärmung von Wohnräumen auszunutzen gesucht. Ein Kilo Eis bindet beim Schmelzen 80 Wärmeeinheiten. Bringt man also beispielsweise 50 Kilo Eis innerhalb einiger Stunden zum Schmelzen, so werden damit 4000 Wärmeeinheiten entfernt. Auch diese Menge reicht aber noch nicht aus, um eine fühlbare Kühlung überhitzter Wohnräume zu bewirken. Ausserdem ist es schwierig, innerhalb kurzer Zeit so bedeutende Mengen Eis zum Schmelzen zu bringen, und es bedarf daher besonderer kostspieliger Apparate mit ausserordentlich grosser Oberfläche, wenn nur eine gewisse Wirkung hervorgerufen werden soll.

B. Temperatur-Regulirung im Winter.

Zur Erwärmung der Räume während des Winters benutzen wir verschiedene Brennmaterialien, die in besonderen Heizvorrichtungen verbrannt werden.

Die Brennmaterialien sind Stoffe, deren Bestandtheile (vorzugsweise Kohlenstoff und Wasserstoff) sich unter Wärmeentwickelung mit Sauerstoff verbinden, und welche ausserdem die Verbrennung selbstthätig weiter leiten, nachdem sie einmal an einer Stelle auf die Anzündungstemperatur erhitzt sind. Benutzt werden hauptsächlich Holz, Torf, Braunkohle, Steinkohle; ferner die durch trockene Destillation des Holzes gewonnene Holzkohle und die bei der Destillation der Steinkohle zurückbleibenden Coaks, beides Brennmaterialien, die aus verhältnissmässig reinem Kohlenstoff bestehen. Ausserdem werden gasförmige Brennmaterialien benutzt, so das bei der Destillation der Steinkohle gewonnene Leuchtgas, ferner die aus schlechter und direct nicht benutzbarer Braunkohle bereiteten Generatorgase; endlich das Wassergas, eine Mischung von Kohlenoxydgas und Wasserstoff, dadurch hergestellt, dass ein Strom von erhiztem Wasserdampf in einem Schachtofen über glühende Kohlen geleitet ist. Aus der folgenden Tabelle ist der kalorimetrische Effekt der Brennmaterialien, i. e. die Wärmemenge, welche die Gewichtseinheiten bei vollständiger Verbrennung liefern; zweitens der pyrometrische Effekt, i. e. die Heizkraft, der höchste erreichbare Temperaturgrad; und drittens die zur Verbrennung erforderliche Luftmenge zu entnehmen.

	Calorimetrischer Effekt	Pyrometrischer Effekt	Luftbedarf
1 Kilo Holz	2731 W.-E.	1860°	3·5 cbm
1 „ Torf	2743 „	1829°	3·4 „
1 „ Braunkohle . . .	4176 „	2211°	5·0 „
1 „ Steinkohle . . .	7483 „	2565°	8·2 „
1 „ Holzkohle . . .	7034 „	2574°	7·8 „
1 „ Coaks	7065 „	2593°	7·9 „
1 „ Leuchtgas . . .	10113 „	2466°	10·9 „

An die Heizvorrichtungen haben wir folgende Anforderungen zu stellen:

1) Da im Wohnraum zu jeder Zeit die gleiche Temperatur von 17—19° hergestellt werden soll, da aber die Aussentemperatur während der Heizperiode ausserordentlichen Schwankungen unterliegt, müssen die Heizapparate sehr gut regulirfähig sein. Wir dürfen daher in den Wohnraum keinesfalls Heizkörper von sehr grosser Wärmecapacität stellen, welche sich schwer anwärmen und schwer wieder entwärmen lassen.

2) Die Temperatur soll im ganzen Zimmer gleichmässig vertheilt sein, sowohl in der horizontalen wie in der vertikalen Richtung. Ungleiche Temperaturvertheilung kommt namentlich dann zu Stande, wenn stark erwärmte Heizkörper sich im Zimmer befinden. Es resultirt dann eine sehr rasche Abnahme der Temperatur mit der seitlichen Entfernung vom Heizapparat; ferner eine bedeutend höhere Temperatur in den oberen Luftschichten gegenüber dem Fussboden. Bei derartig ungleicher Erwärmung des Zimmers kann es vorkommen, dass die eine Seite unseres Körpers stark erwärmt wird, während die andere gegen kältere Wandflächen abstrahlt und dass der Kopf wesentlich stärker erwärmt wird als die Füsse. Gerade solche Ungleichmässigkeiten der Erwärmung führen aber leicht zu einer Störung der Wärmeregulirung und zu Erkältungskrankheiten.

3) Wünschenswerth ist, dass die Heizung einigermaassen continuirlich sich vollzieht und dass namentlich über Nacht nicht eine vollständige Auskühlung der Wohnräume eintritt. Im Anfang der Beheizung kommt es sonst leicht zu ungleichmässiger Entwärmung des Körpers unter dem Einfluss der erkalteten Wandflächen des Zimmers.

4) Die Heizung soll keinerlei gasförmige Verunreinigungen in die Wohnungsluft gelangen lassen. Zu dem Zwecke müssen die Verbrennungsprodukte, die aus Kohlensäure, Stickstoff, Kohlenwasserstoffen, sowie aus dem giftigen Kohlenoxydgas bestehen, vollständig nach aussen geleitet werden.

In früherer Zeit ist es häufiger zu einem Eindringen der Rauchgase in die Wohnung gekommen in Folge frühzeitigen Schlusses der sogenannten Ofenklappen. Dieselben wurden am Uebergange des Ofens in den Schornstein angebracht und sollten nach Beendigung der Verbrennung geschlossen werden, um die Wärme des Ofens vollständiger zurückzuhalten und für das Zimmer auszunutzen. Wurden dieselben aber vor Beendigung der Verbrennung geschlossen, so drangen die Rauchgase, und unter diesen auch Kohlenoxydgas, in die Wohnungsluft ein. Jetzt sind fast überall die Ofenklappen beseitigt und die Regulirung der Feuerung ist in die Ofenthüre, alsor vor die Feuerung verlegt.

Indessen soll auch dann, wenn die Rauchgase in vorschriftsmässiger Weise abgeleitet werden, zuweilen Kohlenoxydgas in Luft von beheizten Räumen übergehen und zwar durch glühend gewordene gusseiserne Oefen. In der That ist experimentell nachgewiesen, dass glühendes Gusseisen für Kohlenoxydgas permeabel ist. Aber aus diesem Experiment ist nicht zu folgern, dass aus Heizanlagen grössere Mengen von Kohlenoxydgas in die Wohnungsluft übertreten können; denn so lange die Feuerung unterhalten wird, besteht fortwährend ein lebhafter Zug in den Ofen hinein, und es ist daher nicht möglich, dass ein Austritt von Gasen in umgekehrter Richtung erfolgt, so lange noch eine stärkere Entwickelung von Verbrennungsgasen und Kohlenoxydgas stattfindet. Nur wenn die Oefen etwa zu früh geschlossen werden, könnten zunächst und für eine kurze Zeit die Rauchgase unter eine gewisse Spannung gerathen und sich in die Zimmerluft verbreiten. Dieser Ueberdruck geht jedoch bald vorüber, und die geringen inzwischen ausgetretenen Rauchgasmengen sind kaum zu schädigenden Wirkungen im Stande.

Nachweislich entstehen gewisse Mengen von Kohlenoxydgas durch Verbrennung von Staub an der Aussenseite stark geheizter Oefen. Namentlich auf den Caloriferen von Luftheizungsanlagen kommt es oft zu enormen Staubansammlungen und in Folge der Verbrennung derselben zu einem merklichen Gehalt der Zimmerluft an Kohlenoxydgas und brenzlich riechenden Produkten.

5) Die Heizung soll der Wohnungsluft so wenig als möglich Staub zuführen. Torf, Kohle, Coaks liefern die grössten Staubmengen. Es ist daher wünschenswerth, dass die mit diesen Materialien beheizten Heizapparate so selten als möglich, und wenn es irgend geht, ausserhalb des Wohnraumes beschickt werden.

6) Die Luft des Wohnraumes soll durch die Heizung nicht zu trocken werden.

Die Aussenluft hat im Winter in Folge ihrer niederen Temperatur eine sehr geringe absolute Feuchtigkeit, beispielsweise bei 0° und 100 Procent Sättigung nur 4·6 mm Wasserdampf. Tritt nun diese Luft in das Zimmer und wird dort auf 20° erwärmt, ohne dass sie weiteren Wasserdampf aufnehmen kann, so entsteht ein sehr bedeutendes Sättigungsdeficit. Die Luft vermag bei + 20° bis zu 17·4 mm Wasserdampf aufzunehmen; finden sich aber nur 4·6 mm vor, so beträgt das Sättigungsdeficit 13 mm. Je niedriger die Aussentemperatur, je höher dagegen die Temperatur der Wohnungsluft ist, um so grösser

muss das Sättigungsdeficit ausfallen und um so austrocknender muss die Luft wirken.

Uebrigens scheint ein höheres Sättigungsdeficit von 10 mm und mehr in reiner, staubfreier Wohnungsluft verhältnissmässig gut ertragen zu werden. Erst dann, wenn die Luft viel Staub und eventuell noch brenzliche, durch Verbrennung des Staubes entstehende Produkte enthält, treten belästigende Symptome hervor. In solcher Luft kommt es leicht zu Reizung und Schmerzempfindung auf der Kehlkopfschleimhaut, und namentlich bei anhaltendem Sprechen machen sich Beschwerden bemerkbar.

Die Lufttrockenheit kann corrigirt werden entweder durch Verstäubungsapparate, durch welche Wasser mechanisch fortgerissen wird (Brausen, die gegen ein Blechdach treffen, rotirende Räder, die in Wasser eintauchen etc.); oder durch Verdampfungsapparate. Letztere müssen durchaus an die heissesten Stellen, auf den Oefen und Caloriferen selbst angebracht werden, weil sonst keinesfalls eine hinreichende ausgiebige Wasserverdunstung und eine nennenswerthe Aenderung der Luftfeuchtigkeit stattfindet.

7) Der zur Verbrennung des Brennmaterials gebrauchte Sauerstoff muss ersetzt und an Stelle der consumirten Luft reine Luft in das Zimmer eingeführt werden. Bei jedem Heizbetrieb wird nicht nur diejenige Luftmenge fortgeführt, die zur Verbrennung des Brennmaterials gerade erforderlich ist, sondern der starke Auftrieb, welcher durch die Erhitzung bewirkt wird, veranlasst stets noch ein Zuströmen überschüssiger Luftmengen zu dem Verbrennungsraum. Ferner kommt auch durch den geschlossenen Heizkörper eine Erwärmung und Verdünnung der Luft des Wohnraums zu Stande, die ein Nachdringen kälterer Aussenluft zur Folge hat. Somit erhalten wir gleichzeitig mit der Heizung auch eine natürliche Ventilation der Wohnräume, deren quantitative Leistung theils von der Intensität der Beheizung, theils von den Zu- und Abfuhrwegen für die Luft abhängig ist.

8) Die aus dem Schornstein entweichenden Verbrennungsgase sollen nur einen leichten, durchsichtigen Rauch bilden, da dichte Rauchmassen die Anwohner belästigen resp. durch Einathmung von Russ die Gesundheit schädigen (s. S. 157). Durch richtige Anlage und zweckmässigen Betrieb (gute Kohle, genügende Luftzufuhr, nicht zu frühen Schluss des Ofens, vor allem Vorsicht beim Nachheizen etc.) lässt sich überall dichter Rauch vermeiden.

9) Der Betrieb der Heizung muss gefahrlos, einfach und billig sein.

Als preiswürdig bezeichnet man eine Heizanlage, wenn dieselbe ein möglichst hohes Güteverhältniss hat, d. h. wenn ein möglichst grosser Bruchtheil der insgesammt producirten Wärmeeinheiten der Erwärmung des Zimmers zu gute kommt. Gewöhnlich gehen durch die unvollständige Verbrennung des Materials und die mit höherer Temperatur entweichenden Rauchgase ca. 40—60 Procent der producirten Wärme verloren, so dass oft nur etwa ein Drittheil für die Erwärmung des Zimmers ausgenutzt wird.

An jeder Heizvorrichtung unterscheidet man:

a) den Verbrennungsraum. In demselben findet die Verbrennung des Materials statt; durch den Rost ist er in den eigentlichen Feuerungsraum und den darunter gelegenen Aschenfall geschieden. Durch den Rost findet der Luftzutritt statt; nur bei sehr leicht brennbarem Material (Holz) kann der Rost fehlen und es genügt eine Oeffnung für die Luftzufuhr in der Ofenthür.

b) den Heizraum. Von diesem aus erfolgt die Wärmeabgabe an das Zimmer; der Heizraum wird daher nach Möglichkeit verlängert und zwar in Gestalt der sogenannten Züge, durch welche die Rauchgase zunächst auf- und niederströmen müssen, ehe sie in den Rauchfang entweichen. Ausserdem wird oft die Oberfläche des Heizraumes durch Anbringung von Rippen und Verzierungen möglichst vergrössert und zur Abgabe der Wärme geeignet gemacht. Man darf indessen mit der Ausdehnung des Heizraumes nicht zu weit gehen. Die Rauchgase müssen nämlich immer noch mit einer Temperatur von 120—200° in den Schornstein gelangen, falls ein genügender Zug unterhalten werden soll und es darf daher keine Abkühlung der Rauchgase unter diese Temperatur erfolgen.

c) den Schornstein, der gewöhnlich durch später zu besprechende Aufsätze von störenden Einflüssen des Windes, des Regens u. s. w. beschützt wird.

Die gebräuchlichen Heizeinrichtungen theilt man ein in Lokalheizungen und Centralheizungen.

a) Lokalheizungen.

Die Lokalheizungen sind theils Kamine, theils Oefen.

Bei den Kaminen existirt kein Heizraum, sondern es ist nur eine offene Feuerstelle vorhanden, welche direct in den Schornstein übergeht (Fig. 49). Die Erwärmung des Zimmers erfolgt durch Strahlung vom Feuer aus. Bei Holzfeuerung wird nur $^1/_{16}$ der Wärme ausgenützt. Der Fussboden bleibt kalt, ebenso die Luft, die in überreichlichen Mengen dem Kamin zuströmt. Sehr leicht gelangt ein Theil der Rauchgase in das Zimmer.

Eine gewisse Verbesserung können die Kamine dadurch erfahren, dass in denselben eine Kohlenfeuerung mit Rost angebracht wird; ferner an der Vorderseite ein Schild zur Regulirung des Luftzutritts. Ausserdem wird die Uebergangsöffnung des Kamins in den Schornstein kleiner gemacht und vor derselben eine stellbare Klappe zur Regulirung der Grösse dieser Oeffnung angebracht.

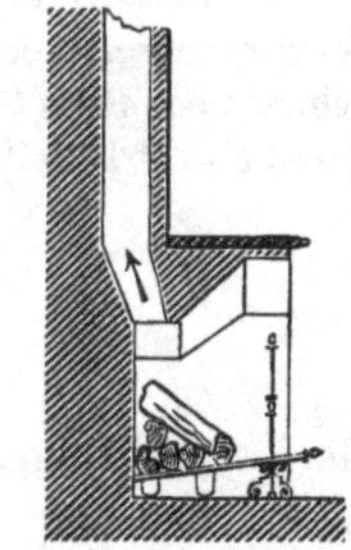

Fig. 49. Einfacher Kamin.

Wesentlich bessere Erwärmung liefern die GALTON'schen Kamine (Fig. 50). Bei denselben ist das die Heizgase abführende Rauchrohr von einem Mantel umgeben, in welchen unten Luft eintritt. Diese erwärmt sich am Rauchrohr und tritt oben in das Zimmer. Dadurch findet eine viel bessere Ausnutzung der Brennmaterialien und eine gleichmässigere Erwärmung des Zimmers statt. Immerhin ist die Kaminheizung selbst nach Anbringung aller dieser Verbesserungen für unser Klima durchaus ungenügend.

Bei den Oefen strömen die Verbrennungsgase durch einen ausgedehnten, für die Erwärmung des Zimmers möglichst nutzbar gemachten Heizraum.

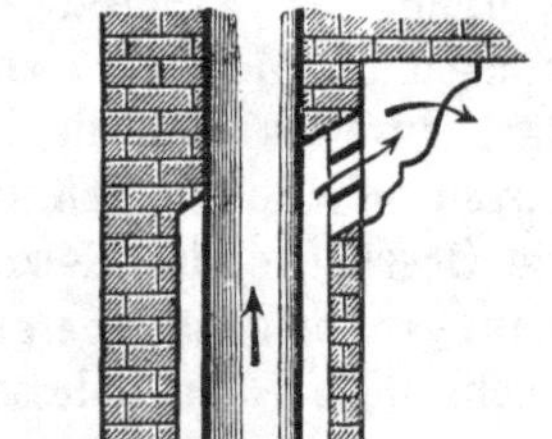

Fig. 50. GALTON'scher Kamin.

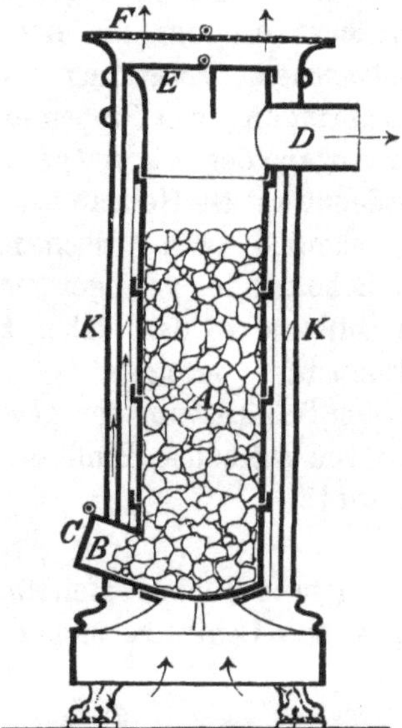

Fig. 51. Meidingerofen.
A Brennstoff. *B* Hals. *C* Verschiebbare Thür. *D* Rauchrohr. *E* Deckel. *F* Oberer durchbrochener Deckel. *K* Mantel.

Entweder verwendet man eiserne Oefen. In ihrer früheren primitiven Form sind dieselben jedoch unbedingt zu verwerfen; sie erwärmen sich nicht anhaltend, müssen sehr häufig beschickt werden und veranlassen daher starke Staubentwickelung im Zimmer. Ausserdem erhitzen sie sich zeitweise sehr intensiv und geben dann zu höchst ungleicher Vertheilung der Temperatur im Zimmer und zur Verbrennung von Staubtheilchen Anlass; andererseits kühlen sie rasch und vollständig wieder aus, so dass nur durch fortgesetzte sorgfältigste Bedienung eine gleichmässige Regulirung der Temperatur gelingt. — Eine sehr unvollkommene Besserung wird durch die Ausfütterung der eisernen Oefen mit Chamottesteinen erreicht; dieselben beseitigen die Uebelstände nur theilweise und sind wenig haltbar.

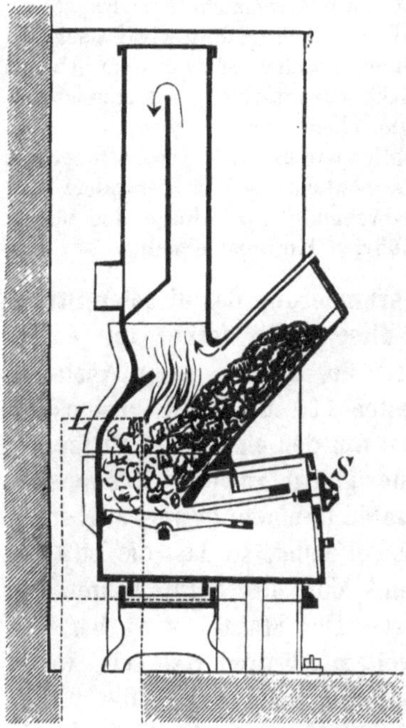

Fig. 52 a. KÄUFER's Schachtofen, Längsschnitt. L Luftzufuhrcanal. S Regulirscheibe.

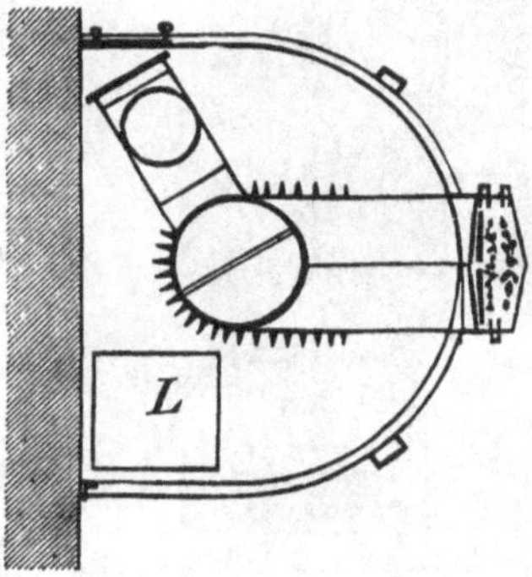

Fig. 52 b. Derselbe, Querschnitt. L Luftzufuhrcanal.

Alle Unzuträglichkeiten sind dagegen vollkommen zu beseitigen durch die Construction der Mantel-Regulir-Füllöfen. Als Füll- resp. Schüttöfen werden dieselben bezeichnet, weil sie das ganze Brennmaterial auf 6—12—24 Stunden auf einmal aufnehmen. Die meisten derselben sind ausserdem Dauerbrandöfen, d. h. sie brauchen nur einmal während der Heizperiode angeheizt zu werden, das frische Feuerungsmaterial wird immer auf die noch glimmenden Reste des früheren aufgeworfen. Die Oefen entsprechen daher am besten der oben aufgestellten Forderung einer möglichst continuirlichen Heizung.

Das Brennmaterial wird entweder in einem senkrecht stehenden Cylinder eingefüllt und dann oben angezündet; die Verbrennung schreitet allmählich von oben nach unten fort. Der Luftzutritt soll dabei durch den unten gelegenen Rost erfolgen; um dies zu ermöglichen, müssen Kohlen verwandt werden, die nicht zusammenbacken, sondern auch nach dem Erhitzen für Luft durchgängige Zwischenräume bieten. Am besten eignen sich Coaks oder abgesiebte nussgrosse Stücke guter Steinkohle. Durch eine Thür, welche sich vor dem Rost befindet, ist die Verbrennung in sehr empfindlicher Weise regulirbar. Die Füllung des Cylinders kann eventuell auch ausserhalb des Wohnraumes vorgenommen werden, und der ganze gefüllte Cylinder wird dann in den Ofen eingesenkt. — Oder die Oefen werden mit einem seitlichen Schacht construirt (Schachtöfen, Fig. 52 a), in welchen eine grössere Menge Kohlen auf einmal eingefüllt wird, nachdem an der tiefsten Stelle auf dem Rost ein Feuer angezündet ist; aus dem Schacht gleitet das zuerst aufgeworfene und das demnächst nachgeschüttete Brennmaterial allmählich abwärts in den Verbrennungsraum. Der Rost ist gewöhnlich von aussen beweglich und dadurch eine Auffrischung des Feuers ermöglicht. — Eine besonders vollständige Verbrennung wird durch den neuerdings eingeführten Korbrost erzielt.

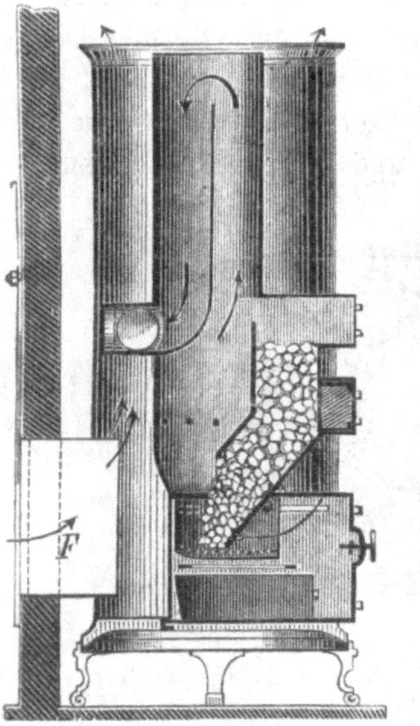

Fig. 53. Keidel's Ofen.
F Luftcanal, von aussen kommend und in den Mantelraum mündend.

Zur Verhinderung der directen Strahlung sind diese Oefen ferner mit einem Mantel umgeben, d. h. in einem Abstande von mindestens 10 cm und höchstens 30 bis 40 cm ist um den eigentlichen Ofen ein Blechcylinder gelegt, zuweilen in doppelter Lage, der unten in einem gewissen Abstand vom Fussboden endet, so dass die Luft des Zimmers mit der des Mantelraums frei communicirt. Der Mantel wird bei hinreichend weitem Abstand nur sehr wenig erwärmt, kaum handwarm; die Oefen werden daher fast gar nicht durch Strahlung, sondern vorzugsweise durch circulirende erwärmte Luft, die fortwährend unten in den Mantelraum eintritt, oben erwärmt ausströmt und sich dann allmählich im Zimmer vertheilt (Circulationsöfen). — Der Mantelraum lässt sich ausserdem sehr gut mit einem Ventilationscanal verbinden, der unter dem Fussboden nach aussen oder nach einem Corridor führt und durch welchen fortwährend frische Luft in das Zimmer geschafft wird (Ventilationsöfen s. Fig. 52, 53). Dieser Zufuhrcanal ist gewöhnlich durch eine Klappe regulirbar, so dass je nach Bedarf bald nur Circulation der Zimmerluft durch den Mantelraum und dann starke Erwärmung des Zimmers, bald lebhafte oder gemässigte Ventilation hergestellt werden kann. — Nach diesem Princip sind z. B. construirt der Meidinger'sche Ofen (Fig. 51), der Irische und die Loenhold'schen Oefen; als besonders zweckmässig haben sich bei vergleichenden Untersuchungen die KEIDEL'schen Oefen (Fig. 53, KEIDEL & Co., Friedenau bei Berlin) und die Schachtöfen von KÄUFFER & Co. in Mainz und Berlin W. bewährt (Fig. 52). — Für Krankenhäuser werden namentlich Ventilationsöfen construirt, bei denen das Hauptgewicht auf die Zufuhrcanäle für frische Luft gelegt ist; dahin gehören z. B. der Ofen von RASCH, der Barackenofen von GROPIUS und SCHMIEDEN (Fig. 54) u. a. m.

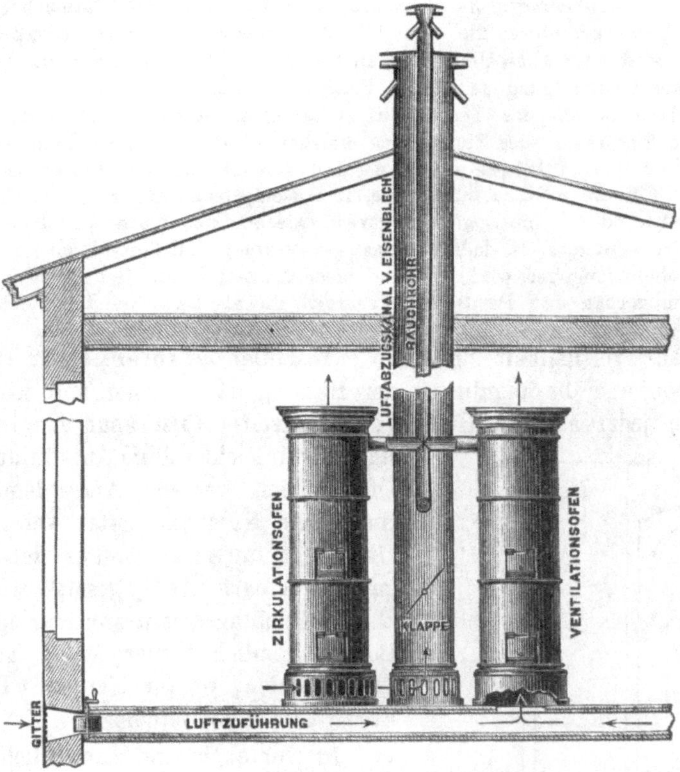

Fig. 54. Barackenofen von GROPIUS & SCHMIEDEN.
Die frische Luft tritt durch den verstellbaren Zufuhrcanal in den Mantelraum des Ventilationsofens, tritt aus diesem oben in's Zimmer, durchströmt bei stärkerer Kälte noch den Mantel des Circulationsofens und tritt endlich unten in den das Rauchrohr umgebenden Abzugscanal.

Wesentlich verschieden von den eisernen Oefen sind die Kachel- oder Massenöfen, bei welchen einmal am Tage eine grössere Menge Brennmaterial verbrannt und die dabei gelieferte Wärme in der Steinmasse des Ofens aufgespeichert wird, so dass dieselbe von dort allmählich in den Wohnraum übergeht. Zwischen den Zügen findet sich eine Füllung von Ziegeln und Lehm; aussen ist der ganze Ofen mit Kacheln umkleidet. Je nach dem Umfange stellt derselbe dann ein grösseres oder geringeres, im Vergleich zu den eisernen Oefen aber immer sehr bedeutendes Wärmereservoir dar. — Tragen die Kachelöfen einen gusseisernen Feuerraum, so bezeichnet man sie als gemischte Oefen.

.Die grossen Kachelöfen sind für unser Klima entschieden nicht geeignet, weil sie zu schwer regulirbar sind und sich den steten Temperaturschwankungen unseres Winters und Frühjahrs nicht hinreichend anpassen lassen. Herrscht des Morgens eine Aussentemperatur von 0° und ist dementsprechend der Ofen kräftig angeheizt, so kommt es vielfach vor, das die Temperatur im Laufe des Tages auf + 10° steigt. Es giebt dann kein Mittel, um die Wärme des Ofens wieder herabzumindern; die einmal in dem grossen Reservoir aufgespeicherte Wärme wird unter allen Umständen an den Wohnraum abgegeben und es muss dort eine Ueberhitzung zu Stande kommen. Andererseits ist es schwer, bei plötzlichem Sinken der Temperatur in wenigen Stunden eine entsprechend stärkere Erwärmung des Zimmers zu erzielen. — Die massiven Steinöfen sind daher nur für ein ausgesprochen nordisches Klima mit anhaltender Kälte geeignet. Für unser Klima müssen dieselben wenigstens von geringerem Umfange hergestellt, oder es müssen Uebergänge zwischen den Eisen- und Kachelöfen construirt werden, z. B. dadurch, dass ein eiserner Füllofen mit einem Mantel von Kacheln umgeben wird. — Von Loenholdt sind Kachelöfen mit sog. Sturzflammenfeuerung und Pendelrost construirt, die als Dauerbrandöfen behandelt werden können.

Sehr vortheilhaft sind in vielen Fällen Gasöfen. Der Betrieb derselben und die Regulirung der Heizung ist einfacher und schneller wie bei jeder anderen Heizung; iu kürzester Frist kann Erwärmung und ebenso leicht völlige Auskühlung des Ofens erzielt werden. Ausserdem wird Staub und Russ am besten vermieden. Unbedingt muss für Abfuhr der Heizgase (stets nach oben!) gesorgt sein. — Die Anschaffungskosten sind gering, der Betrieb siemlich theuer; daher nur da zu empfehlen, wo für Heizgas billigere Preise berechnet werden.

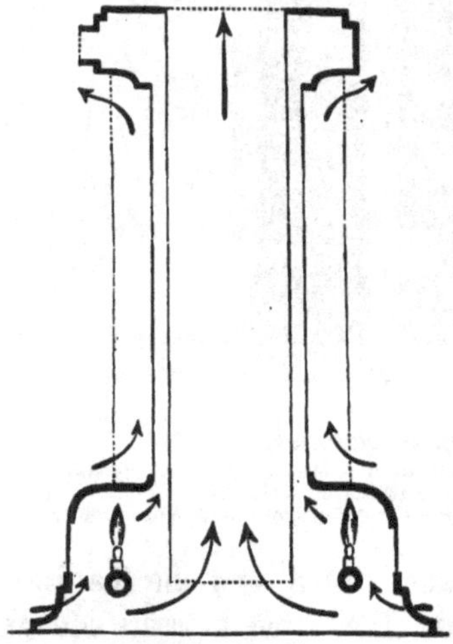
Fig. 55. Karlsruher Schulgasofen. (Durchschnitt.)

In Gebrauch sind namentlich zwei Constructionen: Reflectoröfen, in Kaminform, mit einem Strahlschirm von gewelltem Messingblech, welcher die Wärmestrahlen der im oberen Theil brennenden Gasflammen ins Zimmer reflectiren soll.

Mit besserer und gut regulirbarer Ventilation verbunden ist der Karlsruher Schulofen, ein Mantelofen, der vorzugsweise durch erwärmte Luft heizt und auf Circulation oder Ventilation gestellt werden kann (s. Fig. 55).

Zu Reserveheizungen empfohlen, aber ungeeignet und gefährlich sind die Carbonnatronöfen. Unter Carbon wird eine Presskohle verkauft, welche aus gepulverter Buchenkohle präparirt ist. Dieselbe soll angeblich keine schädlichen Rauchgase liefern und man soll daher die Carbonöfen ohne oder mit unvollkommener Ableitung der Rauchgase verwenden können. Wiederholte Vergiftungen durch das Kohlenoxydgas, welches sich aus den Carbonöfen nachweislich in grosser Menge entwickelt, haben jedoch auf die Gefährlichkeit dieser Heizvorrichtung aufmerksam gemacht. Die genannten Oefen tragen gewöhnlich einen Behälter, der mit einer Mischung von 1 Theil essigsaurem und 10 Theilen unterschwefligsaurem Natron gefüllt ist. Diese Salze schmelzen, wenn sie erwärmt werden, in ihrem Krystallwasser, vermögen dabei viel Wärme aufzunehmen und nachher beim Wiederfestwerden wieder abzugeben. Derartige Behälter können eventuell als Fusswärmer u. s. w. gute Verwendung finden, sind aber auf jedem anderen Ofen besser als auf dem Carbonofen zu erwärmen.

b) Centralheizung.

Die Wärme wird von einem centralen Feuerherd aus durch Luft, Wasser oder Dampf nach den Wohnräumen hin transportirt.

Luftheizung.

Bei derselben wird Luft an einem Ofen erwärmt und dann den Zimmern zugeleitet. — An einer Luftheizungsanlage unterscheidet man:

1) Den Heizapparat oder Calorifer. Gewöhnlich besteht derselbe aus einem grossen gusseisernen Schüttofen; der Heizkörper ist kofferförmig und dann mit zahlreichen Rippen versehen, oder er besteht in einem geschlängelten, oft ebenfalls mit Rippen versehenen Rohr, das oben beginnt und die Heizgase allmählich nach unten und von dort in den Schornstein führt. Der Heizkörper muss die Wärme leicht und rasch abzugeben im Stande sein.

2) Die Heizkammer, eine ummauerte Kammer, welche in einem gewissen Abstande den Heizkörper allseitig umgiebt. Nur an der Seite, wo sich die Feuerung befindet, fällt ihre Wand mit der des Heizapparates zusammen. In der Heizkammer münden alle Canäle für die Heizluft; ferner befinden sich dort verschiedene Wasserbecken, welche zur Wasserverdunstung dienen und am besten oben auf den heissesten Rippenrohren des Calorifers angebracht werden (Fig. 56). — Die Heizkammer soll leicht betretbar sein, so dass eine regelmässige gründliche Reinigung des Calorifers und der ganzen Heizkammer vorgenommen werden kann. In unzugänglichen und selten gereinigten Heizkammern sammeln sich enorme Staubmassen, deren Verbrennung die Zimmerluft stark verunreinigen (vergl. S. 365).

Heizkammer und Heizapparat werden am tiefsten Ort des Hauses im Souterrain angelegt. Bei sehr grossen Gebäuden sind mehrere

Heizkammern und mehrere für sich bestehende Systeme von Luftheizung in demselben Gebäude einzurichten.

3) Die **Kaltluftcanäle.** Die Entnahmestelle für die Aussenluft muss gegen Staub, üble Gerüche und dergleichen möglichst geschützt sein. Um ferner von Windstössen und Winddruck unabhängig zu sein, legt man am besten für jeden Calorifer an zwei entgegengesetzten

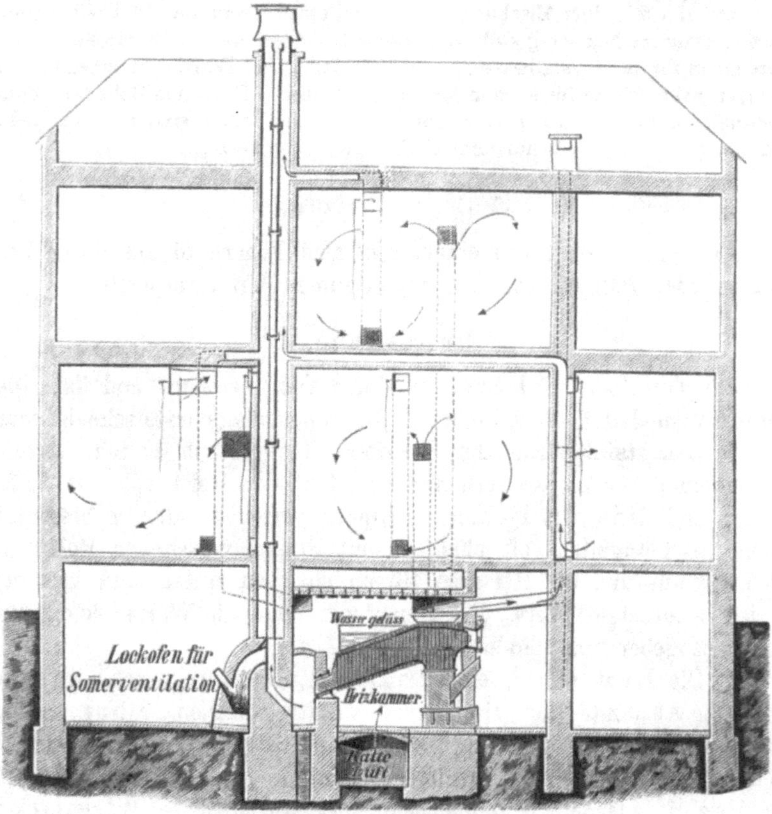

Fig. 56. Schema einer Luftheizungsanlage.

Seiten des Gebäudes Oeffnungen an, benutzt aber immer nur die dem Winde abgewandte Seite. Stets lässt man die Luft zunächst in eine Luftkammer, eine grössere Erweiterung des Zufuhrcanals, eintreten, welche plötzliche Windstösse abschwächt, und in welcher sich ein grobes **Filter** zur Abhaltung von Insecten befindet. Von da führt ein weiter Canal die Luft unten in die Heizkammer (Fig. 56).

Zuweilen werden auch feinere Filter angebracht, die zur Zurückhaltung des Staubes dienen sollen. Dieselben bewirken jedoch eine sehr starke Verengerung des Querschnitts, falls die Filteröffnungen hinreichend fein sind und wirklich Staub abhalten, und sind nur anwendbar, wenn die Luftförderung durch maschinelle Kräfte unterstützt wird. Besser sind in den Kaltluftkammern angebrachte Rahmen mit rauhem Stoff, die nicht den ganzen Querschnitt der Kammer füllen, sondern so gestellt sind, dass die Luft bald über, bald unter ihnen freien Raum findet, dabei aber immer an den rauhen Flächen vorbeistreicht. Sehr kräftig wirkt ein Wasserschleier auf die Beseitigung des Staubes, der dadurch hergestellt wird, dass in der Kaltluftkammer Wasserleitungsrohre mit feinen Bohrungen zahlreiche kräftige, verstäubende Wasserstrahlen aussenden.

4) Die Heizluftcanäle. Dieselben nehmen ihren Anfang in der Heizkammer und verlaufen von da in den Innenwänden des Hauses nach den einzelnen Wohnräumen. Sie werden möglichst vertical geführt; bei langen, horizontalen Leitungen treten zu starke Reibungswiderstände auf und die betreffenden Räume erhalten zu wenig Heizluft. — Die Eintrittsöffnungen dieser Canäle werden oben in der Heizkammer, die der Kaltluftcanäle unten angelegt; die zuströmende kalte Luft muss dann an dem Heizapparat aufwärts steigen, und da in diesem die Heizgase sich von oben nach unten bewegen, findet eine ausserordentlich vollständige Erwärmung der Luft statt.

Jeder Wohnraum bekommt seinen eigenen Heizluftcanal. Die Ausströmungsöffnung im Zimmer liegt etwa 1—2 m über Kopfhöhe. Man wählt dieselbe so gross, dass die Geschwindigkeit der austretenden Luft höchstens $^1/_2$—1 m beträgt, weil bei grösserer Geschwindigkeit lästige Zugempfindungen auftreten. Für grössere Zimmer wählt man mehrere Austrittsöffnungen; die einzelne soll nicht über 60 qcm gross sein. Wünschenswerth ist es, dass die Austrittscanäle nahe der Oeffnung eine solche Wölbung oder aber unmittelbar vor der Oeffnung Jalousieen resp. stellbare Schirme erhalten, dass der Luftstrom immer zunächst gegen die Decke des Zimmers dirigirt wird; von da soll sich die Luft allmählich nach abwärts senken und dann in der unteren Region des Zimmers abströmen. Sorgt man nicht für diese Stromrichtung, so entsteht Zugempfindung, namentlich am Kopf der Bewohner.

5) Abfuhrcanäle. Bei allen grösseren Luftheizungsanlagen giebt man der Luft auch noch besondere Abfuhröffnungen. Diese führen in Canäle, welche in den Innenwandungen bis über das Dach hinausgehen. Man setzt sie gewöhnlich mit einer Wärmequelle in Verbindung, führt sie z. B. in den Mantelraum eines ständig benutzten Schornsteins (Fig. 56) oder versieht sie mit Gasbrennern und dergleichen. Die Abfuhrcanäle beginnen im Zimmer mit zwei Oeffnungen; die eine liegt nahe am Fussboden, die andere nahe der Decke. Nur die erstere soll für gewöhnlich benutzt werden. Die obere wird ausnahmsweise dann

geöffnet, wenn im Zimmer eine zu grosse Wärme entstanden ist und nunmehr die einströmende Luft, ohne den bewohnten Theil des Zimmers berührt zu haben, direct wieder abströmen soll.

Alle die aufgezählten Canäle müssen mit grosser Sorgfalt hergestellt und namentlich im Innern derartig verputzt sein, dass sich keinerlei Staub ablöst. Auch müssen sie entweder zum Zweck der Reinigung besteigbar sein oder doch wenigstens mit Bürsten leicht und vollständig gereinigt werden können.

Die Regulirung der ganzen Heizanlage geht in folgender Weise vor sich. Zunächst ist die Heizluft auf die einzelnen Räume richtig zu vertheilen. Ungefähr gelingt dies schon durch eine vorläufige Berechnung der für jedes Zimmer erforderlichen Weite der Canäle und der Grösse der Ausströmungsöffnung für die Heizluft. Bei der Probeheizung zeigt sich aber gewöhnlich doch, dass das eine Zimmer zu viel, das andere zu wenig Heizluft bekommt und daher sich nicht auf dem vorgeschriebenen Temperaturgrad hält. Um dann nachträglich noch eine richtige Vertheilung zu erzielen, ist in jedem Heizluftcanal eine Drosselklappe angebracht und diese wird dann ein- für allemal so gestellt, dass der Canal den für das Zimmer richtigen Querschnitt erhält.

Je nach der Aussentemperatur wechselt dann aber der tägliche und stündliche Bedarf desselben Raumes an Heizluft, und es ist schwierig, mit der centralen Feuerung diesen Schwankungen zu folgen. Vielfach behilft man sich damit, dass anfangs reichlich geheizt wird, meist durch die sog. Circulationsheizung, bei welcher die Abfuhrcanäle geschlossen sind und die Heizluft aus den Zimmern wieder zur Heizkammer zurückströmt (Fig. 57). Ist dann im Zimmer die gewünschte Temperatur erzielt, so wird die weitere Zufuhr von Heizluft durch Schliessen von Klappen in den Zufuhrcanälen vollständig sistirt. Damit hört aber jede Zufuhr von Luft überhaupt und jede Ventilation vollkommen auf, und es wird dies bei Luftheizungen um so schwerer empfunden, als allgemein bei denselben das Verbot besteht, Fenster und Thüren zu öffnen, damit nicht durch den Einfluss derartiger willkürlicher Oeffnungen die geregelte Vertheilung der Luft in Unordnung gerathe.

Um eine Regulirung der Temperatur zu bewirken, ohne das Quantum der zuströmenden Luft zu verringern, müssen offenbar Vorrichtungen vorhanden sein, welche eine Mässigung der Temperatur der Heizluft bewirken. Es geschieht dies gewöhnlich dadurch, dass für jeden Heizluftcanal ein Mischcanal hergestellt wird, d. h. nach dem Austritt aus der Heizkammer oder innerhalb der Wand der Heizkammer vereinigt sich der Heizluftcanal (*W* in Fig. 57) mit einem nach aussen resp. nach dem untersten Theil der Heizkammer führenden Kaltluftcanal (*M*) und durch Stellung einer Klappe *m* kann entweder der eine oder der andere Canal abgesperrt oder es kann eine beliebige Mischung beider Luftarten erzielt werden.

Die Temperaturregulirung für sämmtliche Räume ist alsdann in die Nähe der Heizkammer verlegt und ist Sache des Heizers. Damit derselbe über die Temperatur der Wohnräume orientirt ist, ohne dieselben betreten zu müssen, sind entweder in den Thürfüllungen Thermometer eingelassen, die von aussen abgelesen werden und die mit einer constanten und bekannten Abweichung die Temperatur im Innern des Zimmers anzeigen; oder es sind Metallthermometer im Wohnraume angebracht, deren Stand der Heizer durch elektrische Uebertragung erfahren kann. — Niemals sollte eine Regulirung an Heizluftcanälen von den Bewohnern des Zimmers vorgenommen werden, da hierdurch der Betrieb der ganzen Anlage gestört wird.

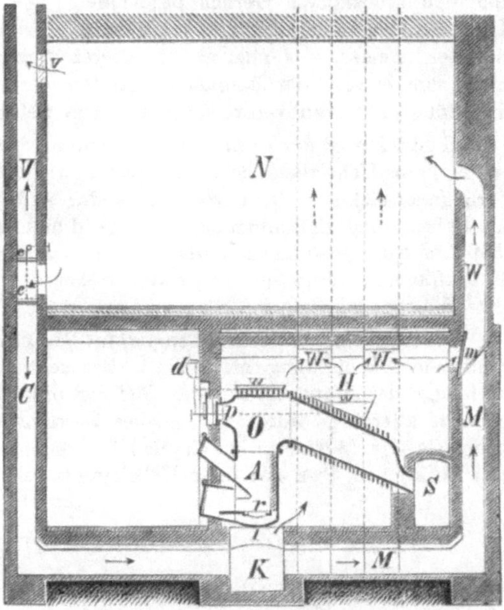

Fig. 57. Luftheizung. Heizkammer und Canäle.
H Heizkammer; *O* Ofen; *S* Schornstein; *K* Kaltluftcanal; *W* Warmluftcanal; *M* Mischcanal; *V* Abfuhrcanal; *C* Circulationscanal; ist die Klappe *c* in die obere Stellung gebracht, so strömt die Luft aus dem Zimmer *N* durch den Canal *C* wieder nach der Heizkammer.

Gegen die Luftheizungsanlagen hat sich in neuerer Zeit eine lebhafte Opposition erhoben. Es wird vielfach über eine Ueberhitzung der Räume und über schlechte Regulirfähigkeit der Anlage geklagt. Es kommt dies jedoch nur dann vor, wenn entweder die Bewohner des Zimmers sich an der Regulirung der Temperatur betheiligen oder wenn der Heizer überbürdet und nicht ausschliesslich für die Controle der Heizung angestellt ist. Nicht selten werden die besten Anlagen dadurch völlig verdorben und funktionsunfähig gemacht, dass man an der Anstellung eines ausschliesslichen Heizers zu sparen sucht.

Bei freistehenden und dem Winde stark exponirten Gebäuden bereitet allerdings die Luftheizung gewisse Schwierigkeiten. Es kommt dann sehr leicht zu einer mangelhaften Erwärmung auf der dem Winde exponirten und zu einer zu hohen Erwärmung auf der dem Winde abgekehrten Seite des Hauses.

Viele Klagen werden ferner darüber erhoben, dass eine schlechte Luft in den mit Luftheizung versehenen Räumen herrsche. Der Grund dieser Klage liegt fast jedesmal in dem Fehlen geeigneter Mischcanäle und in dem Aufhören jeglicher Luftzufuhr, nachdem die Räume hinreichend erwärmt sind. Eine Luftheizung, die in normaler Weise mit Mischcanälen versehen ist, gewährt im Gegentheil eine reichlichere Lufterneuerung, als mit irgend einem anderen System erzielt werden kann. — Vielfach wird auch die Luft als staubig und von eigenthümlich brenzlichem Geruch bezeichnet. Dies ist dann der Fall, wenn die Canäle schlecht verputzt und mangelhaft gereinigt sind und wenn namentlich die Heizkammer, wie man es bei älteren Anlagen vielfach findet, überhaupt nicht zum Zwecke der Reinigung betreten werden kann, so dass es zu Staubanhäufung und Staubverbrennung auf dem Calorifer kommt.

Endlich wird der Luftheizung oft eine besonders trockene Luft vorgeworfen. Auch dieser Uebelstand liegt aber nicht im Princip der Anlage begründet, sondern findet sich nur dann, wenn entweder oft Ueberhitzung erfolgt, oder wenn die Befeuchtungseinrichtungen ungenügend und falsch angebracht sind, z. B. in den Ausströmungsöffnungen der Heizluftcanäle im Zimmer oder gar in den Kaltluftkammern, wo die Temperatur viel zu niedrig ist, um erhebliche Wasserdampfmengen zu liefern.

Kommt eine schlechte Temperatur-Regulirung, Fehlen der Mischcanäle, reichliche Staubbildung, mangelhafte Befeuchtung der Luft und durch die Verbrennung des Staubes noch die Bildung brenzlicher Produkte zusammen, so resultirt allerdings durch ein solches Zerrbild einer Luftheizungsanlage eine höchst lästige Wirkung; durch eine vollkommenere Anlage und vollständigen Betrieb können aber alle diese Uebelstände sehr leicht beseitigt werden.

Wasserheizung.

Das Wasser ist sehr geeignet zur Wärmeübertragung wegen seiner grossen Wärmecapacität. Die Anordnung einer Wasser-Heizanlage ist so, dass im Souterrain der Feuerraum und über diesem ein Kessel sich befindet. Von letzterem geht ein Röhrensystem aus, das wieder in den Kessel zurückführt und inzwischen die verschiedenen zu beheizenden Räume durchläuft (s. Fig. 58). Das im Kessel erwärmte Wasser wird als specifisch leichter zunächst nach oben bis zum höchsten Punkte des Systems, dem Expansionsgefäss, gedrückt; von da fließt es allmählich unter steter Abkühlung wieder zum Kessel zurück.

Ist das Röhrensystem oben offen, so erreicht die Temperatur des Wassers im äussersten Falle 100° oder wenig darüber. In Folge dieser niederen Temperatur muss die Masse des Wassers, welches den Wohnräumen zugeführt wird, relativ gross sein und die Röhren weit. Die Anlage ist daher theuer und man findet sie hauptsächlich in Privathäusern, seltener in öffentlichen Gebäuden (Niederdruckwasserheizung“ oder „Warmwasserheizung“). — Oder das Röhrensystem ist oben geschlossen durch ein belastetes Ventil. Je nach der Belastung erzielt man eine Temperatur von 120—200° und bedarf dann geringerer

Wasserquantitäten und engerer Röhren. Eine solche Heizanlage bezeichnet man als „Hochdruckwasserheizung" oder „Heisswasserheizung".

Bei der Warmwasserheizung sind die Heizkörper entweder sogenannte Säulenöfen (Fig. 58); ein Mantel aus doppeltem Eisenblech, zwischen dessen Wandungen das Wasser circulirt, umschliesst einen Luftraum, der mit der Zimmerluft communicirt, so dass dieselbe unten ein- und oben abströmt. Gewöhnlich wird der Luftraum ausserdem mit einem verstellbaren Zufuhrcanal von aussen in Verbindung gebracht, so dass (wie bei den Mantelöfen) beliebig auf Circulation oder Ventilation eingestellt werden kann. — Oder es werden kastenartige Vorsprünge, oder auch Röhrenconvolute, oder ziehharmonikaähnliche Koffer an einer Wand, unter den Fensterbrüstungen etc. angebracht, die als Heizkörper fungiren. An der höchsten Stelle des Röhrensystems findet sich ein Expansionsgefäss, von welchem aus das ganze System mit Wasser gefüllt wird. An der tiefsten Stelle ist ein Entleerungshahn angebracht.

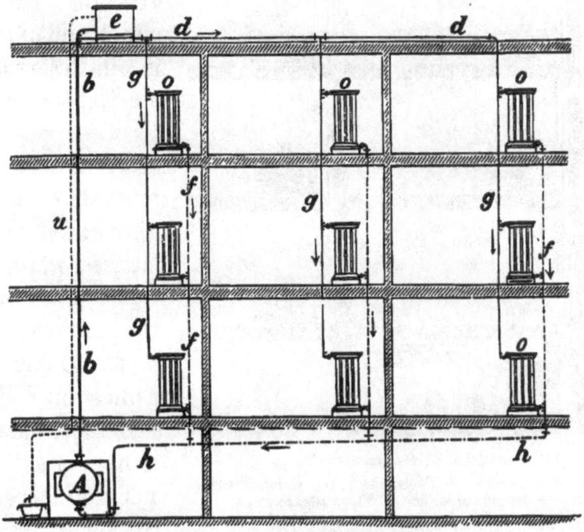

Fig. 58. Warmwasserheizung.
A Kessel. *b* Steigrohr. *e* Expansionsgefäss. *d* Vertheilungsrohr. *g* Zuleitungsrohre zu den Oefen. *o* Oefen. *f* und *h* Rücklaufrohre.

Die Regulirung der Heizung erfolgt dadurch, dass jeder einzelne Ofen durch einen Hahn abgesperrt und von weiterer Zufuhr warmen Wassers ausgeschlossen werden kann. Soll eine schnellere Kühlung des Zimmers erzielt werden, so kann man das Wasser des Ofens ablassen. Ausserdem sind noch die Ventilationscanäle zu einer Regulirung geeignet. — Die Beheizung wirkt sehr nachhaltig in Folge der grossen im Wasser aufgespeicherten Wärmemenge. Allerdings gelingt das Anheizen nur langsam, und bei plötzlichem Absinken der Temperatur kann eine genügende Erwärmung auf Schwierigkeiten stossen.

Eine praktisch sehr bewährte Variation der Warmwasserheizung ist die Centralheizung von Liebau in Magdeburg, bei welcher der Heizkessel im Küchenherd angebracht ist, so dass die Herdfeuerung zugleich die Wohnräume heizt.

Der Betrieb ist dadurch ausserordentlich einfach und billig; die Heizanlage ist namentlich für kleinere Privathäuser empfehlenswerth.

Bei der Heisswasserheizung sind enge, sehr starke, auf 150 Atmosphären geprüfte Röhren vorhanden. Auch der Heizkessel stellt nur ein spiralig aufgerolltes Rohr dar, das direct von den Flammen der Feuerung umspült wird. Die Heizkörper bestehen ebenfalls in kleineren Spiralen (s. Fig. 59). Am höchsten Punkte des Röhrensystems befindet sich ein Expansionsdruckventil, das so belastet ist, dass es sich beispielsweise erst bei 10 oder 15 Atmosphären Druck öffnet und das überschüssige Wasser in ein Reservoir treten lässt. Durch ein Expansionssaugventil tritt beim Erkalten das Wasser wieder in das Röhrensystem zurück. Jedes Röhrensystem hat höchstens 180 m Länge; bei einiger Ausdehnung des Hauses werden daher mehrere Systeme nebeneinander angelegt. — Die Heisswasserheizung ist billig in der Anlage und gestattet rasche Anheizung; die Heizkörper kühlen sich aber auch rasch wieder ab, ferner strahlen sie ziemlich stark aus und geben zuweilen zu üblen Gerüchen durch Verbrennung von Staub an den Röhren Anlass. In einigen Fällen haben Explosionen stattgefunden, die allerdings immer den Kessel betrafen. Für Privathäuser, Krankenhäuser, Schulen ist die Heizung im Ganzen nicht geeignet.

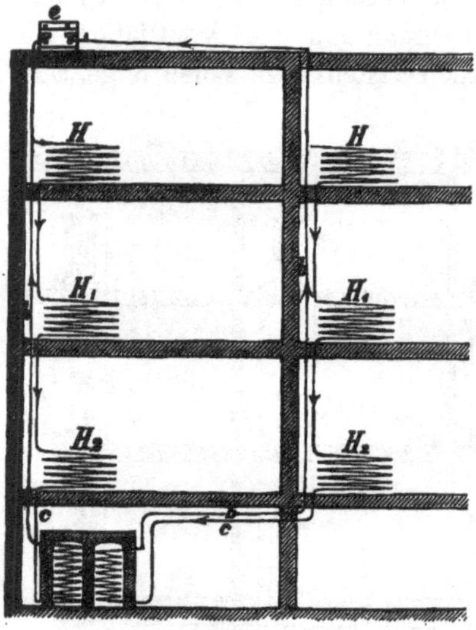

Fig. 59. Heisswasserheizung.
A Feuerstelle. *b* Steigrohre. *H* Heizschlangen. *c* Rücklaufrohre. *e* Expansionsgefäss.

Aus der Hochdruckwasserheizung lässt sich eine sogenannte Mitteldruckwasserheizung dadurch herstellen, das man die Rohre weiter construirt und das Ventil so wenig belastet, dass eine maximale Temperatur von 120—130° resultirt.

Eine verbreitete Anwendung, auch für Schulen und Krankenhäuser, hat die Heisswasserheizung in Verbindung mit einer Luftheizung gefunden. Der Calorifer besteht dann aus einem längeren spiralig aufgerollten Rohr einer Heisswasserheizung; die Anordnung der Luftkammer und der Canäle ist wie bei der Feuerluftheizung. Vor dieser bietet die Heisswasserluftheizung den Vortheil, dass nicht so starke Ueberhitzung des Calorifers und der Heizluft eintreten kann.

Dampfheizung

gestattet Anlagen von unbeschränkter Ausdehnung, die sich daher namentlich für grosse Etablissements, eventuell für ganze Stadtviertel eignen. Besonders zweckmässig ist Dampfheizung für Gebäude, welche bereits zum Betriebe der Küche, der Wäsche, der Bäder etc. eines grösseren Dampfkessels bedürfen.

Der Kessel befindet sich gewöhnlich ziemlich entfernt vom Hause und wird durch das Condenswasser gespeist. Vom Kessel aus wird der Dampf in einer Rohrleitung aus Schmiedeeisen oder Kupfer den Wohnräumen zugeführt. Da man dem Dampf nicht gern mehr wie $1^1/_2$ Atmosphären Spannung giebt, so dass er eine Temperatur von 110—120° hat, und da der Dampf eine sehr geringe Wärmecapacität besitzt, müssten eigentlich sehr grosse Dampfmengen zur Beheizung der Räume nothwendig sein. Man rechnet indess gar nicht wesentlich auf die von dem strömenden Dampfe abgegebene Wärme, sondern vielmehr auf diejenige Wärme, welche bei der Condensation des Wasserdampfs frei wird. Bei der Bildung von 1 Liter Condenswasser werden 540 Wärmeeinheiten frei und für die Erwärmung der Wohnräume verfügbar, wenn man die Condensation in den in den Zimmern aufgestellten Heizapparaten vor sich gehen lässt.

Die Röhren sind mit Compensatoren versehen, welche der Wärmeausdehnung Rechnung tragen. Das Hauptrohr führt den Dampf zunächst zu dem höchsten Punkt der Anlage und von da durch die Heizkörper abwärts. Lässt man das Condenswasser in den Dampfröhren zurückfliessen, so entstehen fortgesetzt störende Geräusche; man wählt daher gewöhnlich besondere Rohre zur Ableitung des Condenswassers. Dieselben können weit engeres Lumen haben, als die Dampfrohre, da der Dampf ein 1700 mal grösseres Volumen besitzt, als das entsprechende Condenswasser. Damit durch die Condenswasserröhren kein Dampf entweicht, findet der Uebertritt des Wassers in dieselben vermittelst selbstthätiger Ventile statt. — Die Heizkörper werden durch Oefen nach Art der Warmwasseröfen oder durch Register oder Röhrenconvolute gebildet.

Bei der Condensation entsteht ein Vacuum, und die Röhren und Heizapparate würden leicht durch den äusseren Luftdruck comprimirt werden, wenn man nicht dafür sorgt, dass Luft in die Röhren eintreten kann. Die eingedrungene Luft muss dann aber, um dem einströmenden Wasserdampf kein Hinderniss zu bereiten, beim Zulassen neuen Dampfes wieder entfernt werden. Dieses Ein- und Abströmen der Luft in das Röhrensystem geschieht entweder durch besondere Hähne oder durch selbstthätige Ventile, ist aber oft mit Geräuschen verbunden.

Vielfach legt man der Geräusche wegen die Heizkörper überhaupt nicht in die Wohnräume selbst, sondern verbindet die Dampfheizungen mit einer Luftheizung der Art, dass man die Luft an einem centralen Dampfheizkörper oder an mehreren, z. B. auf dem Corridor aufgestellten Heizkörpern sich erwärmen und dann in das Zimmer einströmen lässt.

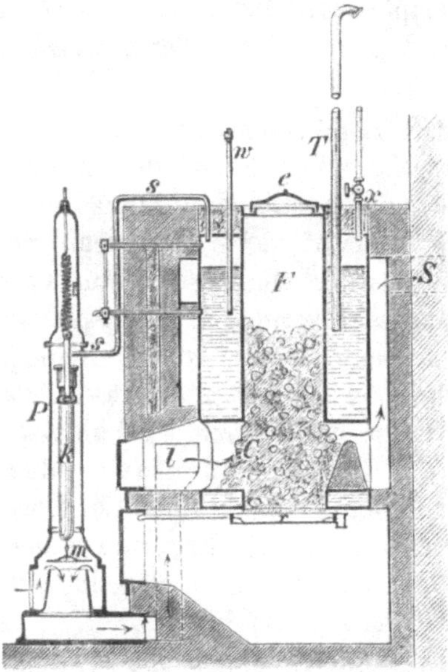

Fig. 60. Niederdruckdampfheizung.

F Füllschacht. *C* Brennmaterial. *r* Rost. *l* Luftcanal zum Verbrennungsraum. *S* Schornstein. *T* offenes Standrohr. *x* Steigrohr. *w* Alarmpfeife, zu starkes Sinken des Wassers signalisirend. *s* Rohr zum Regulator. *P* Druckregulator. *k* mit Quecksilber gefülltes Rohr. *m* Deckel über der Luftzuführung.

Grosse Verbreitung gewinnen in neuerer Zeit die sogenannten Niederdruckdampfheizungen (z. B. von Bechem & Post, Niederdruckdampfheizung mit Syphonregulirung von Körting), die auch in kleineren Gebäuden sich mit Vortheil ausführen lassen.

Der Kessel dieser Heizung hat ein offenes Standrohr (Fig. 60), so dass höchstens $^1/_2$ Atmosphäre Ueberdruck vorhanden ist, und ist daher nicht concessionspflichtig. Im Kessel befindet sich ein centraler Heizkasten, der von oben beschickt wird. Der Luftzutritt zur Feuerung erfolgt durch einen Canal, dessen Eingangsöffnung durch Heben resp. Senken eines äquilibrirten Deckels (*m*) verkleinert oder vergrössert werden kann. Der Deckel hängt an einem mit Quecksilber gefüllten Rohr, welches mit dem Kessel communicirt. Steigt in Folge geringeren Wärme- und Dampfverbrauchs in den Zimmer der Dampfdruck im Kessel, so sinkt der Deckel herab und der Luftzutritt und damit die Verbrennung wird geringer. Ist dagegen der Dampfverbrauch bedeutender und sinkt der Dampfdruck im Kessel, so wird der Deckel gehoben und Luftzufuhr und Feuerung werden intensiver. — Die übrige Anordnung ist ähnlich wie bei den sonstigen Heizungsanlagen; nur fliesst das Condenswasser im Dampfrohr zurück Die Heizapparate sind Rippenregister oder Schlangen, die mit einem Mantel aus schlecht leitendem Material umgeben sind, so dass keine Erwärmung der Zimmer durch Strahlung stattfindet (Fig. 61). — Die Beheizung geschieht vielmehr durch erwärmte Luft, die unten an dem Heizapparate ein- und oben austritt. Die Eintrittsöffnung ist beliebig verstellbar und dadurch wird die Wärmezufuhr zum Zimmer regulirt. Vom Heizapparat geht ausserdem ein Canal nach aussen, durch welchen frische Luft in's Zimmer eingeführt werden kann.

Es wird wohl behauptet, dass die ganze Heizung sich automatisch regulire. Thatsächlich wird aber der Wärmeverbrauch im Zimmer zunächst durch Menschenhand regulirt, indem die Oeffnung für den Luftzutritt zum Heizkörper vergrössert und verkleinert oder Aussenluft zugeführt wird; erst nachdem dies geschehen, passt sich dann die Dampfproduction im Kessel und der Verbrauch an Brennmaterial dem jeweiligen Wärmeconsum an.

Neuerdings wird vielfach vorgezogen, den Wohnräumen zunächst durch Zufuhr von gewärmter Luft mittelst einer gesonderten Luftheizung die nöthige Ventilation zu verschaffen und zugleich damit einen Antheil des Wärmebedarfs zu decken; dann aber für die Deckung des weiteren Wärmebedarfs, namentlich in den Perioden grössererKälte, durch Oefen oder auch durch Wasserheizung zu sorgen. Die Unabhängigkeit beider Anlagen von einander ist von entschiedenem Vortheil. — Ueber die sog. Fussbodenheizung siehe im Kap. „Krankenhäuser".

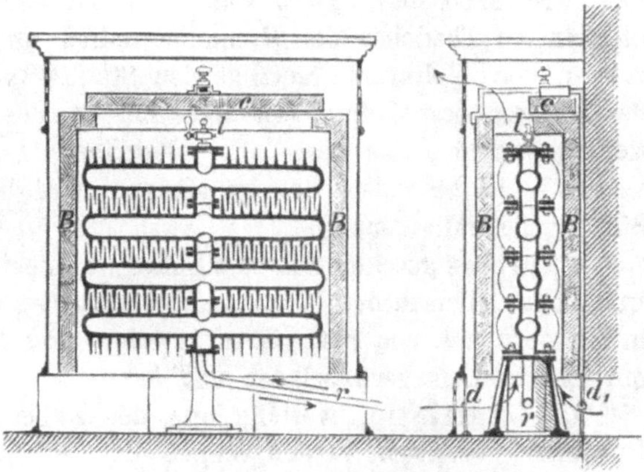

Fig. 61. Heizkörper der Niederdruckdampfheizung.
r Zu- und Ableitungsrohr. B Isolirmantel. c verstellbare Klappe.
d Oeffnung für Circulation. d_1 für Ventilation.

Litteratur: Rietschel, Leitfaden zum Berechnen und Entwerfen von Lüftungs- und Heizungsanlagen, Berlin, 1893. — Wolffhügel, Die Heizung, in Eulenberg's Handb. d. öff. Gesundheitswesens, 1881. — Fischer im Handbuch der Architektur, Th. III, Bd. 4, 1891. — Fanderlik, Elemente der Lüftung und Heizung, 1887. — Schmidt, in Weyl's Handb. d. Hygiene, 1896.

IV. Ventilation der Wohnräume.

Wie S. 151 genauer ausgeführt wurde, verändern die in einem geschlossenen Raume lebenden Menschen die Beschaffenheit der Luft in hohem Grade, indem sie erstens Wärme und Wasserdampf in solcher Menge produciren, dass schliesslich eine ausreichende Erwärmung des Körpers auf Schwierigkeiten stösst. Zweitens consumiren sie allmählich den Sauerstoff; jedoch ohne dass es je zu einer bedenklichen Verminderung des Sauerstoffgehalts der Luft kommt. Drittens sammeln sich gasförmige Verunreinigungen an, Kohlensäure, ferner riechende Gase, die vorzugsweise durch Zersetzung der auf Haut und Schleimhäuten sich sammelnden Epithel- und Secretreste entstehen;

ähnliche Produkte liefern die Beleuchtungsmaterialien. (Bezüglich der hygienischen Bedeutung dieser Luftverunreinigungen s. S. 148).

Viertens kommt es in bewohnten Räumen oft zu einem starken Staubgehalt der Luft. Eingeschleppte Erde, Staub aus der Füllung des Zwischenbodens, Fasern von der Kleidung und den Möbelstoffen, die feinsten Theilchen der Brennmaterialien und die mit der Aussenluft in den Wohnraum gelangenden Staub- und Russpartikel bilden das Material des Wohnungsstaubes, der bei den verschiedensten Hantierungen und Bewegungen der Bewohner in die Luft aufgewirbelt wird. — In besonders grossen Mengen wird bei manchen Gewerben Staub geliefert (s. unten).

Fünftens gesellen sich zum Luftstaub infektiöse Organismen, wenn Infektionsquellen in den Wohnraum gebracht wurden. In Krankensälen, in Zimmern, die von Phthisikern bewohnt sind etc., ist die Luft häufig mit Infektionserregern beladen und kann zu Infektionen Anlass geben.

Die Ventilation verfolgt nun den Zweck, alle diese durch die Bewohner bewirkten Veränderungen der Wohnungsluft möglichst zu beseitigen und die Räume auch für längere Zeit ohne jeden Nachtheil für die Gesundheit bewohnbar zu erhalten. Sie hat daher die Aufgabe: 1) die producirte Wärme abzuführen und die Wärmeabgabe der Bewohner zu erleichtern; 2) den verbrauchten Sauerstoff zu ersetzen; 3) die gasigen Verunreinigungen der Wohnungsluft zu entfernen; 4) den Staub und 5) etwaige am Staub haftende Infektionskeime zu beseitigen.

Diesen Zweck erreicht die Ventilation theils durch Fortschaffung der unbrauchbar gewordenen Wohnungsluft, theils durch Zuführung frischer, reiner Aussenluft; und zwar muss selbstverständlich die Grösse der Luftzufuhr in jedem Fall dem Grade der Verunreinigung der Wohnungsluft angepasst werden. Es ist dementsprechend zunächst die Frage aufzuwerfen, wie sich über den quantitativen Ventilationsbedarf eine Orientirung gewinnen lässt; sodann sind die Mittel und Wege zu bezeichnen, mit Hülfe deren das geforderte Ventilationsquantum geliefert werden kann und es sind die verschiedenen Arten von Ventilationsanlagen zu schildern; und schliesslich ist zu fragen, inwieweit die praktisch ausführbaren Ventilationsanlagen den einzelnen oben aufgezählten Aufgaben gerecht werden.

A. Der quantitative Ventilationsbedarf.

Bei der Abmessung des Ventilationsbedarfs berücksichtigt man gewöhnlich nur die gasigen Verunreinigungen der Luft, da diese besser als Wärme, Staub etc. einer Messung zugänglich sind.

Es lässt sich auf Grund der über den CO_2-Gehalt der Wohnräume gesammelten Erfahrungen leicht feststellen, wie viel Luft einem Wohnraume stündlich resp. täglich zugeführt werden muss, wenn keinerlei Belästigungen durch die daselbst der Luft beigemengten gasförmigen Produkte der Respiration und Beleuchtung eintreten soll. Wie oben (S. 154) näher ausgeführt wurde, empfindet man bei einem Gehalt der Luft von 1·0 pro mille Kohlensäure bereits eine gewisse Belästigung, vorausgesetzt, dass die CO_2 der menschlichen Athmung und der Beleuchtung entstammt, und dass die hygienisch differenten, die Kohlensäure begleitenden gasigen Produkte gleichzeitig und in entsprechender Menge in die Luft übergegangen sind. Demnach ist der Gehalt der Wohnungsluft an CO_2 durch die Lüftung höchstens auf 1·0 pro mille CO_2, wo möglich darunter, zu halten.

Wie viel Luft nöthig ist, um dies Ziel in jedem Einzelfall zu erreichen, das ist leicht zu berechnen, sobald man die Menge der Kohlensäure berücksichtigt, welche Menschen und Beleuchtungsmaterialien in der Zeiteinheit (1 Stunde, 1 Tag etc.) produciren.

Ein Mensch liefert stündlich 22·6 Liter CO_2; ein Schulkind im Durchschnitt 10 Liter, eine Stearinkerze 12 Liter, eine Petroleumlampe 60 Liter, eine Gasflamme 100 Liter. Befindet sich also z. B. nur ein Mensch in einem Wohnraum, und werden von demselben stündlieh 22·6 Liter Kohlensäure producirt, so soll sich diese Menge Kohlensäure auf ein derartiges Luftquantum = x Liter vertheilen, dass der Gehalt an CO_2 nur 1:1000 beträgt. Da die zugeführte Luft bereits einen gewissen CO_2-Gehalt mitbringt, nämlich 0·3 pro mille, also 0·0003 Liter in jedem Liter Luft, so lautet die Gleichung:

$$\frac{22 \cdot 6 + x \,.\, 0 \cdot 0003}{x} = \frac{1}{1000}$$

und wir finden in dieser Weise x = 32000 Liter oder 32 cbm. Diese Luftmenge von 32 cbm muss also stündlich je einem Menschen zugeführt werden, falls der Kohlensäure-Gehalt im Wohnraum niemals über 1 pro mille steigen soll.

Es ergiebt sich hieraus weiter die erforderliche Grösse des Wohnraumes, der sogenannte Luftkubus, für einen Menschen. Man hat nämlich die Erfahrung gemacht, dass sich die Luft eines Wohnraumes mit Hülfe der üblichen Ventilationsanlagen auf die Dauer im Allgemeinen nicht mehr wie zwei-, höchstens dreimal pro Stunde erneuern lässt. Daraus folgt, dass der minimale Luftraum für einen Menschen auf 16 cbm, die Hälfte des Ventilationsquantums, normirt werden muss.

Dieses Maass repräsentirt übrigens das äusserste Minimum, das also z. B. für Schlafsäle in Gefängnissen, Kasernen u. s. w. einzuhalten ist, da in den meisten Fällen die Ventilation weit weniger als eine zweimalige Erneuerung der Zimmerluft leistet. Für Kranke ist der Luftkubus mindestens auf 30 cbm, das Ventilationsquantum auf 60 cbm pro Stunde festzusetzen.

Auch die Wärme des Wohnraumes lässt sich als Maassstab für den Ventilationsbedarf benutzen. Im Beharrungszustand und bei gleichmässiger Vertheilung der Wärme im Raum muss der stündliche Luftwechsel in cbm, ausgedrückt in der zulässigen Temperatur t, betragen: $L = \frac{W\,(1 + \alpha t)}{0 \cdot 306\,(t - t_1)}$ wo t_1 die Temperatur der eingeführten kühleren Luft, W die Wärmezufuhr, α den Ausdehnungscoëfficienten der Luft bedeutet. Diese Berechnung ist z. B. für Räume anzuwenden, in denen die Behinderung der Wärmeabgabe das hervorstechendste Symptom der abnormen Luftbeschaffenheit zu sein pflegt (Theater u. dergl.) (Rietschel).

B. Einrichtungen zur Deckung des Ventilationsbedarfs.

Die erforderlichen Luftmengen kann man zunächst durch die sogenannte natürliche, ohne unser Zuthun sich vollziehende Ventilation zu beschaffen suchen. Man verlässt sich alsdann auf die stets vorhandenen natürlichen Oeffnungen des Wohnzimmers, die in den Poren des Mauerwerks, des Fussbodens und der Decke, ferner in den Ritzen und Fugen der Fenster und Thüren gegeben sind.

Es ist aber experimentell nachgewiesen, dass die Porenventilation sich wesentlich in vertikaler Richtung durch die Poren der Decke und des Fussbodens vollzieht (vergl. S. 350), und zwar im Winter von unten nach oben; in entgegengesetzer Richtung, wenn das Haus kälter ist als die Aussenluft. An den seitlichen Wandungen ist der Ueberdruck, welcher einen Luftaustausch veranlasst, wesentlich geringer; er nimmt vom Fussboden und von der Decke her allmählich ab gegen eine „neutrale Zone“, wo er = Null wird. Oberhalb dieser Zone findet im Winter Ausströmung, unterhalb derselben Einströmung statt. Diese Art von Luftaustausch führt also wesentlich zu einem Luftaustausch der verschiedenen Stockwerke, der in keinem Falle zu befürworten ist. — Ausserdem wissen wir auch bei der Ventilation, welche durch die zufälligen gröberen Oeffnungen der vertikalen Begrenzungen erfolgt, nichts Genaueres über die Herkunft der einströmenden Luft. Ferner haben wir keine Regulirung dieser Lüftung in der Hand; dieselbe zeigt sich bei Windstille und schwachen Winden völlig ungenügend, während sie sich bei Sturm unter Umständen in unangenehmer Weise fühlbar macht. Endlich ist die Lage der gröberen Oeffnungen vielfach der Art, dass Zugempfindung auftritt oder dass gerade die bewohnten Theile des Zimmers von der Ventilation nicht betroffen werden.

Es ist somit die natürliche Ventilation von dem Ideal einer Lüftungsanlage so weit als möglich entfernt. Wir müssen vielmehr suchen, besondere, künstliche Lüftungsanlagen einzurichten; bei diesen muss

1) die Entnahmestelle genau bekannt sein und wir müssen Garantie für Reinheit der zugeführten Luft haben;

2) müssen wir die Lage der Zufuhr- und der Abfuhröffnungen so wählen können, dass eine möglichst vollständige Durchlüftung des bewohnten Theils des Zimmers erfolgt und dass unter keinen Umständen eine Belästigung der Bewohner durch Zug eintritt;

3) muss die Ventilation quantitativ ausreichen, d. h. über kräftige und konstant wirkende Motoren verfügen, und sie muss jeder Zeit leicht regulirbar sein.

1) Was zunächst die Art der Luftentnahme und die Garantie für die Reinheit der Zufuhrluft betrifft, so unterscheidet man zwei Ventilationssysteme, die in dieser Beziehung Ungleiches leisten; nämlich das Aspirationssystem und das Pulsionssystem. Bei ersterem besorgt der Motor die Abströmung der Luft, befindet sich jenseits des von dem Luftstrom zu ventilirenden Raumes. Bei der Pulsion besorgt der Motor die Zuströmung und befindet sich — in der Richtung des Luftstroms — vor dem zu ventilirenden Raum.

Die Pulsion ist insofern entschieden vorzuziehen, als man bei dieser gerade die Entnahmestelle der Luft besonders in's Auge fasst und also auf ein Eindringen frischer, reiner Luft in erster Linie achtet. Um die abströmende Luft kümmert man sich dabei häufig gar nicht. — Bei der Aspiration weist man der abströmenden Luft zwar besondere Wege an, achtet aber gewöhnlich nicht darauf, woher und auf welchen Wegen die Luft dem Wohnraum zuströmt.

Jedoch lässt sich die Aspiration der Pulsion fast gleichwerthig machen dadurch, dass man ausser den Abfuhrcanälen auch besondere, sehr weite und wenig Widerstände bietende Zufuhrcanäle von einer bestimmten tadellosen Stelle aus anlegt. Wirkt man dann aspirirend, so bleiben alle engeren, zufällig vorhandenen Oeffnungen so gut wie unberücksichtigt und die Zuströmung erfolgt nur auf dem gewiesenen Wege. In diesem Falle ist also Aspiration und Pulsion ungefähr gleichwerthig.

Ueber die Befreiung der zuströmenden Luft von Staub durch Einschaltung von Filtern etc. siehe S. 374.

2) Die Frage, wo die Ventilationsöffnungen im Zimmer angebracht werden sollen, ist nicht für jeden Fall in gleicher Weise zu

entscheiden. — Für gewöhnlich ist das untere Drittel des Zimmers, das eigentlich bewohnt wird, zu ventiliren, und man könnte es daher wohl für das richtigste halten, in diesem unteren Drittel die Einströmungsöffnungen, und oben oder unten die Abströmungsöffnungen anzubringen. Diese Anordnung ist jedoch nur dann zulässig, wenn die Aussenluft, wie dies im Hochsommer der Fall ist, ungefähr die gleiche Temperatur hat, wie die Zimmerluft („Sommerventilation", Fig. 62b). Andernfalls ist stets mit dieser Anordnung eine zu lästige Zugempfindung verbunden. Während des grösseren Theils des Jahres sind daher die Zuführöffnungen unbedingt über Kopfhöhe anzulegen und auch dann ist dem Luftstrom zunächst eine Richtung nach oben zu geben. Von da senkt sich die Luft allmählich nach abwärts, durchströmt das bewohnte untere Drittel des Zimmers und ist dann unten abzuführen, entweder durch einzelne in den Schornstein führende Oeffnungen oder durch offene Sammelcanäle, die mit Hülfe von Holzpanelen u. dergl. am Fusse der kältesten Wände angelegt werden („Winterventilation", Fig. 62a).

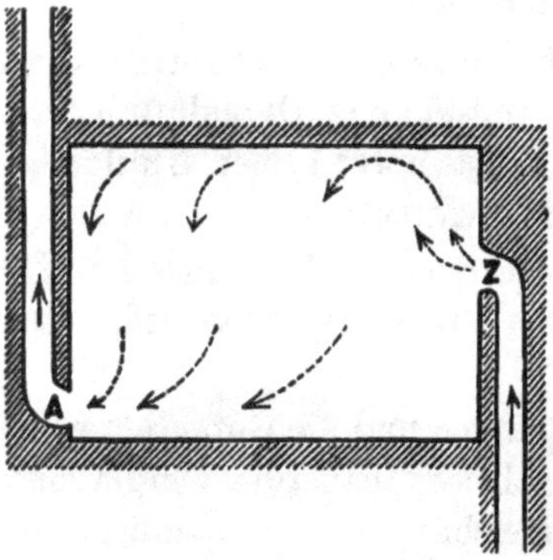

Fig. 62a. Winterventilation.
Z Zufuhr-. A Abfuhrcanal.

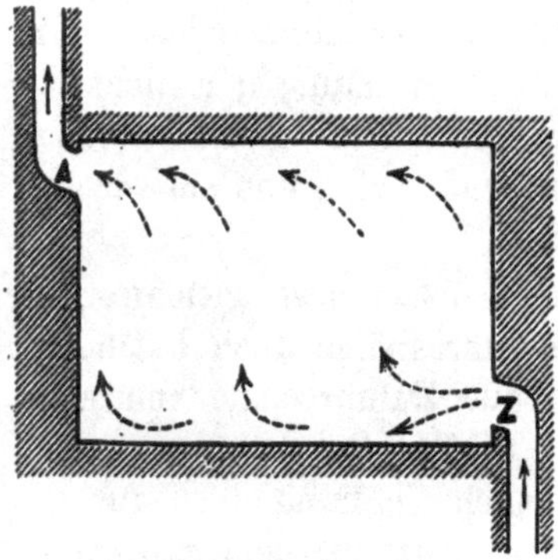

Fig. 62b. Sommerventilation.

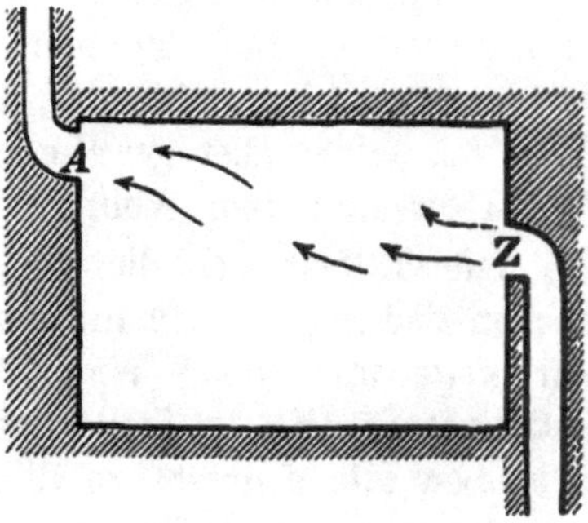

Fig. 62c. Vorübergehende Ventilation.

Es ist zwar darauf hingewiesen, dass die verdorbene Luft sich gewöhnlich unter der Decke am stärksten ansammelt. Dies ist aber — abgesehen von Wärmequellen im oberen Theil des Zimmers — nur dann der Fall, wenn letzteres nicht genügend ventilirt wird. Ist die Ventilation ausreichend, so kommt es zu keiner solchen Ansammlung und es wird eine ausreichend reine Luft in den unteren Theil des Zimmers geführt.

Nicht selten kommt es aber vor, dass vorübergehend die Ventilation ungenügend ist (wenn ausnahmsweise zahlreiche Menschen sich in dem Zimmer versammeln etc.) und dass dann Wärme, Tabaksrauch etc. im oberen Theile des Zimmers sich häufen. In diesem Fall ist das Zimmer zweckmässig zeitweise so zu ventiliren, dass eine obere, nahe der Decke oder in der Decke gelegene Abströmungsöffnung benutzt wird, während die Einströmung wie bisher (über Kopfhöhe) bleibt (Fig. 62c). Für die Dauer ist diese Anordnung jedoch nicht empfehlenswerth, weil dabei das untere Drittel des Zimmers verhältnissmässig unberücksichtigt bleibt.

Eine andere Anordnung ist ferner dann nöthig, wenn unter der Decke starke Wärmequellen, z. B. Gaskronleuchter etc. angebracht sind, die ein kräftiges Aufsteigen der verdorbenen Luft bewirken. Die Abströmung ist dann zweckmässig oben, die Einströmung im unteren Theil des Zimmers anzubringen, wie bei der Sommerventilation. Sobald es sich aber um kalte oder um stark erwärmte Luft handelt, muss dann gleichzeitig eine energische Vertheilung der eindringenden Luft, am besten auf sehr viele kleine Oeffnungen (Porenventilation) vorgesehen werden, um die Zugempfindung zu vermeiden. Jede solche Zerlegung des Luftstroms erfordert indess einen bedeutend grösseren Aufwand an Betriebskraft.

3) Die jeweilige quantitative Leistung und die Regulirfähigkeit der Ventilationsanlage ist von der Art des angewendeten Motors abhängig.

Als Motoren stehen uns zur Verfügung: a) der Wind, b) Temperaturdifferenzen, c) maschineller Betrieb.

a) Der Wind. Derselbe muss bei jeder Ventilationsanlage berücksichtigt werden, weil er dieselbe andernfalls leicht ungünstig beeinflussen kann. Statt dessen sucht man den Wind so viel als möglich zur Unterstützung der Anlage heranzuziehen. Sich auf den Wind als ausschliesslichen Motor zu verlassen, ist nicht empfehlenswerth, weil Richtung und Stärke des Windes zu grossen Schwankungen unterliegen. In einer gewissen Höhe über dem Boden haben wir allerdings fast niemals völlige Windstille, aber die Differenzen der Windstärke sind doch enorm gross und würden eine fortgesetzte Regulirung der Anlage nöthig machen.

Die Unterstützung der Anlage durch Wind wird entweder in der Weise arrangirt, dass man denselben aspirirend auf die Luft der Abfuhrcanäle wirken lässt, und dass man Einrichtungen trifft, mittelst welcher diese Aspiration bei jeder Windrichtung ausgeübt wird. Dies wird erreicht durch die Schornsteinaufsätze oder „Saugkappen“. Die Wirkung derselben stützt sich auf 2 experimentell begründete Erfahrungen: einmal darauf, dass jeder Luftstrom in Folge der Reibung die nächstgelegenen Lufttheilchen mit sich fortreisst und hierdurch in seiner Umgebung eine Luftverdünnung veranlasst, die zu weiterem Zuströmen der umgebenden Luft den Antrieb giebt; zweitens darauf, dass ein Luftstrom, der gegen eine Fläche oder gegen einen Cylinder geblasen wird, nicht etwa reflectirt wird, sondern sich über die ganze Fläche ausbreitet und an den Rändern in derselben Richtung weiter fliesst, dabei aber an der entgegengesetzten Seite eine kräftige Luftverdünnung erzeugt. Auf das erste Princip sind z. B. die WOLPERT'schen Aufsätze (s. Fig. 63) gegründet, bei welchen der Wind bei jeder Richtung gezwungen wird, in einem schräg von unten nach oben gerichteten Strome über die Oeffnung des Abfuhrcanals hinwegzustreichen. Fortwährend wird dann Luft aus dem Canal

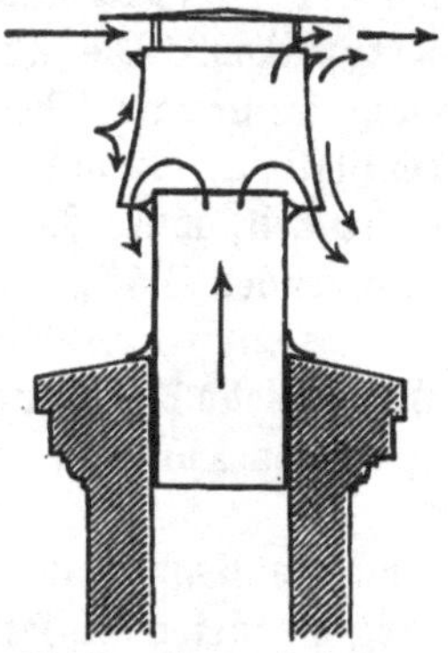

Fig. 63. WOLPERT's Schornsteinaufsatz.

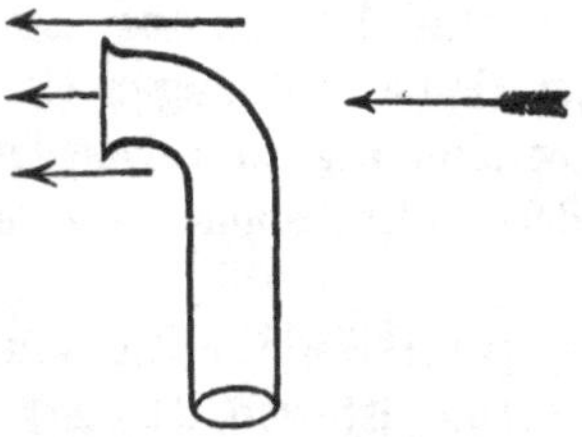

Fig. 64 a. Aspirationsaufsatz.

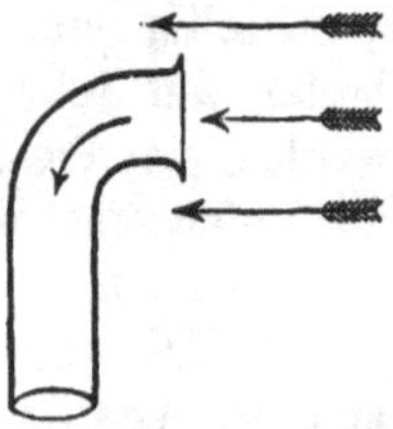

Fig. 64 b. Presskopf.

aspirirt. Durch eine horizontale Deckelplatte gewähren diese Aufsätze ausserdem Schutz gegen Einfall von Regen. — Die nach dem zweiten Princip construirten Aufsätze sind Cylinder, die oben rechtwinklig gekrümmt sind und dort eine trompetenartige Oeffnung haben (s. Fig. 64 a). Oberhalb der Oeffnung ist eine Windfahne angebracht, und der Cylinder ist auf dem Schlot drehbar. Der Aufsatz stellt sich dann immer so, dass die Oeffnung vom Winde abgewandt ist, und dieser an derselben stets aspirirend wirkt.

Hierher gehört auch die sogenannte Firstventilation, die vielfach bei Krankenbaracken, ferner bei Eisenbahnwagen etc. angewendet wird. Ueber den offenen Dachfirst wird in einem gewissen Abstand ein derartiger Aufsatz angebracht (s. Kap. Krankenhäuser) und der Zwischenraum zwischen diesem und dem Dach mit stellbaren Jalousieen ausgefüllt. Durch entsprechende Stellung der letzteren kann es erreicht werden, dass der Wind in jedem Falle von unten nach oben über den offenen Dachfirst wegstreicht und hier aspirirend auf die Luft des Innenraums wirkt.

Bei allen diesen Aspirationswirkungen des Windes muss natürlich vorausgesetzt werden, dass besondere Zufuhrcanäle für die Luft vorhanden sind, da andernfalls unreine Luft aus beliebigen anderen Räumen (Closets, Küchen) in die zu ventilirenden Zimmer eingeführt wird.

Will man die drückende Wirkung des Windes zur Ventilation benutzen, so legt man in den oberen Fensterscheiben Glas-Jalousieen an, durch welche die einströmende Luft zunächst gegen die Decke dirigirt wird. Oder man macht die oberen Fensterscheiben um eine horizontale Achse drehbar, so dass die Scheibe nach innen klappt. Je nach Bedarf kann man dann eine grössere oder kleinere Oeffnung herstellen, und der eindringende Luftstrom wird auf der schrägen Fensterfläche zunächst nach oben dirigirt. Durch Schutzbleche, die eventuell durchbrochen sein können, wird das seitliche Ausströmen der Luft verhindert (SHERINGHAM'sche Lüftungsklappe, Fig. 65). — Vielfach werden einfache Oeffnungen in einer der Aussenwände nahe der Decke angebracht und mit irgend welchen Zierrathen oder auch mit rotirenden Rädchen versehen, um eine möglichste Vertheilung der eindringenden Luft zu bewirken. Selbstverständlich ist nicht daran zu denken, dass die rotirenden Rädchen eine Verstärkung des Luftstroms bewirken. Sie werden im Gegentheil durch die in das Zimmer eindringende Luft bewegt und wirken also nur hemmend und schwächend auf die Ventilation.

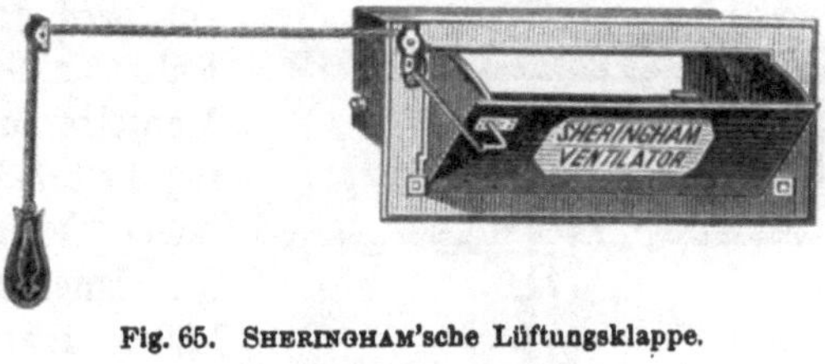

Fig. 65. SHERINGHAM'sche Lüftungsklappe.

Auf Schiffen wendet man vielfach die sogenannten Presskӧpfe an, durch welche frische Luft in die unteren Räume (namentlich in den Maschinenraum) eingepresst wird; dieselben sind ebenso geformt wie die aspirirend wirkenden cylindrischen Aufsätze (Fig. 64 b), nur dass die Oeffnung hier dem Wind entgegengerichtet ist. Mit Pressköpfen anderer Construction werden die Einströmungsöffnungen für Pulsionsanlagen versehen.

b) Temperaturdifferenzen. Sobald Luft erwärmt wird, dehnt sie sich aus und wird specifisch leichter. Da die entstehenden Gewichtsdifferenzen sehr bedeutend sind, so kommen starke Gleichgewichtsstörungen und bedeutende Ueberdrücke zu Stande. Diesen entsprechend findet dann eine Bewegung der Luft statt, welche sich dauernd erhält, so lange die Temperaturdifferenz vorhanden ist. Die Geschwindigkeit der Bewegung ist von der Grösse der Temperaturdifferenz $t - t'$, von der Höhe der Luftsäule h und von der Fallbeschleunigung ($g = 9 \cdot 81$) abhängig und berechnet sich im Einzelfalle nach der Gleichung:

$$v = \sqrt{\frac{2hg.(t-t')}{273+t}}.$$

Die Temperaturdifferenzen kommen bei Ventilationsanlagen zur Anwendung erstens durch Vermittelung der Oefen. Man vermeidet die Aspiration durch beliebige zufällige Eintrittsöffnungen, sondern verbindet den Ofen mit einem bestimmten Zufuhrcanal, so dass eine Art Pulsionssystem entsteht. An der äusseren Hausseite legt man die (eventuell mit Zierrathen versehene) Einströmungsöffnung des Canals an. Dort wird ein Presskopf und ein Insectenfilter angebracht. Von da aus wird dann der Canal im Zwischenboden hin- und schliesslich in den Mantelraum geführt, wenn ein Mantelregulirfüllofen vorliegt; bei gewöhnlichen Oefen ohne Mantel lässt man den Canal hinter dem Ofen etwa einen Meter über dem Boden offen enden. Der starke Auftrieb leitet dann die Luft zunächst gegen die Decke hin, und von da senkt sie sich allmählich nach abwärts. Ein Schieber dient zur Regulirung des Querschnittes des Canals. Die eingeströmte Luft kann man entweder durch beliebige Oeffnungen den Austritt suchen lassen, oder man richtet besondere Abfuhrcanäle (Oeffnungen nahe dem Fussboden) her, die über Dach mit Aspirationsaufsätzen versehen werden.

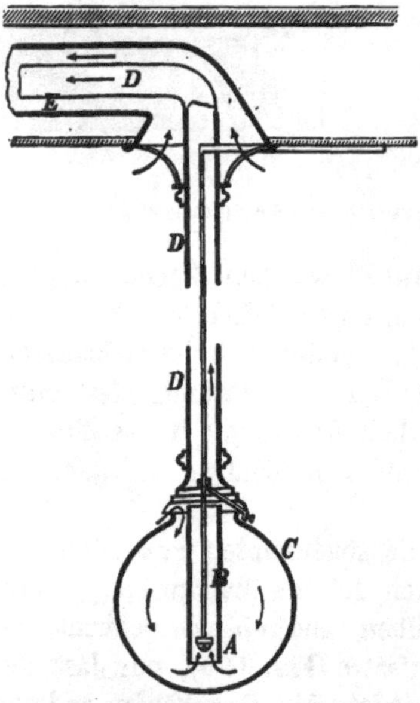

Fig. 66. Ventilations-Globelight.
A Brenner. *B* Glascylinder. *C* Milchglaskugel. *D* Abfuhrrohr für die Verbrennungsgase. *E* Aeusserer Schacht, der von der Decke ab das Rohr *D* mantelartig umgiebt.

Ein ähnliches, einfaches Arrangement lässt sich auch bei Kachelöfen in der Weise treffen, dass der Zwischenraum zwischen Ofen und Wand an den beiden Seiten mit einer einfachen Mauer geschlossen wird, nachdem vorher die Zimmerwand in ihrem unteren Theile eine Oeffnung nach aussen erhalten hat. Die durch diese Oeffnungen eintretende Luft strömt dann hinter dem Ofen nach aufwärts und über den Ofen weg in's Zimmer. Die

Anlage ist jedoch nicht so gut regulirbar und nicht so leicht zu reinigen wie die zuerst beschriebene. — Ueber die Ventilation mittelst Luftheizung, Dampfheizung etc. s. unter „Heizung".

Selbstverständlich funktioniren die auf der Ofenwärme basirenden Lüftungsanlagen (auch die Luftheizungen) nur so lange die Oefen geheizt werden. Im Sommer hört die als Motor dienende Temperaturdifferenz und damit jede Luftbewegung auf. Es kann dann höchstens der Wind durch die saugende Wirkung an den Aspirationsschloten, oder aber drückend mit Hülfe geöffneter Fenster wirken. Das ist jedoch eine unzuverlässige, oft versagende und namentlich für die mässig warme Uebergangszeit lästige Art der Ventilation.

Besser ist es daher, auch für den Sommer einen besonderen Motor zu schaffen. Man erhält denselben z. B. durch einen eigens zu diesem Zwecke geheizten Kamin, dessen Rauchrohr man neben den Ventilationsschornstein legt, beide nur getrennt durch eine gusseiserne Platte; oder man führt den eisernen Rauchkamin in der Mitte eines grösseren gemauerten Schornsteins in die Höhe und lässt in dem stets warmen Zwischenraum zwischen beiden die Abfuhröffnungen münden (vergl. Fig. 56).

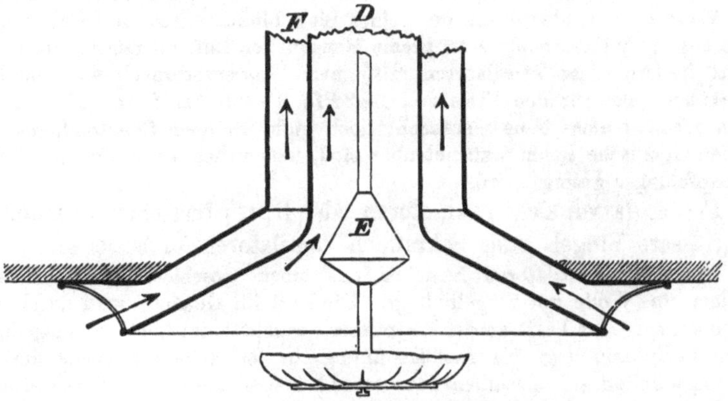

Fig. 67. Sonnenbrenner.
D Abfuhr der Verbrennungsgase. *F* Aeusserer Canal. *E* Schieber, durch welchen der Querschnitt von *D* regulirbar ist.

Sind keine Feuerungen für die Ventilation benutzbar, so können sehr leicht durch Gasflammen die nöthigen Temperaturdifferenzen hergestellt werden. Man lässt dieselben in dem Abfuhrcanal brennen und wählt kräftig hitzende Flammen, am besten Bunsenbrenner. Dieselben fördern stündlich 120—150 cbm Luft bei einem Verbrauch von 200 Liter Gas und für den Preis von 3—4 Pf.

Bei grösseren Anlagen construirt man ganze Kränze von Bunsenbrennern oder wählt sogenannte Sonnenbrenner (s. Fig. 67) oder Ventilationsglobes (s. Fig, 66) zur Beleuchtung. Bei denselben ist ein Rohr, welches die Verbrennungsgase abführt und durch dieselben stark erwärmt wird, von einem weiteren unten offenen Rohr umgeben, in welches die Zimmerluft kräftig aspirirt wird.

Alle die vorbeschriebenen Anlagen beruhen auf Aspiration. Sie sind daher nur zulässig, wenn gleichzeitig bestimmte weite Zufuhrwege gegeben sind, z. B. herabklappbare Fensterscheiben oder Fensterjalousieen oder aber besonders angelegte, zum Ofen resp. zum Calorifer führende Canäle. Stets sind Klappen oder Schieber zur Regulirung anzubringen.

c) Maschinenbetrieb. Derselbe bietet besondere Vortheile, weil die Maschinen die empfindlichste Regulirung gestatten. Dieselben sind jetzt in jeder Grösse und schon zu den billigsten Preisen zu haben. — Für die einfachsten Anlagen benutzt man am besten Wasserbetrieb.

Entweder wählt man Turbinenrad-Ventilatoren: in denselben bewegt der Wasserstrahl ein Flügelrad; auf der gleichen Welle sitzt ein zweites grösseres Turbinenrad, das sich in einem Luftcanal befindet und bei seinen Umdrehungen die Luft vordrückt. Je nachdem man das Wasser von rechts oder von links einströmen lässt, bekommt man an der gleichen Oeffnung Pulsion oder Aspiration (Kosmosventilatoren, Centrifugalventilatoren u. a. m.). — Oder man benutzt sogenannte Wasserstrahl-Ventilatoren (Victoria-Ventilator), bei welchen ein kräftiger Wasserstrahl, der durch ein feines Sieb hindurchgeht und sich dann in einem engen Cylinder ausbreitet, grosse Mengen von Luft mitreisst. Im Durchschnitt fördern diese Ventilatoren mit einem Wasserverbrauch von 100 Liter pro Stunde (also für den Preis von 1—2 Pf.) 3—400 cbm Luft. Manche derselben arbeiten nicht ohne Geräusch: doch giebt es auch Constructionen, bei welchen Geräusche kaum wahrnehmbar sind, namentlich wenn für gute Oelung der Zapfenlager gesorgt wird.

Ferner lassen sich Gasmotoren oder Dampfmaschinen verwenden, um grössere Flügel- oder Schrauben-Ventilatoren zu bewegen.

Die Flügelventilatoren bestehen aus einem geschlossenen Gehäuse, in welchem eine Welle mit Flügeln liegt. Die Luft im Gehäuse wird durch Wirkung der Centrifugalkraft an der Peripherie verdichtet, im Centrum ausgedehnt; an der Peripherie liegt die Ausblasöffnung, in der Nähe der Welle die Einströmungsöffnung. — Schraubenventilatoren bestehen aus einem offenen eisernen Cylinder, in dessen Achse eine Welle liegt, welche senkrecht mehrere schraubenförmig gewundene Flügel trägt. Durch Drehung der Welle wird eine Verdichtung der Luft hinter derselben, eine Ausdehnung vor der Welle bewirkt und dadurch eine Bewegung eingeleitet.

Auch Dampfstrahlventilatoren werden neuerdings benutzt, bei welchen der Dampf aus einer engeren in eine weitere Düse eintritt und dadurch in letzterer eine Luftverdünnung erzeugt, durch welche Luft angesaugt und fortgerissen wird. Aehnlich wirkt ein Strom comprimirter Luft, der durch starke mit Luft betriebene Luftcompressionspumpen erzeugt wird. Die letztgenannten Anlagen sind jedoch mit starkem Geräusch verbunden und daher nur für Arbeitsräume in Fabriken etc. verwendbar.

Ueber die Zufuhr gekühlter Luft siehe S. 362.

Prüfung der Ventilationsanlagen.

Ob die Ventilation eines Raumes genügend ist oder nicht, lässt sich aus dem CO_2-Gehalt resp. der Temperatur und dem Staubgehalt der Luft entnehmen. Für eine genauere Beurtheilung der quantitativen Leistungsfähigkeit einer Anlage ist es indess erforderlich, das zugeführte Luftquantum zu ermitteln und die möglichen Schwankungen der Luftzufuhr oder -Abfuhr festzustellen.

Erfolgt die Ventilation durch eigene Luftcanäle, so benutzt man zur Messung folgende besonders einzuübende Methoden:

1) Differentialmanometer. Dieselben messen direct den Ueberdruck der Aussen- resp. Innenluft. Da es sich um sehr kleine Ueberdrücke handelt, ist der eine Schenkel des Manometers kein vertikal aufsteigendes Rohr, sondern derselbe liegt nahezu horizontal, mit ganz geringer Steigerung; ferner wird zur Füllung Petroleum benutzt, das specifisch leicht ist und sich ohne Widerstand in feinen Glasröhren bewegt. Führt man ein besonders construirtes Ansatzrohr in den zu untersuchenden Luftstrom, so lässt sich aus den Angaben des Manometers die Ventilationsgrösse mittelst einfacher Formeln berechnen.

2) Anemometer, s. S. 111. Nach genauer Aichung der Instrumente werden bei Aspirationsanlagen in der Abströmungsöffnung, bei Pulsionsanlagen in der Zuströmungsöffnung zahlreiche Messungen vorgenommen, jede von mindestens 2—3 Minuten Dauer, und aus ihnen das Mittel gezogen. Eine Reihe von Bestimmungen ist in der Mitte, eine zweite in der äussersten Peripherie und eine dritte zwischen Mitte und Peripherie der Oeffnung zu machen. Die gefundene mittlere Geschwindigkeit des Luftstroms in der betreffenden Oeffnung multiplicirt mit dem Querschnitt derselben ergiebt das geförderte Luftquantum.

Erfolgt die Ventilation theilweise oder ausschliesslich durch natürliche Oeffnungen (Ritzen, Poren), so lässt sich die Grösse des Luftwechsels ermitteln:

3) mit Hülfe der Kohlensäure-Bestimmung. Man lässt durch Brennen von Kerzen oder durch die Athmung zahlreicher Menschen (Schulkinder) in dem zu untersuchenden Raum einen hohen CO_2-Gehalt herstellen, sodann sistirt man die weitere CO_2-Produktion, indem man die Lichter auslöscht oder die Menschen hinausgehen lässt, bestimmt den CO_2-Gehalt der Zimmerluft und überlässt nunmehr eine Stunde lang das Zimmer sich selbst; dann wiederholt man die CO_2-Bestimmung, findet jetzt eine gewisse Abnahme des Gehalts und berechnet aus der Intensität der Abnahme die Luftmenge, welche inzwischen von aussen in das Zimmer eingetreten ist.

4) Ob Zugluft vermieden ist, ermittelt man durch das Gefühl an empfindlichen Hautgegenden (z. B. Nähe des Auges). Bei kalter Aussenluft erweckt bei den meisten Menschen ein Strom von 5 cm Geschwindigkeit pro Sec., bei Luft von 15° ein solcher von 10 cm deutliche Zugempfindung. Durch die gewöhnlichen Anemometer werden diese Ströme nicht mehr angezeigt. Dagegen lassen kleinste Paraffinkerzen (Weihnachtslichter) mit möglichst dünnem Docht noch eine Ablenkung der Flamme ungefähr bei der angegebenen Grenzgeschwindigkeit erkennen.

C. Leistung der Ventilationsanlagen.

Die Eingangs aufgezählten Aufgaben der Ventilation werden durch die beschriebenen Einrichtungen in sehr verschiedenem Grade erfüllt.

1) Für die Entwärmung der Räume vermag die Ventilation Erhebliches zu leisten, so weit innere Wärmequellen (Menschen,

Beleuchtung, Heizung) in Betracht kommen. Dagegen ist die Ventilation relativ machtlos gegenüber den im Sommer durch Insolation stark erwärmten Hauswänden und den dadurch bedingten hohen Wohnungstemperaturen. Es bedarf alsdann ausserordentlich grosser Mengen eventuell künstlich gekühlter Luft, die höchstens durch Maschinenventilation oder durch dauernde Oeffnung ganzer Fensterflügel beschafft werden kann.

2) Die Restitution des Sauerstoffs erfolgt selbst bei im übrigen ungenügender Ventilation in ausreichender Weise.

3) Eine vollständige Entfernung der gasigen übelriechenden und belästigenden Beimengungen der Luft ist zu erwarten, sobald in der S. 385 angegebenen Weise das erforderliche Luftquantum festgestellt und dieses in zweckentsprechender Richtung und Vertheilung in die Wohnräume eingeführt wird.

Indessen wird eine abnorm reichliche Produktion gasiger Verunreinigungen durch eine innerhalb der üblichen Grenzen gehaltene Ventilation nicht mehr zu beseitigen sein.

In solchen Fällen kann man versuchen, die Ventilation ausnahmsweise zu verstärken und durch stärkere Motoren sogar eine 4—5 malige Erneuerung der Luft zu erzielen, was bei geschickter Vertheilung der Oeffnungen ohne lästige Empfindung für die Bewohner geschehen kann, freilich immer nur mit relativ bedeutenden Kosten.

Richtiger ist es aber, die Produktion der Verunreinigungen entsprechend einzuschränken. Befinden sich faulende Stoffe oder sonstige übelriechende Massen in einem Wohnraum, so soll nicht versucht werden, die Luft trotzdem durch Ventilation rein zu halten, sondern die Quellen der Luftverderbniss sind zu entfernen.

Es ist dies eine Regel, welche aus finanziellen Gründen für alle Fälle, nicht nur für die extremen, Gültigkeit beansprucht. So viel als möglich sollte stets die Produktion der Luftverunreinigung verhindert und erst der unvermeidlich bleibende Rest durch Lüftung beseitigt werden. Dementsprechend hat man mit Fug und Recht in neuerer Zeit mehrfach den Versuch gemacht, die schlechte Luft in Schulstuben, Kasernen etc. in erster Linie dadurch zu bessern, dass die Kinder resp. Soldaten in regelmässigen Zwischenräumen Bäder erhalten, dass gleichzeitig auf möglichste Reinlichkeit der Kleidung gesehen wird, und dass die Mäntel ausserhalb des Wohnraumes zurückbleiben. Die Erfahrung hat gelehrt, dass bei Einhaltung dieser Vorschriften eine relativ geringe Ventilation genügt, um eine nicht belästigende Luft herzustellen, nachdem vorher die kostspieligsten Ventilationsanlagen insufficient waren. In solcher Luft darf auch die übliche Grenze des CO_2-Gehalts anstandslos überschritten werden, weil dann eben der gewöhnliche Parallelismus zwischen riechenden Gasen und CO_2 gestört ist.

4) Zur Entfernung des **Staubes** aus der **Luft** eines Wohnraumes bedarf es eines Ventilationsstromes von bedeutender Stärke. Während für den Transport feinster Staubpartikel allerdings schon Luftströme von 0·2 mm ausreichen, wird die aus gröberen Theilen bestehende Hauptmasse des Luftstaubes erst durch Luftströme von mehr als 0·2 m Geschwindigkeit fortgeführt; mineralischer Staub erfordert noch stärkere Ströme. Nun beträgt aber die Geschwindigkeit der Ventilationsluft an den Ein- und Austrittsöffnungen zwar $^1/_2$—1 m pro Sekunde, im Innern des Zimmers dagegen $^1/_{1000}$ m und weniger. Es können also lediglich aus der nächsten Umgebung der Abströmungsöffnungen gröbere Staubtheilchen fortgeführt werden, während im grössten Theil des Zimmers höchstens ein längeres Schwebenbleiben und langsameres Absetzen derselben erfolgt.

Ist daher z. B. in Fabrikräumen eine Entfernung des in Massen producirten Staubes erforderlich, so kann dies nur dadurch geschehen, dass die Abströmungsöffnung in unmittelbarste Nähe der Staubquelle gebracht wird. Sobald der Staub erst im Zimmer vertheilt ist, sind zur Beseitigung Ventilationsströme von solcher Intensität erforderlich, dass sie erhebliche Belästigung für die Bewohner und eventuell Gesundheitsstörungen mit sich bringen.

Handelt es sich um einen momentan **nicht bewohnten** Raum, so lässt sich die **Luft** durch starken Zug und bei grossen Oeffnungen und Gegenöffnungen von Staub ziemlich vollständig befreien. In den Ecken des Zimmers, unter und hinter den Möbeln **bleiben jedoch stets grössere Mengen Staub zurück** und bei genauerer Besichtigung erkennt man, dass auch die dem Zuge exponirte Fläche des Fussbodens, der Möbel etc. **nicht** völlig vom Staub befreit sind. Von diesen Stellen aus findet dann auch immer wieder ein gewisser Uebergang von Staub in die Luft statt.

5) Die in der Luft eines Wohnraumes oder Krankenzimmers schwebenden **Infektionskeime** zeigen gegenüber der Ventilationsanlagen ungefähr das gleiche Verhalten, wie die gröberen Staubpartikelchen, an denen sie erfahrungsgemäss vorzugsweise haften (vergl. S. 158). Direkte Versuche mit bakterienhaltigem Staub haben ergeben, dass selbst eine Ventilation, bei welcher der Luftraum des Zimmers viermal pro Stunde erneuert wird, noch nicht im Stande ist, eine wesentlich schnellere Verminderung der in der Luft suspendirten Keime herbeizuführen, als beim Fehlen jeder Ventilation. In ruhiger Zimmerluft setzen sich die Keime allmählich innerhalb 1—2 Stunden zu Boden; bei Ventilation von der üblichen Stärke wird ein sehr kleiner Theil eventuell fortgeführt, dafür wird das Niedersinken anderer Keime verzögert, so dass der Gehalt der Luft ungefähr ebenso ist wie bei völlig

ruhiger Luft. Werden fortdauernd Keime durch Bewegungen und Hantirungen abgelöst und in die Luft übergeführt, wie dies z. B. in einem Krankenzimmer geschieht, so wird durch die Ventilation, die dauernd höchstens 1—$1^1/_2$malige Erneuerung der Zimmerluft pro Stunde zu leisten pflegt, keine nennenswerthe Verminderung dieser Luftkeime erzielt.

Lässt man auf einen unbewohnten Raum kräftigen Zug wirken, so wird die Luft bald keimfrei. Dagegen vermögen nachweislich selbst die stärksten Ströme (30malige Erneuerung der Zimmerluft pro Stunde und mehr) nicht einen grösseren Theil der auf den Begrenzungen des Raumes, Möbeln, Kleidern etc. abgesetzten staubförmigen Keime fortzuführen. Auch heftiger Wind im Freien ist bekanntlich nicht im Stande, den auf Kleidern abgelagerten Staub wieder zu entfernen. Erst wenn kräftige mechanische Erschütterungen hinzukommen, führen starke Luftströme die Keime von den Flächen fort, auf welchen sie hafteten.

Eine Desinfektion von Wohnräumen, Kleidern oder sonstigen Utensilien durch Lüftung ist daher durchaus unzuverlässig; selbst die Befreiung der Luft eines inficirten Zimmers von Keimen ist in solchem Falle bedeutungslos, weil sehr bald wieder durch Hantirungen ein Theil der an den Flächen haftengebliebenen Keime in die Luft übergeht. — Wollte man schliesslich Kleider und Möbel dadurch keimfrei machen, dass man sie in einem Luftstrom klopft und bürstet, so würde damit allerdings eine wesentliche Verringerung der haftenden Keime erzielt werden, aber fast niemals eine völlige Beseitigung; ausserdem würde man die betreffenden Arbeiter der Infektion exponiren, und in einer städtischen Wohnung würde es nicht leicht sein, einen Ort zu finden, wo diese Procedur ohne Gefahr für die Umgebung ausgeführt werden könnte.

Die vielfach herrschende Ansicht, dass unsere jetzigen Ventilationsanlagen im Stande seien, die Luft der Wohnräume von Infektionserregern frei zu halten, ist demnach nicht als richtig anzuerkennen. Vielmehr besteht die bis jetzt lösbare Aufgabe der Ventilation fast ausschliesslich in der Reinhaltung der Luft von gasigen Beimengungen resp. in der Beseitigung übermässiger Wärme, und auf diesem wichtigen Gebiete vermag sie Bedeutendes zu leisten.

Litteratur: Rietschel, Lüftungs- und Heizungsanlagen, Berlin 1893. — Lüftung und Heizung von Schulen, 1886. — Recknagel. Sitzungsber. der Münch. Akad. d. Wiss. 1879. — Viert. f. öff. Ges. 1884. — Fanderlik, s. unter „Heizung“. — Wolpert, Theorie und Praxis der Ventilation und Heizung, 2. Aufl., 1880. — Stern, Ueber den Einfluss der Ventilation auf in der Luft suspendirte Mikroorganismen. Zeitschr. f. Hygiene, Bd. 7, S. 44. — Flügge, ebenda, Bd. 24.

V. Beleuchtung.

Die Beleuchtung des Wohnraums erfolgt entweder durch Tageslicht oder durch künstliche Beleuchtung.

A. Tageslicht.

Der Einfluss des Tageslichts auf das Allgemeinbefinden des Menschen, sowie die mächtige Wirkung des Lichts gegenüber den Bakterien, welche dasselbe zu einem der kräftigsten Desinficienten macht, sind bereits oben (S. 116) erörtert. — Hier interessirt uns nur noch der im Freien nicht in Betracht kommende Fall, dass das Sehorgan durch eine zu geringe Lichtmenge beeinträchtigt wird. In den Wohnräumen liegt ein solcher Lichtmangel thatsächlich ausserordentlich häufig vor.

Vielfache Proben haben ergeben, dass für Lesen, Schreiben und zahlreiche andere Beschäftigungen eine reichliche Belichtung des Arbeitsplatzes mit directem Himmelslicht nicht entbehrt werden kann. Eine solche ist aber in städtischen Wohngebäuden vielfach gar nicht oder in ganz ungenügender Weise vorhanden. Bei engen Strassen und hohen Häusern bekommen insbesondere die Parterreräume gar kein directes Himmelslicht, sondern nur das von den gegenüberliegenden Hauswandungen reflectirte Licht. Auch wenn der Forderung $b = h$ (s. S. 345) genügt ist, werden die nur nahe am Fenster befindlichen Plätze von directem Himmelslicht getroffen und der grösste Theil des Zimmers bleibt im Halbdunkel (vergl. Fig. 68). Bei breiteren Strassen dringt das Himmelslicht eventuell bis zur Hälfte der Tiefe der Zimmer in das Erdgeschoss ein. Die Grenze des belichteten und des unbelichteten Bezirks pflegt sich auf dem Fussboden resp. an den Wänden scharf zu markiren (*c* in Fig. 68). — Günstiger gestalten sich die Verhältnisse mit der grösseren Höhenlage der Etagen, am schlechtesten in Hof- und Kellerwohnungen.

Unter diesen Umständen ist eine genauere Präcisirung der für feinere Arbeit (Lesen und Schreiben) nöthigen Lichtmenge, sowie die Prüfung eines Arbeitsplatzes auf die wirkliche Lichtmenge, die derselbe erhält, von grosser Bedeutung.

Es sind für diesen Zweck folgende Methoden anwendbar:

a) Eine ungefähre Abschätzung ist dadurch möglich, dass man auf dem betreffenden Platze mit normalem bezw. korrigirtem Auge Snellen'sche Sehproben in der vorgeschriebenen Entfernung zu lesen versucht. Oder man liest die gewöhnliche Bourgeoisschrift der Zeitungen laut vor; bei gutem Licht ist es möglich, 16 Zeilen fehlerfrei zu lesen, bei eben ausreichender Helligkeit 12 Zeilen (H. Cohn). —

Ein zuverlässiges, ziffermässiges Maass ist aber erst durch die folgenden Methoden zu erhalten:

b) Die Bestimmung des Oeffnungs- und Einfallswinkels (Foerster). Die Tageslichtstärke auf einem bestimmten Platze ist offenbar abhängig 1) von der Grösse des Stücks freien Himmelsgewölbes, von welchem aus Strahlen auf den Platz fallen. Die Ausdehnung dieses Stücks lässt sich bemessen nach dem Oeffnungswinkel, d. h. dem Winkel, der begrenzt wird einmal durch einen unteren, von dem Platz nach der Oberkante des gegenüberliegenden Hauses gezogenen Randstrahl und zweitens durch einen oberen, von dem Platze nach der oberen

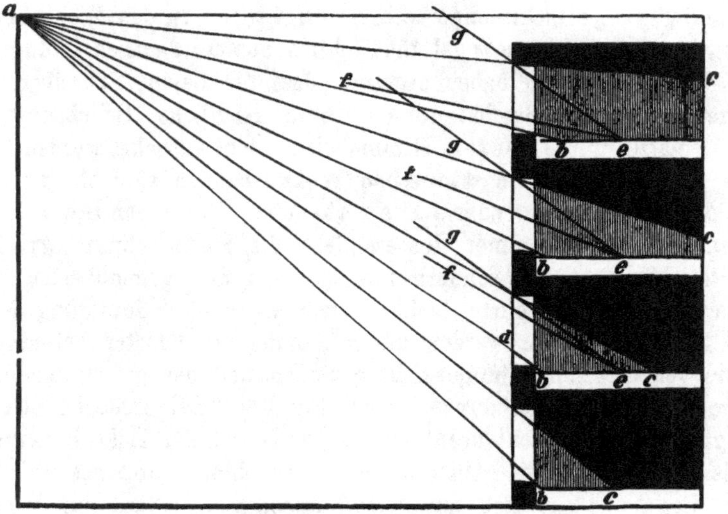

Fig. 68. Tageslichtmessung nach Foerster.

Fensterkante gezogenen und über diese verlängerten Randstrahl. In Fig. 68 ist für den in der Mitte des Zimmers gelegenen Platz *e* der Winkel *feg* der Oeffnungswinkel. Im Parterre fehlt für diesen Platz der Oeffnungswinkel ganz; im ersten Stock ist er sehr spitz; in den höheren Stockwerken wird er erheblich grösser.

Der Oeffnungswinkel lässt sich leicht bestimmen, indem man am Fenster einen Maassstab aufstellt und nun von dem zu begutachtenden Platz aus nach der Oberkante des gegenüberliegenden Hauses und nach der oberen Fensterkante visirt und ermittelt, wie hoch der Schnittpunkt des oberen resp. des unteren Randstrahls über dem Tisch gelegen ist. Misst man dann noch die Entfernung von *e* bis zum Fenster, so sind die Elemente gegeben, um den Oeffnungswinkel trigonometrisch zu berechnen. — Oder man muss, ähnlich wie in Fig. 68, auf einem Plane den Durchschnitt des Hauses, die Strassenbreite und die Höhe des gegenüberliegenden Hauses in richtigen Abmessungen eintragen;

es ist dann die gleiche trigonometrische Berechnung oder die Messung mit Hülfe des Winkelmessers ausführbar.

Für die Lichtstärke ist ferner maassgebend der Einfallswinkel des Lichts, d. h. der Winkel, unter welchem die Strahlen auf die zu belichtende Fläche auffallen. Je grösser die Entfernung des belichteten Platzes vom Fenster ist, um so schräger fallen die Strahlen auf, auf eine um so grössere Fläche vertheilt ein Strahlenbündel sein Licht, und um so geringer ist die Helligkeit. Die Abnahme der Helligkeit ist sogar eine sehr rasche; sie erfolgt im Quadrat der Entfernung, so dass in 4 m Entfernung 16fach weniger Licht vorhanden ist als in 1 m Entfernung. — In Bezug auf den Einfallswinkel sind offenbar die Parterreräume weit günstiger gelegen, als die oberen Etagen. Ferner ist ersichtlich, dass der obere Theil der Fenster der weitaus wichtigste für die Beleuchtung ist und dass man zweckmässig mit der Oberkante der Fenster so nahe wie möglich an die Decke des Zimmers geht.

Der Einfallswinkel ist natürlich für die verschiedenen ein und denselben Platz *e* belichtenden Strahlen nicht der gleiche; und wan wird, um zu einem bestimmten Maass zu gelangen, den mittleren Einfallswinkel bestimmen müssen. Dies ist der Winkel, der von der Halbirungslinie des Oeffnungswinkels und der horizontalen Tischfläche begrenzt wird, und auch dieser ist leicht trigonometrisch zu berechnen.

Durch den Oeffnungs- und mittleren Einfallswinkel ist die Lichtmenge eines Platzes ausreichend bestimmt. Es ist daher zulässig, eine Norm für genügend belichtete Plätze, d. h. solche, auf denen Sehproben in der vorgeschrieben Entfernung rasch und fehlerfrei ohne Anstrengung des Auges gelesen werden können, durch die Minimalgrösse beider Winkel festzulegen. Nach vorläufigen Untersuchungen scheint für den Oeffnungswinkel die Grösse von 5^{0}, für den Einfallswinkel eine solche von 28^{0} das zulässige Minimum zu repräsentiren.

Besonders wichtig ist diese Bestimmung der Lichtmenge dadurch, dass sie sich auch auf die verschiedenen Plätze eines noch nicht gebauten Hauses nur auf Grund einer genauen Profilskizze anwenden lässt, so dass schon vor dem Bau ein etwaiges Deficit erkannt und durch die geeigneten Mittel vermieden werden kann.

c) Die Messung des sichtbaren Theis des Himmelsgewölbes mit dem Raumwinkelmesser (L. Weber). Die Grösse des sichtbaren Himmels ist durch den Oeffnungswinkel dann unsicher zu bestimmen, wenn der Horizont durch Bäume, Dachvorsprünge u. dgl. unregelmässig begrenzt wird. Ausserdem wird der Breite der Lichtöffnungen bei der Foerster'schen Messung nicht Rechnung getragen. Man misst daher in fertigen Gebäuden besser die gesammte von dem zu untersuchenden Platze aus sichtbare Fläche des Himmelsgewölbes.

Denkt man sich das Himmelsgewölbe in gleiche Quadrate getheilt und sieht man dann durch eine begrenzte Oeffnung nach dem Himmel, so erhält man einen Kegel oder eine Pyramide, deren Spitze im Auge liegt, deren Seiten durch die vom Auge nach den Rändern der Oeffnung und darüber hinaus verlängerten Linien gebildet werden und deren Basis ein bestimmter Theil der quadrirten Himmelsfläche ist, messbar durch die Zahl der Quadrate. Tritt man weiter von der Oeffnung zurück, so wird die Pyramide spitzer und die Zahl der Quadrate kleiner. Diesen von den Seiten der Pyramide eingeschlossenen, durch die Zahl der Quadrate messbaren Winkel bezeichnet man als Raumwinkel.

Die Messung desselben geschieht in sehr einfacher Weise durch ein fein quadrirtes Papier, vor welchem eine Linse verschiebbar angebracht ist. Letztere wird auf dem zu untersuchenden Platz über dem Papier in die richtige Brennweite gestellt, und man erhält alsdann in der Brennebene der Linse die leuchtende Himmelsfläche in verkleinertem Bilde. Je ausgedehnter dieselbe ist, um so grösser wird das Bild; je mehr Quadrate die betreffende Himmelsfläche umfasst, um so mehr von den kleinen Quadraten der Papierfläche werden beleuchtet. Die Zahl der hellen kleinen Quadrate giebt also den Raumwinkel für den betreffenden Platz.

Um ausserdem den Einfallswinkel der Strahlen zu berücksichtigen, ist die Papierplatte drehbar eingerichtet und man neigt dieselbe so lange, bis das helle Bild des Himmelsgewölbes gleichmässig um den Mittelpunkt vertheilt ist. Dann liest man an einem seitlich angebrachten Gradmesser den nunmehr eingestellten mittleren Neigungswinkel ab. Mit dem Sinus dieses Winkels (α) ist bei vergleichenden Messungen die Zahl der Quadratgrade zu multipliciren.

Durch eine Reihe von Bestimmungen ist ermittelt, dass die für Lesen und Schreiben erforderliche Helligkeit eines Platzes ungenügend wird, wenn der abgelesene Raumwinkel (w) bei nahezu senkrecht auffallenden Strahlen weniger als 50 Quadratgrade, bei anderem Einfallswinkel $\frac{50}{\sin.\alpha}$ umfasst $\left(w.\sin\alpha = 50;\ w = \frac{50}{\sin.\alpha}\right)$.

d) Die Messung der ganzen auf dem Arbeitsplatz wirklich vorhandenen Helligkeit (inclusive des unter Umständen nicht zu unterschätzenden von Wänden etc. reflectirten Lichts) erfolgt durch Weber's Photometer, das vor anderen Photometern den wesentlichen Vorzug besitzt, dass es für jede Art der Belichtung und speciell auch für Tageslicht verwendbar ist.

Den Ausgangspunkt dieses Photometers bildet eine bestimmte Helligkeits-Einheit. Als solche bezeichnet man diejenige Helligkeit, welche durch eine Normalkerze auf einer 1 Meter entfernten weissen Fläche hervorgerufen wird = 1 Meterkerze (M.-K.). Unter Normalkerze versteht man eine Stearin- oder Paraffinkerze von 22 mm Durchmesser und 50 mm Flammenhöhe. Neuerdings wird dieselbe ersetzt durch eine Benzin- oder Amylacetatflamme von 22 mm Höhe.

Eine derartige Normalflamme brennt in dem einen Arm des Weber'schen Photometers. Die Flamme wirft ihr Licht auf eine Milchglasplatte und diese erlangt auf der abgewandten Seite einen bestimmten Grad von Helligkeit, der zum Vergleich benutzt wird.

Die Milchglasplatte ist gegen die Flamme durch eine Schraube verschiebbar und die Entfernung beider kann an einer aussen befindlichen Skala abgelesen werden. Bei gleichbleibender Flamme hängt die Helligkeit der Milchglasplatte von der Distanz zwischen Platte und Flamme ab. In einer gewissen Entfernung beträgt dieselbe 1 M.-K., bei geringerer Entfernung mehr, bei grösserer weniger und zwar im Quadrat der Entfernung ansteigend resp. abnehmend.

Mit dieser beliebig abstufbaren bekannten Helligkeit vergleicht man nun die zu untersuchende Fläche, also z. B. ein Blatt Schreibpapier, das auf den Tisch gelegt ist. Auf dieses richtet man das andere Rohr des Photometers und sieht in letzteres hinein. Durch Anbringung eines Lummer'schen Prismas fällt in den mittleren Theil des Gesichtsfeldes das Licht nur von der beobachteten weissen Fläche, in den peripheren Theil nur von der leuchtenden Milchglasplatte, so dass beide unmittelbar nebeneinanderliegende Flächen sehr scharf verglichen werden können. Man muss dann die Milchglasplatte so weit verschieben, bis völlig gleiche Helligkeit auf beiden Theilen des Gesichtsfeldes hergestellt ist. — Die Helligkeitsvergleichung gelingt allerdings nur bei gleicher Farbe des Lichts; und da Tageslicht und Benzinlicht von sehr verschiedener Farbe sind, muss die Vergleichung unter Einschaltung eines farbigen (z. B. rothen) Glases vorgenommen werden. Die so für einen Theil des Lichts gefundene Helligkeit muss dann mit einem experimentell ermittelten Faktor multiplicirt werden, um auf die Helligkeit des gesammten Tageslichts zurückzurechnen.

Durch zahlreiche Untersuchungen mit diesem Photometer ist ermittelt, dass als unterste Grenze für einen zum Lesen und Schreiben bestimmten Platz eine Helligkeit von etwa 10 Meterkerzen verlangt werden muss. Eine solche Helligkeit kommt nachweislich durch Tageslicht nur dann zu Stande, wenn der Oeffnungswinkel mindestens 5^0, der Einfallswinkel 28^0, oder wenn der Raumwinkel $\frac{50}{\sin . \alpha}$ Quadratgrade beträgt, so dass damit die Minimalwerthe durch die verschiedenen Methoden in übereinstimmender Weise fixirt sind.

Ueber die zweckmässigste Anordnung des mithin messbar gewordenen und genau normirten Tageslichts, sowie über die Folgen der mangelhaften Beleuchtung siehe unter „Schulen“.

B. Künstliche Beleuchtung.

Zur künstlichen Beleuchtung sind — einstweilen abgesehen von der elektrischen Beleuchtung — nur Körper geeignet, welche angezündet weiter brennen; welche zweitens gasförmig sind oder in Gasform übergehen, so dass eine Flamme entstehen kann; und in deren Flamme drittens feste Körper oder dichte Dämpfe ausgeschieden und glühend gemacht werden. Nur auf diesen glühenden Theilchen beruht die Leuchtkraft einer Flamme.

Die Leuchtgase, die entweder präformirt sind oder aus dem Leuchtmaterial, z. B. Oelen, Stearin, Paraffin, unter der Einwirkung der Hitze entstehen, sind wesentlich Kohlenwasserstoffe verschiedenster Art, Aethylen, Acetylen u. a. m.

Die sogenannten schweren Kohlenwasserstoffe scheiden leicht Kohlenstoff ab; derselbe ist aber nicht der wesentlich leuchtende Bestandtheil der Flamme, sondern es kommen hierfür hauptsächlich dichte Dämpfe höherer Kohlenwasserstoffe in Betracht.

Werden einer Flamme mehr Kohlenwasserstoffe zugeführt als in der äussersten Zone verbrennen können, oder wird die Luftzufuhr und die Verbrennung beschränkt, so entweichen Kohlenwasserstoffe und es entsteht Russen der Flamme. So beobachtet man Russen, wenn bei Bewegungen der Flammen (durch Wind etc.) zeitweise zu viel Material erhitzt wird, oder wenn dasselbe zu leicht schmilzt und in zu grosser Masse dem Docht zugeführt wird. Russende Flammen entstehen auch trotz ruhigen Brennens bei solchem Material, welches auf 6 Theile Kohlenstoff weniger wie 1 Theil Wasserstoff enthält. Kohlenstoffreichere Oele kann man erst dadurch mit nicht russender Flamme verbrennen, dass man Glascylinder aufsetzt und eine verstärkte Luftzufuhr herstellt. — Bei zu starker Luftzufuhr hört das Leuchten der Flamme völlig auf.

Benutzt werden:

1) Talglichter. Das Material wird sehr leicht flüssig. Die Dochtlänge wechselt sehr, die Flamme ist daher in steter zuckender Bewegung und fast immer russend; in Folge der unvollkommenen Verbrennung werden Kohlenwasserstoffe, Kohlenoxydgas, Fettsäuren und Acroleïn der Zimmerluft beigemengt.

2) Stearinlichter, aus reiner Stearinsäure hergestellt. Die Dochte sind mit Borsäure oder Phosphorsäure getränkt; dadurch entsteht eine Krümmung des beschwerten Endes des Dochts, welches dann im Schleier der Flamme völlig verbrennt und als Asche abfällt. Die Verbrennung ist hier viel vollständiger, das Russen seltener.

3) Paraffinkerzen, aus Destillationsprodukten der Braunkohle und des Torfs gewonnen. Das Paraffin schmilzt leichter als das Stearin; daher müssen dünnere Dochte gewählt werden.

4) Fette Oele, die unter Druck in den Docht eingetrieben werden. Zur vollständigen Verbrennung bedürfen sie grosser Luftzufuhr, also des Aufsetzens von Cylindern. Sie werden kaum mehr zu Beleuchtungszwecken gebraucht und sind fast völlig durch die folgenden Materialien verdrängt.

5) Petroleum kommt in gewissen Erdschichten, in welchen es durch Zersetzung von Pflanzen- und Thierresten enstanden ist, in grossen Massen vor; namentlich in Nordamerika, am Kaspischen Meere etc.

Das rohe Petroleum wird durch Destillation gereinigt, weil nur einige unter den zahlreichen Kohlenwasserstoffen des Petroleums zur Beleuchtung geeignet sind. Die geeignetsten Oele destilliren bei 150—250°. Sie haben das specifische Gewicht 0·8 und kommen unter dem Nameu „raffinirtes Petroleum" in den Handel. Vielfach werden sie nochmals gereinigt und namentlich von den gefährlichen, niedrig siedenden Kohlenwasserstoffen Naphta und Gasolin möglichst vollständig befreit. Die letzteren verdampfen schon bei gewöhnlicher Temperatur und ihre Dämpfe bilden mit Luft explosive Gemenge.

Gut gereinigtes Petroleum soll selbst an heissen Orten und auch in dem beim Brennen stets etwas erwärmten Behälter der Lampe nicht in solchem Maasse verdampfen, dass explosive Gasgemenge entstehen können. Für die Beurtheilung eines Petroleums ist daher der „Entflammungspunkt" wichtig, d. h. die Temperatur, bei welcher sich flammbare Gase entwickeln. Nach deutschem Gesetz soll dieser Punkt nicht unter 21°, nach den meisten ausländischen Bestimmungen nicht unter 37·7° liegen, während die Anzündung und ein Verbrennen der Masse erst bei 43·3° eintreten soll. (Uebrigens muss jedes Petroleum mindestens bei 60° entzündbar sein, da sonst nur schwere russende Oele vorhanden sind.) — Jetzt sind überall Controlstationen eingerichtet, in welchen die Beschaffenheit des zum Verkaufe gelangenden Petroleums mittelst des Abel'schen Petroleumprüfers, der eine sehr genaue Bestimmung des Entflammungspunktes ermöglicht, untersucht wird. Trotzdem bestehen zwischen den verschiedenen Sorten noch grosse Differenzen, und nur die bestraffinirten geben ein befriedigendes Licht.

Bei der Verbrennung des Petroleums ist gute Luftzufuhr nöthig; daher müssen eingeschnürte Cylinder verwandt werden, die eine innige Berührung der Luft mit der Flamme bewirken. Häufig richtet man jetzt auch im Innern der Flamme eine Luftzufuhr her, so dass die schmale Flamme von beiden Seiten eine ausgedehnte Berührung mit Luft erfährt.

6) Leuchtgas. Aus allen möglichen organischen Stoffen herstellbar, welche Kohlenstoff und Wasserstoff enthalten und beim Erhitzen unter Luftabschluss Kohlenwasserstoffe liefern; am besten geeignet sind bestimmte Sorten Steinkohle. In jedem Falle ist das entstehende Gemenge von Kohlenwasserstoffen von vielen der Beleuchtung hinderlichen Destillationsprodukten zu reinigen.

Das Rohmaterial wird in eisernen oder gemauerten Retorten geglüht; die Dämpfe gelangen zunächst in eine Vorlage, wo die schwerflüchtigen Bestandtheile, Theer und Wasser, schon grösstentheils zurückbleiben; dann in einen weiteren Kühlapparat, in welchem sich wiederum Theerprodukte abscheiden. Das Condenswasser enthält Ammoniumcarbonat, Ammoniumsulfid, Ammoniumchlorid und Ammoniumcyanid; der condensirte Theer enthält flüssige Kohlenwasserstoffe wie Benzol, Toluol, feste wie Naphtalin, Paraffin; Hydroxylderivate wie Carbol, Kreosol, Kreosot; ferner Anilin, Pyridinbasen etc.

Die in den Kühlapparaten nicht verdichteten Gase bilden das unreine Leuchtgas, welches folgende nothwendige Gase enthält: Aethylen, Acetylen,

Dämpfe von Benzol und Naphtalin als leuchtende Bestandtheile; Methan, Kohlenoxydgas und Wasserstoff als nicht leuchtende, aber brennbare und verdünnende Bestandtheile. Ausserdem sind als störende resp. giftige Verunreinigungen zu nennen: Stickstoff, Kohlensäure, Ammoniak, Cyan und verschiedene Schwefelverbindungen, z. B. Cyansulfid, Schwefelwasserstoff, Schwefelkohlenstoff.

Um die Verunreinigungen zu beseitigen, kommt das Gas in den sogenannten Scrubber, wo es auf einer grossen mit Coaks und Steinkohlenstücken hergestellten Oberfläche mit Wasser gewaschen wird. Ferner werden durch Aetzkalk oder durch LAMING'sche Masse (gelöschter Kalk, Eisenvitriol, Sägespäne, an der Luft in Eisenoxydhydrat, Calciumhydrat und Calciumsulfat verwandelt) namentlich die Schwefelbestandtheile resp. das Ammoniumcarbonat fortgenommen.

Schliesslich bleibt ein Gemenge übrig, das etwa 5 Procent schwere Kohlenwasserstoffe enthält, die für die Beleuchtung am wichtigsten sind; ferner 30 Procent Methan und 50 Procent Wasserstoff, die z. B. für die Beheizung mit Leuchtgas wesentlich in Betracht kommen; ferner 5—15 Procent Kohlenoxydgas. Der charakteristische Geruch des Leuchtgases rührt von kleinen Mengen Schwefelkohlenstoff und Naphtalin her.

Schädliche Wirkungen können vom Leuchtgas ausgehen: a) Wenn dasselbe Ammoniak enthält. Es kommt dann in der Flamme unter Umständen zur Bildung von giftigem Ammoniumcyanid. b) Die Schwefelverbindungen liefern schweflige Säure, welche in Schwefelsäure übergeht, und Ammonsulfat, das sich zu weissen Absätzen auf Fensterscheiben etc. condensirt. Diese Verbrennungsprodukte sind namentlich der Vegetation schädlich. c) Das Kohlenoxydgas, der für Menschen gefährlichste und stark giftige Bestandtheil, der aber nur beim Ausströmen unverbrannten Gases in Betracht kommt. Bei der Verbrennung wird es vollständig in Kohlensäure verwandelt. d) Methan und Wasserstoff sind explosiv, wenn sie im bestimmten Verhältniss mit Luft gemengt sind. Die Explosion erfolgt, wenn ein Volumen Leuchtgas mit dem 4—20fachen Volumen Luft gemischt wird; ist weniger oder mehr Luft vorhanden, so findet keine Explosion statt.

Auch bei der Gasbeleuchtung kommt alles auf die richtige Menge der den Flammen zugeführten Luft an. Bei zu viel Luft findet volle Verbrennung statt und die Flamme leuchtet gar nicht, bei zu wenig Luft entstehen russende Flammen. Im Gebrauch sind entweder Schnittbrenner, welche breite, dünne Flammen von der Form einer Fledermaus geben; oder Zweilochbrenner, bei welchen zwei gegeneinander geneigte feine Oeffnungen einen abgeplatteten Strahl erzeugen, so dass wiederum eine flache Flamme von der Gestalt eines Fischschwanzes entsteht; oder cylindrische Brenner mit schmalem Schlitz oder einer Reihe kleinen Oeffnungen versehen, und mit Luftzufuhr von innen und von aussen zu beiden Seiten des Flammencylinders (Argandbrenner). Ein Fischschwanzbrenner verbraucht pro Stunde circa 108 Liter Gas, ein Schnittbrenner 120—150 Liter, ein Argandbrenner 150—220 Liter.

Besonders reines, namentlich von Ammoniak, Schwefel und Kohlenoxydgas freies Gas wird durch Destillation von Petroleum, Naphta und Paraffinölen gewonnen (Oelgas). — Neuerdings wird auch Wassergas (vgl. S. 363) dadurch zum Leuchten nutzbar gemacht, dass kammförmig angeordnete Nadeln von Magnesia darin zum Glühen gebracht werden (Fahnehjelm's Glühlicht). Gewöhnlich mengt man dem kohlenoxydhaltigen, stark giftigen Wassergas riechende Bestandtheile absichtlich bei, um etwaige Ausströmungen bemerkbar zu machen.

7) Elektrisches Licht. Entweder wird sogenanntes Bogenlicht durch einen aus glühenden Kohlenpartikelchen bestehenden Funkenstrom erzeugt, welcher zwischen zwei aus harter Retortenkohle bestehenden Elektroden übergeht. Solches Bogenlicht ist stark violett. Oder man benutzt Glühlicht; ein dünner Platindraht oder — da dieser sehr leicht geschmolzen wird — besser ein dünner Kohlenfaden wird durch den elektrischen Strom bis zur Rothgluth erhitzt, und um das Verbrennen der Kohle zu hindern, in eine luftleer gemachte Glashülle eingeschlossen. Es entsteht so ein mehr gelbröthliches Licht.

Eine schöne weisse Farbe hat das Bogenlicht nur dann, wenn in der Betriebsleitung keine zu hohe Spannung herrscht. Ist letzteres der Fall, so wird das Licht fahl. Ferner wird nur dann ein ruhiges Licht geliefert, wenn die Spannung in der Betriebsleitung sich constant hält, und wenn ebenso Spannung und Stromstärke durch gleichen Abstand der Kohlenspitzen, also gleich langen Lichtbogen, constant erhalten werden. Um Schaden durch die herabfallenden glimmenden Kohlenstückchen zu vermeiden und das Ausblasen durch Wind zu hindern, wird der untere Theil der Bogenlampe mit runden Glaskugeln umgeben, wobei allerdings 15—40 Procent Licht verloren gehen. — Das Glühlicht ist theurer, gestattet aber im Gegensatz zum Bogenlicht, bei welchem nur schwierig mehrere Lampen in demselben Stromkreis anzubringen sind, eine weitgehende Theilung und eine Anpassung an die Grösse des Raumes. Bei der Glühlichtlampe von Edison werden verkohlte und U-förmig gebogene Bambusfasern benutzt; bei den Swan-Lampen Baumwollfasern u. s. w. Gewöhnlich sind Lampen zu 8, 16 und 32 Normalkerzen Lichtstärke im Gebrauch. Die Brenndauer beträgt 1000 Brennstunden und mehr.

Vergleichen wir vom hygienischen Standpunkt aus die verschiedenen Beleuchtungsarten, so haben wir zunächst folgende Anforderungen an eine normale künstliche Beleuchtung zu stellen: 1) Die Beleuchtung soll die oben näher präcisirte erforderliche Helligkeit liefern, und zwar constant, ohne zu starke Intensitätsschwankungen (Zucken der Flamme). 2) Die Qualität des Lichtes soll der des Tageslichts möglichst ähnlich sein. 3) Die strahlende Wärme der Lichtflamme soll die Bewohner nicht belästigen, und durch die gesammte producirte Wärme soll die Temperatur des Wohnraums nicht in zu hohem Grade gesteigert werden.

4) Die Leuchtmaterialien sollen keine gesundheitsschädlichen Verunreinigungen in die Wohnungsluft übergehen lassen. 5) Die Beleuchtung soll keine Explosionsgefahr herbeiführen, 6) sie soll möglichst billig sein.

1) Die Lichtstärke. Die Lichtintensität der Kerzen ist ausserordentlich unbedeutend und keiner Steigerung fähig. Sie liefern uns jedoch die Vergleichseinheit = Normalkerzen (vergl. S. 402). Oellampen lieferten früher, und zum Theil auch jetzt noch, in England und Frankreich die Vergleichseinheit; eine Carcellampe ist = 9·8 Normalkerzen. Petroleumlampen sind an Lichtstärke den Oellampen weit überlegen, namentlich wenn gut raffinirtes Petroleum benutzt wird. Gewöhnliche Lampen geben eine Lichtstärke bis zu 50 oder 60 Normalkerzen. Besondere Constructionen (wie z. B. die von Schuster & Baer in Berlin) geben bis 110 Normalkerzen Lichtstärke. Bei letzteren Lampen geht ein Luftzufuhrrohr mitten durch den Oelbehälter und die dadurch vorgewärmte zutretende Luft wird durch einen sternartigen Einsatz passend vertheilt. Gasflammen liefern ein Licht von 10—30 Normalkerzen Stärke, grössere Argandbrenner bis 150 Normalkerzen. Elektrisches Glühlicht liefert 8—32 Normalkerzen; Bogenlicht bei einem Motor von einer Pferdekraft je nach der Grösse des dynamoelektrischen Apparates 400 bis 1000 Normalkerzen.

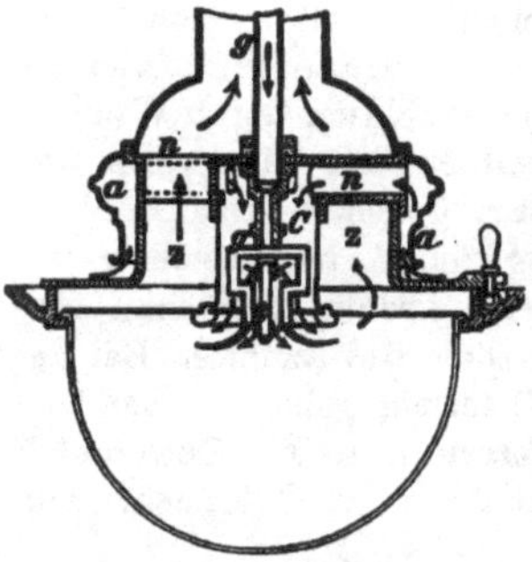

Fig. 69. Wenhamlampe.
g Gasrohr, unten verzweigt. *e* Brenner. *a* Lufteintritt. *n* Rohre, welche die Luft durch den Raum *C* zum Brenner führen. *z* Abfuhr der Verbrennungsgase.

Die Gasbeleuchtung lässt sich steigern durch die Zufuhr vorgewärmter Luft und durch Vorwärmung des Gases. Dies geschieht z. B. bei dem Siemens'schen Regenerativbrenner und bei der Wenhamlampe (s. Fig. 69). Die Vorwärmung wird dadurch erzeugt, dass die Luft resp. das Gas in den durch die Flamme erwärmten Theilen der Lampe sich eine Strecke weit fortbewegen muss, um zur Flamme zu gelangen. Diese Lampen haben ausserdem gewöhnlich einen sogenannten invertirten Brenner, d. h. aus einem unten an der Lampe befindlichen Ringe strömt das Gas von oben nach unten aus, so dass ein Kranz von Flammen unter diesem Ringe entsteht. Die Lampen werfen daher keinen Schatten und sind zur Oberlichtbeleuchtung vorzüglich geeignet (erwärmen aber die unter der Lampe gelegenen Plätze stark).

Ferner sind für die Lichtstärke, die wir ausnutzen, die Lampenglocken sehr wesentlich. Dieselben sollen theils die horizontal in das

Auge fallenden Strahlen abhalten, welche uns stark blenden und die Erkennung eines beleuchteten Gegenstandes erschweren, theils sollen dieselben das Licht auf den Arbeitsplatz reflectiren und concentriren. Die Lichtstärke auf dem Arbeitsplatz ist das eigentlich Wichtige für uns, und daher sollte vorzugsweise diese mit Hülfe des WEBER'schen Photometers bestimmt werden. Legt man auch hier als Norm eine Helligkeit von 10 Meterkerzen zu Grunde, so wird eine solche von den gewöhnlichen Petroleumlampen bis zu 0·5 Meter seitlichen Abstand, von der SCHUSTER & BAER'schen Lampe bis 0·75 m Abstand geleistet. — Gasflammen, welche 0·75 m über dem Tisch hängen, gewähren noch bei 0·5 m seitlicher Distanz mit Milchglasglocken von flacher Trichterform genügendes Licht. Eine Ausnahme machen nur lackirte Schirme und die sogenannten Pariser Lampenglocken, die auch unten mit einer Milchglasschale versehen sind.

Ausser auf die Lichtstärke ist noch auf die Gleichmässigkeit des Brennens Werth zu legen; zuckendes oder in der Lichtstärke erheblich schwankendes Licht wirkt äusserst belästigend und reizend auf's Auge (z. B. schlechte Bogenlichtanlagen). — Auch ist auf Fernhaltung der Blendwirkung unbedingt zu achten, und alle Leuchtflammen, von denen Strahlen horizontal in's Auge fallen können, z. B. auch die elektrischen Glühlichtlampen, sind mit einer Hülle von mattem Glas zu umgeben.

2) Lichtqualität. Im Tageslicht finden sich 50 Procent blaue, 18 Procent gelbe, 32 Procent rothe Strahlen; alle künstlichen Lichtquellen liefern weit mehr gelbe und rothe Strahlen, und das violette Spectrum ist sehr schwach vertreten. Nur beim elektrischen Bogenlicht ist ein grosser Bruchtheil violetter und ultravioletter Strahlen vorhanden. Unser Auge ist bei gewissen Helligkeitsgraden für den gelben Theil des Spectrums am empfindlichsten; andererseits sollen ultraviolette Strahlen die Netzhaut stark reizen, soweit sie nicht von der Linse absorbirt werden. Eine stärkere Annäherung der Lichtqualität unserer künstlichen Lichtquellen an das Tageslicht ist somit jedenfalls zu wünschen.

Das Vorwiegen der gelben Strahlen kann zum Theil schon abgeschwächt werden durch Benutzung schwach blauer Glascylinder. — Das Gaslicht erhält viel weissere Farbe, wenn man das Gas durch sogenannte Carburatoren streichen lässt, in welchen es Dämpfe von Ligroïn, Benzin etc. aufnimmt. Aehnlich werden bei der Albocarbonbeleuchtung Naphtalindämpfe, welche durch Erwärmung eines Metallbehälters mittelst der Leuchtflamme entstehen, in die Gasflamme eingeführt. Es resultirt dabei ein sehr weisses und helles Licht. — Auch das Paraffinölgas, welches sich z. B. unter den Eisenbahnwageu in schmiedeeisernen Recipienten unter 5—8 Atmosphären Druck befindet und in den Coupés gebrannt wird, liefert ein relativ weisses Licht.

Ferner ist in dem AUER'schen Glühlicht ein sehr weisses Licht hergestellt. Ein sogenannter Glühstrumpf ist getränkt mit Thoroxyd und ähnlichen seltenen Erden (Ceroxyd, Lanthanoxyd u. dgl.); derselbe wird verbrannt und der Aschencylinder wird in die Flamme eines Argandgasbrenners eingehängt und dort in's Glühen gebracht. Das Licht ist doppelt so hell wie das der gewöhnlichen Argandbrenner, intensiv weiss, brennt ausserordentlich ruhig und gleichmässig, spart erheblich an Gasverbrauch (etwa 50 Procent) und entwickelt dementsprechend kaum halb so viel CO_2 und Wärme. Ein Cylinder reicht für 800 Brennstunden. — Sehr weisses Licht liefert ferner das bereits oben erwähnte FAHNEHJELM'sche Glühlicht.

Ueber die sog. „indirecte" Beleuchtung siehe im Kapitel „Schulen".

3) Wärmeproduktion. Vor Allem sollen Gesicht und Augen der Bewohner nicht direct von den Wärmestrahlen der Lichtflamme getroffen werden. Gerade beim künstlichen Licht sind aber sehr reichlich Wärmestrahlen vorhanden. Beim Sonnenlicht sind etwa 50 Procent der Wärmestrahlen zugleich leuchtende, beim elektrischen Licht haben wir 80 Procent dunkle, bei Oellampen 90 Procent, bei Petroleumbeleuchtung 90 Procent dunkle Wärmestrahlen. — Von diesen Strahlen absorbirt schon Glas einen beträchtlichen Theil, noch besser Glimmer; eventuell sind beide Materialien hinter einander zu verwenden. Am zweckmässigsten schützt man sich daher gegen die strahlende Wärme dadurch, dass man die Flamme mit doppeltem Cylinder von Glas, resp. Glas und Glimmer umgiebt, zwischen welchen die Luft circulirt (bei der SCHUSTER & BAER'schen Lampe eingeführt).

Ferner kann die Temperatur des Zimmers durch die künstliche Beleuchtung so stark gesteigert werden, dass die Wärmeabgabe seitens der Bewohner erschwert wird. Aus nachstehender Tabelle (nach CRAMER) ist ersichtlich, dass in dieser Beziehung die Kerzen am ungünstigsten sich verhalten. Freilich erreicht man mit diesen thatsächlich nie bedeutende Wärmeeffekte, weil man es stets an dem entsprechenden Lichteffekt fehlen lässt. Gute Petroleumlampen zeigen sich günstiger als die übliche Gasbeleuchtung, weitaus am besten aber ist das elektrische Licht.

Allerdings kann gerade bei Gaslicht die producirte Wärme zweckmässig zur Ventilation des Raumes ausgenutzt und zum Theil fortgeführt werden, so dass keine stärkere Belästigung durch die Temperaturerhöhung eintritt (s. S. 393); bei elektrischem Licht muss dagegen ein besonderer Motor für die Ventilation beschafft werden falls nicht andere Wärmequellen vorhanden sind.

Bei 100 Kerzen Helligkeit produciren stündlich:

	Kohlensäure	Wärme-Einheiten
Talgkerzen	2·68 Kilo	8111 W.-E.
Stearinkerzen	2·44 „	7881 „
Paraffinkerzen	2·29 „	7615 „
Petroleum, kleiner Flachbrenner . .	1·64 „	6220 „
„ grosser Rundbrenner . .	0·54 „	2073 „
Leuchtgas, Argandbrenner	0·88 „	4213 „
„ Siemens' Regen.-Lampe .	0·38 „	1843 „
Elektrisches Glühlicht	0 „	500 „
„ Bogenlicht	1·0 „	370 „
Ein Mensch producirt stündlich . .	0·04 Kilo	100 W.-E.

4) Verunreinigung der Luft. Zunächst kann bei Gasbeleuchtungsanlagen schon ohne Benutzung derselben in Folge von Undichtigkeiten der Leitung die Luft in gefährlicher Weise mit Kohlenoxydgas verunreinigt werden. Undichtigkeiten der Leitung sind stets vorhanden. Hauptsächlich findet die Ausströmung von Leuchtgas im Boden statt, wo durch das allmähliche Einwirken von Feuchtigkeit, Schwefelammonium (Jauche), mechanische Erschütterungen etc., leicht Undichtigkeiten entstehen. Vom Boden kann das ausgeströmte Gas eventuell in die Wohnung gelangen, allerdings nur dann, wenn die Kellersohle des Hauses nicht gehörig gedichtet ist (vergl. S. 349). Durch starke Heizung wird das Eindringen des Gases in die Wohnung begünstigt; in mehreren Fällen von Leuchtgasvergiftungen bewohnten die Erkrankten gerade die am stärksten beheizten Zimmer. — Auch innerhalb der Wohnung entweichen oft kleine Mengen Gas, die durch genaue Beobachtung der Gasuhr, in noch empfindlicherer Weise durch den Suckow'schen Regulator, entdeckt werden können. Stärkere Ausströmungen werden leicht durch den Geruch erkannt; selbst wenn das Gas nur zu 2 Procent der Luft beigemengt ist, ist der Geruch von jedem, auch wenig empfindlichen Menschen wahrzunehmen. Zuweilen können allerdings die riechenden Stoffe absorbirt und dadurch unmerklich werden. Ausserdem soll sich ausgeströmtes Gas an staubförmigen Körpern (Mehlstaub) condensiren und zu den sogenannten Staubexplosionen Anlass geben können. — Mit Rücksicht auf diese Ausströmungsgefahr sind in den Wohnzimmern immer nur möglichst kurze, in Schlafzimmern gar keine Gasleitungen anzulegen. Unbenutzte Leitungen sollten in Wohnungen nicht geduldet werden.

Alle Beleuchtungsmaterialen mit Ausnahme des elektrischen Glühlichts verunreinigen ferner die Luft durch die Verbrennungsprodukte, welche bei ihrer Verwendung zur Beleuchtung entstehen. Vor Allem werden Kohlensäure und Wasserdampf gebildet. Eine helle Petroleumlampe liefert die circa zwölffache Menge Kohlensäure wie ein Mensch, dazu etwa die achtfache Menge von Wärme und Wasserdampf. Wie aus der Tabelle S. 411 hervorgeht, verhält sich nächst dem Glühlicht das Bogenlicht am günstigsten. Petroleum und Gas stehen sich ziemlich gleich. Kerzen sind wiederum am ungünstigsten. Allerdings ist auch bei dieser Vergleichung die Ventilation, die namentlich bei Gasbeleuchtung energischer zu sein pflegt, nicht unberücksichtigt zu lassen.

Nicht selten kommen dazu noch Produkte der unvollständigen Verbrennung; kleine Mengen von Kohlenoxydgas lassen sich fast stets in künstlich erleuchteten Räumen nachweisen. Eine starke Steigerung tritt bei schlechtem, russendem Brennen der Flamme ein, wobei sich namentlich viel Kohlenoxydgas und Acroleïn entwickelt. Bei Gasbeleuchtung entsteht weit mehr schweflige Säure, Schwefelsäure und salpetrige Säure (0·1 mgr pro Liter verbrauchtes Gas) als bei den übrigen Beleuchtungsmitteln; gegen diese Produkte scheinen manche Menschen besonders empfindlich zu sein.

5) Explosions- und Feuersgefahr. Bei Kerzen, Oelen, elektrischem Licht ist keinerlei Explosionsgefahr vorhanden. Bei Petroleum kann sie durch die Controle völlig vermieden werden; nur bei schlechter Lampenconstruction, z. B. bei metallenen Behältern, die sich auf über 30° erhitzen, oder z. B. dann, wenn eine Tischlampe von einer darüber angebrachten Hängelampe erhitzt wird, kann es eventuell zur Explosion kommen; ferner beim Auslöschen, wenn im Gefäss sehr wenig flüssiges Petroleum mehr vorhanden, aber viel Dampf angesammelt ist. Seit eine regelmässige Petroleumprüfung eingeführt ist, geschehen Explosionen fast nur bei missbräuchlicher Anwendung desselben, z. B. beim Eingiessen in Feuer etc.

Durch Leuchtgas entsteht Explosionsgefahr, sobald in Folge von Undichtigkeiten der Leitung, in Folge falscher Stellung der Hähne oder verlöschender Flammen Gas ausgeströmt ist und das Gemenge von Luft und Gas mit einer Flamme in Berührung kommt. Im Ganzen gewährt allerdings der charakteristische Geruch des Gases einigermaassen Schutz, da 2 Procent Beimengung bereits durch den Geruch sicher erkannt wird, aber erst ein Gehalt von über 4 Procent Leuchtgas explosiv ist. Zu beachten ist daher nur, dass Zimmer, in welchen über Nacht unbemerkt Gas ausströmen konnte, am Morgen nicht mit Licht betreten werden. Bei Gasgeruch sind sofort die Fenster zu öffnen, um eine unschädliche Verdünnung herzustellen. Wichtig ist es ferner, dass nicht mehrere Flammen in einem Zimmer über Nacht brennen bleiben, da alsdann die eine verlöschen, die andere aber zur Anzündung des explosiven Gasgemisches dienen könnte.

Uebrigens lassen sich an Gasbrennern Sicherheitsvorrichtungen anbringen, die z. B. aus einem mit dem Hahn verbundenen langen und schweren Hebelarm bestehen, welcher bei brennender Flamme auf einer Unterlage ruht, dem aber beim Erlöschen der Flamme und beim Erkalten des Metalls die Unterlage entzogen wird, so dass der Arm herabfällt und den Hahn schliesst.

6) Preis. Die Preisverhältnisse ergeben sich aus folgender Tabelle (nach F. Fischer), in welcher die Preise auf einheitlichen Consum und einheitliche Leuchtkraft bezogen sind. Wie ersichtlich, ist Kerzenlicht weitaus am theuersten. — Ueber den Preis der elektrischen Beleuchtung im Vergleich mit der Gasbeleuchtung wird noch vielfach debattirt.

	Für die stündliche Erzeugung von 100 Normalkerzen sind erforderlich	
	Menge	Preis
Elektrisches Bogenlicht	0·09 bis 0·25 Pferdekr.	6 bis 12 Pfennige
„ Glühlicht	0·46 „ 0·85 „	15 „ 30 „
Leuchtgas, Siemenslampe . . .	0·35 bis 0·56 cbm	6 „ 10 „
„ Argandbrenner . .	0·8 „ 2·0 „	14 „ 36 „
Petroleum, grösster Rundbrenner	0·2 kg	4 „
„ kleiner Flachbrenner	0·6 „	12 „
Rüböl, Carcellampe	0·43 „	41 „
Paraffinkerzen	0·77 „	139 „
Talgkerzen	1·0 „	160 „
Stearinkerzen	0·92 „	166 „
Wachskerzen	0·77 „	308 „

Im Ganzen erscheint vom hygienischen Standpunkt aus die elektrische Beleuchtung entschieden als die günstigste; und zwar empfiehlt sich für aussen Bogenlicht, für die Wohnung Glühlicht, das eventuell mit matten Gläsern abzublenden ist. Bedenklich ist nur vorläufig das leichte Eintreten von Betriebsstörungen, weshalb auf eine Reserve von Gas nicht verzichtet werden darf.

Litteratur: Reissner, Fischer u. Böckmann, Artikel Beleuchtung im Deutschen Bauhandbuch, Bd. II, Th. 1, S. 357, 1880. — Wagner-Fischer, Handbuch der chemischen Technologie, 13. Aufl., 1889, S. 92—164. — Foerster, Vierteljahrsschr. f. öff. Ges. 1884. — H. Cohn, Ueber den Beleuchtungswerth der Lampenglocken, Wiesbaden, 1885. — Schmidt u. Haensch (Optische Werkstätten Berlin S.), Beschreibung und Anleitung zum Gebrauch von L. Weber's Photometer. — Weber, Beschreibung eines Raumwinkelmessers, Zeitschr. f. Instrumentenkunde, October 1884. — Renk, Die elektrische Beleuchtung des kgl. Hoftheaters in München, Arch. f. Hyg., Bd. 3. — Cramer, Arch. f. Hyg., Bd. 10. — Weber, Rosenboom u. Kallmann, Beleuchtung in Weyl's Handb. d. Hygiene, 1895.

VI. Entfernung der Abfallstoffe.

Während bei nomadisirenden Völkern und bei einer zerstreut wohnenden, Ackerbau treibenden Bevölkerung die Abfallstoffe leicht zu beseitigen sind und wenig oder gar nicht belästigen, treten in den Städten, in welchen grössere Menschenmassen sich zusammendrängen und die Abfallstoffe sich stark anhäufen, vielfache Uebelstände hervor. Schon von Alters her sehen wir daher in den grossen Städten besondere Einrichtungen zur Entfernung der Abfallstoffe (Babylon, Rom). Je mehr und schneller in der Neuzeit die Städte anwachsen, um so allgemeiner wird das Bedürfniss nach solchen Maassregeln, und im Laufe der letzten Jahrzehnte ist die Frage der Städtereinigung vielfach in den Vordergrund der communalen Interessen getreten.

Obgleich somit bezüglich der Nothwendigkeit irgendwelcher besonderer Maassregeln völlige Einigkeit herrscht, gehen die Meinungen über die zweckmässigste Art und Weise der Entfernung der Abfallstoffe weit auseinander. Diese Divergenz der Ansichten ist um so begreiflicher, als sehr verschiedene Interessen und Gesichtspunkte bei der betreffenden Frage concurriren: theils das ästhetische Bedürfniss und das angeborene resp. anerzogene Ekelgefühl gegen die übelriechenden Abgänge; theils sanitäre Momente; theils die Kosten für die Fortschaffung; theils aber auch landwirthschaftliche und nationalökonomische Interessen. Die erstgenannten Gesichtspunkte führen zu einer möglichst raschen Entfernung der Abfallstoffe auf irgend einem Wege, während dagegen die auf einem einseitigen Standpunkt stehenden Landwirthe die Abfallstoffe in erster Linie als werthvollen Dünger betrachten, der unter allen Umständen unseren Feldern zum Zweck der Erzielung neuer Ernten erhalten werden muss.

Die Forderung der Landwirthe darf indess für uns um so weniger maassgebend sein, als der Landwirthschaft in der Neuzeit bald diese, bald jene neuen reichen Quellen erschlossen werden, die in überraschender Weise einen Ersatz für die dem Boden entzogenen Nährstoffe bieten, so z. B. der Guano, ferner die letzthin bei der Reinigung des Eisens als Nebenprodukt gewonnene Thomasschlacke u. a. m. Vielmehr sind die sanitären Gesichtspunkte unbedingt in erste Linie zu stellen; sodann haben wir dem ästhetischen Bedürfniss Rechnung zu tragen, drittens sind die Kosten zu berücksichtigen und es ist womöglich eine zu starke Belastung der Communen zu vermeiden; und erst in letzter Instanz wird zu erwägen sein, ob ohne Schädigung der vorgenannten Interessen etwa noch der Landwirthschaft Concessionen gemacht werden können.

Wollen wir in diesem Sinne die Frage der Entfernung der Abfallstoffe erörtern, so haben wir uns zunächst über die Beschaffenheit der Abfallstoffe, ferner über die Art und Weise, wie dieselben Schädigungen der Gesundheit veranlassen können, zu orientiren, und sodann werden die verschiedenen Methoden zur Entfernung der Abfallstoffe zu beschreiben und darauf zu prüfen sein, ob und in wie weit sie den hygienischen Anforderungen entsprechen.

A. Die Beschaffenheit der Abfallstoffe.

Zu den Abfallstoffen rechnet man a) die menschlichen Excremente; b) die Excremente der Hausthiere; c) das Hauswasser, bestehend aus dem Abwasser der Küche, dem zur Reinigung des Hauses, der Wäsche und des Körpers verwendeten Wasser; d) Abwässer aus Schlachthäusern, Fabriken und industriellen Etablissements; e) den Hauskehricht, i. e. die festen Abgänge aus Küche und Haushalt, den Stubenkehricht, die Asche etc.; f) das von Dächern, Strassen, Höfen sich sammelnde Regenwasser; g) den Strassenkehricht; h) die Thiercadaver.

Pro Mensch und Jahr sind ungefähr 34 kg Koth, 400 kg Harn, 110 kg feste Küchenabfälle und Kehricht, 36000 kg Küchen- und Waschwasser in Ansatz zu bringen.

Alle diese Abfallstoffe enthalten:

1) mineralische Stoffe, Kochsalz, Kaliumphosphat, Erdsalze. Die Fäces haben einen Gehalt von 3·5 Procent an Phosphaten, der Harn 0·5 Procent. — Manche gewerbliche Abwässer führen mineralische Gifte, wie Blei, Arsen;

2) organische, zum Theil stickstoffhaltige Substanzen. Speciell in den Fäces finden sich 2·2 Procent Stickstoff, im Harn 1·4 Procent N. Grosse Mengen organischer Stoffe führen auch die Küchenabwässer, ferner die Abwässer aus Schlachthäusern, Gerbereien, Stärke- und Zuckerfabriken, Wollwäschereien u. s. w.

3) Saprophytische Bakterien. Viele derselben finden in den organischen und anorganischen Stoffen der Abwässer ein ausgezeichnetes Nährmittel, vermehren sich massenhaft und bewirken lebhafte Zersetzung der organischen Stoffe, d. h. Gährungs- und Fäulnissvorgänge. Besonders disponirt zu intensiver Fäulniss sind Mischungen von Harn und Fäces, die Küchenwässer und die an organischem Material reichen gewerblichen Abwässer. Die Produkte, die dabei auftreten, sind im Allgemeinen die Seite 38 aufgezählten; ihre Art und Menge wechselt je nach den vorherrschenden Bakterien und nach den für diese vorhandenen Lebens- und Ernährungsbedingungen.

Aus Mischungen von Harn und Fäces pflegt schon bei relativ niederer Temperatur nach zwei Monaten die Hälfte des Stickstoffs in Ammoniumcarbonat übergeführt und verflüchtigt zu sein. — Nur in trockenem Material, eingetrockneten Fäces etc. finden keine Fäulnissvorgänge mehr statt.

4) Pathogene Bakterien. Eiterkokken, die Erreger des malignen Oedems und des Tetanus, sind in den Abfallstoffen äusserst verbreitet; gelegentlich kommen auch Tuberkelbacillen, Pneumonie-, Diphtherie-, Typhus-, Cholerabacillen, Ruhrkeime u. a. m. vor. Selten, und dann wohl nur an schwimmenden Partikelchen fester Substanz, tritt eine nachträgliche Vermehrung dieser Bakterien ein. Schon die Art der Nährstoffe und die relativ niedrige Temperatur pflegt ihrer Entwickelung nicht günstig zu sein; vor Allem aber wirken die ungeheuren Massen von stets vorhandenen Saprophyten theils durch Nährstoffentziehung, theils durch giftige Stoffwechselprodukte hemmend auf die Entwickelung der Krankheitserreger. Resistentere Arten (Milzbrand-, Tuberkel-, Typhusbacillen, Staphylokokken), können jedoch längere Zeit, Wochen und Monate, in den Abfallstoffen conservirt werden. Ferner sind auch weniger resistente Arten im Stande, sich länger zu halten odor gar zu vermehren, wenn sie in relativ grosser Einsaat unter Abfallstoffe gerathen. Auch in trockenen Massen werden die meisten Infektionserreger längere Zeit conservirt.

Vielfach kommt in den Abfallwässern eine ausserordentlich starke Verdünnung etwaiger Infektionsquellen zu Stande. Je hochgradiger diese Verdünnung ist und je rascher sie erfolgt, um so unschädlicher werden die betreffenden Abwässer sein.

In welcher Kategorie von Abfallstoffen sind nun vorzugsweise pathogene Bakterien enthalten?

Irrthümlicher Weise nimmt man bisher vielfach an, dass die menschlichen Excremente in dieser Beziehung weit gefährlicher seien, als die übrigen Abfallstoffe.

In den Fäces finden sich jedoch eventuell nur Cholera-, Typhus-, Ruhrkeime und die Erreger anderer infektiöser Darmkrankheiten (Cholera nostras, Tuberkulose etc.); im Harn kommen ausnahmsweise Eiterkokken, Milzbrandbacillen etc. vor. Im Ganzen ist die Zahl der in den Excrementen abgeschiedenen Infektionserreger indessen verhältnissmässig gering.

Die Hauswässer pflegen dieselben eben aufgezählten Bakterien zu enthalten, da der Inhalt der von den Kranken benutzten Geschirre entweder ganz in die Ausgüsse für das Küchenwasser gelangt oder wenigstens theilweise bei der Reinigung der Geschirre. Daneben aber kommen in das Hauswasser beim Reinigen der Spucknäpfe, der Wäsche, der Krankenzimmer etc. noch Tuberkel-, Pneumonie-, Diphtheriebacillen, Eiterkokken, die Erreger der Exantheme etc. — kurz, ziemlich alles, was es von Infektionserregern giebt.

Ferner können die Abwässer aus Schlächtereien, sowie aus solchen Gewerbebetrieben, welche Lumpen, Felle, Haare oder thierische Abfälle verarbeiten, zahlreiche infektiöse Bakterien aufnehmen.

Eine nicht geringe Menge der letzteren gelangt auch in den Stubenkehricht; namentlich Tuberkelbacillen, Staphylokokken, die Erreger der akuten Exantheme, werden mit dem Staub der Krankenzimmer in den Kehricht gebracht. Viele dieser Keime werden allerdings durch das Austrocknen geschwächt; nur die widerstandsfähigsten unter ihnen können von diesem verstäubenden Material aus Infektionen veranlassen.

Die Regenwässer und der Strassenkehricht werden niemals auch nur annähernd so zahlreiche Infektionserreger enthalten, wie die vorgenannten Abfallflüssigkeiten. Nur dann werden dieselben unter Umständen Berücksichtigung erheischen, wenn von engen Höfen und Strassen aufgehäufte Massen von Abfallstoffen aus einer der vorgenannten Kategorieen abgekehrt oder abgeschwemmt werden.

B. Gesundheitsschädigungen durch die Abfallstoffe.

Die Gefahren der Abfallstoffe bestehen

1) darin, dass sie in Folge der in ihnen ablaufenden Fäulnissvorgänge gasförmige Verunreinigungen in die Luft liefern.

Vor Allem kommt es leicht zur Verunreinigung der Wohnungsluft. 1 cbm Abtrittsjauche vermag in 24 Stunden etwa 18 cbm Gase zu liefern; darunter 10 cbm flüchtige Fettsäuren und Kohlenwasserstoffe, 5—6 cbm Kohlensäure, 2—3 cbm Ammoniak, 20 Liter Schwefelwasserstoff. Bei unzweckmässigen Abort- und Canalanlagen findet namentlich in der Heizperiode ein lebhaftes Einströmen von Luft aus den Jauchegruben in's Wohnhaus statt; directe Bestimmungen ergaben in 24 Stunden eine Förderung von 200—1200 cbm Luft, die reichliche Mengen Jauchegas enthielt.

Im Freien wird die Luft durch offene Canäle, Fäcaldepots, Flüsse oder Bodenflächen, welche zur Aufnahme der Abfallstoffe dienen, oft in hohem Grade verunreinigt.

Die Bedeutung dieser Luftverunreinigung ist bereits S. 151 ff. dargelegt. Eine toxische Wirkung der Jauchegase wird nur beim Grubenräumen oder bei völlig vernachlässigten Abortanlagen beobachtet, wenn die Luft durch die Gase zu einem erheblichen Theil verdrängt ist. Für gewöhnlich ist die Concentration der giftigen Jauchegase auch in der Wohnungsluft viel zu gering, um Vergiftungserscheinungen hervorrufen zu können.

Noch viel weniger sind die gasförmigen Produkte der Abfallstoffe im Stande, Infektionen hervorzurufen. Fälschlicherweise wird allerdings gerade in diesen Emanationen vielfach noch die eigentliche Gefahr der Abfallstoffe gesehen. Riechende Abort- oder Canalgase werden von manchen Aerzten und Laien, namentlich in England, in völlig kritikloser Weise und unter Ignorirung der neuen Forschungsresultate als Ursache von Typhus, Diphtherie, Erysipel, Puerperalfieber etc. angeschuldigt. Es ist bereits oben die Unhaltbarkeit derartiger Anschauungen ausführlicher erörtert worden.

Dagegen rufen die von den Abfallstoffen herrührenden übelriechenden Gase in ausgesprochenster Weise die S. 152 geschilderten Erscheinungen — Ekelgefühl, Beeinträchtigung der Athmung etc. — hervor, und sind eventuell auch geeignet, als Zeichen mangelhafter Reinlichkeit und insofern als Symptome einer gewissen Infektionsgefahr zu gelten.

2) Die Abfallstoffe liefern eine grosse Menge organischer, fäulnissfähiger Stoffe, und eventuell mineralische Gifte in den Boden, in das Grundwasser resp. in die Flüsse.

Wird das Grundwasser oder Flusswasser als Trink- oder Brauchwasser benutzt, so hindern die hineingelangten organischen Abfallstoffe oft die Benutzbarkeit desselben, weil es alsdann nicht mehr den S. 209 aufgestellten hygienischen Anforderungen entspricht.

Ferner kann ein Boden so stark mit Abfallstoffen imprägnirt werden, dass er zu üblen Gerüchen Anlass giebt und dass wiederum das in seiner Tiefe befindliche Grundwasser stark verunreinigt wird. — Im Uebrigen ist die Bedeutung der Verunreinigung des Bodens durch organische Stoffe früher weit überschätzt. Es ist S. 175 dargelegt worden, dass die Infektionserreger durch einen reichlichen Gehalt des Bodens an organischer Substanz wenig beeinflusst werden, und dass ein solcher Gehalt namentlich in einiger Tiefe unter der Oberfläche für die Frequenz infektiöser Krankheiten völlig belanglos ist.

3) Die Abfallstoffe vermitteln die Verbreitung von Infektionserregern. Die Ausbreitung kann namentlich erfolgen, wenn innerhalb der Wohnung resp. in der Nähe derselben sich offene Lager von Abfallstoffen vorfinden. Die Uebertragung kann dann in der verschiedensten Weise, durch Menschen, Insecten, Luftströmungen, Geräthschaften etc. geschehen. — Oder die Ausbreitung wird von der weiteren Umgebung der Wohnung aus vermittelt: von der Bodenober-

fläche aus; durch Wasch- und Spülwasser, die in oberflächlichen Rinnsalen fliessen oder die in gegrabene, benutzte Brunnen gelangen; oder durch Flüsse, welche einerseits Abfallstoffe aufnehmen, andererseits zur Wasserversorgung dienen; oder endlich (selten) durch verstäubten oder verschleppten Kehricht.

Bestehen Einrichtungen, um alle Abfallstoffe möglichst schnell in feuchtem Zustande aus der Wohnung und dem Bereich der Menschen fortzuschaffen, werden ferner die Infektionsquellen in den Abwässern ausserordentlich stark verdünnt, und gelangen diese dann in tiefere Bodenschichten oder unbenutzte Flüsse oder werden sie nachträglich mit bakterientödtenden Mitteln behandelt, so sinkt die Möglichkeit einer Infektion durch Abfallstoffe auf das geringste Maass.

Für manche Krankheiten, namentlich für Typhus, Cholera, Ruhr etc., wird durch solche zweckmässige Einrichtungen zur Entfernung der Abfallstoffe ein grosser Theil aller überhaupt in Betracht kommender Infektionsquellen beseitigt und die Verbreitung sehr wesentlich gehindert werden. Für viele andere Krankheiten, z. B. die akuten Exantheme, stellt die Verbreitung der Erreger durch die Abfallstoffe einen relativ selten betretenen Weg dar, und hier werden daher Infektionen nicht in gleichem Maasse seltener werden, trotz bester Anlagen zur sogenannten Städtereinigung.

Man darf sich auch bezüglich der erstgenannten Kategorie von Infektionskrankheiten keine übertriebenen Vorstellungen von der Wirksamkeit der Maassregeln zur Entfernung der Abfallstoffe machen. Wo ein zahlreiches Proletariat sich findet, wo die Bevölkerung in engen Wohnungen lebt und an unsaubere Kleidung und Nahrung gewöhnt ist, da werden auch trotz Canalisation zahlreiche Uebertragungen von Diphtherie, Tuberkulose etc. und auch gelegentlich stärkere Epidemieen von Typhus und Cholera vorkommen. Vollends wo die Wasserversorgung mangelhaft ist, können diese Seuchen unbekümmert um vorzügliche Einrichtungen zur Entfernung der Abfallstoffe in heftigster Form auftreten (Hamburger Choleraepidemie 1892). So gross der hygienische Nutzen der Vorkehrungen zur Entfernung der Abfallstoffe zweifellos veranschlagt werden muss, so muss man sich doch vor Ueberschätzung hüten und darf keineswegs unter allen Umständen eine vollständige „Assanirung" von ihnen erwarten (vgl. Kap. X).

Auf Grund vorstehender Erörterungen wird ein zweckentsprechendes System zur Entfernung der Abfallstoffe Folgendes leisten müssen:

1) Die Infektionserreger müssen vollständig beseitigt oder unschädlich gemacht werden, so dass weder von den in der Wohnung oder in der Umgebung derselben vorhandenen Abfallstoffen aus, noch durch Vermittelung der Bodenoberfläche oder des Brunnen- oder Flusswassers Uebertragungen erfolgen können.

2) Die übelriechenden Fäulnissgase müssen aus der Wohnung ferngehalten werden.

3) Grund- und Flusswasser dürfen nicht so stark verunreinigt werden, dass dieselben zum Gebrauch ungeeignet sind. Der Boden darf nicht so hochgradig verunreinigt werden, dass üble Gerüche entstehen.

Ausserdem ist zu wünschen, dass das ästhetische Gefühl durch die Anlage nicht verletzt werde; dass das System so billig als möglich sei; und dass die Abfallstoffe für die Landwirthschaft nutzbar gemacht werden, wenn dies ohne Schädigung der sanitären Interessen geschehen kann.

C. Die einzelnen Systeme zur Entfernung der Abfallstoffe.

Man unterscheidet einmal solche Systeme, welche mit lokalen Sammelstätten ohne unterirdische, communicirende Canäle arbeiten und vorzugsweise die Fäkalien beseitigen, sogenannte Abfuhrsysteme; dahin gehört das Grubensystem, das Tonnensystem und die Abfuhr mit Präparation der Fäkalien.

Zweitens solche Einrichtungen, bei welchen die Fäkalien oder auch die sämmtlichen Abwässer durch ein unterirdisches Kanalnetz gemeinsam für grössere Complexe von Häusern fortgeschafft werden; dahin gehört die sogenannte Schwemmcanalisation; dann die Separationssysteme und das Liernur'sche System. — Eine gesonderte Behandlung erfahren der Kehricht und die Thiercadaver.

1. Das Grubensystem.

Die Fäkalien werden in einer nahe am Hause gelegenen Grube gesammelt und von dort zeitweise abgefahren. — An den meisten Orten bestehen besondere Vorschriften für die Anlage und Construction der Gruben.

Dieselben sollen nicht zu gross sein, höchstens 2—5 cbm Inhalt haben, ferner in einem Abstand von mindestens 15 m vom Brunnen angelegt werden und durch eine besondere Mauer und Lehmschicht von der Fundamentmauer des Hauses getrennt sein. — Sind die Gruben durchlässig, so erfolgt leicht eine Uebersättigung des Bodens mit Abfallstoffen, die zur Entwickelung fauliger Gerüche führt. Eine völlige Dichtung der Grube ist indess schwer herzustellen. Unter dem Einfluss des Ammoniumcarbonats der Jauche wird selbst Cementmörtel allmählich angegriffen und die anfangs dichte Grube wird insufficient. Am besten ist es, die Gruben zwischen zwei Steinlagen mit einer dicken Thonschicht zu umgeben. Man verhindert dadurch wenigstens eine Uebersättigung des Bodens, verhindert aber nicht, dass bei dichter Bebauung das Grundwasser allmählich verunreinigt und unappetitlich wird.

Die Gruben sollen ferner wasser- und luftdicht gedeckt sein; am besten mit einer Eisenplatte, oder mit Bretterlage und darüber mit einer starken Lehmschicht.

Das Fallrohr soll aus einem innen sehr glatten, undurchlässigen Material, z. B. aus glasirtem Thon oder emaillirtem Eisen bestehen. Kommen Abzweigungen vor, so sollen Seiten- und Hauptrohr höchstens einen Winkel von 25 bis 28° bilden. — Der Querschnitt soll eiförmig, die Hinterwand des Sitztrichters vertikal und etwas zurückweichend, die Vorderseite stark geneigt und keinesfalls bauchig sein.

In jedem Falle ist eine Ventilation der Grube wünschenwerth, damit die Gruben- und Abtrittsgase nicht in's Haus eindringen. Wenn die Grube undicht gedeckt oder mit sogenanntem Dunstrohr versehen ist, pflegen sich regelmässig starke Strömungen in das Haus hinein herzustellen. Es muss versucht werden, die Gase über Dach zu leiten, und als Motor die Küchenkamine zu benutzen, die auch im Sommer warm bleiben, oder aber durch besondere Feuerungen oder Gasflammen einen Motor herzustellen. Unrichtig ist es, die Gase direct in einen Kamin einzuleiten; es findet dann unter Umständen (namentlich im Sommer und Herbst) eine Umkehr des Stromes und massenhaftes Eindringen der verunreinigten Luft in die Zimmer statt.

Am meisten empfiehlt sich das PETTENKOFER'sche Ventilationsverfahren. Das Fallrohr wird, ohne den Querschnitt zu verengern, bis über das Dach hinaufgeführt und erhält dort einen Aspirationsaufsatz. So viel als möglich wird es während seines ganzen Verlaufs an einen Küchenkamin angelegt, von welchem es durch eine eiserne Platte geschieden ist; oder es werden in der oberen Verlängerung des Rohres Gasflammen angebracht. Die Sitzöffnung soll für gewöhnlich bedeckt sein. Es stellt sich dann geradezu eine Art Vacuum her, so dass die Luft kräftig in den Sitz hinein- und zum Dache herausströmt, sobald der Deckel abgenommen wird.

Nach D'ARCET soll ein besonderes Ventilationsrohr von der Grube aus über Dach geführt und an einen Küchenschornstein angelehnt resp. durch Feuerung oder Gas erwärmt werden. Die Sitze sollen dann beständig offen bleiben und ein fortwährender Luftstrom soll durch letztere hinab in die Grube und von da durch das Ventilationsrohr zum Dache hinaus unterhalten werden. Sind wirklich kräftige Feuerungen vorhanden und ist der Verschluss der Grube völlig dicht, so leistet diese Ventilation sehr gutes (so in manchen öffentlichen Anstalten). Sobald aber der Motor nachlässt oder Nebenöffnungen am Grubenverschluss entstehen, kann es eventuell zu einer Umkehr der Stromrichtung, resp. zu einer Ausschaltung des Fallrohres kommen. Die vorgenannte Methode ist daher im Allgemeinen vorzuziehen.

Versuche, nur den Raum, in welchem sich der Abort befindet, nicht aber Sitz und Fallrohr selbst zu ventiliren, sind beim Grubensystem stets ungenügend ausgefallen.

Von Zeit zu Zeit müssen die Gruben geräumt werden. Damit hierbei nicht hygienische Nachtheile oder eine Belästigung durch Gerüche eintritt, sind in neuerer Zeit Apparate in Aufnahme gekommen, mittelst welcher der Grubeninhalt in einen luftleer gemachten Kessel aspirirt und dann abgefahren wird. Die Grubengase werden verbrannt, und es ist in dieser Weise eine fast völlige Geruchlosigkeit zu erzielen. Die Räumung soll stets nur am Tage geschehen, damit um so leichter eine Controle ausgeübt werden kann.

Besondere Vorsicht ist auf das Vermeiden jeglichen Verspritzens des Grubeninhalts zu verwenden. — Zuweilen bleibt ein festerer Absatz in den Gruben, der dann nach vorhergegangener Imprägnirung mit Eisenvitriol oder dgl. mittelst Schaufeln zu entfernen ist.

Die Häufigkeit der Grubenentleerung schwankt bedeutend; in einzelnen Städten erfolgt sie nur einmal jährlich, in anderen alle vier Wochen. Die Kosten der Unterhaltung ohne Reparatur, ohne Motor zur Ventilation und ohne Desodorisirungsmittel betragen mindestens 1·80 Mark pro Kopf und Jahr.

Die abgefahrenen Massen werden entweder in der nächsten Umgegend direct als Dünger verwendet oder auf weitere Strecken versandt oder zu Poudrette verarbeitet. Ein Eisenbahntransport rentirt sich nur in grossen, etwa 3 cbm fassenden Behältern, in welche die kleineren Behälter umgefüllt werden müssen. — Bei grösseren Städten kann häufig nicht die ganze Abfuhr sofort untergebracht werden, und es werden daher Depots, d. h. Sammelgruben von circa 100 cbm Inhalt, ausserhalb der Stadt angelegt, von wo der Dünger in kleineren Quantitäten durch Landwirthe abgeholt wird.

Bei der Poudrettefabrikation ist vor Allem das Wasser der gesammelten Fäkalien zu entfernen. Das früher versuchte Abdunstenlassen in grossen Teichen führte zu enormer Verunreinigung der Luft. Anwendung künstlicher Wärme wurde zuerst in England versucht. Die mit Asche versetzten Fäkalien werden unter Zusatz von SO_4H_2 unter Rühren erhitzt, das braune Condenswasser wird in den Fluss geleitet; die Gase verbrannt; die restirende Poudrette als Dünger verkauft. — Neuerdings sind von Buhl & Keller resp. von Podewils Modifikationen des Verfahrens empfohlen; aber keins derselben hat sich bisher in der Praxis als rentabel erwiesen.

Das Urtheil über den hygienischen Werth des Grubensystems richtet sich offenbar ganz nach der Art der Ausführung desselben.

Erfolgt die Construction der Grube, die Ventilation des Fallrohrs, die Desodorisirung und die Räumung nach den oben gegebenen Vorschriften und wird kein Wasser aus dem Untergrund entnommen, so ist vom hygienischen Standpunkt kaum ein Einwand gegen das Grubensystem zu erheben.

Vor Allem ist die durch dieses System gebotene Infektionsgefahr sehr gering. Gelangen infektiöse Dejektionen in den Abort, so ist zunächst keinerlei Gelegenheit zur Verbreitung der Infektionserreger gegeben; insbesondere ist die Luft nicht zu einem Transport derselben geeignet, weil der Inhalt der Grube und des Fallrohrs keine staubtrockene Beschaffenheit annimmt und weil bei gut geordneter Ventilation die Luftströmung niemals in's Haus gerichtet ist.

Weiterhin erfahren die in die Grube gelangten Infektionserreger eine solche Beeinträchtigung und ihr Aufenthalt unter diesen ungünstigen Verhältnissen dauert so lange, dass bei der Räumung und weiteren Verwendung des Grubeninhalts höchst selten noch infektionstüchtige Erreger vorhanden sein werden. Immerhin soll auch die Räumung mit Vorsicht, nur durch ein geschultes Personal und mit völlig dichten Abfuhrwagen geschehen, um einer etwaigen Verbreitung noch infektiösen Inhalts vorzubeugen.

Uebele Gerüche lassen sich ganz fern halten. Der oberflächliche Boden wird gar nicht, der tiefere Boden und das Grundwasser wenig verunreinigt. Dennoch macht dieser letzte Umstand die Benutzung des Grundwassers als Trinkwasser nicht empfehlenswerth. Wo aber durch eine Wasserleitung Wasser von ausserhalb zugeführt wird, ist von einer mässigen Bodenverunreinigung gewiss nichts zu fürchten, und ein Grubensystem ist unter solchen Verhältnissen entschieden hygienisch zulässig; dabei ist es relativ billig, trägt den Forderungen der Landwirthe Rechnung und entspricht nur unserem ästhetischen Bedürfniss nicht so gut wie einige andere Systeme.

Allerdings muss das Grubensystem vollständig verworfen werden, wenn die oben begründeten Vorschriften für die Construction und den Betrieb der Gruben nicht eingehalten werden.

Das ist namentlich in kleinen Städten oft genug der Fall. Die Gruben findet man dort stark durchlässig, so dass sie den Boden in kolossalem Grade verunreinigen; sie sind ungenügend gedeckt und führen massenhaft Gerüche ins Haus; die Fallrohre haben schlechte Neigung, sind aus porösem Material. Die Räumung geschieht Nachts durch Ausschöpfen unter furchtbarer Verpestung der Luft und in durchlässigen Wagen, so dass der Inhalt auf der umgebenden Bodenoberfläche sowie auf dem ganzen Transportwege verbreitet wird.

Ein Nachtheil haftet dem Grubensystem unter allen Umständen an, ist demselben aber mit den übrigen Abfuhrsystemen gemeinsam, nämlich der, dass nur auf dei Fäkalien Rücksicht genommen wird und daher stets noch nebenbei für eine besondere Ableitung der Hauswässer gesorgt werden muss.

2. Das Tonnensystem.

Statt der Aufsammlung der Fäkalien in Gruben hat man es in neuerer Zeit für viel empfehlenswerther erklärt, oberirdisch kleine, leicht transportable Behälter aufzustellen und diese häufig (an jedem dritten bis achten Tage) zu wechseln, d. h. den vollen Behälter nach einem Depot fortzuschaffen und dort zu entleeren und statt dessen einen anderen einzustellen.

Die Tonnen stehen am besten zu ebener Erde, in kleinen, gut gemauerten und mit wasserdichtem Fussboden (Cement, Asphalt) versehenen Kammern, die durch eine Thür von aussen zugänglich sind; bei alten Gebäuden auch wohl in den alten Gruben, doch ist dann der Transport der Fässer schwierig.

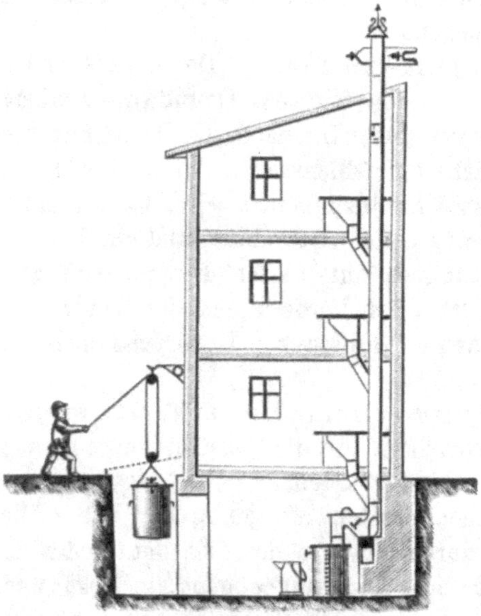

Fig. 70a. Profil eines Hauses mit Tonnenabfuhr.

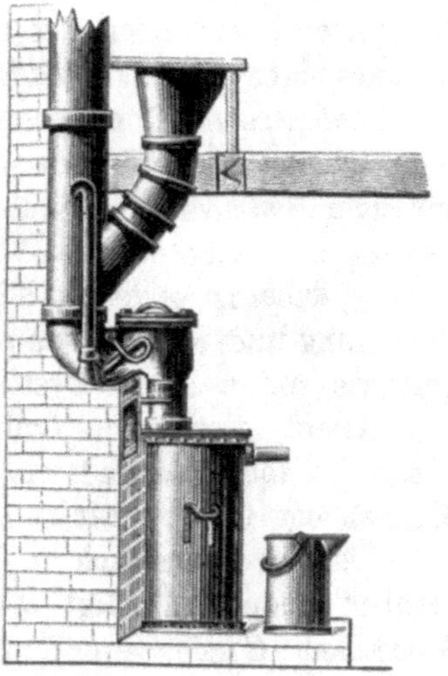

Fig. 70b. Heidelberger Tonne, mit Fallrohr, Syphon und Ueberlaufeimer.

Die Behälter, sogenannte „Heidelberger Tonnen", waren früher von Holz, innen verkohlt und getheert (Petroleumfässer); jetzt benutzt man gewöhnlich stehende Cylinder aus verzinntem Eisenblech. Der Inhalt beträgt für Privathäuser 105—110 Liter, selten bis 300 Liter. — Die Fallrohre sollen möglichst dicht in die Tonnen eingefügt sein; dazu dient ein doppelter gusseiserner Ring, zwischen welche das Ende des Fallrohres passt. — An den Seiten befinden sich Henkel, unter die sich bequem Tragen oder zweirädrige Karren unterschieben lassen.

Ventilation der Kübel erfolgt wieder am besten dadurch, dass das Fallrohr über Dach verlängert und dort mit Aspirationsaufsatz versehen wird (Fig. 70a).

Ausserdem ist bei den Heidelberger Tonnen ein Syphon angebracht, ein gebogenes Eisenrohr, das sich mit frischen Fäkalien füllt, aber den Aufstieg von Gasen aus der Tonne hindert. Damit der Syphon sich nicht verstopft, ist eine bewegliche Zunge vorgesehen, die von aussen durch Kurbel bewegt werden kann. Ferner ist unter dem Syphon Platz für eine Lampe, um eventuell das Einfrieren hindern zu können, wozu übrigens auch Umwickeln der Rohre mit Schlackenwolle u. s. w. ausreicht. — Jede Tonne hat einen Ueberlauf, der in einen vorgestellten Eimer führt (s. Fig. 70b).

Die abgefahrenen Tonnen können in kleineren Städten und im Sommer gleich auf den Feldern entleert werden. In grossen Städten sind die ganzen Massen nicht sofort abzusetzen, namentlich im Winter. Daher müssen Fäkaldepots angelegt oder der Inhalt muss zu Poudrette verarbeitet werden. Die Depots geben bei ausgedehnten Abfuhranlagen zu erheblicher Belästigung der Nachbarschaft Anlass. Zuweilen hat man, um nur die Massen los zu werden, den Kübelinhalt resp. den Depotinhalt in Flüsse schütten müssen.

Die Kosten betragen für Anschaffung von zwei Kübeln mit Syphon circa 200 Mark; für jede Abfuhr 12—20 Pfennige. Für den Kübelinhalt werden bis zu 20 Pfennige pro Liter gezahlt, jedoch nur, wenn keine Verdünnung mit Wasser stattgefunden hat und Bedarf vorhanden ist.

Das Tonnensystem ist ausgeführt in einzelnen Stadttheilen von Görlitz, Graz, Heidelberg, Augsburg, in verschiedenen englischen Städten, namentlich in Manchester mit fast 400,000 Einwohnern, wo 300 Pferde und 1400 Arbeiter für den Betrieb erforderlich sind.

Das Tonnensystem wurde in früheren Jahren vielfach als hygienisch dem Grubensystem überlegen hingestellt, weil den Fäkalien nur ein kurzer Aufenthalt im Hause gestattet wird und weil dann weder übler Geruch noch Infektionsgefahr auftreten sollte; namentlich aber deshalb, weil beim Tonnensystem der Boden ganz frei von organischer Substanz gehalten und damit angeblich ungeeignet für die Ausbreitung von Epidemieen gemacht wird. — Diese Anschauungen sind indess jetzt als in jeder Beziehung unrichtig erwiesen. Nicht die alten, in der Zersetzung vorgeschrittenen Fäkalien, sondern gerade die frischen sind infektionsverdächtig und verlangen vorsichtige Behandlung; und übler Geruch vermag auch von den 3—8 Tage alten Excrementen reichlich auszugehen. — Dass ferner die tieferen Schichten des Bodens beim Tonnensystem vielleicht noch etwas freier von organischen Stoffen bleiben, als bei gut angelegten Gruben, darin liegt nach unseren heutigen Anschauungen nicht der mindeste hygienische Vortheil begründet.

Vergleicht man ein gut ausgeführtes Gruben- und ein gleichfalls vorschriftsmässig betriebenes Tonnensystem, so zeigt letzteres keinerlei Vortheile, wohl aber ist die Gefahr einer Verbreitung von Infektionskeimen um so grösser, je frischer der Tonneninhalt gegenüber dem Grubeninhalt ist und je häufiger der

Wechsel und die Entleerung der Tonnen erfolgt. Bei dem steten Transportiren zahlreicher Kübel ist eine Beschmutzung der Bodenoberfläche u. s. w. sehr häufig; wird der frische, infektiöse Inhalt auf benachbarte Felder und Gemüseländereien entleert, so kann eine lange Conservirung der Infektionserreger stattfinden und zur Weiterverbreitung ist die reichlichste Gelegenheit geboten. Eine entschiedene Gefahr liegt darin, dass ein Haus nicht stets dieselben Kübel benutzt, sondern dass diese von Haus zu Haus gewechselt werden. Die Kübel sollten daher nach der Entleerung nicht nur gereinigt, sondern auch desinficirt werden, was z. B. in Greifswald durch ein Gemisch von warmem Wasser und gespanntem Dampf geschieht.

Bei schlechtem Betrieb ist wiederum das Tonnensystem zweifellos bedenklicher als ein mangelhaftes Grubensystem. Namentlich kommt es oft zum Ueberlaufen der Tonnen in solchem Maasse, dass auch die vorgestellten Eimer nicht ausreichen, sondern der Boden des betreffenden Raumes mit Jauche bedeckt wird. Eine derartige Verunreinigung findet man bei Revisionen um so häufiger, als die Dimensionen der Tonne auf das Fernhalten aller Flüssigkeiten zugeschnitten werden, damit der Kübelinhalt hinreichend concentrirt sei und den Transport lohne. Vielfache Uebertretungen des Verbots, Flüssigkeiten einzugiessen, sind aber selbstverständlich. Dadurch kommt es dann zu üblen Gerüchen und eventuell zu Infektionsquellen innerhalb des Hauses.

Für ausgedehnteren Betrieb in grösseren Städten ist daher das Tonnensystem nicht geeignet. Verwendbar ist es für kleine Städte mit leichtem Absatz der abgefahrenen Fäkalien; ferner für einzelne etwa schwer zu canalisirende Theile einer grossen Stadt. Stets ist aber strenge Controle durch zahlreiche Aufsichtsbeamte erforderlich. — Für kleinere Familienhäuser, ferner für kleine Ortschaften, wo keine Einrichtungen für pneumatische Entleerung der Gruben bestehen, für einzelne öffentliche Anstalten mit gutem Aufsichtspersonal ist das Tonnensystem besonders indicirt und dem Grubensystem vorzuziehen.

3. Abfuhr mit Präparation der Fäkalien.

Häufig wird eine Desinfektion oder eine Desodorisirung des Gruben- und Tonneninhalts versucht. Beide Proceduren sind nicht zu verwechseln. Mit der Desinfektion streben wir eine Tödtung der Infektionskeime an; eine solche lässt sich in einfachster und billigster Weise erreichen durch bestimmte Mengen Aetzkalk oder Mineralsäuren. Ueber die Ausführung dieser Desinfektion, die nur dann zu geschehen hat, wenn Verdacht auf das Vorhandensein infektiöser Abgänge besteht, s. Kap. X.

Desodorisirung ist dagegen vielfach regelmässig in Gebrauch. Man sucht dabei entweder nur die gebildeten übelriechenden Gase zu beseitigen, oder aber die Zersetzung so zu beeinflussen, dass keine übelriechenden Gase sich weiterhin bilden. Zur Anwendung geeignet sind daher Chemikalien, welche die riechenden Gase binden und die Entwickelung der Fäulnissbakterien hemmen, z. B. Eisenvitriol und rohes Manganchlorür.

Beide binden Schwefelwasserstoff und Schwefelammonium, ferner durch die stets vorhandene freie Säure Ammoniak. Der Säureüberschusss wirkt ausserdem kräftig bakterienhemmend. In Fällen, wo flüchtige Fettsäuren prävaliren (z. B. in Rübenschnitzel-Gruben) würde statt dieser sauren Chemikalien Aetzkalk zur Desodorisirung zu verwenden sein. — Stagnirender Pferdeharn, der hauptsächlich Ammoniumcarbonat entwickelt, ist am besten durch Gypspulver zu desodorisiren.

Auch rohes Kaliumpermanganat ist als Desodorans geeignet. Dasselbe wirkt energisch auf die Bakterien, oxydirt Schwefelwasserstoff und andere übelriechende Stoffe, und das entstehende Manganoxyd bindet ausserdem Schwefelammonium. Die Kosten der drei genannten Substanzen sind sehr gering; ein Kilo Eisenvitriol kostet etwa 12 Pfennige, Manganchlorür 46 Pf., Kaliumpermanganat 88 Pf.

Besonders hervorgehoben sei noch, dass die Carbolsäure zur Desodorisirung gänzlich ungeeignet ist, sie ist nicht im Stande, die riechenden Gase zu binden oder zu beseitigen und vermag eine Entwickelungshemmung der Bakterien erst bei so hoher Concentration zu veranlassen, wie sie gegenüber den Abfallstoffen niemals zur Verwendung gelangt. Sie ist vielmehr nur im Stande, andere üble Gerüche durch den eigenen unangenehmen Geruch zu verdecken, und es wäre daher sehr zu wünschen, dass die völlig irrationelle Anwendung der Carbolsäure in öffentlichen Aborten, z. B. der Eisenbahnwaggons etc., durch ein zweckentsprechendes Mittel ersetzt würde.

Die Chemikalien sind neuerdings mehr und mehr verdrängt durch poröse, feinpulverige Substanzen, welche durch Flächenattraktion die riechenden Gase binden, ausserdem rasch Feuchtigkeit absorbiren und Oxydation veranlassen. Dahin gehören z. B. gepulverte Holzkohle, trockene Erde, Asche, Torfstreu.

Das sogenannte Erdcloset ist am längsten bekannt und ist namentlich in England und Indien viel angewendet. Lehmige oder thonige Gartenerde wird in völlig trockenem Zustand mit den Fäkalien gemengt; für eine Defäkation von 120 g Fäces und 300 g Harn sind $^3/_4$—1 kg Erde erforderlich. Das Wasser wird sofort aufgesogen, die Gase werden absorbirt, und dann beginnt in dem porösen Boden Verwesung und Mineralisirung der organischen Stoffe unter Beihülfe zahlreichster Bakterien. Nach beendeter Mineralisirung ist die Erde auf's Neue brauchbar.

Zum Aschencloset wird Asche benutzt, die von den Kohlenrückständen abgesiebt ist, der aber dann etwas gepulverte Kohle beigemengt wird. Die Wirkung ist ähnlich, aber die Mineralisirung nicht so vollständig wie bei den Erdclosets.

Beide vorgenannte Methoden sind jetzt verdrängt durch die Torfstreuclosets, weil von der Torfstreu weniger Masse zur vollständigen Desodorisirung nöthig ist und weil dieselbe sehr leicht und in compakter Form transportabel ist. Der sog. „Torfmull" vermag circa das achtfache seines Gewichts an Wasser aufzusaugen. Für 150 g Fäces und 1200 ccm Harn, d. h. pro

Mensch und Tag, sind 155 g Torfmull nöthig; für eine Entleerung von 150 g Fäces + 30 g Harn = 50 g, also 20 mal weniger dem Gewicht nach als von Erde erforderlich ist. — Dabei kosten 100 kg nur 3—4 Mark.

Entweder wird die Torfstreu jedes Mal eingeschüttet, oder es sind Closets mit automatischem Betrieb eingeführt (BISCHLEB & KLEUCKER's, POPPE's Closet).

Der Torfmull übt vermöge seiner saueren Reaktion eine gewisse bakterientödtende Wirkung aus. Dieselbe ist aber selbst Cholerabacillen gegenüber langsam und unvollkommen; Typhusbacillen bleiben im Torfmull lange lebensfähig. Wohl aber lässt sich der Torfmull durch Zusatz von Säuren (Schwefelsäure) oder sauren Salzen (Kainit) in ein Desinficiens verwandeln, das Cholera- und Typhusbacillen in kurzer Zeit abtödtet; die desodorisirende Wirkung bleibt dabei ungeschwächt (FRÄNKEL). — Zu widerrathen ist ein Zusatz von Carbol, dem man häufig in dem käuflichen Torfmull begegnet; derselbe hat erst bei viel stärkerer Concentration desinficirende Wirkung und bewirkt nur unangenehmen Geruch.

Das Tonnensystem mit Torfstreu ist für kleinere Häuser und manche öffentliche Anstalten besonders empfehlenswerth.

Einige Modifikationen der vorbeschriebenen Systeme sind aus dem Bestreben hervorgegangen, einen gewissen Wasserverbrauch zur Spülung und Reinhaltung der Closets zu gestatten, trotzdem aber die Abfuhr rentabel zu machen. Man hat dies 1) durch Trennung von flüssigen und festen Theilen, 2) durch Zusatz gewisser Chemikalien und Einschaltung von Klärgruben zu erreichen gesucht. Durch die Chemikalien sucht man vielfach nebenbei noch eine desodorisirende oder desinficirende Wirkung zu erzielen.

Die am meisten gebrauchten Mittel sind Aetzkalk oder Magnesia, oder sauer reagirendes Eisensulfat bezw. Aluminiumsulfat (Mangan-, Zinksalze). Ihre Wirkung besteht darin, dass voluminöse Niederschläge in der Jauche entstehen, welche einen grossen Theil der landwirthschaftlich verwerthbaren Bestandtheile enthalten.

Im Harn findet sich saures Calciumphosphat und Calciumbicarbonat; durch Zusatz von Aetzkalk entsteht unlöslicher basisch phosphorsauer Kalk und Calciumcarbonat; Magnesiazusatz führt zur Bildung von Tripelphosphat. Treffen Eisen- oder Aluminiumsulfat mit alkalischen Substanzen (Ammoniumcarbonat) zusammen, so entstehen sehr voluminöse Fällungen von Eisenhydrat und Thonerdehydrat. Eisensulfat bindet ausserdem Schwefelammonium. — Mit geringfügigen Abweichungen sind diese Chemikalien bei allen Präparationsverfahren verwendet. Zuweilen werden noch weitere Niederschläge bewirkt, z. B. durch Zusatz von sauren Phosphaten oder von Kieselsäurehydrat etc., vgl. S. 448.

a) Trennung von Harn und Fäces.

Der Koth wird z. B. durch eine fast vertikal stehende durchlöcherte Scheidewand im Closet zurückgehalten. Im schwedischen Luftcloset ist eine besondere Rinne für den Harn und ein anderer Behälter für die Fäces bestimmt. — In grösserem Umfang sind alle diese Closets nicht verwendbar; sie entsprechen zu wenig den hygienischen und ästhetischen Anforderungen und genügen auch den Ansprüchen des Landwirths nicht, weil der für die Düngung werthvollere Theil der Excremente, der Harn, gewöhnlich unberücksichtigt bleibt. — Auch eine Trennung von Harn und Koth in der Grube, dadurch dass am Boden derselben Siebe oder poröse Steinlagen angebracht werden, durch welche die flüssigen Theile abfliessen, hat sich wenig bewährt.

b) Klärgruben.

Die Fäkalien werden auf den Boden einer grösseren Grube geleitet. In dieselbe Grube werden die chemischen Zusätze gebracht; es bilden sich starke Niederschläge und setzen sich am Boden ab; die geklärte Flüssigkeit fliesst oben mittelst eines Ueberlaufs in eine zweite kleinere Grube; und von dieser in Rinnsalen, oberflächlichen Thonrohrcanälen etc. in einen Flusslauf. — Viele Systeme, z. B.:

Süvern's Verfahren. 100 Theile Kalk werden mit 300 Theilen Wasser gelöscht, dem heissen Brei werden 8 Theile Theer und 33 Theile Magnesiumchlorid zugesetzt, dann auf 1000 aufgefüllt. Mit dieser Masse werden die Fäkalien in Gruben versetzt; nach dem Absetzen des Niederschlags lässt man die Flüssigkeit oberflächlich ablaufen, der Niederschlag wird abgefahren. Ohne reichlichen Kalküberschuss ist der Ablauf des Klärwassers nicht zu gestatten.

A.-B.-C.-Process, in England (z. B. Leeds) eingeführt. Mischung von Alaun, Blut, Kohle, Magnesia resp. Dolomit (Alum, Blood, Clay). Behandlung der Fäkalien ähnlich wie beim Süvern'schen Verfahren.

Friedrich's Verfahren. Ein Gemenge von Thonerdehydrat, Eisenoxydhydrat, Kalkhydrat und Carbolsäure befindet sich in einem Kasten, durch welchen das Wasser zum Closet strömt. Eine besondere Einrichtung bewirkt, dass bei jedem Durchströmen ein Aufwallen und Ausspülen von Desinfektionsmasse erfolgt. Die mit Desinfektionswasser gemischten Fäkalien werden in eine cementirte Grube geleitet, setzen sich dort ab, und die gereinigte klare obere Flüssigkeit kann in Canäle, Rinnsteine oder in den Boden durch Stauventile periodisch abgelassen werden. Die Schlammmasse wird abgefahren. — Die Wässer sollen alkalisch durch $Ca(OH)_2$ reagiren; dies wird durch mit $BaCl_2$ getränktes Curcumapapier festgestellt. — In verschiedenen Städten und Krankenhäusern eingeführt. Kosten gering, 40—90 Pf. pro Kopf und Jahr für das Desinfektionsmittel, aber sorgfältige Controle ist unbedingt nöthig; das Verfahren ist daher nicht für ganze Städte, wohl aber für einzelne Anstalten, ländliche Anlagen, Badeorte etc. brauchbar.

Wilhelmy's Verfahren. Dem vorigen ähnlich, nur findet die Mischung mit mit der Desinfektionsmasse in einer kleinen Vorgrube statt, in welche die Fäkalien zuerst gelangen, und von wo sie erst nach gewissem Aufenthalt (zweimal wöchentlich) in die grössere Grube übergelassen werden. — Die Desinfektion ist unsicher; Controle und Revision nöthig.

PETRI's Verfahren. Desinfektionspulver aus Torf, Steinkohlengrus und Gastheer; dieses wird noch mit Kohlenabfällen und Kehricht gemengt und kommt in einen Trog unter dem Abtrittssitz; durch eine Rührschnecke wird dort die Masse einmal pro Tag umgerührt. Nach der Abfuhr in das Depot wird dort noch mehr Torf- und Kohlengrus zugemischt, und schliesslich werden Ziegel gepresst (sogenannte Fäkalsteine). Diese sollen als Brennmaterial benutzt und erst die Asche als Dung verwerthet werden.

Alle die aufgezählten Verfahren genügen den hygienischen und ästhetischen Anforderungen einer städtischen Bevölkerung nicht. Eine zuverlässige Desinfektion vor der Abfuhr der Fäkalien wird nicht erreicht; daher gelten auch für diese Verfahren alle die S. 418 aufgeführten Bedenken, um so mehr, als die scheinbare Desinfektion zu einem rücksichtsloseren Umgehen mit den Abfallstoffen veranlasst. Der Geruch wird nur bei sorgfältigem Betrieb und guter Controle beseitigt. Haus- und Küchenwasser werden gar nicht oder nur zum Theil berücksichtigt, und verlangen besondere Anlagen. Schliesslich bleibt auch die landwirthschaftliche Verwerthung der Abfallstoffe in vielen Fällen zweifelhaft. — Nur bei zerstreut liegenden Häusern, geringer oder nur zeitweiser Bewohnung (Sommerquartiere) und bei guter Aufsicht sind derartige Einrichtungen indicirt.

4. Die Schwemmcanalisation.

Fast die gesammten Abfallstoffe, alle Fäkalien, das Haus- und Küchenwasser und das Meteorwasser werden bei der Schwemmcanalisation in Canälen gesammelt, und die entstehende dünnflüssige, eventuell durch Wasserzusatz noch weiter verdünnte Masse wird durch natürliches Gefälle rasch aus dem Bereich der Wohnungen fortgeführt. Schliesslich gelangt der Canalinhalt entweder direct in einen Fluss, oder es wird vorher eine Reinigung des Canalwassers durch Berieselung oder durch Klärbecken eingeschaltet. Zunächst ist dementsprechend die Anlage der Canäle, sodann die Beseitigung des gesammelten Canalwassers zu besprechen.

a) Anlage und Betrieb der Canäle.

Der Untergrund der Stadt wird von einem Netz von Canälen aus dichten, innen glatten Wandungen durchzogen, welche sich mit natürlichem Gefäll nach einem grossen Sammelcanal hinziehen. Die Anfänge des Netzes liegen in den Ausgussöffnungen in Küchen und Waschküchen, in den Closets etc.; ferner in den Abführungen für das Strassenwasser und in den Regenrohren. Von da confluiren die kleinen Anfangscanäle in grössere Strassencanäle, die sich schliesslich zu mehreren Hauptcanälen vereinigen.

Es muss durchaus darauf gerechnet werden, dass eine rasche und vollständige Entfernung der Abfallstoffe stattfindet. Daher ist gutes Gefälle nöthig und möglichst reichlicher Wassergehalt der Canaljauche, so dass sie sehr dünnflüssig ist und sich rasch fortbewegen kann. In Städten ohne Wasserleitung sind die Abwässer fast immer zu concentrirt und fliessen zu langsam. Gewöhnlich werden daher Canalisation und Wasserleitung neben einander projectirt und angelegt. Sie bedingen sich gegenseitig; ohne Canalisation keine Wasserleitung und ohne Wasserleitung keine gute Schwemmcanalisation.

Zunächst müssen eine Reihe von Vorarbeiten ausgeführt werden. Es muss ein Nivellement der Bodenoberfläche und der einzelnen Bodenschichten aufgenommen werden; die Grundwasserverhältnisse müssen studirt, die Bodentemperaturen kennen gelernt werden. Ueber die Regenmengen, den Abfluss und die Verdunstung des Regens, dann über die Dichtigkeit der Bewohnung, den Verbrauch an Hauswasser, die wahrscheinliche Zunahme der Bevölkerung u. s. w. müssen Erhebungen veranstaltet werden. Schon diese Vorarbeiten gewähren durch das Sammeln wichtigen Materials hygienischen Vortheil.

Die Disposition der ganzen Anlage wird verschieden behandelt. In früherer Zeit und in englischen Städten kannte man nur eine centrale Disposition. An einer Stelle der Peripherie kommt dann der Sammelcanal heraus; die Anfänge des Systems liegen in den anderen Theilen der Peripherie und die Canäle wachsen allmählich, je mehr sie bebaute Theile durchsetzen. — Daraus resultiren aber einige Nachtheile; erstens sehr lange Canäle, bei denen dann oft nicht das genügende Gefälle gegeben werden kann, wenn man nicht die Enden zu tief legen will. Nur bei kleineren Städten, oder solchen mit starker Neigung des Terrains fällt dies Bedenken fort. — Zweitens sind die Anfangscanäle schwer richtig zu bemessen. In der Peripherie findet gerade das Wachsthum der Stadt, unberechenbar in welchem Umfange, statt. Dabei aber darf man auch wieder von Anfang an keine zu grossen Canäle projectiren, weil diese eine schlechte Fortbewegung des Inhalts veranlassen und kostspielig sind. — Daher ist es bei centraler Anordnung unausbleiblich, dass oft Umbauten, Erweiterung zu eng gewordener Canäle etc. erfolgen.

Besser ist Decentralisation der Anlage. Entweder kann man verschiedene Radialsysteme einrichten (wie in Berlin). Die Anfänge der Canäle liegen dann im Centrum der Stadt, in der Peripherie dagegen sind grosse Stämme, die leicht einer Erweiterung sich anpassen. Jedes Radialsystem kann bis zu Ende getrennt behandelt werden; oder es werden mehrere schliesslich in einen Hauptstrang vereinigt werden.

Oder, wenn einzelne Theile der Stadt sehr verschiedene Höhenlage haben, werden diese Theile dementsprechend getrennt behandelt (z. B. in Stuttgart, München, Wien).

Material der Canäle. Bei den engeren (unter 0·5 m Durchmesser) benutzt man hartgebrannte, innen glasirte Thonröhren. Eisenrohre werden zu leicht angegriffen. Je zwei Rohre werden durch Muffen mit Schraubengängen verbunden; die Dichtung erfolgt mit getheerten Hanfstricken oder mit Thon. Die grösseren Canäle sind aus

Backstein und Cement gemauert. Die Seitentheile kommen nur bei starken Regengüssen mit der Canaljauche in Berührung, die Hauptsache ist daher das Sohlenstück. Dasselbe ist absolut undurchlässig aus Steingut oder Beton hergestellt, oder man verwendet sogenannte Blocks, d. h. Mauerkörper aus Ziegel und Cement. Das Sohlstück ist gewöhnlich durchzogen von kleinen kantigen Canälen (*a* in Fig. 71), die am Ende der Leitung offen enden und zur Drainage des Grundwassers dienen. Neben den Canälen wird eine Kiesschüttung angebracht, welche gleichfalls drainirend wirkt; häufig legt man in die Kiesschicht noch besondere Drainröhren (*b*, Fig. 71).

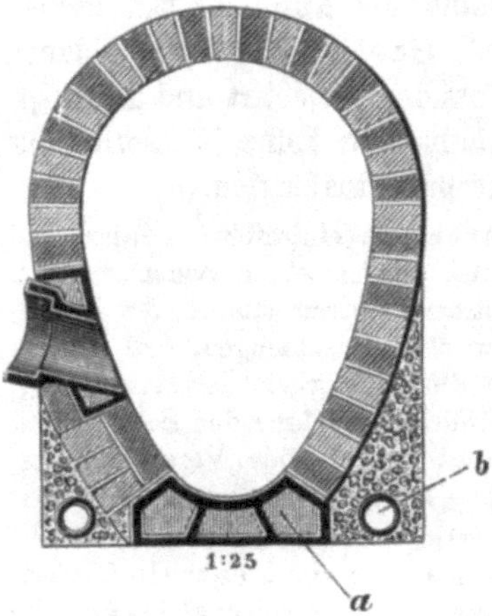

Fig. 71. Canalprofil.
a Offene Canäle des Sohlenstücks. *b* Drainröhren in der Kiesschüttung.

Völlig dicht sind die Canäle selten. Etwas Einsickern von Grundwasser resp. Durchsickern von Jauche kommt gewöhnlich vor. Aber nachweislich kommt es nicht zu stärkerer Bodenverunreinigung. — Die Tieflage der Canäle schwankt im Allgemeinen zwischen 1·5 und 6·5 m; in Städten, wo auch das Abwasser aus allen Kellerwohnungen aufgenommen werden soll, bis zu 10 m. Oft liegt der grössere Theil im Grundwasser. Damit kommt dann vielfach eine dauernde Senkung des Grundwasserspiegels und eine geringere Feuchtigkeit der oberen Bodenschichten zu Stande; bei starker Grundwasseransammlung ist aber kein solcher Effekt zu merken (Berlin).

Die Weite der Canäle richtet sich nach den zu bewältigenden Wassermassen. Die bedeutendsten werden zweifellos durch die Niederschläge geliefert. Soll aber jeder Regen, auch der stärkste Platzregen, vollständig Aufnahme in den Canälen finden, so resultiren solche Dimensionen für die Canäle, dass dieselben sehr theuer werden und ausserdem für gewöhnlich eine schlechte Fortbewegung des relativ geringfügigen Inhalts leisten. — Richtiger ist es daher, wenn man die Canäle nur auf Abführung der mittleren Regenmengen und des Hauswassers zuschneidet. Man berechnet zu dem Zweck die Bevölkerungsdichte pro Hektar und schlägt den Wasserconsum, und also auch die Menge des Abwassers, zu 150 Liter pro Kopf an; im Mittel macht dies pro Hektar 1—1·5 Liter pro Sekunde. Dazu kommen dann durchschnittlich circa 3 Liter pro Sekunde abzuführendes Regenwasser.

Was soll aber alsdann mit den grösseren Regenmengen geschehen? Oft fällt das 20fache der hier veranschlagten Menge, von der allerdings höchstens $^1/_3$ in die Canäle gelangt, für die aber doch zweifellos die Capacität der Canäle nicht ausreicht. — Für diesen Fall treten sogenannte Nothauslässe (Regenauslässe) in Funktion, d. h. breite, flache Canäle, welche aus dem obersten Theil der Strassencanäle mit gutem Gefäll direct zum nächsten Wasserlauf führen, und die das Canalwasser erst aufnehmen und ableiten, nachdem es bis zu jenem abnormen Niveau, in welchem die Anfänge der Nothauslässe liegen, gestiegen ist. Da unter solchen Verhältnissen der Canalinhalt immer sehr verdünnt und die Wassermenge des Flusses gross ist, unterliegt dieses Arrangement keinerlei Bedenken.

Gewöhnlich beginnen die Canäle mit 0·23 m Weite und steigen durch 5—6 verschiedene Abstufungen bis 1·7 m. Selten findet man grössere Dimensionen (in London 3·5, in Paris sogar bis 5·6 m).

Das Profil der Canäle ist bei den kleineren rund, bei den grösseren eiförmig (Fig. 71). In grossen runden Canälen kommt es leicht zu einer trägen Fortbewegung und zu einer Durchsetzung des ganzen Rinnsals mit hemmendem Schlamm. Bei der Eiform lagern sich die Schlammtheilchen an der tiefsten Stelle der Rinne ab und darüber kommt ein reger Fluss der Canaljauche zu Stande.

Das Gefälle soll bei Hausleitungen 1:50, bei kleinen Canälen 1:200 bis 300, bei grösseren 1:400—500, bei den grössten 1:1500 betragen. — Die Geschwindigkeit des Stromes ist dann 0·75 m pro Sekunde oder 2·5 km pro Stunde. Dabei sollen auch alle festen Theile, die naturgemäss in die Canäle gelangen, mit fortbewegt werden.

Stossen die Canäle auf einen Strom, so wird ein sogenannter Düker eingerichtet, eine Art Syphon aus eisernem Rohr, der im Flussbett liegt. In demselben kommt es zuweilen zu Stauungen, die aber durch kräftige Spülung zu beseitigen sind.

Eine Spülung der Strassencanäle ist oft erforderlich, namentlich wenn die Dimensionen etwas zu gross gewählt werden mussten, oder wenn längere Zeit stärkere Niederschläge gefehlt haben, oder wenn stellenweise schlammreichere Abwässer aus Fabriken etc. in die Canäle gelangen. Die Spülung geschieht dadurch, dass in einzelnen Canälen eiserne Thüren (sogenannte Spülthüren) geschlossen und nach genügendem Anstau des Canalwassers plötzlich wieder geöffnet werden. Besser wird indess das Wasser aus Flüssen, Teichen oder aus den Hydranten der Wasserleitung zur Spülung verwandt. Auch automatisch wirkende Spülungen lassen sich einrichten.

In die Canäle führen von der Strasse aus die Strassenwassereinläufe und die Einsteigschachte; von den Häusern aus die Fallrohre der Closets, die Rohre für die Hauswässer und die Regenrohre.

Die Einläufe für das **Strassenwasser** liegen meist in den Rinnen neben dem Trottoir, ausserdem auf Höfen etc.; sie sind durch einen Rost von Eisenstäben bedeckt. Da das Strassenwasser viel Sand und Schlamm mitführt, so wird unter dem Einlauf ein **Schlammkasten** oder **Gullie** angebracht, von etwa 1 cbm Inhalt. Ungefähr 1 m oberhalb des Bodens des Gullies befindet sich der Ablauf, der syphonartig nach oben gekrümmt ist, damit die Canalluft nicht durch den Gullie auf die Strasse entweichen und die Passanten belästigen kann. Von Zeit zu Zeit müssen die Gullies geräumt werden, da deren Ablauf sich verstopft, wenn der Schlamm zu hoch ansteigt.

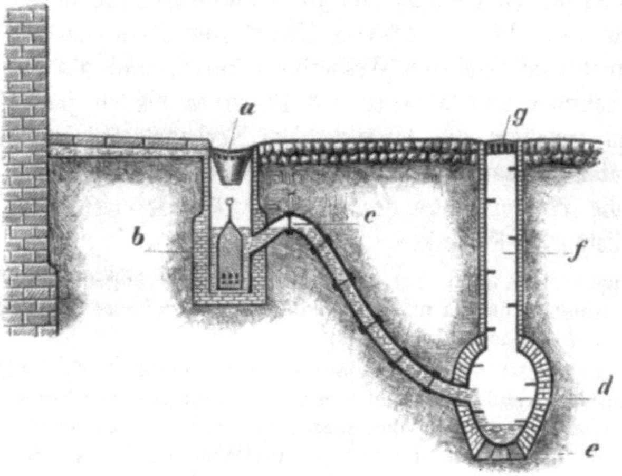

Fig. 72. Profil einer canalisirten Strasse.
a Einlauf für das Strassenwasser. *b* Gullie mit heraushebbarem Schlammkasten. *c* Ueberlauf in den Strassencanal. *d* Strassencanal. *e* Sohlenstück. *f* Einsteigschacht. *g* Durchlochter Deckel.

Die **Einsteigschachte** (Mannlöcher) gehen vom Fahrweg vertikal nach abwärts, sind so weit, dass ein Mann hindurchkriechen kann, und an den Wänden mit Steigeisen versehen. Sie sind in 60—200 m Entfernung von einander angebracht, hauptsächlich an den Strassenecken. Sie dienen 1) zur Revision und Reinigung. Auch die nicht besteigbaren Canäle müssen sich von einem Mannloch bis zum anderen mit Lampen und eventuell mit Hülfe von Winkelspiegeln übersehen lassen. Von dort aus findet auch die Spülung mittelst der Hydranten statt. 2) Zur Aufnahme und Beseitigung der Sinkstoffe. Der Boden der Einsteigschachte wird häufig tiefer gelegt als die Sohle der Canäle; der unterste Theil des Schachts bildet dann ein kleines Bassin, in welchem Sinkstoffe sich ablagern. Von dort werden dieselben mittelst Eimern herausgeschafft. 3) Zur Ventilation der Canäle; die Deckel sind durchlöchert und gestatten der Canalluft den Austritt in's Freie. Einhängen von Kohlenfiltern, das hier und da zur Desodorisation der Canalluft versucht ist, scheint ohne nennenswerthe Wirkung zu sein.

Die von den **Häusern** kommenden Canäle münden in spitzem

Winkel oder in flachem Kreisbogen in die Strassencanäle; ihr Gefälle beträgt 1:50 oder weniger; sie bestehen aus glasirten Steingutrohren oder aus innen und aussen asphaltirtem Eisenrohr. Ihr Durchmesser beträgt circa 15 cm.

Ein Theil dieser Rohre beginnt in den Wasserclosets. Am Ende des Sitztrichters befinden sich entweder bewegliche Klappen; unter den Klappen ist dann meist noch ein Sammelgefäss eingeschaltet und erst an dieses schliesst sich ein Syphon (ein ∽förmig gebogenes Stück, s. Fig. 73) des Fallrohrs an. Oder bei den neueren und besseren Einrichtungen ist das zu üblen Gerüchen Anlass gebende Sammelgefäss fortgelassen, und die Sitztrichter gehen direct in einen Syphon über. Haben die Sitztrichter beckenartige Form, so ist die Einrichtung getroffen, dass immer ein Rest des Spülwassers im Becken stehen bleibt; die Anordnung des Wasserzuflusses muss dann so sein, dass namentlich der Beckenboden kräftig ausgewaschen wird. Meist erfolgt die Spülung nicht direct aus der Leitung, sondern unter Einschaltung eines Spülbehälters, der sich automatisch wieder füllt. Das Fallrohr hat 10—14 cm Durchmesser, besteht aus asphaltirtem Eisen und soll nach oben bis über das Dach hinaus verlängert sein (s. S. 436). Die Höhe der im Syphon als Verschluss dienenden Wassersäule darf nicht unter 2·5 cm betragen.

Der Wasserzufluss zum Closet kann auch automatisch geregelt werden (durch das Oeffnen der Thür, das Niederdrücken des Sitzes etc.). Jedenfalls muss eine reichliche Wassermenge zum Spülen gewährt werden, mindestens 5—10 Liter pro Tag und Kopf (pro Jahr kostet dieser Wasserconsum etwa 25 bis 50 Pfennige). Gegen die übel angebrachte Sparsamkeit der Hauswirthe, welche die Zuflussröhren zum Closet oft mit ganz engen Oeffnungen versehen lassen, ist mit Nachdruck einzuschreiten. — Eine Ventilation des Closetraums ist wünschenswerth, um während der Benutzung Gerüche zu verhindern; ausserhalb der Benutzung ist von gut angelegten Wasserclosets keinerlei Geruch zu merken.

Die Ausgüsse in den Küchen tragen ein unabnehmbares Gitter, welches gröberen Verstopfungen vorbeugen soll; dann folgt ein Syphon, dann ein Fallrohr von 5—8 cm Durchmesser. Letzteres wird nach oben über Dach geführt, nach unten gewöhnlich in den Hof geleitet und, da das Küchenwasser viel zum Reinigen benutzten Sand, ferner Fasern von Tüchern etc. mit sich führt, lässt man es dort gewöhnlich in einem Gullie enden.

Die Regenrohre, welche das Meteorwasser von den Dächern sammeln, gehen von der Hinter- und Vorderfront des Hauses unter dem Trottoir her und münden oben am Scheitel der Strassencanäle.

Von mancher Seite ist viel Werth gelegt auf die Fernhaltung jeder Canalluft von den Häusern, weil man annimmt, dass die

Canalgase infektiöse Krankheiten hervorrufen können. Die Unrichtigkeit dieser Annahme ist bereits oben (S. 418) betont. Eine infektiöse Wirkung der Canalgase kann um so weniger angenommen werden, als dieselben bei wiederholter Untersuchung meistens nahezu frei von Keimen gefunden wurden; die stets feuchten Wandungen der Canäle und Fallrohre machen eine Ablösung von Keimen unmöglich, und nur durch das Verspritzen an der Einmündung der Hausrohre etc. können Tröpfchen entstehen, die in offenen Canalrohren weit fortgeführt werden. Auch hier werden dann aber nur die verbreitetsten Saprophyten mit einiger Wahrscheinlichkeit in Frage kommen; in der That gehörten die Keime, welche man in geringer Zahl häufig, selten in grösserer Zahl in der Canalluft gefunden hat, niemals specifischen infektiösen Arten an, sondern den in der freien Luft stets beobachteten Bakterien, deren Gegenwart schon deshalb selbstverständlich ist, weil ja die Canalluft mit der freien Luft ausgiebig zu communiciren pflegt. Immerhin aber kommt durch die Canalgase eine Belästigung und Beeinträchtigung der Aufnahme der Luft zu Stande; und diese genügt, um Vorkehrungen gegen ein Eindringen der Canalgase in's Haus wünschenswerth zu machen.

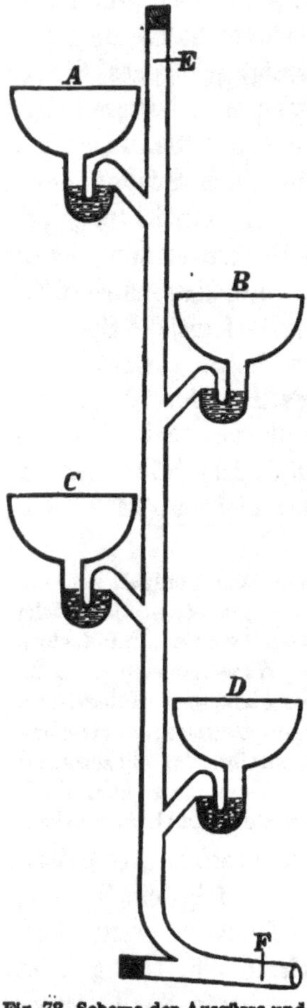

Fig. 78. Schema der Ausgüsse und Syphons eines Hauses.

Eine Fernhaltung der Canalgase vom Hause gelingt einmal durch Ventilation der Canäle. Communicationen der Strassencanäle mit der freien Luft bestehen a) durch die Einsteigschächte; b) durch die über Dach reichenden Closet-Fallrohre; c) durch die Regenrohre. Namentlich die letzteren bieten zahlreiche Auswege für die Canalluft, während die kleinen Oeffnungen der Einsteigschächte relativ wenig in Betracht kommen. Je nach Windrichtung, Windstärke und Temperaturverhältnissen ist die Luftströmung bald in die Canäle hinein, bald aus denselben heraus gerichtet; die Geschwindigkeit der Strömung kann 0·5 m pro Sekunde und mehr betragen. Die angeführten Communicationen genügen aber vollkommen, um ein Einströmen der Canalluft in die Wohnhäuser zu verhindern. — Zuweilen hat man noch besondere Ventilationsthürme mit starken Kohlenfeuerungen zur Aspiration der Canalluft herangezogen, aber im Ganzen ohne entsprechenden Vortheil.

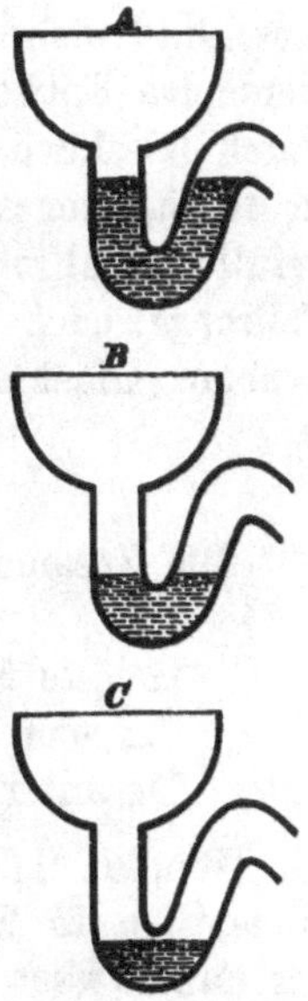

Fig. 74. Verschiedene Füllung der Syphons.
A Normaler, gefüllter Syphon. *B* Geschwächter Syphon. *C* Leer gezogener Syphon.

Zweitens ist der Eintritt von Canalgasen in's Haus durch die nahe der Mündung der Fallrohre angebrachten, mit Wasser stets gefüllten Krümmungen der Rohre, die sogenannten Syphons gehindert. Solche Wasserverschlüsse sind für die Canalgase so gut wie undurchlässig, da die letzteren sich nur sehr wenig in Wasser lösen, die Abdunstungsfläche für die geringfügigen gelösten Mengen klein ist und das abschliessende Wasser oft erneuert wird.

Allerdings kann bei schlechter Construction des Syphons der Wasserverschluss gebrochen werden. Durch Eingiessen grösserer Wassermengen in den Syphon *A* (Fig. 73), die das Fallrohr vollständig füllen und beim Abstürzen hinter sich eine Art Vacuum erzeugen, kann entweder der Syphon *A* selbst leer gezogen werden; oder es wird eventuell ein anderer, an dasselbe Fallrohr angeschlossener Syphon *B* oder *C* entleert. Oft kommt es nur zu einer theilweisen Entleerung (*B* in Fig. 74); die abschliessende Wassersäule ist dann aber zu niedrig, um einem mässigen Ueberdruck von Gasen Stand zu halten. Nicht selten bleibt sogar so wenig Wasser zurück, dass eine ungehinderte Communication der Luft durch den Syphon besteht (*C* in Fig. 74).

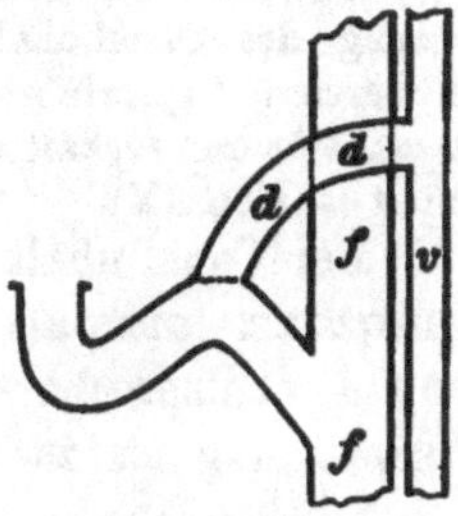

Fig. 75. Schutzvorrichtung an Syphons.
f Fallrohr. *v* Ventilationsrohr. *d* Verbindungsrohr.

Ein solches Leerziehen von Syphons tritt jedoch nur ein, wenn das Fallrohr abnorm eng und oben (bei *E*) geschlossen ist, und es kann mit Sicherheit dadurch vermieden werden, dass das Syphon- und Fallrohr weiter, die Eingussöffnung aber enger gemacht wird; ferner dadurch, dass man das Fallrohr offen über Dach enden lässt. Auch ein offenes Rohr (*d* in Fig. 75), welches vom Scheitel des Syphons in ein über Dach verlängertes Ventilationsrohr geführt wird, gewährt Schutz gegen dieses Absaugen des Verschlusses. — Eine andere Art der Entstehung von Insufficienz der Syphons ist die, dass die herabfallende Wassermasse vor sich die Luft stark comprimirt, dadurch den Wasserverschluss weiter unten gelegener Syphons (*C* und *D* in Fig. 73) bricht und dieselben dabei so weit entleert, dass kein ausreichender Abschluss mehr vorhanden ist. Es kann dies aber nur vorkommen, wenn das Entweichen der Luft aus dem Fallrohr gehindert ist, z. B. durch fälschlich angebrachte nochmalige Syphons vor dem Uebergang in die Strassencanäle; ausserdem nur bei engen, beim Eingiessen völlig gefüllten Fallrohren. Erleichterung des Abflusses in die Canäle, weite Fallrohre oder auch die in Fig. 75 dargestellten, am Scheitel der Syphons angebrachten Luftrohre verhüten auch diese Insufficienz.

b) Beseitigung des Canalinhalts.

Die Zusammensetzung des Canalwassers ist im Mittel folgende:

	Milligramm in 1 Liter	
Gelöste Stoffe	700	1200
Suspendirte Stoffe	500	
Darunter organische		400

Werden die Fäkalien abgefahren, so macht das nach den zahlreichen, namentlich in England gasammelten Zahlen sehr wenig Unterschied; das Canalwasser enthält dann:

Gelöste Stoffe . . .	820 mg in 1 Liter
Suspendirte Stoffe . .	360 „ „ „ „

Dadurch, dass das reichliche Spülwasser der Closets fehlt, wird also der Gehalt der fäkalienfreien Canaljauche an gelösten Substanzen sogar etwas erhöht, und nur die suspendirten Stoffe werden durch das Fehlen der Fäces um ein geringes vermindert.

Abwässer aus Fabriken können eine wesentlich abweichende Zusammensetzung des Canalinhalts bewirken. Die aus Färbereien, Wollmanufakturen, Gerbereien, Papierfabriken etc. stammenden Abwässer zeigen meist einen 5 bis 10 mal höheren Gehalt an festen Bestandtheilen, als der durchschnittliche Canalinhalt (s. Kap. IX).

Der Canalinhalt ist somit für gewöhnlich viel zu dünn, um etwa transportirt und als Dünger benutzt zu werden, und von jeher hat man dementsprechend zunächst daran gedacht, denselben ohne weitere Verwerthung los zu werden durch

Einlauf in die Flüsse.

Daraus entsteht aber häufig eine nicht unbedenkliche Verunreinigung der Flüsse. Man hat in dieser Beziehung bereits sehr zahlreiche schlechte Erfahrungen gemacht; in London war die Themse, in Paris die Seine bald derart durch Canalwasser getrübt und gab zu solchen Gerüchen Anlass, dass die Anwohner weit hinaus auf's Aeusserste belästigt wurden; die Fische starben ab, irgend welche Benutzung des Wassers zum Waschen, Baden u. s. w. war unmöglich. Gleiche Beobachtungen wurden in Frankfurt a. M. gemacht. Die kolossalsten Grade von Verunreinigungen sind in den Industriebezirken Englands vorgekommen. Uebrigens waren hier — wie überhaupt bei der Flussverunreinigung — die Fabrikabwässer weitaus am stärksten betheiligt.

In erster Linie sind es die suspendirten sog. Sinkstoffe, die das Wasser schon äusserlich verändern; sie führen zu Schlammablagerungen, in denen die Fäulniss immer weiter um sich greift, und die sich schliesslich so ansammeln, dass eine häufige Entfernung durch Baggern nöthig wird. — Ausser den Sinkstoffen führen die schwimmenden Stoffe (Papier, Ballen von Fäces etc.) zu Belästigungen, indem sie sich leicht an Schiffen oder am Strauchwerk der Ufer ansetzen, namentlich wenn letztere flach sind und der Fluss einen gewundenen Lauf hat.

Die sanitären Bedenken einer solchen Flussverunreinigung liegen theils in der fortgesetzten Entwickelung von Fäulnissgasen, die sich aus den Schlammmassen entwickeln, theils in den Giften (Arsenik, Blei), welche in den Abfallstoffen der Fabriken und Hütten enthalten sein können.

Die erheblichste Gefahr bieten jedoch die Infektionserreger, besonders Typhus- und Cholerabacillen, die zu Zeiten mit den Abfallstoffen in das Flusswasser gelangen. Dieselben können zahlreiche Infektionen veranlassen, wenn das verunreinigte Flusswasser als Trink- oder Wirthschaftswasser, zum Baden oder zur Wäsche benutzt wird.

Liegen allerdings längere Strecken hindurch keine Ortschaften am Flusse oder wird wenigstens das Wasser des Flusses von den Anwohnern nur wenig benutzt, so ist geringe oder gar keine Gelegenheit zur Infektion gegeben, und in solchen Fällen hat sich auch ein gesundheitschädlicher Einfluss der Flussverunreinigungen nicht nachweisen lassen.

Gewöhnlich ist aber durch vielseitige Benutzung des Flusswassers reichliche Infektionsgelegenheit vorhanden. Die Verdünnung, in welcher sich die Infektionserreger im Flusswasser befinden und welche eigentlich die Infektionschancen ausserordentlich herabmindern sollte, wird durch eine vielfache Benutzung durch Tausende von Menschen wieder ausgeglichen. Ausserdem sind Cholera- und Typhusbacillen unter geeigneten Bedingungen im Flusswasser wahrscheinlich vermehrungsfähig. Am ausgeprägtesten ist die gefährliche Rolle verunreinigter Flüsse in aussereuropäischen Ländern zu beobachten, z. B. beim Ganges, dessen stark beschmutztes und doch zu allen möglichen Zwecken benutztes Wasser zur Verbreitung der Epidemieen zweifellos viel beiträgt. Aber auch in

Europa sind bis in die neueste Zeit Cholera- und Typhusepidemieen vorgekommen, welche auf den Genuss verunreinigten Flusswassers zurückzuführen waren.

Uebrigens lassen auch noch volkswirthschaftliche Bedenken, namentlich die Beeinträchtigung der Fischzucht, ein Einleiten des Canalinhalts in die Flüsse bedenklich erscheinen.

Es würde unrichtig sein, wollte man die Einleitung der Canaljauche in die Flüsse principiell für alle Fälle verbieten; die Entscheidung ist vielmehr abhängig zu machen: 1) von der Menge und Concentration der gelieferten Canaljauche, 2) von der Wassermenge des Flusses, 3) von dessen Stromgeschwindigkeit, 4) von der Ufergestaltung und dem Verlauf des Flusses, 5) insbesondere von der Bewohnung der stromab gelegenen Ufer bezw. der Menge der Schiffer und von der Intensität der Benutzung des Flusswassers. — Das Verhältniss zwischen der Menge der Jauche und der Wassermenge kann geradezu verschwindend klein werden; in Paris ist dasselbe 1:13, in Frankfurt 1:900, in Biebrich-Wiesbaden 1:8000. In Paris würde demnach eine Einleitung der Canaljauche selbstverständlich unstatthaft sein, in Wiesbaden dagegen ist eine solche vielleicht zulässig, wenn keine zum Absatz disponirenden Ufer im weiteren Verlauf auftreten, gutes Stromgefälle vorhanden ist und das Wasser auf der zunächst stromabwärts gelegenen Strecke nicht von Anwohnern oder Schiffern benutzt wird. Schliesslich ist ja wahrscheinlich eine unschädliche Verdünnung selbst eines infektiösen Canalinhalts erreichbar, derart, dass keinerlei Chancen mehr für Infektionen bestehen und dass schon längst keine stinkenden Gase mehr auftreten können. Es würde sehr wichtig sein, diese Grenzen der unschädlichen Verdünnung genauer, als wir sie bis jetzt kennen, festzulegen. — Zu beachten ist übrigens noch, dass die Mischung der Jauche mit dem Flusswasser sehr langsam und zunächst immer nur mit einem Theil der letzteren erfolgt.

Allmählich tritt im Verlauf des Flusses eine Selbstreinigung ein, die bereits S. 196 näher charakterisirt wurde. Dazu kommt die Aufnahme von reinem Grundwasser und reineren Nebenflüssen, so dass nach längeren Strecken das Flusswasser in seinem chemischen Verhalten und in Bezug auf den Gehalt an saprophytischen Bakterien ungefähr wieder seine frühere Beschaffenheit zeigen kann; ob zu dieser Zeit auch die Infektionserreger verschwunden sind, resp. wie weit dieselben unter Umständen transportirt werden können, darüber ist noch nichts Sicheres bekannt.

In der überwiegenden Mehrzahl der Fälle wird es daher den hygienischen und volkswirthschaftlichen Grundsätzen besser entsprechen, wenn eine Reinigung des Canalwassers vor dem Einfluss in die Flussläufe versucht wird.

Die Reinigung muss namentlich die suspendirten Stoffe organisirter Natur und die Infektionserreger betreffen, und zwar sind diese möglichst vollständig zu entfernen resp. zu tödten. Ferner sind auch die fäulnissfähigen Stoffe so weit zu beseitigen, dass nach dem Einlassen in den Fluss keine stärkere Verfärbung und Trübung des Wassers und kein Fäulnissgeruch (insbesondere kein Aufsteigen von Gasblasen aus dem abgesetzten Schlamm) mehr zu erwarten ist.

Eine derartige Reinigung ist nun in der That verhältnissmässig leicht ausführbar, und zwar zunächst durch

Bodenfiltration und Berieselung.

Der Boden ist nach den Seite 172 gegebenen Ausführungen zur Reinigung der Canaljauche vorzüglich geeignet. Feinporiger Boden hält alle suspendirten Stoffe, Gase, fermentartige und eiweissartige Stoffe energisch zurück; dann entwickelt sich, sobald seine Poren stets oder zeitweise mit Wasser und Luft gefüllt sind, ein reges Bakterienleben und eine vollständige Mineralisirung des Stickstoffs und Kohlenstoffs.

Einigermaassen gelingt schon eine Reinigung der Canalwässer mittelst Filtration. 1 cbm Boden vermag etwa 40 Liter Canalwasser zu reinigen; also sind bei einer 2 m tiefen Schicht des Bodens für 100 000 Menschen nur etwa 20 ha Boden in Arbeit zu nehmen. In ähnlicher Weise lässt sich auch Torfgrus benutzen. — Die Filtration erleidet jedoch öftere Unterbrechungen und Störungen, und zwar deshalb, weil schliesslich die obere Bodenschicht zu schwer durchlässig wird; sie verschlammt und muss von Zeit zu Zeit künstlich gelockert werden. Ausserdem bleibt der Boden allmählich anhaltend feucht, es fehlt an lufthaltigen Poren, und die Nitrate häufen sich an; diese Umstände beeinträchtigen aber die fernere Mineralisirung. Derart übersättigter Boden liefert dann grosse Mengen stinkender Gase und ist für längere Zeit funktionsunfähig.

Diese Nachtheile werden vermieden, wenn man auf dem zur Reinigung benutzten Boden Pflanzungen anlegt. Die Pflanzen consumiren die Nitrate, sie lockern mit ihren Wurzeln die oberen Bodenschichten und bringen ausserordentlich viel Wasser zur Verdunstung. Dadurch machen sie ein Feld immer wieder geeignet zur Aufnahme und Reinigung neuer Jauche. Zugleich kann in dieser Weise leicht eine landwirthschaftliche Verwerthung des Stickstoffs und der Phosphorsäure der Jauche stattfinden. — Von diesen Gesichtspunkten hat man sich bei der sogenannten Berieselung leiten lassen.

In England sind Rieselfelder schon seit langer Zeit verbreitet; man findet sie dort bereits in etwa 200 Städten. In Deutschland sind sie in grösserem Maassstabe in Danzig, Breslau, Berlin ausgeführt, für viele Städte sind sie projectirt.

Entweder besteht die Berieselung nur in einer Art Bewässerung, wobei die Jauche oberflächlich über das Land wegläuft; besser aber ist es, die Jauche in den Boden eindringen zu lassen und sie erst in gewisser Tiefe wieder abzuführen. Alsdann ist eine Drainage des Bodens unerlässlich. Die Drainröhren sammeln das durchgeflossene

Wasser in Gräben und diese führen es schliesslich einem Wasserlauf zu. Unterlässt man die Drainage, so steigt das Grundwasser bald mächtig an und das Terrain versumpft. — Lehm- und humushaltiger Boden ist am geeignetsten. Bei zu starkem Lehmgehalt entstehen leicht Sprünge und Risse, die zu unvollkommener Reinigung führen.

Die Berieselung entspricht durchaus den an ein vollständiges Reinigungsverfahren zu stellenden Anforderungen. Die suspendirten Stoffe und die Bakterien werden vollständig zurückgehalten. Die gelösten organischen Stoffe werden um 60—80 Procent, die anorganischen um 20—60 Procent vermindert. Ammoniak und Phosphorsäure bleiben beinahe ganz, Schwefelsäure wenig, Chlor fast gar nicht im Boden zurück. — Natürlich kann auch bei der Berieselung Uebersättigung des Bodens eintreten; es muss daher ein geordneter Betrieb eingehalten werden, zu welchem sehr viel disponibles Land gehört. Erfahrungsgemäss hat man für je 4—500 Menschen mindestens 1 ha zu rechnen. — Die Felder werden des Preises und der immerhin möglichen Ausdünstung wegen fern von der Stadt gewählt, jedoch nicht zu fern, weil sonst die Druckrohre zu lang und die Kosten für die Beförderung der Jauche zu hoch werden.

Die im Hauptcanal gesammelte Canaljauche wird zunächst in einen Sandfang geleitet. Dort sollen die Sinkstoffe sich ablagern; ausserdem ist ein Gitter zur Zurückhaltung schwimmender Stoffe angebracht. Die Sinkstoffe werden durch einen Lokomobilenbagger fortwährend herausgebaggert und demnächst abgefahren. Die so von den schwebenden Bestandtheilen gereinigte Canaljauche kommt dann in die Pumpstation und wird von dort mittelst starker Dampfmaschinen in ein eisernes Druckrohr gehoben bis zu einem Auslass, von wo die Jauche mit natürlichem Gefälle auf die Rieselfelder gelangen kann.

Gewöhnlich übernimmt von der Ausmündung des Druckrohres an ein offener oder gedeckter Canal die Weiterleitung der Jauche. Der Canal liegt auf einem Damm, der die Rieselfelder um einige Meter überragt. Alle 400 m sind in dem Canal Stauschützen angebracht, welche mittelst einer Schraubenvorrichtung auf- und niedergezogen werden können. Von diesem Hauptzufuhrcanal aus gehen dann seitlich Canäle ab auf die einzelnen Felder, und auch diese Abzweigungen können durch Stauschützen verschlossen werden.

Die Felder sind sorgfältig aptirt, sie sind gewöhnlich 80—90 m breit und 200—500 m lang, also Flächen von $1^1/_2$—4 ha. Sie zeigen eine doppelte Neigung, einmal der Länge nach mit einem Gefälle von 1 : 1000, zweitens von der in ihrer Mitte verlaufenden Längsachse nach den Seitenrändern zu mit einem Gefälle von 1 : 500. In der Längsachse liegt ein Graben, der wiederum von 50 zu 50 m mit Stauwehren versehen ist. Soll nun ein bestimmtes Feldes berieselt werden, so werden zunächst im Hauptzufuhrgraben die Schützen bis zu dieser Stelle gezogen, hinter der Stelle geschlossen; die bis dahin vorhandenen seitlichen Abfuhrcanäle werden ebenfalls geschlossen, so dass die ganze Wassermasse sich nur in den einen Seitencanal ergiesst, der nach dem betreffenden

Felde führt. In dem Graben dieses Feldes wird dann zunächst die erste Schütze geschlossen; der Graben füllt sich bald, läuft an den Seiten über und in Folge der geschilderten Neigung des Terrains werden die beiden Seiten des vorderen Abschnitts des Feldes gleichmässig überfluthet. Dann wird die erste Schütze gezogen und die folgende niedergelassen; das Wasser dringt nun um so viel weiter im Graben vor und überfluthet den nächsten Theil des Feldes, und so fort, bis das ganze Feld berieselt ist. Am Ende befindet sich gewöhnlich ein sogenanntes Auslassfeld, das tiefer liegt, als die Sohle des Grabens und schliesslich den Inhalt des Grabens nufnimmt.

Alle Felder sind durch Drainröhren drainirt, die in Abständen von 12 bis 25 m und am oberen Ende 1·3 m unter dem Niveau liegen. Sie münden in die Verzweigungen eines Entwässerungsgrabens, der schliesslich das gesammte gereinigte Canalwasser aufnimmt und dem Flusse mit natürlichem Gefälle zuführt.

Im Winter kann die Berieselung fortgesetzt werden, wenn das Canalwasser in einem geschlossenen Canal befördert wird, wo es hinreichend hohe Temperatur behält; andernfalls müssen grosse Staubassins angelegt werden, deren Boden nach der Entleerung bepflanzt wird.

Der Betrieb der Rieselfelder ist gewöhnlich in Händen eines Pächters. Gebaut werden theils Gras und Weiden, die im Frühjahr und Sommer berieselt werden müssen und ein dünnes Canalwasser verlangen, ferner Gemüse, Rüben, Tabak, auch Raps und Getreide, deren Felder im Herbst und Winter mit concentrirter Jauche berieselt werden.

Die Rieselfelder haben bisher überall, wo sie einigermaassen rationell betrieben wurden, gute Resultate ergeben. Nur da wo die Drainage unterlassen oder mangelhaft angelegt war, stellte sich eine Versumpfung, übler Geruch und auch wohl eine Disposition des Bodens zu Malaria her. Wo indess die Drainage vorschriftsmässig ausgeführt und keine übermässige Berieselung vorgenommen wurde, ist die Belästigung durch Gerüche unerheblich und beschränkt sich auf den nächsten Umkreis der Rieselfelder.

Besondere Aufmerksamkeit hat man der Frage der Verbreitung von Infektionskrankheiten durch die Rieselfelder zugewendet.

Da in der Canaljauche eine gewisse Anzahl von Infektionskeimen stets enthalten ist und da keine baldige Vernichtung derselben im Boden erfolgt, so müsste man eigentlich erwarten, dass die Rieselfeldarbeiter, die doch in vielfache Berührung mit der frisch imprägnirten Erde kommen, Infektionen sehr ausgesetzt sind. Aber offenbar ist die Canaljauche auch schon ehe sie auf die Rieselfelder kommt, nicht so gefährlich, als vielfach angenommen wird. Die Canalarbeiter beschmutzen sich täglich mit Resten der Jauche oder der Sinkstoffe; die Arbeiter am Sandfang sind fortgesetzt den Berührungen mit Sinkstoffen exponirt; und doch wird auch unter dieser Kategorie von Arbeitern durchaus kein häufigeres Auftreten von Infektionskrankheiten beobachtet. Diese relative Unschädlichkeit des Canalinhalts ist einmal auf die starke

Durchmischung und Verdünnung des Inhalts zurückzuführen. Die einzelnen, concentrirten Infektionsquellen sind in dem Chaos von harmlosen Bakterien und anderen körperlichen Elementen vertheilt. Zweitens beruht die Ungefährlichkeit darauf, dass Berührungen der Schleimhäute nur in geringem Umfang und mit minimalen Bruchtheilen des Canalinhalts stattfinden. Selbstverständlich bestehen keinerlei Chancen dafür, dass in solchen kleinsten Partikelchen Infektionserreger enthalten sind. Dass hier und da Infektionen vorkommen, ist natürlich nicht ausgeschlossen. Aber dieselben repräsentiren Curiosa, die sich nicht gegen die hygienische Zulässigkeit der ganzen segensreich wirkenden Anlage in's Feld führen lassen. — Etwas anderes ist es, wenn ganze Bevölkerungen z. B. von einem mit der Canaljauche hochgradig verunreinigten Wasser vielseitigen Gebrauch machen, wenn Arbeiter das Drainwasser trinken etc. Dadurch wird dann eine so ausgiebige Berührung mit der Canaljauche hergestellt, dass mit grosser Wahrscheinlichkeit auch gelegentlich Infektionserreger aufgenommen werden.

Gegen die Rieselfelder wird neuerdings eingewendet, dass der Boden trotz aller Vorsicht bald verschlammt und den erwarteten Effekt nicht mehr leistet; daher ist der Ankauf immer neuer Terrains erforderlich. — Es weisen diese Erfahrungen aber nur darauf hin, dass auch bei der Benutzung von Rieselfeldern eine bessere vorgängige Entfernung der suspendirten Stoffe als bisher versucht werden muss. Wird dieselbe unter Zuhülfenahme einfachster Einrichtungen zur Fällung und Klärung bewirkt, so sind zur Befreiung des Canalwassers von den gelösten Stoffen und von den Resten der suspendirten Theile viel geringere Bodenflächen ausreichend; ja es kann, je sorgfältiger die Klärung geschieht, die Berieselung um so mehr der weit billigeren Form der Bodenfiltration genähert werden. Gerade die Combination von Klärung und Bodenreinigung scheint für viele Fälle die günstigste Lösung der Frage der Abwässerreinigung zu liefern.

Orte, welche kein geeignetes Terrain für Rieselfelder oder Bodenfiltration in der Nähe haben, sind lediglich angewiesen auf

Reinigung des Canalwassers durch chemische Fällung und mechanische Abscheidung.

Die chemischen Zusätze, welche bei diesem Verfahren zu Anwendung kommen, sind die gleichen wie diejenigen, welche im kleinen Maassstabe den in Gruben angesammelten Fäkalien zugesetzt werden und welche bereits S. 428 aufgezählt sind.

Alle diese Klärmittel werden mit bestem Erfolg bei Fabrikabwässern angewandt, die eine mehr gleichmässige Zusammensetzung haben;

bei dem Canalinhalt ist es schwieriger, gute Resultate zu erzielen, weil hier die Zusammensetzung ausserordentlich nach Ort und Zeit schwankt.

Es sind wesentlich zwei Methoden in Gebrauch. Entweder werden Klärbecken angelegt, in denen das Canalwasser zu sehr langsamer Strömung oder zur Stagnation gezwungen wird, nachdem es vorher mit geeigneten, Niederschläge hervorrufenden Chemikalien versetzt ist; in diesen Becken sollen dann alle suspendirten Bestandtheile zu Boden fallen. Oder man richtet aufsteigende Filtration ein. Das mit Chemikalien versetzte Wasser lässt man zu dem Zwecke am Boden von Gruben oder stehenden Cylindern eintreten und dann oben abfliessen, so dass das aufsteigende Wasser die herabsinkenden Schlamm- und Niederschlagmassen passiren und gerade dadurch einer vollständigeren Klärung unterliegen muss. — In jedem Falle müssen vorher die schwimmenden Massen, Papier u. s. w. und ebenso die gröberen Sinkstoffe, Sand u. s. w. abgeschieden werden; daher muss auch bei diesen Vorrichtungen (wie bei der Berieselung) das Canalwasser Sandfänge und Siebe passiren.

Als Beispiel der ersten Methode sei die Anlage in Frankfurt a. M. angeführt. Der Hauptcanal mündet zunächst in einen runden Sandfang; darauf folgt eine Mischkammer; in welcher die Wässer mit den Chemikalien, und zwar mit Kalk und Thonerdesulfat, durch Rührwerke gemischt werden. Von hier gelangen dieselben in die sogenannte Zuleitungsgalerie, die erheblich weiter ist, als der Canal, so dass die Strömung etwa um das Zehnfache verlangsamt wird; und von dieser Galerie aus wird das Wasser in die eigentlichen Klärbecken geleitet. Die Sohle derselben ist so geneigt, dass die Wassertiefe allmählich von 2 bis zu 3 m steigt; dadurch kommt eine allmähliche Verlangsamung des Stromes zu Stande. Der Eintritt des Wassers in die Klärbecken erfolgt 5 cm unter dem Wasserspiegel durch breite, niedrige Schüttöffnungen. Nach dem Durchfliessen der Klärbecken tritt das allmählich von allen Sinkstoffen befreite Wasser in etwa 3 cm starkem Strahl über das Auslasswehr in die sogenannte Ableitungsgalerie und von dieser in den Main. — Die Klärbecken sind überwölbt, haben aber Licht- und mehrere Schachtöffnungen.

Die Entleerung der mit Schlamm gefüllten Klärbecken geschieht so, dass zunächst die Zufuhr zu dem einzelnen Klärbecken abgesperrt wird. Dann lässt man den wässerigen Inhalt schichtenweise in einen besonderen Entleerungscanal absaugen, darauf wird der dünnflüssige, am geneigten Ende angesammelte Schlamm abgepumpt und mittelst eines Dampfkrahns der feste Schlamm in Kübeln zu den Schachtöffnungen herausgewunden. Auf grossen Schlammlagerplätzen, die drainirt sind, lässt man den Schlamm dann so weit eintrocknen, bis er stechbar geworden ist. Ferner sind im Maschinenhaus Filterpressen vorgesehen, um die letzten Reste Wasser auszupressen und den Schlamm transportfähig zu machen.

Eine sehr übersichtliche Anlage, in welcher Klärbecken und aufsteigende Filtration combinirt sind, besteht in Wiesbaden (s. Fig. 76). Dort ist erst ein

System von vier Vorkammern eimgerichtet, Gruben, in welchen aufsteigende Filtration stattfindet; gleichzeitig erfolgt dort eine innige Mischung mit den Chemikalien und ein allmähliches Absinken der Schlammtheile. Durch einen breiten, schmalen Ueberlauf tritt das so schon theilweise gereinigte Wasser in 3 Klärbecken, in welchen nunmehr völlige Klärung durch Absetzen stattfindet. Der Zusatz besteht nur in Kalk; die Mischung geschieht in zweckmässiger Weise durch ein Luftgebläse.

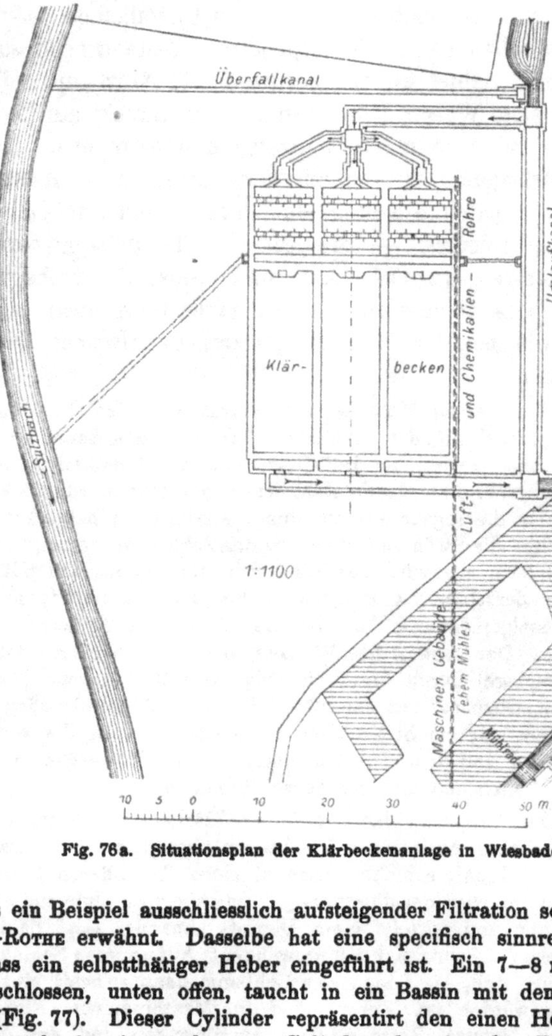

Fig. 76a. Situationsplan der Klärbeckenanlage in Wiesbaden.

Als ein Beispiel ausschliesslich aufsteigender Filtration sei das System von Röckner-Rothe erwähnt. Dasselbe hat eine specifisch sinnreiche Einrichtung darin, dass ein selbstthätiger Heber eingeführt ist. Ein 7—8 m hoher Cylinder oben geschlossen, unten offen, taucht in ein Bassin mit dem zu reinigenden Wasser (Fig. 77). Dieser Cylinder repräsentirt den einen Heberschenkel, der andere besteht in einem oben am Cylinder abzweigenden Rohre, das in ein etwas tiefer liegendes Bassin führt und dort unter Wasser endet. Oben auf dem Cylinder ist ein Verlängerungsrohr (*G*—*H*) angebracht, von welchem ein Rohr zu einer Luftpumpe geht. Durch die letztere wird die Luft im Cylinder beim Inbetriebsetzen so lange verdünnt, bis das Wasser über der Mündung des Ablaufrohres steht. Damit beginnt dann die Heberwirkung, welche anhält, so lange die Luftverdünnung dauert und so lange das Niveau im Abflussbassin tiefer steht als im Zuflussbassin (*h*).

Um das Canalwasser gleichmässig in dem Cylinder zu vertheilen, lässt man dasselbe einen Stromvertheiler passiren, der durch den ganzen Querschnitt des Bassins sich erstreckt. Derselbe ist dadurch hergestellt, dass von dem Einströmungsrohr Lattenstäbe

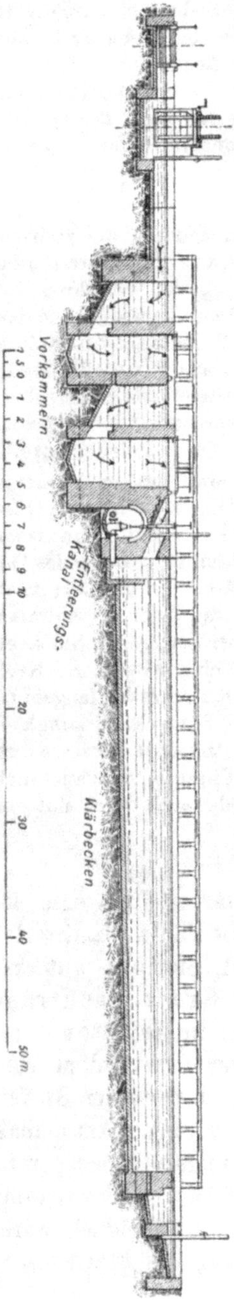

Fig. 76b. Profil der Wiesbadener Klärbecken (an der Stelle der gestrichelten Linie in Fig. 76a

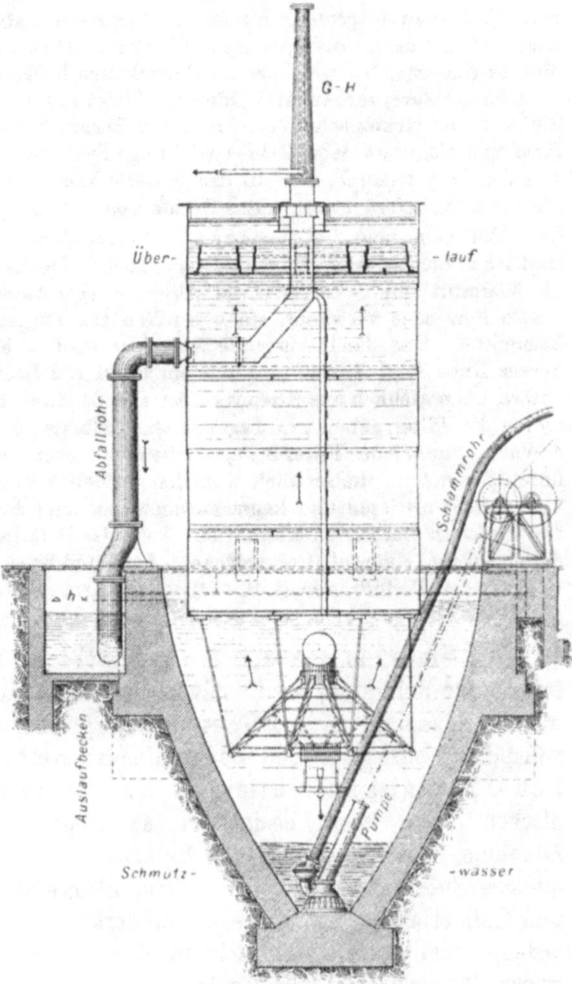

Fig. 77. Klärvorrichtung nach RÖCKNER-ROTHE.

in einem Winkel von etwa 30° nach abwärts gehen und jalousieartig mit queren Holzstäbchen verbunden sind. Der niedersinkende Schlamm fällt auf diesen Jalousieentrichter, das aufsteigende Wasser muss durch denselben hindurchtreten. Bei dieser Begegnung kommt dann eine sehr gründliche Reinigung zu Stande.

Auch bei diesem Verfahren wird das Wasser zunächst durch Sandfang und Siebe gereinigt. Die zugesetzten Chemikalien sind Kalk und Aluminiumsulfat; die Mischung des Zusatzes soll sich einigermaassen nach der Qualität der Abwässer richten, worüber an jedem Orte besondere Erfahrungen zu sammeln sind.

Es sind noch zahlreiche andere Klärverfahren angegeben, die meistens nicht Proben in so grossem Maassstabe bestanden haben wie die vorerwähnten, aber bei kleineren Anlagen gute Resultate gaben; z. B. das Verfahren von Müller-Nahnsen, bei welchem als Chemikalien Kalk, Aluminiumsulfat und lösliche Kieselsäure verwendet werden (es bildet sich unlösliches Kalk-Aluminium-Silikat); das Hulwa'sche Verfahren; der Zusatz besteht aus Eisen, Thonerde, Kalk und Magnesia nebst Zellfaser. Einige Systeme beseitigen den Ueberschuss von Aetzkalk dadurch, dass in das geklärte Wasser Schornsteinluft, die grosse Massen CO_2 liefert, event. unter Zusatz von schwefliger Säure geleitet wird.

Bei dem neuen Ferrozone-Polarite-Verfahren, das in mehreren englischen Städten eingeführt und jetzt auch in Deutschland empfohlen ist, wird als Klärmittel für 5—10000 Liter Abwasser (bei Ausschluss des Regenwassers) 1 Kilo Ferrozone verwandt, ein wesentlich aus Thonerdesulfat bestehendes Geheimmittel. Das damit versetzte Abwasser wird in Klärbecken geleitet; nach kurzer Ruhe folgt Filtration durch ein Filter aus Sand und Polarite (schwarze, poröse, hauptsächlich aus Eisenoxyd bestehende Masse in erbsengrossen Stücken). Durch die Filter gehen pro Tag und Quadratmeter 3—5 cbm Abwässer. Nach 4 Wochen muss jedes Filter 8 Tage unbenutzt stehen zur Regeneration (angeblich durch Sauerstoff-, thatsächlich wohl hauptsächlich durch Bakterienwirkung). — Es ist nicht erwiesen und kaum anzunehmen, dass das Ferrozone besser wirkt, wie die sonst bekannten Klärmittel. Auch das Polarite-Filter ist voraussichtlich durch anderes Material (Cokesstücke + Sand und Kies) oder auch durch einfache Boden- oder Torffiltration (s. S. 444) zu ersetzen.

Die Frage, in wie weit die beschriebenen Klärverfahren eine befriedigende Reinigung des Canalwassers leisten, muss dahin beantwortet werden, dass sie in der That die suspendirten Stoffe so gut wie vollständig entfernen und dadurch schlimmere Grade nachträglicher Fäulniss ausschliessen. Dagegen werden die gelösten organischen Stoffe wenig beeinflusst; sie zeigen sogar nicht selten eine Zunahme, weil z. B. durch den Kalkzusatz aus den suspendirten Stoffen manche Substanzen in lösliche Form übergeführt werden. Ammoniak und Kali erfahren fast keine Verminderung, Phosphorsäure dagegen in bedeutendem Grade, doch nicht so, dass (wie man früher wohl annahm) wegen Mangels an Phosphorsäure ein Bakterienleben unmöglich wäre. Eine gewisse Fäulniss und belästigende Veränderung des Flusswassers ist daher trotz der Klärung noch möglich, wenn nicht die Masse des Flusswassers eine stärkere Verdünnung des Canalwassers bewirkt. Will man auch die gelösten Stoffe beseitigen, so bleibt kein anderes Mittel, als nachträgliche Bodenfiltration oder Berieselung, deren Ausführung eben oft an den lokalen Verhältnissen scheitert.

Am wichtigsten ist das Verhalten der Mikroorganismen. Dieselben werden durch die Fällungen jedenfalls massenhaft abgeschieden; der Erfolg der Präcipitation und des Absetzens für sich allein ist aber niemals ein vollständiger, wie dies früher wohl behauptet wurde. Ein Absinken des Bakteriengehalts auf Null wird vielmehr nur dann beobachtet, wenn ein Ueberschuss desinficirender Mittel zugesetzt war, welcher eine Schwächung und Tödtung der in der geklärten Flüssigkeit noch vorhandenen Bakterien herbeiführt. Am kräftigsten wirken in dieser Richtung Aetzkalk und Magnesia, welche bereits in 0·1 procentiger Lösung binnen $1^1/_2$ Stunden Cholera- und Typhusbacillen vernichten, und die saueren Fällungsmittel (Thonerde- und Eisensulfat), bei welchen der Gehalt an freier Säure für die Bakterientödtung in Betracht kommt (Grenze ebenfalls etwa bei 0·1 Procent).

Reagirt das Ablaufwasser stark alkalisch durch überschüssigen Aetzkalk oder stark sauer, so findet man nahezu keine lebensfähigen Bakterien mehr in demselben und sicher keine Typhus- und Cholerabacillen, welche von Infektionserregern hier eigentlich allein in Betracht kommen. Fehlt es aber an Kalk- oder Säureüberschuss, so sind noch Bakterien vorhanden, und zwar hat man bis zu 250 000 in 1 ccm gefunden. Dass unter diesem übrigbleibenden kleinen Bruchtheil nun gerade infektionstüchtige pathogene Keime enthalten sind, ist freilich wenig wahrscheinlich, aber möglich.

Der Einlass des geklärten Wassers in einen grösseren Fluss erscheint somit unter Umständen (namentlich wenn das Flusswasser wenig benutzt wird) statthaft, selbst wenn noch ein Bruchtheil der Bakterien lebensfähig geblieben ist. Unbedingt zulässig wird ein solcher Einlass aber erst dann werden, wenn durch überschüssigen Aetzkalk oder Säure alle Bakterien (mit Ausnahme besonders widerstandsfähiger Saprophyten) getödtet sind.

Leider darf aus anderen Gründen mit dem Zusatz der Desinficientien nicht zu rücksichtslos vorgegangen werden. Namentlich ist der Aetzkalk für die Fische sehr schädlich; ausserdem entsteht aus dem Calciumbicarbonat des Flusswassers durch Aetzkalk eine Fällung von Calciumcarbonat, die das Wasser trübe macht. Entweder wird man daher darauf hinausgehen müssen, immer nur einen möglichst geringen, aber für **pathogene** Bakterien bereits schädlichen Gehalt an Aetzkalk bezw. Säure (etwa 1·0 pro mille) herzustellen; oder das Klärwasser muss vor dem Einleiten in den Fluss neutralisirt werden, bei Kalkverwendung z. B. mit Kohlensäure (Luft, Schornsteinluft).

Gewisse Schwierigkeiten bereitet vorläufig der aus dem Canalwasser hergestellte Schlamm. Derselbe ist an manchen Orten schwer an die Landwirthe abzusetzen; ob sich vollständiges Eintrocknen und Versenden rentiren wird, ist zweifelhaft. Ein längeres Liegenlassen der bald in grossem Umfang sich aufhäufenden Schlammmassen ist aber bedenklich, weil sich allmählich eine Neutralisation der Fällungsmittel vollzieht und die Masse dadurch wieder fäulnissfähig wird.

Die Schwemmcanalisation mit Reinigung des Canalwassers durch Berieselung oder Präcipitation entspricht bei guter Ausführung zweifellos am besten allen an ein System zur Beseitigung der Abfallstoffe zu stellenden **hygienischen** Anforderungen. Keines der anderen Systeme entspricht ferner so unserem **ästhetischen** Bedürfniss; und schliesslich wird sogar noch eine gewisse — wenn auch nicht vollkommene — landwirthschaftliche Ausnutzung der Abfallstoffe durch die Schwemmcanalisation erzielt.

5. Die Separationssysteme.

Neuerdings wird statt der summarischen Canalisation vielfach eine **Separation** der einzelnen Abfallstoffe, eine **getrennte** Behandlung der Fäkalien, des Hauswassers und des Meteorwassers empfohlen. Insbesondere hat die Abzweigung des Meteorwassers den Anschein einer gewissen Berechtigung. Die Dimensionen der Canäle sind wesentlich auf die Regenwassermengen zugeschnitten; die Canäle würden sehr viel kleiner und billiger angelegt werden können, wenn sie nicht die wechselnden Mengen Niederschläge aufzunehmen hätten.

Nun hat freilich das Meteorwasser bei den Schwemmcanälen eine äusserst wichtige Funktion: nämlich den Canalinhalt gelegentlich stark zu verdünnen und einen raschen Fluss der Canaljauche und ein Fortschwemmen schwererer Sinkstoffe zu veranlassen. — Aber diese Funktion leistet das Meteorwasser weder in idealer Weise, da es dieselbe in ganz unregelmässigen Zwischenräumen ausübt, noch ist es als unersetzlich anzusehen.

Ein Ersatz kann einmal dadurch erreicht werden, dass von einem Fluss oder Teich oder von der Wasserleitung aus eine regelmässige, willkürlich regulirbare Spülung des nur für Fäkalien und Abwässer bestimmten Canalsystems eingerichtet wird. Die Canäle können dann schon einen wesentlich geringeren Querschnitt erhalten. — Oder aber die Fäkalien und Hauswässer werden in engen Canälen mit maschineller Unterstützung fortbewegt, welche die Spülung überflüssig macht. In diesem Falle bleibt allerdings die stärkere Verdünnung der Abwässer aus, welche die Infektionsgefahr durch die Canalwässer für die angeschlossenen Häuser, für die Canalarbeiter etc. so ausserordentlich herabsetzt. — Ausserdem ist in Städten mit nicht ausnahmsweise günstigen Terrainverhältnissen eine unterirdische Abführung der Meteorwässer unerlässlich, wenn nicht häufig Ueberfluthungen der Strassen entstehen sollen.

Dafür ist aber die definitive Beseitigung des nur aus Fäkalien und Hauswasser bestehenden Canalinhalts leichter. Für Berieselung ist die Masse allerdings zu concentrirt; auch der Einleitung des theilweise ausgefällten, aber immer noch relativ concentrirten Canalinhalts stehen entschieden Bedenken entgegen. Dagegen kann die Verarbeitung zu Poudrette versucht werden, die freilich nur aussichtsvoll zu sein scheint, wenn die Masse möglichst concentrirt ist, wenn also wo möglich die Haus-, Küchen- und Fabrikabwässer ausgeschlossen sind und mit dem Wasserverbrauch für Closets möglichst gespart wird. Dann aber ist die Anlage gesonderter unterirdischer Canäle für die Hauswässer doch noch erforderlich, da diese als hygienisch genau so bedenklich angesehen werden müssen wie die Fäkalien. — Unbedingt günstiger wie bei den Schwemmcanälen gestaltet sich aber die Klärung mit nachfolgender Filtration (vgl. S. 448). Sie ist gegenüber den concentrirteren Canalwässern weit wirksamer und rentabler.

Unter besonderen Verhältnissen (einzelne schwer an die Schwemmcanalisation anzuschliessende Theile einer Stadt, kleinere Städte mit guter Gelegenheit zur Beseitigung des Meteorwassers) sind daher Separationssysteme entschieden zu empfehlen. — In Gebrauch sind zur Zeit namentlich folgende:

a) Waring's System. In Memphis (Amerika), Oxford etc. eingeführt. Die Canäle nehmen kein Regenwasser (oder höchstens einen Theil, z. B. das in den Höfen sich sammelnde) auf. Dafür sind am oberen Ende jedes Rohrstranges Spülbassins angebracht, von wo 1 bis 2 mal täglich gespült wird; Spülwasser rechnet man 1 cm pro Kopf und Jahr. Die Hausanschlüsse haben **keine** Syphons. Bei der Concentration des Canalinhalts erscheint dies nicht unbedenklich. Für die Revision der Canäle muss gut gesorgt sein.

b) Shone's Druckluft- (Ejektor-) System. Entweder Sammlung der Fäkalien in Kübeln, die an Sammelstellen entleert werden; der Inhalt wird in eisernen Rohren von 55 cm Weite mittelst comprimirter Luft nach der Poudrettefabrik geschafft (WARINGTON). — Oder besser so ausgeführt, dass enge Canalrohre (18—30 cm weit) mit gutem Gefälle aus je einem Bezirk der Stadt die dickflüssige, aus Fäkalien und Hauswasser bestehende Masse zu einem tiefliegenden Behälter, den Ejektor, leiten. Die im Ejektor sich ansammelnde Flüssigkeitsmasse löst bei einer gewissen Füllung automatisch den Zutritt von Druckluft aus, welche den Inhalt heraus und in die Abflussleitung drückt.

c) Das LIERNUR'sche pneumatische System. Ist in Stadttheilen von Prag, Hanau, Amsterdam, Leyden, Dordrecht etc. zur Ausführung gelangt, allerdings in sehr verschiedener Weise, da das System im Laufe der letzten Jahre mannigfache Modifikationen erfahren hat. Dementsprechend ist eine präcise Definition des LIERNUR'schen Systems zur Zeit kaum zu geben.

Die Entfernung der gesammten Abfallstoffe soll durch eine Reihe von Canalsystemen geschehen. Das Bodenwasser soll durch poröse Drainageröhren abgeleitet werden, das Meteorwasser durch oberflächliche Rinnsale, nur in stark bewohnten Stadttheilen soll es in den Hauswassercanälen Aufnahme finden.

Das eigentlich Charakteristische des Systems ist ein ausser den vorgenannten Anlagen hergestelltes eisernes Rohrnetz, das unterirdisch die Stadt durchzieht, und durch welches alle Fäkalien nach einem Centralbassin von Zeit zu Zeit angesogen werden, um demnächst als Dünger verkauft oder zu Poudrette verarbeitet zu werden.

Der Anfang dieses Rohrnetzes liegt in den einzelnen Aborten. Der Sitz besteht aus einem Thontrichter, welcher nach unten in ein eisernes Rohr übergeht. Dazwischen ist ein Syphon mit einer zungenartigen Verlängerung der hinteren Trichterwand angebracht, so dass derselbe auch bei geringer Füllung noch einen vollständigen Verschluss gewährt. Ein zweiter Syphon findet sich vor dem Anschluss an die Hauptleitung. Der Wasserverbrauch in den Closets ist beschränkt; es darf gewöhnlich höchstens 1 Liter pro Tag und Kopf zur Reinigung und zum Nachspülen verwandt werden. Gerüche sollen dadurch vermieden werden, dass ein vom Sitztrichter ausgehendes, an einen Schornstein angelehntes und bis über Dach reichendes Ventilationsrohr die Gase abführt.

Die Haus- und Strassenrohre vereinigen sich mit sogenannten Gefällbrüchen, d. h. Kniestücken, die ein zu rasches Aspiriren des Inhalts aus einzelnen wenig gefüllten Rohren hindern sollen, zu einem an Strassenkreuzungen unter dem Pflaster gelegenen eisernen Reservoir. An dieses fährt täglich einmal eine lokomobile Luftpumpe; dann werden die Hähne der Strassenrohre geschlossen, das Reservoir dreiviertel luftleer gemacht, darauf die Hähne geöffnet und der Inhalt der Röhren aspirirt. Schliesslich wird der Reservoirinhalt in einen fahrbaren Tender umgefüllt (aspirirt) und dieser fährt nach dem Depot, um die Fäkalien als Dünger abzugeben oder sie zu Poudrette zu verarbeiten.

Die lokomobile Luftpumpe soll übrigens nach LIERNUR's Plänen später durch eine ausserhalb der Stadt gelegene Centralstation ersetzt werden, von welcher aus feststehende Maschinen die Evacuirung besorgen. Mittelst der letzteren soll dann auch zugleich das Eindampfen der Fäkalien zu Poudrette erfolgen.

Das LIERNUR'sche System scheint sich in manchen Städten für die Beseitigung der Fäkalien bewährt zu haben. Aus ästhetischen Gründen wird das Verbot des Wassereingiessens bemängelt; ferner stösst auch hier die genügende Verwerthung der Fäkalien oft auf Schwierigkeiten. Vor Allem aber ist zu bedenken, dass die Hauswässer um so gefährlicher werden, je mehr das Eingiessen von

Flüssigkeiten in das Closet beschränkt wird. Für diese Hauswässer muss dann unbedingt noch ein besonderes Canalsystem eingerichtet werden. Ist aber ein solches concedirt, so stellt die gesonderte Fäkalienentfernung eine unnütze und theuere Complikation dar.

6. Der Kehricht und die Thiercadaver.

Dem trockenen Kehricht wird bis jetzt selbst in den Städten, welche im Uebrigen ausgezeichnete Einrichtungen zur Entfernung der Abfallstoffe besitzen, sehr wenig Beachtung geschenkt und derselbe wird in primitiver und rücksichtslosester Weise beseitigt. Da aber der Kehricht immerhin noch infektiöse, lebensfähige Mikroorganismen beherbergen kann, so ist eine sorgfältigere Behandlung desselben entschieden indicirt; namentlich ist auf gedeckte Behälter, vorsichtiges Entleeren (eventuell unter Anfeuchtung) und schliessliche Zerstörung durch Verbrennen, wie es in England vielfach eingeführt ist, oder wenigstens radikale Beseitigung zu halten.

Thiercadaver und nicht verwendbare Theile von Schlachtthieren werden nach der Abdeckerei geschafft.

Das Material derselben bilden: 1) Die ganzen Cadaver der an Milzbrand, Rotz, Wuth, Rinderpest, Rauschbrand, Pyämie und Schweinerothlauf gestorbenen Thiere. Diese dürfen nach veterinärpolizeilicher Vorschrift nicht abgehäutet sein. 2) Die von Haut und Klauen befreiten Cadaver von Thieren, die an Lungenseuche und Tuberkulose erkrankt waren, oder in denen Finnen und Trichinen gefunden sind. 3) Kranke Organe von sonst noch verwerthbaren Schlachtthieren, z. B. Lebern mit Echinokokken, perlsüchtige Lungen, Carcinome, Actinomycesgeschwülste u. s. w. 4) Alles confiscirte faule und verdorbene Fleisch verschiedenster Herkunft. 5) Schlachtabfälle von gesunden und kranken Thieren. — In Berlin gelangen jährlich circa 2000 Pferde, 300 Rinder, 2000 Schweine, 500 Schafe auf die Abdeckerei.

Somit sammelt sich in den Abdeckereien offenbar eine Masse äusserst gefährlichen Materials. Von den dorthin geschafften Infektionsquellen aus können sehr leicht Infektionsstoffe wieder zum Menschen gelangen dadurch, dass Theile der Cadaver nachträglich verwerthet werden. Namentlich sucht der Abdecker die Häute und Haare zu verkaufen, und es sind hierdurch schon viele Gerber, Wollarbeiter, ferner Arbeiter, welche mit den zur Polsterung von Möbeln und Matratzen benutzten Haaren zu thun haben, an Milzbrand und Rotz erkrankt. — Ferner findet eine Verbreitung von Keimen durch die Utensilien und Geräthschaften des Abdeckers, und bei ungenügender Verwahrung der Cadaver durch Insecten (Fliegen und Bremsen) statt. — Die Abdeckereien belästigen ausserdem die Anwohner oft auf sehr grosse Entfernungen hin durch üblen Geruch, der namentlich dann auftritt, wenn grössere Mengen von Knochen und Häuten langsam an der Luft getrocknet werden.

Da, wo kein öffentliches Schlachthaus und kein Schlachtzwang besteht, giebt es viele heimliche, sogenannte Winkelabdeckereien, die unter dem Namen der Pferdeschlächterei oder Wurstschlachterei gefallenes Vieh aller Art schlachten und verarbeiten. Zuweilen verbergen sich solche Abdeckereien auch unter der Firma einer Leimsiederei, Dünger- oder Seifenfabrik.

Eine Regelung des Abdeckereiwesens und eine völlige und rasche Vernichtung oder sichere Beseitigung der nach der Abdeckerei geschafften Cadaver muss unbedingt verlangt werden. Dies kann geschehen 1) durch tiefes Vergraben an gesicherten Plätzen in mindestens 3 m Tiefe unter reichlichem Zusatz von Aetzkalk namentlich zu den etwa beschmutzten oberflächlichen Bodenschichten. 2) durch Verbrennen in besonders construirten Oefen (z. B. KORI's Verbrennungsofen). Bei beiden Verfahren findet aber keinerlei Verwerthung der Cadaver statt; diese ist bis zu einem gewissen Grade möglich, wenn 3) das Material einer trockenen Destillation mit Auffangen der Produkte unterworfen wird; und noch vollkommener, wenn 4) die Cadaver in besonderen Apparaten mit heissem Wasserdampf behandelt werden. Dies geschieht in sogenannten Digestoren, grossen PAPIN'schen Töpfen, in welchen die Cadaver ca. 10 Stunden lang Dampf von mehreren Atmosphären Spannung ausgesetzt werden. Nach beendetem Kochen werden Fett und Leimwasser abgelassen; der Rückstand wurde früher herausgenommen, an der Luft getrocknet und schliesslich zu Dungpulver verarbeitet. Da hierbei starke Gerüche auftraten, wird in den neueren Constructionen (Kafill-Desinfektor von RIETSCHEL & HENNEBERG und PODEWILS' Apparat) der Rückstand gleich im Digestor in trockenes Pulver verwandelt, indem der Dampf dann nur in einen den inneren Cylinder umgebenden Mantelraum eingelassen wird und den Cylinder von aussen erhitzt, während innen Luft zutritt. Die Apparate finden am besten im Schlachthof ihre Aufstellung; der weitaus grösste Theil des zu vernichtenden Materials kann dann an Ort und Stelle bleiben.

Ist ein Transport der Cadaver nöthig, so müssen die Karren völlig dicht sein und jedes Durchsickern von Blut u. s. w. muss vermieden werden. Zu empfehlen ist ein Einhüllen der Cadaver in Tücher, welche mit Carbolsäure oder Sublimatlösung angefeuchtet sind.

Litteratur: ERISMANN, Entfernung der Abfallstoffe, in v. PETTENKOFER's und v. ZIEMSSEN's Handb. d. Hygiene, 1882. — FISCHER, Die menschlichen Abfallstoffe, 1882. — HEIDEN, v. LANGSDORFF und MÜLLER, Die Verwerthung der städtischen Fäkalien, 1885. — Dobel, Canalisation, mit 15 lithogr. Tafeln, 1886. — König, Die Verunreinigung der Gewässer, 1887. — Kaumann und Arnold, Die Reinigungsmethoden der städtischen Abwässer, Verhandl. d. Deutsch. Vereins f. öff. Ges. 1886, Viertelj. f. öff. Ges., Bd. 19, H. 1. — Blasius und Büsing, Die Städtereinigung in Weyl's Handb. d. Hygiene, 1894. — Gerson, Weyl, Vogel, Rieselfelder u. landwirthschaftliche Verwerthung der Abfallstoffe, ibid. — Wehmer, Abdeckereiwesen, ibid. — Wehmer, Ueber Abdecker und Abdeckereien. Viertelj. f. öff. Ges., Bd. 19, H. 2. — Lydtin, Verh. d. Vereins f. öff. Ges. in Würzburg 1893. — Berichte der Städte Berlin, München etc. über die Anlagen zur Entfernung der Abfallstoffe.

VII. Leichenbestattung.

Die Leichenbestattung erfolgt bei den heutigen Culturvölkern fast ausschliesslich durch Begraben.

In der beerdigten Leiche tritt zunächst Fäulniss durch Fäulnissbakterien (hauptsächlich Anaëroben) ein, die namentlich vom Darm her einwandern. Demnächst betheiligen sich thierische Organismen und zwar Larven verschiedener Fliegenarten und Nematoden (Pelodera). Namentlich ist eine kleine 2—3 mm lange Fliegenlarve betheiligt, deren leere gelbbraune Puppenhüllen sich oft zu Milliarden in den Särgen finden. Dieselben tragen sehr energisch zur vollständigeu Zerstörung und Oxydation der organischen Stoffe bei; durch die lebende thierische Zelle kommt es zu einer der Verwesung gleichen Zerstörung organischer Substanz. — Die thierischen Organismen bedürfen einer gewissen Feuchtigkeit, reichlichen Luftzutritts und einer relativ hohen Temperatur; wo diese fehlen, betheiligen sie sich nicht an der Verwesung.

Die stinkende Fäulniss dauert etwa 3 Monate, selten länger; durch Kleidung wird sie zuweilen beträchtlich verzögert, nicht dagegen durch den Sarg, der im Gegentheil die Meteorwasser abhält, die dichte Umlagerung der Leiche mit feuchten Bodenschichten hindert und statt dessen einen gewissen der weiteren Zersetzung förderlichen Luftraum garantirt.

Im Wasser und ebenso in einem nassen, Grundwasser führenden Boden tritt zunächst raschere Fäulniss ein, bei welcher fast ausschliesslich Anaëroben betheiligt sind. Eine zweiwöchentliche Wasserleiche ist in der Zersetzung etwa so weit vorgeschritten, wie eine achtwöchentliche begrabene Leiche. Später kommt es aber unter solchen Verhältnissen zu einem Stillstand der Zersetzung und oft zur Leichenwachsbildung.

In einem mässig trockenen, grobporigen Boden von nicht zu hoher Schicht findet die reichlichste Betheiligung der thierischen Organismen und damit möglichst schnelle und vollständige Verwesung der Leiche statt. In Kies- und Sandboden sind Kinderleichen etwa nach

4 Jahren, die Leichen Erwachsener nach 7 Jahren; im Lehmboden nach 5, resp. 9 Jahren bis auf Knochen und amorphe Humussubstanzen zerstört.

Unter Umständen nimmt die Zersetzung der Leichen im Boden einen abnormen Verlauf; besonders dann, wenn durch irgend welche Einflüsse die Betheiligung der erwähnten thierischen Organismen ausgeschlossen ist. Es kommt so entweder zur Mumifikation. Die Leichen sind dann in eine trockene, schwammige, strukturlose Masse verwandelt, die leicht zu Staub zerfällt. Oft sind die Formen scheinbar vorzüglich erhalten.

Mumifikation tritt ein nach Phosphor-, Alkohol-, namentlich aber nach Arsenik- und Sublimat-Vergiftung; ferner in Folge gewisser lokaler Verhältnisse des Friedhofs, nämlich grosser Trockenheit, starker Durchlüftung oder zu niederer Temperatur des Bodens, so dass sich die thierischen Organismen gar nicht und die Fäulnissorganismen nur bis zu einem gewissen Grade an der Verwesung betheiligen. Man findet die Mumifikation z. B. im Wüstensand, ferner im Kirchhof des St. Bernhard-Hospizes und in tiefen Klostergrüften, dort in Folge der Trockenheit, hier in Folge der Kälte.

Oder es kommt zur Adipocire-(Leichenwachs-)Bildung. Die Leichentheile werden, nachdem eine kurze Zeit Fäulniss bestanden und die meisten Eingeweide zerstört hat, ganz oder theilweise in eine grauweisse, homogene, leicht zerbröckelnde Masse verwandelt, die auf der Schnittfläche Fettglanz zeigt, sich fettig anfühlt, in der Hitze schmilzt und fast geruchlos ist. Oft ist dieselbe so fest, dass sie beim Anstossen tönt. Die äussere Körperform ist oft wunderbar erhalten, in Haut, Muskeln und Knochen lassen sich mikroskopisch noch Reste der Textur erkennen. Ferner ahmt die Fettsubstanz oft geradezu die Form der betreffenden Texturelemente nach. Chemisch scheinen theils Cholesterin, theils Ammoniak und Kalkseifen, theils freie Fettsäuren vorzuliegen.

Woher das Leichenwachs stammt, ist noch nicht klargestellt; einige Forscher behaupten, es erleide das Fett der Leiche eine eigenthümliche Umwandlung, während die Eiweisssubstanzen verschwinden. Andere folgern aus den mikroskopischen Untersuchungen, dass wirklich eine Fett- und Seifenbildung aus Eiweiss bei der Leichenwachsbildung betheiligt ist.

Auch die Adipocirebildung scheint nur dann einzutreten, wenn die normaler Weise wirksamen Organismen, besonders die thierischen, in ihrer Funktion gehemmt sind, und zwar namentlich, wenn dies in Folge von Luftmangel geschieht. Daher findet man die Leichenwachsbildung bei Wasserleichen, in nassem Thonboden, in Cementgruben, in hermetisch schliessenden Särgen, ferner in alten, stark benutzten und offenbar undurchlässig gewordenen Begräbnissplätzen.

Uebt nun ein Kirchhof, in welchem die Verwesung der Leichen in der geschilderten Weise vor sich geht, irgend welchen gesundheitsnachtheiligen Einfluss auf die Anwohner aus? Früher hatte man in dieser Beziehung übertrüben schlimme Vorstellungen. Eine Reihe von Krankheiten sollte von den Kirchhöfen aus übertragen werden und die Leichengase sollten eine starke Belästigung und Gesundheitsgefahr für die Anwohner bedingen. Dementsprechend sind früher sehr rigorose Vorschriften über den Abstand der Wohnungen von Kirchhöfen erlassen worden; noch heute wird in Frankreich und in der Rheinprovinz ein Abstand von 100 m gefordert.

Es handelt sich indess bei der Leichenzersetzung um eine einfache Fäulniss und Verwesung organischer Substanz, und zwar ist der Umfang dieses Processes bei geregeltem Kirchhofsbetrieb ein relativ geringer und die Zersetzung verläuft so allmählich, dass unmöglich Schädigungen oder Belästigungen daraus resultiren können. Irgend welche specifische giftige, sogenannte Leichengase werden nicht gebildet. Ein übler Geruch macht sich nur in Massengrüften geltend, wie sie in London, Paris, Neapel früher vorkamen, in welche in kurzen Zwischenräumen grosse Mengen von Leichen eingelagert wurden.

Sobald jedoch die Bestattung in einigermaassen geordneter Weise vorgenommen wird, können irgendwelche Zersetzungsgase nicht bemerkbar werden, zumal die Hauptmasse derselben durch den Boden absorbirt wird. Diese Absorption ist eine so vollständige, dass selbst beim Ausgraben der Leichen fast niemals ein Geruch wahrzunehmen ist.

Infektionen kommen von den begrabenen Leichen aus schwerlich zu Stande. Die meisten Infektionserreger bleiben, wie experimentell nachgewiesen ist, nicht etwa längere Zeit in der Leiche lebensfähig, sondern gehen unter dem Einfluss der wuchernden Saprophyten binnen wenigen Tagen oder Wochen zu Grunde. Einige Infektionserreger können sich freilich länger am Leben halten; so können virulente Tuberkelbacillen noch nach Monaten, vielleicht sogar nach Jahren, in begrabenen Leichen nachgewiesen werden. Für alle diese Erreger ist aber, wie oben (S. 189) ausgeführt wurde, ein Herausgelangen der Erreger aus der Tiefe des Grabes an die Bodenoberfläche auf keinem Wege möglich. In der That liegen keinerlei gut beglaubigte statistische Belege für eine höhere Morbidität oder für eine gesteigerte Frequenz infektiöser Erkrankungen unter den nahe an Kirchhöfen wohnenden Menschen vor.

Zuweilen kann durch die Verwesungsprodukte eine Verunreignigung des Grundwassers erfolgen. Bei zahlreichen Untersuchungen zeigten indess die Kirchhofsbrunnen weniger Verunreinigungen, als die sonstigen städtischen Brunnen. Ausserdem ist eine Verschleppung von Infektionserregern auf diesem Wege völlig ausgeschlossen. Immerhin wird man indessen ein Grundwasser zum Wasserbezug vermeiden, welches in einer gewissen nahen Berührung mit Begräbnissplätzen steht. Auch ist zu beobachten, dass Sandadern in einem Lehmboden geradezu drainirend wirken und die Verwesungsprodukte, die in einem solchen Boden gebildet sind, in relativ grosser Menge den in der Richtung des Gefälles gelegenen Brunnen zuführen können.

Es können somit alle Gesundheitsschädigungen und Belästigungen durch Begräbnissplätze leicht vermieden werden, wenn letztere nach folgenden Vorschriften angelegt und betrieben werden:

Das Terrain soll möglichst frei liegen, plateauartig sein. Sandboden, der eventuell mit etwas Lehm gemengt ist, bietet die günstigsten Bedingungen. Das Grundwasser soll wenigstens 3 m mittleren Abstand von der Bodenoberfläche haben und der maximale Grundwasserstand muss genau bekannt sein. Wohnhäuser sollen mindestens 10 m Abstand von den Begräbnissplätzen haben, Brunnen mindestens 50 m, wenn das Gefälle des Grundwassers nach dem Brunnen hin gerichtet ist.

Als richtige Grösse der Gräber wählt man eine Länge von 260 cm, eine Breite von 100 cm; 60 cm entfallen auf die Zwischenwandungen, im Ganzen also 4 qm für das Grab eines Erwachsenen resp. 2 Kindergräber. — Die Tiefe des Grabes sei 6 Fuss; an manchen Orten hat man 4 Fuss als vollkommen ausreichend gefunden. Die Särge sollen nicht zu dicht sein, eventuell durchbohrte Wände haben. Es ist wohl vorgeschlagen, Kochsalz und Weinsäure in den Sarg zu füllen, um die Bakterien und die Fäulniss möglichst zu hemmen und die Schimmelpilze zu begünstigen; letztere sind aber für die Verwesung viel zu einflusslos, und es ist daher dies Verfahren zu widerrathen.

Als Begräbnissturnus ist für die Erwachsenen eine Frist von 10 Jahren, für Kindergräber eine Frist von 5 Jahren einzuhalten; übrigens ist der Turnus zweckmässig im Einzelfalle je nach den lokalen Verhältnissen zu bestimmen. Eine Bebauung alter Kirchhöfe darf in Preussen erst 40 Jahre nach dem Schluss der Bestattungen erfolgen; eine kürzere Frist, von etwa 20 Jahren, würde jedenfalls ausreichend sein.

Auf dem Kirchhof ist eine Leichenhalle anzulegen. In den Wohnungen der Armen ist eine Aufbewahrung der Leichen bis zum Begräbniss schlechterdings unmöglich, wenigstens nicht ohne grosse Belästigung der Umwohner, ausserdem auch nicht ohne Gefahr, da eine Reinigung und Desinfektion der Wohnung nicht eher zu erfolgen pflegt, als bis die Leiche fortgeschafft ist. Contagiöse Leichen sind in Tücher, die mit Carbollösung oder Sublimatlösung befeuchtet sind, einzuschlagen (vgl. Kap. X). Um den Geruch, der sich bei rascher Zersetzung entwickelt, zu hindern wird der Sarg zweckmässig mit Holzkohle oder Holzkohlenkleie gefüllt.

Die Leichenhalle, zu deren Benutzung der Arzt nach Möglichkeit zureden soll, muss ein gefälliges Gebäude mit würdiger dekorativer Ausstattung darstellen. Dort lassen sich auch elektrische Klingeln mit den Leichen in Berührung bringen, deren Contakte bei der geringsten Bewegung ausgelöst werden und welche somit gegen das (im grossen

Publikum hartnäckig, obwohl grundlos, gefürchtete) Lebendig-begrabenwerden Schutz gewähren.

Ferner ist sehr empfehlenswerth eine Bepflanzung des Kirchhofes; wo möglich sollen parkartige Anlagen geschaffen werden. Die Kirchhöfe können dann beliebte Spaziergänge werden und befriedigen gleichzeitig das Bedürfniss nach in der Stadt gelegenen öffentlichen Gärten. Jedenfalls sollten alte, nicht mehr benutzte Friedhöfe in dieser Weise Verwendung finden.

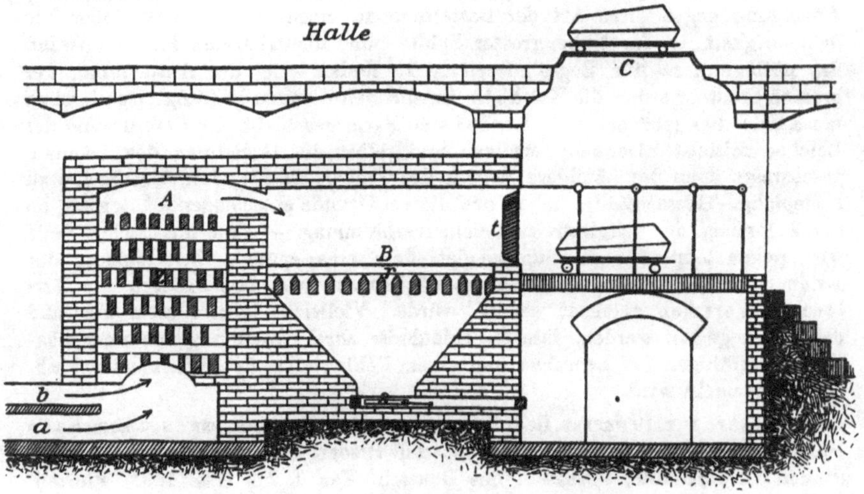

Fig. 78. Siemens'scher Leichenverbrennungsofen.
a Canal für das Generatorgas. *b* Canal für Luft. *A* Vorwärmkammer. *Z* Ziegelmaterial. *B* Verbrennungskammer. *t* Thür. *r* Thonrost. *s* Gefäss für die Asche. *C* Versenkung.

Neuerdings wird vielfach die Frage angeregt, ob es nicht besser sei, die Leichen zu verbrennen.

Wir haben hierfür das Beispiel der meisten alten Völker, namentlich der Inder, die seit Jahrtausenden ihre Leichen verbrennen. Allerdings wurde früher immer eine sehr unvollständige Verbrennung erzielt, die für unsere jetzigen Verhältnisse unannehmbar sein würde. Die ganze Frage ist neuerdings erst discutirbar geworden, seit geeignete Verbrennungsöfen construirt sind. Dieselben beruhen gewöhnlich auf der Siemens'schen Regenerativ-Feuerung, bei welcher hoch erhitzte Luft den Verbrennungsgasen zugeleitet wird. Es entsteht dabei eine ausserordentlich intensive Hitze und sehr rasches Austrocknen der Leichentheile, und nach einer Zeitdauer von etwa 2 Stunden (abgesehen von 3—4 stündigem Vorwärmen) hinterbleibt nur Asche mit relativ wenig Kohle gemengt. Die Asche der verbrannten Leichen soll eventuell in Urnen in eigenen Hallen aufgestellt oder auf Urnenfeldern begraben werden.

Fig. 78 illustrirt den Vorgang der Verbrennung in einem Siemens'schen Ofen genauer. Aus dem Gaserzeuger (Generator) wird durch den Canal *a* das Gas zugeleitet, durch den Canal *b* Luft; die an der Vereinigungsstelle entstehende Flamme erhitzt das in der Kammer *A* gitterartig aufgeschichtete Ziegelmaterial Z zur Weissgluth, und dringt dann in die Kammer B, die bis zur schwachen Rothgluth vorgewärmt wird. In B wird die eingeschobene Leiche zunächst vorgewärmt und ausgetrocknet. Dann wird die Gaszufuhr geschlossen, und nur Luft, die beim Durchstreichen durch das Ziegelmaterial bis nahe zur Weissgluth erhitzt ist, zugeleitet. Diese bewirkt dann schnellste Verbrennung.

Vielfach wird behauptet, die Leichenverbrennung sei vom sanitären Standpunkt aus zu befürworten. Dies ist entsprechend den vorstehend gegebenen Ausführungen nicht richtig; wenn vielmehr etwas zur Annahme einer fakultativen Leichenverbrennung führt, so ist es einmal die genauere Erkenntniss der Zersetzungsvorgänge der begrabenen Leichen, die wohl im Stande ist, eine Abneigung gegen diese Art der Bestattung zu erzeugen; vor Allem aber die Schwierigkeit, in der Nähe grosser Städte ohne übertriebenen Kostenaufwand das nöthige Areal für Begräbnissplätze zu finden. Bei der Ausdehnung der grossen Städte werden die Kirchhöfe immer weiter hinausgedrängt; schliesslich muss, wie dies jetzt schon in London und Paris geschieht, die Beförderung der Leichen mittelst Eisenbahn erfolgen und selbst die Begleitung der Leichen, geschweige denn der häufigere Besuch der Gräber, ist für viele Angehörige zu kostspielig. Grosse Städte haben aus diesem Grunde entschiedenes Interesse an der Zulassung der fakultativen Leichenverbrennung. — Von juristischer Seite wird gegen letztere wohl eingewendet, dass eine spätere Untersuchung der Leichen auf Gifte u. s. w. alsdann unmöglich sei, und dass dadurch den Verbrechen Vorschub geleistet werden würde. Vielleicht kann diesem Einwand dadurch begegnet werden, dass die Erlaubniss zur Verbrennung von einer möglichst sorgfältigen Leichenschau und einem Fehlen aller Verdachtsmomente abhängig gemacht wird.

Litteratur: Schuster, Beerdigungswesen, in v. Pettenkofer's u. v. Ziemssen's Handb. d. Hygiene, 1882. — Hofmann und Siegel, Die hygienischen Anforderungen an Friedhöfe, Verhandl. des Deutsch. Ver. f. öff. Ges. 1881, Viertelj. f. öff. Ges., Bd. 14, Heft 1. — Petri, Arb. a. d. Kaiserl. Gesundheitsamt, Bd. 7. — Schönfeld und Grandhomme, Viert. f. ger. Med. 1891. Suppl. — Kratter, Studium über Adipocire, Zeitschr. f. Biolog. 1880, Bd. 16. — Zillner, Zur Kenntniss des Leichenwachses, Vierteljahrsschr. f. ger. Med., N. F. Bd. 17, 1885. — Lehmann, Leichenwachsbildung, Sitzungsber. d. Würzb. phys. Ges. 1888. — Wernich, Leichenwesen, Weyl's Handb. d. Hygiene, 1895.

Neuntes Kapitel.

Beruf und Beschäftigung (Gewerbehygiene).

In der ärztlichen Praxis kommen alltäglich Erkrankungen zur Beobachtung, deren Entstehung mit Bestimmtheit auf die Beschäftigungsweise der Erkrankten zurückzuführen ist. Vielfach hat die Beschäftigung ausschliesslich und trotz der im Uebrigen günstigen hygienischen Verhältnisse die Krankheit hervorgerufen; oft tragen nebenbei Mängel der Wohnung, Nahrung, Hautpflege u. s. w. die Schuld.

Auch die Statistik vermag einen bedeutenden Einfluss der Beschäftigung auf die gesammte Mortalität und auf die Frequenz einzelner Krankheiten zu erweisen. Als Beispiel möge die folgende (englischen Beobachtungen aus dem Jahre 1860—61 entnommene) Tabelle dienen:

	Sterblichkeitsprocente im Alter von				
	25—35 J.	35—45 J.	45—55 J.	55—65 J.	über 65 J.
Ganze Bevölkerung . .	0·92	1·27	1·71	3·05	6·97
Schneider	1·16	1·29	1·86	3·3	6·93
Schuster	0·93	1·11	1·58	3·0	6·9
Tischler	0·77	0·98	1·54	2·8	5·95
Bäcker	0·79	1·27	1·82	3·46	7·28
Schlachter	0·96	1·50	2·09	3·78	8·02
Schmiede	0·84	1·09	1·74	3·14	6·96
Landleute	0·86	0·88	1·24	2·31	5·75

Neuere Zusammenstellungen von Ogle (auf dem internationalen hygienischen Congress in London) ergaben folgende Zahlen:

	Auf je 1000 Lebende der betreffenden Berufsklasse starben jährlich:		Relat. Sterblichkeit für 25—65jährige Männer, die bei Geistlichen beobachtete Minimalsterblichkeit = 100 gesetzt
	im Alter von 25—45 J.	im Alter von 45—65 J.	
Geistliche	4·6	15·9	100
Gärtner	5·5	16·2	108
Ländliche Arbeiter . . .	7·1	17·7	126
Schullehrer	6·4	19·8	129
Fischer	8·3	19·7	143
Tischler	7·8	21·7	148
Kohlengrubenarbeiter . .	7·6	25·1	160
Schuster	9·3	23·4	166
Bäcker	8·7	26·1	172
Schmiede	9·3	25·7	175
Schneider	10·7	26·5	189
Aerzte	11·6	28·0	202
Brauer	13·9	34·3	245
Feilenhauer	15·3	45·1	300
Gasthausbedienstete . . .	22·6	55·3	397

Eine genauere statistische Feststellung des Einflusses der Beschäftigung stösst auf grosse Schwierigkeiten und den bisher gewonnenen Zahlen haften sehr bedeutende Fehler an. Aus einigen wenigen Todesfällen wurde früher oft das durchschnittliche Alter beim Tode berechnet und dieses fälschlich der mittleren

Lebensdauer gleichgesetzt. Selbst wenn nach einer korrekteren Methode gerechnet wird, so sind doch die Schlussfolgerungen mit grosser Vorsicht zu ziehen. So ist zu berücksichtigen, dass Viele einen bestimmten Beruf wählen, weil derselbe ihrer bereits vorher ausgebildeten schwächlichen oder kräftigen Constitution entspricht. Der Eine, von zartem Körper und vielleicht hereditär mit Phthise belastet, wählt mit gutem Grunde das Schneiderhandwerk, der Andere, kräftig und ohne erhebliche Belastung, wird Schmied oder Schlosser. Stirbt der Erstere in jungen Jahren, so kann man ebenso wenig sagen, dass dies die Folge seiner Beschäftigung war, wie man die Gesundheit und Langlebigkeit des Anderen auf Rechnung seines Berufes setzen kann. — Ausserdem kommen die Erwerbsverhältnisse, welche der betreffende Beruf gerade bietet, wesentlich in Betracht. Ist in einem Distrikt das Angebot für eine bestimmte Beschäftigung sehr gross und der Lohn entsprechend niedrig, so liefert die Statistik schlechte Zahlen, aber unter anderen, günstigeren Verhältnissen zeigt derselbe Beruf vielleicht eine wesentlich geringere Morbidität und Mortalität.

Die hygienische Bedeutung der Berufsthätigkeit tritt naturgemäss in der Neuzeit um so mehr hervor, je mehr die Bevölkerungsziffer wächst, je mehr die Menschen sich in den Städten zusammendrängen und je energischer daher der Einzelne seine Kräfte anspannen muss, um sich eine Existenz zu schaffen. Dieser gesteigerte Einfluss der Beschäftigung auf die Gesundheit und Leistungsfähigkeit der jetzigen Generation macht sich fast bei allen Berufsarten geltend. Nicht zum wenigsten werden dann die geistig Arbeitenden betroffen. Unter Beamten, Gelehrten, Officieren zeigen in den letzten Jahren Nervenkrankheiten und psychische Affektionen eine erschreckende Ausbreitung. Ernährungs- und Verdauungsstörungen, Augenleiden u. a. m. sind in zahlreichen Fällen auf eine derartige Berufsthätigkeit zurückzuführen. Leider stösst ein statistischer Nachweis der Krankheitsfrequenz auch bei dieser Kategorie von Arbeitenden auf grosse Schwierigkeiten, aber die ärztlichen Erfahrungen sprechen entschieden dafür, dass eine gewisse Entlastung und Schonung derselben dringend indicirt ist, sei es durch eine Herabminderung der an sie gestellten Anforderungen, sei es durch bessere Fürsorge für Ruhe oder sonstige Erleichterung ihrer Arbeit.

Das Interesse grösserer Kreise wendet sich indessen in unserem Jahrzehnt lediglich den in Gewerbebetrieben beschäftigten körperlich Arbeitenden zu, und insofern mit Recht, als diese den weitaus grösseren Theil der städtischen Bevölkerung ausmachen. Die Gewerbebetriebe haben ferner noch eine zweite hygienisch interessante Seite, indem dieselben vielfach nicht nur auf die Arbeiter, sondern auch auf eine grosse Zahl umwohnender Menschen nachtheilig wirken. — Da die Hygiene des Berufs und der Beschäftigung zur Zeit geradezu identisch geworden ist mit einer Arbeiter- und Gewerbehygiene, soll auch in der folgenden Darstellung nur diese Art der Berufsthätigkeit eingehender berücksichtigt werden. Zuvörderst sind die Schädigungen der Arbeiter und die Ursachen der wichtigsten Arbeiterkrankheiten darzulegen; und zwar hängen diese theils von Mängeln der allgemeinen hygienischen Verhältnisse, theils unmittelbar von der Berufsthätigkeit ab. Sodann sind die Schädigungen, welche den Anwohnern aus gewissen Gewerbebetrieben erwachsen, zu erörtern und die Mittel zu ihrer Beseitigung anzugeben.

A. Aetiologie und Prophylaxis der Arbeiterkrankheiten.

I. Gesundheitsschädigungen durch die allgemeinen hygienischen Verhältnisse.

Unter Arbeiterkrankheiten im weiteren Sinne begreift man auch diejenigen Gesundheitsstörungen, welche nicht unmittelbar von der Beschäftigung abhängen, sondern auf einer Verschlechterung der allgemeinen Lebensbedingungen, der Ernährung, Wohnung, Hautpflege u. s. w. beruhen. Da sich die Einnahmen des Arbeiters stets um die Grenze des eben zum Lebensunterhalt Ausreichenden zu bewegen pflegen, wird ein Deficit in Bezug auf das eine oder andere der hygienischen Postulate ausserordentlich häufig sein.

Es ist bereits S. 254 darauf hingewiesen, wie schwierig es zunächst ist, für den üblichen Lohnsatz eine den Bedarf des Körpers wirklich deckende Nahrung zu beschaffen. Es gelingt dies kaum mit bewusster Auswahl der nahrhaftesten und preiswürdigsten Nahrungsmittel, geschweige denn ohne Kenntniss des Nährwerthes der Speisen und nur geleitet von dem trügerischen Maassstab des Aussehens, Volums und Geschmacks der Nahrung. Ein grosser Theil der Arbeiter und ihrer Familien zeigt dementsprechend die deutlichsten Symptome unzureichender Ernährung. Als eine unausbleibliche Folge hiervon darf der Alkoholismus angesehen werden, da die Empfindung der Energielosigkeit naturgemäss zu einem Reizmittel treibt, das wenigstens vorübergehend das Gefühl der Kraft und Leistungsfähigkeit hervorzaubert.

Nicht minder leiden zahlreiche Arbeiter unter unhygienischen Wohnungen. Die Mehrzahl lebt eng zusammengedrängt in Miethskasernen, die nichts von dem bieten, was im Kapitel „Wohnung“ bezüglich des Luftkubus, der Heizung, der Ventilation, der Beleuchtung u. s. w. als erforderlich bezeichnet wurde, und deren Schmutz und Verkommenheit sich bald auch auf die wenigen Familien auszudehnen pflegt, welche ursprünglich noch das Bestreben hatten, sich ein behagliches Heim zu schaffen. — Auch die Kosten für reinliche Kleidung und Hautpflege sind schwer mit einiger Regelmässigkeit in das Budget eines Arbeiters einzustellen.

Die Unsauberkeit in Kleidung und Wohnung wirkt wiederum mächtig unterstützend auf die Ausbreitung der Infektionsstoffe. Tuberkulose, die akuten Exantheme, Diphtherie finden hier reichlichste Gelegenheit zu immer neuen Uebertragungen. Cholera-Epidemieen nehmen häufig in den Wohnstätten der Arbeiter ihren Anfang und schwellen dort gleich so bedeutend an, dass an eine schnelle Ausrottung nicht mehr zu denken ist. Die Cholera infantum fordert in diesen Quartieren die weitaus zahlreichsten Opfer, weil die Wohnungen im Hochsommer oft unerhört hohe Temperaturen zeigen und weil eine zweckmässige Aufbewahrung der Milch und peinliche Sauberkeit bei ihrer Behandlung undurchführbar ist.

Besonders drückend wird die Lage der Arbeiter, wenn Krankheiten den täglichen Verdienst hindern und wenn durch dauernde Gesundheitsstörungen oder Alter Erwerbsunfähigkeit eintritt. Da die Möglichkeit einer eigenen Fürsorge für solche Eventualität bei der Mehrzahl der Arbeiter ausgeschlossen ist, droht hier die Entstehung eines Proletariats, das vollständig auf die Unterstützung Anderer angewiesen ist.

Maassregeln zur Beseitigung dieser ganzen Kategorie von Schädigungen der Arbeiter lassen sich selbstverständlich nicht mit einem Schlage und mit vollständig befriedigendem Effekt durchführen. Tragen doch auch sicher sehr viele Arbeiter durch schrankenloses Befriedigen ihrer Wünsche, frühzeitige Ehe, Mangel an Ordnung und Sparsamkeit zu ihrer schlechten wirthschaftlichen Lage bei. Aber unbekümmert hierum hat die Hygiene zweifellos die Pflicht, für eine Reihe von Schutz- und Abhilfemaassregeln, deren Ausführung auf keine übergrossen Schwierigkeiten stösst, mit voller Energie einzutreten.

In erster Linie ist die Ernährung des Arbeiters nach den S. 254 entwickelten Grundsätzen zu bessern. Belehrung über den Nährwerth, die Preiswürdigkeit und zweckmässige Zubereitung der Lebensmittel (Haushaltungs- und Kochschulen), Volksküchen und Consumvereine müssen hier helfend eintreten. — Um dem Alkoholmissbrauch entgegen zu wirken und auch dem Bedürfniss des Arbeiters nach Reizmitteln Rechnung zu tragen, ist es wünschenswerth, dass an zahlreichen Punkten jeder Stadt Kaffee- und Theehäuser eingerichtet werden, in welchen diese Getränke für möglichst billigen Preis verabfolgt werden.

Zweitens wird eine Besserung der Wohnungsverhältnisse theils durch strengere, gegen die Bauspekulation gerichtete Bauvorschriften anzustreben sein (S. 345), theils durch Gründung besonderer Arbeiterwohnungen und Arbeiterquartiere.

In grösseren städtischen Wohngebäuden lassen sich dadurch, dass Private oder gemeinnützige Gesellschaften dieselben zu zweckmässig angeordneten, mit hygienischen Einrichtungen gut versehenen Arbeiterwohnungen ausbauen und letztere zu möglichst billigem Preise vermiethen, relativ günstige Verhältnisse herstellen. Namentlich ist auf möglichste Isolirung der einzelnen Wohnung und Vermeiden gemeinsamer Aufgänge, Wasch-, Bodenräume etc., ferner auf reichliche Versorgung mit Wasser und Ausgüssen Bedacht zu nehmen. Ventilationsanlagen sind überflüssig; der Arbeiter pflegt sie bald ausser Funktion zu setzen; höchstens sind herabklappbare obere Fensterscheiben vorzusehen. Viel Werth ist dagegen auf Hof- und Gartenraum, am besten mit möglichster Trennung in einzelne Abtheilungen, zu legen. — In der richtigen Voraussetzung indess, dass grössere Miethskasernen unvermeidlich moralische Gefahren und Collisionen unter den Parteien bedingen und dem Arbeiter selten das Gefühl eines behaglichen Heims gewähren, ist man hauptsächlich darauf ausgegangen, niedrige, einstöckige Häuser zu erbauen, denen ein Gartenraum für jede Familie und auch ein Stall oder eine Werkstatt beigegeben wird.

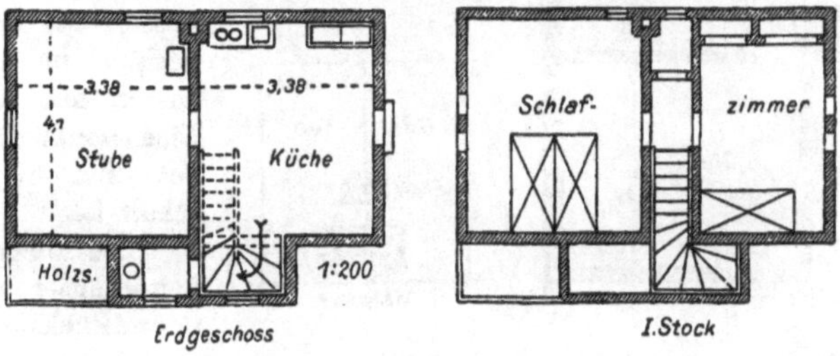

Fig. 79. Einzelwohnhaus für Arbeiter.

Entweder stehen die Arbeiterhäuser nach allen Seiten frei und sind nur für eine Familie construirt; der Grundriss ist dann gewöhnlich der in Fig. 79 gezeichnete. Jedoch ist diese Bauart zu kostspielig und geht in der durch dieselbe gebotenen Annehmlichkeit eines völlig isolirten Besitzes auch entschieden über das Maass des Nothwendigen hinaus.

Besser bewährt haben sich Doppelhäuser für je zwei Familien. Das Haus (Fig. 80) liegt an der Strasse, hat die Eingänge aber nicht neben einander an der Front, sondern an den beiden Seiten, so dass die Bewohner möglichst wenig in gegenseitige Berührung kommen. Hinter dem Hause liegt ein kleines Gebäude für Stall und Abort; dahinter Gartenland, jede Hälfte von der anderen durch Hecken geschieden. Der Grundriss des Gebäudes ist zweckmässig der in Fig. 80b wiedergegebene; ausser den dort bezeichneten Räumen befindet sich noch ein Keller unter der Küche, im Dachgeschoss zwei Kammern. Die Kosten eines solchen halben Doppelhauses betragen 2200 bis 2500 Mark.

Gut empfohlen sind ferner die in Mülhausen im Elsass zuerst gebauten Vierhäuser, bei welchen je vier quadratische einstöckige Häuser so vereinigt sind, dass sie ein grösseres Quadrat bilden. Fig. 81 zeigt einen Strassenplan mit solchen Häuservierecken, deren jedes von einem Gartenviereck umgeben ist; jedes Viertel umfasst einen Flächenraum von circa 180 □ Meter. Die Gärten (theils Zier-, theils Gemüsegarten, theils Wirthschaftshof) sind durch Zäune und lebende Hecken getrennt. Der Grundriss (Fig. 82) zeigt im Erdgeschoss die Küche (durch dieselbe erfolgt der Eingang) und ein Wohnzimmer, im oberen Stockwerk zwei Schlafkammern. Die Baukosten betragen etwa 2000 Mark.

Noch etwas billiger stellen sich die Reihenhäuser, welche in langer geschlossener Reihe eine grössere Anzahl von Wohnhäusern enthalten, von denen aber jedes einzelne wiederum nur für eine Familie bestimmt und ebenso wie der Vorgarten und Hof sorgfältig gegen einander abgegrenzt ist. Fig. 83 zeigt die Vorderansicht und den Grundriss eines solchen Hauses. Die Anordnung der Zimmer erfolgt jedoch besser nach einem der oben mitgetheilten Pläne, so dass das Erdgeschoss die Küche (zugleich Eingang; ebendort die Treppe) und eine Stube, das Dachgeschoss zwei Kammern enthält.

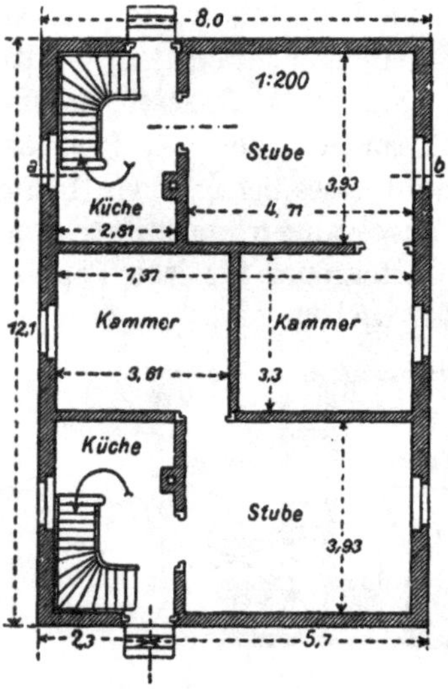

Fig. 80 a. Doppelhaus.

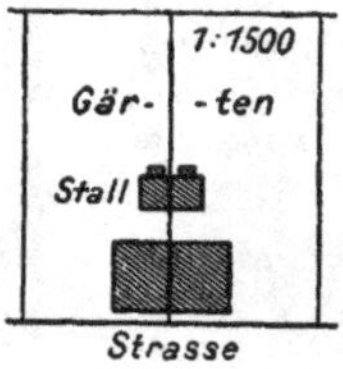

Fig. 80 b.

Für die unverheiratheten Arbeiter sind an einzelnen Orten grössere sogenannte Arbeiterkasernen errichtet; oder auch transportable Arbeiterbaracken, bei welchen die Wände aus einem Holzgerippe bestehen, das aussen mit verzinktem Eisenwellblech verkleidet und innen verschalt ist.

Die Anlage der Arbeiterhäuser wird der Grundstückspreise wegen fast stets in der äussersten Peripherie und oft in grosser Entfernung von der Fabrik erfolgen; es müssen alsdann vorzügliche Communikationsmittel den Verkehr ohne wesentlichen Geld- und Zeitverlust ermöglichen.

Vielfach hat man versucht, die Miether das Eigenthumsrecht auf die Wohnungen durch allmähliche Amortisation der Baukosten erwerben zu lassen. Der erste grössere Versuch der Art wurde in Mülhausen i. E. gemacht. Dort kosteten die für je eine Arbeiterfamilie passenden Wohnhäuser 2640 Mark incl. zugehöriger Gartenfläche. Bei Unterzeichnung des Kaufcontractes wurden 160—240 Mark eingezahlt; die Miethe betrug monatlich 14·40 Mark. Wurden statt dessen 20 Mark, also nur 5·60 Mark mehr bezahlt, so war der Miether nach etwa 17 Jahren Eigenthümer des Hauses.

Wenn irgend möglich, sollten die Arbeiterhäuser mit Wasserleitung und Canalisation versehen werden. Für die Unterstützung der Reinlichkeit in Bezug auf Körper, Kleidung und Wohnung giebt es kein besseres Mittel. Gleichzeitig wird damit eine wesentliche Einschränkung der Infektionsgefahr erreicht. Auch Volks- und Schulbäder haben in dieser Beziehung eine grosse Bedeutung. — Als weitere Maassregel gegen die unter den Arbeitern grassirenden Infektionskrankheiten empfiehlt sich eine möglichste Erleichterung der Desinfektion, die jedenfalls unter voller Schonung der Objecte und unentgeltlich von geschulten Desinfekteuren auszuführen ist; ferner sollte eine Einschränkung der Cholera infantum dadurch versucht werden, dass

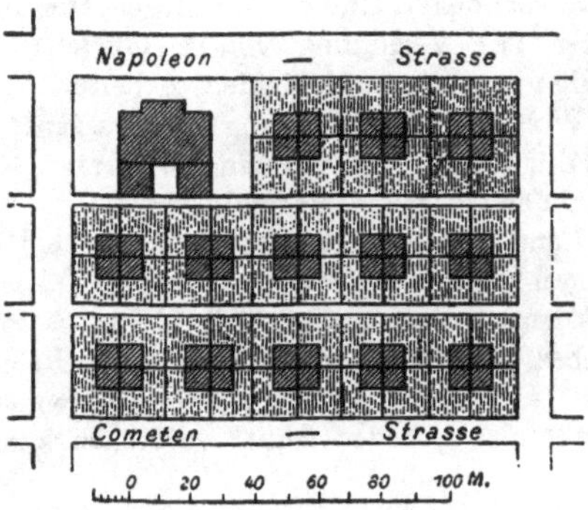

Fig. 81. Arbeiterquartier in Mülhausen i. E.

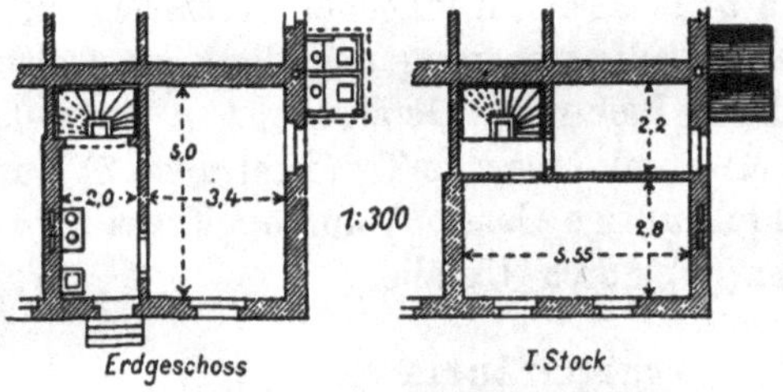

Fig. 82. Grundriss der Mülhäuser Vierhäuser.

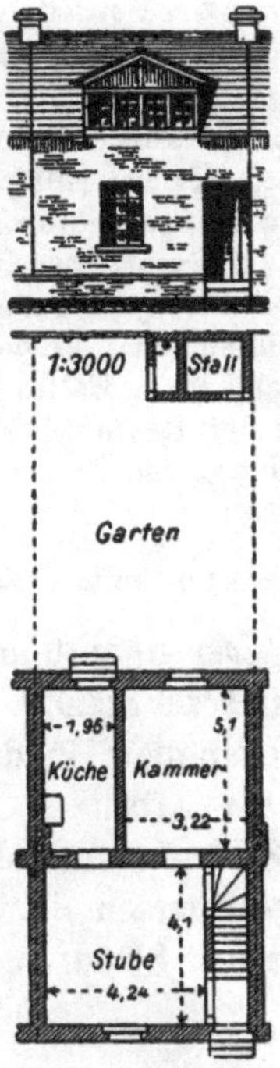

Fig. 83. Reihenhaus.

während der heissen Jahreszeit Belehrungen über die Zubereitung der Säuglingsmilch ertheilt, dass Milchkocher billig verkauft oder ausgeliehen, und dass auf ärztliche Anordnung Saugflaschen mit sterilisirter Milch zu billigsten Preisen abgegeben werden.

Um den schlimmen Folgen der vorübergehenden oder dauernden Erwerbsunfähigkeit vorzubeugen, sind in den Krankenkassen sowie in der Unfall-, Alters- und Invaliditäts-Versicherung in den letzten Jahren in Deutschland vom Staate Einrichtungen getroffen, welche bereits vielem Unglück vorgebeugt haben und bei weiterem Ausbau zweifellos noch vollkommener der Noth der kranken und alternden Arbeiter begegnen werden.

Die wichtigsten einschlägigen Gesetze sind folgende: 1) Gesetz über Krankenversicherung vom 16. VI. 1883. In Industrie und Gewerbe gegen Lohn beschäftigte Personen sind verpflichtet einer Krankenkasse beizutreten; $^2/_3$ der Beiträge leistet der Arbeiter, $^1/_3$ der Arbeitgeber. Die Krankenkassen sind von den einzelnen Betrieben, Fabriken oder Innungen begründet; diejenigen Personen, welche zu diesen nicht gehören, participiren an den Gemeindekrankenkassen. Die Krankenkassen gewähren bis zu 13 Wochen freie ärztliche Behandlung und Krankengeld in Höhe des halben Tagelohns.

2) Gesetz über Unfallversicherung vom 6. VII. 1884. Die Unternehmer der Betriebe von gleicher Gefährlichkeit sind zu „Berufsgenossenschaften" vereinigt; sie erlassen Vorschriften zur Verhütung von Unglücksfällen und sammeln die Fonds zur Entschädigung der verunglückten Arbeiter. Letztere erhalten Kurkosten von der 13. Woche der Erkrankung ab; ausserdem eine Rente, die bei völliger Arbeitsunfähigkeit $^2/_3$ des Verdienstes beträgt. Oberste Verwaltungsbehörde ist das Reichs-Versicherungsamt in Berlin.

3) Gesetz über Invaliditäts- und Altersversicherung von 22. VI. 1889. Versicherungspflichtig sind alle gegen Lohn beschäftigten Arbeiter, Dienstboten, Gehülfen etc. Je nach dem Einkommen sind wöchentlich 14 bis 30 Pfennige zu zahlen, zur Hälfte vom Arbeitgeber, zur Hälfte vom Arbeiter. Das Reich zahlt zu jeder Rente 50 Mark Zuschuss. Anspruch auf Rente haben Personen über 70 Jahre und solche, die nicht mehr als $^1/_3$ gegen früher verdienen können.

II. Gesundheitsschädigungen durch die Beschäftigungsweise der Arbeiter.

Der unmittelbar gesundheitsschädliche Einfluss der Beschäftigung kommt zu Stande: 1) durch hygienisch ungenügende Beschaffenheit der Arbeitsräume; 2) durch die Muskelanstrengung und die Körperhaltung bei der Arbeit; 3) durch starke Lichtreize, Geräusche u. s. w., welche die Sinnesorgane schädigen; 4) durch excessive Temperaturen; 5) durch eingeathmeten Staub; 6) durch giftige Gase; 7) durch giftiges Arbeitsmaterial; 8) durch Contagien; 9) durch Unfälle.

1. Die Arbeitsräume.

Dieselben tragen sehr häufig den hygienischen Anforderungen in Bezug auf Luftraum, Ventilation, Beleuchtung u. s. w. nicht hinreichend Rechnung; doch wird die Durchführung der in dieser Richtung bereits von den meisten Regierungen erlassenen Vorschriften, von deren Erfüllung insbesondere die Genehmigung jeder neuen gewerblichen Anlage abhängig gemacht wird, ausreichenden Wandel schaffen.

Die Vorschriften bestimmen, dass die Arbeitsräume in Bezug auf Flächeninhalt, Lage, Heizung, Beleuchtung und Ventilation den allgemeinen Regeln der Gesundheitspflege entsprechen. Die Höhe der Arbeitsräume soll wenigstens 3·5 m, bei einer erheblichen Zahl von Arbeitern 4 m, bei grösseren Sälen 5 m betragen. Jedem Arbeiter sollen wenigstens 10 cbm Luftraum und 20 cbm stündliche Luftzufuhr gewährt werden; entwickeln sich im Arbeitsraum reichliche Mengen übelriechender Gase, wie z. B. in Bergwerken durch die russenden

Lampen, so ist für kräftigere Ventilation zu sorgen. Bei zu trockener Luft ist durch Sprühregen, Dampfrohrzerstäuber oder Dampfstrahlapparate der nöthige Grad von Feuchtigkeit herzustellen. — Die Aborte sollen in gehöriger Zahl, für die Geschlechter getrennt, mit zugfreiem Zugang und so angelegt werden, dass keine Ausdünstungen in den Arbeitsraum gelangen. Ist ein Kleiderwechsel der Arbeiter erforderlich, so müssen auch hierfür geeignete, für die Geschlechter getrennte Räume hergestellt sein. Dortselbst sollen ausreichende Waschvorrichtungen Platz finden. Bei grösserer Entfernung der Fabrik von den Wohnungen der Arbeiter sind geräumige und heizbare Speiseräume einzurichten, in welchen Vorkehrungen zum Erwärmen der mitgebrachten Speisen angebracht sein müssen. Für gesundes Trinkwasser ist zu sorgen. Die Triebmaschinen, Transmissionen, Fallthüren und Treppenöffnungen haben eine solche Einfriedigung zu erhalten, dass eine Verletzung der Passanten ausgeschlossen ist. Ueber Verhütung und Verbreitung von Contagien in den Arbeitsräumen s. unten.

2. Die Muskelarbeit und die Körperhaltung

kann sehr mannigfaltige Gesundheitsstörungen hervorrufen.

Durch den Druck auf das Handwerkszeug entstehen in der Hand oft Schwielen, Blasen und chronische Entzündungen. Man beobachtet dieselben besonders bei Tischlern, Graveuren, Metalldrehern, Gerbern. An anderen Körperstellen können accidentelle Schleimbeutel entstehen, so ein Schleimbeutel am Ellenbogengelenk bei Lederappreteuren, ein solcher am vorderen Darmbeinstachel bei Webern durch den Druck des Brustbaumes, ferner an den äusseren Malleolen und am Köpfchen der Fibula bei Schneidern. — Schuster zeigen am Sternum oft eine umschriebene Vertiefung, welche durch den Druck des Leistens gegen den Brustkasten zu Stande kommt.

Bei fortgesetzter Anstrengung derselben Muskelgruppen beobachtet man, am häufigsten wiederum an der Hand, Sehnenscheiden- und Gelenkentzündungen, Contrakturen und Krämpfe der betreffenden Muskeln. Setzer, Tischler, Gerber, Juweliere, Blumenmacherinnen, welche sämmtlich dauern dminutiöse Handarbeiten mit gewissem Kraftaufwand zu verrichten haben, leiden oft an diesen Affektionen. Die als „Schreiberkrampf“ bezeichnete professionelle Coordinationsneurose findet man ausser bei Schreibern bei Graveuren, Setzern, Juwelieren, Näherinnen, Klavierspielern u. s. w. — Andere besonders angestrengte Muskelgruppen hypertrophiren; nicht selten entstehen Rückgratsverkrümmungen, wenn die Arbeit eine prononcirt einseitige ist und eine forcirte Biegung oder Drehung des Oberkörpers veranlasst, z. B. bei Kesselschmieden, Schneidern, Schustern u. s. w.

Anhaltendes Aufrechtstehen führt zuweilen zu Varicen, Oedemen und Geschwüren an den unteren Extremitäten. Setzer, Schlachter, Gerber sind z. B. dieser Affektion ausgesetzt.

Weit häufiger kommen Circulationsstörungen in Folge von sitzender und gebückter Stellung vor. Schneider, Näherinnen, Stickerinnen, Schuster leiden fast immer an gastrischen Beschwerden, Ernährungsstörungen, resp. an Krankheiten der Beckenorgane. Auch die Behinderung der freien Athmung durch die professionelle sitzende und gebückte Haltung wirkt begünstigend auf das Entstehen von Ernährungsstörungen.

Ferner kann wiederholte intensive Muskelanstrengung, wie sie bei Lastträgern, Schmieden, Schlossern, Bäckern erforderlich ist, das Allgemeinbefinden stören, indem sie zu Emphysem und organischen Herzfehlern disponirt; in seltenen Fällen führt sie auch zu Muskelzerreissungen und Hernien.

Selbstverständlich bedingt endlich jede Ueberanstrengung, sei es, dass die Arbeit für die individuelle Muskelkraft zu anstrengend ist, sei es, dass eine an sich leichte Arbeit zu lange ausgedehnt und nicht von den gehörigen Ruhepausen unterbrochen wird, eine Schwächung der Gesundheit.

Gegen die genannten Schädigungen kann grösstentheils nur die Aufmerksamkeit und Vorsicht des Einzelnen Schutz gewähren. Insbesondere muss der Arbeiter die Dauer der Arbeit und den Grad der Anstrengung seiner individuellen Leistungsfähigkeit anzupassen suchen. — Einige Nachtheile sind durch Aenderung der Werkzeuge zu beseitigen; andere dadurch, dass die Arbeit mit Hülfe von Maschinen statt mittelst der Muskeln geleistet wird. So ist z. B. die Verwendung einfacher Motoren für Nähmaschinen, die Herstellung von Leisten durch Maschinen u. a. m. anzustreben.

3. Schädigung der Sinnesorgane.

Vorzugsweise ist das Auge gefährdet. Entweder führt das fortgesetzte Fixiren kleiner Gegenstände eventuell bei ungenügender Beleuchtung zu Myopie und deren schwereren Folgezuständen (Schreiber, Juweliere, Graveure, Blumenmacherinnen, Setzer); oder blendendes Licht, grelle Wechsel zwischen Hell und Dunkel und strahlende Hitze bewirken Ueberreizung des Auges (Heizer, Schmiede, Schmelzofenarbeiter, Glasarbeiter); oder mechanische Insulte, reizende Gase oder Staub führen Verletzungen des Auges resp. Conjunctivitis und Blepharitis herbei (Fremdkörper bei Arbeiten an Metalldrehbänken und Holzbearbeitungsmaschinen; Steinsplitter bei Steinschlägern; Funken und Spritzer in Eisengiessereien; verspritzende Säure und Dämpfe bei der Verarbeitung von Braunkohlentheer, Chlor, Salzsäure; Baumwollen- und Hanfstaub).

Zum Schutz gegen die letztgenannten Schädigungen werden Schutzbrillen verwendet, und zwar sind die betreffenden Fabrikunternehmer gesetzlich verpflichtet, ihren Arbeitern Schutzbrillen zu liefern. Sollen dieselben nur gegen gröbere Fremdkörper (Steinsplitter) schützen, so genügen Drahtbrillen. Andernfalls benutzt man Gläser aus weissem (bei grellem Licht rauchgrauem) starkem Glas in vorspringender Fassung, die wo möglich auf eine dicht anschliessende Lederbinde aufgenäht sind. Gläser aus Glimmer sollen gegen strahlende Hitze besseren Schutz gewähren; das Material ist jedoch zu ungleichmässig und erschwert das deutliche Sehen. — Uebrigens werden alle Schutzbrillen von den Arbeitern ungern getragen, weil die Gläser leicht durch Schweiss und Staub trübe werden und das Sehvermögen immer etwas beschränken. — Die Schutzmaassregeln gegen die übrigen Schädigungen des Auges müssen wesentlich dem Einzelnen überlassen bleiben; bei Myopie und beginnender Sehschwäche ist die sorgfältige Beachtung der ersten Symptome und baldige Aenderung der Beschäftigung vor Allem indicirt.

Seltener wird das Gehörorgan durch das anhaltende betäubende Geräusch in Hammerwerken und Schmieden afficirt. — Ueber Gehörstörungen bei Arbeiten in comprimirter Luft s. S. 108.

4. Excessive Temperaturen und Verbrennungen.

Hohe Temperaturen kommen bei zahlreichen Gewerbebetrieben vor; oft in Form der strahlenden Wärme (z. B. bei Heizern, Schmelzofen- und Glasarbeitern, Giessern, Schmieden, Bäckern), die jedoch verhältnissmässig gut ertragen werden, da bei diesen Betrieben eine sehr reichliche Luftzufuhr die Wärmeabgabe erleichtert. Nur kommt eine Neigung der fortwährend stark schwitzenden und erhitzten Haut zu Hauterkrankungen (Eczem, Lichen) zu Stande; ferner disponirt die reichliche Getränkaufnahme zu Verdauungsstörungen. — Weit nachtheiliger auf das Allgemeinbefinden wirkt der Aufenthalt in einem geschlossenen Arbeitsraum, dessen Luft eine Temperatur von 25—30° und darüber zeigt und daneben oft noch eine hohe Luftfeuchtigkeit. Beispielsweise kommen solche Wärmegrade vor in Färbe-, Dekatir- und Appreturwerkstätten, Kammwoll-, Baumwoll- und Flachsspinnereien und Webereien, in den Drehersälen der Porzellanfabriken u. a. m. Bei diesen Gewerben ist durch Grösse der Arbeitsräume, reichlichste Ventilation, eventuell Einführung elektrischer Beleuchtung an Stelle der Gasbeleuchtung und insbesondere durch Umhüllung der Dampfleitungen mit Wärmeschutzmitteln (Schlackenwolle, Kieselguhr etc.), resp. durch Ummantelung der Oefen nach Möglichkeit Abhülfe zu schaffen. In manchen Fabriken sind indess solche Schutzmittel nur in sehr beschränktem Maasse anwendbar, weil für die betreffende Technik hohe Temperaturen und oft auch hohe Feuchtigkeitsgrade erforderlich sind; so z. B. geht das Verspinnen nur in Arbeitsräumen mit warmer feuchter Luft gut von Statten. — Ueber Schutz gegen Verbrennungen s. S. 337.

5. Einathmung von Staub.

Während im Freien nur vorübergehend grössere Staubmengen eingeathmet werden, sind bei vielen Gewerbebetrieben die Arbeiter einer steten Staubinhalation ausgesetzt, und als Folge derselben beobachtet man massenhafte Einlagerungen der Staubtheilchen in die Schleimhäute, in die Lymphbahnen des Lungenparenchyms und in die Bronchialdrüsen. Die Symptome, die dadurch veranlasst werden, sind die des chronischen Bronchialkatarrhs und in der Folge oft des Lungenemphysems.

Manche Beobachter führen auch pneumonische Erkrankungen auf directe Staubeinwirkung zurück, ohe jedoch ausreichende Beweise dafür vorbringen zu können. Auch Lungenphthise wird vielfach als Folge von Staubinhalation bezeichnet; und zwar wird namentlich metallischer und mineralischer Staub als gefährlich angeschuldigt, während vegetabilischer und animalischer Staub relativ selten Phthise veranlassen soll. Zweifellos ist indess die Staubinhalation hier höchstens disponirendes Moment, welches Invasionspforten und einen günstigen Entwickelungsboden für die Krankheitserreger der Phthise schafft. Ausserdem ist es auf Grund der statistischen Zusammenstellungen immer schwer zu entscheiden, ob die Einathmung des Staubes als solche einen Einfluss auf die Frequenz der Krankheit geäussert hat, oder ob nicht vielmehr die sonstigen Lebensverhältnisse der betreffenden Arbeiter, die Vererbung und vor Allem die vermehrte Gelegenheit zur Aufnahme der Tuberkelbacillen in den theilweise mit Phthisikern besetzten Arbeitsräumen bedeutungsvoll ist.

Am wenigsten verderblich ist die Einlagerung von Kohlenstaub in die Lungen, die Anthrakosis, die zwar nicht selten chronischen Katarrh und Dyspnoe hervorruft, aber so selten mit Phthisis complicirt ist, dass manche Beobachter der Kohlenlunge geradezu eine Immunität gegen diese Krankheit zuschreiben wollen. Die gewerblichen Arbeiter, welche besonders leicht Kohlenlunge acquiriren, sind vor Allem die Bergleute der Kohlengruben; in geringerem Grade exponirt sind Köhler, Kohlenhändler und Kohlenträger, Heizer. Ferner wird Kohle in Form von Russ aufgenommen von Schornsteinfegern und Bergleuten; in Form von Graphit von Giessern, Formern und Bleistiftarbeitern.

Feinste Theilchen von Eisen, Eisenoxyd oder Eisenoxyduloxyd rufen die Siderosis pulmonum hervor; Kupfertheilchen wirken vermuthlich ähnlich. Als Folge der eingelagerten Partikelchen entstehen cirrhotische Knoten und eine lobuläre, interstitielle indurirende Pneumonie. Schmiede und Schlosser, ebenso Kupferschmiede, Klempner, Uhrmacher u. s. w. kommen zwar mit feinen Eisen-, resp. Kupfertheilchen in Berührung, doch sind die letzteren nicht fein genug, um in grösserer Menge in die Lungen aufgenommen zu werden. Am meisten sind aus dieser Kategorie noch die Feilenhauer exponirt. Dagegen entstehen enorme Massen von feinstem Eisenoxydstaub bei der Benutzung des sog. rothen Smirgels (Englisch Roth), der als Polirmittel für Stahl und Spiegel dient; ferner kommt beim Schleifen der Eisen- und Stahlwaaren ein aus Eisen- und Steintheilchen gemischter Staub zur Wirkung.

Im Schleifstaub sind das wesentliche die steinigen Partikelchen, welche im Ganzen ähnliche Erscheinungen hervorrufen, wie der metallische Staub. Der Schleifstaub bildet sich nur beim Schleifen von Näh-, Strick- und Stecknadeln, die trocken geschliffen werden, während das Schleifen gröberer Objecte unter Befeuchtung erfolgt. — Von sonstigem mineralischem Staub gilt als besonders gefährlich der harte, spitzige Quarzstaub, dem die Arbeiter in den Stampfwerken der Glasfabriken und die Mühlsteinhauer exponirt sind. Beim Glasschleifen wird das Schleifpulver (Feuerstein oder Englisch Roth) gewöhnlich mit Wasser angefeuchtet, nur bei einigen seltenen Schliffarten werden die Arbeiter durch trockenen Staub gefährdet. Thonstaub wird von Ultramarin-, Porzellanarbeitern, Töpfern und Specksteinarbeitern, Kalkstaub in Form von Aetzkalk von den Arbeitern der Kalköfen beim Ausnehmen des gebrannten Kalks eingeathmet; in Form von kohlensaurem Kalk von den Perlmutterdrechslern. Sehr viel Staub entwickelt sich bei der Cementfabrikation, wo Kreide oder Kalk, Thon und Sand in sehr fein gemahlenem Zustand gemengt werden. Gypsstaub belästigt hauptsächlich die Stuckarbeiter beim Abschleifen des Stucks mit Bimsstein.

Unter den organischen Staubarten führt der Tabaksstaub, der sich beim Rapiren (Zerkleinern mit Wiegemessern), Sortiren, Sieben und Packen des Tabaks in grosser Menge entwickelt, zuweilen — aber sehr selten — zu Ablagerungen in den Lungen. Die überwiegende Mehrzahl der Arbeiter merkt auch bei langdauerndem Aufenthalt in Tabaksstaub keine Schädigung der Gesundheit. — Enorme Massen von Staub treten in Baumwoll- und Wollspinnereien auf.

Baumwollstaub entwickelt sich zunächst, wenn die rohe Baumwolle im Reisswolf zerrissen und gelockert wird; ferner wenn die gereinigte Baumwolle in den Krempel- und Kratzmaschinen durch spitze Kupferdrähte (Karden) in parallele Lage gebracht und zum Spinnen vorbereitet wird. Insbesondere beim Reinigen der Karden von den daran haften gebliebenen Fasern erheben sich mächtige Wolken leichten Staubes.

Wollstaub tritt zunächst schon beim Sortiren und Klopfen der Vliesse auf, dann beim Wolfen und Krempeln der Wolle sowie beim Scheeren des Tuchs. Besonders reichlich ist der Staub in der Kunstwollindustrie, wo Wolllumpen im Reisswolf zerrissen werden.

Dem Staub von thierischen Haaren sind Bürstenbinder beim sog. Kämmen der Borsten, ferner Tapezierer, Sattler, Kürschner ausgesetzt;

in weit höherem Grade aber die Arbeiter, welche bei der Fabrikation von Hüten aus Hasen-, Kaninchen- und Biberhaar beschäftigt sind, und speciell diejenigen, welche das Schneiden der Haare (Kürzen der Borstenhaare bis sie mit dem Flaumhaar gleiche Länge haben) besorgen.

Vielfach werden die Felle vor dem Enthaaren mit Scheidewasser und metallischem Quecksilber behandelt, so dass Merkuronitrat sich bildet, dann getrocknet und nachher geklopft und gebürstet. Dabei kann ein durch Beimengung jenes Quecksilbersalzes besonders gefährlicher Staub sich entwickeln.

Auch bei der Bearbeitung der Bettfedern, ferner bei der Bearbeitung des Holzes (in Fass- und Bleistiftfabriken) kommt es zu belästigendem Staub.

Alle diese organischen Staubarten scheinen nicht direct tiefere Schädigung des Körpers zu veranlassen, wohl aber beeinträchtigen sie die normale Aufnahme von Athemluft und bewirken eine fortgesetzte Reizung der Respirationsschleimhaut, Neigung zu chronischen Katarrhen und damit gewiss häufig Invasionspforten für Contagien, an denen es in den betreffenden Arbeitsräumen nie zu fehlen pflegt.

Ueber giftigen und contagiösen Staub siehe unten.

Die Schutzmittel gegen die Staubinhalation bestehen erstens in der Hinderung der Staubentwickelung; zweitens in der sofortigen Entfernung des einmal gebildeten Staubes durch Absaugen; drittens in Respiratoren, welche die Arbeiter in der staubhaltigen Luft anlegen.

Um die Staubproduktion zu hindern, könnte man daran denken, das Material anzufeuchten oder die Zerkleinerung unter Wasser vorzunehmen. Aus technischen Gründen kann jedoch nur in den seltensten Fällen von diesem Mittel Gebrauch gemacht werden. — Dagegen wird neuerdings die Zerkleinerung steiniger, Staub liefernder Massen in ganz geschlossenen Behältern, in den sogenannten Kugelmühlen vorgenommen, die sich in Pochwerken bereits gut bewährt haben.

Am häufigsten wird die Entfernung des gebildeten Staubes versucht durch kräftige Luftströme. Die Anwendung derselben soll aber nicht in Form eines den ganzen Arbeitsraum ventilirenden Stromes erfolgen, der entfernt von der Stelle der Staubproduktion ein- und austritt. Oben (S. 397) wurde bereits betont, dass eine solche Ventilation zur Beseitigung von Staub unzureichend ist; soll sie ausgiebig wirken, so muss eine so kräftige Luftbewegung vorhanden sein, dass ein Aufenthalt in dem betreffenden Raum kaum zu ertragen wäre und trotzdem würde der Effekt meist ungenügend ausfallen. Der Luftstrom muss vielmehr seine grösste Geschwindigkeit dort entwickeln, wo der Staub entsteht, d. h. die Abströmungsöffnung muss in unmittelbarster Nähe der Arbeitsplätze u. s. w. liegen, so dass es zum Absaugen des Staubes kommt, ehe derselbe sich im Raum verbreitet hat. Diesen Anforderungen entsprechen die Exhaustoren, weite Rohre, in welchen mittelst kräftigen Motors ein starker aspirirender Luftstrom erzeugt wird und deren trichterförmige Einströmungsöffnungen über oder noch besser unter den einzelnen Arbeitsplätzen angebracht sind resp. zeitweise in unmittelbare Nähe der staubenden Objecte geführt werden können. Die Exhaustoren werden mit gutem Erfolge benutzt z. B. zum Absaugen des Baumwollstaubes im Reisswolf, sowie beim Reinigen der Karden; ferner zum Absaugen des bei der Hutabreiberei entstehenden Staubes, des Schleifstaubes in Nadel- und in Hornkammfabriken, des Mühlenstaubes u. s. w.

Der Reisswolf wird mit einem dicht schliessenden Gehäuse umgeben, das durch den Canal *b* (Fig. 84) mit einer Vorkammer in Verbindung steht; aus dieser wird durch die Oeffnung *e* mittelst kräftigen Aspirators die Luft fortwährend abgesogen. Die bei *a* eintretende Baumwolle sammelt sich nach dem Passiren des Wolfs bei *c* und wird dort durch eine Thür von Zeit zu Zeit herausgenommen; der abgerissene lockere Staub aber wird bei *d* durch ein weitmaschiges Filter gerissen, gelangt in den Exhaustor und von da in's Freie.

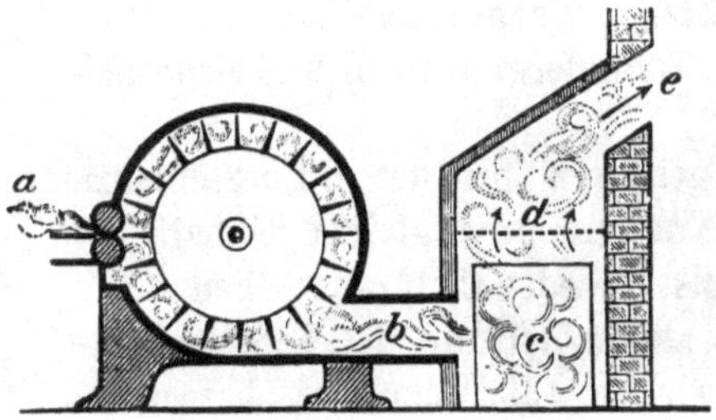

Fig. 84. Reisswolf mit Staubabsaugung.

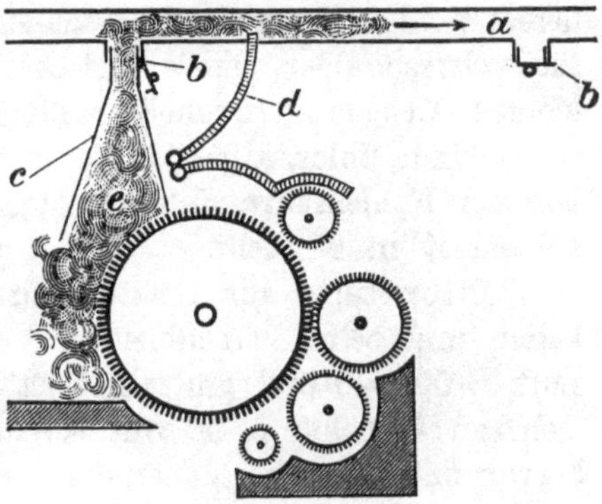

Fig. 85. Staubabsaugung bei der Reinigung der Karden.

Sollen die Karden gereinigt werden, so wird zunächst eine Verbindung zwischen der Reinigungsstelle und einem Rohre (*a* in Fig. 85) hergestellt, das über sämmtlichen Krempelmaschinen herläuft und zu einem mit Maschinenkraft betriebenen Ventilator führt. Dieses Rohr trägt mehrere Stutzen (*b*), die für gewöhnlich verschlossen sind; soll die Reinigung beginnen, so wird das Gehäuse, welches die Karden bedeckt (*d*), zurückgeklappt und in den Stutzen ein Trichter *c* eingesetzt, dessen Oeffnung bis nahe auf die Karden reicht. Werden nunmehr die Baumwollreste mit Bürsten u. dgl. von den Karden gelöst, so werden sie vollständig in den Exhaustor abgeführt.

Vielfach finden auch Respiratoren Anwendung; dieselben bestehen aus feinmaschigen, porösen Stoffen, welche den Staub abfiltriren, die Luft aber passiren lassen sollen. Entweder werden nur feine Drahtgewebe verwendet oder solche mit Einlagen von Watte resp. Wollstoff, die eventuell angefeuchfet werden sollen; oder auch platte Schwämme, die angefeuchtet und fest vor Mund und Nase gebunden werden. Eine besondere Form stellen die Masken dar, welche den ganzen Kopf bedecken und eine Zuführung von frischer, reiner Luft durch Schläuche erhalten. — Die Respiratoren werden jedoch im Ganzen von den Arbeitern sehr ungern benutzt. Haben sie enge Poren, so wird die Athmung erschwert, insbesondere wenn bereits viel Staubtheilchen in das Filter eingelagert sind. Weite Poren gewähren wiederum nicht genügende Zurückhaltung des Staubes. Empfehlenswerth sind daher die Respiratoren wesentlich nur zur vorübergehenden, kurzdauernden Benutzung in einer Luft, welche starke Staubmassen oder gar giftigen Staub enthält.

6. Die Einathmung giftiger Gase.

Abgesehen von den schädlichen resp. belästigenden Gasen, welche durch die Ansammlung von Menschen und durch die Beleuchtung geliefert werden, kommt es bei manchen Gewerben zu einer Produktion theils irrespirabler, theils toxischer Gase, welche oft schon in sehr kleinen Mengen gesundheitsschädigend wirken. Die wichtigsten derselben sind: Chlor, salpetrige Säure, Salzsäure, schweflige Säure; seltener kommen Kohlensäure, Kohlenoxydgas, Schwefelwasserstoff und Schwefelkohlenstoff in Betracht.

Chlor kann zur Einathmung gelangen bei der Chlorkalkfabrikation und beim Schnellbleichen. Nur ein sehr kleiner Gehalt der Luft, 0·001—0·002 pro mille, ist als unbedenklich anzusehen. Ein Gehalt von 0·005 p. m. ruft bereits starke Reizung der Schleimhäute hervor und muss bei dauernder Einwirkung als unzulässig bezeichnet werden. — Durch die Verwendung gut schliessender Apparate und reichliche Ventilation kann jedoch die Beimengung von Chlorgas zur Luft des Arbeitsraumes in den genannten Gewerben ziemlich leicht vermieden werden. Für kurzes Betreten eines mit Chlor erfüllten Raumes (Ausnehmen des fertigen Chlorkalks) ist das Vorbinden von Respiratoren, welche mit Alkohol befeuchtete Schwämme enthalten, indicirt.

Salpetrige Säure entsteht bei Herstellung der concentrirten Salpetersäure, bei der Fabrikation der Eisenbeize, ferner bei der Bereitung des Nitrobenzols, das jetzt in grossem Maassstabe zur Darstellung der Anilinfarben Verwendung findet. In geringerem Grade entwickelt sich salpetrige Säure in den Münzen und bei der galvanischen Vergoldung.

Es lässt sich jedoch ein zu hoher Gehalt der Luft an salpetriger Säure bei allen diesen Gewerben mit einiger Vorsicht vermeiden. Die bei der Darstellung der concentrirten Salpetersäure auftretenden Dämpfe müssen durch Condensationsthürme mit Wasserregen geführt werden; im Uebrigen sind so viel als möglich geschlossene Apparate zu verwenden und es ist für reichliche Ventilation zu sorgen.

Salzsäuregas ist in der Luft höchstens bis zu einem Gehalt von 0·1 p. m. zulässig; bei 0·5 p. m. treten sogar bei Versuchsthieren schon deutliche Symptome von Reizung der Schleimhäute hervor. — Kleinere Mengen Salzsäuregas entstehen in der Töpferei (bei der Kochsalzglasur der Steingutwaaren, vergl. S. 479), bei der Glasfabrikation und bei der Zinnsalzdarstellung. In ungeheuren Massen entweicht Salzsäure in den Sodafabriken bei dem Sulfatprocess, durch welchen aus Kochsalz und Schwefelsäure Natriumsulfat und Salzsäure gewonnen wird. Während man diese Massen von Salzsäuregas früher durch Schornsteine abströmen liess, werden dieselben jetzt gewöhnlich durch Waschen zunächst in doppelhalsigen mit Wasser gefüllten Flaschen (sogenannten Bonbonnes), dann in Coaksthürmen, in welchen Wasser herabrieselt, zurückgehalten. Bei ausreichender Ventilation der Arbeitsräume kommt es selten zu schädigender Einwirkung.

Schweflige Säure wirkt in einer Concentration von mehr als 0·05 p. m. bei längerer Dauer belästigend; deutliche Giftwirkung tritt bei einem Gehalt von 0·5 p. m. hervor. Die schweflige Säure wird der Luft des Arbeitsraumes zugemengt z. B. in der Strohhutfabrikation beim Bleichen der Hüte, ebenso beim Bleichen von Seide, Woll- und Baumwollstoffen, von Darmsaiten u. s. w.; ferner beim Schwefeln des Hopfens. Zeitweise kommt es zu einer sehr starken Bildung der Säure in Alaun-, Glas- und Ultramarinfabriken; ferner bei der Schwefelsäurebereitung. Enorme Mengen von schwefliger Säure werden oft von den Rostöfen der Hüttenwerke geliefert; doch führt dies mehr zu einer Belästigung der Anwohner (s. unten), als zu einer Gefährdung der Arbeiter.

Die schädlichen Einwirkungen der schwefligen Säure in den Gewerben sind leicht durch Ventilationseinrichtungen zu vermeiden. Ueber die Beseitigung der Hüttengase siehe S. 492.

Kohlensäure wirkt erst bei sehr bedeutender Anhäufung toxisch (vgl. S. 148). Derartige Concentrationen kommen zuweilen vor in den Gährungsgeweben, in Bierbrauereien, Weingährkellern, Presshefefabriken. Ferner werden Brunnenarbeiter in tiefen Brunnenschachten, Todtengräber in Grüften, Lohgerber in Lohgruben einer Kohlensäure-Intoxikation ausgesetzt, jedoch nie ohne eine gewisse Fahrlässigkeit. In Bergwerken bilden sich zuweilen starke Kohlensäure-Ansammlungen, die schliesslich Intoxikation veranlassen können (matte Wetter). Hier müssen gute Ventilationsvorrichtungen Abhülfe schaffen.

Kohlenoxydgasvergiftung tritt zuweilen bei Gasarbeitern ein; häufiger können die Gichtgase der Eisenhütten und die Minengase zu Kohlenoxydgasvergiftung führen. Auch dieser Gefahr lässt sich meistens mit einiger Sorgsamkeit begegnen. Eine Abführung der Gichtgase wird neuerdings um so energischer angestrebt, als dieselben zur Winderhitzung oder Dampfkesselheizung vortheilhaft ausgenutzt werden können.

Schwefelwasserstoff belästigt schon bei einem Gehalt von 0·15 bis 0·3 pro mille; bei 0·5 bis 0·6 pro mille beobachtet man bereits gefährliche Wirkungen auf die Arbeiter. Bei stärkerer Concentration können sehr plötzlich Krämpfe, Asphyxie und der Tod eintreten. Ausser bei manchen chemischen Präparationen, z. B. gewissen Arten der Verarbeitung von Sodarückständen, kann sich Schwefelwasserstoff in Kloaken, Canälen unh durch sonstige Ansammlungen von faulenden Substanzen in solcher Menge entwickeln, dass toxische Wirkungen bei den Arbeitern auftreten. Die Gefahr lässt sich durch Vorsicht des Einzelnen um so leichter vermeiden, als in dem intensiven Geruch des Gases ein warnendes Symptom gegeben ist.

Schwefelkohlenstoffdämpfe führen zuweilen zu Intoxikations-Erscheinungen bei den Arbeitern von Gummifabriken.

7. Beschäftigung mit giftigem Arbeitsmaterial.

Bei der Bearbeitung von giftigem Material kann die Aufnahme des Giftes theils durch Einathmung von Staub oder Dämpfen erfolgen, theils dadurch, dass in Folge von Berührungen und Hantirungen kleine Theilchen des Giftes in den Mund, auf Speisen u. s. w. gebracht werden und so in den Verdauungstraktus gelangen; theils endlich dadurch, dass von Hautwunden und Schrunden aus eine Resorption stattfindet. Meist kommen alle drei Wege in Frage; am häufigsten scheinen die Hantirungen zu Vergiftungen Anlass zu geben. — Die Stoffe, welche im Gewerbebetrieb hauptsächlich solche Vergiftungen veranlassen, sind: Blei, Zink, Quecksilber, Phosphor und Arsen.

Blei. Die Verwendung des Bleis zu den verschiedensten Gebrauchsgegenständen (Glasuren der Kochgeschirre, Wasserleitungen, Kinderspielzeug, Farben, Kitte u. dgl.) bewirkt Gefahren sowohl für zahlreiche gewerbliche Arbeiter wie auch für das kaufende Publikum. Von den in der Bleiindustrie beschäftigten Arbeitern erkranken 20—40 Procent an chronischer Bleivergiftung. — Zunächst sind die Hüttenarbeiter gefährdet; die Erzscheider relativ wenig, weit mehr die beim Rösten und Schmelzen der Erze und beim Abtreiben des Werkbleis beschäftigten Arbeiter, da ein Theil des Bleis und Bleioxyds sich bei diesen Processen in Form von Dampf verflüchtigt. Die hohe Temperatur und die starke Anstrengung unterstützen das Siechthum dieser Kategorie von Arbeitern. — Die Hauptmassen der beim Verhütten entstehenden Dämpfe gelangen nach aussen, Blei und Bleioxyd scheiden sich dann allmählich wieder aus und veranlassen eine gefährliche Ausbreitung bleihaltigen Staubes in der ganzen Umgebung der Hütte (Flugstaub, Hüttenrauch).

Die Verarbeiter des fertigen reinen Bleis, das zur Herstellung von Pfannen, Schrot, Bleirohr, Folie u. s. w. verwandt wird, sind relativ wenig exponirt. In höherem Grade die Schriftgiesser, namentlich beim Hobeln und Schleifen der aus einer Legirung von Blei, Antimon und Zinn bestehenden Lettern. Schriftsetzer sind ebenfalls durch die fortwährende Berührung der Lettern, namentlich aber durch den in den Setzkästen sich sammelnden resp. auf dem Fussboden durch das Herumtreten auf herabgefallenen Lettern entstandenen bleihaltigen Staub gefährdet.

Legirungen des Bleis mit Zinn werden ferner verwendet zum Löthen und Verzinnen, zu Folie, die zum Einwickeln von Käse, Tabak etc. dient, und zu Mundstücken von Flaschen; weite Kreise des Publikums werden durch den Bleigehalt dieser Gebrauchsgegenstände gefährdet. Besonders bedenklich ist die Benutzung von Schrot zum Flaschenspülen, da derselbe unter Zusatz von ca. 0·5 Procent arseniger Säure zum geschmolzenen Blei hergestellt wird.

In sehr erheblichem Grade tritt die Gefahr der Bleivergiftung in denjenigen Gewerben hervor, in welchen Verbindungen und namentlich Oxydationsstufen des Bleis hergestellt und verarbeitet werden.

Bleioxyd entsteht bei der Verarbeitung des Bleis auf Silber; nachdem es gemahlen, geschlemmt und gebeutelt ist, stellt es ein feines gelbes Pulver dar, das als Massikot in den Handel kommt und zur Herstellung von Bleipflaster und in der Glaserei (zur Herstellung der Glasarten von höherem Lichtbrechungsvermögen) Verwendung findet. — Das bis zur Rothgluth erhitzte Bleioxyd liefert die Mennige, die durch Pulverisation und Beuteln in feinste Staubform gebracht werden muss und dann zur Herstellung von Oelkitt dient. Die Arbeiter sind bei vielen der angeführten Manipulationen dem bleihaltigen Staub sehr exponirt.

Bleioxyd findet sich ferner häufig in der Glasur der Töpferwaaren und im Email der emaillirten Eisenwaaren. — Unter den Thonwaaren unterscheidet man A) dichte, die so stark erhitzt sind, dass ihre Masse halb verglast ist, und die daher auch ohne Glasur undurchdringlich für Wasser sind. Dahin gehört 1) das echte Porzellan, an dünnen Stellen durchscheinend, mit stets bleifreier Glasur. 2) Steinzeug, nicht durchscheinend. Das feine weisse, porzellanähnliche enthält in der Glasur Bleioxyd und Borax. Das gemeine graubraune oder blaue Steinzeug, das z. B. zu Mineralwasserkruken, Steintöpfen etc. verarbeitet wird (Coblenzer Geschirr) enthält dagegen eine Kochsalzglasur, die stets bleifrei ist. Dieselbe wird so hergestellt, dass gegen Ende des Brennens ClNa eingeworfen wird; dasselbe wird durch die Kieselsäure des Thons und Wasser zersetzt, so dass sich HCl bildet, die entweicht (s. S. 477) und andererseits Natrium-Aluminiumsilikat, das die Glasur darstellt.

In eine zweite Abtheilung B) gehören die porösen Thonwaaren, bei denen die Masse nicht verglast ist, so dass sie ohne einen Glasurüberzug Wasser durchlassen. Porös sind z. B. die Fayencewaaren, mit meist blei- oder zinnhaltiger Glasur; ferner die gemeine Töpferwaare (gewöhnliches irdenes Kochgeschirr, Bunzlauer Geschirr). Hier ist die Glasur stets bleihaltig. Sie wird dadurch erzeugt, dass das Geschirr mit fein gemahlenem PbS bestäubt wird; es entweicht dann SO_2 und das entstandene PbO bildet mit Kieselsäure und Thonerde ein Blei-Aluminiumsilikat. Dieses die Glasur liefernde Silikat hält sich gegenüber verdünnten Säuren unverändert und lässt in diese kein Blei übergehen. Ist aber das Brennen mangelhaft gewesen oder war ein Ueberschuss von PbS zugesetzt, so wird z. B. von Essig Bleioxyd gelöst.

Emaillirte Eisenwaaren enthielten früher wohl bleihaltige Glasur, jetzt enthalten dieselben durchgehends nur Zinnoxyd mit Spuren von Blei. Bei stärkerem Bleigehalt wird Blei an Essig abgegeben.

Den hervorragendsten Procentsatz von gewerblichen Bleivergiftungen liefern die Fabriken von Bleiweiss [basisches Bleicarbonat, $(PbCO_3)_2 + Pb(OH)_2$]. Beim Ausnehmen des durch Einwirkung von Essig- und Kohlensäure auf Bleiplatten hergestellten Bleiweisses aus der dazu dienenden Kammer athmen die Arbeiter grosse Mengen Bleiweissstaub ein und verunreinigen sich in hohem Grade Kleidung und Haut; ferner kommen beim Schlemmen des Präparates die Hände mit gelöstem Bleiacetat in Berührung. Beim Mahlen und Verpacken des trockenen Präparates wird wiederum massenhafter Staub aufgewirbelt.

Das fertige Bleiweiss wird hauptsächlich verwendet von Malern; es liefert mit Oel verrieben die beliebteste weisse Farbe; Lackirer benutzen es bei der Herstellung von Lackfarben, ferner wird es bei der Fabrikation von Abziehbildern, in Wachstuchfabriken, in Strohhutfabriken u. s. w. gebraucht.

Die Schutzmaassregeln gegen die Gefahren der Bleivergiftung entstehen beim Verhüttungsprocess vor Allem in einer Abführung der Bleidämpfe in lange Condensations-Canäle resp. Kammern, die schliesslich in eine hohe Esse ausmünden. An den Wandungen der Canäle setzt sich in grosser Menge der sogenannte Flugstaub ab, der später weiter verarbeitet wird. Durch derartige Einrichtungen lässt sich ein fast vollständiger Schutz der Hüttenarbeiter erzielen. — Das Ausnehmen des Flugstaubes darf nur nach vollständigem Erkalten der Kammern und eventuell unter Vorlegen von Respiratoren geschehen.

In der Bleiweissfabrikation ist zunächst das Ausnehmen des fertigen Bleiweisses und das Abtrennen desselben von dem noch unzersetzten Blei dadurch gefahrlos zu machen, dass die Kammern mit einem Exhaustor oder einem Wasserzerstäuber versehen sind. Oder die Arbeiter tragen eine Staubmaske, welche Kopf und Hals einschliesst und aus einer doppelten Wandung von Aluminiumblech besteht; durch die innere durchlochte Wandung wird stets frische Luft nachgepumpt. Beim Schlemmen erhalten die Arbeiter lange, kalblederne Däumlingshandschuhe und müssen die Hände mit Schmalz einreiben. — Das Pulverisiren des Bleiweisses (und der Mennige) kann in völlig geschlossenen sogenannten Desintegratoren geschehen. Das Stauben beim Einpacken kann dadurch unschädlich gemacht werden, dass über jeder Packstelle ein Exhaustor in Thätigkeit ist in der Weise, wie es schematisch in Fig. 86 dargestellt ist. Packraum (und Pulverisirmühle) sind durch die Saugröhren *c*, die mit trichterförmigen Ansätzen (*b*) versehen werden können, mit dem Exhaustor *d* verbunden. Dieser treibt die staubhaltige Luft in die Cisterne *e*, wo die Luft zu einem Zickzacklauf gezwungen wird, dann in ein mit Coaksstücken gefülltes Eisenrohr *f* und von da in's Freie. — Auch das Anreiben des Bleiweisses mit Oel lässt sich in verschlossenen Gefässen vornehmen.

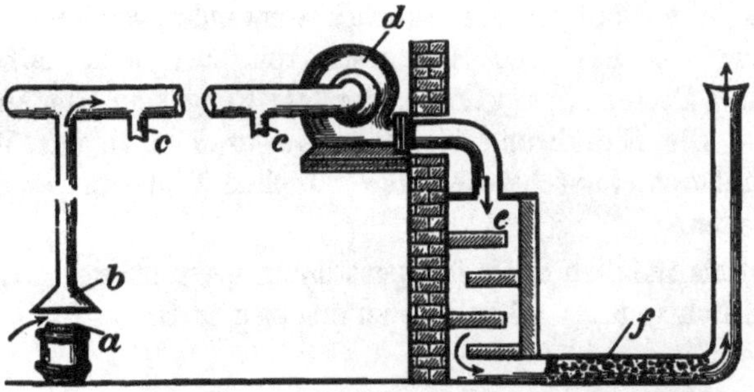

Fig. 86. Absaugung des Bleiweissstaubes.

In den übrigen Gewerben sind allgemeine Vorsichtsmaassregeln ausreichend (die übrigens auch in den Bleiweissfabriken trotz der vorbesprochenen Schutzvorkehrungen wohl zu beachten sind), und diese bestehen vor Allem in peinlicher Sauberkeit. Namentlich sollen die Hände ohne gründliche Reinigung nicht mit dem Munde oder mit Speisen in Berührung gebracht werden. Letztere sollen auch der Luft der Arbeitsräume nicht ausgesetzt werden. Wascheinrichtungen und Bäder, sowie besondere Speiseräume sind daher unbedingt in jeder Fabrik vorzusehen. Ferner sind die Kleider häufig zu wechseln.

In manchen Bleiweissfabriken hat sich die regelmässige Verabfolgung von Milch an die Arbeiter ($^3/_4$ Liter pro Kopf und Tag) als Prophylaktikum gut bewährt; auch Schwefelpillen sind von Einigen empfohlen. In einer Fabrik sind gute Erfahrungen gemacht mit einem steten häufigen Wechsel der zu den gefährlichen Beschäftigungen benutzten Arbeiter, da erfahrungsgemäss nur eine länger dauernde Aufnahme von Blei Schaden zu bringen pflegt.

Gegen die Gefährdung des Publikums durch bleihaltige Gegenstände ist in Deutschland Schutz gewährt durch das Reichsgesetz von 1887. Dasselbe bestimmt: 1) Ess-, Trink- und Kochgeschirre, die aus Metalllegirungen hergestellt sind, dürfen nicht mehr wie 10 Procent Blei enthalten. An der Innenseite müssen solche Geschirre verzinnt sein, und zwar darf das Zinn höchstens 1 Procent Blei enthalten. Löthstellen an der Innenseite müssen mit einer Legirung von höchstens 10 Procent Bleigehalt gelöthet werden. Zu Bierdruckapparaten, zu Siphons für kohlensaures Wasser und zu Metalltheilen an Kindersaugflaschen dürfen Legirungen von höchstens 1 Procent Bleigehalt verwendet werden. — Die Metallfolien, welche zur Packung von Kau-, Schnupftabak und Käse dienen, dürfen höchstens 1 Procent Blei enthalten. — Ferner darf für Saughütchen, Milchflaschen, Kinderspielzeug etc. kein bleihaltiger Kautschuk verwendet werden.[1] 2) Email und Glasur von Ess- und Kochgeschirren darf beim halbstündigen Kochen mit 4 Procent Essigsäure haltendem Essig kein Blei an letzteren abgeben. — Die Einführung bleifreier Glasuren, z. B. aus Wasserglas und Calciumborat stösst bei den gewöhnlichen Töpferwaaren auf grosse Schwierigkeiten.

So viel als möglich sollte übrigens dahin gestrebt werden, die Bleipräparate durch weniger schädliche zu ersetzen, z. B. das Bleiweiss durch Zinkweiss etc.

Zink. Die Zinkhüttenarbeiter leiden zuweilen an einer chronischen Form von Zinkvergiftung. Derselben kann durch Ableitung der Zinkdämpfe in Flugstaubkammern und Essen begegnet werden. Das als Farbe und Lack viel gebrauchte Zinkweiss ist zwar weit weniger bedenklich wie das Bleiweiss; doch ist immerhin beim Pulverisiren etc. Vorsicht und Anwendung von Exhaustoren geboten. — Eigenthümliche Vergiftungserscheinungen mit Malaria-ähnlichen Symptomen (sogen. Giessfieber) kommt bei Giessern vor, die mit geschmolzenem Messing (Legirung von Zink und Kupfer) zu thun haben; jedoch ist die genauere Entstehungsursache noch nicht sicher erkannt.

Quecksilber. Die Grubenarbeiter sind wenig, die Hüttenarbeiter etwas mehr exponirt; vor Allem aber kommen gewerbliche Quecksiber-

---

[1] Gummisachen, die mit Kindern in Berührung kommen, sollen aus weichem, schwarzem, auf Wasser schwimmendem Gummi bestehen, oder aus rothbraunem Kautschuk (mit unlöslichem Fünffach-Schwefelantimon gefärbt). Grauer Kautschuk enthält meist Zinkoxyd, das sich im Speichel lösen kann.

vergiftungen vor durch die Spiegelfabrikation, bei welcher das Quecksilber auf der Zinnfolie mittelst Tupfbäuschchen andauernd verrieben werden muss. Es kommt hierbei zur Verunreinigung der Luft mit Quecksilberdampf, hauptsächlich aber verbreitet sich das Quecksilber und Quecksilberamalgam durch Verschleudern als Staub im ganzen Raume. Die Vergiftung der Arbeiter scheint vorzugsweise durch Einathmung, nebenbei aber auch durch Verschlucken des Staubes und durch Berührungen zu erfolgen. — Ausser bei der Spiegelfabrikation beobachtet man noch bei der Herstellung von Thermometern und Barometern, ferner bei Vergoldern und Broncearbeitern Quecksilbervergiftungen. — Von Salzen des Quecksilbers ist das Merkuronitrat in der Hutmacherei, das Sublimat in Zeugdruckereien und in der medicinischen Praxis als Antisepticum in Gebrauch. Die Vergiftungen mit diesen Präparaten sind jedoch bei einiger Vorsicht leicht zu vermeiden.

Als Schutzmaassregel in den Spiegelfabriken wird vor Allem empfohlen, die Arbeiter nur kurze Zeit in den Belegräumen zu lassen und häufigen Wechsel des Personals einzuführen. Ferner ist auch hier, wie gegenüber der Bleivergiftung, Reinlichkeit, Kleiderwechsel u. s. w. indicirt. Die Belegräume sind mit Fussböden aus Cement oder Asphalt zu versehen, ferner gut zu ventiliren und zu reinigen. Tragen von Respiratoren ist in einigen Fabriken gebräuchlich; in anderen wird als Prophylakticum Milch verabreicht; auch Mundspülwasser (Galläpfeltinktur, Lösung von übermangansaurem Kali oder Jodkalium) werden vielfach benutzt. Ausgiessen von Ammoniak in den Belegräumen bringt keinen wesentlichen Nutzen. — In den letzten Jahren wird der Quecksilberbelag der Spiegel allmählich durch den Silberbelag verdrängt und damit dem gewerblichen Merkurialismus am radikalsten entgegengearbeitet.

Phosphor. Der zur Zündholzfabrikation verwendete weisse Phosphor entwickelt in den Arbeitsräumen giftige Dämpfe, namentlich beim Bereiten der Zündmasse (Phosphor wird in siedende Gummilösung eingetragen, nach dem Erkalten werden unter Rühren oxydirende Substanzen und Färbemittel zugesetzt), sowie beim Eintauchen der Hölzer in die Zündmasse und beim Trocknen derselben. Theils durch die Einathmung der Dämpfe, theils durch Berührungen entsteht die sogenannte Phosphornekrose, eine langwierige Periostitis der Kiefer. — Die Vergiftung wird vermeidbar durch gründliche Ventilation der betreffenden Räume; an den exponirtesten Stellen müssen Exhaustoren angebracht werden. Ferner ist strenge Reinlichkeit und regelmässige ärztliche Controle der Arbeiter wünschenswerth, bei welcher alle diejenigen, welche cariöse

Zähne oder Wunden im Munde haben, auszuschliessen sind. Besondere Mundspülwässer scheinen nichts zu nützen; dagegen will man in einzelnen Fabriken gute Erfolge beobachtet haben, wenn die Arbeiter Näpfchen mit Terpentin auf der Brust tragen resp. wenn in den Arbeitsräumen solche Näpfchen aufgestellt sind; es soll dabei der P durch ozonisirten Sauerstoff oxydirt werden. In anderen Fabriken scheint sich das Aufstellen von Kupfersulfatlösung besser bewährt zu haben, aus welchem sich Phosphorkupfer neben metallischem Kupfer niederschlägt.

Jedenfalls sollte die Phosphorverarbeitung nur in Fabriken, nicht aber als Hausindustrie geduldet werden. Ferner ist zu wünschen, dass die mit giftigem Phosphor präparirten Zündhölzer möglichst durch solche verdrängt werden, die mit ungiftigen Substanzen hergestellt sind (z. B. mit chlorsaurem Kali, unterschwefligsaurem Blei und Gummi; oder wie die schwedischen Zündhölzer aus chlorsaurem Kali und Schwefelantimon als Zündmasse und braunem Phosphor und Schwefelantimon auf der Reibfläche).

Arsen. Bei der Verhüttung der Arsenerze sind die Arbeiter besonders gefährdet, welche das Ausnehmen der sublimirten und in den sogenannten Giftkammern wieder verdichteten arsenigen Säure bewirken; ferner diejenigen, welche das Verpacken der pulverförmigen arsenigen Säure besorgen. Hier kann akute Intoxikation drohen, und es ist daher die Arbeit in besonderen leinenen Anzügen, welche den Kopf einschliessen und mit Glasfenstern versehen sind, zu verrichten; ausserdem ist das Gegengift (Eisenoxydhydrat) stets vorräthig zu halten.

Chronischer, meist erst nach sehr langer Zeit manifest werdender Arsenvergiftung sind die Arbeiter ausgesetzt, welche mit der arsenigen Säure oder deren Verbindungen dauernd zu hantiren haben. Dieselbe wird z. B. gebraucht als Beizmittel für Felle, zum Ausstopfen von Thieren etc.; namentlich aber zu Kupferarsenfarben (Schweinfurter Grün etc.). Mit diesen Farben haben dann wieder Blumenmacherinnen, Arbeiter in Buntpapier- und Tapetenfabriken, in Zeugfärbereien u. s. w. zu thun. Die gewerblichen Vergiftungen sind jedoch durch peinliche Reinlichkeit und gute Ventilation zu vermeiden.

8. Gefährdung der Arbeiter durch Contagien.

Die Arbeiter sind der Aufnahme von Contagien ausgesetzt theils durch die Berührung mit kranken Arbeitern sowie durch den Aufenthalt in inficirten Arbeitsräumen; theils haften Contagien an den zu bearbeitenden Objecten.

Die erstgenannte Verbreitungsart gilt vor Allem für die Tuberkulose. Sobald eine Anzahl von Phthisikern unter den im gleichen

Raum arbeitenden sich befinden, ist die Gefahr, dass Gesunde Tuberkelbacillen aufnehmen, ausserordentlich gross, da die Erkrankten gewöhnlich rücksichtslos mit dem Sputum verfahren und die Luft trocken und stauberfüllt zu sein pflegt. — Durch Aufstellung von Spucknäpfen und strenge Anhaltung zur Benutzung derselben und durch Invaliditätserklärung bei einigermaassen vorgeschrittener Phthise würde zu einem wesentlichen Theile die Verbreitung gehindert werden.

Die übrigen beim Gewerbebetrieb übertragbaren contagiösen Krankheiten treten gegenüber der Tuberkulose in den Hintergrund. Erwähnt sei nur noch Syphilis, die bei Glasbläsern zuweilen durch das Blasrohr verbreitet wird; ferner sind Typhusepidemieen unter den Arbeitern einer Fabrik mehrfach beobachtet und entweder auf inficirtes Trinkwasser oder auf gemeinsam bezogene inficirte Nahrungsmittel zurückzuführen. — Bei Bergarbeitern und Ziegelarbeitern, die auf stagnirendes Wasser angewiesen waren, ist die durch Anchylostoma hervorgerufene Anämie beobachtet (vgl. S. 202).

Als contagiöses Arbeitsmaterial kommt theils solches in Betracht, welches von erkrankten Menschen stammt, theils solches von mit Zoonosen behafteten Thieren, theils Material, welches mit einem Gemenge verschiedenster Bakterien verunreinigt ist.

Der Ansteckung durch menschliche Contagien sind vor Allem die Lumpensortirerinnen der Papierfabriken, die Lumpensammler und Trödler ausgesetzt. Ferner liegen die gleichen Gefahren vor für Arbeiter in Kunstwollfabriken und in Bettfederreinigungsanstalten. Letztere pflegen ausserdem durchaus primitive Verfahren anzuwenden, mittelst welcher keineswegs die Contagien vernichtet werden. — Die Lumpen bedürfen entschieden einer strengeren sanitären Ueberwachung als bisher; vor ihrer Sortirung und weiteren Verarbeitung sollte ihre Desinfektion verlangt werden. Die Bettfederreinigungsanstalten müssen gleichfalls zur Anwendung von wirklich desinficirend wirkenden Apparaten verpflichtet werden. — Durch ihr Gewerbe sind auch Aerzte, Krankenwärter, Hebammen etc. den verschiedensten Infektionen ausgesetzt und bedürfen fortwährend der Anwendung besonderer Vorsichtsmaassregeln (s. im folgenden Kapitel).

Die Uebertragung von Zoonosen erfolgt zuweilen auf Schlachter, Abdecker, Gerber, Leim- und Seifensieder, Wollarbeiter, Kürschner und Rosshaararbeiter. Hauptsächlich kommt Milzbrand, seltener Rotz in Frage. Die in Abdeckereien erforderlichen Cautelen sind S. 453 bereits besprochen; Wolle und Rosshaare von nicht sicher unverdächtiger Herkunft sollten stets erst einer Desinfektion unterzogen werden.

Canalarbeiter, Grubenräumer, kurz Arbeiter, welche mit bakterienreichen thierischen Abfällen zu thun haben, sind, wenn sie Wunden an den Händen haben, septischen Infektionen ausgesetzt. Jedoch scheinen derartige Erkrankungen relativ selten vorzukommen.

9. Unfälle.

Die Häufigkeit der Unfälle in den verschiedenen Berufszweigen ergiebt sich aus folgender Tabelle (von Villaret nach der Berufsstatistik des Deutschen Reichs zusammengestellt), welcher ein Material von $11^1/_2$ Millionen in Land- und Forstwirthschaft, und von 7 Millionen in Industrie und Bergbau beschäftigter Arbeiter zu Grunde liegt:

Von 1000 der im Beruf Beschäftigten wurden im Alter unter 60 Jahren invalide:

Land- und Forstwirthschaft	3·5	Maschinen, Werkzeuge, Instrumente	5·6
Bergbau, Hütten- und Salinenwesen	23·7	Textilindustrie	5·1
Chemische Industrie	9·5	Holz- und Schnitzstoffe	4·7
Nahrungs- und Genussmittel	6·9	Baugewerbe	4·4
Metallverarbeitung	6·0	Papier und Leder	3·9
Bekleidung und Reinigung	6·0	Industrie der Steine und Erden	3·5

Der Bergbau liefert demnach weitaus die zahlreichsten Unfälle und diese erfordern eine gesonderte Besprechung. Ausserdem sind die Unfälle durch explosives Material und Unfälle durch Maschinenbetrieb im Folgenden zu erörtern, nachdem die Schutzmaassregeln gegen Verbrennungen und Verletzungen des Auges bereits früher (S. 470) erwähnt wurden. Andere gewerbliche Unfälle, wie die Verletzungen durch Handwerkszeug (Zimmerleute), Ueberfahren u. s. w. dürfen an dieser Stelle übergangen werden.

a) Unfälle in Bergwerken.

Auf 1000 Bergbauarbeiter entfallen jährlich 2·5 tödtlich Verunglückte. 40 Procent dieser Verunglückungen erfolgen durch Hereinbrechen von Gesteins- und Kohlenmassen, 24 Procent durch Sturz und Beschädigung beim Ein- und Ausfahren in den Schächten, 11 Procent durch schlagende und böse Wetter.

Der erstgenannten Art von Unfällen ist durch sorgfältigen Abbau und Ausbau der Gruben vorzubeugen; und zwar ist dieser besser in Eisen oder in Mauerwerk als in Holz ausführen; besondere Sorge ist auch für Absperrung der Wässer zu tragen.

Das Ein- und Ausfahren geschieht mit Leitern, Seilfahrten oder Fahrkünsten.

Erstere finden als anstrengend und gefährlich selten mehr Verwendung. Die Fahrkünste bestehen in zwei neben einander in Schacht hängenden und in bestimmten Abständen mit Bühnen versehenen Gestängen, welche durch Maschinenkraft intermittirend in entgegengesetzter Richtung um ein Gewisses auf- und niederbewegt werden. In der kurzen Ruhepause am Ende jedes Hubes befinden sich die beiderseitigen Bühnen in gleicher Höhe und der Fahrende muss alsdann von der einen Bühne zur anderen Seite übertreten. — Bei der Seilfahrt werden die zur Förderung der Kohlen dienenden Förderkörbe, die an Eisenseilen oder besser Gussstahlseilen bewegt werden, auch zur Einfahrt und Ausfahrt der Arbeiter benutzt.

Von 1000 Fahrenden verunglücken bei der Fahrkunst durchschnittlich jährlich 0.6, bei der Seilfahrt 0·1; letztere ist daher am meisten zu empfehlen. Dieselbe durch Fangvorrichtungen für den Fall eines plötzlichen Seilbruchs noch gefahrloser zu machen ist nicht gelungen; wichtiger ist die sorgfältige Behandlung und Controle der Förderseile.

Die schlagenden und bösen Wetter sind durch richtige Wetterführungen und Ventilation der Gruben zu beseitigen. Zur Ventilation benutzt man Wetteröfen oder Maschinenventilatoren (s. S. 394). Die Entzündung trotzdem angesammelter Wetter wird durch die Davy'sche Sicherheitslampe vermieden, deren Communikationsöffnung mit der freien Luft durch feines Drahtnetz verschlossen ist. Da eine Entzündung der Wetter jetzt hauptsächlich beim Wiederanzünden erloschener Lampen erfolgt, so ist von C. Wolf ein Mechanismus an den mit Benzin gespeisten Lampen angebracht, der beim Spannen und Losdrücken einer Feder einen mit kleinen Knallpräparaten versehenen Papierstreifen in das Innere der Lampe vorschiebt, so dass die Benzindämpfe Feuer fangen und die Lampe sich wieder entzündet, ohne dass man sie zu öffnen braucht. — Um böse Wetter anzuzeigen, sind sogenannte Uhren oder Indikatoren construirt, die darauf beruhen, dass in einem mit Thonplatten verschlossenen Gefäss in Methan-, Kohlenoxyd- oder Kohlensäure-haltiger Luft ein Ueberdruck entsteht, welcher dann eine Quecksilbersäule empordrückt und damit einen elektrischen Strom schliesst. — Besser scheint sich jedoch die Pieler'sche Wetterlampe zu bewähren. Dieselbe wird mit Spiritus gespeist und brennt farblos. Die Flammenhöhe wird in reiner Luft regulirt. Bei Grubengasgehalt zeigt sich dann ein Lichtkegel, der um so höher und breiter wird, je mehr Gas sich ansammelt. — Auch die obengenannten Benzinsicherheitslampen verhalten sich ähnlich. Bei geringem Gasgehalt der Luft verlängert sich die Flamme und wird spitzer; bei grösserem Gehalt steigt die Flamme bis an den Deckel des Drahtkorbs, ist im oberen Theil roth gefärbt und russt etwas; bei noch stärkerer Gasmischung entzündet sich diese innerhalb des Drahtnetzes und bildet eine Aureole, die noch fortbrennt, während die Lampenflamme erlischt.

b) Unfälle durch explosionsfähiges Material.

In Frage kommen Staubexplosionen und Explosionen in Sprengstofffabriken. (Ueber Gasexplosionen s. S. 412).

In der Luft vertheilter Staub kann namentlich dann zu einer plötzlichen, explosionsartigen Verbrennung Anlass geben, wenn die Staubtheilchen Gelegenheit hatten, brennbare Gase auf sich zu condensiren. Kohlenstaub in Kohlengruben wird daher sehr explosiv, ebenso Mehlstaub in mit Gasbeleuchtung versehenen Mühlen. Eine kräftige Ventilation ist die geeignetste Vorsichtsmaassregel.

In Pulver-, Patronen- und Zündhütchenfabriken sind alle Reibungen mit Metalltheilen auszuschliessen, ferner ist auf gründlichste Reinlichkeit und vollständige Beseitigung alles Pulverstaubes zu achten. Das Betreten der Räume ist nur mit Filzschuhen gestattet, die einzelnen Arbeitsstände sind durch Drahtgaze vollständig zu trennen. — In den Dynamitfabriken sucht man die einzelne Arbeitsstelle noch strenger und zwar durch hohe und starke Wälle von Erde oder Mauerwerk zu isoliren. Eine Verbindung zwischen den Arbeitsstellen findet nur durch tunnelartige Gänge statt.

In neuerer Zeit werden als Ersatz des Dynamits andere Sprengstoffe z. B. Securit, Roburit u. a. empfohlen, die relativ wenig Gefahr bieten; auch sind Sprengstoffe (Hellhofit) construirt, die aus zwei Componenten bestehen, einem Nitroderivat und concentrirter Salpetersäure, die jedes für sich nicht explosibel sind, sondern es erst im Moment des Zusammenbringens werden. Die Gefahr der zufälligen Explosion ist hierdurch fast ganz ausgeschlossen.

c) Unfälle durch Maschinenbetrieb.

Von den zahlreichen, bei der Construction und dem Betriebe der Dampfkessel und Dampfmaschinen erforderlichen Cautelen seien hier nur erwähnt zunächst die selbstthätigen Sicherheitsapparate an den Kesseln. Dieselben zeigen namentlich ein zu niedriges Sinken des Wasserstandes durch Signale, z. B. Pfeifen, an.

Sie werden entweder so construirt, dass ein im Kessel befindlicher Schwimmer eine Stange und an deren Spitze eine Kugel trägt; letztere verschliesst bei hinreichendem Wasserstand die Oeffnung eines Dampfcanals, der zu der Pfeife führt; beim Sinken des Wasserstandes hört der Verschluss auf und das Signal ertönt. Oder ein mit Pfeife versehenes Rohr ist für gewöhnlich mit einem

Pfropfen aus einer Legirung verschlossen, die im Wasser nicht, wohl aber in dem höher temperirten Dampf schmilzt. — Der ebenfalls wesentlich auf Legirung von bestimmtem Schmelzpunkt beruhende SCHWARZKOPF'sche Apparat zeigt durch sichtbares und hörbares Signal 1) beginnenden Wassermangel, 2) beginnende Drucküberschreitung, 3) trockenes Anheizen eines Kessels, 4) abnorme Erhöhung der Wassertemperatur (Siedeverzug) an.

Was die Betriebseinrichtungen anlangt, so sind die Schwungräder einzufriedigen und stets mittelst mechanischer Hülfsvorrichtungen, niemals mit der Hand anzudrehen. Wellen sind mit Schutzhülsen und Schutzringen zu umgeben, Riementransmissionen mit Schutzkasten zu verdecken. Letztere sind nie mit der Hand zu bedienen, vielmehr sind Riemenaufleger und Ausrückvorrichtungen zu benutzen. Die Arbeiter sollen sich stets einer möglichst eng anliegenden Kleidung (eventuell besonderer Arbeitsanzüge, z. B. des SCHWANCK'schen Arbeiterschutzanzuges) bedienen.

Einige specielle Sicherheitsvorrichtungen sind an landwirthschaftlichen Maschinen und an Kreissägen anzubringen. Von ersteren seien die Göpel genannt, deren Welle eingedeckt und deren Zahnräder und Triebwerke umkapselt sein müssen, ferner die Dreschmaschinen, welche früher vielfach Hand und Arm der mit dem Einlegen der Garben beschäftigten Arbeiter beschädigten und welche jetzt mit sogenannten Vorgelegen oder Einlegern versehen sind, so dass derartige Verletzungen vollständig ausgeschlossen sind. — Die Kreissägen führen zu Verletzungen dadurch, dass der Arbeiter mit der Hand gegen die Säge vorfällt oder dadurch, dass Holzstücke sich klemmen und von der rotirenden Scheibe mit grosser Gewalt fortgeschleudert werden oder endlich dadurch, dass die mit dem Forträumen der Spähne beschäftigten Arbeiter dem unteren Theil der Säge zu nahe kommen. Letztere Gefahr kann durch Umkleidung des unter dem Tisch befindlichen Theils der Säge leicht vermieden werden. Um das Klemmen und Zurückschleudern des Holzes zu verhüten, wird an der hinteren Peripherie ein Spaltkeil angebracht, dessen vordere Kante bis zur Dicke des Sägeblattes zugeschärft ist. — Um die Hand des beschäftigten Arbeiters zu schützen, existiren Einrichtungen wie in Fig. 87; das Blatt der Säge

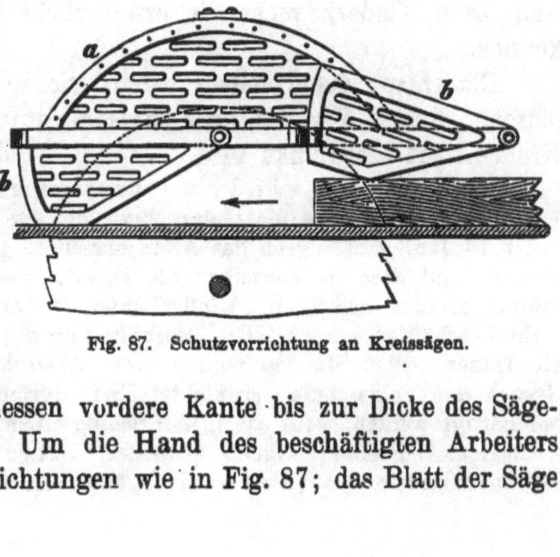

Fig. 87. Schutzvorrichtung an Kreissägen.

ist im oberen Theil mit einem festliegenden Gehäuse (*a*) bedeckt; am vorderen und hinteren Ende befinden sich je zwei um einen Drehpunkt leicht bewegliche Schwerter (*b*), die den unteren Theil der Säge decken. Das vorgeschobene Brett hebt die Schwerter, so dass das Schneiden gar nicht gehindert wird; hat das Brett die Säge passirt, so fällt sofort das vordere Schwerterpaar herunter. Derartige Vorrichtungen verringern wohl die Gefahr, beseitigen dieselbe aber nicht ganz.

Viele der im Vorstehenden geschilderten Gefahren für die Gesundheit der Arbeiter erscheinen noch weit bedenklicher, wenn es sich um jugendliche oder weibliche Arbeiter handelt.

Da das Wachsthum und die Entwickelung des Körpers erst mit dem 18. Jahre abgeschlossen ist, und da zwischen dem 12. und 16. Jahre sogar eine sehr erhebliche Aenderung des Körpers sich vollzieht, welche vorsichtige Regulirung der Ernährung, der körperlichen Bewegung, des Schlafs u. s. w. verlangt, so ist eine gewerbliche Thätigkeit während dieser Zeit nur mit starken Einschränkungen zulässig. Enge, schlecht ventilirte Arbeitsräume, ungünstige Körperhaltung, Staubinhalation und Gifte äussern in diesem Alter wesentlich schlimmere Wirkungen als gegenüber dem ausgewachsenen Organismus. — Ebenso ist die Frau ihrer Constitution nach zu den gewerblichen Arbeiten weniger geeignet; insbesondere entstehen leichter tiefe Ernährungsstörungen und die Beckenorgane werden durch sitzende Beschäftigung uud durch Anstrengung krankhaft afficirt, vollends wenn Schwangerschaft und Wochenbett intercurriren und dabei keine genügend langen Arbeitspausen eingehalten werden. Es kommt hinzu, dass die verheiratheten Frauen, welche Fabrikarbeit betreiben, ihr Hauswesen nicht in Ordnung halten und ihren Kindern nicht die erforderliche Sorgfalt angedeihen lassen können.

Dementsprechend haben bereits die Regierungen fast aller europäischer Staaten Verordnungen erlassen, durch welche die Frauen- und Kinderarbeit beschränkt wird.

In Deutschland schreibt die Reichsgewerbeordnung (1. Juli 1883 und 1. Juli 1891) vor, dass die Unternehmer bei der Beschäftigung von Arbeitern unter 18 Jahren die durch das Alter derselben gebotene besondere Rücksicht nehmen und dass sie denselben die erforderliche Zeit zum Besuch der Fortbildungsschulen gewähren. Kinder unter 13 Jahren dürfen in den Fabriken nicht beschäftigt werden. Die Beschäftigung der Kinder unter 14 Jahren darf die Dauer von 6 Stunden täglich nicht überschreiten. Kinder, welche zum Besuch der Volksschule verpflichtet sind, dürfen in den Fabriken nur dann beschäftigt werden, wenn sie in der Schule einen regelmässigen Unterricht von wenigstens 3 Stunden täglich geniessen. Junge Leute zwischen 14 und 17 Jahren dürfen in den Fabriken nicht länger als 10 Stunden täglich beschäftigt werden. Die Arbeitsstunden der jugendlichen Arbeiter dürfen nicht vor $5^1/_2$ Uhr Morgens beginnen und nicht über $8^1/_2$ Uhr Abends dauern. Zwischen den Arbeitsstunden müssen an jedem Arbeitstage regelmässige Pausen gewährt werden. Die Pausen müssen für Kinder eine halbe Stunde, für junge Leute zwischen 14 und 16 Jahren Mittags eine Stunde, sowie Vormittags und Nachmittags je eine halbe Stunde mindestens betragen. — Wöchnerinnen dürfen während 3 Wochen nach ihrer Niederkunft nicht beschäftigt werden.

Zur Unterstützung der arbeitenden Frauen sind die Krippen und Kinderbewahranstalten (Kindergärten) von grosser Bedeutung; in ersteren finden die Säuglinge, in letzteren Kinder von 2—6 Jahren über Tag Aufnahme (ausserdem nehmen die Kinderhorte schulpflichtige Kinder in der schulfreien Zeit auf). — In den Krippen wachen geschulte Wärterinnen über die Ernährung der Kinder, über ihre sonstige Pflege und ihre Beschäftigung; ärztliche Revisionen sorgen namentlich für rechtzeitigen Ausschluss contagiöser Kranker. Die Mütter bringen die Kinder in diese Anstalten, ehe sie zur Arbeit gehen und holen sie Abends wieder ab. Die für die Verpflegung zu zahlende Vergütung ist gering bemessen. Durch Beiträge der wohlhabenden Bevölkerung oder durch Zuschuss der Fabrikbesitzer sollte die Zahlung möglichst reducirt werden, und es wäre zu wünschen, dass jede grössere Fabrik, welche Frauen zur Arbeit einstellt, diese mit ausserordentlichem Erfolge wirkende humanitäre Einrichtung sich angelegen sein liesse.

B. Belästigung und Schädigung der Anwohner durch Gewerbebetriebe.

Gewerbliche Anlagen können die Nachbarschaft mit Explosions- und Feuersgefahr bedrohen. Durch gesetzliche Bestimmungen pflegt dieser Gefahr hinlänglich vorgebeugt zu sein. Ferner beeinflussen manche industrielle Anlagen (Hammerwerke, Kesselschmieden) die Nachbarschaft durch starken Lärm.

Die bestehenden Verordnungen gewähren gegen solche Etablissements wenig Schutz, da die Geräusche lediglich als belästigend anerkannt werden und die Anlage nur verboten wird, wenn öffentliche Gebäude sich in der Nähe befinden. Indess werden auch durch diese Geräusche zweifellos hygienische Interessen berührt. Es werden durch dieselben die Anwohner auf weite Entfernungen gezwungen, die Fenster geschlossen zu halten und somit auf das naturgemässe Ventilationsmittel während der wärmeren Jahreszeit zu verzichten. Ausserdem werden Kranke und Reconvalescenten, die auch unter Tages der Ruhe und des Schlafes bedürfen, geschädigt; und die geistig arbeitenden Umwohner werden in der Ausübung ihrer Berufsthätigkeit und ihres Erwerbes behindert. Es ist daher entschieden zu wünschen, dass den genannten Etablissements so viel als möglich Beschränkungen auferlegt werden, welche das Geräusch dämpfen, ohne doch den Betrieb zu beeinträchtigen, z. B. die Bestimmung, lärmende Arbeiten nur innerhalb geschlossener Räume vorzunehmen.

Von grösserer Bedeutung ist die Verunreinigung von Luft und Wasser durch gewerbliche Anlagen.

Die Luft wird durch die Mehrzahl der Gewerbebetriebe mit grossen Mengen von Rauch und Russ verunreinigt. Durch die Höhe der Schornsteine und Einführung der Rauchverbrennung, die allerdings immer nur theilweise zum Ziele führt, lässt sich diesem Uebelstand entgegenwirken. — Unrichtig ist es, übermässigen Rauch nur als belästigend, nicht aber als gesundheitsnachtheilig anzusehen. Einmal sind die eingeathmeten Kohletheilchen nicht als völlig indifferent für den Organismus anzusehen (vergl. S. 157). Sodann wird in den Häusern, welche direct von der Rauchsäule getroffen werden, eine Oeffnung der Fenster völlig verhindert und selbst bei geschlossenen Fenstern die Athmung beeinträchtigt. Ausserdem wirkt die oft grosse Menge schweflige Säure, die im Rauch enthalten ist (vgl. S. 149) nachtheilig auf die Vegetation.

Besondere gasförmige Verunreinigungen entstehen bei folgenden Gewerben (abgesehen von den S. 477 genannten, giftige Gase producirenden Anlagen):

Hüttenwerke liefern grosse Mengen schweflige Säure, die durch das Rösten der schwefelhaltigen Blei-, Zink- und Kupfererze gebildet wird. Die Vegetation wird durch solchen Hüttenrauch auf weite Entfernung geschädigt. — Häufig benutzt man jetzt den Hüttenrauch zur Herstellung von Schwefelsäure, eventuell nach vorausgegangener Concentration durch Absorption der Röstgase mittelst angefeuchteten Zinkoxyds, Wasser etc.; wo das nicht durchführbar ist, muss der Hüttenrauch durch Flugstaubkammern und Ventilationsthürme unschädlich gemacht werden. — Ferner entwickeln Ultramarinfabriken, Alaunfabriken und auch Hopfenschwefeldarren grosse Mengen von schwefliger Säure.

Knochendarren und Knochenkochereien, ebenso Knochenbrennereien entwickeln auf sehr weite Entfernung üble Gerüche. Darmsaitenfabriken liefern Fäulnissgase, wenn das Material längere Zeit aufbewahrt wird und in Fäulniss geräth. In Leimsiedereien entstehen beim Kochen des Leims, sowie durch das Lagern der Rohmaterialien (Lederabfälle, Flechsen, Knochen) sehr üble Gerüche. In allen vorgenannten Gewerben ist eine vollständige Beseitigung der üblen Gerüche nicht zu erzielen, und dieselben sind daher in der Nähe von Wohnungen nicht zu dulden. Aehnliches gilt von Wachstuch- und Dachpappenfabriken, in welchen beim Aufstreichen der Firnisse resp. Tränken in Theer und namentlich beim nachfolgenden Trocknen intensive üble Gerüche unvermeidlich sind.

Verunreinigung des Grundwassers und der Flussläufe erfolgt durch viele gewerbliche Abwässer. Dieselben enthalten theils mineralische Gifte, theils grosse Mengen organischer fäulnissfähiger Stoffe, theils Contagien.

Mineralische Gifte finden sich z. B. in den Abwässern von Zinkblende- und Schwefelkiesgruben (Zinksulfat, Schwefelsäure), von Drahtziehereien (Schwefelsäure, Kalk), von Sodafabriken (Kalk, Arsen, Schwefelwasserstoff, Calciumsulfid, Natriumsulfid), von Chlorkalkfabriken (Salzsäure, Arsen), von Schnellbleichen (Chlorkalk), von Färbereien (Kupfer-, Blei-, Antimon-, Arsen-Verbindungen), von Gerbereien (Kalk-, Arsen-Verbindungen).

Grosse Mengen organischer, fäulnissfähiger Stoffe liefern in ihren Abwässern die Stärkefabriken (1—4 g organische Stoffe in 1 Liter), Leimsiedereien (ca. 2 g o. St. in 1 Liter), Bierbrauereien (1 g o. St. in 1 Liter), Zuckerfabriken (2—3 g feste Bestandtheile, 0·3 g o. St. in 1 Liter), Papierfabriken (1—4 g o. St.), Wollwäschereien (bis 30 g o. St.), Färbereien, Gerbereien, Schlachthäuser.

Contagien können enthalten sein in den Abwässern der Zubereitungsanstalten für Thierhaare, der Schlachtereien und Gerbereien.

Bezüglich der Beseitigung dieser Abwässer durch Einlaufen in die Flüsse gelten die S. 439 dargelegten Grundsätze. In den weitaus meisten Fällen muss eine vorherige Reinigung dieser Abwässer stattfinden, falls nicht eine sanitäre Schädigung oder Belästigung der Anwohner und eine Beeinträchtigung der Fischzucht eintreten soll.

Zur Reinigung werden im Allgemeinen die gleichen Mittel benutzt, wie für die städtischen Canalwässer, entweder Berieselung oder Filtration durch Erde resp. Torf, oder Fällung und Klärung. Oft ist eine Combination verschiedener Verfahren nothwendig, um eine vollständige Beseitigung, namentlich der fäulnissfähigen organischen Stoffe zu erzielen, z. B. zunächst Präcipitation und Klärung, dann Berieselung oder Filtration. Je nach der Beschaffenheit der Abwässer, nach der Art des Fabrikbetriebes, nach dem Verhältniss zwischen Abwasser- und Flusswassermenge und nach den Terrainverhältnissen müssen diese Reinigungsverfahren variirt werden.

Die vielfachen Schädigungen, denen theils die Arbeiter, theils die Umwohner durch die Gewerbe ausgesetzt sind, machen eine fortlaufende Controle aller zum Schutze gegen diese Beschädigungen angeordneten Einrichtungen wünschenswerth. Die Controle liegt in Deutschland in der Hand der Fabrikinspektoren. Dieselben haben auf die Sicherheit des Betriebes für die Arbeiter ihr Augenmerk zu richten, die Anbringung von fehlenden Schutzvorrichtungen anzurathen, die Uebereinstimmung der ganzen Einrichtung und des Betriebes einer Fabrik mit der ertheilten Concession zu prüfen und zu controliren, die eventuelle Belästigung der Umgebung der Fabrik durch den Betrieb festzustellen, vorkommenden Falles die Maassregeln zur Beseitigung zu treffen oder doch einzuleiten; endlich haben sie die Aufgabe, die Beschäftigung der jugendlichen Arbeiter und Frauen zu überwachen.

Litteratur: Roth, Bluhm, Kraft u. A., Gewerbehygiene, in Weyl's Handb. der Hygiene, 1894—96. — Eulenberg, Handbuch der Gewerbehygiene, 1876. — Hirt und Merkel, Die Gewerbekrankheiten, in v. Pettenkofer's und v. Ziemssen's Handbuch der Hygiene, 1882. — Villaret, Abth. Gewerbe und Industrie im Bericht über die Hygiene-Ausstellung zu Berlin 1882—83, Bd. 3, 1886. — Hasslacher, Bergbau und Hüttenwesen, ebenda. — Heinzerling, Die Gefahren und Krankheiten in der chemischen Industrie, 1886. — Pütsch, Die Sicherung der Arbeiter, 1880. — Kraft, Fabrikhygiene, 1891. — König, Die Verunreinigung der Gewässer, 1881. — S. ferner die „Berichte“ der Fabrikinspektoren.

Zehntes Kapitel.

Aetiologie und Prophylaxis der parasitären Krankheiten.

Die Verbreitungsweise der parasitären Krankheiten und die Schutzmaassregeln gegen dieselben haben bereits in mehreren der vorhergehenden Kapitel Berücksichtigung finden müssen, da die hygienische Bedeutung des Bodens, des Wassers, vieler Nahrungsmittel, der Abfallstoffe u. s. w. vorzugsweise auf der gelegentlichen Uebertragung von Parasiten beruht. Diese zerstreuten Details sind jedoch nicht geeignet, für den wichtigsten und interessantesten Theil der Lehre von den Krankheitsursachen ausreichendes Verständniss zu erzielen; und es erübrigt daher an dieser Stelle, eine zusammenhängende und übersichtliche Darstellung zunächst der Verbreitung, dann der Verhütung der parasitären Krankheiten zu geben.

A. Die Verbreitungsweise der parasitären Krankheiten.

Zu den parasitären Krankheiten (mit einem weniger bezeichnenden Ausdruck auch „Infektionskrankheiten“ genannt) rechnen wir diejenigen Krankheiten, welche durch einen von aussen in den Körper des Kranken gelangenden und sich dort vermehrenden, mithin organisirten Krankheitserreger verursacht werden (vgl. S. 18); gewöhnlich jedoch mit der aus praktischen Gründen gebotenen Einschränkung, dass die durch thierische Parasiten veranlassten Krankheiten als sog. „Invasionskrankheiten“ abgezweigt werden.

Die Intensität der Erkrankung ist bei vielen Infektionskrankheiten von der Zahl der eingebrachten Krankheitserreger unabhängig. Einige wenige Parasiten genügen zur Infektion, aber dafür verstreicht bis zur Entfaltung der Wirkung eine längere oder kürzere Incubationszeit, welche zur Vervielfältigung des Virus und zur Ueberwindung der Widerstände des Körpers erforderlich ist.

Von der Infektion wesentlich verschieden ist die Intoxikation. Bei dieser ist das schädliche Agens von vornherein in einer bestimmten, vergleichsweisse grossen Dosis nothwendig; die Wirkung ist von der Dosis abhängig; das Agens vermehrt sich nicht im Körper und die Wirkung tritt bei genügender Dosis rasch ein. Unter den Begriff der Intoxikation fällt die Krankheitserregung durch ein sogenanntes Miasma, das eigentlich einen gasförmigen, chemischen Körper, resp. ein Gemenge nicht organisirter und nicht reproduktionsfähiger Substanzen bezeichnet. Uebergänge zwischen Intoxikation und Infektion existiren insofern, als manche Bakterien in grosser Dosis durch die in dieser enthaltenen toxischen Stoffwechselprodukte rasch tödtliche Vergiftung veranlassen, bei geringer Dosis nur leichte vorübergehende Intoxikation ohne Vermehrung der Bakterien, dagegen bei mittlerer Dosis eine Infektion mit Vermehrung der Bakterien, die erst unter dem Einfluss der grösseren Menge schädigender Produkte in dem geschwächten Organismus möglich wird.

Aus der Reproduktion der Parasiten im Körper der Kranken folgt, dass alle wirklichen parasitären Krankheiten vom Kranken auf den Gesunden fortgesetzt übertragen werden können, wenn auch vielleicht die Uebertragung aus später zu erörternden Gründen zuweilen auf erhebliche Schwierigkeiten stösst und nur in gewissen Stadien der Krankheit und bei einem bestimmten Uebertragungsmodus Erfolg hat.

Mit den allen Infektionserregern gemeinsamen Eigenschaften der Vermehrungsfähigkeit und der Uebertragbarkeit ist aber noch nichts ausgesagt über die natürliche Verbreitungsweise der Infektionskrankheiten. In Bezug auf diese sind namentlich zwei Gruppen von parasitären Krankheiten zu unterscheiden:

Erstens Infektionskrankheiten, welche sich nur vom Kranken aus auf den Gesunden verbreiten, so dass der Kranke immer das Centrum für die Ausbreitung bildet. Die Erreger dieser Krankheiten verlassen den Körper des Kranken in infektionstüchtigem Zustand und gehen unverändert, entweder direct oder nach einem kürzeren oder längeren Aufenthalt in der Umgebung, auf die Gesunden über (Syphilis, Tuberkulose, Diphtherie etc.). — Diese Krankheiten werden als contagiöse, ansteckende, bezeichnet.

Zweitens Krankheiten, bei welchen der Kranke keine wesentliche Rolle spielt, wo die Infektion vielmehr von irgend einem Theil der Umgebung aus erfolgt, in welchem die Erreger auch ohne Zuthun eines Kranken verbreitet sind. Dass der Kranke hier nicht das Centrum für die Uebertragung bildet, kann daran liegen, dass die Infektionserreger den Kranken überhaupt nicht in infektionstüchtigem Zustand verlassen (Malaria); oder daran, dass die Erreger in der Umgebung sehr verbreitet sind resp. sich dort ausgiebig zu vermehren pflegen, so dass die im Kranken vorhandenen und von ihm ausgeschiedenen Erreger dem gegenüber gar nicht in Betracht kommen Eiterkokken, malignes Oedem, Tetanus, Erreger der Cholera infantum). — Diese Krankheit bezeichneten man mit einem schlechten, aber eingebürgerten Ausdruck als „miasmatische“ (oder auch „ektogene“ oder „ekthantrope“) Infektionskrankeiten.

Beide Gruppen von Krankheiten lassen gewisse Uebergänge erkennen. Unter den Erregern der contagiösen Krankheiten giebt es allerdings obligate Parasiten, die nur im Körper des Warmblüters wuchern (Syphilis, akute Exantheme). Andere aber sind künstlich cultivirbar und auch unter natürlichen Verhältnissen zuweilen einer gewissen saprophytischen Vermehrung fähig (fakultative Saprophyten). Für gewöhnlich ist indess diese Vermehrung nicht derartig, dass den in der Umgebung neu gebildeten Individuen ein irgend wesentlicher Antheil an der Verbreitung zukommt; sondern die unverändert conservirten, vom Kranken ausgeschiedenen Erreger veranlassen vorzugsweise die Infektionen (Typhus, Cholera, Milzbrand). — Zuweilen scheint es allerdings vorzukommen, dass bei Typhus, Cholera, Milzbrand die äusseren Verhältnisse einer Wucherung der Erreger besonders günstig sind; oder aber dass in Folge zahlreichster Erkrankungen (Endemieen) und mangelhafter Beseitigung der von Kranken ausgeschiedenen Erreger eine äusserst umfangreiche Ausstreuung stattgefunden hat. In diesem Falle ändert sich das Bild der Verbreitungsweise. Es ist dann die Nähe eines Kranken und eine nachweisbare Verbindung mit einem solchen nicht mehr erforderlich, um die Infektion hervorzurufen, sondern es überwiegen die Infektionen von Theilen der Umgebung aus und die Krankheit nähert sich dem Typus der ektogenen Infektionskrankheiten (Cholera und Milzbrand im endemischen Gebiet). — Man bezeichnet solche Krankheiten wohl als contagiös-miasmatisch.

Auch die Erreger der miasmatischen (ektogenen) Infektionskrankheiten können ausnahmsweise von Kranken auf den Gesunden übertragen werden: so die Malaria durch Ueberimpfung von Blut, malignes Oedem und Tetanus beispielsweise durch Injektionsspritzen, welche erst beim Kranken und dann beim Gesunden gebraucht waren; Eiterkokken durch die allerverschiedensten Contakte. In mit

Eiterkokken stark verunreinigten Hospitälern können sogar die meisten Eiterungen durch Kokken veranlasst werden, die von anderen Kranken stammen. Ferner ist es wahrscheinlich, dass einige miasmatische Krankheitserreger im befallenen kranken Menschen erheblich an Virulenz zunehmen, so dass die vom Kranken ausgeschiedenen Erreger viel leichter neue Opfer fordern und sich in ihrer Verbreitungsweise den Contagien nähern. — Für gewöhnlich ist aber der Kranke zur Entstehung aller dieser Infektionen nicht erforderlich; die Erreger sind auch ohne den Kranken vorhanden; sie sind eigentlich Saprophyten, die auf geeignetem todten Substrat ausgiebig wachsen und daher entweder an bestimmten Stellen der Umgebung (Malaria) oder überall in grosser Menge verbreitet sind (malignes Oedem, Tetanus, Eiterkokken, Erreger der Cholera infantum). Mit Rücksicht auf ihre nur gelegentliche parasitäre Rolle sind sie daher als fakultative Parasiten zu bezeichnen.

Durch eine solche Gruppirung ist indess die Verbreitungsweise der einzelnen parasitären Krankheiten noch bei weitem nicht hinreichend gekennzeichnet.

Bei den durch Contagion übertragbaren Krankheiten macht sich z. B. ein sehr verschiedener Grad von Contagiosität bemerkbar. Kranke, die an einer bestimmten übertragbaren Krankheit leiden, können neben einander im gleichen Zimmer liegen ohne sich anzustecken, weil bei dieser Krankheit erst innige Berührungen oder besondere Hantirungen die Uebertragung bewirken; bei anderen contagiösen Affektionen ist dagegen die ganze Umgebung des Kranken in weitem Umkreis gefährdet. Es ist daher eine völlig falsche aber noch bei manchen Aerzten verbreitete Vorstellung, dass die Ansteckung bei allen contagiösen Krankheiten gleichmässig verlaufen müsse; und es darf eine Krankheit durchaus nicht aus der Kategorie der contagiösen deshalb gestrichen werden, weil ihre Ausbreitungsart dem Bilde gewisser stark contagiöser Krankheiten nicht entspricht. Auch Kranke mit Krätze und Läusen können bei einiger Vorsicht und Reinlichkeit mit anderen Kranken in einem Zimmer gehalten werden, ohne dass Uebertragungen stattfinden; und doch wird Niemand deshalb leugnen, dass für gewöhnlich die Uebertragung dieser Parasiten von Mensch zu Mensch erfolgt.

Am stärksten contagiös sind offenbar diejenigen Infektionskrankheiten, bei welchen grosse Massen resistenter Erreger auf allen Wegen, durch Berührungen, durch die verschiedensten Gebrauchsgegenstände, durch Luftströmungen etc. vom Kranken aus verbreitet werden und oft noch nach Monaten und Jahren in infektionstüchtigem Zustande auf gesunde Menschen gelangen; bei welchen ausserdem die Erreger sehr leicht in den Körper des Gesunden eindringen und ohne besondere Disposition die Krankheit auslösen (akute Exantheme). Geringer wird die Contagiosität, wenn zwar die vom Kranken ausgeschiedenen Erreger zahlreich, resistent und auf den verschiedensten Wegen transportfähig sind, wenn aber die Empfänglichkeit des Gesunden beschränkt ist (Tuberkulose). Bedeutend verringert wird die Contagiosität, wenn die Erreger nur in bestimmten Sekreten des Kranken abgeschieden werden, wenn sie dazu von beschränkter Lebensdauer sind, wenn sie durchaus an eine bestimmte Invasionspforte, z. B. in den Darm gelangen müssen, um Infektion auszulösen, und wenn bei Gesunden hier noch gut funktionirende Schutzvorrichtungen den eingedrungenen Erregern entgegenwirken (Cholera). Endlich kommen noch Contagien von so geringer Resistenz vor, dass die Ansteckung fasst nur durch bewusste Berührung mit völlig frischem Sekret des Kranken zu Stande kommt (Syphilis, Hundswuth).

Aehnliche Differenzen gelten für die Erreger der **miasmatischen** Krankheiten. Die weit verbreiteten Eiterkokken, die in jeder kleinsten Wunde eine Ansiedelungsstätte finden, bewirken zahllose Infektionen. Die Oedem- und Tetanusbacillen sind ebenso allgemein verbreitet, führen aber unendlich viel seltener zur Infektion, weil es dazu disponirender Wunden von ganz bestimmter Beschaffenheit bedarf. Die Malariaerreger sind dagegen auf bestimmte Stätten und auf bestimmte Jahreszeit beschränkt und befallen nur die dort sich aufhaltenden Menschen.

Um bei der grossen Menge ausgesprochener Differenzen die Gesetzmässigkeiten in der natürlichen Verbreitung der Infektionskrankheiten genauer zu erkennen, wird es nöthig sein, die einzelnen, im Vorstehenden nur flüchtig hervorgehobenen einflussreichen Momente zu erörtern.

Zunächst ist auf die nähere Beschaffenheit der Infektionserreger, auf die Art ihrer Verbreitung in der menschlichen Umgebung und ihre Lebensdauer einzugehen. Sind dann in dieser Weise die **Infektionsquellen** präcisirt, so müssen zweitens die **Transportmitttel** oder **Infektionswege**, mittelst welcher die Uebertragung der Erreger von den Infektionsquellen aus auf den Gesunden erfolgt, in Betracht gezogen werden. Des Weiteren hängt die Intensität der Ausbreitung einer Infektionskrankheit sehr wesentlich ab von dem Verhalten des Individuums gegenüber den einzelnen Infektionserregern, die bald eine **Disposition** des Körpers zum Erkranken vorfinden, sehr leicht eindringen und sich vermehren, bald einem erheblichen Widerstand oder gar völliger Immunität begegnen. Schliesslich beobachten wir noch örtliche und zeitliche Schwankungen im Auftreten der einzelnen Infektionskrankheit zuweilen so eigenthümlicher Art, dass eine von der Oertlichkeit ausgehende und zeitlich wechselnde Disposition vorzuliegen scheint. Auch diese für die Ausbreitung und die Prophylaxis der Infektionskrankheiten wichtigen Momente erheischen eine gesonderte Besprechung.

1. Die Infektionsquellen.

Bei den contagiösen Krankheiten kommen erstens die Absonderungen des Kranken als wichtigste Infektionsquelle in Betracht. Die in den Absonderungen ausgeschiedenen Infektionserreger gehen, nachdem sie auf diese oder jene Theile der Umgebung verschleppt sind, nach kürzerer oder längerer Zeit zu Grunde oder werden geschwächt, sei es durch Austrocknen, Inanition, Belichtung, Concurrenz mit Saprophyten oder andere in unserer natürlichen Umgebung wirksame schädigende Mittel; ferner vermögen Luft oder Wasser eine derartige Verdünnung der Erreger zu bewirken, dass die Infektionschancen minimal werden. Mit Rücksicht hierauf bedingen die frischen und concentrirten Absonderungen zweifellos die grösste Gefahr, also bei Pocken die Hautschuppen und die verschiedensten Sekrete; bei Scharlach Hautschuppen und Sputa; bei Masern Hautschuppen, Sputa, Nasensekret; bei Lungentuberkulose die Sputa; bei Abdominaltyphus, Cholera, Ruhr die Darmentleerungen; bei Diptherie die Sputa und der Speichel, bei den Wundinfektionskrankheiten der Eiter. Bei Syphilis, Gonorrhoe und Hundswuth bilden die frischen Absonderungen mit seltenen Ausnahmen sogar die einzige Infektionsquelle.

Ueber die Lebensdauer der Infektionserreger in den Ausscheidungen des Kranken liegen ausreichende Ermittelungen noch nicht vor. Dieselbe variirt bedeutend je nach den äusseren Bedingungen. Am kürzesten pflegt sie zu sein, wenn die Infektionserreger in flüssige Substrate gelangen, in welchen naturgemäss Saprophyten stets vorhanden sind und wuchern. Ferner gehen manche Erreger durch Austrocknen rasch zu Grunde; hohe Temperatur begünstigt dies Austrocknen in bedeutendem Grade, Belichtung durch Sonnenlicht beschleunigt das Absterben; Einhüllung in schleimiges Sekret hindert dasselbe dagegen erheblich. Die längste Lebensdauer zeigen die Infektionserreger, wenn sie auf feuchtem Substrat in kalter, feuchter Luft und im Dunkel gehalten werden; es kommt dann weder zu lebhafter Wucherung von Saprophyten noch zu einem völligen Austrocknen. In Kellerräumen, in kaltem Boden etc. können daher Absonderungen von Kranken am längsten virulent bleiben.

Bezüglich der akuten Exantheme ist empirisch ermittelt, dass die Erreger von Masern etwa 6 Wochen, von Scharlach 5 Monate, von Pocken 2 Jahre im trockenen Zustande lebensfähig bleiben; doch sind diese Zahlen noch unsicher. Eiter erregende Staphylokokken sind ein Jahr und länger lebensfähig; Milzbrand- und Tetanussporen mehrere Jahre; Streptokokken vertragen im Ganzen das Austrocknen schlecht, doch scheinen sie in schleimiger Hülle getrocknet zuweilen mehrere Monate lang am Leben zu bleiben. — Weitere Angaben über die Lebensdauer der einzelnen Krankheitserreger unter verschiedenen Verhältnissen s. unten im speciellen Theil.

Sehr zu beachten ist, dass zuweilen auch scheinbar Gesunde virulente Krankheitserreger beherbergen und ausscheiden können, wenn nämlich bei diesen von Parasiten befallenen Menschen die sog. „Disposition“ für die betreffende Erkrankung sehr gering ist (so bei den leichtesten Cholerafällen, ferner bei der Diphtherie des Erwachsenen; über beides s. unten).

Zweitens kommen in Betracht die mit den Absonderungen verunreinigten Wäschestücke; das Verbandzeug, die Betten, Kleider etc. Diese repräsentiren bei den akuten Exanthemen, Diphtherie, Tuberkulose, Erysipel, Pyämie, Abdominaltyphus, Cholera u. a. m Infektionsquellen von grosser Gefahr; flüssige Absonderungen werden von diesen Stoffen aufgesogen und auf grössere Flächen verbreitet; die Krankheitserreger sind dann der Ueberwucherung durch Saprophyten weniger ausgesetzt; andererseits trocknen fest zusammengelegte Bündel von Wäsche und Kleider im Innern sehr schwer so vollständig aus, dass die Parasiten absterben.

Drittens: Ess- und Trinkgeschirre sind besonders häufig inficirt bei Diphtherie; zuweilen bei Cholera, Tuberkulose, den akuten Exanthemen.

Viertens: Sonstige Utensilien, die der Kranke gebraucht, Spielzeug, Bücher etc.; Bettstellen, Möbel, Fussboden und andere dem Bett nahe Theile der Wohnung müssen bei den akuten Exanthemen als fast regelmässig, bei den übrigen Infektionskrankheiten als mehr oder weniger häufig inficirt angesehen werden.

Fünftens: Die Wohnungsluft kann in Staubform die Erreger der Exantheme und der Tuberkulose, ferner Eiterkokken, dagegen niemals Cholerabacillen enthalten. Durch verspritzende Tröpfchen (beim Husten etc.) können auch Diphtheriebacillen, Pneumokokken, Influenzabacillen etc. in die Luft übergehen.

Die Luft im Freien bietet (abgesehen von engen Höfen, Strassenwinkeln, ferner von zufällig aufgewirbeltem Hauskehricht etc.) eine zu starke Verdünnung, als dass dieselbe eine zu berücksichtigende Infektionsquelle repräsentiren könnte.

Sechstens: Die Abwässer und der Tonnen-, Gruben-, resp. Canalinhalt. Hier ist bereits eine Verdünnung eingetreten und die Infektionsgefahr entsprechend abgeschwächt, indess zuweilen noch zweifellos vorhanden (Badewasser). Erst wenn eine weitere Mischung der infektiösen Abgänge mit zahlreichen anderen, nicht infektiösen Wassermassen stattgefunden hat, wie z. B. in den Schwemmcanälen, wird die Verdünnung so gross, dass eine Infektion unwahrscheinlich wird. Nur durch Einlassen der Abfallstoffe in einen Wasserlauf, der von zahlreichen Menschen zum Trinken, Baden etc. benutzt wird, entstehen erhebliche Infektionschancen (vgl. S. 439 u. 444). — Ferner ist der oberflächliche Boden zu einer Conservirung von Infektionsquellen in concentrirtem Zustande befähigt. Sputa, Dejektionen u. s. w. entgehen hier oft längere Zeit der Verdünnung und es können die in ihnen enthaltenen Infektionserreger von der Bodenoberfläche aus auf verschiedenen Wegen wieder zum Menschen gelangen und Infektionen auslösen.

Siebentens: Schliesslich kommt der Genesene, resp. der Verstorbene in Betracht. Die von letzterem ausgehende Gefahr wird gewöhnlich viel zu hoch angeschlagen und ist thatsächlich sehr gering, da die Ausstreuung von Infektionskeimen zum wesentlichsten Theile durch die vom lebenden Kranken gelieferten Exkrete und durch seine Bewegungen und Hantirungen erfolgt. Die Infektionsgefahr seitens der Reconvalescenten ist dagegen sehr beachtenswerth, weil sich auf der Haut und den Schleimhäuten nicht selten noch längere Zeit nach der Reconvalescenz Infektionskeime vorfinden (s. z. B. unter „Cholera asiatica“ und „Diphtherie“).

Die Erreger der miasmatischen Infektionskrankheiten bewohnen entweder einen Boden von bestimmter, ihnen zusagender Beschaffenheit und dann ist dieser die einzige in Betracht kommende Infektionsquelle (Malaria). Oder sie wuchern auf den verschiedensten todten Substraten resp. in faulenden Flüssigkeiten (malignes Oedem nnd Tetanus); da der oberflächliche Boden das ansehnlichste Reservoir für saprophytische Bakterien aller Art darstellt und zahlreichste Faulflüssigkeiten aufnimmt, so ist verunreinigter Boden, insbesondere stark gedüngte Ackererde oder städtischer Wohnboden die wesentlichste Quelle der letztgenannten Infektionserreger, die sich aber auch von da aus in den Wohnungen verbreiten. — Einige Krankheitserreger sind namentlich auf der Haut resp. auf gewissen Schleimhäuten gesunder Menschen dauernd oder zeitweise vorhanden, ohne für gewöhnlich Krankheiten zu erzeugen. Sie lösen diese vielmehr erst aus, wenn besondere Gewebsläsionen eintreten (Wundinfektion durch die Staphylokokken der Haut; Streptokokken und Pneumoniekokken im Mundsekret; manche darmbewohnende Bakterien). — Für die Erreger der sog. Cholera infantum bildet anscheinend nur Milch bei höherer Temperatur die Bedingungen für eine so intensive Wucherung, dass sich daraus Gefahren ergeben und die Milch scheint demnach hier die beachtenswertheste Infektionsquelle zu bilden (s. S. 553).

2. Die Infektionswege.

Der Transport der Infektionserreger zu denjenigen Stellen des Körpers von gesunden Individuen, von denen aus die Infektion erfolgen kann, vollzieht sich

Erstens: mittelst Berührungen (durch die Hände, Küsse etc.). Gesunde Personen berühren Infektionsquellen (den Kranken, Exkrete desselben, Wäsche, Essgeschirr u. dgl.) einerseits, die oberflächlichen Schleimhäute oder kleinste Hautwunden andererseits. Es ist dies der weitaus wichtigste und betretenste Transportweg, der aber gewöhnlich unterschätzt wird, weil namentlich viel manuelle Berührungen unbewusst und unmerklich sich vollziehen. Nachweislich bleiben aber bei der Berührung von Infektionsquellen sehr leicht Erreger an den Händen des Berührenden haften und werden nachweislich auch durch die üblichen Reinigungsverfahren nicht vollständig wieder entfernt; andererseits bringen alle Menschen — wie sich durch genauere Beobachtung leicht feststellen lässt — ausserordentlich oft unbewusst die Finger mit dem Munde, der Nase, den Augen in Berührung, oder fügen sich durch Kratzen kleine Erosionen der Haut zu. Es ist daher ganz zweifellos, dass diese Art des Transportes für diejenigen Infektionserreger, die von einer dieser Berührungsstellen aus in den Körper einzudringen vermögen, d. h. für die akuten Exantheme, Erysipel, Rotz, Milzbrand, weitaus am häufigsten, nicht selten auch für Diphptherie, Cholera, Typhus in Frage kommt.

Naturgemäss ist die Gefahr solcher Uebertragung am grössten für diejenigen Menschen, die berufsmässig mit Infektionsquellen zu thun haben. Die Pfleger des Kranken, die Angehörigen, der Arzt sind am meisten exponirt; demnächst Wäscherinnen, Desinfekteure, ferner Trödler, Lumpensortirer (der Infektion mit Rotz und Milzbrand auch Gerber, Woll- und Rosshaararbeiter). In viel geringerem Grade sind solche exponirt, welche mit verdünnten Infektionsquellen zu thun haben, wie z. B. die Canalreiniger. — Ausserdem können aber gelegentlich beliebige andere Menschen durch zufällige Berührung mit Infektionsquellen inficirt werden. Die im gleichen Hause mit dem Erkrankten Wohnenden sind Uebertragungen durch Treppengeländer, Thürgriffe u. dgl. ausgesetzt; im Menschengedränge der Strasse, in Läden, in Droschken, Pferde- und Eisenbahnwagen kann Jeder gelegentlich mit Krankenpflegern, Angehörigen, Wäsche- und Kleiderbündeln, an denen Infektionserreger haften, in Berührung kommen.

Zweitens: durch Genuss von Wasser und Nahrungsmitteln, welche Infektionserreger aufgenommen hatten. Diese Transportwege sind von besonderer Bedeutung bei denjenigen Infektionserregern, welche vom Darmtraktus aus die Infektion veranlassen (Typhus, Cholera, Cholera infantum, Milzbrand beim Rindvieh). Unter den Nahrungsmitteln sind solche am gefährlichsten, welche einen günstigen Nährboden für pathogene Bakterien abgeben und welche roh oder ungenügend gekocht genossen werden (Milch). — Sehr häufig und in besonders grossem Umfange kann Wasser inficirend wirken; auch dann, wenn es nicht als Getränk genossen, sondern nur zur Reinigung der Ess- und Trinkgeschirre, zum Baden oder dgl. benutzt wird.

Drittens: durch Einathmung werden die im Luftstaub enthaltenen Krankheitserreger mit der Respirationsschleimhaut in Contakt gebracht (Tuberkulose, akute Exantheme). Vielleicht können auch eingeathmete Krankheitserreger durch Verschlucken von Speichel und Schleim in den Darmtraktus gerathen und hier Infektion bewirken (Typhus).

Viertens: Stechende Insecten sind vermuthlich bedeutungsvoll für Verbreitung derjenigen parasitären Krankheiten, bei welchen die Infektion durch eine Art Einimpfung der Keime direct in's Blut zu Stande kommt (Ungeziefer bei Reccurens, Mücken vielleicht bei Malaria). — Nicht stechende Insecten, namentlich Fliegen, können Theilchen von Infektionsquellen auf den Körper des Gesunden, oder zunächst auf Speisen etc. übertragen. Die Funktion der Insecten ist deshalb eine sehr bedeutsame, weil sie die Infektionsquellen in concentrirtem Zustande transportiren und dieselbe der verdünnenden Wirkung der Luft und des Wassers gleichsam entziehen.

Die Infektion ist nicht immer mit dem Transport der Erreger an eine beliebige Stelle des Körpers vollendet; oft müssen vielmehr die Erreger an eine specifische Invasionsstätte gelangen, und nur von dieser aus beginnt die Erkrankung. So etablirt sich z. B. die Gonorrhoe nur auf der Harnröhren- und Conjunctivalschleimhaut; der Wirkungsbereich und die Invasionsstätte der Typhus- und Choleraerreger ist auf den Darm beschränkt. Gelangen Typhusbacillen in Hautwunden, Cholerabakterien in die Lungen, Gonokokken auf die Darmschleimhaut, so resultirt keine Erkrankung.

Einige Infektionserreger verfügen über multiple Invasionsstätten; so kann der Milzbrand von Hautwunden aus, vom Darm und von der Lunge aus die specifische Erkrankung hervorrufen. Tuberkulose kann in der Lunge, im Darm, im uropoëtischen System beginnen; Diphtherie auf verschiedenen Schleimhäuten. Bei den akuten Exanthemen scheinen sogar Haut und die oberflächlichen Schleimhäute in grosser Ausdehnung der Invasion zugänglich zu sein.

Die Bedeutung der einzelnen oben aufgezählten Transportwege für die Verbreitung einer bestimmten Infektionskrankheit hängt sehr wesentlich von der betreffenden Invasionssstätte für die Erreger ab. Für Tuberkelbacillen wird die Einathmung, für Typhusbacillen werden Nahrung und Wasser, für Erysipel Berührungen den weitaus wichtigsten Transportweg darstellen.

Ferner ist es einleuchtend, dass die Lage und sonstige Beschaffenheit der specifischen Invasionsstätte von Einfluss sein muss auf den Grad der Contagiosität einer Krankheit. Die akuten Exantheme übertreffen in dieser Beziehung z. B. die Cholera, weil die ersteren ausgebreitete Invasionsstätten besitzen und diese durch die verschiedensten Contakte und durch Luftkeime inficirt werden können, während bei der Cholera die Infektionserreger unbedingt in den Dünndarm gelangen müssen.

Einige Forscher haben allerdings angenommen, dass die Krankheitserreger nicht durchaus an ihre specifische Invasionsstätte gebracht werden müssen, sondern dass sie vermöge ihrer Kleinheit leicht die verschiedensten trennenden Membranen des Körpers passiren können und das daher Bakterien, welche in die Lunge oder in den Darm gelangen, von da durch Vermittelung der Lymphe und des Blutes an die Stätte transportirt werden, welche für ihre Wucherung geeignet ist. Sowohl die Erfahrungen und Beobachtungen beim kranken Menschen, wie auch die neueren, unter Beachtung aller Cautelen ausgeführten Thierexperimente machen es jedoch wahrscheinlich, dass im Allgemeinen ein solcher passiver Durchtritt von Bakterien nicht vom Darm und auch nicht von der Lunge aus stattfindet. Durch Inhalation gelangen sie in den Lymphbahnen bis in die Bronchial- und Trachealdrüsen, nicht aber über diese hinaus und und ebenso wenig erfolgt eine Aufnahme in's Blut vom unveränderten Darm aus, resp. eine Ausscheidung der im Blute kreisenden Bakterien in das Darmlumen. Die einzige Art der Passage von diesen Oberflächen aus besteht in einem aktiven Durchwachsen specifischer Arten von Bakterien, d. h. in einer fortgesetzten Vermehrung derselben zunächst an der betreffenden Oberfläche, welche dann eben als Invasionsstätte fungirt und auf die Wucherung der Bakterien mit bald geringeren, bald stärkeren pathologisch-anatomischen Veränderungen und krankhaften Symptomen reagirt.

3. Die individuelle Disposition und Immunität.

In den Krankheitserregern haben wir genau genommen niemals die einzige, ausreichende Ursache der Infektionskrankheiten zu sehen, sondern letztere entwickeln sich erst aus dem Zusammenwirken des Krankheitserregers und eines für dessen Entwicklung günstigen Substrats, eines „empfänglichen“ oder für die Erkrankung „disponirten“ Organismus (Organs). Es ist irrelevant, ob jenes günstige Substrat vielleicht richtiger als „Ursache“, der Parasit dagegen als „auslösender Reiz“ bezeichnet wird; dem Sprachgebrauch entspricht es besser, die Bezeichnung „Ursache“ für den die Erkrankung plötzlich auslösenden Erreger beizubehalten. Keinesfalls darf aber die Disposition vernachlässigt werden; sie spielt bei verschiedensten Infektionskrankheiten eine äusserst wichtige Rolle und hat auch auf die Art der natürlichen Ausbreitung solcher Krankheiten erheblichen Einfluss.

Seit lange hat man beobachtet, dass unter einer Anzahl von gesunden Individuen, welche in gleicher Weise mit Infektionserregern in Berührung kommen, nur einige erkranken, während andere selbst bei wiederholter Infektionsgefahr resp. bei absichtlicher Infektion gesund bleiben; letztere bezeichnet man als immun oder unempfänglich oder refractär für die betreffende Infektionskrankheit.

Man unterscheidet eine angeborene Immunität resp. Disposition und eine erworbene; letztere kann auf natürlichem Wege entstanden oder absichtlich, künstlich hervorgerufen sein.

A. Die angeborene Disposition und Immunität.

Zunächst können äusserlich gelegene Schutzvorrichtungen die angeborene Empfänglichkeit von ganzen Thierspecies oder von einzelnen Individuen einer Species bestimmen, indem sie je nach ihrer besseren oder schlechteren Entwickelung das Eindringen der Parasiten und ihr Hingelangen zur specifischen Invasionsstätte erschweren oder erleichtern. So ist der Magensaft je nach dem Grade seiner sauren Reaktion im Stande, bei der einen Thiergattung resp. bei einigen Individuen die auf eine Wucherung im Dünndarm angewiesenen Infektionserreger stärker zu schädigen, als bei anderen Gattungen oder Individuen, wo in Folge des geringen Säuregrades diese Schutzpforte leicht passirt wird (Cholera). Ferner bieten die engen und verschlungenen Eingangswege, das Flimmerepithel und die empfindliche, Hustenstösse auslösende Schleimhaut des Respirationstraktus ein bedeutsames, aber sowohl nach der Thierspecies wie individuell verschieden entwickeltes Hinderniss für das Eindringen von Parasiten in tiefere

Theile der Lunge. An verschiedenen Invasionsstätten äussert das normale schleimige Sekret baktericide Wirkungen (Vagina); oder die Epithelkleidung setzt dem weiteren Vordringen der Parasiten und der Resorption ihrer giftigen Produkte kräftigen Widerstand entgegen; und auch in dieser Beziehung scheinen erhebliche Differenzen vorzuliegen, so dass z. B. eine scheinbar unbedeutende Auflockerung des Epithels durch Katarrhe und dergl. ausschlaggebend werden kann für die Entwickelung der parasitären Krankheit.

Andererseits müssen aber zweifellos Vorkehrungen im Innern des Körpers die Empfänglichkeit in hohem Grade beeinflussen, da auch nach künstlicher Einimpfung, welche die äusseren Schutzpforten durchbricht, die Differenzen zwischen disponirten und immunen Thieren sich geltend machen. In Folge solcher innerer Schutzvorrichtungen scheint z. B. nur der Mensch für eine Infektion durch Syphilis, Scharlach, Cholera, Gonorrhoe u. s. w. empfänglich zu sein; andere Infektionskrankheiten, wie Milzbrand, Tuberkulose, Rotz kommen bei zahlreichen Species vor, haben aber auch ihre immunen Ausnahmen, z. B. sind Ratten gegen Milzbrand, Kaninchen gegen Rotz, Hühner gegen Tetanus, Hunde gegen Tuberkulose völlig oder relativ immun. Geringfügige Rassedifferenzen sind oft ausschlaggebend für die Disposition resp. Immunität gegenüber einer Infektionskrankheit. Die weissen Hausmäuse sind für Infektion mit Micrococcus tetragenus empfänglich, die grauen unempfänglich. Neger sind immun gegen Gelbfieber und zeigen eine geringere Disposition für Malaria als die weisse Rasse.

Ferner beobachten wir ein Freibleiben einzelner Individuen bei Epidemieen von akuten Exanthemen, namentlich Scharlach und Masern, bei Recurrens, Abdominaltyphus, Cholera, Tuberkulose. Allerdings muss man bei der Beurtheilung solcher Fälle vorsichtig verfahren und sicher sein, dass das Ausbleiben der Erkrankung nicht etwa auf dem Fehlen des Contagiums beruht. Erst wenn an der Uebertragung infektionstüchtiger Erreger gar nicht zu zweifeln ist, darf auf Immunität als Ursache des Nicht-Erkrankens geschlossen werden.

Welches sind nun die im Innern des Körpers wirkenden Schutzvorrichtungen gegen die Krankheitserreger? Offenbar können dieselben verschiedener Natur sein, je nachdem die Erreger vorzugsweise durch ihre Wucherung im Körper wirken oder durch Produktion von heftig wirkenden Toxinen. Zu der ersten Kategorie gehören alle die Bakterien, welche Sepsis erzeugen und den Tod herbeiführen, nachdem sie sich im ganzen Blutgefässsystem verbreitet oder durch zahlreiche Metastasen in verschiedenen Organen etablirt haben (Strepto- und Pneumokokken, Milzbrand, Typhus etc.); auch sie produciren meist

Toxine und wirken durch diese schädigend, aber die Giftproduktion ist vergleichsweise nebensächlich, weil es zu enormer Vermehrung der Bakterien zu kommen pflegt, ehe ausgesprochene Symptome allgemeiner Intoxikationsich zeigen. Typische Vertreter der zweiten Kategorie sind Tetanus- und Diphtheriebacillen. Hier findet oft nur lokal begrenzte geringfügige Wucherung statt, und doch erliegt der Körper schon der Giftwirkung. — Ein Schutz des Organismus kann demnach entweder in Einrichtungen bestehen, welche die Wucherung der Erreger hindern; oder in solchen, welche vorzugsweise deren Giftwirkung aufheben. Auf die Unterschiede zwischen diesen zwei Gruppen von Krankheiten wird in der folgenden Besprechung der Ursachen der Immunität noch öfter hinzuweisen sein.

Die durchgreifendste Gegenwehr des befallenen Körpers, zugleich diejenige, welche gegenüber der weitaus grössten Mehrzahl der Krankheitserreger allein Aussicht auf Erfolg bietet, besteht jedenfalls nicht in der Paralysirung der Toxine, sondern in der Hemmung des Wachsthums der Erreger. Es wird vor Allem zu erörtern sein, worauf diese Hemmung beruht.

Früher hat man wohl geglaubt, in dem Mangel gewisser, für die Krankheitserreger nöthigen Nährstoffe und Lebensbedingungen im lebenden Warmblüter die Ursache der Immunität sehen zu dürfen. Diese Ansicht ist jedoch durch einwandfreie Experimente widerlegt; und nur in einzelnen Fällen scheint z. B. eine vermehrte Alkalescenz des Blutes an der Wachsthumshemmung der Krankheitserreger betheiligt zu sein (Rattenserum und Milzbrand).

Metschnikoff und seine Schüler sehen die wesentlichsten Schutzeinrichtungen des Körpers in der Phagocytose. Sie nehmen an, dass die Leukocyten und andere vom mittleren Keimblatt abstammende (fixe) Zellen des Körpers die Fähigkeit besitzen, eingedrungene Bakterien aufzunehmen und intracellulär zu verdauen. Die Leukocyten werden dabei von den Bakterien angelockt, so dass sie sich an der gefährdeten Stelle massenhaft ansammeln und diese unter Umständen gegen das gesunde Gewebe durch einen dichten Wall abgrenzen. In diesem Umzingelt- und Gefressenwerden der Krankheitserreger durch „Phagocyten“ soll der Schutz des Körpers gegen Infektion begründet sein. Die angeborene Immunität soll darauf beruhen, dass das Vermögen der Phagocyten, die specifischen Erreger zu fressen, bei der betreffenden Rasse oder bei dem betreffenden Individuum besonders ausgebildet ist. — Neuere Untersuchungen machen es jedoch wahrscheinlich, dass die mit vielem Scharfsinn verfochtene und auf ein grosses Beobachtungsmaterial gestützte Lehre Metschnikoff's nicht im Stande ist, den Vorgang bei der Immunität vollständig aufzuklären. Es ist nachgewiesen, dass eine Abtödtung von Parasiten oft schon durch die zellfreien Säfte des Körpers erfolgt und dass vorzugsweise solche abgestorbene Erreger von Phagocyten aufgenommen werden. Bei der Impfung mancher refraktärer Thiere mit Milzbrand oder Rauschbrand wird die Phagocytose vermisst; ferner gehen die Krankheitserreger auch zu Grunde, wenn man sie subcutan Thieren in solcher Umhüllung applicirt, dass Phagocyten nicht eindringen können. Endlich ist von Buchner festgestellt, dass eine Anlockung der Leukocyten nicht etwa durch taktile Reize, sondern durch Chemotaxis (s. S. 29) erfolgt, dass aber positiv chemotaktische Wirkung bei manchen Bakterien nicht ausgeht von den Stoffwechselprodukten der lebenden Parasiten, sondern von solchen Proteïnen der Bakterienzelle, die erst beim Absterben der Zelle ausgeschieden werden. Vollvirulente lebenskräftige Parasiten bedürfen daher oft erst einer Schädigung durch andere Einflüsse im Thierkörper, ehe sie von den Phagocyten aufgenommen werden. — Trotzdem wird die Phagocytose bei vielen Infektionen sich an dem Schutze des Körpers betheiligen, indem insbesondere nicht vollvirulente oder bereits durch andere Einflüsse geschwächte Erreger, deren Zellinhalt immerhin noch einen schädigenden Einfluss auf das thierische Gewebe ausüben könnte, eliminirt werden. Ausserdem aber scheinen die Leukocyten wesentlich an der Produktion derjenigen gleich näher zu besprechenden Stoffe betheiligt zu sein, welche in den Säften des Körpers gelöst die Bakterien schädigen und abtödten.

Von den Säften des Körpers, insbesondere vom Blutserum sind nämlich eine Reihe von Eigenschaften bekannt geworden, welche zweifellos als die eigentlichen Schutzvorrichtungen gegen die krankheiterregenden Bakterien angesehen werden müssen. Zunächst ist experimentell festgestellt, dass zellfreies Blutplasma und Blutserum von Warmblütern die Eigenschaft hat, grosse Mengen von krankheiterregenden Bakterien in kürzester Frist zu vernichten. Dasselbe Serum tödtet nicht alle pathogenen Arten gleichmässig ab, sondern ist manchen gegenüber relativ machtlos, während es andere Bakterien in grosser Zahl zu tödten vermag. Ferner zeigt das Serum verschiedener Thierspecies und in gewissem Grade auch verschiedener Individuen bemerkenswerthe Differenzen der baktericiden Fähigkeit. Die Wirkung beruht nicht etwa auf einer für das Leben der eingebrachten Bakterien ungünstigen Beschaffenheit des Nährsubstrats, so dass sie durch Inanition zu Grunde gehen; denn wirksames Blutserum, auf 55° kurze Zeit erwärmt, verliert seine baktericide Kraft und gestattet sofort massenhafte Vermehrung der eingebrachten Bakterien. In vielen Fällen ist ferner festgestellt, dass das Verhalten des Blutserums eines Thieres gegenüber bestimmten pathogenen Bakterien sich deckt mit dem Empfänglichkeitsgrade des Thieres für die betreffende Krankheit. Wo diese Proportionalität nicht besteht, fehlt es vermuthlich an der Häufung der gleichwohl producirten schädigenden Stoffe, oder dieselben sind vielleicht in einer Vorstufe vorhanden, die erst im Bedarfsfalle in grösserer Menge umgewandelt wird. Diese Stoffe, welche Bakterien abzutödten und zu schwächen vermögen, bezeichnet man als Alexine, Abwehrstoffe (Buchner). Vermuthlich werden diese Alexine fortwährend von Körperzellen gebildet und häufen sich in den zellfreien Säften, namentlich im Blut, in grösserer oder geringerer Menge an. Namentlich scheinen die an Kernsubstanz reichen Lymphzellen und Leukocyten des Bluts Alexine zu secerniren. Eine genauere chemische Charakteristik dieser Stoffe steht noch aus; in ihren Reaktionen gleichen die durch Natriumsulfat aus Serum gefällten Alexine den Eiweisskörpern, sind aber sehr labile Verbindungen, die schon durch Erwärmen auf 55° zerstört werden.

Trotz der Alexine, die gegen so manche nicht virulente Bakterien Schutz gewähren, können sich einzelne virulente Bakterienarten im empfänglichen lebenden Körper vermehren. Dies ist nur dadurch erklärlich, dass sie über irgend etwas Stoffliches verfügen, das die Alexine neutralisirt. Man hat diese Stoffe als Lysine, lytische Stoffe, bezeichnet (Kruse). Producirt eine Bakterienart relativ wenig oder schwach wirkende Lysine, so muss eine um so grössere Menge von ihnen eingebracht werden, um die Alexine des Körpers zu neutralisiren und die Wucherung der Bakterien zu ermöglichen.

Nicht selten kommt zu der baktericiden Wirkung des Blutserums noch eine zweite Erscheinung hinzu, nämlich eine vollständige Auflösung der Bakterien (Pfeiffer). Dieser Effekt tritt nur in relativ geringem Grade hervor, wenn man Serum und Bakterien ausserhalb des Thierkörpers mit einander mischt; dagegen sehr stark, wenn die Mischung von Serum und Bakterien z. B. einem Meerschweinchen in die Bauchhöhle gebracht wird. Offenbar findet unter diesen Verhältnissen (durch einen fermentativen Vorgang?) eine rasche Umwandlung gewisser im Serum vorhandener Vorstufen in die wirklich auflösenden Substanzen statt. Für gewöhnlich werden jedoch am Serum von natürlich immunen oder empfänglichen Thieren diese Wirkungen selten und in geringem Grade beobachtet; sie kommen erst zur vollen Entfaltung bei erworbener Immunität und namentlich nach künstlicher specifischer Immunisirung.

Drittens beobachtet man beim Vermischen von Serum mit Bakterienkultur ausserhalb des Körpers zuweilen ein Unbeweglichwerden der beweglichen Bakterien und eine Häufchenbildung, die zu raschem

Sedimentiren und zur Klärung der Flüssigkeit führt; die Häufchenbildung beruht auf einem Verkleben der Bakterienhüllen. Die Stoffe, die in dieser Weise wirken, werden Agglutinine genannt (Gruber). Auch sie sind bei der angeborenen Immunität relativ wenig betheiligt; ihre hochgesteigerten Wirkungen beobachten wir erst nach specifischer Immunisirung.

Viertens sind Antitoxine im Blut normaler Menschen und Thiere nachgewiesen, welche gewisse Bakterientoxine zu paralysiren und dadurch die natürliche Immunität zu unterstützen vermögen in den Fällen, wo virulente Bakterien vorzugsweise durch ihre Toxine wirken (Behring, Ehrlich). Hühner sind beispielsweise gegen das von den Bacillen isolirte Tetanustoxin immun, und folglich auch gegen eine Infektion mit Tetanus. Im Ganzen ist der Gehalt der Säfte normaler Thiere an Antitoxinen nicht bedeutend; auch hier sehen wir vielmehr erst bei erworbener Immunität und künstlicher specifischer Immunisirung die Antitoxinmengen ganz erheblich steigen.

Ueber Natur und Herkunft der bakterienlösenden, agglutinirenden und antitoxischen Stoffe ist noch wenig bekannt. Die beiden ersten stehen mit den Alexinen in gewissem Zusammenhang, insofern Lähmung, Verklebung, Absterben und Auflösung der Bakterien oft neben- und nacheinander auftritt. Indessen geht aus Experimenten hervor, dass die Agglutinine jedenfalls besondere Stoffe sind, die unabhängig von den anderen Schutzstoffen in Funktion treten und deren Wirkung nicht etwa einzuleiten brauchen; in einem Serum können die Agglutinine zerstört sein, während die bakterienlösende Eigenschaft fortbesteht, und andererseits kann man mit Serum, in welchem man die bactericide Fähigkeit erschöpft hat, noch agglutinirende Wirkung hervorrufen. Für die Alexine und die bakterienlösenden Stoffe nehmen manche Autoren eine Zusammengehörigkeit an, so zwar dass letztere gleichsam eine Combination von Alexinen und besonderen fertigen bezw. in Vorstufen vorhandenen Substanzen repräsentiren. Letztere Substanzen sollen sich vorzugsweise unter dem Einfluss der Lysine virulenter Bakterienarten im Körper bilden und diesen entgegenwirken; man hat sie deshalb als Antilysine bezeichnet (Kruse). Sie sollen durch ihre Neutralisirung der Lysine die virulenten Bakterien ihres specifisch gefährlichen Charakters berauben und sie gleichsam in solche verwandeln, die nunmehr von den Alexinen abgetödtet werden können. — Die Antitoxine haben gar keine Wirkung auf die lebenden Bakterien, wirken nicht bactericid, und sind somit wesentlich andere Substanzen als die Alexine und sonstigen Antikörper des Serums. Sie entstehen vielleicht aus den Bakterientoxinen; man hat sogar versucht diese Umwandlung auch ausserhalb des Körpers z. B. durch den elektrischen Strom, mässige Hitze etc. zu bewirken. Sicher gelingt die Antitoxinbildung vorläufig nur im lebenden Organismus. Ob die Antitoxine den Eiweisssubstanzen zugehören, ist zweifelhaft; je mehr sie gereinigt werden, um so mehr treten die Eiweissreaktionen zurück; jedenfalls sind sie aber relativ widerstandsfähig gegen Hitze, Fäulniss u. dgl. und unterscheiden sich schon dadurch von den Alexinen.

B. Die in natürlicher Weise erworbene Disposition und Immunität.

Häufig ändert sich die Empfänglichkeit desselben Individuums während des Lebens.

1. Entweder beruht dies darauf, dass sich Invasionspforten öffnen oder schliessen. Für septische Erkrankungen entsteht die Disposition durch Wunden der äusseren Haut und der Schleimhäute, durch Sekretstagnation u. dergl. Gastricismen können zu Cholera, vielleicht auch zu Typhus, chronische Bronchialkatarrhe zu Phthise, Pharynxkatarrhe möglicherweise zu Diphtherie disponiren. Auf einer Aenderung des Epithels an der Invasionspforte beruht auch wohl zum Theil die Unempfänglichkeit gegen Diphtherie, die wir mit zunehmendem Alter beobachten.

2. Ausserdem kann aber Empfänglichkeit bezw. Unempfänglichkeit acquirirt werden durch eine Aenderung der inneren Schutzvorrichtungen des Körpers. Schlechte Ernährung erhöht im Allgemeinen die Empfänglichkeit; experimentell lässt sich dies dadurch belegen, dass hungernde Tauben ihre sonstige Immunität gegen Milzbrand einbüssen. Blutverluste und Hydrämie steigern bei Versuchsthieren die Empfänglichkeit für Staphylokokken-Eiterungen. Ferner wirken Ueberanstrengungen, vielleicht auch psychischeErregungen, disponirend; die Wirkung starker Muskelanstrengung hat man an Ratten beobachten können, die in einer rotirenden Trommel laufen mussten und die dann leichter als sonst an Milzbrand und Rauschbrand erlagen. Abkühlung des Körpers macht Hühner für Milzbrand empfänglich; dauernde Temperaturerhöhung wirkt zuweilen in demselben Sinne. Auch die Qualität der Nahrung, das Vorwiegen von Natron oder Kali scheint nicht ohne Einfluss zu sein; Zuckergehalt des Blutes erhöht die Disposition; ebenso wirken Gifte wie Chloral, Chloroform.

In allen diesen Fällen erklärt sich der Effekt wohl wesentlich aus einer Vermehrung oder Verminderung der Alexine, sei es nun, dass durch den Ernährungszustand und die Energie der Zellen (Gewebszellen und Leukocyten) der Vorrath an Alexinen beeinflusst wird, oder dass der Körper zunächst auf eindringende Bakterien besser oder schlechter mit Entzündung, Leukocytose und reichlicherer Sekretion von Alexinen reagirt.

3. Während es sich im Vorstehenden um Aenderungen der Empfänglichkeit handelte, die sich gleichmässig gegenüber verschiedenen parasitären Krankheiten geltend machen, sehen wir häufig noch eine sehr wichtige specifische Immunität gegenüber einer einzelnen Krankheit zu Stande kommen durch das einmalige Ueberstehen derselben.

Nicht alle Infektionskrankheiten gewähren diesen Schutz; Pyämie, Gonorrhoe, Malaria, Recurrens, Pneumonie, Diphtherie, Influenza zeigen häufig schon kurze Zeit nach dem Ueberstehen der ersten Erkrankung Recidive; einige, wie Malaria, hinterlassen sogar in ausgesprochener Weise eine gesteigerte Empfänglichkeit des Körpers. Andere Krankheiten bewirken wohl für einige Zeit Immunität, aber nicht ausnahmslos und nicht gleichartig bei den verschiedenen Thierspecies; so z. B. der Milzbrand, der nachweislich bei Menschen und Pferden recidivirt, während Hammel und Rinder durch einmaliges Ueberstehen der Krankheit für längere Zeit geschützt werden. Cholera bewirkt in der Regel für einige Monate bis Jahre einen Schutz gegen wiederholte Erkrankung. Eine ausgesprochene, lange Zeit andauernde Immunität tritt nach einmaligem Ueberstehen von Pocken, Scharlach, Masern, Flecktyphus und Abdominaltyphus ein.

Es ist von grosser Wichtigkeit, dass schwere und leichte Erkrankungen in Bezug auf die dadurch gewährte Immunität häufig gleichwerthig sind. Man beobachtet oft, dass ausserordentlich leicht verlaufende Fälle von Scharlach, Masern, Abdominaltyphus, Cholera einen eben so vollen Schutz gegen die gleiche Krankheit hinterlassen, wie Erkrankungen der schwersten Art. Diese Beobachtung berechtigt zu der Vermuthung, dass eine durch abgeschwächte Erreger hervorgerufene Erkrankung gleichfalls im Stande sein wird, Immunität zu gewähren. Das Experiment hat diese Vermuthung im vollen Umfange für eine Unzahl von Infektionskrankheiten bestätigt, und damit sind die erforderlichen Unterlagen gegeben für die Einführung einer Schutzimpfung, d. h. einer künstlichen Herstellung der erworbenen Immunität durch Einimpfung abgeschwächter Krankheitserreger.

Die Ursache der specifischen erworbenen Immunität ist nur zum kleinen Theil in einer Vermehrung der Alexine und der allgemeinen baktericiden Fähigkeit der Säfte nach der Krankheit zu suchen. In der Hauptsache sehen wir, dass die Agglutinine und die specifischen Vorstufen der bakterienlösenden Stoffe es sind, die eine wesentliche Anreicherung unter dem Einfluss der Krankheitserreger erfahren.

Die Ausbildung specifischer agglutinirender Körper tritt z. B. bei Menschen hervor, die an Abdominaltyphus erkrankt sind. Bringt man unter dem Mikroskop Blut oder Blutserum solcher Kranker in minimaler Menge mit einem Tropfen Typhuscultur in Bouillon zusammen, so stellen die Typhusbacillen sogleich ihre Beweglichkeit ein und ballen sich zu dichten Haufen zusammen. Auch makroskopisch lässt sich dasselbe beobachten, wenn man in kleinen Reagensgläschen 10 bis 20 Theile Typhusbouillon mit 1 Theil Serum vermischt; nach kurzer Zeit sinken die Typhusbacillen in Klumpen und Ballen zu Boden und die überstehende Flüssigkeit wird klar. Blut von nicht an Typhus Erkrankten zeigt die Wirkung in viel geringerem Maasse und nur bei starker Concentration. Das Serum der Typhuskranken hat aber wiederum den hochgradrigen agglutinirenden Effekt nur gegenüber den Typhusbacillen, nicht gegenüber anderen Bakterien, auch nicht gegenüber den ähnlichsten Coliarten (WIDAL'sche Reaktion).

In ebenso specifischer Weise bilden sich unter dem Einfluss der Erkrankung die für die Immunisirung ungleich wichtigeren bakterienlösenden Substanzen im Körper. Dies ist zuerst an Blut von Cholerareconvalescenten beobachtet. In geringem Grade bilden sich dabei fertige baktericide und auflösende Substanzen, die auch im Reagensglas ihre Wirkung entfalten. Die Hauptmasse der neu gebildeten Substanzen befindet sich aber in der Form von Vorstufen, die unter der Mitwirkung des lebenden Körpers, z. B. in der Bauchhöhle des Meerschweinchens rasch in die fertige, energisch auflösend wirkende Modifikation übergehen. Bringt man Cholerabouillon mit etwas Serum von Cholerareconvalescenten in die Bauchhöhle von Meerschweinchen, so gehen die Thiere, trotzdem die Choleradosis das mehrfache der tödtlichen Dosis beträgt, nicht zu Grunde, und durch wiederholte Proben, die man mittelst Glaskapillaren der Bauchhöhle entnimmt, kann man sich von der allmählichen Auflösung der Choleravibrionen überzeugen (PFEIFFER'sche Reaktion). Auch hier ist die Wirkung eine ganz specifische; nur das Serum von Cholerareconvalescenten zeigt sich so kräftig auflösend für die Cholerabakterien, andere Sera sind wirkungslos; und wiederum von dem Choleraserum werden nur die Choleravibrionen beeinflusst, dagegen keine der ähnlichen Arten. — Die gleichen Beziehungen sind für das Serum von Typhusreconvalescenten und Typhusbacillen festgestellt.

Diese specifischen Antikörper scheinen lange im Körper haltbar zu sein, namentlich in Form der Vorstufen; ihre Anwesenheit ist daher nach jeder Richtung hin im Stande, eine Erklärung für das Zustandekommen der erworbenen Immunität zu geben.

Für diejenigen Krankheiten, bei welchen die von den Erregern gelieferten löslichen Toxine das Krankheitsbild beherrschen, beruht die erworbene Immunität in erster Linie auf der Bildung specifischer Antitoxine während der Krankheit. Bei Diphtherie und Tetanus beobachtet man in der Reconvalescenz einen gesteigerten Antitoxingehalt des Blutes. Derselbe scheint aber nicht so lange conservirt zu werden, wie die vorbesprochenen specifischen Antikörper. Auch gilt die Bedeutung des Antitoxinschutzes nur für jene vereinzelten Krankheiten; bei solchen Affektionen, welche vorzugsweise auf der Wucherung der Bakterien und nur nebensächlich auf der Wirkung der aus der Leibessubstanz der Bakterien frei werdenden Gifte beruhen, sehen wir antitoxische Eigenschaften im Serum der Reconvalescenten nicht zu Stande kommen. Speciell nach dem Ueberstehen von Cholera und Typhus sind die specifischen Antitoxine im Serum kaum nachweisbar und nur die gegen die Wucherung der lebenden Bakterien gerichteten specifischen Antikörper kommen in ausgesprochener Weise zum Vorschein.

Für die Verbreitungsweise der Infektionskrankheiten ist die natürliche und die erworbene Disposition oder Immunität äusserst bedeutungsvoll. Oft zeigt eine ganze Bevölkerung eine durchschnittlich höhere Empfänglichkeit gegen vom Darm aus eindringende Infektionserreger, als die Bevölkerung einer anderen Stadt, weil schlechte Ernährung, Neigung zu Excessen u. dgl. dort vorherrschen und die natürlichen Schutzvorrichtungen des Körpers schwächen. Das Erlöschen von Epidemieen und ihr zeitweises Verschwinden ist nicht selten auf die Durchseuchung und die dadurch erzielte Immunität eines Theils der Bevölkerung zurückzuführen. Ueberspringt eine Epidemie einzelne Bezirke, so erklärt sich dies oft daraus, dass vor nicht langer Zeit an dieser Stelle ein Hauptherd derselben Seuche bestanden hatte und dass zur Zeit der neuen Invasion wenig empfängliche Individuen vorhanden waren. — Masern und Scharlach treten bei uns als Kinderkrankheiten auf, weil ihre verbreiteten Keime gewöhnlich schon in der Jugend acquirirt werden, dann aber eine lange dauernde Immunität hinterlassen. Das Auftreten dieser Krankheiten wird indessen ein völlig anderes, wenn sie etwa unter einer vorher noch nicht durchseuchten Bevölkerung Platz greifen; auch die Erwachsenen erliegen dann ebensowohl wie die Kinder (Masernepidemieen auf abgelegenen Inseln).

Zu ganz besonderer Bedeutung ist neuerdings die künstliche Immunisirung gelangt, die unter den im Folgenden zu besprechenden Schutzmaassregeln gegen Infektionskrankheiten eine der wichtigsten Stellen einnimmt.

4. Die örtliche und zeitliche Disposition zu Infektionskrankheiten.

Bei näherer Betrachtung der im Vorstehenden aufgezählten mannigfaltigen Infektionsquellen, Transportwege und Empfänglichkeitsgrade ergiebt sich ohne weiteres, dass dieselben keineswegs bei jeder Ausbreitung einer Infektionskrankheit in gleicher Weise in Funktion treten können, sondern dass vielfache Variationen — der Art, dass bald diese bald jene Infektionsquellen eine grosse Rollen spielen, während andere fehlen; dass dieser Transportweg offen, jener verschlossen ist u. s. w. — selbstverständlich sind. Demnach dürfen wir auch von vornherein keinerlei gleichmässige Ausbreitung der Infektionskrankheiten erwarten, sondern müssen uns diese Ausbreitung als etwas so Wechselndes und so von kleinlichen Zufälligkeiten Abhängiges vorstellen, dass weder eine hartnäckige Localisation, noch ein scheinbar unvermittelter Sprung der Krankheit, noch eine Pandemie uns überraschen darf.

Wir begegnen aber ferner gewissen auffälligen Gesetzmässigkeiten in der örtlichen und zeitlichen Verbreitung mancher Infektionskrankheiten. Die eine Stadt resp. das eine Land zeigt sich regelmässig stärker ergriffen als das andere; gewisse Zeitabschnitte gehen mit einer besonderen Häufung von Krankheiten zusammen, andere mit einer Verminderung. Diese gesetzmässigen Differenzen haben seitens der „Lokalisten" zur Annahme einer lokalen und zeitlichen Disposition geführt; diese soll ihren Grund in besonderen, von der natürlichen Beschaffenheit der Oertlichkeit ausgehenden, zeitlich wechselnden Einflüssen auf die Krankheitserreger haben, so dass nicht mehr der Kranke und die von ihm ausgehenden Infektionsquellen, sondern eben jene Beschaffenheit der Oertlichkeit für die Ausbreitung der Krankheit ausschlaggebend wird.

Oertliche Differenzen der Art beobachtet man zwischen den verschiedenen Klimaten; oft aber auch innerhalb desselben Klimas und dann angeblich vorzugsweise als Folge einer verschiedenen Bodenbeschaffenheit. Zeitlich sich wiederholende Schwankungen sollen theils mit besonderen Witterungsverhältnissen, theils wiederum mit zeitlich wechselnden Bodenverhältnissen zusammengehen.

Es ist indess bereits in einem früheren Kapitel ausgeführt, dass Klima und Witterung nur bei wenigen Krankheiten einen unmittelbaren Einfluss ausüben; ebenso wurde früher gezeigt, dass auch die übrigen natürlichen Lebenssubstrate, insbesondere der Boden, nur ausnahmsweise geeignet sind, die Verbreitung der Infektionserreger zu beeinflussen. Jedenfalls werden wir daher diese Momente erst dann zu einer Erklärung örtlicher und zeitlicher Differenzen heranziehen dürfen, wenn einige andere bei dieser wechselnden Vertheilung der Infektionskrankheiten sicher und zweifellos mitwirkende Faktoren zur Erklärung nicht ausreichen.

Nun ist es ganz zweifellos, dass die Verbreitung der Infektionsquellen, die Gangbarkeit der Transportwege und die individuelle Empfänglichkeit sich ausserordentlich verschieden gestalten je nach den Verkehrsverhältnissen eines Ortes und Landes, nach den Sitten und Lebensgewohnheiten, nach der Beschäftigungsweise, der durchschnittlichen Wohlhabenheit, nach den Wohnungs- und Ernährungsverhältnissen, endlich nach dem Grad der Durchseuchung der Bevölkerung; und alle diese Momente zeigen so viele örtliche und zeitliche Differenzen, dass sie ausgeprägte örtliche und zeitliche Differenzen im Auftreten der Infektionskrankheiten als selbstverständlich erscheinen lassen.

So sind Handels- und Verkehrscentren den Infektionsquellen exponirter als abgelegene Orte. Eine in überfüllten Wohnungen und in Fabrikräumen in steter enger Berührung lebende, schlecht genährte Bevölkerung gewährt ungleich bessere Bedingungen für die Ausbreitung der Infektionsquellen, als eine zerstreut wohnende, vorzugsweise im Freien beschäftigte, wohlhabende Bevölkerung. An dem einen Orte können gute Einrichtungen zur Entfernung der Infektionsquellen (Wasserleitung, Canalisation) bestehen, während in anderen Städten oder Ländern eine Reinhaltung der Wohnung, Kleidung und Utensilien von Infektionserregern auf viel grössere Schwierigkeiten stösst. Selbst scheinbar unbedeutende Gewohnheiten sind oft von erheblichem Einfluss. In manchen Orten wird die Wäsche, und speciell die Wäsche von Kranken niemals in der Wohnung, sondern ausserhalb der Stadt gereinigt; in anderen Orten erfolgt die Reinigung in unmittelbarer Nähe der Wohnung, an undichten Schachtbrunnen, deren Wasser auf diese Weise leicht inficirt wird. In einer anderen Stadt dient ein vielseitig benutzter Fluss zur Aufnahme aller Abfallstoffe und zum Reinigen der Wäsche. In wieder anderen Städten bewirken gewisse Gewerbe ein Zusammenströmen zahlreicher infektionsverdächtiger Wäschestücke und Lumpen.

Ebenso unterliegen die Transportwege örtlichen und zeitlichen Schwankungen. An einem Orte ist eine geeignete Krankenpflege eingerichtet, die Bevölkerung ist zu Reinlichkeit erzogen, die Nahrung wird sorgfältig zubereitet und in gekochtem Zustand genossen, für tadelloses Wasser ist Sorge getragen. In anderen Ländern, Städten und Stadttheilen ist eine Isolirung des Kranken unmöglich; es existirt kein geschultes Pflegepersonal; an regelmässige Reinigung der Hände und der Kleidung ist die Bevölkerung nicht gewöhnt; die Nahrung wird oberflächlich zubereitet, inficirtes Wasser wird zum Trinken, zum Reinigen der Ess- und Trinkgeschirre u. s. w. benutzt.

Auch zeitliche Differenzen werden in ähnlicher Weise hervorgerufen. Das Leben der Bevölkerung in der warmen Jahreszeit bietet durch den langen Aufenthalt im Freien, die Gelegenheit zum Baden, die Erleichterung der Reinigung von Wäsche und Wohnung weit weniger Chancen für die Ausbreitung gewisser Contagien, als der Winter. Eine bestimmte Jahreszeit äussert vielleicht auf die Frequenz gewisser Krankheiten dadurch Einfluss, dass in dieser Zeit die Gruben und Tonnen geräumt und die Fäkalien, und mit diesen Infektionserreger, vielfach verbreitet werden. Auch die Ernte von Nahrungsmitteln, die in oberflächlichem, mit menschlichen Excrementen gedüngtem Boden gewachsen sind, mag in demselben Sinne wirken. Ferner kommt die zeitlich sehr bedeutend wechselnde Menge der Insecten in Frage. Endlich veranlasst die individuelle Disposition starke Differenzen der zeitlichen Verbreitung, und insbesondere liefern die in der warmen Jahreszeit grassirenden Verdauungsstörungen eine ausgesprochene Disposition für Typhus, Cholera und Ruhr.

Am wenigsten werden noch diejenigen Infektionskrankheiten, welche sehr contagiös sind und stets über reichlichste Infektionsquellen und zahlreichste Transportwege verfügen, von diesen zeitlichen und örtlichen Schwankungen betroffen werden, weil beim Fehlen der einen Infektionsgelegenheit immer noch andere Gelegenheiten zur Genüge vorhanden sind. Dennoch beobachtet man selbst bei den akuten Exanthemen ausgeprägte gesetzmässige Schwankungen. S. 123 wurde bereits die jahreszeitliche Schwankung der Pocken betont und erklärt. Aber auch starke lokale Differenzen fehlen nicht. So sind, während in Europa im Laufe dieses Jahrhunderts stets Scharlachepidemieen grassirten und während manche dieser Epidemieen fast von Ort zu Ort zogen, einzelne Städte Jahrzehnte lang völlig verschont geblieben, obgleich sie zweifellos in Verkehr mit inficirten Orten gestanden hatten. In Münster hat eine solche scharlachfreie Zeit 50 Jahre lang gedauert; in Tuttlingen 35 Jahre; in Ulm 17 Jahre; auffällig lange Pausen sind in Lyon, ferner im ganzen Departement Indre-et-Loire beobachtet.

In weit stärkerem Grade müssen aber derartige zeitliche und örtliche Schwankungen hervortreten bei denjenigen Infektionskrankheiten, welche nicht so exquisit contagiös sind, wie die akuten Exantheme, sondern bei welchen die Infektionsquellen, die Transportwege, die Invasionsstätten beschränkt sind und wo nur bei einem gewissen Zusammenwirken äusserer Umstände eine weitere Ausbreitung der Infektion resultirt.

Typhus, Cholera, Ruhr, Diphtherie u. a. m. gehören zu diesen

Krankheiten; und bei ihnen werden wir daher örtliche und zeitliche Schwankungen am häufigsten und am prägnantesten beobachten, ohne dass deshalb von vornherein andere Momente zur Erklärung herangezogen werden müssen, als die früher aufgezählten Einflüsse des Verkehrs, der Lebensverhältnisse und der Durchseuchung der Bevölkerung.

Auch für diese Infektionskrankheiten liegt somit zunächst kein Anlass vor, die Ursache der örtlichen und zeitlichen Schwankungen in geheimnissvollen, am Boden haftenden Einflüssen auf das ektanthrope Leben der Krankheitserreger zu suchen und dieselben damit den miasmatischen Krankheiten anzureihen. Vielmehr werden wir erst specieller prüfen müssen, ob jene Einflüsse, welche die Ausbreitung vom Kranken aus bestimmen, vollkommen hinreichen, um alle beobachteten örtlichen und zeitlichen Schwankungen zu erklären; oder ob noch ein nicht aufzuklärender Rest bleibt, der uns zwingt, andere lokale und zeitliche Einflüsse in Erwägung zu ziehen.

Sicher ist es, dass wir bis jetzt nur eine einzige menschliche Infektionskrankheit kennen, deren Auftreten wirklich an eine bestimmte Lokalität und an einen bestimmten Boden gebunden ist, nämlich die Malaria. Hier sehen wir aber auch, im völligen Gegensatz zu allen anderen Infektionskrankheiten, dass der Kranke für die Ausbreitung völlig gleichgültig ist, dass keine Verschleppung der Infektionsquellen erfolgt, dass alle Sitten, Gebräuche und Lebensgewohnheiten sich als indifferent erweisen gegenüber der einzig wichtigen Bedingung, ob das Malariaterrain betreten ist oder nicht. Hier haben wir daher mit Recht die lokale Disposition in einem besonderen Verhalten des Bodens gegenüber den Krankheitserregern zu suchen.

Im Einzelfalle stösst der Nachweis derjenigen Momente, welche eine örtlich oder zeitlich verschiedene Ausbreitung der Infection veranlasst haben, oft auf Schwierigkeit; aber bei aufmerksamer Beobachtung der Sitten, Gebräuche etc. gelingt es doch zuweilen, eine exquisite locale und zeitliche Disposition in bestimmtester Weise aufzuklären. So war z. B. in einem „unerklärlichen" Fall von örtlich und zeitlich begrenzten Milzbrand die Disposition lediglich dadurch bedingt, dass nur zu einer bestimmten Jahreszeit, nämlich wenn der Futtervorrath auf die Neige ging, dem Futter Milzbrandsporen von dem inficirten Fussboden des Futterraumes beigemengt wurden. — Es ist zu hoffen, dass es der Detailforschnung noch in zahlreichen weiteren Fällen gelingen wird, die oft versteckten und scheinbar geringfügigen Ursachen für ein eigenthümlich örtliches und zeitliches Verhalten der Infectionskrankheiten genauer darzulegen.

Beispiele örtlicher und zeitlicher Disposition liefern uns auch manche Invasionskrankheiten, obwohl deren Erreger gewiss nicht zum Boden in irgend welcher Beziehung stehen. So kommt die Trichinose beim Menschen in Nordamerika, in Frankreich, im Orient u. s. w. so gut wie gar nicht, in Deutschland dagegen häufig vor; auch hier sind aber einzelne Gegenden besonders exponirt, andere fast frei. Noch stärkere lokale Differenzen zeigt die Verbreitung der

Trichinose unter den Schweinen, die z. B. in der Provinz Hannover sehr selten, in der Provinz Posen sehr häufig erkranken. Ferner beobachtet man in vielen Gegenden, besonders in den ländlichen Distrikten, Epidemieen von Trichinose wesentlich zum Anfang des Winters. — Diese örtliche und zeitliche Vertheilung, die ohne die Entdeckung der Trichinen und ohne die Kenntniss ihres Lebensganges vielleicht auch die Trichinose zu einer Bodenkrankheit gestempelt haben würde, sind einfach in Lebensgewohnheiten der Bevölkerung begründet, die in diesem Falle klar vor Augen liegen. In den immunen Ländern herrscht eben das Verbot Schweinefleisch zu essen, oder die Sitte, das Schweinefleisch nur in gut gekochtem Zustande zu geniessen. In Posen ist es die Verwahrlosung der Schweineställe, die zur stärkeren Verbreitung der Trichinose führt; und zu Anfang des Winters veranlasst die Gewohnheit der ländlichen und kleinstädtischen Bevölkerung, die gemästeten Schweine dann zu schlachten und zu verzehren, die Häufung der Fälle in dieser Jahreszeit.

B. Die Prophylaxis der parasitären Krankheiten.

Die Maassregeln zur Abwehr der parasitären Krankheiten werden gegen alle diejenigen Einflüsse gerichtet werden müssen, welche sich als bedeutungsvoll für die Verbreitung derselben ergeben haben. Zunächst muss man versuchen, die Infektionsquellen fern zu halten, zu beseitigen oder zu vernichten; sodann den Transport der Erreger von den Infektionsquellen aus zum Gesunden zu hindern; drittens die individuelle Empfänglichkeit herabzusetzen; viertens die örtliche und zeitliche Disposition zu verringern.

1. Fernhaltung, Beseitigung und Vernichtung der Infektionsquellen.

a) Fernhaltung der Infektionsquellen

lässt sich durch Grenzsperren und Einfuhrverbote, sowie durch Isolirung der ersten Erkrankten erreichen.

Früher versuchte man gegenüber einigen Infektionskrankheiten, namentlich Pest, Cholera und Gelbfieber, ganze Länder durch Grenzkordons derart abzusperren, dass jeder Verkehr von Menschen und Sachen abgeschnitten wurde. Eine vollständige Absperrung wurde selbst bei der strengsten Durchführung nicht erreicht, und eine Ausbreitung der Krankheit trotz der Sperre ist mehrfach beobachtet. Immerhin wurden zahlreiche Infektionsquellen zurückgehalten, die eingeschleppten Infektionsfälle waren seltener und es konnte der Entstehung grösserer Herde leichter vorgebeugt werden. Aber diese Vortheile wogen das grosse Aufgebot von Schutzmannschaft, die Nothwendigkeit, behufs Aufrechterhaltung der Sperre zu den strengsten Mitteln (Erschiessen) zu greifen, und vor Allem die enorme Schädigung von Handel und Verkehr, nicht auf; und dementsprechend sind zur Zeit nur noch ausnahmsweise Landsperren in Gebrauch.

In den letzten Jahren suchte man sich durch Revision der Reisenden, namentlich an der Landesgrenze, zu schützen. Bei diesen von Aerzten vorgenommenen Revisionen wurden etwaige Kranke isolirt, deren Gepäck sowie die benutzten Wagen desinficirt. Die aus verseuchten Orten kommenden Gesunden wurden veranlasst, an ihrem Reiseziel sich während einiger Tage einer ärztlichen Untersuchung zu stellen. Auch diese Revisionen sind — von besonderen Ausnahmefällen abgesehen — für den Durchgangs- und namentlich Eisenbahnverkehr zweckmässig fallen zu lassen oder nur auf die Beobachtung schwer Kranker durch das Zugpersonal zu beschränken, weil der Nutzen dem Kostenaufwand und der Belästigung nicht entspricht. Die Einschleppung von Seuchen erfolgt relativ selten durch den Eisenbahnverkehr. Viel gefährlicher ist der kleine Grenzverkehr durch Arbeiter, Händler etc., die täglich hin und her die Grenze passiren. Auf diese Passanten und die von ihnen benutzten Grenzübergänge ist daher hauptsächlich die Revision anzuwenden. Ferner erheischen die Schiffer und Flösser eine besondere Ueberwachung.

Leichter und vollständiger gelingt die Absperrung von Seehäfen gegen die aus durchseuchten Ländern kommenden Schiffe. Man pflegt in der Nähe der Häfen auf abgelegenen Stellen, womöglich auf einer kleinen Insel, eine Quarantänestation einzurichten, die mit Lazareth u. s. w. versehen ist. Alle aus verdächtigen Häfen kommenden Schiffe werden dort vor dem Anlanden einer gesundheitspolizeilichen Controle unterzogen. Ist keine Erkrankung vorgekommen und sind keine verdächtigen Waaren (die zur Conservirung der Infektionserreger geeignet sind) an Bord, so wird das Schiff freigegeben, vorausgesetzt, dass die Fahrt eine bestimmte Zeit — der Inkubationsfrist für die betreffende Krankheit entsprechend — gedauert hat. War die Fahrtdauer kürzer, so verbleibt das Schiff bis zum Ablauf der Frist in Quarantäne.

Sind dagegen unterwegs Erkrankungen vorgekommen, dann ist für alle Passagiere eine Quarantäne von der Dauer der Inkubationsfrist einzuhalten. Erfolgten die Erkrankungen zu Anfang einer längeren Fahrt und setzten sich auf dem Schiffe nicht fort, so können die gesunden Passagiere gelandet und nach Angabe ihres Reiseziels entlassen werden.

Auch die Ein- und Durchfuhr solcher von einem Seuchenherd stammender Waaren und Gebrauchsgegenständen, welche geeignet sind Infektionserreger zu conserviren und zu verschleppen, kann verboten werden. Nahrungsmittel, getragene Wäsche und Kleider, ferner Lumpen unterliegen vorzugsweise diesen Beschränkungen.

Um rechtzeitig die vorgenannten Sperrmaassegeln durchführen zu können, ist durch internationale Vereinbarungen zu bestimmen resp. bereits bestimmt (für Cholera durch die Dresdener Conferenz von 1893), dass die ersten Fälle einer nicht einheimischen Infektionskrankheit bekannt gemacht, und dass bei einer gewissen Häufung der Fälle die betreffenden Orte als Seuchenherde erklärt werden.

Hat trotz aller Sperrmaassregeln eine Einschleppung der Krankheit stattgefunden, oder tritt der erste Fall einer Infektionskrankheit auf, welche stets in Europa einheimisch ist und daher keiner Sperre unterliegt, so ist nach den gesetzlichen Bestimmungen zu verfahren, die in jedem Lande zur Abwehr gegen gemeingefährliche Krankheiten erlassen sind. Die in den einzelnen deutschen Staaten geltenden Bestimmungen sind zum Theil sehr veraltet und von einander abweichend; ihr Ersatz durch ein einheitliches Reichs-Seuchengesetz ist dringend wünschenswerth.

Vor Allem ist durch derartige Gesetze dafür zu sorgen, dass die Behörden von der vorgekommenen Erkrankung schleunigst Kenntniss erhalten. Es besteht daher Anzeigepflicht für Cholera, Fleckfieber, Pest, Pocken, Diphtherie, Darmtyphus, Rückfallfieber, Ruhr, Puerperalfieber, Scharlach und Masern; und zwar ist zur Anzeige verpflichtet der behandelnde Arzt resp. der Pfleger, der Haushaltungsvorstand und eventuell andere Haushaltungsgenossen oder der Hausbesitzer. Nach eingegangener Meldung haben die Polizeibehörde und der beamtete Arzt sofort an Ort und Stelle Ermittelungen über Stand und Ursache der Krankheit vorzunehmen; dem beamteten Arzt ist, soweit es zum Zweck dieser Ermittelungen nöthig ist, der Zutritt zum Kranken resp. zur Leiche, eventuell auch die Entnahme von Leichentheilen zur Untersuchung zu gestatten.

Sodann sind die Erkrankten, und ebenso ansteckungsverdächtige Personen aus deren Umgebung, abzusondern. Ferner sind eine Reihe von weiteren Maassregeln je nach dem Ansteckungsgrade der Krankheit und nach der Ausdehnung des Herdes zu treffen. So sind Messen, Märkte u. dgl. zu verbieten; Schulkinder aus inficirten Häusern vom Schulbesuch auszuschliessen; verdächtige Wasserversorgungen sind zu sperren; inficirte Gegenstände und Räume zu desinficiren; die Schiffer und Flösser sind bei einigen Seuchen (Cholera, Typhus) besonderer Aufsicht zu unterwerfen.

Die wichtigste unter diesen Maassnahmen ist die rechtzeitige Isolirung des Kranken. Dieselbe soll, wenn irgend möglich, in einem

Isolirspital geschehen (s. unten), da eine ausreichende Absperrung im Hause des Erkrankten wenigstens bei den stark contagiösen Krankheiten (Pocken, Fleckfieber, Scharlach) nur selten durchführbar ist. Der Transport des Kranken dorthin darf nicht mittelst öffentlichen Fuhrwerks, sondern nur mittelst besonderen Krankenwagens erfolgen. — Jedoch muss man sich Angesichts der herrschenden Abneigung gegen die Hospitalbehandlung sehr häufig mit der Isolirung im Hause begnügen. Wo möglich soll dann der Kranke ein eigenes Krankenzimmer erhalten. Aus demselben sind vor dem Hineinschaffen des Kranken alle überflüssigen Möbel und Gebrauchsgegenstände zu entfernen; nachdem es belegt ist, dürfen während der ganzen Dauer der Krankheit keinerlei Sachen ohne vorherige gründliche Desinfektion aus dem Zimmer entnommen werden. Der Krankenwärter ist mit dem Kranken abzusperren und darf das Krankenzimmer niemals ohne vorausgegangene Desinfektion (s. unten) verlassen. Anderen Personen ist der Zutritt zum Krankenzimmer streng zu untersagen; eventuell haben sich dieselben vor dem Verlassen des Zimmers einer Desinfektion zu unterziehen. — Schulpflichtige Kinder sind, sobald der Verdacht auf Ausbruch einer contagiösen Krankheit vorliegt, von der Schule zurückzuhalten. Ist die Krankheit manifest geworden, so dürfen auch die Geschwister nicht zur Schule geschickt werden, es sei denn, dass für eine völlige Absperrung des Erkrankten Sorge getragen ist (wozu thatsächlich höchst selten die Möglichkeit vorliegt). — Die Isolirung soll andauern, bis die Krankheit mit Genesung oder Tod geendet hat und eine regelrechte Desinfektion aller in Betracht kommenden Objecte erfolgt ist. Lässt sich eine zuverlässige Schluss-Desinfektion nicht durchführen, so wird im Allgemeinen die Dauer der Isolirung auf 4—6 Wochen zu bemessen sein.

b) Mechanische Beseitigung der Infektionsquellen.

Bis zu einem gewissen Grade gelingt die Beseitigung der Infektionsquellen durch die gewöhnlichen Reinigungsmethoden. Trockenes Abkehren hilft freilich so gut wie nichts. Festes Abwischen entfernt nur von glatten Flächen (polirten Möbeln) staubtrockene Krankheitserreger. Sehr wenig wirksam ist ferner die Lüftung (vgl. S. 397), selbst wenn sie durch mechanisches Reiben, Klopfen u. s. w. unterstützt wird. — Die Reinigung des Körpers, der Wohnung, verschiedener Utensilien mit Wasser, und namentlich mit Wasser und Seife, leistet dagegen erheblich mehr und kann die Infektionschancen bedeutend herabdrücken. Bei häufiger Anwendung, bei starkem Wasserconsum und sicherer Abführung des gebrauchten Wassers liefert diese

Art der Reinigung eines der besten Schutzmittel gegen die Ausbreitung von Epidemieen und die Gewöhnung einer Bevölkerung an Reinlichkeit, sowie die Gewährung reichlichen Wassers und bequemster Vorrichtungen zur Entnahme und zum Fortschaffen des Reinigungswassers kann für die Frequenz mancher infektiöser Krankheiten von ausschlaggebender Bedeutung sein. — Noch mehr leistet gegenüber den ebenen Wandflächen, seien diese mit Anstrich oder mit Tapeten versehen, das Abreiben mit frischem Brot. Es ist nachgewiesen, dass dadurch eine vollkommene mechanische Entfernung aller an der Fläche haftenden Krankheitserreger bewirkt werden kann.

Selbst wenn aber aller grob sichtbare Schmutz durch Wasser und Seife entfernt und die Wände durch Abreiben mit Brot gereinigt werden, bleiben immer noch am Kranken, an der Wäsche und Kleidung, in vielen Theilen der Wohnung Infektionserreger zurück. Ein voller Schutz gegen Infektion wird daher erst durch gleichzeitige Anwendung eines Verfahrens erreicht, welches die Infektionserreger abtödtet, nämlich durch die sogenannte Desinfektion.

c) Vernichtung der Krankheitserreger, Desinfektion.

Zur Desinfektion eignen sich die verschiedenen Seite 43 aufgezählten Mittel.

Die Wirksamkeit derselben ist theils durch die S. 42 beschriebenen Laboratoriumsexperimente festgestellt. Vielfach sind aber auch mehr die natürlichen Verhältnisse nachgeahmt; Utensilien, Kleider, Theile einer Wohnung wurden zunächst mit Infektionserregern imprägnirt, dann das zu untersuchende desinficirende Mittel angewendet, und nachher geprüft, ob die vorher infectiösen Objecte noch Thiere zu inficiren vermögen resp. ob sie in guten Nährsubstraten Culturen der Erreger entstehen lassen. — Eine willkommene Ergänzung dieser Versuche liefern ferner die Erfahrungen über praktische, in Spitälern ausgeführte Desinfektionen, namentlich wenn letztere methodisch und nach Art eines Experiments angestellt wurden. So sind z. B. im Alexander-Hospital zu St. Petersburg die verschiedenen Baracken, welche Flecktyphus-, Typhus-, Pneumonie-Kranke u. s. w. beherbergt hatten, in einer bestimmten Weise desinficirt und dann mit anderen Kranken resp. Reconvalescenten von anderen Krankheiten belegt. Traten dann Fälle der zuerst in der Baracke behandelten Krankheit unter der neuen Belegschaft auf, so musste die Desinfektion als nicht genügend betrachtet werden.

Aus diesen Experimenten hat sich ergeben, dass jedes Desinfektionsmittel (wie bereits S. 42 hervorgehoben wurde) nur in bestimmter Concentration und bei bestimmter Dauer der Anwendung wirksam ist; dass ferner die Wirkung auf verschiedene Bakterien und verschiedene Entwickelungszustände der Bakterien sich nicht gleich verhält; dass die zu desinficirenden Objecte von dem Mittel vollständig durchdrungen werden müssen; und dass dabei keine chemischen

Umsetzungen eintreten dürfen, welche die desinficirende Wirkung schwächen.

Für die Praxis der Desinfektion ist es ausserdem noch wichtig, dass die betreffenden Mittel die Objecte nicht wesentlich beschädigen, dass das desinficirende Mittel für die mit der Ausführung der Desinfektion Beauftragten keine Gefahr bringt, und dass endlich die Desinfektion nicht zu kostspielig ist.

Nicht alle die S. 42 aufgeführten, zu einer Vernichtung von Bakterien befähigten Mittel erfüllen die hier präcisirten Anforderungen und eignen sich somit für die praktische Desinfektion. Am besten haben sich folgende Mittel bewährt:

Verbrennen, jedoch nur für kleinere Gegenstände. Grössere Objecte, insbesondere das Stroh der Betten, können niemals in dem Hause des Erkrankten mit solcher Vorsicht verbrannt werden, dass keine Ausstreuung von Infektionserregern dabei erfolgt.

Kochen in Wasser. Alle Krankheitserreger werden schon durch 5 Minuten langes Kochen vernichtet. — Bei schmutzigen und fettigen Substanzen, ferner bei schleimigen Absonderungen ist Sodazusatz zum Wasser (2 Procent) zu empfehlen.

Erhitzen in Wasserdampf auf 100° 5 Minuten; oder in gespanntem Dampf auf 110—120° 2 Minuten lang. Ist nur in besonderen Desinfektionsöfen ausführbar; deren Beschreibung s. unten.

Sublimat (1:2000). Da Sublimat mit Eiweisskörpern unlösliche Verbindungen eingeht, ist dasselbe für frische Absonderungen nur verwendbar, wenn reichlich Kochsalz (1 Sublimat:5 Kochsalz; für jeden Liter der Lösung 1:2000 einen gehäuften Theelöffel voll Kochsalz) zugegen ist; es wird dann die Bildung der unlöslichen Verbindung gehindert. — Die Giftigkeit dieser verdünnten Lösungen ist eine sehr geringe. Die Maximaldosis (für innerlichen Gebrauch) ist erst in 30 resp. 60 ccm enthalten. Für die Desinfektion durch geschulte Desinfekteure ist Sublimatlösung daher ohne Bedenken. Dagegen sollte dieselbe dem Publikum nicht in die Hände gegeben werden, weil die Geruch- und Farblosigkeit der Lösung zufällige Vergiftungen möglich macht.

Carbolsäure (3 und 5 Procent, am besten als Carbolseifenlösung, s. S. 46) tödtet zwar Milzbrandsporen nicht, aber sonst sämmtliche anderen Krankheitserreger in kurzer Zeit. Sie empfiehlt sich zur Desinfektion durch das Publikum; sie ist zwar weit giftiger als das Sublimat in gleich wirksamer Concentration, da bereits in 0·5 ccm einer 5 procentigen Carbollösung die Maximaldosis enthalten ist, aber der starke Geruch der Lösung hindert unabsichtliche Vergiftungen.

Aetzkalk zur Desinfektion der Excremente, Düngerhaufen etc. —

Für denselben Zweck kann auch rohe Salzsäure oder Schwefelsäure Verwendung finden (das Gemisch muss mindestens 2:1000 freie Säure enthalten).

Der Aetzkalk wird folgendermaassen bereitet: Etwa 100 Volumtheile gebrannter Kalk werden mit 60 Th. Wasser gelöscht (CaO in $Ca[OH]_2$ verwandelt), indem man die Kalkstücke in eine Schale legt, deren Boden mit dem Wasser bedeckt ist. Die Kalkstücke saugen das Wasser auf und zerfallen unter starker Wärmeentwickelung zu Pulver von Kalkhydrat. Von diesem Pulver wird 1 Liter mit 4 Liter Wasser gemischt; man erhält so eine 20procentige Kalkmilch. — Um Latrineninhalt ausreichend zu desinficiren, müssen jedem Liter Inhalt 50 ccm Kalkmilch zugesetzt werden; die im Einzelfalle erforderliche Menge ergiebt sich sonach durch Ausmessen der Latrine. Ist das Ausmessen unthunlich, so rechnet man pro Kopf und Tag 0·4 Liter Fäkalien und erhält dann aus der Dauer der Benutzung eine Schätzung der vorhandenen Menge. Für Durchmischung des Inhalts mit der Kalkmilch ist nach Möglichkeit zu sorgen.

In neuester Zeit ist in dem Formaldehyd ein in Gasform für die praktische Desinfektion verwendbare Substanz erkannt. Früher wurde das Formaldehyd in unvollkommener und wenig ausgiebiger Weise durch Oxydation verdampften Methylalkohols hergestellt; jetzt gewinnt man beliebige Mengen des Gases dadurch, dass je 1 Liter 40%ige wässerige Lösung von Formaldehyd (Formalin, Formol) mit einer Lösung von 200 gr. Chlorcalcium in 400 gr. Wasser versetzt (die Mischung wird als „Formochlorol" bezeichnet) und in einem Autoklaven unter 3—4 Atmosphären Druck mittelst eines Petroleumkochers verdampft wird (Trillat'scher Apparat)[1]. Unter diesen Bedingungen tritt keine Umwandlung des Formaldehyds in unwirksame Polymerisirungsprodukte ein. — Um einen Raum von 200 cbm wirksam zu desinficiren, ist etwa 1 Liter Formochlorol zu verdampfen. Es lassen sich auch mehrere durch offene Thüren mit einander in Verbindung stehende Zimmer, bezw. ganze Häuser auf einmal desinficiren. — Eine Beschädigung der Objecte tritt nicht ein.

Allerdings leisten die Formaldehyddämpfe nur eine Oberflächen-Desinfektion der Wände, der Decke, des Fussbodens, der Möbel. Leichte poröse Umhüllungen werden auch noch von dem Gas durchdrungen; aber Kleider, Matratzen, Betten, die bis in ihre inneren Schichten von Ausscheidungen des Kranken durchsetzt sind, grössere Ballen von Sputum, die Stellen wo Betten und Kleider mit grösseren Flächen und dickeren Schichten auf einander liegen, werden nicht vollständig desinficirt. Für alle diese Objecte ist daher eine besondere Desinfektion neben derjenigen durch Formaldehyd beizubehalten.

Abzusehen ist von den früher gebräuchlichen gasförmigen Desinfektionsmitteln, wie schweflige Säure, Chlor-, Brom- und Sublimatdampf. Die

[1] Zu beziehen durch die „Chemische Union", Berlin SW., Zimmerstrasse 54.

schweflige Säure sollte in einer Concentration von 1·4 Volumprocent mindestens 8 Stunden einwirken, und es sollte zu dem Zwecke pro 1 cbm Raum 20 g Schwefel verbrannt werden. Es werden hierdurch aber nur die in den oberflächlichsten Schichten gelegenen Krankheitserreger abgetödtet und auch diese nur bei gleichzeitiger Anfeuchtung der Objecte; dann aber werden letztere ziemlich stark beschädigt. Chlor- und Bromgas eignen sich noch weniger, weil sie sich viel schwerer in allen Theilen des Raumes vertheilen und weil sie die Objecte noch stärker beschädigen. — Sublimatdämpfe, durch Erhitzen von Sublimat hergestellt, verdichten sich, sobald sie sich abkühlen und ehe sie mit den Objecten in Berührung kommen, zu fester Substanz und dringen dann gar nicht ein. — Manche Verfahren (Sprengen mit Carbolwasser, Eukalyptol, Aufhängen von Carbolpapier, Ozonlämpchen u. s. w.) charakterisiren sich schon dadurch, dass dabei gar kein Versuch zur quantitativen Anwendung gemacht wird, als verwerfliche Schwindelmittel.

Eine wichtige Ergänzung der Desinfektionsmittel bildet das Einhüllen der Infektionsquellen, so dass die Verbreitung der Krankheitserreger durch Berührungen, Luftströme und Insecten gehindert ist. Schon das Einhüllen verdächtiger Objecte in trockene oder mit Wasser angefeuchtete Tücher gewährt einen erheblichen Schutz; derselbe wird aber vollständig, wenn die Hüllen mit Sublimatlösung (1 : 2000) befeuchtet sind. In derartiger Umhüllung können Infektionsquellen ohne Gefahr für die Umgebung transportirt oder bis zur Vornahme der Desinfektion aufbewahrt werden.

Für die praktische Anwendung der angegebenen Desinfektionsmittel ist vor Allem eine Kolonne von geschulten Desinfekteuren erforderlich, welche die Bereitung der Mittel und die Technik ihrer Anwendung genau kennen. Ferner bedarf es für die Ausführung eines der wichtigsten Desinfektionsverfahrens, nämlich des Erhitzens in Wasserdampf von 100°, besonders construirter Oefen, deren Betrieb ebenfalls nur geschulten Desinfekteuren überlassen werden darf. Beide, Desinfekteure und Desinfektionsöfen sollten sich daher überall finden, wo Desinfektionen vorgenommen werden, in Krankenhäusern, Gefängnissen etc. Besonders wichtig ist aber für jede Stadt die Einrichtung einer öffentlichen Desinfektionsanstalt, in welcher das ganze Desinfektionswesen centralisirt ist und von welcher aus alle Desinfektionen im Publikum vorgenommen werden.

In diesen Desinfektionsanstalten sollen alle diejenigen Gegenstände desinficirt werden, welche in der Wohnung des Kranken nicht ausreichend oder nicht ohne Beschädigung desinficirt werden können. Dahin gehören Betten, Kleider, Matratzen, Strohsäcke, Teppiche, Vorhänge, ferner alle vom Kranken benutzte Leib- und Bettwäsche.

Letztere wird zwar auch durch das beim Waschen übliche Verfahren desinficirt, da Wäsche mindestens eine halbe Stunde gekocht zu werden pflegt.

Aber vor dem Kochen wird die Wäsche sortirt, in kaltem Wasser eingeweicht und vorgewaschen, und es wird fast niemals garantirt werden können, dass bei diesen Proceduren nicht eine Weiterverbreitung der Krankheitserreger erfolgt. Unter allen Umständen ist es daher gerathen, die inficirte Wäsche nach der Desinfektionsanstalt zu schicken.

In den Desinfektionsanstalten befinden sich a) Oefen für die Desinfektion mittelst Wasserdampfs von 100—115°; b) Behälter mit Sublimatkochsalzlösung; c) die Transportwagen und die Utensilien für die Desinfektionskolonne.

a) Die Oefen enthalten einen Raum, in welchem die zu desinficirenden Objecte eingelagert oder aufgehängt werden und der von Dampf durchströmt wird. Sie sind entweder für ungespannten resp. sehr wenig gespannten Dampf von 100—104° eingerichtet; oder aber für stark gespannten Dampf von mehr als 110°. In jedem Falle muss das Erhitzen in einer reinen Wasserdampf-Atmosphäre geschehen; sobald Luft neben Wasserdampf im Ofen enthalten ist, kommt eine vollständige Desinfektion nicht zu Stande (vgl. S. 45).

Bei den Apparaten für ungespannten Dampf ist daher die Einrichtung getroffen, dass der Dampf während der ganzen Desinfektionsdauer den Apparat durchströmt; ausserdem giebt man dem Dampf gern einen minimalen Ueberdruck (durch Verengerung der Abströmungsöffnung), damit jedes Eindringen von Luft in das Innere des Ofens sicher ausgeschlossen ist.

Das Austreiben der Luft aus dem Innern des Apparates und aus den darin befindlichen Objecten geht ferner am schnellsten von statten, wenn der Dampf oben ein- und unten abströmt; der specifisch leichtere Dampf verdrängt dann schichtweise und vollständig die schwere Luft.

Die Kleider, Betten etc. sind vor dem an den Innenwänden des Apparats reichlich sich bildenden Condenswasser möglichst zu schützen; sie werden von demselben derartig durchnässt, dass leicht Flecke entstehen. Ebenso ist zu vermeiden, dass die Objecte im kalten Zustand mit dem heissen Dampf zusammentreffen, da sonst zu starke Condensation im Innern der Objecte erfolgt. Man trifft daher Vorkehrungen, dass eine allmähliche Erwärmung der in den Apparat gebrachten Sachen erfolgt, ehe der Dampf einströmt. Ist dies geschehen, so bringt der heisse Dampf nur eine ganz minimale Durchfeuchtung der Sachen zu Wege, die sich auf's schnellste beseitigen lässt, wenn die Sachen nach dem Herausnehmen aus dem Ofen hin- und hergeschwenkt oder auf Hürden ausgebreitet werden. Bei grossen Apparaten bestehen besondere Einrichtungen zum Trocknen der Sachen innerhalb des Ofens; es wird dann die Dampfzufuhr abgestellt und durch Ventilationsöffnungen, wo möglich unter gleichzeitiger Erwärmung des Innenraums, ein kräftiger Luftstrom durch den Apparat geleitet.

Die einfachsten Desinfektionsöfen lehnen sich an die für das Sterilisiren der Utensilien in den Laboratorien gebräuchlichen Apparate an und bestehen aus einem grossen Wassergefäss, einem vertikalen Cylinder von 1—1$^1/_2$ m Höhe und 50—80 cm Weite und einem nach oben verjüngten Aufsatz, dem sogenannten Helm. Der Cylinder steht in einem mit Wasser gefüllten Falz des Wassergefässes; der Helm fasst wiederum in einen ebensolchen Falz des Cylinders. Es ist hierdurch eine hinreichende Absperrung des Wasserdampfes erzielt. Der

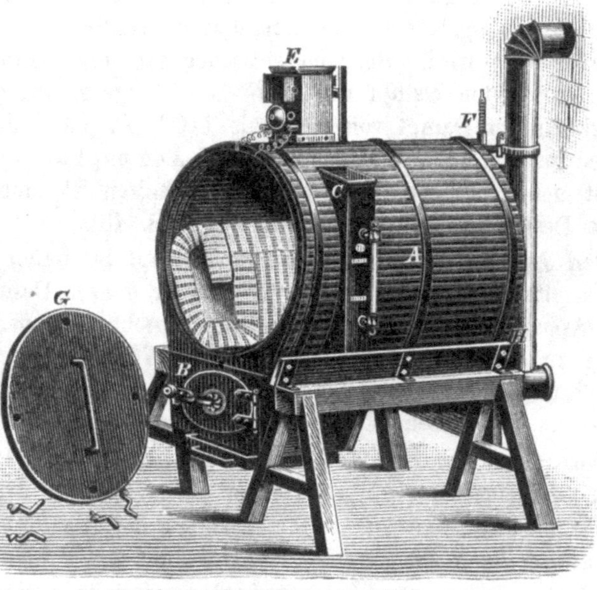

Fig. 88. THURSFIELD'scher Desinfektionsofen.
A Mit Holz verkleideter Cylinder. *B* Feuerung. *C* Wassereinguss mit Wasserstandsrohr. *E* Signalpyrometer. *F* Thermometer. *G* Thür.

Wasserkessel ist entweder in einen Herd einzusetzen oder wird mit Gas geheizt; der Dampf durchströmt dann den Cylinder und entweicht schliesslich durch die enge Oeffnung des Helms; er zeigt, falls die Wärmeabgabe vom Cylinder durch Umhüllung mit Kieselguhr, Filz u. dgl. behindert ist, noch bei der Ausströmung der Temperatur von 100°. In den Cylinder wird ein Korb aus festem Drahtgewebe eingesetzt, welcher aussen mit den zu desinficirenden Objecten gefüllt wird.

Solche Apparate lassen sich in der primitivsten Weise und sehr billig improvisiren. Ein Fass ohne Böden auf einen Waschkessel gestellt und mit durchlochtem Deckel versehen, kann schon für einige Zeit ausreichende Dienste thun.

Für ständigen Betrieb haften diesen Apparaten aber mehrere Nachtheile an. Die Durchfeuchtung mit Condenswasser beschädigt die Sachen; letztere sind in den aufrecht stehenden hohen Cylinder schwer hineinzubringen u. s. w.

Diesen Nachtheilen ist in den neuen Apparaten dadurch abgeholfen, dass der Cylinder horizontal gelagert ist und dass eine Vorwärmung des Apparates und der Objecte stattfindet, welche die Bildung von Condenswasser hindert.

Besonders compendiös und praktisch ist der THURSFIELD'sche Desinfektionsofen.[1] Der horizontal gelagerte Cylinder (*A*, Fig. 88) von 50 ccm bis 1·5 m Durchmesser (je nach der Grösse der zu desinficirenden Objecte) ist aussen in einem Abstand von 3—19 cm von einem Blechmantel umkleidet; der untere Theil des Mantelraums wird mit Wasser gefüllt und dient als Kessel (s. den schematischen Durchschnitt, Fig. 89). Von der oberen Dampf enthaltenden Hälfte führen Oeffnungen den Dampf in das Innere des Cylinders; die Abströmungsöffnung wird unten (*d*) angebracht. Der Cylinder ist vorn und hinten durch Thüren geschlossen, die mit Schrauben dampfdicht angepresst werden. Um den äusseren Mantel ist zum Wärmeschutz noch eine Holz- oder Filzbekleidung gelegt. — In diesem Ofen findet nach dem Anheizen (mit Gas oder Feuerung) und vor dem Einströmen des Dampfes eine solche Durchwärmung des Apparates und der Objecte statt, dass eine kaum merkliche Condensation erfolgt und kurzes Schwenken der herausgenommenen Kleider und Betten dieselben völlig trocken erscheinen lässt.

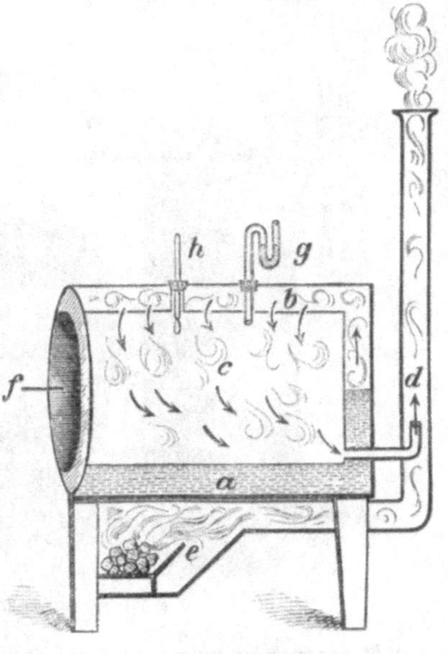

Fig. 89. Durchschnitt durch den THURSFIELD'schen Desinfektionsofen.
a Wasser. *b* Dampf. *c* Desinfektionsraum. *d* Dampfabführung. *e* Feuerung. *f* Thüröffnung. *g* Manometer. *h* Thermometer.

Von BUDENBERG in Dortmund ist ein sehr praktischer Desinfektionsofen konstruirt, der von einem besonderen Dampfentwickler mit Dampf versehen wird. Der Ofen stellt einen liegenden ovalen Cylinder dar (Fig. 90), dessen Innenseite mit Schuppenblechen ausgekleidet ist und dadurch eine Durchfeuchtung der Objecte hindert. Der Apparat empfiehlt sich besonders da, wo derselbe an einen bereits bestehenden Dampfkessel angeschlossen werden kann.

Grössere Apparate (von SCHIMMEL & COMP. in Chemnitz; RIETSCHEL & HENNEBERG in Berlin S.; ROHRBECK in Berlin) enthalten einen Innenraum von 2—6 cbm und von quadratischem oder oblongem Querschnitt. Zum Betriebe bedürfen sie eines grossen Dampfkessels. Eine Vorwärmung der Objecte wird bei ihnen dadurch erzielt, dass Heizrohre oder Rippenheizkörper in das Innere des Apparates vorragen; diese werden zuerst mit Dampf angeheizt, und erst wenn die Erwärmung genügend ist, lässt man den Dampf in den inneren eigentlichen Desinfektionsraum einströmen. Nach der Beendigung der Desinfektion wird wiederum nur durch die Heizkörper erwärmt und zugleich lässt man Luft

[1] gel. von Klempner BERGEL, SCHOLZ' NACHF. in Breslau, Kätzelohle; LAUTENSCHLÄGER in Berlin N., Ziegelstrasse; BUDENBERG in Dortmund.

durch den Innenraum strömen; dadurch erfolgt schnelles und vollkommenes Trocknen der Objecte.

Mehrfach hat man versucht, durch stark erhitzte Heizkörper dem strömenden Dampf eine höhere Temperatur zu geben, in der Absicht, damit eine schnellere Desinfektion zu erzielen. Versuche haben jedoch zweifellos ergeben, dass durch ein solches Verfahren die desinficirende Wirkung nicht erhöht wird.

Die Apparate mit gespanntem Dampf von 110—120° (z. B. von Geneste & Herrscher) sind nach den Vorbildern der in den Laboratorien gebräuchlichen Autoklaven-Oefen construirt. Besondere Vorsicht muss hier darauf verwendet werden, dass die Luft durch den Dampf vollständig ausgetrieben wird; erst dann ist Dampf in den geschlossenen Apparat einzulassen, bis die Manometer ca. $^1/_2$—1 Atmosphäre Ueberdruck und eingesetzte Thermometer die entsprechende Temperatur von 110—120° zeigen. Hat die höchste Spannung

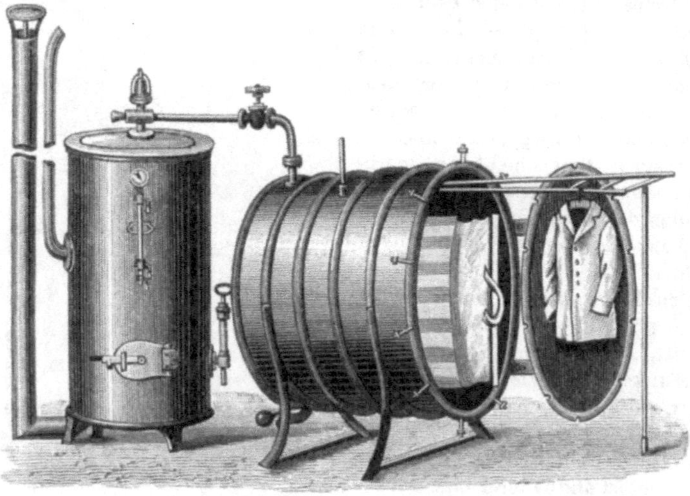

Fig. 90. Budenberg's Desinfektionsofen.

5—10 Minuten bestanden, so lässt man den Dampf aus- und wieder Luft einströmen. — Diese Apparate gestatten einen schnelleren Betrieb; aber die Bedienung muss eine peinlich sorgfältige sein; und die Apparate sind daher für allgemeine Einführung nicht zu empfehlen.

Bei der Auswahl eines Ofens ist namentlich in Erwägung zu ziehen, dass in kleineren Städten und Anstalten die zu desinficirenden Objecte gewöhnlich einen sehr geringen Umfang haben. Es erschwert den Betrieb und erhöht die Kosten der Desinfektion in unnöthiger Weise, wenn dafür jedesmal ein grosser Apparat eingeheizt werden muss, während bei stärkerer Häufung der Objecte ein kleiner Apparat leicht mehrere Male an einem Tage beschickt werden kann. Für den selten vorkommenden Fall, dass einmal auch grössere Gegenstände, wie Sprungfederrahmen, durch heissen Dampf desinficirt werden sollen, sollten die gewöhnlichen Desinfektionsapparate nicht zugeschnitten werden; diese Objecte sind zweckmässiger in der Wohnung zu belassen und dort mittelst Abreibens mit Sublimatlösung zu desinficiren (s. unten). Nur bei kleinen Apparaten sind die Anschaffungs- und Betriebskosten so niedrig, dass eine weite Verbreitung der Desinfektionseinrichtungen sich erhoffen lässt. Für Landgemeinden und kleinere Städte reichen daher Apparate von 1·5 m Länge und 1 m Höhe des Innenraums vollkommen aus; dieselben können grosse Bündel von Betten, eine zusammengerollte Matratze u. dgl. auf einmal aufnehmen. Grössere Städte können einen grossen Apparat nicht entbehren, stellen aber zweckmässig daneben einen oder mehrere kleinere auf, die dann weitaus am häufigsten benutzt zu werden pflegen.

Die Aufstellung des Apparates in der Desinfektionsanstalt erfolgt gewöhnlich so, dass die letztere streng in zwei Abtheilungen geschieden wird, und dass die Trennungswand über die Mitte des mit zwei Thüren versehenen Desinfektionsofens hinwegragt. Durch einen besonderen Eingang gelangen die inficirten Sachen in die eine (unreine) Abtheilung, werden von da in den Apparat eingeschoben, dann aber, um eine Reïnfektion in der unreinen Abtheilung zu vermeiden, auf der anderen (reinen) Seite durch anderes Personal (oder nachdem die Desinfekteure auf der unreinen Seite ihre Dienstkleider gelassen und ein Bad passirt haben, das den einzigen Durchgang zur reinen Seite bildet) aus dem Ofen herausgenommen und auf anderen Wagen dem Publikum wieder zugestellt.

Diese Einrichtung ist dann unbedingt nöthig, wenn dem Publikum die beliebige Einlieferung von desinfektionsbedürftigen Sachen in der Anstalt gestattet ist. Eigentlich sollte aber diese Erlaubniss nie gegeben werden; denn beim Transport der Sachen ist dann eine starke Ausstreuung von Infektionserregern ganz unvermeidlich. — Das einzig Richtige ist vielmehr, dass alle Sachen stets von geschulten Desinfekteuren aus den Wohnungen abgeholt und nach der Anstalt transportirt werden. Diese sind instruirt, die Sachen in mit Sublimatlösung befeuchteten Säcken oder Laken zu befördern (s. unten), so dass weder unterwegs noch in der Anstalt eine Ablösung von Krankheitserregern erfolgen kann. Alsdann ist die Aufrechterhaltung einer Trennung der reinen und unreinen Seite nicht mehr begründet; hält man dennoch daran fest, so geschieht das mehr zur Beruhigung für das Publikum. — Für ländliche Gemeinden sind fahrbare Desinfektionsöfen empfohlen; im Allgemeinen ist aber auch hier das Abholen der Desinfektionsobjekte nach dem an einer Centrale (Kreis-Krankenhaus) aufgestellten Desinfektionsofen einfacher, als der Transport des schweren und leicht beschädigten Ofens. Nur bei lokalen Epidemien ist der im Nothfall fahrbar herzustellende Apparat nach dem verseuchten Ort zu schaffen.

Jeder Desinfektionsofen ist vor der praktischen Benutzung auf seine Leistungsfähigkeit zu prüfen und es ist eine Instruktion für den Heizer aufzustellen, nach welcher dieser die Dauer der Desinfektion bemisst. Es ist dabei festzustellen: 1) die Dauer des Anheizens, d. h. wie lange Zeit vom Anzünden des Feuers an vergeht, bis der abströmende Dampf 100° zeigt; 2) die Dauer des Eindringens, d. h. wie lange Zeit vergeht, bis die Temperatur von 100° auch in das Innere der Objecte vorgedrungen ist. Um diese zu bestimmen, wird in ein möglichst voluminöses Object, am besten ein Convolut wollener Decken, ein Maximalthermometer eingelegt; nach Ablauf einer gewissen Zeit wird der Ofen geöffnet und nachgesehen, ob das Thermometer bereits 100° erreicht hat. Ist das nicht der Fall, so muss der Versuch wiederholt werden. — Will man mit einem Versuche zum Ziel kommen, so legt man in das Innere des Deckenbündels ein Contaktthermometer, dessen Legirung bei 100° schmilzt und das dann durch ein elektrisches Läutewerk das Durchdringen dieser Temperatur signalisirt. — Die Eindringungsdauer beträgt gewöhnlich zwischen 30 und 60 Minuten. 3) von dem Moment ab, wo an allen Stellen der Objecte die Temperatur von 100° aufgetreten ist, beginnt die eigentliche Desinfektion, die dann noch 10 Minuten einzuwirken hat, um auch die widerstandsfähigsten Krankheitserreger abzutödten; für gewöhnlich genügen 5 Minuten. Durch Einlegen von Fäden mit Milzbrandsporen neben die Maximal- (resp. Contakt-) Thermometer und Prüfen der Fäden nach vollendeter Disinfektion auf ihr Wachsthum in Culturen oder auf ihre Infektionsfähigkeit lässt sich über die Gesammtleistung des Apparates ein Urtheil gewinnen.

Die Resultate der Desinfektion in diesen Oefen sind vollkommen befriedigend. Die Vernichtung der Krankheitserreger erfolgt bei richtiger Handhabung regelmässig und sicher. Eine Beschädigung der Sachen tritt nicht ein; allerdings nur wenn eine gewisse Auswahl und vorsichtige Behandlung erfolgt. Auszuschliessen sind alle Leder- und Gummisachen, die im Ofen hart werden und schrumpfen; ebenso Pelzwerk. Ferner alle mit Blut, Eiter oder Koth stark beschmutzte Wäsche; in derselben entstehen durch das Erhitzen fest haftende Flecke, die selbst durch wiederholtes Waschen nicht entfernt werden können.

Teppiche und Tuchkleider sind möglichst wenig zu knicken, nur zu rollen oder zu hängen. Feine Herrenkleider verlieren etwas an „Façon"; feine Damenkleider werden reparaturbedürftig, da Plisséfalten ausgehen, Sammetstreifen gedrückt werden etc. — Dagegen werden einfachere Herren- und Damenkleider, Matratzen, Betten, Wäsche, Vorhänge etc. selbst bei oft wiederholter Desinfektion nicht geschädigt. Nur ist sorgfältig darauf zu achten, dass die Objecte von keinem Condenswasser getroffen werden und nirgends mit Metalltheilen des Apparats in Berührung kommen; letztere sind eventuell sorgfältig mit Friesstreifen zu umwickeln.

b) Ausser den Oefen befinden sich in den Desinfektionsanstalten noch Behälter von ca. 1 cbm. Inhalt, die etwa zu $^1/_4$ mit Sublimat-Kochsalzlösung (1 g Sublimat, 12 g Kochsalz auf 2 Liter Wasser) gefüllt sind. Dieselben dienen zur Desinfektion der stark beschmutzten Wäsche. Diese muss von den Desinfekteuren bereits in der Wohnung ausgeschieden und in einem besonders bezeichneten Sack zur Anstalt geschafft werden. Dort wird der ganze Sack für 6 Stunden in die Sublimatlösung eingelegt; dann wird in einem zweiten Behälter mit fliessendem Wasser die Sublimatlösung entfernt, darauf der Sack geöffnet, die Wäsche oberflächlich getrocknet und dem Eigenthümer wieder zugestellt. — Die Lösung kann mehrere Male benutzt werden, bis sie trübe und schmutzig wird. Jede Füllung kostet etwa 60 Pf.

c) Ferner befinden sich gewöhnlich in der Desinfektionsanstalt die Transportwagen, je nach Bedarf kleinere Handwagen oder grössere für Bespannung; durch Oelfarbenanstrich oder Ausschlagen mit Zinkblech sind sie so ausgestattet, dass sie mittelst Abwaschens mit

Sublimatlösung leicht desinficirt werden können. — Die sonstigen Utensilien der Desinfekteure bestehen in einem kleinen Handkoffer aus Eisenblech, in dem ein Theil der Sachen befördert wird; in einem Arbeitsanzug; mehreren kleineren und grösseren Säcken; Eimern; Bürsten, Schwämmen, Schrubbern, Handfegern etc.

Die Ausführung der Desinfektion ist verschieden, je nachdem dieselbe während der Krankheit oder aber nach Ablauf der Krankheit stattfinden soll. Erstere Desinfektion muss den Pflegern des Kranken überlassen werden; eine Controle durch Aufsichtsbehörden ist nicht durchführbar, und es kann daher diese Desinfektion dem Publikum nur angerathen aber nicht gesetzlich vorgeschrieben werden.

Für die Desinfektion während der Krankheit sind 3 procentige Carbolsäure (sog. Carbolwasser) und 20 procentige Kalkmilch ausreichend. Alle frischen Absonderungen, Dejektionen, Sputa etc. sind sofort mit Kalkmilch zu übergiessen; nach $^1/_4$ stündiger Einwirkung kann die Mischung in den Abort geschüttet werden, worauf etwas reine Kalkmilch nachzugiessen ist. Die beschmutzte Wäsche ist in ein grösseres Gefäss (Steintopf, Blechgefäss), das einige Liter Carbolwasser enthält, zu legen und dort unter gut schliessendem Deckel aufzubewahren bis zur Abholung durch die Desinfekteure. Verbandstücke u. dgl., ebenso die Hadern, welche zur Reinigung des Zimmers gedient haben, werden im Zimmerofen verbrannt. Ess- und Trinkgeschirr des Kranken darf entweder nicht aus dem Krankenzimmer herauskommen und muss dort gereinigt werden; oder man stellt es in einen eisernen, zur Hälfte mit Sodalösung gefüllten Kochtopf, der herausgereicht, sofort auf's Herdfeuer gestellt und dort belassen wird, bis die Sodalösung $^1/_4$ Stunde im Sieden gewesen ist. Eine Waschschale mit Carbolwasser muss stets bereit stehen für die Desinfektion des Pflegepersonals.

Nach Ablauf der Krankheit ist der Genesene durch Abwaschen des Gesichts, der Hände und Vorderarme mit Sublimatlösung zu desinficiren; Haar und Bart sind mit der gleichen Lösung zu bürsten; dann hat er reine Wäsche und unverdächtige Kleidung anzulegen, darauf das Krankenzimmer zu verlassen und nun das Sublimat durch Abwaschen mit Wasser wieder zu entfernen. Wenn möglich soll dem Anlegen der reinen Wäsche ein Bad vorausgehen; das Badewasser ist event. durch Zusatz von 10 Liter Kalkmilch oder 100 g Sublimat zu desinficiren. — Die Leiche ist mit Sublimatlösung zu waschen oder in ein mit Sublimatlösung befeuchtetes Tuch einzuhüllen, möglichst bald einzusargen und nach der Leichenhalle zu transportiren. Von da aus kann die Bestattung unbedenklich mit Gefolge und mit den üblichen Feierlichkeiten erfolgen.

Das vom Kranken verlassene Krankenzimmer enthält dann stets eine grosse Menge von Infektionsquellen. Dasselbe darf daher anderen Menschen keinesfalls zugänglich sein, ehe nicht eine vollständige Desinfektion stattgefunden hat. Die Behörden haben in zahlreichen Städten durch Erlass besonderer Verordnungen eine Desinfektion am Schluss jeder der Anzeigepflicht unterworfenen Krankheit obligatorisch gemacht. Da aber die ausreichende Desinfektion eines Krankenzimmers eine genaue Kenntniss der Desinfektionstechnik voraussetzt, darf diese Schlussdesinfektion nie dem Publikum, oder irgend welchen Heilgehülfen, Schutzleuten, Tapezierern u. a. m. anvertraut werden, sondern einzig und allein geschulten und geprüften Desinfekteuren. Nur dann kann auch eine Beschädigung der Gebrauchsgegenstände vermieden werden; nur mit solchem geschulten Personal ist ferner ein geordneter Betrieb der Desinfektionsanstalt möglich. Dementsprechend enthalten jene Verordnungen gewöhnlich noch die Bestimmung, dass nur die von der städtischen Desinfektionscolonne vorgenommene Desinfektion als gültig angesehen wird.

Das Verfahren bei der Schlussdesinfektion gestaltet sich folgendermaassen:

Die Angehörigen des Kranken melden dem Polizei-Kommissar ihres Distrikts, dass die Krankheit abgelaufen sei; sie bekommen dann die Weisung, das Krankenzimmer bis zum Eintreffen der Desinfektionscolonne geschlossen zu lassen, auch die Fenster nicht zu öffnen (damit etwaige in der Luft des Zimmers enthaltene Keime sich zu Boden setzen, vgl. S. 397). Der Polizei-Kommissar requirirt dann von der städtischen Behörde zwei Desinfekteure, die sich in kürzester Frist mit dem Transportwagen und den erforderlichen Utensilien nach der betreffenden Wohnung begeben. Vor dem Betreten des Krankenzimmers stellen die Desinfekteure die anzuwendenden Lösungen her, und zwar Sublimat-Kochsalzlösung (1 : 2000) und 5procentige Carbolsäure. Dann legen sie ihren Arbeitsanzug an, Hose und Bluse aus Leinwand, Leinwandmütze mit vorderem und hinterem Schirm, Stiefel aus wasserdichter Leinwand, sowie einem mit Wasser befeuchteten Schwammrespirator. Nun betreten sie das Zimmer und nehmen in demselben die Desinfektion in folgender Reihenfolge vor: a) der Fussboden ist in allen seinen Theilen mit Hülfe eines Schrubbers, der mit grobem Scheuertuch umwickelt ist, und der mehrfach in einen Eimer mit Sublimatlösung getaucht wird, mit dieser Lösung zu befeuchten. b) Die Kleider, Wäsche, Betten, Teppiche, Vorhänge, Matratzen, Polster etc. werden zunächst in trockene Säcke eingehüllt (behufs vollster Schonung der Objecte) und diese dann je in einen mit Sublimatlösung befeuchteten Sack eingebunden. Die sorgfältig verschnürten Säcke werden aus dem Zimmer herausgestellt und demnächst auf den Wagen geschafft. Stark beschmutzte Wäsche wird in einen besonders bezeichneten Sack eingebündelt. In einem mit Sublimatlösung befeuchteten Sack werden auch das Bettstroh, der Strohsack und andere werthlose Gegenstände eingehüllt und transportirt, soweit diese nicht sofort im Ofen des Krankenzimmers verbrannt werden können. — Ueber alle nach der Desinfektionsanstalt geschafften Gegenstände ist ein genaues Verzeichniss aufzustellen und den Eigenthümern zu überlassen. c) Die Bettstellen, sämmtliche Möbel, Schubladen, Fenster, Thüren, Oefen, sowie auch die mit festem Holzrahmen versehenen Matratzen werden mit Schwämmen und Bürsten, die mit Sublimatlösung befeuchtet sind, sorgfältig abgerieben. Ledersachen, Stiefel und Pelzwerk werden ebenso behandelt. Polirte Möbel werden nur mit einem trockenen Tuch scharf abgerieben, und dieses wird dann in Sublimatlösung getaucht. d) Mit Tapeten bekleidete und mit Leimfarbe oder Kalk angestrichene Wände werden bis zu Mannshöhe mit Brot abgerieben; mit Oelfarbe gestrichene Wände werden bis zur gleichen Höhe mit 5procentiger Carbolsäure abgewaschen. Das herabfallende und zum Abreiben verwendete Brot wird mittelst Handfegers gesammelt und im Ofen des Krankenzimmers verbrannt oder im Eimer mit Carbolsäure übergossen. e) Der Fussboden des Zimmers ist namentlich entlang den Wänden nochmals mit Sublimatlösung zu befeuchten. f) Schliesslich legen die Desinfekteure ihre Arbeitskleidung ab, binden dieselbe in einen dazu bestimmten Sack ein, waschen Gesicht, Bart, Hände, und ebenso etwaige Utensilien mit Sublimatlösung ab und verlassen sodann das Zimmer. g) Erscheint eine Desinfektion des Aborts erforderlich, so hat dieselbe mit Kalkmilch nach S. 525 zu geschehen; bei Wasserclosets ist nur Sitz und Trichter mit 5procentiger Carbolsäure abzubürsten.

Durch Verwendung der Formaldehyd-Verdampfung im TRILLAT'schen Apparat (s. S. 525) scheint sich die Wohnungsdesinfektion erheblich zu vereinfachen. Es sind dann nur die Betten, Kleider etc. wie bisher zu verpacken und zum Zweck der Dampfdesinfektion nach der Desinfektionsanstalt zu schaffen; ausserdem ist aber nur der Autoklav in Funktion zu setzen und die für die Grösse des Raumes erforderliche Menge von Formaldehyd zu entwickeln; wenn die Sachen von der Dampfdesinfektion zurückkommen, ist auch die Desinfektion der Wohnung beendet, die Formaldehyddämpfe werden durch einen Spray von Ammoniak und nachfolgendes Lüften verjagt und Sachen und Wohnraum den Bewohnern wieder übergeben.

Die Kosten für die obligatorische Desinfektion sind nach einer von der Behörde vorzuschreibenden Taxe von dem Inhaber der Wohnung zu zahlen; im Unvermögensfalle wird die Zahlung seitens der Commune geleistet. Im Interesse der möglichsten Ausdehnung der Desinfektion wäre es wünschenswerth, dass jede Desinfektion auf Kosten der Commune geschieht; wenigstens sollte die Grenze für die Anerkennung der Zahlungsunfähigkeit der Privaten so weit als möglich gezogen werden. Neben der obligatorischen Desinfektion kommen in grösseren Städten noch zahlreiche Fälle vor, in denen die Desinfektion nicht von der Behörde verlangt, wohl aber von den Angehörigen des Kranken gewünscht wird. Für diese „fakultative“ Desinfektion ist natürlich stets Zahlung zu leisten, eventuell nach höherer Taxe.

Die Desinfektion, wie sie im Vorstehenden geschildert ist, repräsentirt eines der wichtigsten Schutzmittel gegen die Infektionskrankheiten. In keiner Stadt sollten daher diejenigen Einrichtungen fehlen, welche zur Durchführung einer rationellen Desinfektion erforderlich sind. Ohne öffentliche Desinfektionsöfen, Desinfektionscolonnen und eine genaue Desinfektionsordnung ist jeder Versuch einer Desinfektion nutzlos, die Ausgabe für die Desinfektionsmittel ist vergeudet, und fast stets werden zahlreiche Objecte unbrauchbar gemacht oder stark beschädigt. — Allerdings darf man nicht erwarten, dass durch rationelle Desinfektionsrichtungen alle Infektionsfälle vermieden werden. Eine grosse Zahl von Fällen wird während der Krankheit ungenügend desinficirt werden, und manchmal wird sogar eine befriedigende Schlussdesinfektion unausführbar sein. Es kann vorkommen, dass in einem Krankenzimmer sich zahlreiche Polstermöbel, Portièren u. dgl. finden, die eine ausreichende Desinfektion ohne Beschädigung der Sachen und ohne zu grossen Zeitverlust unmöglich machen. Es würde indess sehr unrichtig sein, mit derartigen Ausnahmen oder mit dem Hinweis auf die Mengen von Infektionserregern, welche während der Krankheit bezw. vom Rekonvalescenten ausgestreut werden können, das ganze Verfahren für überflüssig erklären zu wollen. Für den einsichtigen Theil der Bevölkerung einer Stadt muss die Möglichkeit einer vollwirksamen Schlussdeeinfektion unbedingt geboten sein; ohne eine solche kann der freie Verkehr mit gutem Gewissen nicht wieder aufgenommen werden.

2. Hinderung des Transports der Infektionserreger.

Da für gewöhnlich die Desinfektionsmaassregeln während der Krankheit weit hinter den oben aufgestellten Anforderungen zurückbleiben, wird meistens der Kranke selbst, seine Wäsche, sein Bett, unter Umständen auch die ihn umgebende Luft reichliche Gelegenheit zur Infektion bieten. Diese ist dann vielleicht zu vermeiden durch eine Einengung und Verschliessung der S. 502 aufgezählten Transportwege für die Infektionserreger.

a) Inficirenden Berührungen können namentlich die Wärter sich nicht ganz entziehen; sie müssen demgemäss vorzugsweise versuchen, die schädlichen Folgen der Berührungen zu beseitigen.

Bei den stark contagiösen Krankheiten (akuten Exanthemen) ist ein vollkommener Schutz des Pflegepersonals überhaupt nicht durchführbar. In solchen Fällen sind daher womöglich immune Personen zur Pflege zu bestellen, und um die Infektion Anderer zu hindern, sind die Wärter ebenso streng wie die Kranken zu isoliren.

Bei allen ansteckenden Krankheiten sollen die Pfleger (resp. die Angehörigen) sofort bei Uebernahme der Pflege ein abwaschbares Oberkleid anlegen, das mindestens bis zu den Knieen herabreicht. Hat der

Pfleger in bewusster Weise mit Infektionsquellen zu thun gehabt, so soll er die Hände mit Carbolwasser waschen, je nach Umständen auch das Oberkleid mittelst eines in Carbolwasser getränkten Schwamms leicht abreiben. Unbedingt soll er die Hände vor jeder Nahrungsaufnahme desinficiren. — Verlässt er das Krankenzimmer, so hat er vorher Hände und Vorderarme mit Carbolwasser zu waschen und das Oberkleid abzulegen. Ausserhalb des Zimmers soll er sich des Verkehrs mit anderen Personen oder der Berührung von Gebrauchsgegenständen nach Möglichkeit enthalten.

Der Arzt kann sich, seine Angehörigen und seine übrigen Patienten zunächst dadurch schützen, dass er beim Besuch Contagiöser seine Bewegungen überwacht, der Art, dass keine unbewusste Berührung seiner Kleidung mit Infektionsquellen erfolgt. Der Vorderarm ist (durch Abnahme der Manchetten und Zurückstreifen des Rockärmels) theilweise zu entblössen, oder es werden Gummiärmel angelegt; vor dem Verlassen des Krankenzimmers sind dann Hände und Arme, ebenso gebrauchte Instrumente (Stethoskop, Kehlkopfspiegel, Thermometer u. s. w.) mit Sublimatlösung zu desinficiren. Zweckmässig trägt der Arzt ein kleines Fläschchen (zu 100 ccm) mit Sublimatlösung bei sich. Indem er sich etwas von der Lösung in die hohle Hand giesst und dann die Hände, Vorderarme und Aermel damit tüchtig abreibt, kann er die Desinfektion ohne alle weitere Utensilien ausführen. Die geringe Menge Sublimatlösung trocknet so rasch, dass ein Abtrocknen mittelst Handtuchs unnöthig ist.

In weitaus den meisten Fällen werden diese Schutzmaassregeln ausreichen; zuweilen aber wird es vorkommen, dass der Arzt in Folge von unruhigen Bewegungen des Kranken, staubiger Luft u. s. w. (insbesondere bei Fällen von akuten Exanthemen) seine ganze Kleidung, Gesicht, Bart für inficirt halten muss.

Fälschlicher Weise glauben manche Aerzte dann eine ausreichende Desinfektion zu erzielen, wenn sie sich mit Carbollösung oder dgl. besprengen oder „durch die Luft gehen" oder die Kleider zum Lüften hinhängen. S. 398 ist dargelegt, dass die Krankheitserreger auf diese Weise durchaus nicht beseitigt werden.

In solchem Fall soll der Arzt vielmehr Gesicht, Haar und Bart mit Sublimatlösung abwaschen, wie es den Desinfekteuren vorgeschrieben ist, und seine ganze Kleidung mit einem Schwamm oder einer Bürste, die mit Sublimatlösung mässig angefeuchtet sind, gründlich abreiben resp. abbürsten.

Will der Arzt sich noch vollkommener sichern, so muss er in einem zweckmässig gelegenen Zimmer (Vorzimmer) seiner Wohnung auf einem grösseren Tisch einen kleinen Thursfield'schen Desinfektionsofen aufstellen, etwa 20 cm weit und 60 cm lang.[1] Ferner sind daselbst eine Waschschale, eine Flasche mit Sublimatlösung, ein Schwamm und zwei Shirtingtücher zum Einschlagen vorräthig zu halten. Nach dem Betreten dieses Zimmers befeuchtet der Arzt zunächst das eine Einschlagetuch mit Sublimatlösung, breitet es auf dem Tisch aus, darüber das zweite trockene Tuch, legt dann die Kleidung ab und wickelt sie in die Tücher ein. Das leicht umschnürte Packet kommt in den Desinfektionsöfen und dieser wird angeheizt; dann wäscht der Arzt Gesicht und Kopf mit Sublimatlösung, nach einigen Minuten mit Wasser und Seife; inzwischen werden die Stiefel, der Tisch und der betretene Theil des Zimmers mittelst eines grossen Schwammes mit Sublimat abgewaschen; schliesslich wird frische Kleidung angelegt. Bei einiger Uebung ist die ganze Procedur in 10 Minuten beendet. Die Kleidung wird nach einer Stunde aus dem Ofen herausgenommen. Tuchanzüge müssen nacher gebügelt werden. — Das geschnürte Kleiderpacket lässt sich auch ohne jede Gefahr nach der Desinfektionsanstalt transportiren.

b. Um die Verbreitung von Infektionserregern durch die Luft des Krankenzimmers zu hindern, kann bei akuten Exanthemen die Haut des Kranken mit Fett oder Vaseline leicht eingerieben werden, um eine Ablösung trockener Schuppen nach Möglichkeit zu vermeiden. Damit ferner von Wäsche u. s. w. keine Ablösung staubtrockener Keime erfolgt, sind alle inficirten Objecte feucht zu halten resp. in feuchte Tücher einzuschlagen (vgl. S. 533). — Die Angehörigen und das Wartepersonal sind anzuweisen, dass Alles vermieden wird, was Staub aufwirbelt; das Klopfen und Schütteln der Betten und Teppiche ist zu unterlassen, die Reinigung des Zimmers nur nach vorheriger Anfeuchtung des Fussbodens vorzunehmen.

c. Infektionsverdächtiges Wasser ist zu kochen oder durch Wasser aus Röhrenbrunnen oder tadellosen Leitungen zu ersetzen. Flusswasser ist bei Cholera- und Typhusepidemieen wo möglich gar nicht zu benutzen; Filterwerke sind genau zu überwachen. Die Nahrung muss in Zeiten, wo Infektionen mit Typhus, Cholera, Ruhr, resp. Cholera infantum zu fürchten sind, stets gut gekocht genossen werden. Milch, Fleisch, Nahrungsmittel aus Gemüsekellern sind mit besonderer Vorsicht zu behandeln. Die Küchengeräthschaften sind von Zeit zu Zeit einer Desinfektion mit kochender Sodalösung zu unterwerfen.

d. Die Schutzmaassregeln gegen eine etwaige Verbreitung von Infektionserregern durch Insecten bedürfen keiner speciellen Erörterung.

3. Die Beseitigung der individuellen Disposition und die Schutzimpfung.

Die individuelle Disposition kann zunächst insofern Berücksichtigung finden, als Menschen mit ausgesprochener, individueller Disposition vor

[1] Solche Oefen kann jeder geschickte Klempner anfertigen. Die Firma Bergel (Scholz' Nachf.) in Breslau, Kätzelohle, liefert dieselben in guter Ausführung und für Spiritus und Gas heizbar zum Preise von ca. 50 Mark.

der Berührung mit den betreffenden Infektionsquellen besonders sorgfältig geschützt werden müssen. Kinder sind bei Scharlach, Masern, Diphtherie streng aus dem Bereich des Kranken fern zu halten; Menschen mit phthisischem Habitus und chronischem Bronchialkatarrh sollen staubige und infektionsverdächtige Zimmerluft meiden; mit Gastricismen Behaftete müssen sich zur Zeit von Cholera- und Typhusepidemieen besondere Vorsicht angelegen sein lassen.

Ferner sind Menschen, welche Wunden acquirirt haben, vor Infektion zu schützen; da aber viele Wundinfektionserreger in unserer Umgebung allgemein verbreitet sind und gewöhnlich schon von der Hautoberfläche, von der Kleidung oder durch das verletzende Instrument in die Wunde gelangen, so ist ein völliger Schutz gegen Eiterung und Infektion nur durch eine nachträgliche antiseptische Behandlung zu erzielen, wie sie die moderne Chirurgie in vollendeter Form zur Anwendung bringt.

Die Beseitigung einer vorhandenen individuellen Disposition kann der Einzelne im Allgemeinen dadurch erreichen, dass er die Schutzvorrichtungen seines Körpers in der S. 511 bezeichneten Weise möglichst intakt zu halten oder zu bessern sucht.

In ungleich grösserem Umfang kommt indess die künstliche Herstellung einer specifischen Immunität gegenüber einer einzelnen Infektionskrankheit in Betracht.

Die specifische Immunisirung oder Schutzimpfung.

1. Eine der ältesten Methoden der Schutzimpfung bestand in der absichtlichen Ansteckung Gesunder an leicht Erkrankten; z. B. bei Masern und Scharlach versuchte man in Epidemieen, welche vorzugsweise aus leichten Fällen bestanden und in welchen also muthmaasslich ein wenig virulentes Contagium die Erkrankungen bewirkte, gesunde Kinder mit den kranken absichtlich in Berührung zu bringen, damit dieselben durch das Ueberstehen der leichten Erkrankung einen Schutz acquirirten gegen etwaige schwere Formen derselben Krankheit.

2. Schutzimpfung durch absichtliche kutane oder subkutane Einimpfung vollvirulenter lebender Krankheitserreger.

Diese Schutzimpfung wurde in grossem Maassstabe im vorigen Jahrhundert ausgeführt in der Form der Variolation gegen die Pocken.

Man hatte die Erfahrung gemacht, dass die Erkrankung bei künstlicher Einimpfung des Pockenvirus in die Haut in der Regel relativ leicht verläuft. Einige Tage nach der Impfung bilden sich an den Impfstellen Pusteln aus, die am 9. Tage den Höhepunkt der Entwickelung erreichen; am 7. und 8. Tage tritt heftiges Fieber ein und am 10. Tage eine allgemeine Eruption von Pusteln, die aber schon vom 12. Tage ab zurückgeht.

Der Erfolg der Variolation war immerhin kein sehr befriedigender; auf 300 Geimpfte entfiel ein Todesfall; die Erkrankung war in zahlreichen Fällen eine schwere; ausserdem trug die Variolation sehr zur Verbreitung der Pocken bei, da die von den Geimpften stammenden Erreger bei Ungeimpften schwere Variola hervorriefen.

Später ist — mit noch weniger günstigem Erfolg — die kutane Einimpfung von Syphiliscontagium (Syphilisation) versucht worden.

Der theilweise günstige Effekt dieser künstlichen Einimpfungen gegenüber der natürlichen Ansteckung erklärt sich dadurch, dass die Krankheitserreger an der gewählten Impfstelle ungünstigere Wucherungsbedingungen finden als auf den für gewöhnlich betroffenen Schleimhäuten, und dass dadurch dem Körper besser Gelegenheit gegeben ist, sich durch specifische Antikörper oder durch Leukocytose und Alexine gegen die Krankheitserreger zu wehren.

Viel besseren und praktisch verwerthbaren Effekt der subkutanen Einimpfung virulenter Erreger hat man bei solchen Bakterien beobachtet, welche subkutan überhaupt nicht wuchern und von da keine Allgemeininfektion des Körpers zu Wege bringen, z. B. bei Cholerabacillen. Unter dem Einfluss der specifischen Lysine dieser Bakterien kommt es dann zur Bildung von specifischen Antikörpern, Agglutininen und namentlich den Vorstufen der bakterienlösenden Substanzen. Die Untersuchung des Blutserums nach solchen Impfungen zeigt, dass sich dasselbe ähnlich verhält wie das Serum von Menschen, welche die betreffende Krankheit überstanden haben. Da aber die gleiche Wirkung auch nach der Einimpfung frisch abgetödteter, die wirksamen Lysine noch enthaltender Culturen jener Erreger beobachtet wurde, hat man in der Praxis gewöhnlich abgetödtetes Material verwendet oder hat wenigstens eine solche Impfung der Verwendung von lebender Cultur vorausgehen lassen. Ueber diese Impfungen s. unten sub 4.

Ferner gehört hierher noch die Schutzimpfung gegen Lungenseuche der Rinder durch Inokulation der Erreger am Schwanzende der Thiere. In dem straffen Gewebe dieser Impfstelle sind anscheinend schlechtere Wucherungsbedingungen für den Erreger gegeben, als an anderen Hautstellen; und es kann daher hier zur zeitigen Bildung von Antikörpern kommen. — Andererseits kann bei Rauschbrand durch intravenöse Injektion der Erreger eine ungünstige Beeinflussung der letzteren und eine leichtere Erkrankung erzielt werden, als bei subkutaner Impfung.

3. Schutzimpfung mit künstlich abgeschwächten lebenden Krankheitserregern. Die beschränkten und oft bedenklichen Folgen der Einimpfung vollvirulenter Erreger, und andererseits die

Beobachtung, dass auch eine Ansteckung durch schwach wirkende Erreger vollen Schutz gegen nochmalige Erkrankung verleihen kann, musste zu dem Bestreben führen, wo möglich künstlich abgeschwächte Erreger herzustellen und mit diesen die Schutzimpfungen auszuführen. Eine solche Abschwächung wurde erzielt:

a) Von Pasteur durch begrenzte Einwirkung schädigender Mittel auf die virulenten Krankheitserreger (s. S. 47).

Pasteur's erste Experimente betrafen die Hühnercholera. Zwei Vaccins, von denen der erste stärker, der zweite weniger abgeschwächt ist, werden den Hühnern in einem Zwischenraume von 12—15 Tagen eingeimpft. Die Thiere acquiriren hierdurch eine lokale Affektion, nach deren Ueberstehen sie gegen die Impfung mit virulenten Erregern der Hühnercholera immun sind. — Fernere Präventivimpfungen betrafen den Rauschbrand des Rindviehs, den Milzbrand der Schafe und des Rindviehs, sowie den Schweinerothlauf. Das Verfahren bei diesen Seuchen ist dem vorgeschilderten ähnlich, gewöhnlich werden zwei Vaccins mit einer Pause von ca. 12 Tagen mittelst Injektionsspritzen subkutan injicirt.

Die praktischen Resultate sind bei manchen dieser Schutzimpfung günstig, bei anderen, so namentlich bei der Schutzimpfung der Schafe gegen Milzbrand, weniger befriedigend. Es kommt hier nicht selten vor, dass die Thiere schon durch die Impfung schwer erkranken und sterben. Andererseits bewirken zu schwache Impfstoffe keinen genügenden Schutz. Ferner ist in Betracht zu ziehen, dass der Impfschutz gewöhnlich nur kurze Zeit audauert und deshalb die Impfungen des Oefteren wiederholt werden müssen. Dadurch wird die Schutzimpfung zu einem kostspieligen und umständlichen Verfahren.

Abweichend ist die von Pasteur gegen die Hundswuth erfundene Schutzimpfung. Da dieselbe nur bei bereits gebissenen Menschen zur Anwendung gelangt, hat sie im Grunde mehr den Charakter eines Heilverfahrens. Obwohl die Erreger der Hundswuth noch völlig unbekannt sind, ist Pasteur doch die Herstellung eines abgeschwächten Vaccins der Hundswuth durch allmähliches Austrocknen von Stücken des Rückenmarks wuthkranker Kaninchen gelungen; je länger solche Stücke in Fläschchen mit Kalistücken aufbewahrt und dadurch ausgetrocknet sind, um so stärker ist die Virulenz vermindert. Den Patienten wird dann zunächst eine Aufschwemmung aus einem stark abgeschwächten Rückenmarkstück in Bouillon subkutan injicirt, allmählich wird zu virulenteren Stücken übergegangen; schliesslich werden vollvirulente Aufschwemmungen vertragen und bei den so Geimpften haben dann auch die Bisse keine Tollwuth im Gefolge. — Nachdem der Modus der Impfung genau ausprobirt ist, scheinen die Resultate der Impfung sehr günstige zu sein und Schädigungen durch das Impfverfahren nicht mehr vorzukommen.

b) Durch Züchtung der Krankheitserreger unter ungünstigen Lebensbedingungen; namentlich fortgesetzte künstliche Cultur auf todtem Substrat, z. B. bei Rotz, Streptokokken, Pneumokokken etc. Dabei kommt entweder eine allmähliche Anpassung an das veränderte Nährsubstrat zu Stande und damit eine Abschwächung der Virulenz, oder es findet eine Art Auslese der weniger virulenten, aber auf dem betreffenden Nährsubstrat besser gedeihenden Erreger statt. — Die Verwendung der in solcher Weise abgeschwächten Erreger zu Schutzimpfungen ist selten; höchstens werden sie als Vorläufer einer Impfung mit virulentem Material benutzt (Cholera).

c) Durch den Durchgang virulenter Krankheitserreger durch unempfängliche Thiere. Die Bacillen des Schweinerothlaufs tödten z. B. Kaninchen nur ausnahmsweise und nach grossen Dosen; nach einigen Passagen durch Kaninchen rufen die Erreger beim Schwein nur leichte, aber immunisirende Erkrankung hervor. — Hierher gehört vor Allem die Schutzimpfung bei Pocken durch den Pustelinhalt von Kuhpocken. Zu wiederholten Malen ist in neuerer Zeit experimentell der Nachweis geführt, dass das Contagium der Menschenpocken, auf Kälber übertragen, bei diesen typische Kuhpocken hervorruft, deren Rückübertragung auf den Menschen nur lokale Impfpusteln bewirkt, aber Schutz gegen das Pockencontagium verleiht. Näheres s. im speciellen Theil unter „Variola".

d) Die Abschwächung kann im geimpften Organismus durch gleichzeitige Einverleibung bakterienfeindlicher Substanzen erfolgen. Schwierig gelingt eine Schutzimpfung in dieser Weise durch Behandlung von Thieren mit Antisepticis wie Jodtrichlorid, Wasserstoffsuperoxyd. Etwas besser scheinen bei manchen Thierversuchen Hoden- und Thymusextrakte, Nukleïn, Fermente, Neurin etc.; bei intraperitonealer Injektion der Erreger auch eine ebensolche Injektion von Harn, Serum u. s. w. zu wirken. Alle diese Eingriffe scheinen im wesentlichen durch Hyperleukocytose und vermehrte Sekretion von Alexinen die Abwehrmittel des Organismus zu stärken. Die Wirkung ist demnach nicht specifischer Natur, sondern erstreckt sich auf verschiedene Krankheitserreger und schliesst sich eigentlich an die oben S. 511 besprochene Kategorie der erworbenen Immunität an.

4. Schutzimpfung durch abgetödtete Krankheitserreger. Gegen Cholera asiatica hat Haffkine in Indien in grossem Maassstabe subkutane Schutzimpfungen mit Choleracultur ausgeführt, nachdem früher schon Ferran solche Impfungen nach einem ähnlichen, aber weniger sicheren Verfahren vorgenommen hatte. Pfeiffer und Kolle haben durch exakte Versuche an Menschen und Thieren die nöthigen wissenschaftlichen Unterlagen für diese Impfungen gewonnen.

Haffkine injicirte subkutan zunächst $^1/_{12}$ bis $^1/_8$ frischer Agarcultur von einem Choleravibrio, der durch fortgesetzte Uebertragung von Cultur zu Cultur seine Virulenz eingebüsst hatte, oder $^1/_{12}$ Cultur abgetödtete Vibrionen; nach 5 Tagen $^1/_{12}$ Cultur lebende virulente Vibrionen, nach abermals 5 Tagen $^1/_8$ Cultur der letzteren.

Pfeiffer und Kolle zeigten durch fortgesetzte Prüfung des Serums, dass eine einzige Injektion vollkommen genügt; ferner dass die Verwendung lebender Cultur nicht mehr leistet wie die abgetödteter.

Am besten erfolgt daher die Impfung mit $^1/_{10}$ Agarcultur (2 mgr frische Culturmasse in 1 ccm Aufschwemmung), die vor der Injektion durch Erwärmen auf 56° während einer Stunde oder durch Chloroformdämpfe abgetödtet wird. Nach der Injektion stellt sich lokal eine mässige Infiltration mit grosser Schmerzhaftigkeit bei Druck und bei Bewegungen her; daneben zeigt sich Temperatursteigerung bis 39°, Frost, Mattigkeit und Appetitmangel. Nach 2—3 Tagen ist die Reaktion abgelaufen. Vom 5. Tage ab beginnt die eintretende Immunität sich durch die stärkere specifisch bakterienlösende Kraft des Serums zu dokumentiren; am 20. Tage ist sie auf dem Höhepunkt; manchmal ist sie noch nach Jahresfrist deutlich erhalten.

Haffkine's ausserordentlich zahlreiche Beobachtungen während des Herrschens von Choleraepidemieen lassen keinen Zweifel daran aufkommen, dass auch die natürliche Infektion durch diese Art der Immunisirung wirksam bekämpft wird.

In ähnlicher Weise ist Pfeiffer und Kolle die Immunisirung gegen Abdominaltyphus gelungen. 2 mgr frischer Cultur in 1 ccm Aufschwemmung wurden durch mehrstündiges Erwärmen auf 56° sterilisirt und unter die Rückenhaut gesunder Menschen injicirt; es traten darauf geringe lokale Reaktionserscheinungen und daneben Frösteln, Schwindel und Fieber bis 38·5° auf. Schon nach 6 Tagen zeigte das Serum der Geimpften specifische Agglutinirung und Bakterienauflösung in solchem Maasse, wie sie sonst nur bei Typhusreconvalescenten vorkommt.

Das geschilderte Immunisirungsverfahren ist vermuthlich noch einer Ausdehnung auf andere Infektionskrankheiten fähig.

Bei Versuchsthieren lässt sich eine ausserordentliche Häufung der specifischen Antikörper der Cholera- und Thyphusbacillen durch Behandlung mit allmählich gesteigerten Dosen Cultur bewirken (Pfeiffer, vgl. S. 68). Am besten eignen sich Meerschweinchen und Ziegen. Das Serum solcher Thiere zeigt dann hochgradige specifische bactericide und bakterienlösende Kraft. Um dieselbe genauer zu bestimmen, werden abgestufte Serummengen, durch Zusatz von Bouillon stets auf 1 ccm gebracht, mit der 10fachen Menge der tödtlichen Minimaldosis Cultur (dos. letalis minima gewöhnlich = $^1/_{10}$ Oese) gemischt und Meerschweinchen von ca. 200 gr Gewicht intraperitoneal injicirt. Es wird dann durch Proben der Verlauf der Auflösung der Bakterien beobachtet, namentlich aber der Tod oder die Genesung der Thiere abgewartet. Während normales Serum den Titre 0,1 bis 0,5 hat (d. h. von solchem Serum sind 0,1 bis 0,5 ccm nöthig, um unter den angegebenen Verhältnissen den Tod des Thieres durch die 10fache tödtliche Dosis gerade noch zu verhindern), kann für das Serum von immunisirten Ziegen ein Titre von 0,0002 und weniger erreicht werden.

5. Schutzimpfung durch Bakterienextrakte.

Die in den vorigen Verfahren specifisch wirksamen Stoffe der Bakterienzelle lassen sich theilweise aus den Bakterienculturen extrahiren und durch Filtration von jenen trennen. Mit solchen Extrakten sind gegenüber den Erregern der Tuberkulose, der Hühnercholera, Pneumokokken, Proteusarten, Pyocyaneus, in sehr grossen Dosen auch bei Milzbrand, Erfolge erzielt, die indess an Stetigkeit zu wünschen übrig lassen. Bei manchen Bakterien scheint die Abtrennung der wirksamen Stoffe aus der Leibessubstanz im unveränderten Zustande schwer oder gar nicht zu gelingen.

Einige der Schutzimpfungen mit Stoffwechselprodukten scheinen nicht durch Anregung des Körpers zur Bildung specifisch baktericider Stoffe zu wirken, sondern durch Bildung von Antitoxinen und gehören damit in die folgende Gruppe.

6. Bei den mehrerwähnten Krankheiten, welche vorzugsweise durch eine Toxinwirkung der Erreger gekennzeichnet sind, ist eine Schutzwirkung dadurch zu erzielen, dass der Körper mit ausreichenden Mengen Antitoxin versehen wird, die sich unter dem Einfluss vorsichtiger Dosen der Toxine bilden. Insbesondere gelingt es, in dieser Weise Thiere gegen Diphtherie und Tetanus zu immunisiren (Behring). Man verfährt dabei so, dass man eine grössere Menge Bouilloncultur herstellt; nach 4 Wochen werden die Bacillen durch Carbol oder Trikresol abgetödtet, und nun injicirt man von dieser Flüssigkeit empfänglichen Thieren (Meerschweinchen, Hammeln, Pferden) zunächst sehr kleine Mengen; nach eingen Tagen erhöht man die Dosis und fährt so fort bis die sonst sicher tödtliche Dosis anstandslos ertragen wird. Die Menge des gebildeten Antitoxins wird von Zeit zu Zeit bestimmt, indem man abgestufte Dosen der Toxinflüssigkeit mit einer gewissen Menge des Serums vermischt und nun die Wirkung der Gemische an Meerschweinchen prüft.

7. Immunisirung durch Uebertragung von Serum hoch immunisirter Thiere (passive Immunität).

Durch fortgesetzte Steigerung der Toxindosen bei dem vorbeschriebenen Verfahren lassen sich solche Concentrationen von Antitoxin im Serum der Versuchsthiere herstellen, dass eine kleine Menge des Serums, nicht mehr als in einer Injektion subkutan einem Menschen einverleibt werden kann, hinreicht, um die Gefahr einer Invasion der betreffenden Krankheitserreger zu paralysiren. Die Serumübertragung ruft dann keinerlei Reaktion im geimpften Körper hervor; es bildet sich daraufhin kein neues Antitoxin; aber es entsteht relativ rasch, innerhalb 24 Stunden, eine Immunität, die nur durch die übertragene Menge Antitoxin ausgeübt wird; dasselbe wird gewöhnlich innerhalb einiger Wochen wieder aus dem Körper eliminirt und dann ist die Immunität vorüber. Im Gegensatz zu den vorbeschriebenen Methoden der Immunisirung, bei welchen die Schutzstoffe im Körper des Geimpften selbst gebildet werden, und die daher als Methoden zur aktiven Immunisirung zusammengefasst werden, bezeichnet man die Serumimmunität mit Recht als eine passive.

Eine solche Immunisirung gelingt namentlich gegen Diphtherie. Das Diphtherie-Serum wird am wirksamsten, wenn ursprünglich möglichst empfängliche Thiere auf den höchsten Immunitätsgrad gebracht sind (Hammel, Pferde). Der Immunisirungsgrad eines Serums lässt sich ausdrücken durch eine Zahl, welche angiebt, wie viel Gramm Versuchsthier durch ein Gramm Serum gegen die tödtliche Minimaldosis Gift geschützt werden kann; vorausgesetzt ist dabei, dass letztere Dosis erst nach 24 Stunden einverleibt wird, da das Serum nicht früher seine Wirkung entfaltet. Von einem Serum, dessen Immunisirungswerth 1 : 1 Million ist, genügt z. B. der millionste Theil vom Körpergewicht eines Thieres zur Immunisirung desselben, für einen Menschen von 100 Kilo Gewicht also 0·1 g Serum. Handelt es sich um Heilung schon ausgebrochener Krankheit, so sind viel (1000fach) stärkere Dosen des Serums erforderlich als zur Immunisirung. — Ist das Serum so stark, dass 0·1 ccm das Zehnfache der Dosis letalis minima für ein Meerschweinchen zu neutralisiren vermag, so hat man sog. Normalserum; 1 ccm desselben enthält eine Immunisirungseinheit. Für Immunisirung des Menschen sind aber ca. 200 solche Einheiten (für Heilung 1000 und mehr) erforderlich; daher wird das Serum noch weiter so verstärkt, dass diese Antitoxinmengen in wenigen Cubikcentimetern enthalten sind (Behring).

Eine zweite Art von passiver Immunität hat man versucht, durch Uebertragung eines mit specifisch baktericiden Antikörpern hochbeladenen Serums (z. B. Cholera- oder Typhusserum) herzustellen. Bis jetzt sind jedoch die erforderlichen Concentrationen des Serums noch nicht erzielt, und es wird noch der Auswahl geeigneterer Versuchsthiere und modificirter Methoden bedürfen, ehe dies Verfahren praktisch verwerthet werden kann.

Theils die Pasteur'schen Impfungen mit abgeschwächten Erregern des Milzbrands, des Schweinerothlaufs, der Hundswuth etc.; theils die Haffkine-Pfeiffer'schen subkutanen Impfungen mit abgetödteten Cholera- und Typhusculturen; theils die Behring'schen Antitoxin-

Injektionen bei Diphtherie und Tetanus haben sich als praktisch brauchbar erwiesen und haben entweder schon eine grosse Bedeutung in der Bekämpfung jener Infektionskrankheiten erlangt oder werden dieselbe zweifellos in Zukunft erlangen. — Auch einige andere menschliche Infektionskrankheiten werden sich voraussichtlich noch für Schutzimpfungen zugänglich erweisen. Trotzdem dürfen wir keineswegs hoffen, alle oder auch nur die meistens Infektionskrankheiten durch Schutzimpfungen zu bekämpfen. Bei manchen Erregern, so namentlich Streptokokken und Influenzabacillen hat sich bis jetzt in sehr zahlreichen, vielfach variirten Thierexperimenten keine Art von Immunisirung erreichen lassen. Für die Streptokokken ist durch Versuche an Menschen erwiesen, dass derselbe Stamm von Erregern viele Male hinter einander in kurzen Zwischenräumen typisches Erysipel hervorrufen kann. Von Malaria, Gonorrhoe, Pneumonie wissen wir aus praktischen Erfahrungen, dass sie ebenfalls nach dem Ueberstehen der Erkrankung leicht recidiviren. Bei anderen Krankheiten, z. B. bei Diphtherie, Cholera, ist der Impfschutz, den das Ueberstehen der Erkrankung oder die Immunisirung hinterlässt, zu kurz, als dass man an die Einführung einer allgemeinen Schutzimpfung denken könnte. Bei wieder anderen, wie z. B. beim Abdominaltyphus ist der Procentsatz der Erkrankten so gering und die zur Fernhaltung der Uebertragung geeigneten prophylaktischen Maassregeln sind so einfach, dass aus diesem Grunde ausgedehntere Schutzimpfungen nicht in Betracht kommen. Wohl aber sind letztere dann anwendbar, wenn zur Zeit gerade eine Epidemie grassirt und namentlich bei solchen Personen, welche der Ansteckung exponirt sind. Tritt in kleineren Orten oder in Stadttheilen eine stärkere Häufung von Diphtheriefällen hervor, so kann es zweckmässig sein, die Schulkinder in grösserem Umfang zu immunisiren; ferner sind in den Familien, wo ein Diphtheriefall vorkommt, die Angehörigen und namentlich die übrigen Kinder mit Schutzimpfung zu versehen. Auch beim Ausbruch von Cholera ist unter Umständen mit ausgedehnteren Schutzimpfungen von Angehörigen, Aerzten, Krankenwärtern, Desinfekteuren etc. zu rechnen.

Für eine allgemeine, obligatorische Impfung eignen sich dagegen bis jetzt nur die Pocken. Gegenüber den Pocken versagen unsere sonstigen prophylaktischen Maassregeln so sehr und die Impfung ist so gefahrlos und von so sicherer Wirkung, dass dieselbe hier unbedingt den besten und rationellsten Schutz repräsentirt (s. im speciellen Theil).

4. Die Beseitigung der örtlichen und zeitlichen Disposition.

Da nach den früher gegebenen Ausführungen die örtliche und zeitliche Disposition bei allen contagiösen Krankheiten sich aus Differenzen in der Verbreitung der Infektionsquellen, in der Gangbarkeit der Transportwege und aus Unterschieden der individuellen Disposition zusammensetzt, so beseitigen die gegen diese drei einflussreichen Momente gerichteten Maassregeln auch zugleich die örtliche und zeitliche Disposition. Alle im Vorstehenden aufgeführten, speciellen prophylaktischen Verfahren, im grossen Maassstabe auf eine ganze Bevölkerung angewendet, müssen zu einer Verminderung der an den betreffenden Orten beobachteten Frequenz der Infektionskrankheiten führen.

Vorzugsweise einflussreich sind gegenüber den contagiösen Krankheiten folgende Maassnahmen: 1) Controle des kleinen Grenzverkehrs und der Schiffer und Flösser, 2) strenge Handhabung der Anzeigepflicht, 3) Isolirspitäler, die eine völlige Absperrung des Kranken- und event. des Wartepersonals gestatten, 4) öffentliche Desinfektionsanstalten und Desinfektionskolonnen, 5) eine gegen Infektion gesicherte Wasserversorgung, 6) Schwemmcanalisation und Reinhaltung der Bodenoberfläche, 7) Ueberwachung des Lumpenverkehrs, 8) Ueberwachung der Nahrungsmittel und deren Verkaufsstätten, 9) ärztliche Ueberwachung der Schulen und Fabriken.

Bei den ektogenen Infektionskrankheiten sind ausgedehntere Maassregeln gegen die Infektionsquellen kaum durchführbar. Eiterkokken, die Erreger von malignem Oedem und Tetanus, die Erreger der Cholera infantum scheinen so allgemein verbreitet zu sein, dass es aussichtslos sein würde, dieselben an einigen Orten zu vernichten oder zu beseitigen. Nur die locale Disposition zur Malaria ist bis zu einem gewissen Grade prophylaktischem Eingreifen zugänglich (s. unten).

Die Mehrzahl der Maassnahmen gegen die Infektionskrankheiten erfordert somit von den Communen eine fortgesetzte Arbeit und allmähliche Vorbereitung bereits in epidemiefreien Zeiten. Diejenigen Städte, welche zielbewusst diese Arbeiten durchgeführt haben, sind zum Theil in geradezu überraschendem Grade durch eine Verbesserung der Gesundheitsverhältnisse und durch eine Verminderung der Infektionskrankheiten belohnt, und liefern ein anregendes Beispiel für diejenigen Städte, welche bis jetzt noch die modernen hygienischen Einrichtungen verschmähen.

Seitens der „Lokalisten" wird bei Typhus, Cholera, Gelbfieber etc. ausschliesslich auf die Beseitigung der lokalen und zeitlichen Disposition im Sinne dieser Schule, d. h. auf eine Reinigung und Drainirung des Bodens Werth gelegt. Die Beseitigung der contagiösen Absonderungen, die Desinfektion u. s. w. halten die Lokalisten für irrelevant und die dafür verausgabten Geldsummen für weggeworfen. Dagegen soll durch Canalisation oder geregelte Abfuhr der Boden so weit von organischen Verunreinigungen befreit werden, dass er nicht mehr zur Entwickelung und Reifung der Krankheitserreger geeignet ist, oder es sollen die Feuchtigkeitsschwankungen des Bodens, die denselben zeitweise zu seiner wichtigen Funktion geeignet machen, durch Canalisation oder Drainage beseitigt werden. — Es ist bereits mehrfach ausgeführt, dass diese Anschauungen mit unsern heutigen Kenntnissen über die Lebenseigenschaften der Krankheitserreger und mit unseren zweifellosen Erfahrungen über die Contagiosität der in Rede stehenden Krankheiten im Widerspruch stehen. Es würde daher nicht zu verantworten sein, wollten wir im Vertrauen auf die Richtigkeit einer unbewiesenen und unwahrscheinlichen Hypothese jene gut begründeten und bewährten Maassnahmen gegen die Infektionskrankheiten unterlassen.

C. Specielle parasitäre Krankheiten.

Für einzelne besonders wichtige Infektionskrankheiten — Tuberkulose, Cholera infantum, Diphtherie, Cholera asiatica, Abdominaltyphus, die Pocken, Scharlach, Masern, Flecktyphus, Influenza, Pest und Malaria — sei im Folgenden die Verbreitungsart und die Prophylaxis speciell zusammengestellt. Bezüglich der übrigen parasitären Krankheiten muss auf die vorstehende allgemeine Aetiologie verwiesen werden. Die Wundinfektionskrankheiten sind hier übergangen, weil dieselben in dem chirurgischen und geburtshülflichen Unterricht eingehendste Berücksichtigung finden.

1. Tuberkulose.

Die Tuberkulose ist in der gemässigten Zone die verbreitetste Infektionskrankheit; mindestens 12—15 Procent aller Todesfälle sind durch Phthise bedingt; zahlreiche Todesfälle kommen ausserdem durch Darmtuberkulose, Hirntuberkulose etc. vor. Die Zahl der vom Tuberkelbacillus Inficirten ist noch viel bedeutender; in mehr als der Hälfte aller Leichen findet man neuerdings tuberkulöse Herde, darunter aber die Mehrzahl in ausgeheiltem Zustand. Die Krankheit ist für die socialen Verhältnisse um so bedeutsamer, als sie chronisch verläuft und gewöhnlich bereits sehr lange Zeit vor dem Tode die Kranken erwerbsunfähig macht. — Der ursächliche Erreger der Tuberkulose ist stets der Tuberkelbacillus. In vorgeschrittenen Stadien der Phthise sind andere Bakterien, namentlich Streptokokken, an dem Zerstörungswerk und an den Symptomen (hektisches Fieber) wesentlich betheiligt.

Abgesehen von der Vererbung der Keime, die zuweilen Ursache der Erkrankung zu sein scheint, fungiren als Infektionsquellen: vor Allem das Sputum der Phthisiker, das in grösster Menge verbreitet wird; sehr selten Darmausleerungen bei Darmtuberkulose; ferner die mit Sputum beschmutzte Wäsche, Kleidung, Theile der Wohnung, insbesondere die mit staubförmigem Sputum erfüllte Wohnungsluft. — Eine wichtige Infektionsquelle bietet ausserdem die Milch perlsüchtiger Kühe, die namentlich in grösseren Städten sehr oft zum Verkauf gelangt. — Seltener kommt das Fleisch perlsüchtiger Thiere als Infektionsquelle in Betracht.

Der Transport der Infektionserreger erfolgt in einigen Fällen durch Berührungen; häufiger durch Genuss der rohen oder ungenügend gekochten Milch; in der ganz überwiegenden Mehrzahl der Fälle aber durch Einathmung der mit Sputumtheilchen verunreinigten Luft. Theilchen von frischem feuchtem Sputum gelangen durch stärkere Hustenstösse in die Luft und veranlassen nicht nur bei directem Anhusten, sondern auch auf weitere Entfernung Infektion (die Expirationsluft der Phthisiker ist übrigens abgesehen von solchen Hustenstössen frei von Tuberkelbacillen). In weit grösserer Menge gelangen aber die Bacillen dadurch in die Luft, dass das ausgehustete Sputum eintrocknet, zertreten und zerrieben wird, und nunmehr in Form von trockenem Staub sich der Luft beimengt. Am leichtesten findet die Beimengung statt, wenn der Phthisiker das Taschentuch zur Aufnahme des Sputums benutzt; es findet dann rasches Eintrocknen statt und es lösen sich ausserordentlich leicht Baumwollfasern mit daran haftenden Bacillen ab. Ebenso führt die Beschmutzung des Fussbodens mit Sputum leicht zur Luftinfektion (Cornet).

Ein erheblicher Einfluss der individuellen Disposition kann angesichts der zahlreichen ausgeheilten tuberkulösen Herde, die man bei den Sektionen findet und die im Leben vielfach keinerlei erheblichere Krankheitserscheinungen verursacht haben, nicht geleugnet werden. Die Einführung und Ansiedlung der Tuberkelbacillen führt offenbar bei vielen Menschen nicht zur Phthise; sondern diese bildet sich eben nur aus bei besonderer Disposition des Ergriffenen.

Im höheren Alter (zwischen dem 50. und 70. Jahre) ist das Verhältniss der an Phthise Gestorbenen zu den Lebenden derselben Altersklasse am grössten. Chronische Bronchialkatarrhe (Spitzenkatarrhe) scheinen die Wucherung der Bacillen besonders zu begünstigen. Ausserdem wird von den meisten Aerzten angenommen, dass ein „phthisischer

Habitus" zur Erkrankung an Phthise disponirt, der durch relativ kleines Herz, langen Thorax und geringe Capacität der Verdauungsorgane charakterisirt ist (BREHMER).

Bezüglich der örtlichen und zeitlichen Disposition ist bereits S. 122, 132 und 136 die völlige Immunität grosser Höhen, die relative Immunität mässiger Höhen und der Seeküsten, sowie die Akme der Todesfälle im Winter und Frühjahr hervorgehoben und erläutert. Im übrigen treten zwischen einzelnen Ländern, Provinzen und Städten noch vielfach Differenzen hervor, die aber keineswegs auf Einflüsse der Bodenbeschaffenheit etc. hindeuten, sondern in Verschiedenheiten der Dichtigkeit der Bewohnung, der Wohlhabenheit, der Beschäftigungsweise etc. ihre volle Erklärung finden.

Prophylaktische Maassregeln. Früher glaubte man, dass die so massenhaft ausgeschiedenen Tuberkelbacillen überall in unserer Umgebung verbreitet seien; man musste daraus folgern, dass es ein fruchtloser Versuch ist, die Infektionsquellen zu beseitigen. Neuere Untersuchungen haben aber gezeigt, dass nicht die Luft im Freien, sondern nur die Wohnungsluft Tuberkelbacillen enthält, und nicht einmal die Luft jedes von einem Phthisiker bewohnten Raumes, sondern lediglich dann, wenn der Kranke rücksichtslos mit seinem Sputum umgeht und dadurch, dass er in's Taschentuch oder auf den Fussboden spuckt, Gelegenheit zur Verunreinigung der Luft giebt. Danach ist es entschieden aussichtsvoll, die Infektionsquellen zu bekämpfen und die Infektionswege zu verengern. Sputa müssen verbrannt oder durch Kochen oder Auffangen in 5 procentiger Carbolsäure desinficirt werden (sehr geeignet ist der KIRCHNER'sche Sputumdesinfektor, in welchem die Sputumgläser mit heissem Dampf desinficirt werden); Wäsche und Kleidung von Verstorbenen muss der Desinfektionsanstalt übergeben, die Wohnung nach den oben gegebenen Vorschriften desinficirt werden. Wünschenswerth ist die obligatorische Anzeige- und Desinfektionspflicht bei Sterbefällen. Von Bedeutung ist auch hier Reinlichkeit unter Beihülfe von Wasserleitung und Canalisation. — Die Errichtung von Schlachthäusern und die thierärztliche Revision der Milchwirthschaften muss den Verkauf perlsüchtigen Fleisches und perlsüchtiger Milch entgegenarbeiten.

Von grosser Bedeutung ist die Verschliessung des wesentlichsten Infektionswegs, der Einathmung einer keimhaltigen Luft. Es ist dies verhältnissmässig leicht dadurch zu erreichen, dass in den Räumen, in welchen Phthisiker sich aufhalten, Spucknäpfe (am besten von dickem Glas, reichlich gross und mit etwas Wasser resp. Carbollösung oder mit feuchtem Sand, nur nicht mit stäubendem Material gefüllt) aufgestellt und dass die Phthisiker angehalten werden, diese stets zu benutzen. Selbst in dicht mit Phthisikern belegten Krankensälen, in welchen derartige einfache Vorsichtsmaassregeln geübt werden, wurde der Staub stets frei von Tuberkelbacillen gefunden. Die Aufstellung solcher Spucknäpfe und die Verpflichtung zur Benutzung derselben ist besonders wichtig für öffentliche Anstalten, Gefängnisse, Fabriken, Schulen, Kasernen, Krankenhäuser, Hotels, Eisenbahnwagen. Wo eine Benutzung von Spucknäpfen nicht durchführbar ist, soll der Einzelne gehalten sein, ein Dettweiler'sches Spuckfläschchen zu benutzen. — Alle Räume, in denen Phthisiker sich aufhalten, sollen ferner stets nass gereinigt und jede Staubentwickelung in denselben soll vermieden werden. Derartige Räume dürfen keine Teppiche enthalten, sondern höchstens leicht abwaschbare Auflagen (Linoleumdecken). Polstermöbel sollen mit glattem Stoff überzogen sein.

Der Verkauf von Lebensmitteln ist phthisischen Personen wo möglich nicht zu gestatten. — Der Einführung von Tuberkelbacillen mit Milch ist durch sorgfältiges Kochen derselben (im Wasserbad 10 Minuten) resp. durch Verwendung sterilisirter oder pasteurisirter Milch zu begegnen.

Die individuelle Disposition ist insofern zu berücksichtigen, als chronische Katarrhe rechtzeitig und anhaltend zu behandeln sind; ferner müssen körperlich Disponirte mit besonderer Vorsicht Infektionsgelegenheiten vermeiden (Wohnungen von Phthisikern, Hotels), möglichst gut genährt werden (reichlich Milch), die erschlaffenden Hochsommermonate im Höhen- oder Seeklima zubringen, Erkältungen vermeiden etc.

Eine Verminderung der örtlichen Frequenz der Phthisisfälle ist durch schärfere Durchführung der einzelnen vorstehend aufgezählten prophylaktischen Maassnahmen anzustreben. — Wenn nach den angeführten Grundsätzen, die sich sämmtlich auf Koch's Untersuchungen über die Aetiologie der Tuberkulose stützen, verfahren, und wenn andererseits eine vorsichtige und individuell angepasste Behandlung des ersten Beginns der Phthise mit dem von Koch entdeckten Tuberkulin sich eingebügert haben wird, dann ist eine stete Abnahme der Infektionsgelegenheiten und damit ein allmähliches Schwinden der Tuberkulose mit Sicherheit zu erwarten.

2. Cholera (und Diarrhoea) infantum.

Die Aetiologie der Cholera infantum ist noch verhältnissmässig wenig aufgeklärt. Zunächst ist es schon schwierig, eine richtige Vorstellung von der Frequenz der Krankheit zu erhalten. Unter den auf den Todtenscheinen verzeichneten Todesursachen der Kinder sind Lebensschwäche, Atrophie, Diarrhoe mit einem bedeutenden Procentsatz vertreten, Krämpfe sogar mit dem grössten Procentsatz, der überhaupt vorkommt (S. 5). Alle diese Todesursachen sind zweifellos in einer sehr grossen Anzahl von Fällen eigentlich und richtig als „Cholera resp. Diarrhoea infantum“ zu bezeichnen. Es wäre sehr zu wünschen, dass durch eine genauere Angabe der Todesursachen und namentlich durch möglichstes Vermeiden der Bezeichnung „Krämpfe“ in Zukunft ein brauchbareres statistisches Material geliefert würde. Jedenfalls ist durch zahlreiche statistische Beobachtungen festgestellt, dass die Gesammtsterblichkeit der Kinder im ersten Lebensjahre vollständig durch die Todesfälle an Cholera infantum und der verwandten Krankheiten beherrscht wird und daher die für erstere gewonnenen Zahlen den Untersuchungen über Cholera infantum theilweise zu Grunde gelegt werden dürfen.

Ferner bietet die Aetiologie der sog. Cholera infantum, die eigentlich nur ein schlechter Collektivname für eine Reihe klinisch und ätiologisch verschiedener Krankheiten ist, noch besondere Lücken insofern, als die ursächlichen Erreger nicht bekannt und experimentelle Studien uns bisher nur zu gewissen Vermuthungen geführt haben. Wir sind daher wesentlich auf die Resultate statistischer Erhebungen über die örtliche und zeitliche Verbreitung der Mortalität im 1. Lebensjahre bezw. der Sterblichkeit der Säuglinge an allen Verdauungskrankheiten zusammengenommen angewiesen.

Durch diese Erhebungen ist nun zunächst ermittelt, dass die Verdauungskrankheiten in charakteristischer Weise von der Aussentemperatur, genauer von der Wohnungstemperatur, abhängig sind; ferner, dass dieselben fast ausschliesslich bei künstlich genährten Kindern, höchst selten bei Brustkindern vorkommen; drittens dass sie auf dem Lande wenig, in den Städten um so mehr verbreitet sich zeigen, je grösser letztere sind.

Die Abhängigkeit der Säuglingssterblichkeit von der Aussentemperatur geht zunächst aus folgender Tabelle hervor:

	Auf 100 Lebendgeborene treffen im 1. Lebensjahr Gestorbene	Mittlere Temperatur des heissesten Monats
Norwegen	10·4	14·5
Schottland	11·9	14·6
Schweden	13·5	16·0
Sachsen	26·3	18·5
Württemberg . . .	35·4	19·0

Genauere Beobachtungen zeigen, dass die hohe Säuglingssterblichkeit überall da fast völlig fehlt, wo die Temperatur des heissesten Monats nicht über 16° hinausgeht. Die grösste Frequenz erreicht sie, wenn lange Perioden hoher Temperatur und hohe Wärmeminima auftreten, während die Häufigkeit abnimmt, sobald die Maxima von geringerer Höhe sind und nächtliche Abkühlung erfolgt (Seeklima, Höhenklima).

Ebenso ist die zeitliche Vertheilung durchaus an das Vorkommen dauernd hoher Temperaturen gebunden, und zwar sind vorübergehende hohe Temperaturen im Frühsommer, die sich innerhalb der Wohnungen noch nicht in stärkerem Grade bemerklich machen, von relativ geringem Einfluss (s. S. 361).

Der Einfluss der Ernährungsweise ergiebt sich aus folgenden Tabellen, die in Berlin für das Jahr 1885 gewonnen sind. Dort wurde bei der Volkszählung am 1. December 1885 die Zahl der mit Muttermilch, Thiermilch und Milchsurrogaten ernährten Säuglinge festgestellt; und da bei den Todesfällen der Säuglinge ebenfalls die Ernährungsweise notirt wurde, war es möglich, den Procentsatz von Todesfällen zu ermitteln, welchen jede einzelne Gruppe liefert (Boeckh). Schon bei Registrirung der Gesammtmortalität traten sehr prägnante Unterschiede hervor:

1885 starben in Berlin vor Ablauf des 1. Lebensjahres auf je 1000 der in gleichem Alter lebenden Kinder:

Bei Ernährung	
Mit Muttermilch	7·6
Mit Ammenmilch	7·4
Halb Brustmilch, halb Thiermilch .	23·6
Mit Thiermilch	45·8
Mit Thiermilch und Milchsurrogaten	74·8

Noch krasser fallen die Differenzen aus, wenn nur die Todesfälle der Säuglinge an Verdauungskrankheiten in Rechnung gezogen werden:

Die relative Sterblichkeit der Kinder unter 1 Jahr nur an Verdauungskrankheiten betrug:

	Für eheliche Kinder	Für uneheliche Kinder
Brustmilch	1·3	1·0
Halb Brustmilch, halb Thiermilch . . .	7·9	23·7
Nur Thiermilch	18·7	29·9
Thiermilch und Surrogate	51·1	71·9

Der Gegensatz endlich zwischen grösseren Städten, kleineren Städten und den Landgemeinden wird durch nebenstehende Tabelle erläutert:

Von 100 Todesfällen entfallen auf Cholera und Diarrhoea infantum:

	Procent
Ganz Preussen	3·2
Nur die Landgemeinden	1·4
Nur die Stadtgemeinden	7·2
62 Stadtgemeinden mit 20 000 bis 100 000 Einwohner	8·8
Köln	13·9
Berlin	16·4

Es erscheint somit ausser allem Zweifel, dass ein Zusammentreffen von hoher Wohnungstemperatur und künstlicher Ernährung für das endemische Auftreten dieser Verdauungskrankheiten von kritischer Bedeutung ist; und wir müssen uns sonach die Ansicht bilden, dass als deren wesentliche Ursache überall verbreitete, saprophytische Bakterien anzusehen sind, welche im Sommer auf dem Futter, im Wasser etc. reichlicher vorkommen und bei höheren Temperaturen, wie sie im Hochsommer in städtischen Wohnungen auftreten, sich lebhafter in der Milch vermehren, während sie in der kalten Jahreszeit, oder bei kühler Aufbewahrung der Milch, die in kleinen Städten und auf dem Lande die Regel ist, zu keiner Wucherung im Stande sind. Diese Saprophyten bilden bei ihrem Wachsthum in der Milch, vielleicht auch in den Nahrungsresten des kindlichen Darms toxisch wirkende Produkte. Die Sommerdiarrhoeen entstehen dementsprechend nicht durch Contagion; es kommt nur darauf an, dass in der Säuglingsnahrung durch hohe Temperatur günstige Gelegenheit zur starken Vermehrung der Bakterien gegeben ist. — Ausserdem wird durch die hohe Wohnungstemperatur und die daraus resultirende Wärmestauung der kindliche Körper möglicherweise in besonderem Grade für die Krankheit disponirt.

Nach der abweichenden Ansicht einiger Aerzte soll die Cholera infantum sogar wesentlich durch directe Einwirkung der hohen Wohnungstemperaturen auf den kindlichen Organismus zu Stande kommen und als „infantiler Hitzschlag" aufzufassen sein (Meinert). Es ist beobachtet worden, dass in heissgelegenen Wohnungen die Wärmebilanz der Kinder leicht gestört wird; bei im übrigen gesunden Kindern tritt Wärmestauung, Temperaturerhöhung auf 38·0—38·6° und zuweilen Uebergang dieser Wärmestauung in typischen Brechdurchfall ein. Die hervorragende Betheiligung der künstlich genährten Kinder soll darin begründet sein, dass bei künstlicher Nahrung eine mangelhafte Anpassung derselben an den Bedarf der Wärmeregulation (Ueberernährung und unzureichende

Wasseraufnahme) stattfinde, während bei Brustnahrung eine vollkommenere Anpassung erfolgt. — Dieser Auffassung widersprechen jedoch die zahlreichen neueren Erfahrungen über den günstigen Einfluss sterilisirter Kuhmilch.

Die prophylaktischen Maassregeln müssen darauf hinausgehen, die hohen Wohnungstemperaturen zu vermeiden, die Ernährung der Kinder mit Muttermilch möglichst zu begünstigen, die Kindermilch vor der Verabreichung in der oben (S. 282) angegebenen Weise nach Möglichkeit keimfrei zu machen und in kühlen Räumen aufzubewahren. Sind diese Maassregeln nicht anwendbar, so sollen zeitweise die S. 289 genannten Milchsurrogate verabreicht werden.

3. Diphtherie.

Die Frequenz der Diphtherieerkrankungen beträgt in den grösseren Städten 0,2 bis 0,4 p. m. der Lebenden und mehr. Für eine genauere Verfolgung örtlicher und zeitlicher Einflüsse ist das statistische Material oft ungeeignet, weil die Unterschiede zwischen diphtherischer und nicht diphtherischer Angina, zwischen einfacher Diphtherie und Scharlachdiphtherie nicht genügend berücksichtigt werden. — Der sehr ungleiche Verlauf der Krankheit in verschiedenen Epidemieen lässt darauf schliessen, dass die Erreger in ihrem Virulenzgrade beträchtliche Differenzen aufweisen können.

Durch die Erfahrung steht unzweifelhaft fest, dass die Diphtherie durch Contagion verbreitet wird. Aerzte, Krankenwärter, Angehörige werden häufig nachweislich durch einen Kranken inficirt. Als die wesentlichsten Infektionsquellen haben wir die ausgehusteten Membranen, Sputa, Speichel und die damit verunreinigten Gegenstände anzusehen. In dicken Schichten angetrocknet, bleiben die Erreger 3 bis 4 Monate, bei unvollständigem Austrocknen bis zu 7 Monaten lebendig. Im Munde des Reconvalescenten können sich die Erreger nachweislich noch etwa 4 Wochen lebendig und virulent erhalten. Ganz besonders gefährlich sind die von den Kranken und Reconvalescenten benutzten Ess- und Trinkgeschirre, Löffel, Taschentücher etc. Ferner ist erwiesen, dass Erwachsene Diphtheriebacillen beherbergen und übertragen können, obwohl sie gar keine Krankheitserscheinungen oder nur die einer leichten Angina darbieten. — Ein ektogenes Wachsthum der Diphtheriebacillen findet vielleicht auf Nahrungsmitteln gelegentlich statt, z. B. in Milch.

Die diphtherieartigen Erkrankungen verschiedener Thierspecies (Kälber, Tauben, Hühner, Katzen etc.) scheinen menschliche Diphtherie nicht hervorrufen zu können.

Die Transportwege für das Diphtherievirus bilden vorzugsweise

Berührungen der Infektionsquellen (Mund des Kranken, Ess- und Trinkgeschirre, Wäsche etc.) einerseits, des eigenen Mundes andererseits. Bei Kindern ist ein solcher Transport besonders begünstigt, da sie ihre Finger und verschiedenste Gegenstände fortgesetzt und im unreinlichsten Zustande in den Mund zu führen pflegen. — Selbstverständlich kommen durch Küsse, ferner durch directes Anhusten der mit Untersuchung oder Pinseln des Rachens Beschäftigten Infektionen zu Stande. Die Luft giebt selten zu Uebertragungen Anlass, anscheinend nur dann, wenn kurz zuvor Tröpfchen des Mundsekrets verspritzt sind.

Die individuelle Disposition nimmt vom 6. Jahre ab allmählich, vom 13. Jahre an sehr rasch ab. Dass eine zarte, leicht verletzbare, und eventuell eine katarrhalisch afficirte Rachenschleimhaut (hypertrophische Tonsillen) zur Erkrankung disponirt, wird von den meisten Aerzten angenommen und ist auch durch Thierexperimente wahrscheinlich gemacht.

Eine ausgesprochene örtliche und zeitliche Disposition tritt bei der Verbreitung der Diphtherie nicht hervor. Differenzen der Frequenz werden bei der Vergleichung verschiedener Länder und Städte allerdings beobachtet, gehen aber nicht über die bei jeder contagiösen Krankheit vorkommenden Schwankungen hinaus; ausserdem pflegen diese Differenzen sich im Laufe der Jahre durchaus nicht constant zu halten. — Auch die jahreszeitliche Schwankung ist so unbedeutend (im Sommer erfolgt gewöhnlich eine Abnahme der Erkrankungen) und so inconstant, dass ein irgend erheblicher Einfluss der Witterung daraus nicht abgeleitet werden kann.

Die Prophylaxis ist vor Allem auf strenge Isolirung und eine rationelle Desinfektion angewiesen, die während des ganzen Verlaufs der Krankheit auf Sputa, Wäsche und Ess- und Trinkgeschirr, nach dem Ablauf der Krankheit auch auf die Wohnung etc. auszudehnen ist. Der Reconvalescent soll noch längere Zeit besonderes und nach dem Gebrauch zu desinficirendes Ess- und Trinkgeschirr benutzen. Vom Schulbesuch sind erkrankte Kinder mindestens 4 Wochen nach Abstossung des Belägs zurückzuhalten. Erwachsene sollten Kinder überhaupt nicht auf den Mund küssen, keinesfalls sobald die geringsten Symptome einer Angina beim Erwachsenen vorhanden sind. Kommt ein Diphtheriefall in einer Milchwirthschaft vor, so ist der Milchverkauf zu sistiren, wenn nicht Garantie für vollständige Absperrung des Kranken gegeben ist. — In Zeiten von Epidemieen lasse man Kinder prophylaktische Mundausspülungen mit schwacher Sublimatlösung (1 : 10 000) vornehmen. In solchen Zeiten ist eventuell auch eine Schutzimpfung exponirter gesunder Kinder mit dem BEHRING'schen Antitoxin (s. S. 545) indicirt. — Für die frühzeitige Sicherung der Diagnose, von der die Isolirung, die Desinfektion, die Behandlung mit Heilserum und die Schutzimpfung der Angehörigen abhängig zu machen ist, scheint die bakteriologische Untersuchung von Probematerial aus der Mundhöhle des Kranken sehr wichtig zu sein. Dieselbe muss in besonderen Untersuchungsstationen (gratis) ausgeführt werden, die so eingerichtet sind, dass der Bescheid nach im Mittel 8 Stunden dem einsendenden Arzte zugeht. Solche Stationen sind z. B. in New-York, Paris, Königsberg, Breslau im Betrieb (s. Anhang).

4. Cholera asiatica.

Die asiatische Cholera herrscht seit langer Zeit im Gangesdelta und in Bengalen als endemische Krankheit. Dort finden die Krankheitserreger, begünstigt durch hohe Temperatur, Feuchtigkeit und enorme Mengen abgestorbener Pflanzen und Thiere, vielleicht Gelegenheit zu ausgiebigem Wachsthum, namentlich in Sümpfen, Teichen, an Flussufern u. dgl. Ausserdem wird dort die endemische Verbreitung dadurch unterstützt, dass in Folge der massenhaften, sorglosesten Ausstreuung der vom Kranken stammenden Erreger die ganze Umgebung immer wieder durchseucht wird.

Von Niederbengalen aus hat die Cholera seit dem Jahre 1817 weitere Fortschritte gemacht, sich zunächst auf das übrige Indien ausgedehnt und vom Jahre 1819 ab auch die Grenzen Indiens überschritten.

Seither ist kaum ein Land von der Cholera verschont geblieben. Nur solche Gegenden, mit welchen Indien ausschliesslich durch langdauernde Seereisen in Verkehr steht, wie Australien und das Capland; ferner viele verkehrsarme Gegenden der arktischen Zone und des Hochgebirges sind bis jetzt von Cholera freigeblieben (s. S. 130, 136). — Europa wurde in fünf Invasionen heimgesucht. Die erste im Jahre 1823 erstreckte sich nur bis Astrachan; 1829 erfolgte der Einbruch über Russland und diesmal blieb die Cholera bis 1837 auf europäischem Boden, wurde auch nach Canada verschleppt und von da im übrigen Amerika verbreitet. 1847 wurde zum dritten Mal Europa und der grösste Theil der übrigen Erdtheile von der Cholera heimgesucht, die erst 1858 ihre Wanderung einstellte. Der vierte, besonders verheerende Zug begann 1865 von Aegypten aus und dauerte bis 1875. 1882 wurde die Cholera wiederum nach Mekka eingeschleppt, verbreitete sich 1883 nach Aegypten, betrat 1884 in Toulon europäischen Boden, dehnte sich 1884—86 in Südfrankreich, Italien, Spanien und Oesterreich-Ungarn aus und herrschte gleichzeitig in Süd-Amerika, China und Japan. Nach einer fünfjährigen Ruhepause drang die Seuche im Frühjahr 1892 über Afghanistan und Persien nach Russland vor, brach im Frühsommer in Nordfrankreich aus, drang im späteren Sommer nach Holland und Deutschland vor, wo sie jedoch (ausser Hamburg) nur kleinere Krankheitsherde hervorrief. Während des Winters 1892/93 setzte sie sich in sporadischen Fällen in Russland, Frankreich, Italien und Deutschland fort und gelangte im Sommer in Russisch-Polen und Galizien zu grösserer Ausdehnung.

Ueber die Ursachen und die Verbreitungsweise dieser mörderischen Seuche bestanden die widersprechendsten Ansichten, bis es Koch im Jahre 1883 gelang, die Erreger der Cholera aufzufinden, ihre Lebenseigenschaften kennen zu lernen und die Verbreitungsart der Krankheit in allen wesentlichen Punkten aufzuklären.

Die Infektionsquellen lassen sich leicht entnehmen aus den S. 68 geschilderten Lebenseigenschaften des Kommabacillus.

Die concentrirtesten und gefährlichsten Infektionsquellen sind selbstverständlich die Dejektionen des Cholerakranken und die mit diesen beschmutzte Wäsche. Gelegentlich können auch der Fussboden, verschiedenste Gebrauchsgegenstände, Teppiche, die Kleider des Wartepersonals u. s. w. mit Dejektionen verunreinigt werden. Auf glatten Flächen, z. B. Papier, Fussboden, pflegt in der Regel rasches Eintrocknen und Absterben binnen 24 Stunden zu erfolgen. — Einigermaassen haltbar sind unter Umständen Reste von Dejektionen auf der Oberfläche des Erdbodens, wenn der Boden und die Luft feucht ist; für gewöhnlich findet aber bald entweder Austrocknen oder Abschwemmen statt. — Eine entschiedene Gefahr bieten oberflächliche Rinnsale oberflächliche Wasseransammlungen, Bäche und Flüsse, in welche Abwässer und Excremente gelangen. Hier sind häufig die Bedingungen für lange Conservirung und zuweilen wohl sogar für Vermehrung der Kommabacillen gegeben.

Von den Dejektionen des Kranken und den mit diesen beschmutzten Objecten aus kann dann der Transport der Bacillen zum Gesunden dadurch erfolgen, dass Menschen die Infektionsquellen einerseits, ihren Mund oder unmittelbar nachher genossene Nahrungsmittel andererseits berühren und so Kommabacillen direct in den Mund bringen. Letzteres braucht nicht unmittelbar nach der Berührung der Infektionsquelle zu geschehen; es ist nachgewiesen, dass die Kommabacillen bis zu einer, vielleicht sogar bis zu 2 Stunden an der Hand lebendig bleiben; später sind sie durch Austrocknen getödtet. Derartige directe Uebertragungen werden bei den mit dem Kranken beschäftigten Menschen, die nicht an strenge Reinlichkeit gewöhnt sind, leicht und häufig vorkommen. Bei einiger Vorsicht und Reinlichkeit sind sie dagegen völlig zu vermeiden, da die Kommabacillen nicht wie andere Contagien in Form von unsichtbaren, minimalsten Verunreinigungen oder von trockenem Staub uns gefährlich werden können (s. S. 69), sondern nur in sichtbaren, feuchten oder erst kürzlich angetrockneten Dejektionsresten im lebenden Zustand erhalten zu sein pflegen. — Wäscherinnen sind theils denselben Berührungen, theils aber auch dem Verspritzen des inficirten

Waschwassers exponirt und bedürfen daher schon grösserer Vorsicht, um der Infektion zu entgehen.

Ferner kann eine Verschleppung des Infektionsstoffs durch Fliegen erfolgen. Verschiedene Beobachter haben nachgewiesen, dass Fliegen, die auf Dejektionen oder beschmutzter Wäsche gesessen haben, lebende Kommabacillen noch nach Stunden auf Nahrungsmittel übertragen können. In kleinen Wohnungen ohne räumliche Trennung zwischen dem Erkrankten und Küche bezw. Vorrathsraum muss im Spätsommer und Herbst, wo Unmassen von Fliegen in solchen Wohnungen ihr Wesen treiben, dieser Modus der Verschleppung ernstlich in Betracht kommen.

Nahrungsmittel können bei feuchter Aufbewahrung die auf ihnen durch Berührungen oder durch Fliegen deponirten Kommabacillen noch lange (bis zu 8 Tagen) conserviren. — Besondere Gefahr bietet das Wasser. — Dasselbe wird am leichtesten inficirt, wenn es in oberflächlichen stagnirenden Ansammlungen besteht (indische Tanks), in welche gewohnheitsmässig allerlei Abwässer hineingelangen und mit diesen gelegentlich Reste von Dejektionen oder z. B. das Spülwasser, das zur Reinigung der für Dejektionen benutzten Gefässe resp. der mit Dejektionen besudelten Wäsche gedient hat. Wo ein solches Wasser zu allen häuslichen Zwecken, zum Kochen und zum Trinken verwendet wird, wie es im endemischen Gebiet der Cholera thatsächlich geschieht, da ist die Gefahr einer Ausbreitung der Cholera durch Wasser naturgemäss ausserordentlich gross.

Ferner sind solche Bäche und Flüsse stark exponirt, welche Abwässer aufnehmen, oder in welchen Wäsche gespült wird, oder auf denen Schiffer und Flösser leben. Letztere pflegen ihre Dejektionen und Abwässer direct in den Fluss zu schütten; sie sind aber andererseits nachweislich auffällig oft an Cholera erkrankt, weil sie das Flusswasser ohne jede Reinigung benutzen. Die Schiffe können ausserdem durch das Bilgewasser (Kielwasser) die Kommabacillen verschleppen, das sie an inficirten Stellen des Flusses in das Schiff nehmen und an anderer stromaufwärts oder abwärts gelegener Stelle wieder in den Fluss lassen.

Auch Grundwasserbrunnen sind der Infektion mit Cholerakeimen ausgesetzt, wenn oberflächliche Rinnsale in den Brunnen führen und dadurch das zum Reinigen von Wäsche oder von Geschirren benutzte Wasser in den Brunnenschacht gelangt.

In dem einmal inficirten Wasser scheinen die Kommabacillen ziemlich lange haltbar zu sein und unter Umständen sogar eine Wucherung zu erfahren. Wahrscheinlich sind hierfür — nach Analogie der choleraähnlichen Vibrionen — hohe Temperaturen, wie sie im Spätsommer und Herbst im Oberflächen- und Grundwasser auftreten, ausschlaggebend.

Die Existenz lebender Kommabacillen in Wässern, die in der Nähe eines Choleraherdes sich finden und als Ursache der Choleraausbreitung verdächtig sind, stützt sich neuerdings nicht mehr ausschliesslich auf Vermuthungen und Analogieen mit Laboratoriumsexperimenten, sondern es sind jetzt in einer grösseren Anzahl von Epidemieen die Kommabacillen in dem verdächtigen Wasser aufgefunden worden. Allerdings stösst der Nachweis von Cholerabacillen im Wasser auf besondere Schwierigkeiten, da verschiedene den Cholerabacillen sehr ähnliche Kommabacillen aus unverdächtigem Wasser, namentlich Flusswasser, gezüchtet sind. Dieselben sind aber schliesslich durch die PFEIFFER'sche Reaktion (s. Anhang) mit Sicherheit zu differenziren.

Die Infektion mittelst eines Wassers, das Kommabacillen enthält, kann schon dadurch erfolgen, dass dasselbe zum Reinigen des Ess- und Trinkgeschirrs, zum Ausschwenken der Bierseidel u. s. w. benutzt wird. Weitaus am häufigsten kommt sie sicher dadurch zu Stande, dass das betreffende Wasser getrunken wird. Je mehr die Sommerwärme zum Wassertrinken anregt, um so häufiger kommt diese Infektionsgelegenheit in Frage. Sie ist um so gefährlicher, als die Kommabacillen wahrscheinlich gerade mit einem Trunk frischen Wassers am leichtesten ungeschädigt den Magen passiren. Wird Wasser in den Magen eingeführt, so tritt dasselbe in kleinerer Menge sogleich in den Dünndarm über; nach etwa einer Stunde erfolgt rascher Uebertritt des Restes; auch dieser Rest hat dann aber nachweislich nicht sauere Reaktion, so dass kein schädlicher Einfluss auf die Kommabacillen eingewirkt hat und dieselben ungeschwächt in den Dünndarm übertreten können. Das Wasser ist somit das Substrat, in welchem sich die Kommabacillen am besten conserviren und mit welchem sie am leichtesten bis zum Dünndarm vordringen.

Im Gegensatz zum Wasser hat die Luft als Transportmittel der Keime so gut wie gar keine Bedeutung. Könnten die Kommabacillen mit Luftsstömungen auf weitere Entfernungen verbreitet werden und abseits von den Infektionsquellen in Staubform eingeathmet bezw. durch Verschlucken der eingeathmeten Stäubchen in den Magen befördert werden, dann müssten allerdings Wärter, Aerzte, Angehörige, Nachbarn ausserordentlich gefährdet sein, in ähnlicher Weise, wie wir dies bei anderen Krankheiten mit verstäubbarem Contagium (Pocken, Masern u. s. w.) beobachten.

Der Grund, weshalb die Cholera nicht durch Luft übertragen wird, liegt offenbar darin, dass die Kommabacillen bei demjenigen Grad von Austrocknung, der für einen Transport von Staubtheilchen durch Luftströme Bedingung ist, nicht lebendig bleiben. Allerdings werden beim Verspritzen von Flüssigkeiten (Brandung der Meereswellen, Reiben und

Schwenken der Wäsche im Waschbottich u. s. w.) lebende Kommabacillen auf gewisse Entfernungen durch kleine Wassertröpfchen verbreitet; ebenso können beim Hantiren mit halb getrockneter beschmutzter Wäsche Partikelchen mit noch lebenden Kommabacillen herabfallen oder im nächsten Umkreise verschleudert werden. Dabei vollzieht sich die Verbreitung aber immer nur in demselben Raum und während kurzer Zeit; und dann ist gewöhnlich an solcher Stelle gleichzeitig noch grössere Gefahr gegeben durch die gewiss vorhandene Möglichkeit zur Verbreitung der Infektionserreger mittelst Berührungen und Fliegen. Die Luft bietet also dort keine specifische Infektionsgelegenheit. Die besondere Gefahr der Infektion durch Luftstaub besteht eben darin, dass die infektiösen Staubtheilchen lange in der Luft schweben bleiben und durch Luftströmungen aus der näheren Umgebung der Infektionsquellen hinausgeführt werden, so dass sie von Menschen, welche gar nicht unmittelbar mit dem Kranken oder dessen Wäsche zu thun haben, und welche also anderen Infektionsgelegenheiten nicht ausgesetzt sind, eingeathmet und verschluckt oder auf Nahrungsmitteln, die entfernt vom Kranken aufbewahrt sind, deponirt werden können.

Dass eine derartige Luftinfektion durch Kommabacillen in der That nicht möglich ist, haben besondere Versuchsreihen mit aller Bestimmtheit dargethan; und gerade durch dieses Fehlen einer Uebertragung durch trockenen Staub und durch Luftströmungen unterscheidet sich die Verbreitungsweise der Cholera so wesentlich von derjenigen der akuten Exantheme.

Von bedeutendem Einfluss auf die Ausbreitung der Cholera ist die individuelle Disposition. In den letzten Epidemieen wurden zahlreiche ganz leicht, kaum unter Krankheitssymptomen verlaufende Cholerafälle, die auch in früheren Epidemieen oft beobachtet waren, von denen es aber damals zweifelhaft blieb, ob sie der asiatischen Cholera zuzurechnen seien, bakteriologisch untersucht. Dabei wurden über Erwarten häufig Kommabacillen constatirt. Die meisten dieser leichten Affektionen gelangen offenbar gar nicht zur Kenntniss eines Arztes.

Des öfteren ist dann aber beobachtet, wie in Folge eines Excesses oder einer Verdauungsstörung, zuweilen auch ohne ersichtlichen Anlass, aus den leichtesten Erkrankungen sich plötzlich ein schwerer Choleraanfall entwickelte. Ebenso konnten bei solchen Personen, welche bereits als genesen galten, welche aber noch Kommabacillen in den Dejektionen hatten, schwere Recidive auftreten; alles Zeichen, dass die Kommabacillen der leichten oder protrahirten Fälle nicht etwa eine Einbusse an Virulenz erlitten hatten.

Aus diesen Thatsachen erhellt, dass die individuelle Empfänglichkeit für den Verlauf der Cholerainfektion geradezu ausschlaggebend ist. Bei völlig gesundem Magen werden schon die Kommabacillen nicht leicht der Abtödtung durch den Magensaft entgehen. Sind sie trotzdem in den Darm eingedrungen, so gelangen sie bei manchen Menschen überhaupt nicht oder nur in ganz beschränkter Weise zur Wucherung und verschwinden nach einigen Tagen vollständig. Bei anderen Menschen mit normalem Darm scheinen sie sich stark zu vermehren, aber nur gesteigerte Transsudation in den Darm zu veranlassen, ohne beunruhigende Krankheitssymptome hervorzurufen. Erst wenn besondere abnorme Bedingungen eingetreten sind, erfolgt plötzlich schwere Erkrankung. Worin diese disponirenden Momente bestehen, ist noch zweifelhaft. Vielleicht darf man annehmen, dass bei normalem Zustande des Darmepithels symptomlose Ausscheidung des Choleragiftes erfolgt, dass aber eine Schädigung und Lockerung des Epithels eine plötzliche massenhafte Aufnahme der Toxine möglich macht. Eine solche Epithelläsion wird bei manchen disponirten Menschen, namentlich bei solchen mit chronischen Verdauungsstörungen, vielleicht von vornherein vorhanden sein; bei anderen bedarf es dazu möglicherweise leicht katarrhalischer Zustände, wie sie z. B. nach Excessen sich einstellen. Es ist auch sehr wohl denkbar, dass hierbei eine Vorbereitung und Mitwirkung durch andere Darmbakterien in Frage kommt.

Ferner verleiht nach allen Erfahrungen das einmalige Ueberstehen der Cholera in den meisten Fällen eine gewisse Immunität; freilich tritt diese Immunität nicht bei allen Befallenen hervor und ist von sehr verschiedener, meist nur einige Monate, zuweilen ein Jahr und länger währender Dauer.

Mit der Verbreitungsweise der Cholera, wie sie sich aus den im Vorstehenden aufgeführten, durch Beobachtung und Experiment festgestellten Eigenschaften des Kommabacillus ergiebt, deckt sich vollkommen das, was durch epidemiologische Beobachtung ermittelt ist.

So ist zunächst in sehr vielen Einzelfällen constatirt, dass die Cholera vom Kranken auf die in seiner Nähe befindlichen gesunden Menschen durch Berührungen übertragen wird (Contaktcholera). Durch den Cholerakranken oder dessen Wäsche erfolgt zunächst die Verschleppung der Krankheit in bis dahin nicht ergriffene Orte. Oft geschieht dies auf sehr weite Entfernungen hin; so wurde (1865) die Cholera von Odessa nach Altenburg verschleppt. Nach der Einschleppung stecken sich an dem ersten Fall gewöhnlich einige Angehörige an; von diesen greift die Krankheit allmählich auf Nachbarn, auf ferner wohnende Verwandte, auf Arbeitsgenossen u. dgl. über. Die Fäden, welche die nach einander Erkrankten verknüpfen, sind oft mit Bestimmtheit nachzuweisen.

Von den ersten Cholerakranken aus häufen sich bei ungeschultem Pflegepersonal, bei armer unreinlicher Bevölkerung und in überfüllten Wohnungen, bei sorgloser Behandlung der Cholerawäsche u. s. w. die Uebertragungen durch Berührungen, Fliegen und Nahrungsmittel. Dagegen sind Aerzte, das geschulte Pflegepersonal der Lazarethe, reinlich erzogene Menschen, die mit beschmutzten Fingern weder Mund noch Nahrungsmittel berühren und die Nahrungsmittel nicht in dem Krankenraum aufbewahren, keiner Infektion ausgesetzt.

Vielfach sind aber Choleraepidemieen constatirt, welche einen wesentlich anderen Typus zeigen: es sind dies die explosionsartig ausbrechenden Massenepidemieen. Diese konnten stets auf eine Infektion der gemeinsamen Wasserversorgung zurückgeführt werden (Hamburg, Nietleben). Dagegen hat man sehr oft beobachtet, dass Städte, die ein der Infektion nicht zugängliches Wasser benutzen, von explosionsartigen Choleraepidemieen sicher verschont bleiben, oder dass früher ergriffene Städte nicht wieder ergriffen wurden, nachdem sie eine tadellose Wasserversorgung eingeführt hatten (Waisenhaus in Halle a. S., Calcutta, Altona u. a. m.).

Von verschiedenen Epidemiologen (v. Pettenkofer) ist darauf hingewiesen worden, dass sich manche Eigenthümlichkeiten in der örtlichen und zeitlichen Vertheilung der Choleraepidemieen nicht mit Hülfe jener Lebenseigenschaften des Kommabacillus genügend erklären lassen, sondern dass dies nur gelinge unter der Annahme eines vom Boden ausgehenden örtlich und zeitlich wechselnden Einflusses.

Thatsächlich beobachtet man, dass die Cholera in den befallenen Ländern, Provinzen und Städten nicht eine gleichmässige Ausbreitung zeigt, sondern dass starke örtliche Verschiedenheiten hervortreten. Manche Provinzen und Städte werden auch bei wiederholten Zügen der Cholera stets in auffällig geringem Grade ergriffen. Einige grössere Städte blieben bisher völlig von Cholera verschont (Rouen, Versailles, Hannover, Stuttgart, Frankfurt a. M.). — Auch innerhalb ein- und derselben Stadt treten örtliche Unterschiede in der Cholerafrequenz hervor.

Ebenso ist die jahreszeitliche Vertheilung der Cholerafälle keine gleichmässige, sondern zeigt auffallend starke Schwankungen. Im endemischen Gebiet der Cholera pflegt die Frequenz im Laufe der Regenzeit allmählich abzunehmen, in der regenlosen Zeit und im ersten Anfang der Regenzeit zu steigen. In Mitteleuropa tritt die Cholera vorzugsweise im Spätsommer und Herbst epidemisch auf; in den Gegenden, wo der Tiefstand des Grundwassers in den Herbst zu fallen pflegt, trifft das Maximum der Cholera ungefähr mit dem tiefsten Stande des Grundwassers zusammen, wie aus folgender Tabelle hervorgeht:

	München			Preussen		
	Cholera (1835 bis 1884)	Regen (28jähr. Mittel)	Grundwasser[1]	Cholera (1848—59 Preussen)	Regen (Berlin 16 jähr. Mittel)	Grundwasser[2] (Berlin)
		mm			mm	
Januar	442	53·3	0·55	4 576	40·3	0·72
Februar	94	29·6	0·54	1 596	34·8	0·79
März	78	48·5	0·60	340	46·6	0·88
April	30	55·6	0·64	181	32·1	0·96
Mai	—	95·1	0·67	842	39·8	0·88
Juni	1	111·9	0·72	8 713	62·2	0·69
Juli	15	108·8	0·73	16 972	66·2	0·56
August	1868	104·4	0·72	63 628	60·2	0·45
September	1066	68·1	0·63	102 810	40·8	0·40
October	138	53·1	0·54	65 777	57·5	0·38
November	651	50·0	0·49	32 836	44·5	0·47
December	861	42·9	0·51	13 765	46·2	0·50

Indess erklären sich alle diese örtlichen und zeitlichen Differenzen sehr wohl aus selbstverständlichen Verschiedenheiten in Bezug auf die Behandlung der Infektionsquellen, die Gangbarkeit der Transportwege und die persönliche Empfänglichkeit.

Oertliche Differenzen kommen schon dadurch zu Stande, dass der eine Ort resp. das eine Land der Einschleppung viel stärker ausgesetzt ist, als andere. Grosse Hafenstädte, die östlichen Provinzen Deutschlands sind stärker exponirt als im Innern gelegene Städte und Provinzen. Ferner verringern alle die oben (S. 547) besprochenen Momente, z. B. gute Organisation der Anzeigepflicht, Vorkehrungen zur Isolirung des Kranken und zur Desinfektion, gute Schwemmcanalisation u. s. w. die Chancen der Ausbreitung für eine Stadt. In demselben Sinne wirkt gut geschultes Pflegepersonal, sorgfältige Behandlung der Nahrung, tadellose Wasserversorgung, mässige Lebensweise. Viele dieser, die Disposition herabsetzenden Einflüsse gehen Hand in Hand mit Wohlhabenheit, geringer Wohndichtigkeit und Gewöhnung an Reinlichkeit. Vergleichende Untersuchungen zeigen andererseits, dass die Cholerafrequenz in auffälliger Weise zunimmt in Provinzen und Städten mit geringer Wohlhabenheit und grosser Wohndichtigkeit. Wie sehr auch innerhalb derselben Stadt die Armen von der Cholera bevorzugt werden, geht z. B. aus einer von Körösi für Budapest aufgestellten Statistik hervor. Danach betrug die Intensität des Auftretens folgender Krankheiten bei Armen, wenn die Intensität bei Wohlhabenden = 100 gesetzt wird,

für Cholera	211	für Typhus	114
„ Blattern	174	„ Masern	106
„ Phthise	148	„ Keuchhusten	73

[1] Grundwasserstand über dem Nullpunkt; letzterer 515 m über dem Adriatischen Meer (nach Soyka).

[2] Nullpunkt 32 m über dem Adriatischen Meer (nach Soyka).

Auch das zeitliche Vorherrschen der Cholera im Spätsommer und Herbst (wovon übrigens zahlreiche Ausnahmen vorkommen, z. B. die Winterepidemieen in München, Schlesien, Petersburg etc.) erklärt sich aus ähnlichen Momenten. Die Vermehrungsfähigkeit der Kommabacillen im Flusswasser bei höherer Temperatur; die Verschleppung des Contagium durch Fliegen; der vermehrte Genuss von Wasser und roher Nahrung; namentlich aber die in dieser Jahreszeit bei einem sehr grossen Theil der Bevölkerung verbreiteten Verdauungsstörungen und die damit gegebene individuelle Disposition einer ganzen Bevölkerung, erklären ungezwungen das häufige Anschwellen der Epidemieen gerade im Herbst. Aber andererseits sind alle diese Momente nicht derart unumgänglich erforderlich resp. nicht so ausschliesslich auf den Herbst beschränkt, dass nicht auch zu anderer Zeit gelegentlich Epidemieen vorkommen könnten, und dementsprechend fällt auch die Akme manchmal in den Winter, manchmal in das Frühjahr.

Somit bleibt im Grunde kein Raum für irgend ein anderes, neben dem Kommabacillus die örtliche und zeitliche Ausbreitung der Cholera in maassgebender Weise beeinflussendes Moment. Tritt hier und da das Bedürfniss hervor, mitwirkende Ursachen für eine auffällige örtliche oder zeitliche Vertheilung der Cholerafrequenz heranzuziehen, so liegt es am nächsten, auf die noch wenig erforschte individuelle Empfänglichkeit und auf die Möglichkeit einer Mitwirkung anderer Darmbakterien zurückzugreifen.

Dass aber, wie es die Ansicht der Lokalisten ist, der Boden und das Grundwasser irgend welchen Einfluss auf die Cholerafrequenz ausübe, dafür fehlen alle Anhaltspunkte. Die Beweise, welche für einen solchen Zusammenhang vorgebracht wurden, haben sich sämmtlich nicht als stichhaltig erwiesen. Den Fällen, wo ein Fels- oder Lehmboden Choleraimmunität und durchlässiger Boden Disposition bewirkt haben sollte, stehen andere Beobachtungen gegenüber, wo gerade die gegentheilige Beziehung herrschte. Auch die Grundwasserbewegung zeigt sehr oft Abweichungen von der behaupteten Congruenz mit der Choleraausbreitung, und da, wo die Congruenz vorhanden ist, erklärt sie sich ungezwungen daraus, dass sowohl die Choleraakme wie der niedrigste Grundwasserstand in den Herbst fallen. So lange aber nicht zwingende Thatsachen uns auf einen Zusammenhang der Cholerafrequenz mit dem Boden hinweisen, so lange werden wir gut thun, die Bodenhypothese völlig bei Seite zu lassen, da sie nicht im mindesten zur Aufklärung beizutragen vermag, sondern nur verdunkelt. Denn nach allem, was wir bis jetzt über die Beziehungen zwischen Boden und Mikroorganismen wissen (s. S. 189), können wir uns gar keine begründete Vorstellung darüber machen, wie der Choleraerreger in den Boden hinein- und aus dem Boden herausgelangen oder in welcher Weise sonst irgendwie der Boden auf den Infektionserreger resp. auf den Infektionsvorgang von Einfluss sein sollte.

Prophylaktische Maassregeln. Sehr wichtig ist die Vorbereitung jeder Stadt durch Bekämpfung der lokalen Disposition im contagionistischen Sinne, d. h. durch Beschaffung von Isolirspitälern, geschulten Pflegern, Kranken-Transportwagen, Desinfektionscolonnen, Canalisation etc.

Die Hinderung der Einschleppung ist nach den von der Dresdener Cholera-Conferenz 1893 gefassten Beschlüssen zu regeln.

Sie erfolgt in den Häfen durch Revision und Quarantäne der aus verseuchten Ländern kommenden Schiffe (nach den S. 520 gegebenen Grundsätzen), an den gefährdeten Stellen der Landesgrenzen durch Revision der im täglichen Verkehr die Grenze passirenden Arbeiter, Händler etc. und Isolirung der Erkrankten. Eine Revision und Desinfektion der Eisenbahnreisenden und ihres Gepäcks ist überflüssig. — Strengere Maassregeln sind gegenüber dem Verkehr auf schiffbaren Flüssen indicirt. Auf besonderen Controlstationen sind dort die Schiffe anzuhalten, das Personal ärztlich zu untersuchen; wenn Choleraverdächtige gefunden werden, sind diese nebst den übrigen Insassen des Schiffs in eine Isolirbaracke zu schaffen, das Schiff ist zu desinficiren und hat 6tägige Quarantäne durchzumachen. In Bezug auf Briefe und Waaren hat die Dresdener Conferenz bestimmt, dass Einfuhrverbote gegen verseuchte Länder und Ausfuhrverbote von Choleraherden aus erlassen werden dürfen bezw. müssen für Leibwäsche, getragene Kleider, gebrauchtes Bettzeug und solche Lumpen, welche noch nicht in der im Grosshandel üblichen Weise hergerichtet und verpackt sind. Von anderen Waaren sind nur solche einer Desinfektion zu unterziehen, von denen anzunehmen ist, dass sie thatsächlich mit Choleraentleerungen beschmutzt sind. Der Briefverkehr soll von Beschränkungen völlig frei bleiben; die Behandlung von Postpacketen richtet sich je nach ihrem Inhalt nach den für Waaren im Allgemeinen gegebenen Bestimmungen.

Die Isolirung des Erkrankten soll, wenn dieser zustimmt, in einem Lazareth geschehen, namentlich bei den ersten Fällen. Gegen den Willen des Erkrankten sollte die Ueberführung nur ausnahmsweise bewirkt werden, da rigorose Maassregeln leicht zu der besonders zu fürchtenden Verheimlichung von Fällen führen. Die Absperrung im Hause muss unter Zuziehung geschulter und mit der Desinfektion vertrauter Pfleger geschehen. Die Desinfektion während und nach Ablauf der Krankheit hat nach den oben gegebenen Vorschriften zu erfolgen; jedoch ist ein Abreiben der Wände nicht erforderlich.

Für Beschaffung unverdächtigen Wassers (event. durch Abyssinierbrunnen) ist zu sorgen; bei Flusswasserversorgungen muss der Filterbetrieb sorgfältig controlirt werden; steht kein anderes als verdächtiges Wasser zur Verfügung, so ist alles zur Verwendung gelangende Wasser 5 Minuten zu kochen. — Verdächtige Nahrungsmittel sind vor dem Genuss zu kochen resp. trockener Hitze auszusetzen.

Die persönliche Empfänglichkeit ist durch vorsichtige Lebensweise und sorgfältige Beachtung jeder gastrischen Störung herabzusetzen. Die Bevölkerung ist durch öffentliche Bekanntmachungen über den günstigen Einfluss penibelster Reinlichkeit und der Sorgfalt in der Zubereitung der Nahrung, sowie über die Gefahr, welche Excesse und Gastricismen bedingen, zu belehren. — Schutzimpfungen nach der HAFFKINE-PFEIFFER'schen Methode können unter den S. 546 dargelegten Einschränkungen Verwendung finden und unter Umständen viel zur Eindämmung der Seuche beitragen.

5. Abdominaltyphus.

Der Procentsatz, mit welchem sich der Abdominaltyphus an der Sterblichkeit betheiligt, ist im Allgemeinen kein bedeutender; er schwankt in den mitteleuropäischen Städten zwischen 1 und 3 Procent.

Als ursächliche Erreger des Abdominaltyphus sind ausschliesslich die S. 56 beschriebenen Bacillen anzusehen. In der menschlichen Umgebung sind dieselben bisher nur dann gefunden, wenn sie durch die Absonderungen eines Typhuskranken dorthin gelangt waren. Dass die Bacillen in ähnlicher Verbreitung wie Saprophyten im Boden oder Wasser vorhanden sind, oder dass sie aus verbreiteten Saprophyten gelegentlich entstehen, ist nach dem jetzigen Stande der Forschung nicht anzunehmen.

Als Infektionsquellen kommen die Dejektionen des Kranken in Betracht, ferner die damit verunreinigte Wäsche und die sonstige Kleidung (Beinkleider). Da die Typhusbacillen sowohl im trockenen Zustande wie namentlich auch in flüssigen Substraten in Gemeinschaft mit Saprophyten mehrere Monate lebensfähig bleiben, erstrecken sich die Infektionsquellen hier erheblich weiter, als z. B. bei der Cholera; auch der Tonnen- und Grubeninhalt, in welchen Typhusdejektionen gelangt sind, kann infektiös sein; ebenso die Bodenoberfläche, auf welche Dejektionen entleert sind, oder Ackererde, die mit solchem Grubeninhalt gedüngt war. — Von der Bodenoberfläche aus oder durch das Spülwasser der Wäsche können die Bacillen ferner in Schachtbrunnen gerathen und das Trinkwasser inficiren; noch leichter erfolgt diese Infektion, wenn das Trink- und Brauchwasser aus einem Flusse bezogen wird, welcher die Abwässer aus Wohnungen oder von Schiffern aufnimmt.

Innerhalb des Wohnhauses können Theilchen der Dejektionen leicht auf Nahrungsmittel gelangen (z. B. in Milch); und hier wird unter günstigen Umständen eine Vermehrung der Erreger stattfinden. Auch im Boden und Wasser vermögen die Typhusbacillen wohl unter gewissen Umständen eine Vermehrung zu erfahren, ohne dass jedoch hierdurch eine wesentlich grössere Infektionsgefahr zu Stande kommt.

Als Transportwege fungiren zunächst Berührungen von Infektionsquellen einerseits, des Mundes andererseits. Bei Wärtern und Angehörigen bestehen erhebliche Chancen für diesen Infektionsmodus; man beobachtet in Folge dessen nicht selten, dass das Wartepersonal der Typhusstation in Hospitälern und ebenso die Wäscherinnen, welche die Wäsche der Typhuskranken zu besorgen haben, inficirt werden. Kommen solche Fälle schon bei einem geschulten Personal und in gut eingerichteten Krankenhäusern vor, so ist kein Zweifel, dass in Privatquartieren diese Art der Uebertragung ausserordentlich viel häufiger sich ereignen und geradezu einen erheblichen Procentsatz der Infektionen veranlassen wird.

Ein zweiter häufig vorkommender Infektionsmodus ist der durch das Trinkwasser. Derselbe liegt namentlich grösseren, plötzlich ausbrechenden Epidemieen zu Grunde. Werden centrale Wasserleitungen inficirt, wozu wiederum Flusswasserleitungen besonders disponirt sind, so können Masseninfektionen von enormem Umfang entstehen (Liegnitz, Fünfkirchen). Ferner werden oft kleinere, scharf begrenzte Gruppenerkrankungen beobachtet, bei welchen constatirt ist, dass alle Erkrankten aus dem gleichen, gegen verdächtige Einflüsse nicht genügend geschützten Brunnen getrunken hatten. Einige Male scheinen in solchen verdächtigen Brunnen auch echte Typhusbacillen nachgewiesen zu sein, während meistens Verwechselungen mit ähnlichen Bakterien nicht genügend ausgeschlossen sind. — Ausserdem ist des Oefteren constatirt, dass Ortschaften, die mit reinem Quell- und Leitungswasser versorgt sind, relativ wenig unter Abdominaltyphus zu leiden haben und dass eine gutangelegte Wasserversorgung in derselben Stadt eine Verringerung der Erkrankungsfälle verursachte.

Es darf allerdings nicht übersehen werden, dass bei Aerzten und Laien die entschiedene Neigung besteht, einen zu grossen Procentsatz von Typhusinfektionen ohne ausreichende Begründung auf Rechnung des Wassers zu setzen. Zur Zeit lautet fast jedes ärztliche Gutachten über die Aetiologie einer Typhusepidemie dahin, dass im Wasser die Ursache zu suchen sei. Thatsächlich ist aber diese bestimmte Anschuldigung meist schwer zu vertreten.

Folgende Arten des Beweises werden dabei gewöhnlich in Anwendung gezogen. Entweder sucht man zu zeigen, dass die am Typhus Erkrankten ihr Wasser sämmtlich aus einem bestimmten Brunnen bezogen haben und dass sonst Nichts den Kranken Gemeinsames und der Infektion Verdächtiges vorgelegen hat; also die Uebereinstimmung der lokalen Begrenzung der Epidemie mit der lokalen Begrenzung des Versorgungsbereichs des Brunnens bildet das Argument. Dieser Beweis ist aber deshalb ausserordentlich schwierig, weil man dabei auf die Aussagen zahlreicher Menschen angewiesen ist, die gewöhnlich derartigen Erhebungen ein grosses Misstrauen entgegenbringen und selten die Wahrheit sagen. Durchaus unrichtig würde es sein, wollte man sich etwa nur auf die Aussagen der Erkrankten beschränken. Ist der Versorgungsbereich des Brunnens sehr gross, haben z. B. 500 Menschen daraus getrunken und 3 oder 4 sind erkrankt, so spricht das nicht für Infektiosität des Wassers, die vielleicht durch ausschliessliches Befragen der Erkrankten wahrscheinlich geworden wäre. — Fallen die Zahlen nicht sehr beweiskräftig aus, so ist wohl zu bedenken, ob nicht auch eine andere den Erkrankten gemeinsame Schädlichkeit vorgelegen haben kann. Mit aller Sicherheit sind viele Fälle von Gruppenerkrankungen beobachtet, wo eine Infektion durch Wasser auszuschliessen war. In allen diesen Fällen war also etwas anderes den Umwohnern eines Brunnens Gemeinsames vorhanden, das die Infektion vermittelte; vielleicht Nahrungsmittel, vielleicht Uebertragung durch diese oder jene Objecte. Jedenfalls müssen wir durch solche Erfahrungen vor zu rascher und nicht genau begründeter Anschuldigung der Brunnen gewarnt werden.

Eine andere Art der Beweisführung stützt sich darauf, dass der verdächtige Brunnen geschlossen wurde und dass dann nach einiger Zeit die Epidemie aufhörte. Nun wissen wir aber, dass die Typhusepidemieen fast stets einen zeitlich begrenzten Verlauf haben, auch ohne dass irgend etwas am Brunnen geschieht. Andererseits gelangt sehr häufig die Schliessung des Brunnens erst nach längerer Dauer der Epidemie zur Ausführung, zu einer Zeit, wo auch ohne jeden Eingriff ein Aufhören der Epidemie wahrscheinlich war. Es ist daher keineswegs ohne Weiteres zulässig, in dem Brunnenschluss den Grund für die Beseitigung der Infektionsquelle zu erblicken.

Diese Skepsis, die für die wissenschaftliche Beweisführung unerlässlich ist, darf natürlich nicht hindern, dass in der Praxis jeder Brunnen als verdächtig bezeichnet und einstweilen geschlossen wird, in den möglicherweise infektiöse Abwasser gelangen können. Eine völlig sichere Aufklärung der Aetiologie gelingt eben beim Typhus schon wegen der langen Inkubationszeit höchst selten und man muss daher praktisch fast immer mit Möglichkeiten und Wahrscheinlichkeiten rechnen.

Drittens können Infektionen durch Nahrung stattfinden; einmal durch solche pflanzliche Nahrungsmittel, welche aus einem mit Typhusbacillen imprägnirten Boden stammen. Gemüse aus Garten- und Ackerland, welches unmittelbar an die Stadt grenzt und mit frischem Tonnen- und Grubeninhalt aus städtischen Häusern gedüngt ist, bietet eine gewisse Infektionsgefahr. Ferner kann der Genuss von Nahrungsmitteln, welche in der Wohnung mit Infektionsquellen (z. B. auch mit infektiösem Staub von angrenzendem Gartenland) in Berührung gekommen sind, die Uebertragung bewirken.

Selten wird eine Infektion durch Einathmung erfolgen. Innerhalb stark inficirter Wohnräume, vielleicht auch in umschlossenen Hofräumen, mag es gelegentlich zu einer Aufnahme von Typhusbacillen mit der Inspirationsluft und demnächst zum Verschlucken des mit den Keimen beladenen Schleims und Speichels kommen. Für gewöhnlich werden da, wo die Möglichkeit zu dieser Art der Infektion gegeben ist, die übrigen Transportwege stets breiter und betretener sein und mit viel grösserer Wahrscheinlichkeit die Erreger an ihre Invasionsstätte befördern.

Die **individuelle Disposition** scheint ähnlich wie bei der Cholera von grosser Bedeutung zu sein. Sie ist zwischen dem 15. und 30. Lebensjahre am grössten. Gastricismen, Obstipation befördern die Entstehung der Krankheit; Gemüthsbewegungen wohl nur insofern, als sie leicht zu Gastricismen und zu grosser Sorglosigkeit in der Nahrungsaufnahme führen. — Nach einmaligem Ueberstehen der Krankheit bleibt meistens eine Immunität für lange Zeit zurück; zuweilen sind Recidive nach 5—10 Jahren beobachtet.

Eine ausgesprochene **örtliche Disposition** zeigt der Abdominaltyphus nicht. Immune Zonen, Länder und Orte existiren nicht. In Island, Finnland, Mittel- und Südeuropa, Indien, Cochinchina, China, Australien, Capland, Nord-, Mittel- und Südamerika kommt Abdominaltyphus in grosser Ausdehnung vor. Länder, die man früher wohl für immun gehalten hat, wie Indien, Algier, haben seither nachweislich schwere Typhusepidemieen durchgemacht. Eine vermeintliche Immunität einzelner Städte besteht immer nur für einige Jahre wir sehen, dass gerade der Abdominaltyphus ungemein starke Schwankungen der Frequenz an demselben Orte zeigt und dass Perioden grösserer und geringerer Typhusmortalität abwechseln. Diese Schwankungen erschweren die Vergleichung verschiedener Städte bedeutend, und lassen eine solche nur innerhalb sehr langer Zeiträume zulässig erscheinen. Uebrigens sind gewisse Differenzen der örtlichen Frequenz selbstverständlich, da nach der Art des Wasserbezuges, der Entfernung der Abfallstoffe u. s. w. die Infektionsgelegenheiten in verschiedenen Städten erheblich variiren.

Auch eine deutliche **zeitliche** Disposition macht sich beim Auftreten des Abdominaltyphus nicht immer bemerkbar, wie aus folgender (dem Werke von Hirsch entnommenen) Tabelle hervorgeht:

			Sommer	Herbst	Winter	Frühling
Schweden	1858—77	Kranke	44 750	49 334	51 573	42 354
Hamburg	1873—80	Todte	286	390	453	317
Berlin . .	1854—79	„	3 625	5 384	3 100	2 685
Breslau . .	1863—78	„	646	774	591	510
Leipzig . .	1851—65	Kranke	299	378	236	139
Prag . . .	1874—76	„	237	239	428	335
Bayern . .	1857—70	Todte	10 758	11 648	12 722	12 037
München .	1852—68 u. 1873—79	„	1 164	1 153	2 120	1 691
Basel . . .	1824—73	„	557	710	528	418
London . .	1848—62	Kranke	716	1 072	541	328
Paris . . .	1867—78	Todte	1 005	1 646	928	573

Die für ganze Länder erhobenen Zahlen zeigen so gut wie keine jahreszeitliche Schwankung. In der Mehrzahl der Städte ist aber eine **Steigerung** der Typhusfälle im **Herbst** bemerkbar; in München und Prag liegt die Akme im Winter. Die Steigerung der Frequenz im Herbst ist dem Abdominaltyphus mit den verschiedensten Erkrankungen der Verdauungsorgane gemeinsam und vermuthlich zum Theil auf die gesteigerte Disposition zu allen Verdauungskrankheiten zurückzuführen. Bei der Verbreitung des Typhus durch Wasser ist ausserdem vielleicht ähnlich wie bei der Cholera in der hohen Temperatur des Wassers im Herbst ein einflussreiches Moment gegeben. Auch die in dieser Jahreszeit besonders starke Verunreinigung der Bodenoberfläche mit infektiösen Keimen, sowie Gebräuche bei der Feld- und Gartenarbeit, das Aufbringen des Düngers und das Einholen der Gemüse mögen von Einfluss auf die herbstliche Akme sein.

Nach v. Pettenkofer ist die Typhusfrequenz in vielen Städten vom Grundwasserstande abhängig. In der That ist in München, Salzburg, Frankfurt a. M., Berlin u. s. w. regelmässig ein Zusammenfallen der höchsten Frequenz mit dem Absinken des Grundwassers beobachtet, und diese Coïncidenz ist um so auffallender, als sie an einigen Orten unbekümmert um die Jahreszeit auftritt; in Berlin im Spätsommer und Herbst, in München im Winter. Im Kap. IV. ist dargelegt, weshalb trotzdem die von Pettenkofer gezogenen Folgerungen einer bedeutungsvollen Rolle des tieferen Bodens und des Grundwassers nicht als richtig anerkannt werden können. Vielmehr verweist uns dieser Zusammenhang lediglich auf eine gewisse Bedeutung des Feuchtigkeitszustandes der Bodenoberfläche, wenn nicht die Coïncidenz in völlig anderer Weise durch abweichende Sitten und Gebräuche ihre schliessliche Erklärung findet.

Vor allem würde es aber durchaus unrichtig sein, wollte man die gesammten Typhusfälle als abhängig vom Grundwasserstande bezeichnen. Die Steigerung, welche die Zahl der Typhusfälle in dem Quartal mit niedrigstem Grundwasserstand über die durchschnittliche Zahl der anderen Quartale erfährt, beträgt nur 10—20 Procent der gesammten Typhusfälle (in Berlin 17 Procent). Liegt wirklich in dem Sinken des Grundwassers ein die Ausbreitung des Typhus begünstigendes Moment, so wirkt dasselbe demnach jedenfalls nur auf einen kleinen Bruchtheil aller Typhusfälle, und der ganze grosse Rest kommt auch ohne diese Mitwirkung und trotz Ansteigens und Hochstandes des Grundwassers zu Stande.

Die prophylaktischen Maassnahmen sind ähnlich wie die gegen die Cholera empfohlenen. Sie bestehen in Desinfektion und guter Canalisation; ferner in Sorge für gutes Wasses aus Röhrenbrunnen oder centralen Leitungen. Besondere Vorsichtsmaassregeln sind anzuwenden, wenn in Milchwirthschaften, Schlächtereien und Gemüsehandlungen Typhusfälle vorkommen. In Zeiten von Epidemieen ist es empfehlenswerth, die Nahrung nur in gut gekochtem Zustand zu geniessen. Das Pflegepersonal muss durch genaue Instruction, durch täglich mehrmals vorzunehmende Desinfektion der Hände, und durch sofortige Beseitigung der inficirten Wäsche geschützt werden. Für Angehörige und Pfleger empfiehlt sich unter Umständen eine Schutzimpfung nach dem Pfeiffer-Kolle'schen Verfahren.

6. Variola.

Ueber Cytoryctes variolae, die als Erreger der Pocken angesprochene Amoebenart s. S. 75. — Das Contagium ist in den Hautschuppen, dem

Sputum und Nasensecret der Kranken enthalten. Es ist im trockenen Zustand lange Zeit, nach einzelnen Angaben über drei Jahre, lebensfähig. Wäsche, Kleider und alle sonstigen vom Kranken benutzten Gebrauchsgegenstände repräsentiren daher gefährliche Infektionsquellen, die auch ohne dass sichtbare Beschmutzung vorliegt, Massen von Infektionserregern enthalten können. Ebenso ist die Luft der Krankenräume als bedenkliche Infektionsquelle anzusehen.

Als Transportwege fungiren vor allem Berührungen der verschiedensten Art, directe und indirecte; ferner die Einathmung der Luft von Krankenräumen. Auch die Luft im Freien soll in der Nähe von Pockenspitälern die Uebertragung der Krankheit mehrfach bewirkt haben; jedoch ist in keinem dieser Fälle jeder andere Infektionsmodus sicher auszuschliessen. Gelegentlich kann der Transport der Erreger auch durch Nahrungsmittel (Milch) und durch Insecten erfolgen.

Die individuelle Empfänglichkeit erstreckt sich auf alle Lebensalter. Eine im Mittel zehn Jahr und länger dauernde Immunität wird durch Ueberstehen der Krankheit bewirkt; in einzelnen Ausnahmefällen scheinen frühere Recidive vorzukommen.

Eine örtliche Disposition tritt in manchen Ländern hervor. So veranlassten die Pocken in den einzelnen Provinzen Preussens 1816—1874 folgende Todesfälle pro 100000 Einwohner:

Provinz	Preussen	13·8	Provinz	Schlesien	9·6
„	Brandenburg	9·8	„	Sachsen	7·3
„	Pommern	8·1	„	Westfalen	7·0
„	Posen	21·0	„	Rheinland	5·5

Führt man die Berechnung nach kleineren Bezirken durch, so erhält man noch weit stärkere Differenzen; z. B. im Reg.-Bez. Aurich 1·0; Schleswig 1·8; Wiesbaden 2·2; dagegen in Bromberg 22·4 pro 10 000.

Diese örtliche Disposition harmonirt mit der Häufigkeit der Einschleppung von verseuchten Ländern, namentlich aber mit der Wohlhabenheit der Provinzen und den mit dieser variirenden Sitten und Gebräuchen. Die schlechten Wohnverhältnisse in den östlichen Landestheilen, die längere Dauer des Winters daselbst, welche zu längerem Aufenthalt in geschlossenen Räumen nöthigt, die geringere körperliche Reinlichkeit der dort vorhandenen slavischen Volksreste u. s. w. begünstigen die Uebertragung der Krankheit. — Zur Heranziehung irgend welcher anderer der Lokalität anhaftender Einflüsse auf die örtliche Vertheilung der Pocken liegt keinerlei Anlass vor.

Zeitliche Schwankungen finden sich mehrfach; z. B. in tropischen und subtropischen Gegenden und besonders da, wo starke Contraste zwischen Sommer und Winter hervortreten. Die stärkere Häufung der Pocken erfolgt regelmässig im Winter und erklärt sich, wie bereits S. 123 näher ausgeführt wurde, durch den vermehrten Aufenthalt der Menschen in geschlossenen Räumen und die Erschwerung der Reinigung von Körper, Kleidung und Wohnung.

Die prophylaktischen Maassregeln können sich zunächst auf strenge Absperrung des Kranken (im Isolirspital), auf Pflege durch geschulte und gegen Pocken immune Wärter und auf energische Desinfektion während und nach der Krankheit erstrecken. — Da aber der Kranke meist schon ehe die Erkrankung zur Kenntniss der Behörden gelangt, weitere Uebertragungen veranlasst hat, und da gegenüber einer grösseren Zahl von Erkrankten Isolirung und Desinfektion nicht mit der hier nöthigen und allein wirksamen rigorosen Strenge durchzuführen ist, so reichen unsere sonst üblichen prophylaktischen Maassnahmen zur Bekämpfung dieser Krankheit nicht aus. Es wird dies durch die neuere Pockenstatistik derjenigen Länder und Städte bestätigt (Frankreich, Oesterreich), in welchen die moderne Desinfektionstechnik bereits seit mehreren Jahren Eingang gefunden hat und eine Isolirung der Erkrankten seit lange versucht ist, ohne dass eine Hemmung der Ausbreitung gelungen wäre (s. unten).

Bei den Pocken bietet andererseits eine Schutzimpfung besonders günstige Aussichten, weil hier ein Impfstoff vorhanden ist, der mit ausserordentlicher Zähigkeit seinen bestimmten Virulenzgrad beibehält, der ferner eine sehr mässige, durchaus unbedenkliche Impfkrankheit erzeugt und schliesslich einen sicheren Impfschutz auf die Dauer von nahezu 12 Jahren und länger gewährt.

Dieser Impfstoff ist von dem englischen Landarzt Edward Jenner in der Lymphe der Kuhpocke entdeckt. Die Kuhpocken entstehen durch zufällige Uebertragung menschlicher Variola (besonders beim Melken), seit Einführung der Impfung auch durch Vaccinepusteln, und repräsentiren eine abgeschwächte Varietät des Pockenvirus, die unter dem Einfluss des wenig empfänglichen Körpers der Kuh oder des Kalbes entsteht. Die Kuhpocken befallen vorzugsweise weibliche Thiere, die dann unter 2—3 tägigem Fieber erkranken und am Euter Pusteln zeigen, deren Sekret beim Menschen ähnliche Pusteln hervorruft. Jenner fand den Volksglauben, dass das Ueberstehen der Kuhpocken gegen Variola Schutz verleihe, bereits vor, er lieferte aber im Jahre 1796 erst den bestimmten Beweis für diese Schutzkraft dadurch, dass er die mit Kuhpocken geimpften Menschen nachher mit echten Pocken inficirte, ein Experiment, welches ihm durch die damalige Sitte der Variolation ermöglicht wurde. Ferner zeigte Jenner, dass die Uebertragung der Kuhpocken von Mensch zu Mensch möglich sei und dass dieser humanisirte Impfstoff die gleiche Schutzkraft äussert, wie der vom Thier stammende animale Impfstoff. Dadurch wurde in damaliger Zeit überhaupt erst die Ausführbarkeit der Impfung in grossem Maassstabe und ein Impfzwang möglich.

Ohne die gesetzliche Einführung eines allgemeinen Impfzwangs erwies sich die JENNER'sche Schutzimpfung nicht genügend, um die Ausbreitung der Pocken zu hemmen. Viele entziehen sich aus Leichtsinn oder Unglauben der Impfung; durch diese werden dann auch alle die zahlreichen Menschen in Gefahr gebracht, bei welchen durch ungenügend ausgeführte, erfolglose oder nicht rechtzeitig wiederholte Impfung der Impfschutz ausgeblieben war.

In Deutschland ist daher gesetzlich bestimmt, dass jedes Kind vor Ablauf des Kalenderjahres, welches auf das Geburtsjahr folgt, zum ersten Male, vor Ablauf des Jahres, in welchem die Kinder ihr 12. Lebensjahr vollenden, zum zweiten Male (Revaccination) geimpft wird. Der gesetzlichen Pflicht ist genügt, wenn mindestens zwei Impfpusteln vollkommen entwickelt sind; wünschenswerth ist sogar die Entwickelung von vier Pusteln, da sich gezeigt hat, dass der Grad der Schutzimpfung von der Zahl der entwickelten Pusteln abhängig ist. (Pockenkranke mit einer schlechten Narbe lieferten noch 12 Procent Todesfälle, solche mit zwei guten Narben 2·3 Procent, mit vier guten Narben 0·05 Procent).

Der Impfzwang erscheint indess nur dann gerechtfertigt, wenn der Schutz gegen Variola unzweifelhaft feststeht und wenn zweitens keine Gesundheitsschädigung durch die Impfung bewirkt wird.

Die Schutzkraft der Pockenimpfung geht zunächst auf das Bestimmteste hervor aus den von JENNER und seinen Zeitgenossen in mehreren Tausenden von Fällen vorgenommenen Experimenten mit nachfolgender Variolation der geimpften Individuen.

Ferner ergiebt sich diese Schutzkraft in schlagender Weise aus den statistischen Zusammenstellungen. Freilich dürfen diese nicht etwa in der Weise ausgeführt werden, dass nur eine Anzahl von Pockenkranken befragt wird, ob sie in der Jugend geimpft seien. Die so erhaltenen Aussagen sind stets unsicher, lauten aber meist, fälschlicher Weise, bejahend, da z. B. in Preussen seit 1835 das Unterlassen der Impfung mit Polizeistrafe bedroht war.

In richtigerer Weise hat man in Städten, welche von stärkeren Pockenepidemieen heimgesucht waren, eine Statistik zu gewinnen versucht, indem man nach Ausweis der amtlichen Impflisten die Zahl der überhaupt Geimpften und die der Nichtgeimpften und ferner die Zahl der unter den Pockenkranken vorhandenen Geimpften und Ungeimpften feststellte. Bei einer solchen Zusammenstellung, z. B. in Chemnitz, hat sich ergeben, dass nur etwa 1·6 Procent Erkrankungsfälle auf die Geimpften, dagegen 60 Procent und mehr auf die Nichtgeimpften entfallen.

Starke Differenzen in der Pockenmortalität treten ferner hervor, wenn dasselbe Land vor und nach der Einführung des Impfzwanges verglichen wird. Da aber hierbei der Einfluss der Durchseuchung möglicher Weise die Zahlen beeinflussen könnte, ist es noch richtiger, verschiedene Länder und Städte von ungefähr derselben Bevölkerungsziffer und dem nämlichen Culturzustand zu vergleichen, und zwar einerseits solche, in welchen der Impfzwang besteht, andererseits solche, bei welchen die Impfung höchstens fakultativ eingeführt ist. Dabei zeigt sich ausnahmslos, dass in den Ländern und Städten ohne Impfzwang die frühere hohe Pockenmortalität sich bis in die neueste Zeit erhalten hat, während sie in den angrenzenden Ländern und Städten mit Impfzwang enorm reducirt ist. Aus der folgenden Tabelle geht dieses Resultat klar hervor:

Pockensterblichkeit auf 100000 Einwohner.

Jahr	Preussen	Oesterreich	Dresden	Prag	Jahr	Preussen	Oesterreich	Dresden	Prag
1865	43·8	22·8	2·0	21·0	1875	3·6	57·6	2·6	10·9
1866	62·0	35·9	7·9	25·4	1876	3·1	40·2	0·5	78·4
1867	43·2	46·9	28·5	83·9	1877	0·3	54·5	0·9	395·8
1868	18·8	35·5	38·0	26·9	1878	0·7	61·6	0	86·8
1869	19·4	35·2	1·8	19·0	1879	1·3	51·7	1·9	84·4
1870	17·5	30·3	8·9	26·4	1880	2·6	64·7	3·6	290·2
1871	243·2	39·2	326·6	15·0	1881	3·6	81·4	2·7	64·6
1872	262·4	189·9	84·1	396·5	1882	3·6	94·8	1·3	57·8
1873	35·6	314·7	13·0	281·6	1883	2·0	59·2	0·9	225·5
1874	9·5	174·3	4·2	30·0	1884	1·4	50·8	0·4	359·9

Einführung des deutschen Impfgesetzes.

Das frühere deutsche Impfgesetz war keineswegs geeignet, einen vollen Impfschutz zu erzielen; namentlich bestand früher kein Revaccinationszwang, und es ist längst bekannt, dass eine einmalige Impfung nicht für Lebenszeit Schutz gegen Pockenerkrankung gewähren kann. Deutlich ersichtlich wird diese Differenz durch einen Vergleich der Pockenerkrankungen in Preussen einerseits beim Civil, andererseits beim Militär. Bei letzterem bestand bereits seit dem Jahre 1834 Revaccinationszwang. In Folge dessen hörte beim Militär von diesem Jahre ab die Pockensterblichkeit fast ganz auf, während sie bei der Civilbevölkerung Preussens (und ebenso in den Armeen der anderen Länder) nach wie vor einen beträchtlichen Procentsatz erreichte.

Erst das am 8. April 1874 in Kraft getretene Reichsimpfgesetz führt den Revaccinationszwang ein. Es ist nach den seitherigen Erfahrungen mit Bestimmtheit zu erwarten, dass, wenn dasselbe einige weitere Jahrzehnte bestanden haben wird, ein völliges Erlöschen der Pockenepidemieen eintreten wird, und dass selbst sporadische Fälle von Pocken im innern Deutschland fast gar nicht und in den Grenzbezirken selten mehr vorkommen werden.

Andererseits sind keine schwereren und unvermeidlichen Gesundheitsstörungen mit der Schutzimpfung verbunden. Normaler Weise bewirkt die Impfung nur eine lokale Reaktion und sehr geringe Störung des Allgemeinbefindens; selten tritt vorübergehend höheres Fieber, Hautjucken, eine Empfindlichkeit der Achseldrüsen, ein ausgedehnter bläschenförmiger Ausschlag u. dgl. auf.

Zuweilen sind allerdings schwerere Schädigungen durch die Impfung beobachtet; erstens Wundinfektionskrankheiten und zwar am häufigsten Erysipel, das entweder (als sog. Früherysipel) am 1.—2. Tage nach der Impfung, gewöhnlich gleichzeitig bei mehreren Kindern, auftritt und auf Erysipelkokken zurückzuführen ist, die durch die Hand des Arztes, die Impflancette, andere Utensilien resp. durch die verwendete Lymphe in die Impfwunde gelangt sind, — oder es tritt ein sog. Späterysipel ein am 8.—12. Tage, nachdem also die Pusteln bereits aufgebrochen sind. In diesem Falle sind aus der Umgebung des Kindes durch Berührungen, Wäschestücke u. s. w. Erysipelkokken in die Wunde gelangt. Jede beliebige andere Wunde würde unter diesen Umständen denselben Verlauf genommen haben und es ist daher das Späterysipel nicht eigentlich der Impfung zur Last zu legen.

Zweitens können Contagien durch die Lymphe, die von einem Impfling abgenommen wird, auf andere Impflinge übertragen werden. Infektion mit Syphilis hat in etwa 700 gutbeglaubigten Fällen stattgefunden. Die Möglichkeit einer ähnlichen Uebertragung muss auch für Tuberkulose zugegeben werden, wenn auch der exakte Nachweis bisher nicht geführt ist.

Drittens hat man wohl behauptet, dass allgemeine Ernährungsstörungen, namentlich Skrophulosse, in Folge der Impfung auftreten. Ein Beweis für diese Behauptung ist bisher nicht erbracht. Die Impfung geschieht gewöhnlich in einem Alter, in welchem die ersten skrophulösen Symptome zum Vorschein zu kommen pflegen und es ist daher unausbleiblich, dass diese Coïncidenz von nicht logisch geschulten Menschen als Beweis für einen ätiologischen Zusammenhang angesehen wird. Von zahlreichen, unbefangen beobachtenden Aerzten werden derartige Ernährungsstörungen als Folgen der Impfung entschieden bestritten. Empfehlenswerth ist es jedenfalls, Kinder, bei welchen Verdacht auf beginnende Skrophulose besteht, für ein Jahr von der Impfung zurückzustellen und erst zu impfen, nachdem die skrophulösen Symptome auch für die Angehörigen bereits manifest geworden sind.

Die Uebertragung von Wundinfektionserregern und event. von Contagien repräsentiren immerhin sehr beachtenswerthe Gefahren für die Impflinge, welche vollkommen geeignet sind, den Impfzwang als ungerechtfertigt erscheinen zu lassen. Die Vorschriften des neuen Reichsimpfgesetzes gewähren indess vollkommene Sicherheit gegen diese Gefahren.

Um die Wundinfektion zu vermeiden, ist in dem Gesetz angeordnet, dass die Impfung nur von Aerzten und durchaus unter aseptischen Cautelen vorgenommen wird. Um ferner die Lymphe von Wundinfektionserregern und auch von Contagien frei zu hatten, wird allmählich der humanisirten Lymphe animale Lymphe substituirt, welche in Staatsinstituten unter besonderen Vorsichtsmaassregeln gewonnen wird, namentlich werden die den Impfstoff liefernden Kälber nach der Lymphabnahme regelmässig getödtet und obducirt, und die Lymphe kommt nur dann zur Versendung, wenn keinerlei Verdacht auf Tuberkulose oder Erysipel besteht. — Die frische Lymphe enthält stets zahlreiche saprophytische Bakterien; dieselben sind jedoch ohne jeden Einfluss auf die Reizerscheinungen an der Impfstelle. Letztere hängen vielmehr ab von der Individualität des Impflings, sodann von der Concentration und dem Alter der Lymphe, endlich von der Operationstechnik (möglichste Isolirung der einzelnen Pusteln). — Zu den von der Regierung getroffenen Schutzmaassregeln gehört auch die Bestimmung, dass jeder Arzt, welcher Impfungen vornehmen will, den Nachweis liefern muss, dass er durch einen besonderen Unterricht sich die erforderlichen Fähigkeiten hierzu erworben hat.

Das Impfgesetz in seiner jetzigen Gestalt lässt keinerlei begründete Einwände mehr zu und die Opposition gegen den Impfzwang, welche noch immer theils von solchen, die in ihrer Familie einen jener bedauerlichen Infektionsfälle erlebt haben, wie sie das frühere Impfreglement zuliess, theils und wesentlich von den pricipiellen Besserwissern und Oppositionsmännern genährt wird, sucht vergeblich nach neuen Angriffspunkten. Es ist indess nicht zu vergessen, dass in früherer Zeit wirklicher Grund für eine Opposition vorlag und dass die Verbesserungen, welche in das deutsche Reichsimpfgesetz aufgenommen sind und welche dieses vor allen andern Impfgesetzen auszeichnet, zu einem erheblichen Theile der impfgegnerischen Agitation zu danken sind.

Bezüglich der Technik der Impfung und Lymphgewinnung muss auf die kurzen Leitfaden von Schulz resp. von Pfeiffer verwiesen werden.

7. Scharlach, Masern, Flecktyphus.

Scharlach ist in Europa seit Jahrhunderten allgemein verbreitet; in anderen Continenten, namentlich in Asien und Afrika scheinen grosse Gebiete frei geblieben zu sein. In Europa tritt Scharlach theils in sporadischen Fällen, theils in Epidemieen auf. Letztere können dann zu Stande kommen, wenn seit der letzten allgemeineren Invasion wieder eine ausreichende Zahl von empfänglichen Individuen sich angesammelt hat. Nicht selten bleiben selbst in grösseren Städten Zwischenräume von 20 und mehr Jahren zwischen zwei Epidemieen. Die Mortalität differirt in den verschiedenen Epidemieen erheblich; sie kann 3 % und 30 % betragen. — Ueber die Infektionsquellen und Transportwege ist noch wenig sicheres bekannt. Absichtliche Uebertragung von Blut und Hautschuppen Scharlachkranker hat oft im Stich gelassen; andererseits hat man deutliche Ansteckung durch Wäsche, Möbel etc. beobachtet. Manches spricht dafür, dass Scharlach nicht nur im späteren Krankheits- oder im Reconvalescentenstadium ansteckt, sondern sogar vorzugsweise im ersten Beginn der Erkrankung. Durch die Luft scheint das Contagium sich nicht leicht zu verbreiten; ist die Verbreitung durch Berührungen des Kranken oder der inficirten Wäsche, Kleider etc. gehindert, so besteht wenig Infektionsgefahr mehr. In England ist wiederholt Transport des Contagiums durch Milch beobachtet. — Die individuelle Disposition für Scharlach ist wesentlich auf das kindliche Alter von 1—8 Jahren beschränkt, ähnlich wie bei der Diphtherie; vereinzelte Erkrankungen bei Erwachsenen sind indess nicht ausgeschlossen. Aber auch unter den Kindern sind bei weitem nicht alle disponirt; wir sehen oft, dass in kinderreichen Familien nur ein Kind erkrankt. — Eine örtliche Disposition ist nicht nachzuweisen; eine zeitliche Disposition nur in dem Sinne, wie sie für die meisten ansteckenden Krankheiten beobachtet wird, nämlich eine geringe Steigerung im Herbst und Winter (vgl. S. 123). — Die Prophylaxis besteht in Absperrung, Verbot des Schulbesuchs, Desinfektion (Wohnungsdesinfektion mit Formaldehyddämpfen). Von anwendbaren Schutz- oder Heilimpfungen ist nichts bekannt; leider scheinen auch die Versuche, wenigstens die gefährlichen Begleiter des Scharlachprocesses, die Streptokokken, durch Antikörper zu bekämpfen, einstweilen erfolglos geblieben zu sein.

Masern. Contagium unbekannt. Die Masern treten ebenfalls periodisch in Epidemieen auf, wenn eine hinreichende Zahl empfänglicher Individuen zur Zeit der Einschleppung vorhanden ist. — Auch hier zeigt sich ferner eine sehr verschiedene Mortalität in den einzelnen Epidemieen. — Infektionsquellen: Hautschuppen, Nasenschleim, Thränen, Betten, Wäsche, Kleider; auch im trockenen Zustand ist das Contagium lange haltbar. Zahlreiche Beobachtungen sprechen dafür, dass es in Staubform in den Wohnungen und Häusern verbreitet werden und dass daher Ansteckung auch bei Solchen erfolgen kann, die gar nicht in die Nähe des Kranken oder in Berührung mit seinen Effekten gekommen sind. Schon im ersten Stadium der Erkrankung kann Ansteckung erfolgen. — Die individuelle Disposition ist sehr ausgedehnt; nach langem Intervall seit der letzten Epidemie wird bei erneuter Einschleppung ein sehr hoher Procentsatz der Menschen ergriffen. Da wo öftere Epidemieen auftreten, werden vorzugsweise nur Kinder befallen, die Erwachsenen sind grösstentheils durch das frühere Ueberstehen der Krankheit immunisirt. — Lokale Einflüsse fehlen; zeitlich ist eine Zunahme der Frequenz im Herbst und Winter zu verzeichnen (vgl. S. 123). — Die Prophylaxis kann wenig leisten. Isolirung des Kranken führt selten zu einem Verschluss aller Transportwege; auch Desinfektion kann, insbesondere während der Krankheit, nicht viel leisten. Da die Krankheit bei sorgfältiger Behandlung und bei Schonung in der Reconvalescenz im Ganzen günstig zu verlaufen pflegt, sieht man gewöhnlich von prophylaktischen Maassregeln (mit Ausnahme der Meldepflicht und des Verbots des Schulbesuchs) ganz ab.

Flecktyphus. Contagium unbekannt. Ist seit etwa 20 Jahren in Deutschland nur noch in vereinzelten Fällen aufgetreten; in früherer Zeit wurde namentlich Schlesien von ausgedehnten Epidemieen befallen (in der Stadt Breslau im Jahre 1856 6000 Erkrankte, 1000 Gestorbene). Jetzt ist die Krankheit auf Russland, Galizien, den Orient und Irland beschränkt. Lokale und zeitliche Beeinflussung besteht nicht. — Die Einschleppung erfolgt gewöhnlich durch Vagabonden und umherziehende Arbeiter in Herbergen und Asyle niedrigster Art; diese bilden die Centren für die Weiterverbreitung. Auch später werden die besser situirten Klassen meist verschont; schlechter Ernährungszustand und Unreinlichkeit scheint zu disponiren. Ueber den Modus der Infektion ist wenig sicheres bekannt. Auf weitere Entfernungen durch Gegenstände und Waaren scheint die Uebertragung selten zu erfolgen; die in der Nähe des Kranken beschäftigten Menschen sind dagegen sehr exponirt. 1857 starben in Breslau 7 Aerzte und 11 Wärterinnen an

Flecktyphus, 78 Wärterinnen erkrankten; 1868 erkrankten daselbst 68 Aerzte und Wärter, 6 % aller Erkrankten. — Die Inkubation dauert in der Regel 5—8, ausnahmsweise bis 14 Tage. Recidive sind sehr selten. — Die Prophylaxe muss strengste Isolierung und gründlichste Desinfektion in's Auge fassen; ausserdem wo möglich Verwendung von durchseuchtem Personal.

8. Influenza.

Die Influenza (Grippe) ist seit dem 12. Jahrhundert bekannt; von Zeit zu Zeit ist sie als Pandemie aufgetreten; innerhalb der letzten 50 Jahre z. B. 1843, 1847—48, 1850—51, 1855, 1857—58, 1873—75, 1889—90. Dazwischen liegen alljährlich beschränktere Epidemieen in irgend welchen Ländern.

Die Erreger der Influenza sind die S. 61 beschriebenen Bacillen. Als Infektionsquellen sind das Bronchialsekret und das Nasensekret, sowie die damit beschmutzten Gegenstände, Wäsche etc. anzusehen. Nur relativ frische Sekrete sind gefährlich, da die Erreger durch Austrocknen zu Grunde gehen und auch im feuchten Sputum gewöhnlich nicht über 2 Tage virulent bleiben. Der trockne Staub des Krankenzimmers ist daher nicht als Infektionsquelle anzusehen; wohl aber können beim Husten und Niesen feuchte Theilchen des Sputums sich in der den Kranken umgebenden Luft verbreiten.

Als Infektionswege fungiren Berührungen z. B. der Taschentücher, der Hände des Kranken einerseits, der eigenen Schleimhäute der Nase oder des Mundes andererseits. Ferner die Einathmung frischer Sputumtheilchen, z. B. beim Sprechen und Husten des Kranken. Auch gelegentliche Uebertragung durch Nahrungsmittel und durch Insecten ist denkbar. — Das Contagium scheint bei Gesunden sehr leicht, schon auf flüchtige Berührung hin, zu haften. Dass die Ansteckung Gesunder durch den Aufenthalt in der Nähe von Kranken erfolgt, ist unzählige Male beobachtet.

Eine Verschleppung des Contagiums auf weite Strecken durch die Luft im Freien ist völlig ausgeschlossen. Man hat früher wohl geglaubt, dass Winde das Contagium rascher verbreiten, als dies durch den Verkehr möglich ist. Insbesondere sollte Schiffen auf hoher See das Contagium durch den Wind zugeführt werden können. Diese Behauptungen sind durch die genaueren Beobachtungen während der letzten Epidemieen widerlegt. Die Ausbreitung der Krankheit erfolgte niemals schneller als der Verkehr und konnte in sehr vielen Fällen mit aller Bestimmtheit auf Einschleppung durch Kranke zurückgeführt werden. Wo dieser Nachweis sich nicht führen liess, haben wir keinen

Grund auf einen anderen Verbreitungsmodus zu schliessen, sondern müssen annehmen, dass die Kranken (event. leicht Erkrankten) oder die vom Kranken stammenden Sachen, welche das Contagium eingeschleppt haben, nicht mehr nachträglich aufgefunden werden konnten.

Auch bezüglich der Schiffe ist constatirt, dass Erkrankungen auf See nur vorkommen, wenn innerhalb der letzten 6 Tage (die Inkubation wird zu 2—6 Tagen angenommen) ein Verkehr mit verseuchtem Lande oder mit verseuchten Schiffen stattgefunden hat und so die Möglichkeit der Aufnahme des Contagiums vom Kranken aus gegeben war. — Ferner ist an isolirt gelegenen oder gegen den Verkehr abgeschlossenen Orten der verschiedensten Länder (Gebirgsdörfer, Klöster, Gefängnisse) vielfach beobachtet, dass der Beginn der Erkrankungen stets erst von dem Zeitpunkt datirt, wo ein persönlicherVerkehr mit Influenzakranken stattgefunden hatte.

Die individuelle Empfänglichkeit erstreckt sich vom 2. Lebensjahre ab durch alle Alter und ist vielleicht in den mittleren Jahren am grössten. Völlige Unempfänglichkeit kommt weit seltener vor, als bei anderen Krankheiten; jedoch werden manche Individuen nur sehr leicht ergriffen. Eine Steigerung der Empfänglichkeit scheint durch Katarrhe und Erkältungen bewirkt zu werden.

Ueber die nach Ablauf der Krankheit entstehende Immunität gehen die Ansichten noch weit auseinander. Bei manchen Menschen scheint keine Immunität oder sogar eine gesteigerte Disposition zurückzubleiben; während im Allgemeinen doch wohl eine gewisse Immunisirung für kurze Dauer eintritt.

Eine örtliche Disposition oder Immunität wird nicht beobachtet. Kein Ort und kein Land hat sich den wiederholten Zügen der Influenza gegenüber dauernd immun gezeigt. Während jeder einzelnen Epidemie bleiben gewöhnlich einzelne Städte und innerhalb der ergriffenen Städte einzelne Anstalten mit isolirt lebender Bevölkerung verschont. Hier fehlt es dann an einer Einschleppung des Contagiums durch Kranke; nicht selten aber erfolgt diese noch in einem späteren Stadium und nun breitet sich in der betreffenden Stadt resp. Anstalt eine Epidemie aus zu einer Zeit, wo in der ganzen Umgegend die Seuche schon erloschen ist. (Göttinger Irrenanstalt 1891.)

Eine zeitliche Disposition besteht ebenfalls nicht. Die Influenza ist zu allen Jahreszeiten unter den verschiedensten klimatischen und Witterungsverhältnissen beobachtet.

Völlig unverständlich ist es, wie trotz der eindeutigen Resultate der in den letzten Epidemieen gesammelten Beobachtungen einzelne Gelehrte noch immer die Ansicht zu vertheidigen suchen, dass die Influenza keine contagiöse, sondern eine miasmatische Krankheit sei, die durch die Winde von Ort zu Ort verbreitet wird. Das betreffende Miasma soll entweder ein gasförmiger Körper oder ein belebtes Wesen sein. Die Quantitäten dieses räthselhaften Gases, resp. dieses Lebewesens, die an einem räthselhaften Orte (selbst im kältesten Winter) fortdauernd producirt werden, müssen geradezu unglaubliche sein, da der Zug der Influenza sich Wochen hindurch über ganze Erdtheile erstreckt. Ehe man zu solchen absurden, von aller Analogie mit bekannten Vorgängen unendlich weit entfernten Annahmen greift, sollte man doch lieber von allen Erklärungsversuchen Abstand nehmen, wenn wirklich die bei anderen Krankheiten üblichen Uebertragungsweisen sich auf die Influenza absolut nicht anwenden lassen. Thatsächlich ist aber das Verhalten der Influenzaepidemieen vom contagionistischen Standpunkt aus und unter Berücksichtigung der Lebenseigenschaften des Influenzabacillus ohne alle Schwierigkeit zu erklären.

Auch der Umstand, dass die Influenza oft so plötzlich um sich greift und einen so auffällig grossen Bruchtheil der Bevölkerung befällt, ist sehr wohl mit einer Verbreitung durch Contagien vereinbar. Zunächst ist der Ausbruch nie wirklich so plötzlich, wie es hier und da behauptet ist. Immer kommen zunächst vereinzelte Fälle, die kaum diagnosticirt und registrirt werden und dann erst schwillt die Seuche allmählich an, allerdings in rascher Progression. Letzteres erklärt sich aber ungezwungen daraus, dass das Contagium so leicht haftet, dass die individuelle Empfänglichkeit sehr verbreitet, die Inkubation sehr kurz (im Mittel 3 Tage) und die Ansteckung durch die zahlreichen nicht bettlägerigen Kranken sehr erleichtert ist.

Brechen andere stark contagiöse Krankheiten in eine voll empfängliche Bevölkerung ein, so sehen wir, dass in ähnlich rascher Anschwellung ein ebenso grosser Procentsatz der Bevölkerung ergriffen wird. (Masern auf den Färörinseln u. s. w.)

Prophylaktische Maasregeln. Da die Krankheit gewöhnlich erst diagnosticirt wird, wenn sie bereits stärkere Ausbreitung erlangt hat, sind Sperren und Isolirungen von geringem Werth, ausser in Anstalten, die wirklich abgeschlossen gehalten werden können. Aus demselben Grunde, dann aber auch, weil das Contagium ohne unser Zuthun so rasch abstirbt, ist eine regelrechte Desinfektion nicht erforderlich. Alle auf eine Schutzimpfung gerichteten Experimente sind bisher erfolglos geblieben. Es muss mithin dem Einzelnen überlassen bleiben in wie weit er den Verkehr mit Influenzakranken meiden und dadurch sich gegen die Krankheit schützen kann.

9. Pest.

Die Beulenpest (Bubonenpest) ist in Europa seit dem 6. Jahrhundert bekannt. Im Mittelalter forderte sie in fortgesetzten Epidemieen ungezählte Opfer; erst gegen Ende des 17. Jahrhunderts macht sich eine Abnahme bemerklich, von der Mitte des 18. Jahrhunderts ab ist von Europa nur noch der Südosten, die Balkanhalbinsel, häufiger ergriffen. Im Anfang des 19. Jahrhunderts ist die Pest in der Türkei heimisch und mehrmals von dort aus verschleppt; allmählich erlischt sie auch dort, 1841 ist sie noch einmal in Constantinopel aufgetreten, um dann von Europa zu verschwinden. 1843 ist sie zuletzt in Aegypten beobachtet, 1841 in Syrien, so dass seit der Mitte dieses Jahrhunderts auch die an Europa grenzenden Theile Vorderasiens und Afrikas von Pest frei blieben. Dafür entwickelten sich neue Pestherde in Arabien (1853 und 1874), Tripolis, Persien (1863, 1870, 1876—78), Mesopotamien (1866, 1873—77). Von Persien oder Mesopotamien aus wurde die Seuche im Oktober 1878 in unaufgeklärter Weise nach Wetlianka und einigen anderen Wolga-Dörfern im Gouvernement Astrachan verschleppt, wo sie sich bis zum Januar 1879 hielt und etwa 600 Opfer forderte. — In neuester Zeit hat die Pest sich von Herden aus, die wahrscheinlich im Innern von China seit lange bestanden haben, im Jahre 1893 u. A. nach Kanton und Hongkong verbreitet; ferner ist sie 1890 in Bombay heftig aufgetreten, nachdem bis dahin Indien nur zwei auf kleinere Gebiete beschränkte Epidemieen (1815—21 und 1836) gehabt hatte. — Zweifellose Einflüsse der Lokalität und der Jahreszeit auf das Zustandekommen und die Intensität der Epidemieen haben sich nicht erkennen lassen; dagegen wurden von vielen Beobachtern Armuth, dichte Bewohnung, Verwahrlosung und Unreinlichkeit als disponirende Momente bezeichnet. Das allmähliche Zurückweichen der Seuche von europäischem Boden wird vorzugsweise auf die Besserung der Wohnungsverhältnisse und der erhöhten Sorgsamkeit für die Körperpflege und Reinlichkeit geschoben.

Ueber den als Contagium der Pest erkannten Bacillus (s. S. 62) liegen noch zu wenig Experimente vor, als dass man die Infektionsquellen und die Transportwege mit Sicherheit bezeichnen und nach ihrer Bedeutung würdigen könnte. Kitasato, Aoyama und Yersin haben festgestellt, dass der Pestbacillus durch Austrocknen in 3 bis 4 Tagen, im Sonnenlichte in 3—4 Stunden, durch Kochen in wenigen Minuten vernichtet wird. In Bezug auf seine Wachsthumsbedingungen ist er relativ anspruchslos, wächst namentlich auch schon bei niederen Wärmegraden; die sehr empfänglichen Ratten und Mäuse können Boden und Wasser mit Pestbacillen inficiren, und diese können hier eventuell sogar wuchern. Die hauptsächlichste Invasionspforte scheinen kleine Hautwunden zu sein; minimalste Verletzungen genügen. Die barfuss gehenden Chinesen wurden in Hongkong fast stets an den Füssen inficirt; bei den mit Schuhwerk bekleideten Japanern erfolgte die Invasion gewöhnlich von den Händen aus. Ob ausser dem Buboneneiter andere Exkrete des Kranken Bacillen enthalten, ist noch nicht mit Sicherheit ermittelt. Zweifellos sind der Eiter, die damit imprägnirte Wäsche und die Kleider die wichtigsten Infektionsquellen; und die

Ansteckung an diesen erfolgt durch Berührungen, eventuell unter Vermittelung von Fliegen, dagegen schwerlich durch Einathmung verstäubter Erreger. Die Ansteckungsgefahr ist bei weitem nicht so gross, wie beim Flecktyphus. Erkrankungen von Aerzten kommen sehr selten, von Wärtern etwas häufiger wie bei Cholera vor. Möglicherweise gehen bei stärkerer Ausbreitung und primitiven hygienischen Verhältnissen aber auch Uebertragungen von inficirtem Boden, Wasser und Nahrungsmitteln aus; unter den ungünstigen socialen Verhältnissen, wie sie im Mittelalter in Europa vorlagen und jetzt noch in Theilen asiatischer Städte vorliegen, stehen Abfallstoffe, Ratten, Brunnen und Boden in so enger Communikation, dass eine weite Verbreitung des Erregers selbstverständlich ist. — Die Prophylaxis muss in Absperrmaassregeln ähnlich wie gegenüber der Cholera bestehen, braucht aber auch kaum rigoroser zu sein. Schiffe aus verseuchten Häfen, die trotz mindestens 11tägiger Fahrt reines Patent haben, sollten von Quarantäne frei bleiben; bei kürzerer Fahrt ist die Landung erst nach Ablauf des 11. Tages zu gestatten. Sind unterwegs Krankheitsfälle vorgekommen, so ist 11 tägige Quarantäne einzuhalten. Zu Lande sollten alle Sperren unterbleiben; höchstens an bedrohten Punkten der Grenze Revision der Reisenden (nicht Desinfektion, auch nicht des Gepäcks der Gesunden). Einfuhrverbote für Waaren sollten nur auf Lumpen und getragene Kleider beschränkt werden. Mit grösster Stenge ist dagegen im ersten Krankheitsfall für Isolirung und Desinfektion aller Effekten, benutzter Verkehrsmittel etc. zu sorgen.

10. Malaria.

Die Malaria ist von jeher als typisches Beispiel einer nicht contagiösen (miasmatischen, ektogenen) Infektionskrankheit aufgeführt. Nach allen Beobachtungen wird die Krankheit niemals vom Kranken auf den Gesunden übertragen, es sei denn durch absichtliche (oder unabsichtliche) Ueberimpfung von Blut. Die natürliche Infektion erfolgt vielmehr nur durch den Aufenthalt an einem Malariaorte; und da schon ein kurzer Aufenthalt auf freiem Malariaboden Infektionen auszulösen vermag, hat man mit Recht gefolgert, dass irgend welche Eigenthümlichkeiten des Bodens von wesentlichstem Einfluss auf die Malariaerreger sein müssen.

Die Malariaerreger selbst sind zwar im Blut der Kranken entdeckt und als Sporozoën erkannt; aber über ihre biologischen Eigenschaften und über ihre Existenzbedingungen ausserhalb des Menschen wissen wir noch nichts genaueres. Unsere Kenntnisse über die Verbreitungsweise der Krankheit müssen sich somit wesentlich auf nähere Untersuchung der örtlichen Bedingungen stützen, unter welchen die Malaria vorkommt.

Die Malaria ist weitaus am verbreitetsten in der tropischen und subtropischen Zone, wo sie als die verheerendste unter allen Krankheiten auftritt; in der kalten Zone fehlt sie gänzlich, in der gemässigten zeigt sie theilweise noch sehr starke Verbreitung. Innerhalb Europas herrscht Malaria besonders in Süd-Russland, den Donau-Niederungen Ungarns und der Donaufürstenthümer, in der Po-Ebene und am grössten Theil der Westküste Italiens von Pisa abwärts, im Weichseldelta und in den Marschen Ostfrieslands und Hollands.

Ausgedehnte Landstrecken in Europa und ebenso in der tropischen Zone sind völlig frei von Malaria; so z. B. fast ganz Mittel- und Süddeutschland (mit einzelnen lokalen Ausnahmen), England, ein grosser Theil Frankreichs u. s. w.

Manche Gegenden sind nicht dauernd immun, sondern werden zuweilen von Malaria-Epidemieen betroffen, die sich über weite Strecken verbreiten. Nicht selten wird auch beobachtet, dass im Laufe längerer Jahrzehnte und Jahrhunderte Malariaherde zu immunen Orten umgewandelt und umgekehrt früher unempfängliche Gegenden für Malaria disponirt werden. Wahrscheinlich liegen in solchen Fällen stets wesentliche Aenderungen der Bodenoberfläche (Entwaldungen u. dgl.) vor.

Vergleichende Untersuchungen über die Eigenschaften des Malariabodens haben alle Beobachter zu der Anschauung geführt, dass nur ein Boden von relativ hoher Feuchtigkeit, von zeitweise grosser Wärme und von einem beträchtlichen Gehalt an organischen zersetzlichen Stoffen den Malariaerregern eine geeignete Wohnstätte bietet.

Die nöthige Feuchtigkeit findet sich niemals auf compaktem Felsboden, selten auf zerklüftetem Felsboden, häufig dagegen in porösem Schwemmboden. Hier kann sie theils durch hohen Stand des Grundwassers, theils durch Austreten von Flüssen, theils dadurch bewirkt werden, dass die schwer durchlässigen oberen Bodenschichten die Niederschläge lange zurückhalten. Oft bietet geradezu sumpfiges Terrain, wie es sich auf Ebenen oder in muldenförmigen Thälern entwickeln kann, Malariagefahr; oft ist der betreffende Boden während eines Theils des Jahres trocken und besitzt nur zeitweise den erforderlichen hohen Feuchtigkeitsgrad. Dauernd trockener Boden ist stets frei von Malaria; ebenso ein ständig mit Wasser überfluthetes Terrain. — Mancher scheinbar disponirte feuchte Boden lässt trotzdem Malaria vermissen; vielleicht nur weil zufällig keine Infektionserreger dorthin gelangt sind, vielleicht weil irgend einer anderen Lebensbedingung derselben nicht entsprochen ist.

Die für einen Malariaboden erforderliche Wärme beträgt mindestens 15—16°. Gegenden, in welchen die Lufttemperatur im Mittel des wärmsten Monats diese Höhe nicht erreicht, sind immun. Auch eine Maximalgrenze für die Temperatur scheint zu existiren, doch ist dieselbe nicht genauer ermittelt.

Der Gehalt des Bodens an organischen Stoffen kann stark variiren; ein Mehr oder Weniger scheint von geringem Einfluss auf die Malariadisposition zu sein. Auch hier ist die untere Grenze noch nicht bekannt.

Neben der örtlichen Disposition giebt sich in den meisten Malariagegenden eine deutliche zeitliche Disposition zu erkennen. In der nördlichen gemässigten Zone zeigt die Malaria zwei Maxima, im Frühling und im Herbst; in südlicheren Ländern ist nur ein Maximum ausgeprägt, das den Sommer und Herbst umfasst; in tropischen Malariagegenden treten häufigere Erkrankungen erst mit dem Beginn der Regenzeit auf, erreichen mit dem Nachlass derselben ihr Maximum und nehmen dann wieder ab.

Diese zeitliche Disposition scheint wiederum wesentlich durch die zeitlich wechselnde Wärme und Feuchtigkeit des Bodens bedingt zu sein. In einer kälteren Zone ist es vorzugsweise die Wärme, welche variirt und die zeitliche Disposition bestimmt, während die nöthige Feuchtigkeit meistens vorhanden ist; in der heissen Zone fehlt es dagegen nie an der erforderlichen Wärme und der zeitlich schwankende Faktor ist die Feuchtigkeit. An manchen Stellen scheinen beide Momente in günstiger Weise zusammentreffen zu müssen.

Es ist darnach leicht verständlich, dass die Witterung der einzelnen Jahre oft von sehr entschiedenem Einfluss auf die Malariafrequenz sein kann, dass aber auch die gleiche Witterung an verschiedenen Orten sehr ungleich wirkt. Bei sehr feuchtem Terrain bringt anhaltender Regen Ueberfluthung und damit ein Erlöschen der Epidemie zu Stande, bei trockenerem Boden wirkt er auslösend auf dieselbe. Trockenes Wetter kann bei sehr feuchtem Terrain die Malaria begünstigen, bei weniger feuchtem derselben ein Ende bereiten.

Aus allen diesen Beobachtungen über die örtliche und zeitliche Disposition dürfen wir folgern, dass die Malariaerreger nur in einem Boden von bestimmter Wärme und Feuchtigkeit existiren und von da aus zum Menschen gelangen können.

Ueber die Art des Transports der im Boden befindlichen Erreger ist noch nichts sicheres bekannt. Uebertragungen durch Trinkwasser kommen jedenfalls nur ganz ausnahmsweise in Betracht. Als wesentliches Transportmittel sieht man die Luft an. Die scheinbar widersprechende Beobachtung, dass die Infektionsgefahr mit einer gewissen Erhebung über das Malariaterrain und mit einer relativ geringen horizontalen Entfernung von demselben aufhört, kann man sich sehr wohl durch die allmähliche Verdünnung der inficirten Luft und die damit parallel gehende Abnahme der Infektionschancen erklären.

Indess legen manche Beobachtungen, so z. B. die Erfahrung, dass die Abend- und Nachtluft vorzugsweise Gefahr bringt, während über Tag die Luft desselben Ortes gar nicht oder selten Infektion veranlasst, ferner dass oft nach flüchtigstem Aufenthalt auf Malariaterrain sehr rasch Infektion eintritt, die Vermuthung nahe, dass der Transport der Erreger zum Theil durch Insecten, namentlich Mücken, Mosquitos etc., besorgt wird. Diese sind zu einer solchen Rolle offenbar sehr geeignet, schwärmen vorzugsweise Abends und Nachts und sind eventuell im Stande, die Erreger direct in's Blut einzuimpfen, und so auch eine Erklärung für die Fälle zu liefern, in welchen schon wenige Stunden nach der Ankunft auf dem Malariaterrain Erkrankung eintritt.

Die Prophylaxis kann einmal in einer Beseitigung einer der nothwendigen Bodeneigenschaften bestehen. Von diesen ist am ehesten zugänglich die Feuchtigkeit; durch Bebauung mit rasch wachsenden Pflanzen, Getreide oder Gras, oder aber durch Drainage gelingt es oft, die Feuchtigkeit so weit herabzudrücken, dass die Malaria schwindet. Nicht selten helfen diese Maassnahmen aber nur zeitweise, und Jahre mit stärkeren Niederschlägen stellen trotz der Culturarbeiten die Disposition wieder her. — Für kleinere Terrains und namentlich für den Wohnboden der Städte scheint es sicherer zu sein, das Hinausgelangen der Erreger aus dem Boden zu hindern. Es kann dies durch dichte Pflasterung des Bodens der Strassen und Höfe und gute Dichtung des Untergrunds der Häuser in völlig zureichender Weise geschehen; und in der That sind ganze Malariaquartiere in solcher Weise in gesunde Gegenden verwandelt. — Sollte die Vermuthung, dass Insecten beim Transport der Erreger wesentlich betheiligt sind, sich bestätigen, so würden schützende Bedeckungen des Körpers, Einreibungen mit Stoffen, welche die Insecten abstossen u. dgl. zu den prophylaktischen Vorkehrungen gegen Malariainfektion zu rechnen sein.

Litteratur: Allgemeine Aetiologie der Infektionskrankheiten: Hirsch, Handbuch der historisch-geographischen Pathologie, I—III, 1881 ff. — v. Ziemssen, Handbuch der spec. Pathol. u. Therapie, 2. Band. Akute Infektionskrankheiten, Th. I—IV. — Kruse, Kap. „Krankheitserregung“ in Flügge, Die Mikroorganismen, 3. Aufl. 1896. — Behring, Die Bekämpfung der Infektionskrankheiten, hygienischer Theil, 1894.

Immunität: Vgl. die neueren Arbeiten von Behring, Brieger, Ehrlich, Kitasato, Pfeiffer und Kolle in der Zeitschr. f. Hyg.; von Buchner in der Münch. med. Wochenschrift; von Kruse in Ziegler's Beiträgen; von Metschnikoff in Virchow's Archiv und Annales de l'Inst. Pasteur.

Desinfektion: Löffler, Richard, Dobroslawin, Ueber Praxis der Desinfektion, Berichte des internat. Hygiene-Congresses zu Wien 1887. — Gaffky, Verh. d. Ver. f. öff. Ges. in Braunschweig 1890.

Tuberkulose: Koch, Arb. a. d. Kaiserl. Ges.-Amt, Band II. — Cornet, Zeitschr. f. Hygiene, Bd. V.

Cholera infantum: Boeckh, Ber. des internat. Hygiene-Congresses zu Wien 1887. — Würzburg, Arb. a. d. Kaiserl. Ges.-Amt, Bd. 4, 1888. — Bernheim, Zeitschr. f. Hyg., Bd. IV. — Meinert, Deutsche medic. Wochenschr. 1888.

Cholera asiatica: Koch u. Gaffky, Bericht über die Thätigkeit der zur Erforschung der Cholera etc., 1887. — Koch, Zeitschr. f. Hyg., Bd. 14 u. 15. — Flügge, ibid., Bd. 14. — v. Pettenkofer, Zum gegenwärtigen Stand der Cholerafrage, Arch. f. Hygiene, Bd. 5 u. 6.

Diphtherie: Loeffler Arbeiten a. d. Kais. Ges.-Amt, Bd. II. — Berl. klin. Woch. 1890. Nr. 39. — Behring, Geschichte der Diphtherie 1893. — C. Fränkel, Verh. d. Ver. f. öff. Ges. in Kiel 1896.

Elftes Kapitel.

Hygienisch wichtige öffentliche Anstalten.

Ganz besondere Beachtung erfordert die richtige Anwendung der in den vorstehenden Kapiteln begründeten hygienischen Principien in den Fällen, wo eine Anzahl von Menschen der Fürsorge Anderer anvertraut und nicht im Stande ist, nach Instinkt und Erfahrung die ihnen bekömmliche Nahrung, Kleidung, Wohnung etc. auszuwählen. Dieser Fall liegt vor bei den Schulen, Waisenhäusern, beim Militär, bei den Gefangenanstalten, bei Krankenhäusern, Irrenanstalten, Armenhäusern etc. Die Leiter dieser Anstalten tragen ihrerseits stets eine schwere Verantwortung, indem sie zahlreiche Menschen unter bestimmten Lebensverhältnissen zu existiren zwingen. Eine genaue Feststellung der in solchen öffentlichen Anstalten zu beachtenden hygienischen Maximen ist daher nach allen Seiten hin von besonderer Bedeutung.

Unter den aufgezählten öffentlichen Anstalten seien hier nur Schulen und Krankenhäuser hervorgehoben, mit deren hygienischen Einrichtungen jeder Arzt einigermaassen vertraut sein muss. Betreffs der übrigen Anstalten, die mehr nur in speciellen Fällen das Interesse des Arztes in Anspruch nehmen, muss auf die in den Kapiteln Nahrung, Wohnung etc. gegebenen Ausführungen, sowie auf die unten citirte Litteratur verwiesen werden.

I. Schulen.

Da der Staat von den Eltern verlangt, dass sie ihre Kinder der Schule anvertrauen, so darf man erwarten, dass die Kinder in der Schule von keinen Gesundheitsstörungen bedroht werden. Es ist daher zu fordern, dass die Schulhäuser so gebaut sind, dass sie jedem Kinde genügend Licht, normale Temperatur und reichliche frische Luft gewähren; dass ferner das Mobiliar und die Utensilien der Schulzimmer ohne Beeinträchtigung der Gesundheit benutzbar sind; dass der Betrieb der Schule keine zu starke körperliche oder geistige Anstrengung von den Schülern verlangt; und dass letztere vor contagiösen Krankheiten beschützt werden.

Nicht immer entsprechen die Schulen diesen Forderungen; vielmehr sind zahlreiche Gesundheitsstörungen bei Schülern beobachtet, die durch den Schulbesuch hervorgerufen oder doch wesentlich unterstützt werden. Zu diesen gehört:

1. Die habituelle Skoliose. Im Ganzen ist dieselbe nicht so häufig, als man früher angenommen hat; auch entwickelt sich die Krankheit nur bei einer gewissen individuellen Disposition, und wird namentlich bei Mädchen durch Handarbeiten ausserhalb der Schule wesentlich unterstützt. Ein gewisser Einfluss der Schule ist aber oft unverkennbar. Fast stets handelt es sich um eine solche Verbiegung der Wirbelsäule, dass deren Convexität nach rechts gerichtet ist, und diese entspricht gerade der bei schlechten Subsellien zu Stande kommenden Körperhaltung. Bei einem weiten Abstand des Sitzes vom Tisch, bei zu grosser Höhe des Sitzes und horizontaler Tischplatte ist ein Schreiben in gerader Haltung des Körpers völlig unmöglich, zumal wenn eine rechtsschiefe Schrift gelehrt wird. Der Oberkörper muss sich vielmehr dann nach vorn und links neigen, die rechte Schulter wird gehoben, die linke gesenkt und vorgeschoben; die Muskeln müssen angestrengt werden, um den Körper in dieser Lage zu halten, und durch Aufstützen der Brust oder des linken Armes auf die Tischplatte sucht das Kind sehr bald die ermüdenden Muskeln zu entlasten. Dabei kommt dann eine solche Verschiebung der Einzelschwerpunkte der oberen Körpertheile zu Stande, dass eine entsprechende Verbiegung der Wirbelsäule die Folge ist.

2. Die Myopie. Nachweislich treten die Kinder mit hyperopischen oder emmetropischen Augen in die Schule ein. Es ist statistisch festgestellt, dass die Myopie mit der Dauer des Schulbesuches zunimmt, in den Gymnasien am häufigsten und hochgradigsten wird, in den Dorfschulen viel seltener und geringfügiger auftritt (H. Cohn). Zu

hochgradiger Myopie kann sich später geradezu eine Abnahme des Sehvermögens gesellen.

Zur Entstehung der Myopie der Schulkinder disponirt vielleicht zu einem geringen Theil Rassendisposition und der Knochenbau des Gesichtsschädels (niedere Augenhöhlen), zu einem weit grösseren Theil erbliche Anlage. Zur Ausbildung kommt die Myopie aber hauptsächlich durch mangelhafte Beleuchtung und die oben geschilderte schlechte Körperhaltung beim Lesen und Schreiben. Der Kopf des in Folge unzweckmässiger Subsellien vorn übergebeugten Oberkörpers muss sich bei ungenügender Beleuchtung tief senken und das Auge der Tischplatte stark nähern; das Auge muss daher fortdauernd forcirt für die Nähe accommodiren, die Sehaxen convergiren übermässig, die Blutcirculation im Bulbus wird gestört, und diese Momente scheinen dahin zusammenzuwirken, dass Dehnungszustände in der Nähe des hinteren Pols entstehen und eine Verlängerung der sagittalen Bulbusaxe eintritt.

Zweifellos können auch schlechte Beleuchtung und unzweckmässiges Sitzen im Hause, ferner feine Handarbeiten u. s. w. die Ausbildung der Myopie unterstützen. Es kommt aber darauf an, dass die Schule keinesfalls an einer solchen Gesundheitsstörung ursächlich betheiligt ist, und dass vorsichtige Eltern, die für ihr Kind im Hause auf's Gewissenhafteste sorgen, nicht in der Schule Gefahren für dasselbe fürchten müssen.

3. Stauung des Blutabflusses aus Kopf und Hals, in Folge dessen häufiges Nasenbluten und vielleicht auch der zuweilen beobachtete Schulkropf werden als eine weitere Consequenz der oben geschilderten Schreibhaltung beobachtet.

4. Erkältungskrankheiten treten namentlich bei schlechten Heizeinrichtungen, bei stark strahlenden Heizkörpern und überhitzten oder ungenügend erwärmten Schulzimmern auf.

5. Ernährungsstörungen und nervöse Ueberreizung kommen häufig bei Schulkindern zur Beobachtung, wenn dieselben zu anhaltendem Sitzen, zum Aufenthalt in einer schlechten, die Athmung behindernden Luft und zu einer im Verhältniss zu ihren Anlagen übermässigen geistigen Anstrengung gezwungen sind. Es lässt dann sehr leicht der Appetit nach, die Ernährung wird unzureichend, und im kindlichen Alter treten daraufhin ausserordentlich schnell anämische Beschwerden und abnorme Reizbarkeit hervor.

6. Contagiöse Krankheiten, namentlich die akuten Exantheme, Diphtherie u. s. w. werden nachweislich häufig in der Schule acquirirt. Das ist sehr leicht verständlich, wenn man bedenkt, das sdie Kinder oft noch einige Tage die Schule besuchen, nachdem sie bereits an einer

contagiösen Krankheit erkrankt sind, dass sie ferner noch häufiger mit gar nicht oder ungenügend desinficirten Kleidern in die Schule zurückkommen, nachdem sie eine contagiöse Krankheit überstanden haben. Die Ansteckung erfolgt bei den Kindern um so eher, als unter ihnen fortwährende Berührungen stattfinden. Ausserdem lösen sich bei den lebhaften Bewegungen der Kinder leicht die eingeschleppten Keime von den Kleidern ab und verbreiten sich in der Luft, die stets grosse Mengen solchen Kleiderstaubes zu enthalten pflegt.

Angesichts dieser zahlreichen, von der Schule begünstigten Gesundheitsstörungen werden mit Recht eine Reihe von hygienischen Maassregeln zum Schutze der Schulkinder verlangt. Dieselben betreffen theils die baulichen Einrichtungen des Schulhauses, theils das Mobiliar und die Utensilien, theils den Betrieb der Schule.

A. Bauliche Einrichtungen.

Das Schulgebäude soll wo möglich nicht in zu grossen Dimensionen angelegt werden, am besten nur aus zwei Stockwerken bestehen. Der Bauplan ist im Allgemeinen an das Corridorsystem gebunden; es ist aber dahin zu streben, dass der Corridor an der einen Längsseite des Gebäudes angelegt wird, an der anderen Seite die Klassenräume; ein Corridor zwischen zwei Reihen Zimmern ist in Bezug auf Licht- und Luftzufuhr erheblich ungünstiger, wird aber der Billigkeit wegen häufig projectirt und ausgeführt. — Mit Bezug auf die Himmelsrichtung ist eine Lage der Fenster nach Osten zu vermeiden wegen des zur Zeit der Schulstunden weit in's Zimmer einfallenden Sonnenlichts, das die verschiedenen Plätze sehr ungleich mit Licht und Wärme versorgt und theilweise blendend wirkt. Die Richtung gegen Süden ist weniger ungünstig, weil die Sonnenstrahlen namentlich im Sommer nicht so tief in's Zimmer einfallen. Die Lage nach Westen oder Nordwesten ist zulässig, wenn am späteren Nachmittag kein Unterricht gehalten wird. Das angenehmste Licht liefert die Lage gegen Norden, aber ausreichend nur dann, wenn die Lage des Gebäudes eine völlig freie ist.

Die einzelnen Schulzimmer sollen höchstens 9—10 m lang sein, weil bei grösserer Länge das Sehen der Tafel und die Ueberwachung der Schüler auf Schwierigkeiten stösst. Die Tiefe der Zimmer wird gewöhnlich auf höchstens 7 m normirt; doch ist dieses Maass ganz abhängig zu machen von photometrischen Bestimmungen. Die Höhe soll $3^1/_2$ bis höchstens $4^1/_2$ m betragen; bei grösserer Höhe wird über zu starke Resonanz geklagt. Der maximale Cubikraum eines normalen Schulzimmers berechnet sich demnach auf 250—300 cbm. —

Es ergiebt sich aus dieser Maximalziffer zugleich die höchste Zahl von Schülern, welche ohne Nachtheile in einem Schulzimmer überhaupt untergebracht werden können. Nach den im Kapitel „Ventilation“ gegebenen Berechnungen muss man für jüngere Schüler 4—5, für ältere 6—7 cbm Luftraum oder 1 qm, resp. 1·5 qm Bodenfläche verlangen. Demnach darf ein Normalzimmer von maximalen Dimensionen nicht mehr als 60 Kinder im Durchschnitt aufnehmen.

Die Wände des Zimmers sind mit hellgrauer Oel- oder Leimfarbe zu streichen; wo möglich soll wenigstens ihr unteres Drittel abwaschbar sein. — Der Fussboden soll aus hartem Holz, das mehrfach mit siedendem Leinöl getränkt ist, möglichst gut gefugt sein oder Oelfarbenanstrich erhalten; derselbe muss sich jedenfalls mit feuchten Lappen leicht reinigen und staubfrei machen lassen.

Lichtöffnungen. Keinesfalls darf seitliches Licht von der rechten Seite der Schüler her einfallen, da sonst der Schatten der schreibenden Hand auf das Papier fällt und eine zu starke Annäherung des Auges nöthig ist, um noch den Contrast zwischen den Buchstaben und dem relativ dunklen Papier wahrzunehmen. — Ebenso wenig soll das Licht von hinten her einfallen; es wirft dann der Kopf einen Schatten auf das Papier, und ausserdem wird der Lehrer durch eine solche Beleuchtung geblendet und an der Ueberwachung der Schüler gehindert. Nur bei sehr hohen Fenstern und kurzen Klassen ist Beleuchtung von hinten zulässig, weil dieselbe dann mehr den Charakter des Oberlichts bekommt. — Beleuchtung von vorn ist ebenfalls unstatthaft, weil dann die Schüler geblendet werden und z. B. an dem Lesen der Tafel gehindert werden. — Auch bilaterales Licht ist unrichtig, sobald nicht die rechtsseitigen Fenster sehr stark zurücktreten; denn es kommt dabei immer zu einem deutlichen Schatten der Hand auf dem Papier, und zwar bei den am weitesten rechts sitzenden Schülern am stärksten.

Die einzig richtige Art der Beleuchtung ist entweder der Lichteinfall von links oder Oberlicht. Bei letzterem findet allein eine völlig gleichmässige Vertheilung des Lichtes statt, es bestehen keine besseren und schlechteren Plätze, und auch die Tiefe des Zimmers ist so gut wie unbeschränkt. Jedoch stösst die Einführung des Oberlichts in den meisten Fällen auf Schwierigkeiten, und somit sind wir gewöhnlich auf den Lichteinfall von der linken Seite her angewiesen.

Ob die nöthige Lichtmenge für jeden Platz geliefert wird, darüber sind vor dem Bau des Hauses Berechnungen nach der S. 400 beschriebenen Methode anzustellen. Nach Fertigstellung des Gebäudes ist die Lichtmenge durch Photometer und Raumwinkelmesser zu controliren. — Im übrigen wird gewöhnlich noch vorgeschrieben, dass die

Fenster mindestens 20 Procent der Bodenfläche des Zimmers ausmachen sollen; ferner sollen sie nahe zusammengedrängt und nicht durch stärkere Pfeiler getrennt werden. Nach oben müssen sie möglichst hoch hinaufreichen; nach unten dagegen nicht zu weit hinabreichen, damit die horizontalen Strahlen, die nur blendend wirkend, abgehalten werden. Die das Fenster begrenzenden Pfeiler und Mauern sind nach innen abzuschrägen, um die Menge der in's Zimmer einfallenden Lichtstrahlen zu vergrössern. — Gegen directes Sonnenlicht gewähren Jalousieen und Marquisen einen wenig zweckmässigen Schutz, weil sie bei wechselnder Bewölkung fortwährend regulirt werden müssen. Am besten sind hellgraue Vorhänge, die in einem gewissen Abstand vor dem Fenster herabhängen und seitlich verschiebbar sind; dieselben können die durch einen Theil des Fensters einfallenden Sonnenstrahlen abblenden, während der andere Theil des Fensters frei bleibt und diffuses Tageslicht liefert.

Bezüglich der künstlichen Beleuchtung s. die S. 407 begründeten Anforderungen. — Bei der künstlichen Beleuchtung von Schulsälen (Hörsälen) mit einer Mehrzahl von Lichtquellen hat man es bisher als einen Uebelstand empfunden, dass eine Lampe den Lichtbereich der anderen durch Werfen von Schatten (Hand, Kopf, Vormann etc.) stört, und dass ein Theil der Schüler gezwungen wird, durch einige der Flammen hindurch oder an ihnen vorbei nach dem Vortragenden zu sehen. Man hat daher in neuerer Zeit versucht, die künstliche Beleuchtung der natürlichen mit Tageslicht dadurch ähnlicher zu machen, dass man mittelst unter den Lampen angebrachter Reflektoren deren Licht in diffuses verwandelte, indem man es zwang, zunächst an die Decke des Raums und von da in die unteren Partieen des Raums auszustrahlen (indirecte Beleuchtung). Bei den ersten Einrichtungen dieser Art ging jedoch zu viel Licht verloren. Erst der neu construirte Oberlichtreflektor von Hrabowski (Siemens & Halske), bei welchem das Licht nicht gegen die Zimmerdecke, sondern auf einen grossen mattweissen Reflektor geworfen wird und von da in den Raum gelangt, scheint entschieden mit Vortheil verwendbar zu sein.

Die Heizung. Bezüglich der Heizung sollte man verlangen, dass die Temperatur während der ganzen Schulzeit und auf allen Plätzen des Schulzimmers nur zwischen 17 und 19° schwankt. Diese Forderung findet man jedoch sehr selten erfüllt; niemals bei den gewöhnlichen Oefen, die stets eine ausserordentlich verschiedene Vertheilung der Wärme veranlassen, ferner auch nicht bei schlecht betriebener Luftheizung. Für kleinere Schulen erweist sich als am besten geeignet eine Lokalheizung mit Keidel'schen oder Käuffer'schen Mantelöfen (vgl. S. 369), oder mit Gasöfen (S. 372). Grössere Schulen sind zweckmässig mit Centralheizung, und zwar am besten mit Warmwasserheizung oder Niederdruckdampfheizung, demnächst mit Heisswasserluftheizung oder mit Feuerluftheizung zu versehen, mit letzterer jedoch nur, wenn allen oben (S. 373) aufgeführten Vorsichtsmaassregeln vollständig entsprochen ist.

Ventilation. Eine gute Ventilation der Schulräume ist besonders nothwendig, weil verhältnissmässig sehr grosse Mengen gasförmiger Verunreinigungen in die Luft gelangen und weil andererseits eine Beeinträchtigung der Athmung im Kindesalter sehr nachtheilig zu wirken scheint. So viel als möglich ist zunächst immer die Produktion von Verunreinigungen der Luft zu hindern; es ist dafür zu sorgen, dass die Mäntel der Kinder ausserhalb des Schulzimmers bleiben, insbesondere bei nassem Wetter; ferner sind die Schulbäder (S. 340) in möglichster Verbreitung einzuführen. Auch die Heizvorrichtungen sind der Art zu behandeln, dass kein Staub und keine üblen Gerüche durch dieselben geliefert werden. Luftheizungsanlagen, deren Heizkammern und Kaloriferen nicht regelmässig gereinigt werden können, sind durchaus zu verwerfen.

Im Uebrigen sind die Ventilationseinrichtungen im Winter mit der Heizung zu verbinden in der S. 392 geschilderten Weise. Für den Sommer sind herabklappbare obere Fensterscheiben zu benutzen neben Aspirationskaminen, in welchen für gewöhnlich durch den Wind, an windstillen Tagen aber durch Lockfeuer (Gasflammen) resp. Wasserventilatoren der nöthige Auftrieb erzeugt wird.

B. Mobiliar und Utensilien.

Subsellien. Schulbänke, welche Lesen und Schreiben bei gerader Haltung des Oberkörpers gestatten, müssen:

1. Richtige Distanz haben, d. h. richtige horizontale Entfernung des vorderen Bankrandes vom inneren Tischrand. Ist diese Distanz positiv, wie bei den alten Schulbänken, so ist ein Vorbeugen des Oberkörpers unausbleiblich. Die Distanz soll vielmehr gleich Null, oder besser negativ, z. B. — 2·5 cm sein (in Fig. 91 ist Nulldistanz vorhanden, wenn der vordere Bankrand bis *a* vorragt; Plusdistanz, wenn derselbe nur bis *c* reicht; Minusdistanz, wenn er bis *b* vorgeschoben ist). Nulldistanz findet man bei der von Fahrner und Parow construirten Schulbank, Minusdistanz bei allen neueren Constructionen von Cohn, Buchner, Hermann, Kuntze, Kaiser u. s. w.

Die Minusdistanz bringt aber den Nachtheil mit sich, dass die Schüler nur schwer in die Bank hinein und aus derselben heraus kommen und dass sie auf ihrem Platz nicht aufstehen können. Um dies zu ermöglichen, macht man die Bänke nur zweisitzig, so dass die Kinder, wenn sie aufgerufen werden, neben die Bank treten können. Da dieses Arrangement aber in vielen Fällen unausführbar ist, weil es zu viel Platz erfordert, so wird entweder die Tischplatte zurückklappbar hergestellt und zwar der Länge nach getheilt, so dass das untere Dritttheil aufgeklappt und eventuell auch als Lesepult verwendet werden kann (Fahrner, Cohn); die Charniere werden jedoch leicht verdorben,

oder die Tischplatte ist verschiebbar; wird sie eingeschoben, so ist eine Plusdistanz von 10 cm vorhanden, so dass ein Aufstehen bequem möglich wird. Im ausgezogenen Zustande dagegen resultirt eine Minusdistanz von 5 cm (Kuntze, Olmützer, Wiener Bank). Es treten leicht Störungen ein, namentlich ist sehr gut getrocknetes Holz zur Anfertigung erforderlich.

Oder besser werden die Sitze beweglich eingerichtet. Früher construirte man die Sitze aufklappbar; jetzt werden dieselben entweder drehbar hergestellt, oder besser nach dem Muster der Kaiser'schen und der Hippauf'schen Bank, wo eine Leiste nahe dem Boden den Drehpunkt für eine Vor- und Rückwärtsbewegung der Einzelsitze resp. des Sitzbrettes bildet. Beim Aufstehen erhält der Sitz einen Stoss, der ihn nach hinten bewegt, beim Niedersitzen ist der Sitz vorzudrücken.

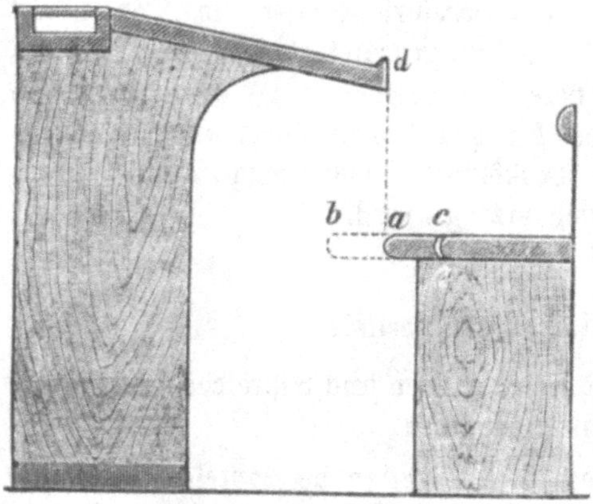

Fig. 91. Schulbank.
b Minusdistanz. *a* Nulldistanz. *c* Plusdistanz. *a—d* Differenz.

2. Richtige Differenz, d. h. richtiger vertikaler Abstand des inneren Tischrandes von der Bank (Fig. 91 *a—d*). Der zum Schreiben im Ellbogen gebeugte und etwas nach vorn geschobene Vorderarm soll ohne Hebung oder Senkung der Schulter auf die Tischplatte zu liegen kommen; also muss die Differenz gleich sein der bei frei herabhängendem Arm gemessenen Entfernung von der Bank bis zum Ellbogen plus einem Maass, das der Höherlage desselben beim Vorschieben zum Schreiben entspricht; dieses Maass ist zu 2 cm bestimmt. Im Ganzen beträgt die Differenz bei Knaben etwa 15 Procent, bei Mädchen 16 Procent der Körperlänge (bei letzteren etwas mehr wegen der dickeren Unterlage von Kleidung), z. B. für eine Körperlänge von 110—120 cm = 17 cm, von 121—131 cm = 18·5 cm, von 132—142 cm = 20 cm, von 143—153 cm = 21·5 cm.

3. Richtige Höhe des Sitzes. Ist der Sitz zu hoch, so setzt sich das Kind auf die vordere Kante der Bank und lehnt sich nach

vorn, um mit den Füssen den Boden zu erreichen. Es soll jedoch bei gerader Haltung des Oberkörpers der Fuss mit ganzer Sohle auf dem Boden oder dem Fussbrett ruhen; daher muss die Sitzhöhe der Länge des Unterschenkels vom Hacken bis zur Kniebeuge entsprechen. Diese beträgt etwa $^2/_7$ der Körperlänge, aber mit einer kleinen Progression fortschreitend, für 110—120 cm Körperlänge = 33 cm, für 121—131 cm = 36·5 cm, für 132—142 cm = 40 cm, für 143—153 cm = 44 cm. Das Sitzbrett wird entweder geschweift oder erhält besser eine schwache Neigung nach hinten, so dass es dort einen Centimeter tiefer steht als vorn.

4. Richtige Lehne. Die beste Stütze des Oberkörpers wird erreicht durch eine Kreuzlehne, d. h. ein schmales Brett, welches sich nur in der Höhe des Kreuzes hinzieht; oder aber durch eine geschweifte, im Kreuz vorspringende und oben zurückweichende Rückenlehne. Bei einer geraden Rückenlehne schwebt gerade der untere Theil der Brustwirbelsäule und die Lendenwirbelsäule frei zwischen Stütze und Bank. Neuerdings werden auch Schulbänke construirt (Schenk) mit stark zurückweichender Rückenlehne und lehnsesselartigem Sitz, so dass der ganze Oberkörper in allen Theilen gestützt wird. Es scheint bei dieser Stellung eine noch geringere Muskelanstrengung erforderlich zu sein, als bei Anwendung einer Kreuzlehne.

5. Die Tischplatte soll einen horizontalen Theil enthalten, der die Tintenfässer aufnimmt und 10 cm breit gerechnet wird. Der vordere Theil soll geneigt (und zwar 1 : 5 bis 1 : 4) und 35—40 cm breit sein. Für den Platz eines Kindes sind nicht unter 50 cm, bei grösseren Kindern nicht unter 60 cm Banklänge zu rechnen.

Da die Differenz und die Sitzhöhe der Subsellien nach der Grösse der Kinder bemessen werden muss, da aber in derselben Klasse gewöhnlich Kinder von sehr verschiedener Körpergrösse zu sein pflegen, so ist vom hygienischen Standpunkt aus unbedingt erforderlich, dass die Kinder einigermaassen nach ihrer Körpergrösse gesetzt werden, und dass sie den Platz auf der für sie passenden Bank ein- für allemal behalten. Das Setzen nach dem Ausfall der Censuren oder gar das Certiren ist mit diesen Forderungen der Hygiene nicht in Einklang zu bringen.

Schulutensilien. Als Wandtafeln werden am besten weisse Tafeln mit schwarzer Schrift benutzt; oder wenigstens mattschwarze, eventuell mit Schieferüberzug versehene Tafeln, auf welchen mit weicher weisser Kreide geschrieben wird. Bei einem Schulzimmer von 9 m Länge sollen die an der Tafel geschriebenen Buchstaben eine Höhe von mindestens 40 mm haben. — Schulbücher sollen ein rein weisses oder höchstens schwach gelbliches, von Holzstoff möglichst freies Papier haben von mindestens 0·075 mm Dicke. Die Grösse der Buchstaben ist so zu bemessen, dass das n nicht unter 1·5 mm hoch und dessen Grundstrich mindestens 0·5 mm breit ist; die Approche soll der Art sein, dass 5—6 Buchstaben auf einen Centimeter kommen, der Durchschuss (Raum zwischen zwei Zeilen) soll 2·5—3·2 mm betragen. — Die Schiefertafeln der Kinder sollen sobald als möglich durch Papier und Tinte ersetzt werden, da allgemein brauchbare weisse Tafeln und dunkle Stifte noch nicht existiren. Tintenbuchstaben gleicher Grösse verhalten sich in Bezug auf ihre Wahrnehmbarkeit zu den auf der Schiefertafel geschriebenen Buchstaben wie 4:3, mit Bleistift geschriebene Buchstaben zu den letzteren wie 8:7.

Ein gewisser Nachtheil liegt vermuthlich noch in der jetzt fast überall gelehrten rechtsschiefen Currentschrift und in der schiefen Rechtslage des Schreibheftes. Bei ganz gerader Körperhaltung erscheint eine gerade mediane Lage des Heftes (vor der Mitte des Körpers) und eine Schrift von links oben nach rechts unten, oder wenigstens eine gerade Rechtslage des Heftes und eine fast senkrechte Schrift als die natürlichste. Rechtsschiefe Schrift ist bei medianer Lage des Heftes nur mit ermüdender Beugung des Handgelenks möglich; bei gerader Rechtslage des Heftes und noch mehr bei schiefer Rechtslage nur unter Verdrehung des Kopfes und des Oberkörpers oder der Augen der Art, dass die Verbindungslinie der Drehpunkte beider Augen schliesslich parallel zur Zeilenrichtung verläuft.

Ferner ist ein möglichst ausgedehnter Gebrauch der deutlicher wahrnehmbaren lateinischen Lettern wünschenswerth.

C. Betrieb der Schulen.

Für die äussere Instandhaltung der Schule muss ein genügendes und sachverständiges Personal vorhanden sein. In sehr vielen Schulen ist dieser Forderung nicht genügt. Ein einziger Schuldiener soll oft in einem grossen Gebäude die Reinigung, Heizung und Ventilation besorgen, Pförtnerdienste verrichten und für Botengänge u. s. w. zur Disposition sein. Die schönsten Bauten und die kostspieligsten Heizanlagen werden durch eine solche falsche Sparsamkeit unbrauchbar gemacht und aller hygienischen Vortheile beraubt, die sie andernfalls gewähren könnten.

Für die Heizung grösserer Schulen, insbesondere für den Betrieb der Centralheizung, ist durchaus ein besonderer Heizer erforderlich (S. 377). — Von grosser Bedeutung ist auch ein reichliches Personal für die Reinigung der Schulzimmer, Corridore und Treppen. Dieselbe ist nicht nur vom ästhetischen Standpunkte aus wünschenswerth, sondern entschieden aus hygienischen Rücksichten. Wie oben betont, enthält der Staub der Schulzimmer häufig Contagien und ist stets infektionsverdächtig. Es muss daher versucht werden, diesen Staub zu entfernen und stärkere Ansammlungen davon zu vermeiden. Da erfahrungsgemäss durch trockenes Auskehren nur ein sehr kleiner Theil des Staubes wirklich entfernt, der Rest nur aufgewirbelt wird, sollten alle Räume womöglich täglich unter gelinder Anfeuchtung (mit feuchten Sägespähnen) gereinigt, und wöchentlich einem gründlichen Abwaschen unterzogen werden. Letzteres muss sich auch auf das Mobiliar und den unteren Theil der Seitenwände erstrecken. — Ferner ist dafür zu sorgen, dass die Kinder mit gut gereinigtem Schuhzeug die Schulzimmer betreten.

Auch der sonstige Betrieb der Schule bietet viele Angriffspunkte für die Hygiene, jedoch befinden sich manche der einschlägigen Fragen, z. B. über die zulässige Zahl von Schulstunden, über das richtige Maass der häuslichen Aufgaben u. s. w., noch im Stadium der vorläufigen Discussion. Betont sei die Nothwendigkeit von Zwischenpausen wenigstens nach je zwei Schulstunden; und zwar sind dieselben schon deshalb zu fordern, damit in den Pausen eine gründliche Durchlüftung der Schulzimmer erfolgen kann.

Für die bei Schulkindern auftretenden Ernährungsstörungen sind — neben einer gewissen Entlastung von Schularbeiten — körperliche Uebungen das beste Correktiv. Turnen, Schwimmen, Spaziergänge oder Spiele im Freien, sei es im unmittelbaren Anschluss an die Schule oder nur in Folge der in der Schule gegebenen Anregung sind am ehesten im Stande, den Appetit wieder zu heben und den Ernährungszustand zu bessern.

Für die Durchführung von Reformen in dieser Richtung ist eine Prüfung der progressiven geistigen Ermüdung bezw. Uebermüdung wichtig, welche die Schüler während der Schulstunden erfahren. Diese Prüfung kann geschehen: 1. Durch das Aesthesiometer (Griesbach). Dasselbe ermittelt, in welchem Abstand zwei Zirkelspitzen auf bestimmten Hautstellen eben noch als getrennt empfunden werden. Bei geistiger Ermüdung wächst dieser Abstand um das 2- bis 4fache und mehr. Die Methode leidet jedoch an zahlreichen Fehlerquellen. 2. Durch Mosso's Ergograph; ein Gewicht, das an einer über eine Rolle gehenden Schnur hängt, wird in gleichmässigem Tempo durch Krümmung des Mittelfingers, um den die Schnur gelegt ist, gehoben, bis die Hebung nicht mehr gelingt. Nach geistiger Anstrengung ist das Gehirn nicht mehr im Stande, so energisch und anhaltend Willensimpulse zu ertheilen; die Zahl der Hübe verringert sich daher. 3. Die Schüler erhalten am Ende jeder Schulstunde einfache Rechenexempel; es wird beobachtet, wie viel Exempel in

5 Minuten gerechnet werden und mit wie viel Fehlern. — Bei dieser Messung wird jedoch mit festen Associationen operirt, die noch geläufig sein können trotz erheblicher geistiger Ermüdung. 4. Den Schülern werden 6—10stellige Zahlen langsam vorgelesen; nach Beendigung des Vorlesens müssen sie auf ein gegebenes Zeichen die Zahl aus dem Gedächtniss niederschreiben. Die Zahl der Auslassungen und Fehler soll ein Maass der Ermüdung geben. Es wird hierbei jedoch nur die Merkfähigkeit gemessen, die trotz geistiger Ermüdung erhalten sein kann. 5. Prüfung der Combinationsfähigkeit durch sog. Ergänzungsaufgaben (EBBINGHAUS). Die Schüler erhalten am Ende jeder Schulstunde ein Blatt, auf welchem ein Abschnitt aus einer für das Verständniss des Kindes passenden Erzählung oder Beschreibung abgedruckt ist, jedoch so, dass ganze Worte und zahlreiche Silben nicht ausgedruckt, sondern nur durch wagerechte Striche (für jede Silbe ein Strich) angedeutet sind. Die Schüler müssen innerhalb 5 Minuten so viel als möglich von diesen Lücken und so richtig als möglich ergänzen. — Die Ermüdung scheint bei Applikation dieser Methode am besten zum Ausdruck zu kommen. — Die gesunde Mehrzahl der Schulkinder lässt nach den bisherigen noch unzureichenden Beobachtungen eine wesentliche Verringerung der geistigen Leistungsfähigkeit mit der Dauer des Unterrichts nicht erkennen. Wahrscheinlich betrifft die Uebermüdung nur schwächliche und nervöse Kinder, so dass durch eine mehr individualisirende Behandlung dieser eine Beseitigung der Schäden und Klagen erreicht werden könnte.

Um die Ausbreitung ansteckender Krankheiten in der Schule zu hindern, haben 1. Kinder und Lehrer, bei welchen sich Verdachtsmomente für den bevorstehenden Ausbruch einer contagiösen Krankheit einstellen (Kopfschmerz, Schwindel, Frösteln, Fieber, Halsschmerzen etc.), den Besuch der Schule zu unterlassen. 2. Sofort nach Ausbruch einer ansteckenden Krankheit ist der Polizeibehörde Anzeige zu erstatten. Die erkrankten Kinder und Lehrer sind für längere Zeit (bei Scharlach 6 Wochen, bei Masern und Diphtherie 4 Wochen, bei Keuchhusten so lange krampfartige Hustenanfälle bestehen) vom Schulbesuch auszuschliessen, 3. sind auch diejenigen Angehörigen der Erkrankten, welche mit ihnen zusammenwohnen und leicht Infektionskeime verschleppen könnten, für dieselbe Zeitdauer auszuschliessen; 4. ist zu verlangen, dass die Genesenen, resp. deren Angehörige die Schule nicht eher wieder betreten, als bis nachweislich eine vorschriftsmässige Desinfektion der Wohnung und Kleidung durch geschulte Desinfekteure stattgefunden hat; 5. bei stärkerer Ausbreitung contagiöser Krankheiten unter den Kindern einer Klasse ist die ganze Klasse resp. die Schule für einige Zeit zu schliessen und demnächst zu desinficiren; 6. in manchen Fällen wird es durchführbar und von Nutzen sein, wenn die Kinder, welche Diphtherie überstanden haben, während der ersten Tage des Schulbesuchs gleich nach dem Betreten der Schule angehalten werden, dort unter geeigneter Aufsicht eine Desinfektion der Hände mit 3 proc. Carbol, sowie eine Mundausspülung mit Sublimat 1:10 000 vorzunehmen. Die Maassregel erfordert nur 2—3 Minuten Zeit und beseitigt einen wesentlichen Theil der Infektionsgefahr. — Auch die vorläufige Separation solcher Kinder auf einer „Reconvalescenten-Bank" würde von Vortheil sein. 7. Bezüglich der phthisischen Lehrer und Kinder s. S. 550.

Mehrere dieser Maassregeln, inbesondere die Ausschlussbestimmungen, sind im Grunde insufficient. Die Lebensfähigkeit der Keime dauert länger als die oben angegebene Ausschlussfrist; die Desinfektion in den Häusern der Erkrankten ist bis jetzt oft mangelhaft und entzieht sich der Controle; die Zeitdauer des Schlusses einer Schule ist schwer in richtiger Weise zu bemessen. Gegen eine erhebliche Verschärfung der Maassregeln spricht indess einmal die dadurch hervorgerufene bedeutende Störung des Schulbetriebes, ferner die Erwägung, dass die Schule doch immer nur einen Bruchtheil der Infektionen, und vielleicht sogar einen relativ unbedeutenden vermittelt. Fehlt es doch nicht an Beobachtungen, die darauf hinweisen, dass gerade der Schluss einer Klasse zuweilen befördernd auf die Verbreitung einer contagiösen Krankheit wirkt, weil die Kinder alsdann mehr Zeit und Gelegenheit haben, sich bei den Besuchen in den Wohnungen zu inficiren. Trotzdem wird aber zweifellos daran festzuhalten sein, dass die Schule ihrerseits so viel als irgend möglich, und so weit es mit den wesentlichsten Zwecken der Schule vereinbar ist, der Verbreitung von Cotagien unter den Schülern entgegenwirken muss. Finden auch viele Kinder in Folge eines gewissen Mangels an Vorsicht und Beaufsichtigung ausserhalb der Schule Gelegenheit zur Infektion und wird auch wirklich der Procentsatz der Erkrankten bei strengen Maassregeln in der Schule kein wesentlich geringerer, so sind diese Maassregeln doch schon um deswillen aufrecht zu erhalten, weil diejenigen Eltern, welche ausserhalb der Schule ihre Kinder gewissenhaft behüten, einen entschiedenen Anspruch darauf haben, dass ihre Kinder in der Schule nicht von einer leicht vermeidbaren Infektionsgefahr bedroht werden.

Für die Ueberwachung der hygienischen Einrichtungen der Schule, für die prophylaktischen Maassnahmen bei Infektionskrankheiten und für eine zeitweise regelmässige Untersuchung der Kinder auf Ernährungsstörungen und Augenleiden ist die Zuziehung eines Schularztes dringend wünschenswerth, der allerdings seinerseits über eine gründliche hygienische Durchbildung verfügen muss.

II. Krankenhäuser.

Beim Bau eines Hospitals müssen folgende Gebäude, resp. Räume vorgesehen werden: 1. Die zur Aufnahme der Kranken dienenden Säle und Zimmer, 2. Zimmer für die Verwaltung (Bureaux), die Wohnungen der Verwaltungsbeamten, 3. Räume für den Wirthschaftsbetrieb (Küche, Wäsche u. s. w.), die gewöhnlich in einem besonderen Oekonomiegebäude vereinigt werden; in dessen Nähe ist der Eiskeller anzulegen, 4. Zimmer für Aerzte, Wärter und Wärterinnen, 5. eine Desinfektionsanstalt, 6. ein Leichenhaus und 7. eine Pförtnerwohnung.

Der Bauplatz ist nach den S. 342 aufgeführten Principien auszuwählen und zu aptiren. Die Lage soll möglichst frei, fernab von geräuschvollen Strassen und jedenfalls nur an einer Seite durch Anhöhen, Bäume oder Gebäude begrenzt sein.

Die Grösse des Baus berechnet sich in der Weise, dass für jeden Kranken etwa 160 qm Baufläche bemessen werden. Damit nicht zu grosse Gebäude und zu weite Wege entstehen, wird in grösseren Städten im Allgemeinen eine Decentralisation und eine Anlage von Krankenhäusern an verschiedenen Punkten der Peripherie angestrebt; bei guten Communicationsmitteln sind indess auch grosse centrale Anlagen nicht von Nachtheil, zumal sie im Betriebe eher billiger sind als kleinere Hospitäler.

Bezüglich der Grundform des Gebäudes unterscheidet man: 1. das Corridorsystem (Fig. 92). Bei demselben liegen die Krankenzimmer unmittelbar neben einander und an einem gemeinsamen Corridor, und das Gebäude hat mehrere Stockwerke. Dasselbe wird entweder in Linienform gebaut, oder in H-Form oder in Hufeisenform, zuweilen auch wohl als geschlossenes Viereck oder in Kreuzform.

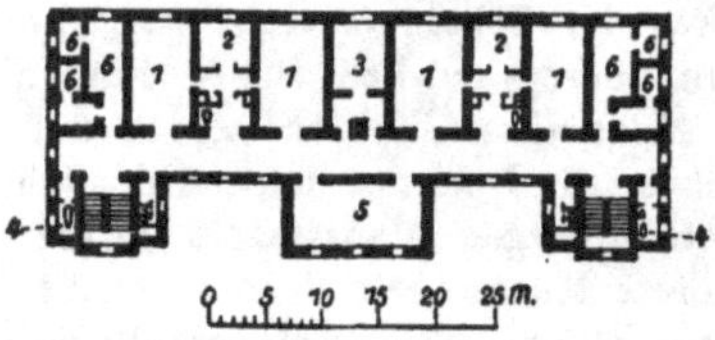

Fig. 92. Krankenhaus, Corridorsystem.
1. Krankenzimmer. 2. Wärterzimmer, davor Theeküchen. 3. Operationszimmer. 4. Badezimmer. 5. Kapelle. 6. Einzelzimmer.

2. Das Pavillonsystem. Dasselbe ist namentlich in Aufnahme gekommen seit dem Bau des Hospitals Lariboisère im Paris in Jahre 1858. Das Krankenhaus wird bei diesem System in mehrere Gebäude zerlegt und zwar sind diese entweder Baracken, d. h. Pavillons von nur einem Stockwerk, die einen oder zwei Krankensäle enthalten, ausserdem Bad, Abort, Theeküche und Wärterraum; oder Pavillons mit zwei bis drei Stockwerken, im Uebrigen eingetheilt wie die Baracken; oder sogenannte Blocks, Gebäude mit mehreren Stockwerken, in deren jedem mehrere durch Corridore verbundene Krankenzimmer liegen. — Den Pavillons giebt man mindestens einen derartigen Abstand von einander, dass derselbe der doppelten Höhe der Gebäude gleich ist. Entweder liegen die einzelnen Pavillons ganz frei (Fig. 94), oder es führen lange, gedeckte Gänge an ihrer Giebelseite entlang und sind mit den einzeinen Pavillons durch kurze Seitencorridore verbunden (Fig. 93). Wenn irgend möglich, verlegt man in das Centrum der ganzen Krankenhausanlage das Oekonomiegebäude; das Verwaltungsgebäude lässt man die Strasse berühren; an einer anderen Stelle der äussersten Peripherie

wird das Leichenhaus errichtet. Im Uebrigen werden die einzelnen Pavillons in sehr verschiedener Anordnung auf dem ganzen Terain vertheilt.

Das Pavillonsystem verdankt seine Bevorzugung innerhalb der letzten Jahrzehnte vor Allem der Anschauung, dass dieses System die Ansteckungsgefahr bedeutend verminderе resp. aufhebe. Zu dieser Rolle soll es namentlich befähigt sein, wenn gar keine Corridore die Baracken verbinden. Die genauere Erkenntniss der Infektionsvorgänge musste jedoch zu der Ueberzeugung führen, dass eine etwas grössere räumliche Entfernung der Krankenhäuser von einander keineswegs völlig vor Uebertragung der Infektionserreger schützt, sondern dass es ausserdem immer auf eine zweckmässige Beseitigung und Vernichtung der Infektionsquellen und auf eine Hinderung der Verschleppung durch Aerzte, Wärter, Utensilien u. s. w. ankommt. In der That hat die praktische Erfahrung gezeigt, dass bei einer richtigen Desinfektion und zweckentsprechenden Prophylaxis ein Corridorhospital oft bessere Erfolge aufweist, wie ein schlecht

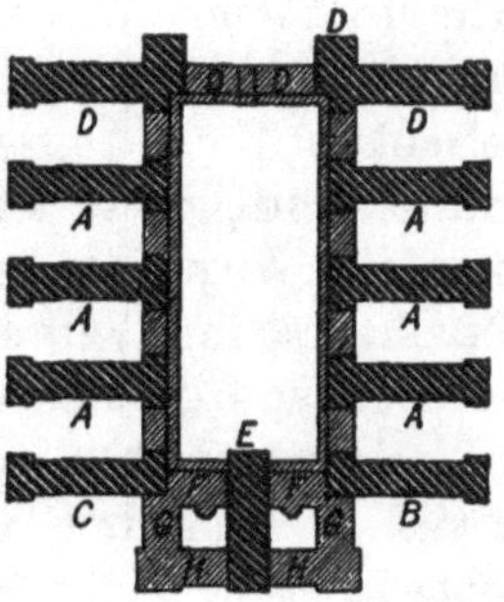

Fig. 93. Hospital Lariboisière.

A Krankenpavillons (3stöckig). *B* Wärterinnen. *C* Wäsche. *D* Verwaltung. *E* Kapelle. *F* Bäder. *G* Operationszimmer. *H* Depots.

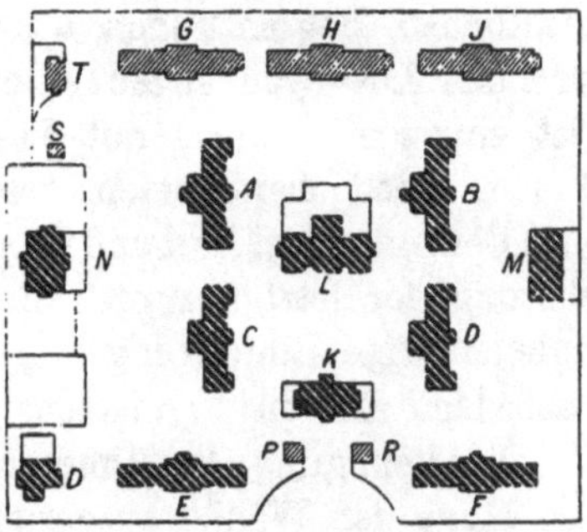

Fig. 94. Berliner Garnisonlazareth.

A—F 2stöckige Krankenpavillons. *G—J* 1stöckige Isolirpavillons. *K* Verwaltung. *L* Oekonomie. *M* Magazin. *N* Beamte. *O* Aerzte. *P* Wache. *R* Remise. *S* Eishaus. *T* Leichenhaus.

geleitetes Barackenlazareth. Mehrfach ist es vorgekommen, dass in einem Hospital fortwährend Infektionen stattfanden und dass dasselbe deshalb für völlig unbrauchbar erklärt wurde. Man glaubte dann, der Grund hierfür liege nur darin, dass das Hospital auf schlechtem Boden stehe, oder unrichtig gebaut sei u. s. w. Sobald aber ein Wechsel des dirigirenden Arztes eintrat, geeignete prophylaktische Maassregeln eingeführt und das Wartepersonal richtig geschult wurde, zeigte dasselbe Hospital oft durchaus günstige Resultate. — Eine bedeutende Erleichterung des Schutzes gegen Uebertragungen wird jedoch durch eine stärkere räumliche Trennung der Kranken, wie sie das Pavillonsystem bewirkt, zweifellos gewährt. Ausserdem ist es bei der Pavillonbauweise weit eher möglich, jedem einzelnen Kranken zweckmässiges Licht und ausgiebig Luft zuzuführen; und insofern verdient gewiss das Pavillonsystem in erster Linie berücksichtigt zu werden.

Eine Unterkellerung der Baracken und Pavillons kann fehlen; allerdings muss dann für eine gute Abdichtung gegen den Untergrund gesorgt sein; ausserdem empfiehlt es sich, in diesem Fall wo möglich Fussbodenheizung einzuführen.

Die Baracken werden am besten aus zwei dünnen Wandungen mit zwischenliegender Luftschicht hergestellt. Als Baumaterial für Seitenwände, Dach und Fussboden empfehlen sich doppelte Lagen von Gypsdielen (Mack in Frankfurt a/M.; vgl. S. 353), zwischen welchen eine Luftschicht gelassen wird. — Bei allen Krankenhäusern müssen die Wände, Decken und Fussböden luft- und wasserdicht gearbeitet sein. Poröses Material bietet leicht die Ablagerungsstätte für Staub und Contagien, und ist verhältnissmässig schwer vollständig zu reinigen und zu desinficiren. Die Decken sollen daher einen Gypsverputz mit Wasserglaszusatz erhalten. Derselbe Verputz oder aber ein Oelfarbenanstrich soll an den Wänden angebracht werden, so dass die sämmtlichen Begrenzungen des Zimmers leicht mit Wasser oder desinficirenden Lösungen abgewaschen werden können. Für den Fussboden ist entweder hartes, mit Leinöl getränktes Holz, besser aber Asphalt oder Mettlacher Fliesen, resp. Terrazzo (mittelgrosse Marmorstücke mit Cementmörtel verbunden) zu verwenden. Wegen der besseren Wärmeleitung der letztgenannten Steinmaterialien ist ihre Verwendung an die gleichzeitige Einführung von Fussbodenheizung gebunden, oder die Fussböden müssen wenigstens mit Linoleumteppichen bedeckt werden. Die Reinigung des Zimmers lässt sich noch dadurch erleichtern, dass längs der Wände ausgerundete Scheuerleisten hinlaufen, die die mit genügendem Gefälle zu den Canälen hinführen.

Die Himmelsrichtung der Fenster des Krankensaals geht am besten nach Süden oder Norden, oder nach Südost—Nordwest. Bei Pavillons, welche Fenster an beiden Längsseiten haben, ist diese Anordnung allein zulässig, da bei einer Ost-West-Lage die Kranken durch die den ganzen Tag über tief in's Zimmer eindringende Sonne ausserordentlich belästigt werden würden.

Die Fenster sollen mindestens gleich $^1/_6$ der Bodenfläche sein; im Uebrigen gilt bezüglich ihrer Anordnung das bei den Schulen Gesagte.

Die Grösse des Krankensaals berechnet sich nach dem Grundsatz, dass der Kranke stündlich 80—120 cbm Luft zugeführt erhalten soll, dass aber die Ventilation für gewöhnlich höchstens eine zweimalige Lufterneuerung pro Stunde leistet. Daraus ergiebt sich ein nothwendiger Cubikraum von 40 bis 60 cbm; bei einer Höhe der Zimmer von 4·5 m entfallen demnach pro Bett 9—13 qm Fussbodenfläche.

Die Raumvertheilung fällt bei Corridorbauten je nach der Grösse und speciellen Bestimmung des Gebäudes sehr verschieden aus. Einigermaassen uniform ist die Einrichtung der Pavillons und Baracken (vgl. Fig. 95a u. b). Ausser dem eigentlichen Krankensaal enthalten sie regelmässig einen Raum für den Wärter; ferner eine Theeküche, die als Spülzimmer und Aufwaschraum dient und ausserdem einen Wärmeschrank, Gaskocher u. s. w. enthält; endlich ein Closet und neben diesem wo möglich einen Vorraum, in dem alle Stechbecken u. s. w. aufbewahrt und eventuell desinficirt werden können. Ausserdem hat sich in vielen Krankenhäusern die Anlage eines sogenannten Tageraums an jedem grösseren Krankensaal resp. in jedem Pavillon gut bewährt, der für den Aufenthalt der leichter Erkrankten und der Reconvalescenten während des Tages dient. Derselbe ist gewöhnlich mit einer Glaswand, welche Schiebe- und Klappfenster trägt, gegen aussen abgeschlossen; Marquisen müssen zum Schutz gegen Sonnenstrahlen angebracht sein. Entweder sind Galerien an der Längsseite der Baracke

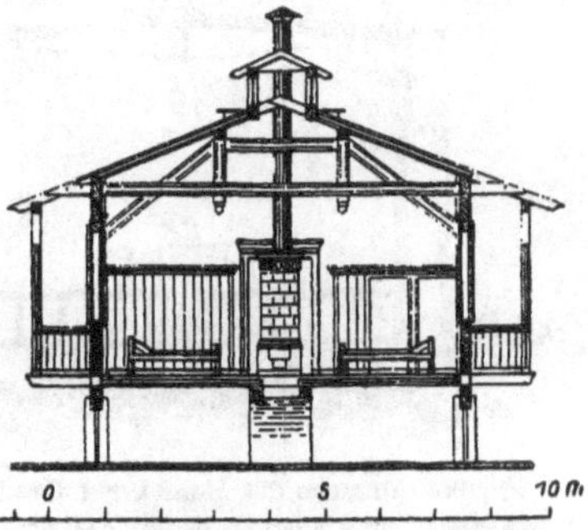

Fig. 95 a. Charité-Baracke, Querdurchschnitt.

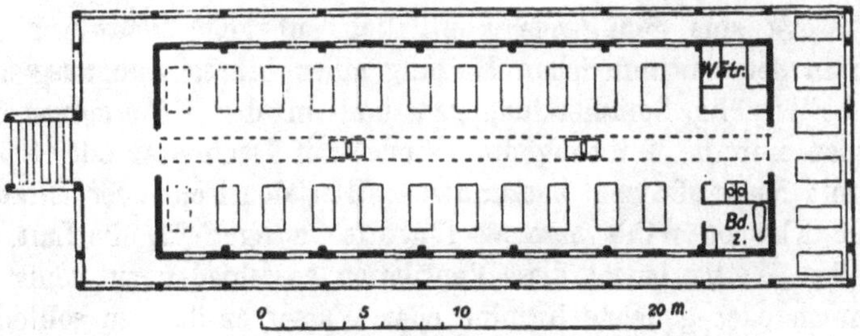

Fig. 95 b. Charité-Baracke, Grundriss.

in solcher Weise zu Reconvalescentenräumen hergerichtet oder die beiden Giebel resp. einer derselben ist wesentlich verbreitert und mit einer Art Vorbau versehen (Fig. 95).

Heizung. Luftheizung ist bei guter Anlage und sorgfältigem Betriebe zu empfehlen; oft muss sie allerdings durch Mantelöfen unterstützt werden. Im Uebrigen ist Warmwasserheizung oder Niederdruckdampfheizung mit Luftzufuhr oder aber Heizung mit Mantelöfen, die für Ventilation und Circulation eingestellt werden können, am meisten indicirt. Speciell gerühmt wird für Krankenhäuser, welche nicht auf möglichst billige Einrichtungen angewiesen sind, die sog. Fussbodenheizung. Dieselbe setzt feuersichere dichte Steinfussböden voraus, welche die schon erwähnten Vorzüge haben, dass sie sich sehr leicht reinigen und desinficiren lassen und deren einziger Nachtheil, der einer zu energischen Wärmeleitung, eben durch die Beheizung in Fortfall kommt. Die Anordnung einer Fussbodenheizung ist so, dass unter dem Fussboden sich 75 cm hohe bekriechbare Gänge hinziehen, deren Boden und Decken mit Cement gedichtet sind und deren Decke ausserdem durch eine Eisenconstruction gestützt ist. In den Canälen liegen frei auf Eisenschienen die Heizrohre, die entweder von einer Heisswasser- oder von einer Dampfheizung aus geheizt werden.

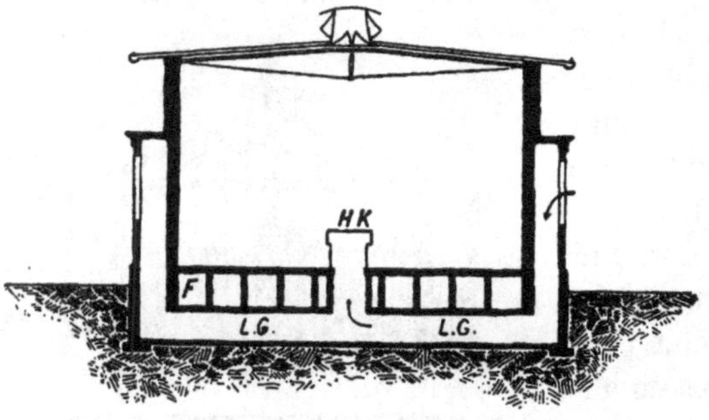

Fig. 96. Baracke des Hamburger Krankenhauses.
F Fussbodenheizung. *LC* Canal für die Zufuhr frischer Luft. *HK* Heizkörper zur Vorwärmung der Luft.

Eine gute **Ventilation** der Krankenhäuser ist wegen der Menge der dort sich entwickelnden üblen Gerüche unbedingt erforderlich. Im Winter stösst eine genügende Ventilation auf keine Schwierigkeiten, da man in der continuirlichen Heizung einen hinreichend ausgiebigen Motor besitzt; im Sommer dagegen und in der Uebergangsperiode pflegt man nur die Wirkung des Windes auf Dachreiter oder Schornsteine mit Saugaufsätzen auszunutzen; Glasjalousieen oder SHERINGHAM'sche Klappen wählt man als Eintrittsöffnungen für die Luft. Bei windstillem Wetter leistet diese Ventilation entschieden zu wenig, und Gasflammen oder geheizte Kamine oder Wasserventilatoren sollten unbedingt für die heizfreie Zeit in Reserve gehalten werden. — Dass die Ventilation nicht etwa im Stande ist, desinficirend zu wirken, ist bereits S. 397 ausführlicher dargelegt.

Das **Mobiliar** der Krankenzimmer soll so beschaffen sein, dass es möglichst wenig zu Staubablagerungen Anlass giebt, leicht zu reinigen und leicht zu desinficiren ist. Gebeizte oder gestrichene Holzmöbel gestatten eine solche Desinfektion in genügender Weise.

Noch weiter gehende und wohl nicht absolut nothwendige Vorsichtsmaassregeln sind bei der Beschaffung des Mobiliars für das neue Hamburger Krankenhaus angewendet worden. — Die Betten sind dort aus eisernem Gestell und zwar aus dickem, gebogenem Gasrohr, welches mit heller Oelfarbe gestrichen ist. In dieses Gestell werden als Rahmen vier einzeln herausnehmbare, geölte und lackirte Tannenholzbretter eingelegt, die in der Mitte nur 12 cm hoch sind; ferner wird eine Sprungfedermatratze verwendet von nur 1—2 cm Höhe. Dieselbe stellt ein Netz aus horizontal gelagerten Spiralfedern dar. Durch diese Construction ist der tiefe Bettkasten, der sonst schwer zu reinigen ist, vermieden. Ausserdem ist ein grosser Abstand unter dem Bett bis zum Fussboden erzielt, so dass auch dort die Reinigung sehr leicht vorgenommen werden kann. Auf dem Sprungfederrahmen liegt eine Wollmatratze; als Bedeckung werden nur weisse wollene Decken gewährt. Die gesammten Betten lassen sich leicht im Dampfofen desinficiren. Die Wollmatratzen bedürfen einer häufigeren Aufarbeitung, für welche aber in einem Krankenhaus reichliches Personal zur Verfügung zu sein pflegt. — Zu jedem Bett gehört noch ein Tisch und ein Stuhl; bei ersterem sind die Beine aus Gasrohr, die Platte aus Rohglas. Die Stühle haben ebenfalls ein Gestell aus Gasrohr und einen geschweiften Holzsitz und Lehne, die mit Oelfarbenanstrich versehen sind. Nirgends finden sich enge Fugen, so dass jede Stelle der Möbel auf das leichteste abgewaschen werden kann.

Im Betrieb des Krankenhauses ist vor Allem auf penibelste Reinlichkeit zu achten. Jede Staubbildung ist zu vermeiden; Fussböden und Möbel sind stets feucht, niemals trocken zu reinigen; alle Infektionsquellen, wie Eiter, Fäces u. dgl., sind sofort zu zerstören; beschmutzte Leib- oder Bettwäsche von Infektionskranken ist in gesonderten Behältern unter Befeuchtung mit Carbolwasser oder Sublimatlösung aufzubewahren (vgl. S. 532). In jedem grösseren Krankenhaus muss sich eine Desinfektionsanstalt und eine Colonne von geschulten Desinfekteuren befinden. Letzteren ist ausschliesslich die Abholung inficirter Wäsche, die Desinfektion der Krankensäle etc. nach den S. 534 gegebenen Vorschriften zu übertragen.

Isolirspitäler. Jedes grössere Krankenhaus sollte über eine oder einige Baracken verfügen zur Aufnahme von Kranken, die besondere Infektionsgefahr bieten (Pocken-, Flecktyphus-, Cholerakranke). Derartige Baracken müssen von den übrigen Gebäuden des Krankenhauses mindestens 30 m Abstand haben: pro Bett rechnet man 200 qm Areal und 13 qm Fussbodenfläche des Krankenzimmers. Im Uebrigen sind die oben betonten, zur Sicherung gegen Infektionsgefahr dienenden Einrichtungen (abwaschbare Fussböden, Wände, Möbel etc.) bei den Isolirspitälern mit besonderer Sorgfalt in Anwendung zu bringen. — Das Wartepersonal ist unbedingt mit den Kranken zu isoliren; dementsprechend ist Wärterzimmer, Theeküche etc. in der Isolirbaracke vorzusehen. Wünschenswerth ist ferner die Anbringung eines Vorraums, in welchem die Speisen und sonstigen Bedarfsgegenstände für den Kranken abgesetzt werden, und von wo gebrauchte Gegenstände, in Behältern mit desinficirenden Lösungen oder in mit Sublimatlösung befeuchtete Tücher eingehüllt, abgeholt werden. Der Wärter betritt den Vorraum zum Holen oder Bringen von Sachen erst nachdem er sich durch Abwaschen mit Sublimatlösung so viel als möglich desinficirt hat. Im Vorraum wird auch ein langer, abwaschbarer Kittel für den Arzt aufbewahrt, den derselbe vor dem Betreten des Krankenzimmers anlegt; vor dem Verlassen des letzteren wird der Kittel mit Sublimat gewaschen und demnächst im Vorraum wieder abgelegt.

Zur Improvisirung eines Isolirspitals, resp. zur Ergänzung einer zeitweise ungenügenden Anlage sind die neuerdings construirten zusammenlegbaren und transportablen Baracken sehr geeignet. Dieselben bestehen entweder aus einem leichten Holzgerüst, welches von aussen und innen mit gefirnisstem und feuersicher imprägnirtem Leinen überzogen ist; der Zwischenraum zwischen äusserem und innerem Ueberzug ist mit Filz ausgelegt (Döker's Baracke); oder die Wände stellen Rahmen dar, die innen mit Leinwand, aussen mit Dachpappe überspannt sind und dazwischen eine Luftschicht enthalten; die Rahmen werden in ein eisernes Gerüst eingesetzt (zur Nieden); oder die Wandungen sind aussen von Wellblech hergestellt (Grove). Solche Baracken lassen sich in wenigen Kisten verpacken und sind binnen 6—12 Stunden gebrauchsfertig aufzustellen.

Litteratur. Schulen: H. Cohn, Lehrbuch der Hygiene des Auges, 1892. — Hittenkofer, Der Schulhausbau, 1887. — Haesecke, Unterrichts-Anstalten. Deutsches Bau-Handbuch, Th. II, 1880. — H. Cohn, Die Hygiene des Auges in den Schulen, 1883. — Burgerstein u. Netolitzky, Schulhygiene, in Weyl's Handb. d. Hygiene. 1894.

Krankenhäuser: Römer, Krankenhäuser, Deutsches Bau-Handbuch, Th. II. — Esse, Die Krankenhäuser, 1868. — Degen, Krankenanstalten, in v. Pettenkofer's u. v. Ziemssen's Handb. d. Hygiene. — Gruber, Neue Krankenhäuser, Wien 1880. — Deneke, Das neue Krankenhaus zu Hamburg, Viert. f. öff. Ges. 1889. — Ruppel u. Merke, Krankenhäuser, in Weyl's Handb. der Hygiene, 1896. — Felix, Sörensen und Böhm, Ueber Isolirspitäler, Ber. d. 6. internat. hyg. Congr. zu Wien 1887.

Gefangenanstalten: Krohne, Die Gefängnissbaukunst, im Handbuch des Gefängnisswesens von v. Holtzendorff und v. Jagemann, 1888. — Baer, Gefängnisshygiene, im Handbuch d. Hygiene, 1882.

Militärhygiene: Kirchner, Grundriss der Militär-Gesundheitspflege, Braunschweig 1891—96.

Andere öffentliche Anstalten: v. Pettenkofer's und v. Ziemssen's Handbuch der Hygiene, 1882. — Weyl's Handb. d. Hygiene, 1894—96. — Deutsches Bau-Handbuch, Th. II, 1880. — Bericht der Hygiene-Ausstellung 1883.

Anhang.

Die wichtigsten hygienischen Untersuchungsmethoden.

I. Methoden zur mikroskopischen Untersuchung von Bakterien.

A. Untersuchung von Bakterien aus Culturen und Gewebsflüssigkeiten im Deckglaspräparat.

Ungefärbte Präparate. Von Flüssigkeiten wird ein Tröpfchen auf den Objectträger gebracht, ein Deckglas aufgelegt und bei enger Blende das Präparat durchmustert. Sind die Flüssigkeiten sehr reich an suspendirten Bestandtheilen, so verdünnt man sie zweckmässig mit etwas 0·7 proc. Kochsalzlösung.

Sollen Organe oder Culturen auf festem Nährboden untersucht werden, so bringt man zunächst auf den Objectträger ein Tröpfchen 0·7 proc. Kochsalzlösung. Dann entnimmt man mit einem geglühten Platindraht eine kleine Menge der Culturen oder ein kleines Partikelchen des Organs und zerreibt dasselbe in der Kochsalzlösung, legt ein Deckglas auf und untersucht. Bei Anwendung der Immersion ist darauf zu achten, dass die Oberfläche des Deckglases absolut trocken ist, da die geringste Spur Wasser mit dem Immersionsöl Trübungen giebt.

Gefärbte Präparate. Von Flüssigkeiten entnimmt man mit der Platinöse ein kleines Tröpfchen, bringt es in die Mitte des reingeputzten Deckglases und breitet es mit Hilfe des Platindrahtes in möglichst dünner Schicht aus.

Von zähflüssigem oder breiigem Material, z. B. Sputum, entnimmt man ein kleines Partikelchen und bewirkt die Vertheilung in dünner Schicht auf dem Deckglas entweder ebensfalls mit Hilfe des Platindrahtes oder, wo dieses nicht angängig, in der Weise, dass man das Partikelchen zunächst auf die Mitte eines Deckglases bringt, dann ein anderes Deckglas auflegt und andrückt und nun die beiden Deckgläser in horizontaler Richtung auseinanderzieht.

Aus Organen (Leber, Milz, Lunge, Niere) entnimmt man mit geglühter Pincette ein kleines Stückchen von einer frischen Schnittfläche, und wischt damit einige Male über das Deckglas (Ausstrichpräparat).

Zur Untersuchung von Culturen auf festem Nährboden bringt man zunächst auf die Mitte des Deckglases ein ganz kleines Tröpfchen Kochsalzlösung mit der Platinöse; entnimmt dann mit der Spitze eines geglühtes Platindrahtes eine sehr kleine Menge der Cultur und vertheilt dieselbe in dem

Flüssigkeitstropfen. Der Tropfen wird dabei in sehr dünner Schicht über die Oberfläche des ganzen Deckglases ausgebreitet.

Die so hergestellte dünne Ausbreitung irgend eines beliebigen zu untersuchenden Materials muss nun zunächst vollständig lufttrocken werden. Am besten erreicht man dies dadurch, dass man das Präparat mit der bestrichenen Seite nach oben auf den Tisch legt und ruhig trocknen lässt. — Soll das Antrocknen etwas beschleunigt werden, so erwärmt man das Deckglas gelinde, indem man es zwischen den Fingern ca. 50 cm über der Spitze der Flamme hin- und herbewegt. Keinesfalls darf dieses Erwärmen so stark sein, dass die auf dem Deckglas befindliche Flüssigkeit heiss wird oder gar anfängt zu sieden.

Die angetrocknete Schicht muss nun noch auf dem Deckglas fixirt werden, damit sich dieselbe bei der nachfolgenden Behandlung mit Farbstoff- und Waschflüssigkeiten nicht wieder ablöst. Es geschieht dies durch starkes Erwärmen der Schicht. Während das nasse Präparat nicht erhitzt werden darf, verträgt das trockene Präparat relativ hohe Hitzegrade, ohne dass die Zellen und Bakterien eine Formveränderung erleiden.

Am sichersten wird die Fixirung erreicht, indem man die lufttrockenen Deckgläser im Trockenschrank 2—10 Minuten auf 120—130° erhitzt. — Für die meisten Fälle aber genügt folgendes Verfahren: Man fasst das Deckglas mit einer Pincette und zieht es, die bestrichene Seite nach oben, dreimal in horizontaler Richtung durch die Flamme eines Bunsenbrenners, etwa mit der Schnelligkeit, mit der man Brot schneidet. Es ist hier etwas Uebung erforderlich, damit das Durchziehen weder zu langsam (dann verbrennt das Präparat) noch zu schnell geschieht (dann wird keine Fixation erreicht).

Das so präparirte Deckglas wird nunmehr gefärbt. Man giebt mit einer Tropfpipette einige Tropfen Farblösung darauf und lässt dieselbe einige Minuten einwirken; oder man lässt das Glas auf der in Schälchen gegossenen Farblösung schwimmen. — Will man die Färbung verstärken und beschleunigen, so fasst man das Deckglas mit der Pincette und erwärmt es über der Flamme so lange, bis die Farbflüssigkeit anfängt zu dampfen.

Hat der Farbstoff lange genug eingewirkt, so wird derselbe mit Wasser gut abgespült. Dann legt man das Deckglas mit der Präparatseite nach oben auf ein Blatt Filterpapier und drückt einen Objectträger so auf, dass das Deckglas an letzterem haftet. Von der oberen Fläche des Deckglases sind noch die letzten Spuren Wasser durch Abtupfen mit einem Bäuschchen Filterpapier zu entfernen. Dann setzt man einen Tropfen Immersionsöl darauf und untersucht bei offenem Condensor (ohne Blende).

Ist das Präparat gelungen und soll dasselbe aufbewahrt werden, so wischt man zunächst das Oel von der Oberfläche des Deckglases ab und bringt mit einem Glasstabe rings um dasselbe auf den Objectträger reichlich Wasser. Das Deckglas wird bald auf dem Wasser schwimmen und kann dann, ohne dass das Präparat beschädigt wird, vom Objectträger abgezogen werden. Darauf legt man das Deckglas zwischen zwei Blätter Filterpapier und drückt sanft an, um das Wasser aufzusaugen; schliesslich lässt man das Deckglas an der Luft vollends trocken werden. Die Trockenheit muss eine absolute sein, da sonst mit dem Canadabalsam Trübungen entstehen. Nachdem man dann auf den Objectträger einen kleinen Tropfen Canadabalsam (der eventuell mit Xylol zu verdünnen ist) gebracht hat, drückt man das Deckglas vorsichtig auf, so dass sich der Balsam bis zum Rande verbreitet. In diesem Zustand muss das Präparat 8—14 Tage liegen bleiben, bis der Canadabalsam erstarrt ist und der Ueberschuss desselben mit dem Messer und Nachwischen mit Xylol entfernt werden kann.

B. Behandlung von Schnitten.

Von den in absolutem Alkohol gehärteten Organen werden kleine Stückchen abgeschnitten, der Alkohol mit Fliesspapier entfernt; dann bringt man auf die obere Fläche eines für die Klemme des Mikrotoms passend geschnittenen Korks einen Tropfen käuflichen flüssigen Leim, drückt das Organstückchen hinein und wirft wieder in Alkohol. (Statt des Leims kann man eine Auflösung von 10 g Gelatine in 20 g Wasser und 40 g Glycerin benutzen). Nach 1—2 Stunden ist der Leim völlig erstarrt.

Für die Färbung wählt man die dünnsten, wenn auch kleinen, Schnitte aus. Man fasst dieselben mit einer rechtwinklig gebogenen Glas- oder Platinnadel und überträgt sie direct aus dem Alkohol in die Färbeflüssigkeit. Nachdem der Farbstoff eine halbe bis 24 Stunden eingewirkt hat, fischt man die Schnitte mit derselben Glas- oder Platinnadel wieder heraus und überträgt sie in die Entfärbungsflüssigkeit, wo sie mit der Nadel etwas hin- und herbewegt werden. Ist dic Entfärbung vollendet, so überträgt man mit der Nadel den Schnitt in ein Schälchen mit nicht zu wenig reinem Alkohol, um das Wasser zu entziehen. Nach fünf Minuten überträgt man den Schnitt in Xylol oder erst in Nelkenöl und dann in Xylol. Hier breitet er sich von selbst aus und wird bald durchscheinend. Nach 1 Minute schiebt man einen Spatel unter den Schnitt und hebt ihn vorsichtig aus dem Xylol, wobei darauf zu achten ist, dass er auf dem Spatel glatt, ohne Falten und Knicke liegt. Nunmehr setzt man den Spatel mit seiner vorderen Kante auf die Mitte eines reinen Objectträgers und zieht den Schnitt langsam mit der Nadel herüber. Er soll dann auch hier glatt ausgebreitet liegen. Mit Filterpapier saugt man das überschüssige Xylol sorgfältig ab, giesst dann auf den Schnitt einen Tropfen Canadabalsam und legt das Deckglas auf.

C. Farblösungen.

1. Einfache Farblösungen. 1—2 g Gentianaviolett oder Fuchsin oder Methylenblau oder Bismarckbraun in 100 ccm Wasser gelöst; vor jedem Gebrauch frisch filtrirt. — Oder man hält sich gesättigte alkoholische Farblösungen in Vorrath und setzt davon 20 ccm zu 80 ccm dest. Wassers.

Methylenblau giebt die reinsten Färbungen, muss aber etwas länger einwirken; Gentianaviolett ist bei schwerer färbbaren Bakterien zu verwenden, giebt aber leicht störende Farbstoffniederschläge. Für manche Bakterien (Cholera) ist Fuchsin am geeignetsten.

2. Löffler's Methylenblau. Zu 100 ccm dest. Wassers giebt man zwei Tropfen einer 10proc. Kalilauge, mischt gut und setzt dann 30 ccm einer gesättigten alkoholischen Methylenblaulösung zu. Vor dem Gebrauch zu filtriren; spätestens nach 1 Woche neu anzufertigen.

Färbt schneller und intensiver, aber eben so reinlich wie die einfache Methylenlösung. Ist das am häufigsten angewendete Färbemittel.

3. Carbolfuchsin. 100 ccm 5proc. Carbolsäure und 10 ccm gesättigte alkoholische Fuchsinlösung werden gemischt. Die klare Lösung hält sich sehr lange gebrauchsfähig. — Benutzt zur Tuberkelbacillenfärbung (s. unten), aber

auch für manche andere Bakterien; so in stark (10fach) verdünnter Lösung sehr geeignet für Cholerabacillen.

4. Anilinwasser-Gentiana. 5 ccm Anilinöl werden mit 100 ccm dest. Wassers einige Minuten kräftig geschüttelt, dann durch ein angefeuchtetes Filter filtrirt; in 100 ccm des klaren Filtrats wird 1 g Gentianaviolett gelöst; oder man fügt zu 100 ccm Anilinwasser 11 ccm concentrirte alkoholische Gentianalösung. Erst nach 24stündigem Stehen wird die Lösung unter Absetzen eines Niederschlags völlig klar und sollte erst dann (nach Filtration) benutzt werden.

Verwendet zur Färbung der Tuberkelbacillen und zur Gram'schen Methode.

Ebenso bereitet wird eine Anilinwasser-Fuchsinlösung, die sich gleichfalls zur Tuberkelbacillenfärbung benutzen lässt.

D. Specielle Färbemethoden.

1. Einfache Schnittfärbung. In Farblösung Nr. 1 (s. im vorigen Absatz) verbleiben die Schnitte 10—60 Minuten. Dann werden sie in mehrfach erneutem Alkohol ausgewaschen, bis keine Farbe mehr herausgeht, darauf in Nelkenöl übertragen, wo sie 10—15 Minuten verweilen und noch etwas Farbe verlieren. Schliesslich Uebertragung in Xylol, auf den Objectträger u. s. w. wie oben.

Geeignet z. B. für Pyämie, Endocarditis, Erysipel, Milzbrand u. a. m.

2. Schnittfärbung nach Löffler. Die Schnitte kommen 10—30 Minuten in Farblösung Nr. 2; dann sofort auf einige Sekunden in 0·1—0·5procentige Essigsäure, wo die Schnitte nur einige Male hin- und herbewegt werden; dann für 5—10 Minuten in Alkohol; darauf Xylol, Balsam.

Geeignet z. B. für Typhus, Diphtherie, Rotz, Hühnercholera u. s. w.

3. Doppelfärbung nach Weigert. Die Schnitte zunächst auf 5 Minuten in Gentianalösung (Nr. 1), dann Abspülen in Alkohol, dann den Alkohol durch Eintauchen in destillirtes Wasser entfernen; darauf für 1—24 Stunden in Pikrokarminlösung (von Grübler in Leipzig zu beziehen), dann Auswaschen in Alkohol, Nelkenöl, Xylol, Balsam. Die Mikroorganismen erscheinen blau, die Zellkerne roth. — Sehr geeignet für Milzbrand, Mäusesepsis, Schweinerothlauf u. s. w.

4. Gram'sche Methode. Die Schnitte kommen 2 Minuten in Anilinwassergentiana-Lösung (Nr. 4), dann (ohne vorher abzuspülen) in Jod-Jodkalium-Lösung, bestehend aus 1 g Jod, 2 g Kal. jod. und 300 ccm destillirtem Wasser. In dieser Lösung bleiben sie 2 Minuten, werden dann $^1/_2$ Minute in Alkohol und genau 10 Sekunden in 3procentigen Salzsäure-Alkohol (s. unten) gebracht, und darauf in mehrfach erneutem reinem Alkohol lebhaft bewegt, bis sie farblos oder blassblau erscheinen. Dann Xylol, Balsam. — Die Bakterien treten im Präparat schwarzblau gefärbt auf farblosem oder blassgrünem Grunde hervor.

Sollen die Zellkerne des Gewebes mit einer Contrastfarbe (roth) gefärbt werden, so legt man die Schnitte vor der Gram'schen Färbung einige Minuten in Wasser, dann 2 Minuten in Pikrokarminlösung; dann Auswaschen in Wasser, darauf in Alkohol und von da in die Gentianalösung wie oben.

Anwendbar auf: Eiterkokken, Diploc. pneumoniae, Micr. tetragenus; Milzbrand-, Diphtherie-, Mäusesepsis- und Schweinerothlaufbacillen u. a. — Es färben sich nicht nach dieser Methode: Typhus-, Rotz-, Hühnercholerabacillen; Cholerabacillen; Gonokokken.

Auch Ausstrichpräparate auf Deckgläsern lassen sich wie Schnitte nach Gram färben. Hier gelingt die Gegenfärbung auch dadurch, dass man die nach Gram fertig behandelten Deckgläser in dünne alkoholische Eosinlösung taucht, in Alkohol abspült und trocknet.

5. Tuberkelbacillenfärbung. a) im Deckglaspräparat; Die Deckgläser bringt man in ein Uhrschälchen mit Farblösung Nr. 3 oder 4 und erwärmt das Schälchen über kleiner Flamme, bis die Farblösung anfängt zu dampfen; dann noch einige Minuten in der Farbe belassen, für $^1/_2$ Minute in Säure (concentrirte Oxalsäurelösung oder 20procentige Schwefelsäure oder salzsauren Alkohol, der aus 100 ccm 90procentigen Alkohol und 20 Tropfen concentrirter Salzsäure besteht), darauf $^1/_2$ Minute in reinem Alkohol; wenn das Präparat noch nicht genügend farblos ist, wieder für einige Sekunden in die Säure und dann in Alkohol. Schliesslich werden auf die farblos gewordene Schicht einige Tropfen gewöhnliche Farblösung (Nr. 1) gebracht, und zwar Methylenblau, wenn Carbolfuchsin oder Anilinwasserfuchsin verwendet war; Bismarckbraun, wenn Färbung mit Anilinwasser-Gentiana vorausgegangen war. Weitere Behandlung wie oben (sub A).

b) in Schnitten. 12—24 Stunden in eine der Lösungen Nr. 4. Dann in salzsauren Alkohol für einige Sekunden, darauf in 60 procentigen reinen Alkohol und dies wiederholt bis die Schnitte nahezu farblos sind. Contrastfärbung wie bei den Deckglaspräparaten.

Die Tuberkelbacillen erscheinen roth auf blauem Grunde resp. blau-violett auf braunem Grunde.

II. Die Isolirung von Bakterien mittelst der Plattencultur.

1. Das Untersuchungsmaterial (Dejektionen, Wasser, Leichentheile, Sputum, Eiter u. dgl.) wird in einem sterilisirten Reagensglas in's Laboratorium gebracht. Man kann die Reagensgläser sterilisiren, indem man zunächst den verschliessenden Wattepfropfen tief hinein schiebt: das Glas mit der Pincette fasst und mit der Gas- oder Spiritusflamme in seiner ganzen Ausdehnung kräftig erhitzt; wenn der Wattepfropf leicht gebräunt ist, zieht man ihn an die Mündung des Röhrchens vor. — Die Untersuchung muss stets sobald als möglich erfolgen, da sonst durch Vermehrung der Saprophyten das Auffinden der Krankheitserreger erschwert oder unmöglich wird.

2. Utensilien und Nährsubstrat. Als sog. Platten benutzt man flache Glasschalen mit Deckel (Petri'sche Schalen). Fehlt es an den im Laboratorium üblichen Sterilisations-Apparaten, so kann man die Schalen für 1 Stunde in Sublimatlösung (1 : 2000) einlegen und durch wiederholtes Uebergiessen mit gekochtem und wieder abgekühltem Wasser das Sublimat sorgfältig entfernen; oder man kocht sie in schwacher Sodalösung 1 Stunde und lässt in derselben erkalten.

Zum Einbringen des Materials verwendet man Platindrähte, die in ein Glasrohr eingeschmolzen und am Ende zu einer 2 mm im Durchmesser haltenden Oese umgebogen sind. Die Drahtenden werden durch Ausglühen in der Flamme sterilisirt.

Die Bereitung der Nährgelatine geschieht gewöhnlich nach folgendem Recept: 500 g fettfreies gehacktes Rindfleisch lässt man 24 Stunden kühl stehen, dann wird colirt und in der Fleischpresse der Saft vollends ausgepresst. Zu 1 Liter Saft kommen dann 100 g Gelatine, 10 g Pepton und 5 g ClNa; unter Erwärmen wird Alles gelöst und dann so viel concentrirte Sodalösung zugesetzt, bis auf blauem Lackmuspapier nur noch schwache Rothfärbung, dagegen auf rothem deutliche Blaufärbung auftritt. Zu 1 Liter braucht man im Mittel ungefähr 25 ccm einer 10 procentigen Sodalösung. Nach der Neutralisation wird (zur leichteren Klärung) das Weisse eines Hühnereies zugesetzt und nun das ganze Gemisch 1 Stunde im kochenden Wasserbad oder Dampftopf (Soxhlet-Topf) auf 100° erhitzt. Nach dem Kochen ist nochmals die Reaktion zu prüfen. Dann wird filtrirt und die klare Gelatine in sterilisirte Reagensgläschen eingefüllt. Die Röhrchen werden am folgenden und am dritten Tage nochmals je 20 Minuten im Dampftopf erhitzt.

Die Nährgelatine kann in Reagensgläsern fertig bezogen werden, z. B. von Grübler in Leipzig, Rohrbeck oder Lautenschläger in Berlin. Unbedingt sollte man sich von der richtigen Reaktion solcher gekaufter Gelatine vor dem Gebrauch überzeugen.

3. Das Plattengiessen. 3 Röhrchen mit Nährgelatine werden in warmes Wasser von 35° gesetzt, bis die Gelatine flüssig geworden ist. Dann entnimmt man mittelst der Platinöse dem Untersuchungsmaterial eine kleine Probe (bei Wasseruntersuchung Tropfen mittelst kleiner Pipette, s. S. 204) und bringt dieselbe in eines der Röhrchen a, nachdem man dessen Wattepfropfen abgenommen, aber zwischen den Fingern behalten hat. Die Platinöse wird sofort ausgeglüht und bei Seite gelegt, dann der Wattepfropfen in das Röhrchen geschoben und die flüssige Gelatine durch vorsichtiges Neigen und Drehen (es soll sich kein Schaum bilden und nicht zu viel Gelatine in den Wattepfropf eindringen) gründlich mit dem Untersuchungsmaterial gemischt. Nun setzt man das Röhrchen wieder in warmes Wasser, nimmt den Wattepfropfen ab und wirft letzteren in eine Schale mit HCl. Dann nimmt man ein Röhrchen *b* in die linke Hand und dessen Wattepfropfen zwischen die Finger, taucht die frisch geglühte Platinöse in das offene Röhrchen *a* und dann in Röhrchen *b* und wiederholt dies 5 mal; darauf schliesst man *b* mit dem Wattepfropfen, mischt wieder gut durch, setzt es in warmes Wasser neben *a* und wirft auch diesen Wattepfropfen in HCl. Nun nimmt man Röhrchen *c* und füllt in dasselbe in genau der gleichen Weise 5 Oesen aus dem Röhrchen *b* über. Darauf stellt man 3 mit Deckel versehenen Petri'sche Schälchen neben einander auf den Tisch (bei warmem Zimmer auf ein mit kaltem Wasser gefülltes flaches Blechgefäss), signirt sie mit *a*, *b*, *c* und giesst nun unter theilweisem vorsichtigen Aufheben des Deckels den Inhalt von Röhrchen *a* in Schale *a*, den von *b* in Schale *b*, den von *c* in Schale *c*. Nach 5—15 Minuten ist die Gelatine vollkommen erstarrt, und die Schälchen werden dann in den Brütofen gesetzt.

Das Ausgiessen der mit dem Untersuchungsmaterial und dessen Verdünnungen beschickten Röhrchen mit Gelatine in Petri'sche Schälchen lässt sich vermeiden in der Form der Esmarch'schen Rollplatten. Die Ausbreitung der Gelatine zur Platte wird dann dadurch erreicht, dass die verflüssigte Gelatine über die innere Wandung des Röhrchens in dünner Schicht vertheilt wird. Man verschliesst zu diesem Zweck die (nicht zu engen) Röhrchen mit Kautschukkappen, legt jedes einzelne auf kaltes Wasser und fixirt es lose mit der linken Hand, während man es mit der rechten Hand in rotirende Bewegung versetzt, bis die Gelatine erstarrt ist.

4. Die Feststellung des Resultats erfolgt nach 24—48—72 Stunden zunächst durch Betrachtung der Platte mit blossem Auge, dann mit 80 facher Vergrösserung. Gestalt, Farbe, Verflüssigung der Colonieen, und zwar der tiefliegenden wie der oberflächlichen ist zu notiren. Zu genauerem Studium ist

oft nur eine Platte geeignet, während die anderen zu zahlreiche oder zu wenig Colonieen enthalten. Genauere Feststellung der Zahl erfolgt mittelst einer in kleine Quadrate getheilten Glasplatte; man ermittelt ein für allemal, wie viel solcher Quadrate in der Fläche eines PETRI'schen Schälchens enthalten sind und findet z. B. 167; dann zählt man auf der zu untersuchenden Platte etwa in 10 verschieden gelagerten Quadraten die Colonieen, nimmt von diesen das Mittel und multiplicirt letzteres mit 167. — Interessirende Colonieen sind möglichst früh in Reagensgläser mit Gelatine abzuimpfen, d. h. man taucht einen vorher geglühten spitzen Platindraht event. unter Leitung der Lupe oder des Mikroskops in die Colonie und macht mit dem Draht dann einen Einstich in ein Gelatineröhrchen, dessen Wattepfropfen man abgenommen und zwischen die Finger geschoben hat und das man mit der Mündung nach unten in der Hand hält. Unmittelbar nach dem Einstich setzt man den Wattepfropfen wieder auf.

III. Isolirung von Typhusbacillen aus Dejektionen oder Wasser.

Die zum Plattengiessen benutzte Nährgelatine sei weniger als sonst mit Soda versetzt; pro Liter höchstens 20 ccm 10procentige Sodalösung. Auch ist eventuell nebenher Carbolgelatine (mit 0·05 Procent Carbol) zu verwenden.

Die Platten werden 48 Stunden bei 22° gehalten und dann mit schwacher Vergrösserung durchmustert. Sind oberflächlich ausgebreitete Colonieen mit scharfer weinblattartiger Zeichnung vorhanden, so wird jede dieser Colonieen (bei grosser Zahl mindestens 10) in je ein Röhrchen mit Zuckeragar (gewöhnlicher Nähragar mit 2 Procent Traubenzucker-Zusatz) durch tiefen Einstich überimpft. Die Röhrchen bleiben 24 Stunden bei 37°. Dann ist die Diagnose mit grosser Wahrscheinlichkeit auf Typhusbacillen zu stellen, wenn entlang dem ganzen Impfstich deutliches Wachsthum, aber ohne Gasbildung stattgefunden hat. Dagegen liegt kein Typhus vor, wenn der Agar von Gasblasen durchsetzt ist, oder wenn das Wachsthum nur mit oberflächlicher Ausbreitung erfolgt, oder ganz ausgeblieben ist.

Von der verdächtigen Stichcultur aus ist sodann zur weiteren Bestätigung der Diagnose:

a) auf die eine Hälfte einer Kartoffel zu impfen, deren andere Hälfte mit zuverlässiger Reincultur von Typhusbacillen geimpft wird. Beide Culturen dürfen keinen Unterschied zeigen.

b) in einigen Röhrchen mit sterilisirter (frischer, nicht schon vorher durch Entwickelung von Milchsäurebakterien angesäuerter) Milch zu impfen. Die Milch ist nach mehrtägigem Aufenthalt bei 35° nicht coagulirt.

c) in einige Röhrchen mit Peptonlösung (2 Procent Pepton und 0·5 Procent NaCl) zu übertragen. Nach 48 Stunden Aufenthalt bei 35° sind 20 Tropfen einer Kaliumnitritlösung (0·02 Procent) und einige Tropfen reine Schwefelsäure zuzufügen; in Typhusculturen fehlt die Indolbildung, und es tritt daher keine Rothfärbung ein.

d) am sichersten gelingt die Differentialdiagnose durch die PFEIFFER'sche Reaktion. Erforderlich ist dazu entweder Serum von Typhusreconvalescenten; oder Serum von gegen Typhus immunisirten Thieren, am besten Ziegen, die mit steigenden Dosen lebender oder bei 65° abgetödteter Typhuscultur subkutan injicirt waren. Für das Serum ist der Titre der specifisch baktericiden Wirkung d. h. die Menge festzustellen, welche noch gerade im Stande ist, ein Meerschweinchen von 300 g bei intraperitonealer Injektion gegen 1 Oese virulenter Typhuscultur (tödtliche Minimaldosis = $^1/_{10}$ Oese) zu schützen. Die verschiedenen Typhusculturen verhalten sich sehr verschieden; vergleichende Proben sind daher unerlässlich. Reconvalescentenserum hat gewöhnlich einen Titre von 1—5 Centigramm; Ziegenserum kann bis auf den Titre 2 Milligramm und weniger gebracht werden. — Ausserdem ist der Titre der Agglutininwirkung, d. h. der Verdünnung, in welcher noch Zusammenballen der Typhusbacillen in einer Aufschwemmung erfolgt, zu ermitteln.

1) ist im Reagensglas die Reaktion auf Agglutinine aufzustellen. 1 Oese Cultur (die fragliche Cultur auf Agar 18stündig) und daneben zur Controle zuverlässige virulente Typhuscultur wird in 1 ccm Bouillon aufgeschwemmt; diese Aufschwemmung wird vermischt mit $^1/_2$, $^1/_4$, $^1/_{10}$ Tropfen Serum etc. (1 Tropfen Serum mit 4 ccm Bouillon, mit 8 ccm und mit 20 ccm gemischt; von jeder Mischung 2 ccm zu der Aufschwemmung). Dann wird bei 37° hingestellt; nach 2 Stunden erfolgt völlige Klärung der Bouillon, wenn Typhus vorliegt. Mikroskopisch ist die Häufchenbildung schon nach 5′ zu constatiren (vgl. unten).

2) im Meerschweinchenkörper. Die Bauchhaut des Meerschweinchens in Falte aufgehoben, 1 cm langer Schnitt; dann abgestumpfte Canüle durch die tieferen Bauchdecken in die Bauchhöhle gestossen und 1 ccm einer Mischung injicirt, welche Bouillon, 1 Oese Cultur und eine Dosis Serum enthält. Letztere ist so zu wählen, dass sie gegen die Dosis Typhusbacillen noch sicher Schutz gewährt, aber andererseits erheblich unter der für normales Serum (menschliches Serum = 3 bis 8 Decigramm) geltenden Zahl bleibt. Sind die fraglichen Bacillen Typhusbacillen, so lassen Proben, die nach 60—120′ mittelst Kapillaren aus der Bauchhöhle entnommen sind, keine Bakterien, sondern nur Körnchen erkennen, oder höchstens vereinzelte, unbewegliche Bacillen. Die Versuchsthiere zeigen keinen Temperaturabfall und bleiben am Leben. — Controlversuche sind mit sicheren Typhusculturen anzustellen; ferner mit den fraglichen Bacillen und normalem Serum. Letztere Versuche ergeben in den der Bauchhöhle entnommenen Proben reichliche bewegliche Bacillen, das Thier zeigt nach 2—3 Stunden grosse Mattigkeit, Temperaturabfall bis 30°, Tod nach 6—8, bei kleineren Dosen erst nach 24 Stunden.

Die Diagnose des Abdominaltyphus am Lebenden gelingt mit Hülfe dieser Reaktion nach der von Widal angegebenen Methode folgendermaassen: Durch tiefen Einstich in die Fingerbeere wird dem Kranken $^1/_2$ ccm Blut entnommen; das abgesetzte Serum wird in verschiedenem Verhältniss mit Typhusaufschwemmung in Bouillon vermischt mit Hülfe des Gower'schen Hämoglobinometers. Im Nothfalle kann man sich auch auf die Entnahme von 1 Tropfen Blut beschränken und diesen direct mit Bouillon mischen. Serum von Gesunden bewirkt höchstens in einer Verdünnung von 1 : 30 Klärung der Bouillon nach 2stündigem Verweilen im Brütofen; Serum von Typhuskranken (zuweilen aber erst vom 14. Tage ab oder noch später) und von Reconvalescenten, von letzteren noch Jahre nach dem Ueberstehen, wirkt in mindestens 30facher, gewöhnlich in 100facher und oft bis tausendfacher Verdünnung. — Mikroskopisch ist die Häufchen- und Schollenbildung noch eher und leichter zu erkennen; es genügt, einen Tropfen des Gemisches im hohlen Objektträger zu untersuchen.

IV. Choleradiagnose.

1. Untersuchung von Dejektionen (oder Inhalt von Darmschlingen, resp. mit Dejektionen beschmutzte Wäsche).

Ein Schleimflöckchen wird mittelst gekrümmten Platindrahts aus dem in flacher Schale ausgebreiteten Darminhalt herausfischt und auf einige Deckgläser ausgestrichen. Nach dem Trocknen und Erhitzen (s. S. 608) lässt man Fuchsinlösung (S. 609, Farblösung Nr. 1) 1—2 Minuten oder 10 fach verdünnte Carbolfuchsinlösung 5 Minuten einwirken, spült in Wasser ab und untersucht. — Liegt Cholera vor, so findet man oft an den Stellen, wo fadenförmig ausgezogene Schleimmassen liegen, Schwärme und Züge von Kommabacillen, in welchen die einzelnen Bacillen alle die gleiche Richtung haben. Derartig gelagerte Kommabacillen (Fischzüge) gestatten mit grösster Wahrscheinlichkeit die Diagnose auf Cholera.

Einige weitere Schleimflöckchen werden gleichzeitig in 3—5 Röhrchen mit je 10 ccm Peptonwasser (2 Procent Witte'sches Peptonum siccum und 1 Procent ClNa) gebracht und die Röhrchen bei 37° aufbewahrt. Nach 6—10 Stunden taucht man eine Platinöse in die oberflächliche Schicht einer der geimpften Peptonlösung und stellt aus der Probe ein gefärbtes Deckglaspräparat her. Lag Cholera vor, so ist im Präparat meist eine Reincultur von Kommabacillen zu sehen. Sind noch wenig Kommabacillen vorhanden, so muss man nach weiteren 4—8 Stunden abermals eine Probe untersuchen. — Das massenhafte Auftreten der Kommabacillen im Peptonwasser macht die Diagnose fast sicher; denn die mikroskopisch in Darminhalt etwa beobachteten choleraähnlichen Bakterien wachsen fast sämmtlich im Peptonwasser nicht. Nur zweimal scheinen bis jetzt in der Peptonwassercultur Bacillen vom Habitus der Cholerabacillen beobachtet zu sein, die nicht wirkliche Cholerabacillen waren.

Drittens wird gleichzeitig mit dem Ansetzen der Peptonwasserculturen eine Schleimflocke in ein Röhrchen mit Gelatine gebracht und unter den üblichen 3 Verdünnungen auf Platten vertheilt. Bei ersten verdächtigen Fällen sind mehrere solche Plattensätze anzulegen. Die benutzte Gelatine muss stärker als gewöhnlich alkalisch sein. Ferner ist es zweckmässig, den Gehalt an Gelatine auf 15 Procent zu erhöhen und zur Herstellung nicht frisches Fleischinfus, sondern Liebig'schen Fleischextrakt zu benutzen; die Choleracolonieen entwickeln sich in solcher Gelatine genau so gut und es lässt sich bei der Gleichmässigkeit des Materials eher ein constanter Grad von Alkalinität herstellen. Auf 1 Liter Extraktgelatine mit $1^1/_2$ Procent Fleischextrakt und 15 Procent Gelatine müssen 60 ccm 10 procentige Sodalösung zugesetzt werden. Die aus dieser Gelatine bereiteten Platten halten eine Temperatur von 24° aus, ohne weich zu werden. Man hält sie bei 22—24° 20—24 Stunden. Nach dieser Zeit findet man vorhandene Choleracolonieen an ihren S. 68 geschilderten Eigenschaften leicht heraus und kann die Diagnose durch ein Klatschpräparat (Aufdrücken eines Deckglases auf die Colonie, Abheben, Trocknen und Färben) bestätigen.

Da es vorkommen kann, dass vereinzelte Choleracolonieen unter zahlreichen Colonieen anderer Darmbakterien nicht herauszufinden sind, legt man ausserdem von der achtstündigen Peptonwassercultur Gelatineplatten an. Waren überhaupt Cholerabacillen zugegen, so wachsen nun in grösserer Anzahl Choleracolonieen, und zwar sind dieselben schon nach 16 stündigem Aufenthalt der Platten bei 22—24° deutlich diagnosticirbar. Das Resultat der Peptonwasserplatten wird also ungefähr zur gleichen Zeit bekannt wie das Ergebniss der direct aus dem Darminhalt angelegten Platten.

Auf Grund des Aussehens der Colonieen auf den Platten ist die Diagnose mit voller Bestimmtheit zu stellen. Die Frist vom Beginn der Untersuchung bis zur definitiven Feststellung des Resultates dauert im Mittel 24 Stunden, selten bis zu 30 Stunden. Eine Wahrscheinlichkeitsdiagnose kann fast immer schon nach 8 Stunden gestellt werden. Unterstützt kann die Diagnose eventuell noch werden durch die Cholerarothreaktion, die indess nur an einer Reincultur angestellt werden darf. Fehlt die Rothfärbung, so spricht dies gegen Cholera. — In zweifelhaften Fällen ist die PFEIFFER'sche Reaktion anzuschliessen.

2. Untersuchung von Wasser.

Man entnimmt dem Wasser mehrere (mindestens 3) Proben von je 50 ccm in Erlenmeyerkölbchen; fügt von einer Lösung von 10 Procent Pepton und 10 Procent Kochsalz jedem Kölbchen 5 ccm zu und hält 16—24 Stunden bei 37°. Bei zahlreichen Wässern findet man dann im mikroskopischen Präparat kommaförmige Bacillen, ohne dass es sich um Cholerabacillen handelt. Es müssen daher von der Peptonwassercultur Gelatineplatten angelegt werden und zwar mit der oben beschriebenen stark alkalischen Gelatine. Manche Wasservibrionen wachsen dort gar nicht oder sehr langsam, oder sie bilden Colonieen von ganz anderem Aussehen und namentlich dunklerer Färbung wie die Choleracolonieen. Einige geben keine Cholerarothreaktion; einige zeigen Phosphorescenz; alle sind von echter Cholera durch die PFEIFFER'sche Reaktion zu unterscheiden.

3. Choleradiagnose durch die PFEIFFER'sche Reaktion.

Die fragliche Vibrionenart muss in 18stündiger Reincultur auf Agar vorliegen. — Zur Prüfung ist erforderlich Serum von hoch gegen Cholera immunisirten Meerschweinchen oder Ziegen. Von ersteren nimmt man Thiere von 6—800 g, injicirt zunächst subkutan durch Chloroformdämpfe abgetödtete Choleraculturen in Dosen, welche eine deutliche Intoxikation mit Temperaturabfall hervorrufen; nach 10—14 Tagen folgt intraperitoneale Injektion zunächst von $^1/_4$ Oese, nach 8—10 Tagen $^1/_2$ Oese und so fort, bis mehrere Oesen ertragen werden. — Das gewonnene Serum wird in derselben Weise wie das Typhusserum auf seinen Wirkungswerth (Titre) geprüft; gewöhnlich beträgt der Titre für die specifisch baktericide Wirkung mindestens 0·001. Für die Agglutininwirkung liegt die Grenze der Verdünnung meist bei 1:100 und mehr; doch braucht die Verdünnung nicht so weit getrieben zu werden, da normales Serum höchstens bei 1:10 noch verklebende Wirkung erkennen läst.

Die Prüfung auf Agglutinine wird wie oben beim Typhus ausgeführt.

Sicherer ist die Prüfung auf baktericide Wirkung im Meerschweinchen. 1 Oese der zu prüfenden Cultur wird mit 1 ccm Bouillon und einer Serumdosis, die dem zehnfachen der kleinsten wirksamsten Dosis (bei einem Titre von 0·001 also 0·01) entspricht, gemischt und einem Meerschweinchen von 2—300 g intraperitoneal injicirt. Nach 20 Minuten entnimmt man mittelst Glaskapillare Tröpfchen des Bauchhöhleninhalts und untersucht im hängenden Tropfen und im gefärbten Präparat. Werden noch zahlreiche bewegliche

Vibrionen gefunden, so liegt keine Cholera vor, vorausgesetzt, dass die Wirksamkeit des Serums an echter Cholera frisch geprüft war. — Sind in den Proben hauptsächlich Körnchen und nur vereinzelte unbewegliche Vibrionen, so handelt es sich zweifellos um Cholera, wenn andererseits ein ebenso behandeltes Thier, nur mit dem Unterschied, dass der injicirten Mischung 0·01 normales Serum zugesetzt ist, das Fortleben der Vibrionen zeigt und unter den S. 69 beschriebenen Symtomen zu Grunde geht.

V. Diphtheriediagnose.

Zur Entnahme von diphtherieverdächtigem Material aus dem Rachen benutzt man eine Stahlsonde mit festgedrehtem Wattebausch, die im Kork eines Reagensglases steckt; man fährt mit dem Wattebausch über Mandeln und weichen Gaumen hin, steckt die Sonde sofort in das Glas, letzteres kommt in ein Holzfutteral und dieses in ein festes Couvert, in welches zugleich die Notizen über die Entnahme gelegt werden. Die Entnahme-Apparate lagern zweckmässig in den Apotheken, werden nach der Beschickung dahin zurückgegeben und von dort der Untersuchungsstation übermittelt.

Reagentien zur Untersuchung: 1. zur Färbung der mikroskopischen Präparate: a) Fuchsinlösung (s. oben), b) Reagentien zur Gram'schen Färbung (s. oben), c) Reagentien zur Doppelfärbung nach M. Neisser: Methylenblau, 1 g pulverförmiges Methylenblau (Grübler) in 20 ccm 96procentigem Alkohol gelöst; dazu 950 ccm Wasser und 50 ccm Eisessig. Ferner Vesuvin, 2 g in 1000 ccm kochendem Wasser gelöst. Beide Lösungen filtrirt. Zur Färbung wird das Präparat zuerst 1—3 Sekunden in die Methylenblaulösung getaucht, dann Abspülen mit Wasser, Aufgiessen der Vesuvinlösung für 3—5 Sekunden, wieder Abspülen mit Wasser. Der Leib der Diphtheriebacillen erscheint schwach braun gefärbt; in demselben zeigen sich dunkelblau gefärbte ovale Körnchen (Ernst'sche Körner). Viele Kokken und einzelne Bacillen zeigen ähnliche Färbung, aber keine Bacillen, welche den Diphtheriebacillen morphologisch ähnlich sind. Letztere geben die Doppelfärbung jedoch nur, wenn sie auf Serum bei 35° mindstens 9 Stunden und nicht länger als 24 Stunden gezüchtet sind.

2. Zur Cultur: Petrischalen (Platten) mit erstarrter Loeffler'scher Serummischung (s. S. 60).

Verfahren bei der Untersuchung: Mit dem Wattebausch werden 6—8 Striche auf einer Serumplatte gemacht; diese bei 34—35° gehalten. Sodann werden Deckgläser bestrichen und gefärbt. Finden sich zahlreichere charakteristisch geformte und gelagerte Bacillen und fällt die Gram- und Doppelfärbung bei einem Theil der Bacillen positiv aus, so lässt sich schon aus dem Präparat die Diagnose auf Diphtherie stellen. Sind nur vereinzelte verdächtige Bacillen vorhanden, so ist es besser, das Resultat der Cultur abzuwarten.

Die Serumplatten sind nach 6—8 Stunden durch Klatschpräparate mit Fuchsin- und Gramfärbung zu untersuchen. Häufchen typischer Bacillen gestatten sichere positive Diagnose; nur bei Entnahmen von der Conjunctiva ist einer Verwechslung mit Xerosebacillen dadurch vorzubeugen, dass nach ca. 18stündiger Cultur Ausstrichpräparate mit Doppelfärbung gemacht werden. — Findet man nach 6—8 Stunden in 6 Präparaten ausschliesslich Kokken, so ist die Diagnose negativ zu stellen. Nochmalige Entnahme ist dann unter Umständen angezeigt. — Finden sich nach 6—8 Stunden vereinzelte verdächtige Bacillen, so sind die Platten nach weiterem 12 stündigen Aufenthalt im Brütofen nochmals zu untersuchen, und zwar sind dann neben Klatschpräparaten auch Ausstrichpräparate anzufertigen, bei denen die Proben mehr vom Grunde der Striche entnommen sind. In diesem Stadium ist auch die Doppelfärbung zur Bestätigung heranzuziehen.

In zweifelhaften Fällen sind die verdächtigen Bacillen durch Glycerinagarplatten rein zu züchten; an der Reincultur sind zu beachten: das morphologische Verhalten, das Verhalten gegen Färbungen, die Merkmale der Colonie; ausserdem aber 1. die Säurebildung. Röhrchen mit je 5 ccm Fleischbouillon werden mit einer Nadelspitze der Cultur beschickt und bei 35° gehalten; nach 20 Stunden wird ein Röhrchen, nach 44—48 Stunden ein zweites mit 1 Proc. Natronlauge unter Phenolphtaleïnzusatz titrirt; daneben Controle mit zuverlässiger Diphtheriecultur. Die Zunahme des Alkaliverbrauchs bis zum 2. Tag beträgt bei Diphtherie im Mittel 0·3 ccm 1 proc. NaOH. 2. der Thierversuch. Von 20 stündiger Bouilloncultur wird einem Meerschweinchen von 2—300 g 0·5 Proc. seines Körpergewichts subkutan injicirt; fast stets Tod innerhalb 2 Tagen; bei der Sektion an der Impfstelle sulziges Oedem, auf der Pleura Exsudat, Nebennieren geschwollen und hyperämisch.

VI. Bestimmung der Luftfeuchtigkeit mittelst des Schleuderpsychrometers.

Man schwingt zunächst das trockene Thermometer in der S. 78 angegebenen Weise, liest nach $^1/_2$ Minute ab, schwingt wieder $^1/_2$ Minute und wiederholt dies so lange als noch eine Aenderung der Temperatur eintritt. Sodann nimmt man die gleiche Bestimmung mit dem Thermometer vor, dessen Kugel mit befeuchtetem Mousselin umhüllt ist. Die Temperatur des trockenen Thermometers sei t; die des feuchten t_1; man berechnet daraus die Differenz $t—t_1$ und findet dann die absolute Feuchtigkeit F_0 nach der Gleichung:

$$F_0 = F_1 - k \cdot B \cdot (t - t_1),$$

wo F_1 die maximale Feuchtigkeit (Sättigungsmaximum) bei der Temperatur t_1 bedeutet; zu entnehmen aus der umstehenden Tabelle 1. Spannungstafel.

k = eine Constante, bei der vorgeschriebenen Geschwindigkeit des Schwingens ermittelt zu = 0·0007;

B = Barometerstand, hat geringen Einfluss; kann innerhalb 15 mm Schwankung als constant angesehen werden.

Nimmt man einen mittleren Barometerstand von 745 mm an, so ist der Werth des Faktors $k \cdot B \cdot (t—t_1)$ für Barometerstände zwischen 730 und 760 mm nur von dem für $t—t_1$ gefundenen Werth abhängig und lässt sich daher aus der umstehenden Tabelle 2 entnehmen.

In derselben sucht man zunächst in der ersten Columne die ganzen Grade von $t - t_1$ auf, und geht dann horizontal weiter bis zu der Columne, welche mit der Zahl der Zehntelgrade überschrieben ist. Man findet so den Werth $k \cdot \mathrm{B} \cdot (t - t_1)$, zieht diesen gemäss der oben gegebenen Gleichung von dem Werth für F_1 ab und hat damit F_0 (in mm Hg). — Für stark abweichende Barometerstände muss die Rechnung ohne Benutzung einer Tabelle ausgeführt werden.

1. Spannungstafel.

Celsius	0·0	0·1	0·2	0·3	0·4	0·5	0·6	0·7	0·8	0·9
− 9	2·27	2·25	2·23	2·21	2·19	2·18	2·16	2·14	2·13	2·11
− 8	2·45	2·43	2·41	2·39	2·38	2·36	2·34	2·32	2·30	2·28
− 7	2·65	2·63	2·61	2·59	2·57	2·55	2·53	2·51	2·49	2·47
− 6	2·87	2·85	2·83	2·81	2·78	2·76	2·74	2·72	2·70	2·68
− 5	3·11	3·08	3·06	3·04	3·01	2·99	2·96	2·94	2·92	2·90
− 4	3·36	3·34	3·31	3·28	3·26	3·23	3·21	3·18	3·16	3·13
− 3	3·64	3·61	3·58	3·55	3·53	3·50	3·47	3·44	3·42	3·39
− 2	3·93	3·90	3·87	3·84	3·81	3·78	3·75	3·72	3·69	3·67
− 1	4·25	4·22	4·19	4·16	4·12	4·09	4·06	4·03	4·00	3·96
− 0	4·60	4·56	4·53	4·49	4·46	4·42	4·39	4·36	4·32	4·29
+ 0	4·60	4·63	4·67	4·70	4·73	4·77	4·80	4·84	4·87	4·91
+ 1	4·94	4·98	5·01	5·05	5·08	5·12	5·16	5·19	5·23	5·27
+ 2	5·30	5·34	5·38	5·42	5·45	5·49	5·53	5·57	5·61	5·65
+ 3	5·69	5·73	5·77	5·81	5·85	5·89	5·93	5·97	6·01	6·06
+ 4	6·10	6·14	6·18	6·23	6·27	6·31	6·36	6·40	6·45	6·49
+ 5	6·53	6·58	6·63	6·67	6·72	6·76	6·81	6·86	6·90	6·95
+ 6	7·00	7·05	7·10	7·14	7·19	7·24	7·29	7·34	7·39	7·44
+ 7	7·49	7·54	7·60	7·65	7·70	7·75	7·80	7·86	7·91	7·96
+ 8	8·02	8·07	8·13	8·18	8·24	8·29	8·35	8·40	8·46	8·52
+ 9	8·57	8·63	8·69	8·75	8·81	8·87	8·93	8·99	9·05	9·11
+10	9·17	9·23	9·29	9·35	9·41	9·47	9·54	9·60	9·67	9·73
+11	9·79	9·86	9·92	9·99	10·05	10·12	10·19	10·26	10·32	10·39
+12	10·46	10·53	10·60	10·67	10·73	10·80	10·88	10·95	11·02	11·09
+13	11·16	11·24	11·31	11·38	11·46	11·53	11·61	11·68	11·76	11·83
+14	11·91	11·99	12·06	12·14	12·22	12·30	12·38	12·46	12·54	12·62
+15	12·70	12·78	12·86	12·95	13·03	13·11	13·20	13·28	13·37	13·45
+16	13·54	13·62	13·71	13·80	13·89	13·97	14·06	14·15	14·24	14·33
+17	14·42	14·51	14·61	14·70	14·79	14·88	14·98	15·07	15·17	15·26
+18	15·36	15·45	15·55	15·65	15·75	15·85	15·95	16·05	16·15	16·25
+19	16·35	16·45	16·55	16·66	16·76	16·86	16·96	17·07	17·18	17·29
+20	17·39	17·50	17·61	17·72	17·83	17·94	18·05	18·16	18·27	18·38
+21	18·50	18·61	18·72	18·84	18·95	19·07	19·19	19·31	19·42	19·54
+22	19·66	19·78	19·90	20·02	20·14	20·27	20·39	20·51	20·64	20·76
+23	20·91	21·02	21·14	21·27	21·41	21·53	21·66	21·79	21·92	22·05
+24	22·18	22·32	22·45	22·59	22·72	22·86	23·00	23·14	23·27	23·41
+25	23·55	23·69	23·83	23·98	24·12	24·26	24·41	24·55	24·70	24·84
+26	24·99	25·14	25·29	25·44	25·59	25·74	25·89	26·05	26·20	26·35
+27	26·51	26·66	26·82	26·98	27·14	27·29	27·46	27·62	27·78	27·94
+28	28·10	28·27	28·43	28·60	28·77	28·93	29·10	29·27	29·44	29·61
+29	29·78	29·96	30·13	30·31	30·48	30·65	30·83	31·01	31·19	31·37

2. Tabelle für den Faktor $k.B.(t-t_1)$.

$t-t_1$	0·0	0·1	0·2	0·3	0·4	0·5	0·6	0·7	0·8	0·9
0	0·00	0·06	0·11	0·16	0·21	0·26	0·32	0·37	0·42	0·48
1	0·53	0·58	0·63	0·69	0·74	0·79	0·84	0·90	0·95	1·00
2	1·05	1·11	1·16	1·21	1·26	1·31	1·37	1·42	1·47	1·52
3	1·58	1·63	1·68	1·74	1·79	1·84	1·89	1·95	2·00	2·05
4	2·10	2·16	2·21	2·26	2·31	2·37	2·42	2·47	2·52	2·57
5	2·63	2·69	2·74	2·79	2·84	2·90	2·95	3·00	3·05	3·10
6	3·16	3·21	3·26	3·32	3·37	3·42	3·47	3·52	3·58	3·63
7	3·68	3·73	3·79	3·84	3·89	3·95	4·00	4·05	4·10	4·15
8	4·21	4·26	4·31	4·37	4·42	4·47	4·52	4·57	4·63	4·68
9	4·73	4·79	4·84	4·89	4·94	5·00	5·05	5·10	5·15	5·20
10	5·26	5·31	5·36	5·42	5·47	5·53	5·58	5·63	5·68	5·73
11	5·79	5·84	5·89	5·94	6·00	6·05	6·10	6·16	6·21	6·26
12	6·31	6·37	6·42	6·47	6·52	6·57	6·63	6·68	6·73	6·78
13	6·84	6·85	6·94	6·99	7·05	7·10	7·15	7·21	7·26	7·31
14	7·36	7·42	7·47	7·52	7·57	7·63	7·68	7·73	7·68	7·83
15	7·89	7·94	7·99	8·05	8·10	8·16	8·21	8·26	8·31	8·36
16	8·42	8·47	8·52	8·57	8·63	8·68	8·73	8·79	8·84	8·89
17	8·94	8·99	9·05	9·10	9·15	9·21	9·26	9·31	9·36	9·41
18	9·47	9·52	9·57	9·63	9·68	9·73	9·78	9·83	9·89	9·94
19	9·99	10·04	10·10	10·15	10·20	10·26	10·31	10·36	10·41	10·46

Um die **Sättigungsprocente** zu finden, rechnet man $\frac{100.F_0}{F}$, wo F die maximale Feuchtigkeit bei der Temperatur t bedeutet (zu entnehmen aus Tabelle 1). Das **Sättigungsdeficit** ergiebt sich aus $F-F_0$. Um den **Thaupunkt** zu finden sucht man den Werth von F_0 unter den Spannungswerthen der Tabelle 1 und findet daneben in der ersten Columne die zugehörige Thaupunktstemperatur.

Beispiel: t wird gefunden zu 20·5°; t_1 zu 15·4°; $t-t_1 = 5·1°$.

In Tabelle 1 findet man $F = 17·94$ mm; $F_1 = 13·03$ mm. Aus obenstehender Tabelle entnimmt man $k.B.(t-t_1) = 2·69$, indem man in der ersten Columne $(t-t_1)$ die Zahl 5 aufsucht und von dieser aus horizontal weiter geht bis zu der 0·1 überschriebenen Columne; als den der Temperaturdifferenz 5·1° zugehörigen Werth findet man hier = 2·69. Folglich hat man:

$$F_0 = 13·03 - 2·69 = 10·74 \text{ mm.}$$

Die Sättigungsprocente sind $= \frac{100.10·74}{17·94} = 59·8$ Procent; das Sättigungsdeficit = 17·94 − 10·74 = 7·20 mm; der Thaupunkt = 12·4°.

VII. Bestimmung des CO_2-Gehalts der Luft.

A. Genaue Bestimmung.

Man bezieht aus der Apotheke: 1. in mit Glasstopfen verschlossener Flasche eine verdünnte Schwefelsäure, 2·227 g SO_4H_2 im Liter enthaltend; 1 ccm derselben entspricht 1 mg CO_2. 2. eine Strontiumhydratlösung von solcher Concentration, dass 1 ccm durch 1 ccm der vorgenannten Schwefelsäure gerade neutralisirt wird. Die Flasche muss im Verschluss ein mit Natronkalk gefülltes U-Rohr enthalten, so dass bei der Entnahme (mittelst Pipette) nur von CO_2 befreite Luft in die Flasche nachströmen kann; andernfalls verändert sich der Titre der Lösung zu rasch. 3. Lösung von 1 Procent Phenolphtaleïn in 70procentigem Alkohol.

Vor der Bestimmung ist der Titre des Strontiumwassers nochmals zu controliren. Man nimmt dazu ein 60 ccm fassendes Erlenmeyer'sches Kölbchen, das mit doppelt durchbohrtem Kautschukstopfen verschlossen wird. Durch die eine Bohrung lässt man 25 ccm Strontiumwasser und dann mittelst Tropfpipette 1 bis 2 Tropfen Phenolphtaleïnlösung einlaufen; die Bohrung wird dann sofort mit einem Glasstäbchen geschlossen. Durch die andere Bohrung steckt man gleich darauf eine Glashahnbürette mit lang ausgezogener Spitze, die bis zur äussersten Spitze mit der Schwefelsäure gefüllt ist. Man lässt nun die Säure langsam zum Strontiumwasser zulaufen und lockert von Zeit zu Zeit das Glasstäbchen, um die gespannte Luft entweichen zu lassen. Nach jedem Säurezusatz schüttelt man vorsichtig um. Sobald die Mischung farblos wird, liest man die bis dahin verbrauchte Säuremenge ab.

Zur Ausführung der CO_2-Bestimmung nimmt man einen langhalsigen Kolben von 3—4 Liter Inhalt, dessen Capacität vorher durch Ausmessen mit Wasser genau bestimmt war. In diesen wird die Luft des Untersuchungsraumes mittelst eines Blasebalges mit langem Ansatzrohr hineingeblasen. Gleichzeitig wird die Lufttemperatur und der Luftdruck abgelesen. Dann wird der Kolben mit einem doppelt durchbohrten Kautschukstopfen verschlossen, in dessen Bohrungen Glasstäbe stecken. Man misst dann in eine Pipette 50 ccm Strontiumwasser ab, nimmt den einen Glasstab heraus, lässt das Strontiumwasser durch diese Bohrung einfliessen, und schliesst sofort wieder. Darauf schwenkt man das Strontiumwasser vorsichtig im Kolben hin und her und lässt den Kolben schliesslich 12 Stunden stehen, um vollständige Absorption der CO_2 zu erreichen. (Für annähernde Bestimmungen genügt einstündiges Stehenlassen.) Nun wird die früher benutzte Glashahnbürette mit Schwefelsäure gefüllt, der eine Glasstab entfernt, zunächst 2 Tropfen Phenolphtaleïn eingelassen, dann die Bürette durchgesteckt und wiederum unter zeitweisem Lüften des anderen Glasstabs bis zur Entfärbung titrirt.

Waren z. B. bei der Titrestellung des Strontiumwassers auf 25 ccm desselben 24 ccm Schwefelsäure, also auf 50 ccm 48 ccm Schwefelsäure verbraucht, dagegen für die mit der untersuchten Luft geschwenkten 50 ccm Strontiumwasser nur 40 ccm Schwefelsäure, so kommen 8 ccm auf Rechnung der CO_2 jener Luft, und diese entsprechen = 8 mg CO_2. Um die Milligramme CO_2 in Cubikcentimeter zu verwandeln, muss man erstere durch das Volumgewicht der CO_2 dividiren, das bei verschiedenen Temperaturen und verschiedenem Luftdruck folgenden Werth hat:

1 Liter CO_2 wiegt Gramm:

	740 mm	744 mm	748 mm	752 mm	756 mm	760 mm	764 mm	768 mm
10°	1·82	1·83	1·84	1·85	1·86	1·87	1·88	1·89
12°	1·81	1·82	1·83	1·84	1·85	1·86	1·87	1·88
14°	1·79	1·80	1·81	1·82	1·83	1·84	1·85	1·86
16°	1·78	1·79	1·79	1·81	1·82	1·82	1·83	1·84
18°	1·76	1·77	1·77	1·79	1·80	1·81	1·82	1·83
20°	1·74	1·75	1·76	1·77	1·78	1·79	1·80	1·81
22°	1·73	1·73	1·74	1·75	1·76	1·77	1·78	1·79
24°	1·71	1·72	1·73	1·74	1·75	1·76	1·76	1·77

Hatte man zur Zeit des Versuchs z. B. 15° und 760 mm Barometerstand, so sind die 8 mg CO_2 durch 1·83 zu dividiren, und man findet so 4·37 ccm CO_2. Enthielt die Sammelflasche beispielsweise 3420 ccm Luft, so war der Gehalt der Luft an CO_2: $\frac{4 \cdot 37}{3420} = \frac{x}{1000}$, also 1·28 pro mille.

B. Approximative Bestimmung.

Der Lunge-Zeckendorf'sche Apparat wird entweder von Cramer in Zürich fertig bezogen, oder man stellt sich den Apparat folgendermaassen zusammen: Zu einem Pulverfläschchen von ca. 80 ccm Capacität wird ein passender doppelt durchbohrter Kautschukstopfen ausgesucht. Die eine Bohrung trägt ein gerades, bis zum Boden des Fläschchens reichendes Glasrohr und an dessen äusserer Spitze ein Stück Gummischlauch; durch die andere Bohrung ist ein kurzes gekrümmtes Glasrohr gesteckt, dessen äusseres Ende durch einen Kautschukschlauch mit einem Gummiballon von etwa 70 ccm Capacität verbunden ist. Ein Längsschlitz in dem letzterwähnten Kautschukschlauch liefert ein Ventil, das beim Comprimiren des Ballons die Luft vollständig austreten lässt, wenn gleichzeitig der Kautschukansatz auf dem geraden Glasrohr zugeklemmt wird; lässt man aber dann den Ballon los und hebt gleichzeitig jenen Verschluss auf, so geht alle Luft nur durch das gerade Glasrohr und das Pulverfläschchen in den Ballon, während das Ventil keine Luft passiren lässt.

In das Fläschchen bringt man 10 ccm einer dünnen mit Phenolphtaleïn roth gefärbten Sodalösung (man hält sich zweckmässig eine Lösung von 5·3 g wasserfreier Soda in 1 Liter = $^1/_{10}$ Normalsodalösung vorräthig, in welcher man 0·1 g Phenolphtaleïn aufgelöst hat. Von dieser Lösung verdünnt man 2 ccm am Versuchstage mit 100 ccm destillirten, ausgekochten und wieder abgekühlten Wassers). Sodann lässt man mit Hülfe des Ballons und der beschriebenen Ventilwirkung eine Ballonfüllung Luft des Untersuchungsraumes nach der anderen durch die Sodalösung streichen; nach jeder frischen Füllung schliesst man mit dem Finger den offenen Kautschukschlauch und schüttelt das Gläschen eine volle Minute lang, damit alle CO_2 der Luft absorbirt wird. In dieser Weise fährt man fort, bis die Sodalösung entfärbt ist. Aus der bis dahin verbrauchten Zahl von

Ballonfüllungen lässt sich der CO_2-Gehalt der Luft annähernd entnehmen. Im Mittel braucht man

in einer Luft von 0·3 p. m CO_2	48 Ballonfüllungen
„ „ „ „ 0·4 „ „ „	35 „
„ „ „ „ 0·5 „ „ „	27 „
„ „ „ „ 0·6 „ „ „	21 „
„ „ „ „ 0·7 „ „ „	17 „
„ „ „ „ 0·8 „ „ „	13 „
„ „ „ „ 0·9 „ „ „	10 „
„ „ „ „ 1·0 „ „ „	9 „
„ „ „ „ 1·2 „ „ „	8 „
„ „ „ „ 1·4 „ „ „	7 „
„ „ „ „ 1·5 „ „ „	6 „

Geht der CO_2-Gehalt der Luft über 1·5 p. m hinaus, so ist es besser, den Versuch mit einer doppelt so starken Sodalösung (2 ccm der Stammlösung mit 50 ccm Wasser verdünnt) zu wiederholen. Bei Verwendung dieser Lösung zeigen an:

1·2 p. m. CO_2	16 Ballonfüllungen
1·5 „ „ „	12 „
2·0 „ „ „	8 „
2·2 „ „ „	7 „
2·5 „ „ „	6 „
3·0 „ „ „	5 „
3·6 „ „ „	4 „

Jeder Apparat liefert je nach der Capacität des Ballons, des Fläschchens etc. verschiedene Resultate. Obige Tabellen geben daher nur Mittelwerthe. Will man einigermaassen sichere Resultate haben, so muss man in Luft von verschiedenem CO_2-Gehalt die CO_2 mittelst der oben angegebenen genauen Methode bestimmen, und gleichzeitig sehen, wie viel Ballonfüllungen mit einem bestimmten Apparat auf diesen bekannten CO_2-Gehalt verbraucht werden. Für den in dieser Weise in 2 oder 3 Luftarten geaichten Apparat entwirft man eine korrigirte Tabelle und erhält dann sehr befriedigende Resultate.

VIII. Chemische Trinkwasser-Analyse.

1. Organische Stoffe (Sauerstoffverbrauch).

Reagentien) 1. Oxalsäurelösung, 0·63 g in 1 Liter gelöst. 10 ccm dieser Lösung verbrauchen 0·8 mg Sauerstoff zur Oxydation. Die Lösung ist etwa 2 Wochen haltbar. 2. Lösung von 0·35 g Kaliumpermanganat ($KMnO_4$) in 1 Liter Wasser. Diese Lösung ist in folgender Weise auf die Oxalsäure genau einzustellen: In einen Kochkolben von 300 ccm Capacität kommen 100 ccm reines destillirtes Wasser und 5 ccm verdünnte Schwefelsäure (1 Säure + 3 aq.). Man erhitzt und hält 5 Minuten im Sieden; fügt dann zur Zerstörung etwa noch vorhandener organischer Substanzen so viel $KMnO_4$ zu, bis bei weiterem Erhitzen schwache Rosafärbung bestehen bleibt. Dann fügt man 10 ccm der Oxalsäurelösung zu, und lässt in die heisse Flüssigkeit aus der auf den Nullpunkt wieder aufgefüllten Bürette Chamäleonlösung zufliessen, bis eben schwache Röthung eintritt. Die bis zu diesem Punkte verbrauchten Cubikcentimeter

Chamäleonlösung vermögen dann gerade jene 0·8 mg Sauerstoff abzugeben, welche die 10 ccm Oxalsäure zur Oxydation erfordern. Die Chamäleonlösung wird eventuell der einfacheren Rechnung wegen noch weiter verdünnt, bis 10 ccm genau 0·8 mg O entsprechen.

Ausführung: In dem vorhin gebrauchten Kochkolben werden 100 ccm des zu untersuchenden Wassers + 5 ccm verdünnte Schwefelsäure zum Sieden erhitzt; man fügt 7—8 ccm Chamäleonlösung und kocht genau 10 Minuten; wird während des Siedens die Farbe erheblich blasser, so setzt man einige weitere Cubikcentimeter Chamäleonlösung zu. Nach Ablauf der 10 Minuten lässt man 10 ccm der Oxalsäurelösung einlaufen, worauf sofort Entfärbung eintritt, nimmt den Kolben von der Flamme fort und fügt nun tropfenweise Chamäleonlösung zu, bis schwache Rosafärbung bestehen bleibt. — Von dem Gesammtverbrauch an Chamäleonlösung zieht man die zur Oxydation der 10 ccm Oxalsäure verbrauchten Cubikcentimeter ab und erhält so die Menge Chamäleon, welche von den organischen Stoffen der 100 ccm Wasser zur Oxydation consumirt sind.

Beispiel: Titer der Chamäleonlösung: 9·4 ccm = 10 ccm Oxalsäurelösung = 0·8 mg Sauerstoff; 1 ccm Chamäleon also = 0·085 mg Sauerstoff. — 100 ccm Wasser verbrauchten im Versuch im Ganzen 17·6 ccm Chamäleonlösung; davon gehen 9·4 auf Rechnung der zugesetzten Oxalsäure; es bleiben = 8·2 ccm = 8·2.0·085 mg Sauerstoff. 100 ccm Wasser verbrauchen folglich = 0·697 mg, 1 Liter = 6·97 mg Sauerstoff. — Will man auf Verbrauch von Permanganat umrechnen, so ist die Sauerstoffmenge mit 3·94 zu multipliciren.

2. Ammoniak.

Das NESSLER'sche Reagens erzeugt mit den fast stets in Wässern vorhandenen Kalksalzen einen Niederschlag, der die Abschätzung der mit NH_3 entstehenden Färbung hindert. Zur Entfernung der Kalksalze versetzt man daher zunächst 300 ccm des zu untersuchenden Wassers in einem hohen Cylinder mit 1 ccm Natronlauge (1 : 4) und 2 ccm Sodalösung (1 : 3). Nach 6—12stündigem Stehen und vollständigem Absetzen des Niederschlags nimmt man von der klaren Flüssigkeit 20 ccm und versetzt mit 1 ccm des NESSLER'schen Reagens. Durch Gelbfärbung oder gelbröthlichen Niederschlag ist NH_3 nachgewiesen.

Zur quantitativen Abschätzung löst man 3·141 g Salmiak (= 1 g NH_3) in 1 Liter Wasser. Davon entnimmt man 50 ccm und verdünnt auf 1 Liter, so dass 1 ccm dieser Lösung 0·05 mg NH_3 enthält. Nun füllt man in 3 gleiche Cylinder je 100 ccm dest. Wasser, setzt dem einen 0·1 ccm, dem zweiten 0·5 ccm und dem dritten 1·0 ccm der NH_3-Lösung zu, einem NH_3-Gehalt von 0·005, von 0·025 und von 0·05 mg in 100 ccm entsprechend. In jeden Cylinder giebt man ferner 1 ccm NESSLER'sches Reagens, füllt nun einen vierten Cylinder mit 100 ccm des zu untersuchenden Wassers, versetzt auch dieses mit 1 ccm NESSLER und vergleicht die Färbung der Proben, indem man von oben durch die Höhe der Schicht gegen eine weisse Unterlage sieht. Ist die Farbe des Wassers keiner der Proben von bekanntem NH_3-Gehalt gleich, so werden weitere Stufen von letzterem hergestellt, bis das untersuchte Wasser und eine Probe von bekanntem Gehalt harmoniren.

3. Salpetrige Säure.

100 ccm Wasser werden in einem Cylinder mit 1—2 ccm verdünnter SO_4H_2 und mit ungefähr 3 ccm Zinkjodidstärkelösung versetzt. Blaufärbung zeigt Nitrite an.

Quantitative Abschätzung erfolgt durch colorimetrische Vergleichung, wie bei der Bestimmung des NH_3. Als Vergleichsflüssigkeit dient eine Lösung von 1·815 g $NaNO_2$ (= 1 g N_2O_3) in 1 Liter; zum Gebrauch werden 10 ccm auf 1 Liter verdünnt, so dass 1 ccm = 0·01 mg N_2O_3 enthält. Von dieser Lösung fügt man zu je 100 ccm 0·2, 1·0 und 5·0 ccm, und schaltet nach Bedarf weitere Vergleichsstufen ein.

Oder: 100 ccm Wasser werden mit 1—2 ccm verdünnter Schwefelsäure und 1 ccm Lösung von Diamidobenzol (5 g Metadiamidobenzol unter Zusatz von verdünnter SO_4H_2 in Wasser gelöst, zum Liter aufgefüllt, und falls die Lösung stärker gefärbt ist, durch Thierkohle filtrirt). Es entsteht gelbbraune Färbung, wenn N_2O_3 zugegen ist. — Quantitativ-colorimetrische Bestimmung wie oben.

4. Salpetersäure.

Qualitativ: 2 ccm Wasser werden im Reagensglas mit einigen Tropfen Brucinlösung versetzt; dann lässt man bei schräger Haltung des Glases vorsichtig concentrirte Schwefelsäure am Rande herunterfliessen. An den Berührungsstellen der beiden über einander geschichteten Flüssigkeiten entsteht vorübergehend ein rosafarbener Ring.

Oder: Von einer Lösung von circa 1 g Diphenylamin in concentrirter SO_4H_2 giesst man 2—3 ccm in ein Reagensglas, setzt tropfenweise das zu untersuchende Wasser zu und schüttelt; bei starkem Nitratgehalt tritt schon nach 1 Tropfen, bei mässigem Gehalt erst nach 5—10 Tropfen bleibende Blaufärbung ein.

Quantitativ: Eine vom Apotheker zu bereitende Indigolösung von solcher Stärke, dass ungefähr 8 ccm durch 1 mg N_2O_5 entfärbt werden, wird mit Salpeterlösung von bekanntem Gehalt genau titrirt. Letztere bereitet man dadurch, dass 7·484 g Kaliumnitrat (= 4·0 g N_2O_5) in 1 Liter Wasser gelöst werden; davon werden 10 ccm zu 1 Liter aufgefüllt; 1 ccm der Lösung enthält dann 0·04 mg, 25 ccm enthalten 1 mg N_2O_5. 25 ccm dieser Lösung werden sodann in einem Kolben von 150 ccm Capacität mit 50 ccm concentrirter Schwefelsäure versetzt, und Indigolösung aus der Bürette zugelassen, bis flaschengrüne Färbung mehrere Minuten bestehen bleibt. Der Versuch wird sogleich wiederholt und diesmal die Indigolösung bis nahe an die gefundene Grenze in einem Strahle zugesetzt, und dann wieder bis zur Färbung titrirt, die jetzt etwas später einzutreten pflegt. Sind beispielsweise 9 ccm Indigolösung verbraucht, so zeigt ein Cubikcentimeter der Lösung $^1/_9$ = 0·11 mg N_2O_5 an.

Um den Nitratgehalt eines Wassers zu bestimmen, nimmt man 25 ccm, versetzt mit 50 ccm concentrirter SO_4H_2 und verfährt genau wie oben. Wird wesentlich mehr als 8 ccm Indigolösung verbraucht, so ist das Wasser mit destillirtem Wasser entsprechend zu verdünnen und der Versuch zu wiederholen.

5. Chloride.

Reagentien: 1. $^1/_{10}$ Normal-Silberlösung (17·0 g $AgNO_3$ = 10·8 g Ag in 1 Liter Wasser gelöst); 1 ccm der Lösung sättigt 3·55 mg Cl resp. 5·85 mg ClNa. 2. Neutrale Kaliumchromatlösung, ca. 3 Procent.

Ausführung: 100 ccm Wasser werden in einem Wasserglas mit 3 bis 5 Tropfen der Kaliumchromatlösung versetzt. Dann fügt man aus der Bürette die Silberlösung zu, bis nach Umrühren mit einem Glasstabe die gelbe Farbe der ganzen Flüssigkeit sich in einen gelbrothen Farbenton verwandelt hat. Die Zahl der bis dahin verbrauchten Cubikcentimeter Silberlösung giebt, multiplicirt mit 3·55, die Milligramme Chlor, die in 100 ccm Wasser enthalten waren.

6. Härte.

Seifenlösung, durch Auflösen von 20 g reiner Seife in 1 Liter Alkohol von 56 Volumprocenten bereitet, wird gegen eine Kalk- oder besser Barytumlösung von bekanntem Gehalt titrirt. Man löst zu dem Zweck 0·523 g $BaCl_2$ in 1 Liter Wasser; diese Lösung entspricht 12 (deutschen) Härtegraden, d. h. 100 ccm enthalten eine 12 mg CaO äquivalente Ba-Menge. Man füllt dann 100 ccm Bariumlösung in eine Glasstopfenflasche von 200 ccm Capacität, fügt Seifenlösung aus einer Bürette zu, setzt den Stopfen auf und schüttelt kräftig, führt dann mit dem Zusatz der Seifenlösung fort, und zwar so lange, bis nach dem Schütteln ein feinblasiger Schaum auf der ganzen Oberfläche der Flüssigkeit circa 5 Minuten stehen bleibt. Je nach dem Ausfall des Versuchs wird dann die Seifenlösung mit 56procentigem Alkohol so weit verdünnt, dass gerade 45 ccm derselben bis zur Schaumbildung erforderlich sind.

Von dem zu untersuchenden Wasser werden ebenfalls 100 ccm in eine Stöpselflasche gefüllt und allmählich mit Seifenlösung titrirt, bis bleibender Schaum auftritt. Werden mehr als 45 ccm verbraucht, so ist das Wasser zu verdünnen. Der Verbrauch an Seifenlösung ist dann nicht etwa der Härte des Wassers einfach proportional, sondern letztere ergiebt sich aus folgender Tabelle:

Verbrauch an Seifenlösung.		Härte in deutschen Härtegraden (Milligramm CaO in 100 ccm Wasser).
3·4	0·4 ccm Seifenlösung entsprechen einer Härtezunahme um 0·1°	0·5
5·4		1·0
7·4		1·5
9·4		2·0
11·3	0·38 ccm Seifenlösung entsprechen einer Härtezunahme um 0·1°	2·5
13·2		3·0
15·1		3·5
17·0		4·0
18·0		4·5
20·8		5·0
22·6	0·36 ccm Seifenlösung entsprechen einer Härtezunahme um 0·1°	5·5
24·4		6·0
26·2		6·5
28·0		7·0
29·8		7·5
31·6		8·0
33·3	0·34 ccm Seifenlösung entsprechen einer Härtezunahme um 0·1°	8·5
35·0		9·0
36·7		9·5
38·4		10·0
40·1		10·5
41·8		11·0
43·4	0·32 ccm Seifenlösung entsprechen einer Härtezunahme um 0·1°	11·5
45·0		12·0

IX. Die Bestimmung des Milchfetts mittelst des Laktobutyrometers.

In das Laktobutyrometer füllt man 10 ccm der gut durchgemischten Milch und giebt 1—2 Tropfen Natronlauge (1 : 3) zu; dann lässt man aus einer anderen Pipette 10 ccm reinen Aether zufliessen, verschliesst das Laktobutyrometer mit einem gut passenden Kork und schüttelt, unter zeitweisem vorsichtigen Lüften des Korks, kräftig durch, bis eine homogene Mischung entstanden ist. Hierauf fügt man mittelst einer dritten Pipette 10 ccm 91 procentigen Alkohol zu und schüttelt nach dem Aufsetzen des Korks wieder einige Male kräftig und stossweise, aber nicht zu anhaltend, bis die Kaseïnklümpchen sich einigermaassen vertheilt haben. Nun kommt die Röhre in einen Cylinder mit 40° warmem Wasser für 15—20 Minuten, darauf in Wasser von 20° für 5 Minuten; und dann wird die Höhe der oben abgeschiedenen Aetherfettlösung an der Skala des Laktobutyrometers abgelesen. Die Fettmenge ist aus der gefundenen Menge von Aetherfettlösung nach folgender Tabelle zu berechnen:

Aetherfettlösung	Fett	Aetherfettlösung	Fett
ccm	Procente	ccm	Procente
0·1	1·34	1·1	3·38
0·2	1·54	1·2	3·58
0·3	1·75	1·3	3·79
0·4	1·95	1·4	3·99
0·5	2·16	1·5	4·20
0·6	2·36	1·6	4·40
0·7	2·56	1·7	4·63
0·8	2·77	1·8	4·96
0·9	2·97	1·9	5·31
1·0	3·18	2·0	5·66

X. Daten für die Begutachtung der Kost in öffentlichen Anstalten.

Aus den Haushaltungsbüchern ist die pro Monat (Jahr) eingekaufte und verwendete Menge der einzelnen rohen Nahrungsmittel festzustellen. Von diesen sind in Abzug zu bringen die Abfälle, und zwar ist zu rechnen bei:

Rindfleisch . . . . 16 Proc. Abfall
Hammelfleisch . . . 11 „ „
Kalbfleisch . . . . 13·5 „ „
Schweinefleisch . . 10·5 „ „
Fleisch im Mittel . 13 „ „
(je nach den Lieferungsverträgen kommen starke Schwankungen vor; daher wo möglich besonders zu controliren)

Fische . . . . . 25 Proc. Abfall
Kartoffeln . . . . 40 „ „
Weiss- und Rothkohl 23 „ „
Kohlrüben . . . . 33 „ „
Mohrrüben . . . . 30 „ „
Kohlrabi . . . . . 28 „ „

Die übrig bleibenden Nahrungsmittel gelten als verzehrt. Für diese ist nach der Tabelle S. 247 die consumirte Menge von Eiweiss, Fett und Kohlehydraten zu berechnen. Davon ist aber alsdann noch in Abzug zu bringen der nicht resorbirbare Antheil von Eiweiss und Kohlehydraten nach der Tabelle S. 242.

Man erhält so die Summe der verzehrten verdaulichen Mengen von Eiweiss, Fett und Kohlehydraten, und mittelst Division durch die Kopfzahl die pro Kopf und Monat (resp. nach Division durch die Zahl der Tage die pro Kopf und Tag) entfallende Ration an Nährstoffen.

Soll die Menge der in der resorbirbaren Nahrung gelieferten Calorien in Vergleich gesetzt werden zu der nothwendigen Calorienmenge (pro 1 Kilo Körpergewicht bei Gesunden 40 Cal., bei bettlägerig Kranken mindestens 20 Cal.), so sind in Ansatz zu bringen:

für 100 g	mageres Fleisch .	100	Cal.	für 100 g	Schwarzbrot . .	220	Cal.
„ 100 „	Fisch	70	„	„ 100 „	Weissbrot . . .	210	„
„ 1	Ei	80	„	„ 100 „	Reis	330	„
„ 1	Eigelb	60	„	„ 100 „	Mehl	330	„
„ 100 g	Milch	65	„	„ 100 „	Erbsen	310	„
„ 100 „	Butter	770	„	„ 100 „	Kartoffeln . . .	90	„

Register.